CB006578

FUNDAMENTOS DE
PSORÍASE

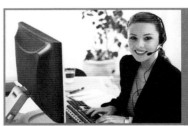

Facebook.com/editoraatheneu Twitter.com/editoraatheneu Youtube.com/atheneueditora

FUNDAMENTOS DE PSORÍASE

SUELI CARNEIRO
- Dermatologista e Reumatologista, Rio de Janeiro, RJ
- Professora Associada do Departamento de Especialidades Médicas da Universidade do Estado do Rio de Janeiro – UERJ
- Coordenadora da Residência e do Curso de Especialização em Dermatologia – HUPE/FCM/UERJ
- Docente do Programa de Pós-Graduação em Ciências Médicas – UERJ
- Docente do Programa de Pós-Graduação em Clínica Médica e Anatomia Patológica – UFRJ
- Mestrado e Doutorado em Medicina pela Universidade Federal do Rio de Janeiro – UFRJ
- Pós-Doutorado e Livre-Docência pela Universidade de São Paulo – USP
- Membro Titular da Academia Brasileira de Reumatologia – ABR
- Membro Titular do Group for Research and Assessment of Psoriasis and Psoriatic Arthritis – GRAPPA
- Membro Titular do International Dermatology Outcome Measures – IDEOM
- Especialista em Dermatologia e Reumatologia pelas Sociedades Brasileira de Dermatologia, Brasileira de Reumatologia e Associação Médica Brasileira

MARCIA RAMOS-E-SILVA
- Dermatologista, Rio de Janeiro, RJ
- Professora Titular e Chefe do Serviço de Dermatologia da Faculdade de Medicina e Hospital Universitário Clementino Fraga Filho – FM/UFRJ e HUCFF/UFRJ
- Docente Permanente do Programa de Pós-Graduação em Clínica Médica e do Programa de Pós-Graduação em Anatomia Patológica da Faculdade de Medicina – UFRJ
- Coordenadora do Curso de Especialização em Dermatologia da Faculdade de Medicina – UFRJ
- Pós-Doutorado – Tulane University, Nova Orleans, Estados Unidos
- Doutorado em Dermatologia pela Faculdade de Medicina – UFRJ
- Livre-Docência em Dermatologia pela Faculdade de Medicina – UNIRIO
- Mestrado em Dermatologia pela Faculdade de Medicina – UFRJ
- Especialista em Dermatologia pela Sociedade Brasileira de Dermatologia e Associação Médica Brasileira
- Residência Médica em Dermatologia pelo Instituto de Assistência aos Servidores do Estado do Rio de Janeiro – IASERJ
- Editora das obras Fundamentos de Dermatologia, Fundamentos de Dermatoscopia, Women´s Dermatology, Atlas of Women Dermatology e Atlas of Gender Dermatology

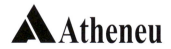

EDITORA ATHENEU

Rio de Janeiro — Rua Bambina, 74
Tel.: (21) 3094-1295
Fax: (21) 3094-1284
E-mail: atheneu@atheneu.com.br
São Paulo — Rua Jesuíno Pascoal, 30
Tel.: (11) 2858-8750
Fax: (11) 2858-8766
E-mail: atheneu@atheneu.com.br
Ribeirão Preto – Rua Barão do Amazonas, 1.435
Tel.: (16) 3323-5400
Fax: (16) 3323-5402
E-mail: editoratheneu@netsite.com.br
Belo Horizonte — Rua Domingos Vieira, 319 / 1.104

PROJETO GRÁFICO/CAPA: Thais Castro
PRODUÇÃO EDITORIAL: Thais Castro

CIP-BRASIL. CATALOGAÇÃO NA PUBLICAÇÃO
SINDICATO NACIONAL DOS EDITORES DE LIVROS, RJ

C289f

Fundamentos de Psoríase
    Sueli Carneiro, Marcia Ramos-e-Silva.
    . - 1 ed. - Rio de Janeiro: Atheneu, 2018.

Vários colaboradores
Bibliografia
ISBN 978-85-388-0817-6

1. Psoríase. 2. Dermatologia. 3. Pele. 4. Doenças.
5. Diagnóstico. 6. Tratamento.
I. Carneiro, Sueli II. Ramos-e-Silva, Marcia

17-43570	CDD: 616.526
	CDU: 616.517

Índices para catálogo sistemático:
1. Psoríase : Doenças   616.5
2. Dermatologia : Medicina   616.5

CARNEIRO S, RAMOS-E-SILVA M
Fundamentos de Psoríase

© EDITORA ATHENEU
Rio de Janeiro, São Paulo, Belo Horizonte, 2018

COLABORADORES

ADILSON COSTA
- Dermatologista, Atlanta, GA, EUA
- Orientador Permanente do Programa de Pós-Graduação do Instituto de Assistência Médica ao Servido Público Estadual, Hospital do Servidor Público Estadual de São Paulo – IAMSPE/HSPESP
- Pós-Doutor em Pesquisa em Dermatologia pela Emory University School of Medicine, Atlanta, GA, EUA
- Doutor em Dermatologia pela Faculdade de Medicina da Universidade de São Paulo – FMUSP
- Mestre em Dermatologia pela Escola Paulista de Medicina da Universidade Federal de São Paulo – EPM/Unifesp

ADRIANA DE CARVALHO CORRÊA
- Dermatologista, Rio de Janeiro, RJ
- Professora do Curso de Pós-Graduação de Dermatologia Tropical do Instituto de Dermatologia da Santa Casa da Misericórdia do Rio de Janeiro – IDPRDA
- Médica Dermatologista do Setor de Patologia Vulvar do Instituto de Ginecologia do Hospital Moncorvo Filho da Universidade Federal do Rio de Janeiro – UFRJ
- Doutora e Mestre em Dermatologia pela Universidade Federal do Rio de Janeiro – UFRJ

ADRIANA GUTSTEIN DA FONSECA AMORIM
- Dermatologista, Rio de Janeiro, RJ
- Assistente Voluntária do Ambulatório de Dermatoscopia do Hospital Clementino Fraga Filho da Universidade Federal do Rio de Janeiro – UFRJ

ALENA DARWICH MENDES
- Dermatologista, Belém, PA
- Professora Assistente de Dermatologia da Universidade do Estado do Pará
- Professora de Dermatologia do Centro Universitário do Pará
- Mestre em Dermatologia pela Universidade Federal do Rio de Janeiro – UFRJ

ALEXANDRE CARLOS GRIPP
- Dermatologista, Rio de Janeiro, RJ
- Professor Assistente de Dermatologia e Chefe da enfermaria de Dermatologia do Hospital Universitário Pedro Ernesto da Universidade do Estado do Rio Janeiro – HUPE/UERJ
- Chefe do Serviço de Dermatologia – HUPE-UERJ
- Responsável pelos Ambulatórios de Imunossupressores e Imunobiológicos – HUPE-UERJ
- Mestre em Dermatologia

ALINE L. BRESSAN
- Dermatologista, Rio de Janeiro, RJ
- Médica Assistente do Ambulatório de Dermatologia da HMCP-PUC Campinas
- Coordenadora dos Ambulatórios de Psoríase e Imunobiológicos do HMCP-PUC Campinas
- Mestre em Ciências Médicas

ANA CAROLINA BELINI BAZÁN ARRUDA
- Dermatologista, Campinas, SP
- Coordenadora dos Ambulatórios de Psoríase e Colagenoses do Hospital Celso Pierro (HMCP), Pontifícia Universidade Católica de Campinas – PUC-Campinas

ANA LUISA BITTENCOURT SAMPAIO JEUNON VARGAS
- Dermatologista, Rio de Janeiro, RJ
- Mestre em Dermatologia pela Universidade Federal do Rio de Janeiro – UFRJ

ANA PAULA CERCAL FUCCI DA COSTA
- Dermatologista, Rio de Janeiro, RJ
- Especialização em Dermatologia pela Universidade Federal do Rio de Janeiro – UFRJ

ANDRÉ VICENTE ESTEVES DE CARVALHO
- Dermatologista, Porto Alegre, RS

ANDRÉA MACHADO COELHO RAMOS
- Dermatologista, Belo Horizonte, MG
- Responsável pelos Ambulatórios de Psoríase e de Fototerapia e Imunobiológicos do Serviço de Dermatologia do Hospital das Clínicas da Universidade Federal de Minas Gerais – UFMG
- Mestre em Medicina pela Universidade Federal de Minas Gerais – UFMG

ANTONIO MACEDO D'ACRI
- Dermatologista, Rio de Janeiro, RJ
- Professor Adjunto de Dermatologia da Universidade Federal do Estado do Rio de Janeiro – UNIRIO
- Professor Titular de Dermatologia da Universidade Severino Sombra – USS
- Doutor em Medicina (Dermatologia) pela Universidade Federal do Rio de Janeiro – UFRJ
- Mestre em Medicina (Dermatologia) pela Universidade Federal Fluminense – UFF

ARIPUANÃ COBÉRIO TERENA
- Dermatologista, Belo Horizonte, MG

ARLES MARTINS BROTAS
- Dermatologista, Rio de Janeiro, RJ
- Professor Adjunto do Departamento de Especialidades Médicas da Faculdade de Ciências Médicas da Universidade do Estado do Rio de Janeiro – UERJ
- Mestre e Doutor em Dermatologia pela Universidade Federal do Rio de Janeiro – UFRJ

ARTUR ANTONIO DUARTE
- Dermatologista, São Paulo, SP
- Professor Titular de Dermatologia da Universidade de Santo Amaro – UNISA

BEATRIZ MORITZ TROPE
- Dermatologista, Rio de Janeiro, RJ
- Responsável pelos Ambulatórios de Dermatologia e Imunodepressão do Hospital Clementino Fraga Filho da Universidade Federal do Rio de Janeiro – UFRJ
- Mestre e Doutora em Dermatologia pela Universidade Federal do Rio de Janeiro – UFRJ

BETH S. RUBEN
- Dermatologista, São Francisco, EUA
- Professora Associada, Departamento de Dermatologia e Patologia, Universidade da Califórnia, São Francisco

BRUNA LAVINAS SAYED PICCIANI
- Dentista, Rio de Janeiro, RJ
- Professora Adjunta do Departamento e Programa de Pós-Graduação em Patologia da Universidade Federal Fluminense – UFF
- Mestre e Doutora em Patologia – UFF

CARLA DE OLIVEIRA PARRA DUARTE
- Médica, Campinas, SP
- Estagiária de Pesquisa em Dermatologia da KOLderma Instituto de Pesquisa Clínica EIRELI, Campinas

CARLOS ROBERTO ANTONIO
- Dermatologista, São José do Rio Preto, SP
- Professor responsável pela Cirurgia Dermatológica do Serviço de Dermatologia do Hospital de Base da Faculdade Estadual de Medicina de São José do Rio Preto

CARLOTA EMILIA CESAR DE FIGUEIREDO
- Dermatologista, Rio de Janeiro, RJ

CAROLINE SILVA PEREIRA
- Médica, Campinas, SP
- Especializanda de Dermatologia do Serviço de Dermatologia da Pontifícia Universidade Católica de Campinas – PUC-Campinas

CELSO TAVARES SODRÉ
- Dermatologista, Rio de Janeiro, RJ
- Professor Auxiliar de Ensino de Dermatologia da Faculdade de Medicina, Universidade Federal do Rio de Janeiro – UFRJ
- Professor Auxiliar de Ensino de Dermatologia da Faculdade de Medicina Souza Marques
- Professor do Instituto de Pós-Graduação em Dermatologia Professor Rubem David Azulay
- Coordenador do Ambulatório de Alopecias do Hospital Clementino Fraga Filho – UFRJ
- Coordenador do Ambulatório de Alopecia do Instituto de Pós-Graduação em Dermatologia Professor Rubem David Azulay – Santa Casa da Misericórdia do Rio de Janeiro

CHRISTIANE GOMES BELINHO CRUZ
- Dermatologista, Rio de Janeiro, RJ

CLÁUDIA CAMARGO
- Dermatologista, Rio de Janeiro, RJ
- Mestranda do Programa de Pós-Graduação em Clínica Médica (Dermatologia) da Faculdade de Medicina da Universidade Federal do Rio de Janeiro – UFRJ

CLAUDIO CARNEIRO
- Médico, Rio de Janeiro, RJ
- Mestre em Ciências Médicas pela Universidade do Estado do Rio Janeiro – UERJ

DANIELA ALVES PEREIRA ANTELO
- Dermatologista, Rio de Janeiro, RJ
- Professora Adjunta de Dermatologia do Hospital Universitário Pedro Ernesto da Universidade do Estado do Rio Janeiro – HUPE/UERJ
- Mestre e Doutora em Dermatologia pela Universidade Federal do Rio de Janeiro – UFRJ

EDILÉIA BAGATIN
- Dermatologista, São Paulo, SP
- Professora Adjunta do Departamento de Dermatologia da Universidade Federal de São Paulo – Unifesp
- Doutora em Dermatologia pela Escola Paulista de Medicina da Universidade Federal de São Paulo – EPM/Unifesp

EDUARDO KERZBERG
- Reumatologista, Buenos Aires, Argentina
- Chefe do Departamento de Reumatologia, Hospital Ramos Mejía, Buenos Aires
- Diretor do Centro de Oesteoporose e Doenças Osteoarticulares, Centro de Pesquisa de Farmacologia e Clínica Farmacológica, Faculdade de Medicina, Universidade de Buenos Aires

EDUARDO HENRIQUE JORGE LAGO
- Dermatologista, São Luiz, MA
- Professor de Dermatologia da UNICEUMA
- Mestre e Doutor em Dermatologia pela Universidade Federal do Rio de Janeiro – UFRJ

ELIANE PEDRA DIAS
- Patologista, Rio de Janeiro, RJ
- Professora Titular do Departamento de Patologia da Universidade Federal Fluminense – UFF
- Mestre e Doutora em Patologia – UFF

ELISA FONTENELLE
- Dermatologista, Rio de Janeiro, RJ
- Dermatologista Pediátrica do Instituto Fernandes Figueira – FIOCRUZ
- Preceptora de Dermatologia Pediátrica do serviço de Residência e Pós-Graduação em Dermatologia do Hospital Universitário Pedro Ernesto – HUPE-UERJ

ELIZABETH VAZ DE FIGUEIREDO MORENO BATISTA
- Dermatologista, Cuiabá, MT
- Chefe do Serviço de Dermatologia do Hospital Universitário Júlio Muller da Universidade Federal de Mato Grosso
- Doutora em Dermatologia pela Universidade Federal do Rio de Janeiro – UFRJ

FABÍOLA DE SOUZA E MELLO PEREIRA
- Dermatologista, Rio de Janeiro, RJ
- Mestre em Dermatologia pela Universidade Federal do Rio de Janeiro – UFRJ

FÁTIMA PESSANHA FAGUNDES
- Infectologista, Rio de Janeiro RJ
- Professora Assistente do Centro de Ciências da Saúde e do Desporto da Universidade Federal do Acre – UFAC
- Médica do Serviço de Dermatologia Sanitária e Hanseníase, Rio Branco, Acre
- Mestre em Dermatologia pela Universidade Federal do Rio de Janeiro – UFRJ

FELIPE MAURÍCIO SOEIRO SAMPAIO
- Dermatologista, Rio de Janeiro, RJ
- Mestre em Pesquisa Clínica em Doenças Infecciosas – INI/FIOCRUZ

FERNANDA CAVALLIERI
- Radiologista, Rio de Janeiro, RJ

FLAUBERTO DE SOUSA MARINHO
- Dermatologista, João Pessoa, PB

FLAVIA DE FREIRE CASSIA
- Dermatologista, Rio de Janeiro, RJ
- Professora Assistente do Curso de Pós-Graduação em Dermatologia do Instituto de Dermatologia Professor Rubem Azulay da Santa Casa de Misericórdia do Rio de Janeiro
- Mestre e Doutora em Dermatologia pela Universidade Federal do Rio de Janeiro – UFRJ

FLÁVIO BARBOSA LUZ
- Dermatologista, Rio de Janeiro, RJ
- Professor de Dermatologia Cirúrgica e Oncologia Cutânea do Curso de Pós-Graduação em Dermatologia da Universidade Federal Fluminense – UFF
- Doutor em Dermatologia pela Universidade Federal do Rio de Janeiro – UFRJ
- Mestre em Dermatologia pela Universidade Federal Fluminense – UFF

FRANCISCA REGINA O. CARNEIRO
- Dermatologista, Belém, PA
- Professora Titular de Dermatologia da Universidade do Estado do Pará – UEPA
- Doutora em Medicina pela Universidade Federal de São Paulo – Unifesp

GERALDO MAGELA MAGALHÃES
- Dermatologista, Belo Horizonte, MG
- Professor de Dermatologia do Departamento de Ciências Médicas da Universidade Federal de Ouro Preto – UFOP
- Preceptor da Residência Médica em Dermatologia da Clínica Dermatológica da Santa Casa de Belo Horizonte
- Doutor em Dermatologia pela Universidade Federal do Rio de Janeiro – UFRJ

GLADYS AIRES MARTINS
- Dermatologista, Brasília, DF
- Coordenadora do Ambulatório de Psoríase do Hospital Universitário de Brasília da Universidade de Brasília – HUB-UnB
- Mestre em Dermatologia pela Universidade Federal de Minas Gerais – UFMG

GUSTAVO COSTA VERARDINO
- Dermatologista e Patologista, Rio de Janeiro, RJ
- Patologista do Instituto Nacional de Câncer José Alencar Gomes da Silva – INCA
- Mestre em Patologia pela Universidade Federal Fluminense – UFF

HEITOR DE SÁ GONÇALVES
- Dermatologista, Fortaleza, CE
- Professor Associado de Dermatologia da Faculdade de Medicina da Universidade Estadual do Ceará – UECE
- Diretor Geral do Centro de Dermatologia Dona Libânia, Fortaleza, CE
- Doutor em Farmacologia Clínica, pela Universidade Federal do Ceará – UFCE

JACKSON MACHADO-PINTO
- Dermatologista, Belo Horizonte, MG
- Professor Regente de Dermatologia da Faculdade de Ciências Médicas de Minas Gerais
- Chefe da Clínica Dermatológica da Santa Casa de Misericórdia de Belo Horizonte
- Doutor em Medicina pela Santa Casa de Belo Horizonte
- Mestre em Dermatologia pela Universidade Federal de Minas Gerais – UFMG

JESUS RODRIGUEZ SANTAMARIA
- Dermatologista, Curitiba, PR
- Professor Assistente, Chefe do Serviço de Dermatologia do Hospital de Clínicas de Curitiba – UFPR

JOÃO PAULO NIEMEYER-CORBELLINI
- Dermatologista, Rio de Janeiro, RJ
- Médico do Serviço de Dermatologia da Universidade Federal do Rio de Janeiro – UFRJ
- Mestre em Dermatologia pela Universidade Federal do Rio de Janeiro – UFRJ

JOÃO ROBERTO ANTONIO
- Dermatologista, São José do Rio Preto, SP
- Professor Emérito de Dermatologia e Chefe do Serviço de Dermatologia do Hospital de Base da Faculdade Estadual de Medicina de São José do Rio Preto – FAMERP
- Chefe do Serviço de Dermatologia do Hospital de Base de São José do Rio Preto
- Doutor em Medicina pela Faculdade Estadual de Medicina de São José do Rio Preto – FAMERP

JOSÉ MARCOS TELLES DA CUNHA
- Imunologista Clínico, Rio de Janeiro, RJ
- Professor Adjunto da Faculdade de Medicina da Universidade Federal do Rio de Janeiro – UFRJ
- Docente do Programa de Pós-Graduação em Dermatologia – UFRJ
- Doutor em Ciências pelo Instituto de Ciências Biomédicas – UFRJ

JOSÉ WILSON ACCIOLY FILHO
- Dermatologista, Fortaleza, CE
- Professor Adjunto da Disciplina de Dermatologia da Faculdade de Medicina da Universidade Federal do Ceará – UFCE
- Chefe do Serviço de Dermatologia do Hospital Universitário Walter Cantídio – UFCE

JULIANA MARQUES-DA-COSTA
- Dermatologista, Rio de Janeiro, RJ
- Preceptora da Pós-Graduação em Dermatologia do Hospital Naval Marcílio Dias
- Responsável pelo Ambulatório de Dermatoscopia/Dermatologia Oncológica do Hospital Naval Marcílio Dias
- Especialização em Dermatologia Oncológica pelo Instituto Nacional de Câncer – INCA
- Especialização em Dermatologia pela Faculdade de Medicina da Universidade Federal do Rio de Janeiro – UFRJ

KARIME MARQUES HASSUN
- Dermatologista, São Paulo, SP
- Médica do Departamento de Dermatologia da Universidade Federal de São Paulo – Unifesp
- Mestre em Dermatologia pela Universidade Federal de São Paulo – Unifesp

LAWRENCE CHARLES PARISH
- Dermatologista, Filadélfia, EUA
- Professor de Dermatologia do Departamento de Dermatologia e Biologia Cutânea, Jefferson Center for International Dermatology, Jefferson Medical College da Universidade Thomas Jefferson

LENINHA VALÉRIO DO NASCIMENTO
- Dermatologista, Rio de Janeiro, RJ
- Professora Titular de Dermatologia da Faculdade de Ciências Médicas da Universidade do Estado do Rio de Janeiro – UERJ
- Coordenadora do Curso de Pôs-Graduação do Serviço de Dermatologia Tropical do Hospital Central do Exército
- Assistente Estrangeiro da Universidade de Paris
- Pós-Doutorado pela Faculté de Medécine, Paris VII, Paris - França
- Mestre e Doutora em Dermatologia pela Universidade Federal do Rio de Janeiro – UFRJ

LISSA SABINO DE MATOS
- Médica, Campinas, SP
- Especializanda de Dermatologia do Serviço de Dermatologia da Pontifícia Universidade Católica de Campinas – PUC-Campinas

LÚCIA HELENA FÁVARO DE ARRUDA
- Dermatologista, Campinas, SP
- Professora Voluntária, Pontifícia Universidade Católica de Campinas – PUC
- Co-coordenadora do Ambulatório de Psoríase do Hospital e Maternidade Celso Pierro, Pontifícia Universidade Católica de Campinas – HMCP/PUC
- Mestre em Dermatologia pela Escola Paulista de Medicina da Universidade Federal de São Paulo – EPM/Unifesp

LUNA AZULAY ABULAFIA
- Dermatologista, Rio de Janeiro, RJ
- Professora Associada da Faculdade de Ciências Médicas da Universidade do Estado do Rio de Janeiro – UERJ
- Professora Assistente do Curso de Pós-Graduação em Dermatologia do Instituto de Dermatologia Professor Rubem David Azulay da Santa Casa de Misericórdia do Rio de Janeiro
- Mestre e Doutora em Dermatologia pela Universidade Federal do Rio de Janeiro – UERJ

MAIRA MITSUE MUKAI
- Dermatologista, Curitiba, PR
- Professora Assistente de Dermatologia do Hospital de Clínicas de Curitiba – UFPR

MARCIA ROZENTHAL
- Neuropsiquiatra, Rio de Janeiro, RJ
- Professora da EMC da Universidade Federal do Estado do Rio de Janeiro – UFRJ
- Pós-Doutorado em Ciências da Computação – COPPE/UFRJ
- Doutora em Psiquiatria pelo Instituto de Psiquiatria – IPUB/UFRJ

MÁRCIO S. RUTOWITSCH
- Dermatologista, Rio de Janeiro, RJ
- Chefe do Serviço de Dermatologia do Hospital dos Servidores do Estado – Ministério de Saúde
- Doutor em Dermatologia pela Universidade Federal do Rio de Janeiro – UFRJ

MARIA ALICE PENETRA
- Enfermeira, Rio de Janeiro, RJ
- Mestre em Ciências pela Universidade Federal do Rio de Janeiro – UFRJ

MARIA CRISTINA RIBEIRO DE CASTRO
- Dermatologista, Rio de Janeiro, RJ
- Dermatologista do Hospital Federal da Lagoa
- Especialização em Dermatologia pela Universidade Federal do Rio de Janeiro – UFRJ
- Mestre em Dermatologia pela Universidade Federal do Rio de Janeiro – UFRJ

MARIA DENISE FONSECA TAKAHASHI
- Dermatologista, São Paulo, SP
- Médica e Professora Colaboradora da Faculdade de Medicina da Universidade de São Paulo – USP
- Responsável pelo Ambulatório de Psoríase na Divisão de Clínica Dermatológica do Hospital das Clínicas da Faculdade de Medicina da Universidade de São Paulo – USP
- Doutora em Dermatologia pela Universidade de São Paulo – USP

MARIA ISABEL COUTO
- Fisioterapeuta, Rio de Janeiro, RJ
- Professora da Universidade Salgado de Oliveira – UNIVERSO
- Doutora em Ciências pela Universidade Federal do Rio de Janeiro – UFRJ

MARIA PAULINA VILLAREJO KEDE
- Dermatologista, Rio de Janeiro, RJ
- Mestre e Doutora em Dermatologia pela Universidade Federal do Rio de Janeiro – UFRJ

MARINA GAGHEGGI MACIEL
- Dermatologista, São José do Rio Preto, SP

MARIO CURTY ABIDO CHAVES LOUREIRO
- Dermatologista, Rio de Janeiro, RJ
- Professor do Instituto de Pós-Graduação Carlos Chagas
- Preceptor de Cirurgia Dermatológica do HUPE/UERJ e do Hospital Central Aristarcho Pessoa do Corpo de Bombeiros Militar do Estado do Rio de Janeiro

MARK LEBWOHL
- Dermatologista, Nova York, EUA
- Professor e Chefe do Departamento de Dermatologia do Hospital Mount Sinai

MICHELLE DOS SANTOS DINIZ
- Dermatologista, Belo Horizonte, MG
- Preceptora da Residência de Dermatologia da Santa Casa de Belo Horizonte
- Doutora em Saúde do Adulto (Dermatologia) – UFMG
- Mestre em Saúde Pública – UFMG

NATASHA PINHEIRO CREPALDI
- Dermatologista, Cuiabá, MT
- Preceptora do Serviço de Dermatologia do Hospital Universitário Júlio Muller da Universidade Federal de Mato Grosso
- Mestre em Clínica Médica pela Universidade Federal de Mato Grosso

NILTON DI CHIACCHIO
- Dermatologista, São Paulo, SP
- Médico Chefe da Clínica de Dermatologia do HSPM-SP
- Mestre e Doutor em Dermatologia pela Universidade de São Paulo – USP

NURIMAR C. FERNANDES
- Dermatologista, Rio de Janeiro, RJ
- Professora Associada de Dermatologia da Faculdade de Medicina e Hospital Universitário Clementino Fraga Filho da Universidade Federal do Rio de Janeiro – UFRJ
- Mestre e Doutora em Dermatologia pela Universidade Federal do Rio de Janeiro – UFRJ

PAULA FRASSINETTI BESSA REBELLO
- Dermatologista, Manaus, AM
- Dermatologista e Preceptora do Curso de Residência Médica em Dermatologia da Fundação Alfredo da Matta, Manaus
- Mestre em Medicina Tropical e Epidemiologia pela Universidade Federal de Goiás

PAULO ANTONIO OLDANI FELIX
- Dermatologista, Rio de Janeiro, RJ
- Chefe do Serviço de Dermatologia do Hospital Federal dos Servidores do Estado do Rio de Janeiro
- Coordenador do Ambulatório de Psoríase e Imunossupressores do Hospital Naval Marcílio Dias
- Mestre em Ciências Médicas pela Universidade do Estado do Rio de Janeiro – UERJ

PAULO RICARDO CRIADO
- Dermatologista, São Paulo, SP
- Dermatologista da Divisão de Dermatologia do Hospital das Clínicas da Faculdade de Medicina da Universidade de São Paulo – USP
- Professor do Curso de Pós-Graduação *stricto sensu* do Departamento de Dermatologia – FMUSP
- Doutor em Ciências pela Universidade de São Paulo – USP
- Mestre em Medicina pelo Instituto de Assistência Médica ao Servidor Público Estadual de São Paulo – IAMSPE

RACHEL L. GRYNSZPAN
- Dermatologista, Rio de Janeiro, RJ
- Preceptora do Ambulatório de Psoríase do Instituto de Dermatologia Professor Rubem David Azulay, Santa Casa do Rio de Janeiro
- Preceptora da Residência Médica do Hospital Federal da Lagoa
- Mestranda do Programa de Pós-Graduação em Anatomia Patológica da Faculdade de Medicina da Universidade Federal do Rio de Janeiro – UFRJ

REGINA CASZ SCHECHTMAN
- Dermatologista, Rio de Janeiro, RJ
- Chefe do Setor de Micologia e Coordenadora do Curso de Pós-Graduação em Dermatologia do Instituto de Dermatologia Professor Rubem David Azulay da Santa Casa da Misericórdia do Rio de Janeiro
- Professora do Curso de Pós-Graduação de Dermatologia da Escola de Medicina da Pontifícia Universidade Católica do Rio de Janeiro – MEDPUC RJ
- Doutora em Dermatologia pela Universidade de Londres

RENATA FERREIRA MAGALHÃES
- Dermatologista, Vinhedo, SP
- Professora Assistente de Dermatologia da Faculdade de Ciências Médicas da Universidade Estadual de Campinas – Unicamp

RICARDO ROMITI
- Dermatologista, Santos, SP
- Professor Assistente do Hospital das Clínicas da Universidade de São Paulo – USP
- Doutor pela Ludwig-Maximillian-Universität, Munique, Alemanha

ROBERTA NAKAMURA
- Dermatologista, Rio de Janeiro, RJ
- Coordenadora do Centro de Estudos da Unha do Instituto de Dermatologia Professor Rubem David Azulay
- Membro Efetivo do Council for Nail Disorders – EUA
- Mestre em Dermatologia pela Universidade Federal do Rio de Janeiro – UFRJ

SANDRA FABIANA MONTOYA
- Reumatologista, Buenos Aires, Argentina
- Reumatologista do Hospital J. M. Ramos Mejía

SILMARA DA COSTA PEREIRA CESTARI
- Dermatologista, São Paulo, SP
- Professora Associada e Coordenadora do Ambulatório de Dermatologia Pediátrica do Departamento de Dermatologia da Escola Paulista de Medicina da Universidade Federal de São Paulo – EPM/Unifesp
- Mestre em Dermatologia e Doutora em Medicina pela Escola Paulista de Medicina da Universidade Federal de São Paulo – EPM/Unifesp

SILMARA NAVARRO PENNINI
- Dermatologista, Manaus, AM
- Dermatologista e Preceptora do Curso de Residência Médica em Dermatologia da Fundação Alfredo da Matta, Manaus
- Mestre em Saúde Pública e Epidemiologia pela University of Wales College of Medicine, Cardiff, País de Gales – UWCM

TADEU DE REZENDE VERGUEIRO
- Dermatologista, Rio de Janeiro, RJ

THAÍSA SADDI TANNOUS
- Dermatologista, Campo Grande, MS
- Especializanda de Dermatologia do Serviço de Dermatologia da Pontifícia Universidade Católica de Campinas – PUC-Campinas

THIAGO JEUNON DE SOUSA VARGAS
- Dermatologista, Rio de Janeiro, RJ
- Preceptor do Serviço de Dermatologia do Hospital Federal de Bonsucesso

TULLIA CUZZI
- Patologista, Rio de Janeiro, RJ
- Professora Associada do Departamento de Patologia da Universidade Federal do Rio de Janeiro – UFRJ
- Pesquisadora em Saúde Titular do Serviço de Anatomia Patológica do Instituto de Pesquisa Clínica Evandro Chagas, Fundação Oswaldo Cruz – FIOCRUZ
- Doutora em Dermatologia pela Universidade Federal do Rio de Janeiro – UFRJ
- Mestre em Anatomia Patológica pela Universidade Federal do Rio de Janeiro – UFRJ

VALDINÊS BEZERRA ALVES
- Fisioterapeuta, Rio de Janeiro, RJ
- Especialista em Anatomia Humana pela Universidade Laurete – IBMR
- Mestrando do Programa de Pós-Graduação em Clínica Médica (Dermatologia) da Faculdade de Medicina da Universidade Federal do Rio de Janeiro – UFRJ

VIRGINIA JANUÁRIO
- Enfermeira, Niterói, RJ
- Professora Adjunta do Instituto de Humanidades e Saúde da Universidade Federal Fluminense – UFF
- Doutora em Ciências pela Universidade Federal do Rio de Janeiro – UFRJ

WALTER REFKALEFSKY LOUREIRO
- Médico, Belém, PA
- Assistente Voluntário da Clínica de Dermatologia do HSPM-SP

DEDICATÓRIAS

Ao meu pai, de quem muito me orgulho e a quem tenho a maior gratidão.
Ao meu amado Claudio, por toda uma vida de companheirismo e afeto.
Às minhas irmãs, cunhados e sobrinhos, pelo apoio de sempre e pelos momentos de alegria.
À minha saudosíssima mãe.
À memória dos professores Israel Bonomo e Rubem Azulay, que colocaram a psoríase no meu caminho.
Aos meus alunos que, com a sua juventude e dedicação, contribuíram para aumentar o conhecimento.
Aos meus amigos, que me compreenderam quase sempre.
Aos pacientes do Ambulatório de Doenças Cutâneo-Articulares, solícitos, atentos e colaborativos.

SUELI CARNEIRO

Dedico esta nossa terceira obra da série *Fundamentos*, agora sobre Psoríase, aos jovens futuros dermatologistas, em especial meus alunos, especializandos, residentes, mestrandos e doutorandos atuais, passados e futuros.
Ao longo destes longos anos em que me dedico à Dermatologia vi que nada é permanente, incluindo a doença discutida neste livro. Quando comecei, a psoríase era negligenciada, e hoje a vemos como uma doença das mais estudadas, inclusive nos grandes centros internacionais de pesquisa.
Desejo que este livro possa ajudar a todos os interessados nessa doença, médicos, alunos e pacientes, estes últimos que têm sua qualidade de vida e a autoestima tão alteradas, a entender esta ainda tão desconhecida moléstia que aflige tantas pessoas no Brasil e no mundo.

MARCIA RAMOS-E-SILVA

AGRADECIMENTOS

Neste terceiro livro da série *Fundamentos*, nossos agradecimentos são para:

- Nossas famílias e nossos amigos, pelo constante incentivo, apoio e amizade, inclusive pelo tempo tomado do nosso convívio durante a preparação deste novo trabalhoso projeto.
- Thais Regina Machado de Castro, por sua dedicação e empenho para que este livro ficasse pronto. Pela terceira vez, sua obstinação e excelente trabalho fizeram com que chegássemos ao final desta obra.
- Nossos colaboradores, autores de capítulos, cujo trabalho foi imprescindível para fazer deste livro uma importante referência sobre psoríase.
- Editora Atheneu, pelo constante apoio na série *Fundamentos*, ao longo desses tantos anos, agora no seu terceiro livro.
- Os pacientes que tanto sofrem com psoríase. Este livro foi feito na expectativa que ajude a ilustrar os colegas médicos e demais profissionais da saúde sobre essa doença, melhorando, assim, o seu desempenho ao cuidar dos que tanto sofrem com ela.

SUELI CARNEIRO

MARCIA RAMOS-E-SILVA

APRESENTAÇÃO

- O livro *Fundamentos de Psoríase*, que ora publicamos e oferecemos aos colegas interessados em psoríase/artrite psoriásica, foi concebido por duas docentes, editoras com grande experiência na preparação de textos médicos.

- A terceira obra da série *Fundamentos* foi idealizada e concebida com a colaboração dos maiores *experts* nacionais e alguns internacionais para ser útil ao dermatologista, reumatologista, dermatopatologista, radiologista, clínico geral, residente e estudante.

- A psoríase é considerada doença sistêmica pela gama de manifestações clínicas e patológicas e, apesar de muito frequente, nem sempre é diagnosticada e bem acompanhada, por desconhecimento de muitos dos sintomas e sinais.

- A atuação no diagnóstico e tratamento da psoríase e de suas particularidades ao longo dos últimos 35 anos nos autorizou a construir este livro, somando a nossa experiência a de outros colegas.

- Esperamos que estes "Fundamentos" sirvam tanto para educar quanto para estimular o interesse nessa doença tão complexa e fascinante.

SUELI CARNEIRO

MARCIA RAMOS-E-SILVA

PREFÁCIO

- O conhecimento sobre a fisiopatogenia e o manejo da psoríase foram incrementados drasticamente na última década. Foram introduzidos novos tratamentos para a psoríase a partir do início do milênio, muitos mais que para todas as outras doenças dermatológicas combinadas. O impacto dessas novas drogas para os pacientes psoriásicos, para os dermatologistas e para o sistema de saúde foi muito intenso, o que torna este livro muito oportuno.
- *Fundamentos de Psoríase* é um dos mais abrangentes livros publicados sobre psoríase. Cada aspecto da doença é escrito por autores excepcionais que discorreram sobre história, epidemiologia, fatores de risco, gatilhos, imunologia, genética, histopatologia, apresentações clínicas e tratamentos. O manejo de populações especiais de pacientes, como crianças, adolescentes, grávidas e idosos, também foi abordado. Incluíram ainda algoritmos de tratamento para locais específicos do corpo, como face, couro cabeludo, palmas e plantas, áreas genitais, unhas e articulações. As comorbidades da psoríase, incluindo artrite psoriásica, síndrome metabólica, malignidades e outras, são descritas em detalhes. A lista de terapias tópicas apresentada é tão completa que faz desta publicação, possivelmente, a revisão a mais completa e acessível sobre o assunto, incluindo emolientes, agentes ceratolíticos, alcatrão da ulha, *licor carbonis detergens*, antralina, vários análogos de vitamina D, inibidores de calcineurina, retinoides e corticosteroides. Do mesmo modo, foram abordados todos os tipos de fototerapia disponíveis, como exposição solar, todas as formas de UVB e PUVA tópica e sistêmica, além da fotoférese extracorpórea.
- As terapias orais convencionais para psoríase, como acitretina, metotrexato e ciclosporina, têm capítulo dedicado a cada. As terapias biológicas são abordadas em dois capítulos, que apresentam os inibidores do TNF alfa, os fármacos que bloqueiam a IL-17, incluindo secukinumab, ixekizumab e brodalumab, e aqueles que bloqueiam a IL-23, guselkumab e tildrakizumab. É muito interessante ter um capítulo dedicado às perspectivas futuras dos biológicos.
- Aspectos da psoríase que os dermatologistas muitas vezes ignoram, tais como cosméticos e cosmecêuticos, são descritos de forma clara e natural. A qualidade de vida, fadiga e função dos pacientes com psoríase e/ou artrite foram discutidos.
- Em resumo, as professoras Marcia Ramos-e-Silva e Sueli Carneiro reuniram um grupo ilustre e muito competente de autores para criar um dos livros mais abrangentes sobre a psoríase até agora publicado. *Fundamentos da Psoríase*, sem dúvida, ajudará muitos médicos e, o que é mais importante, muitos pacientes.

MARK LEBWOHL

SUMÁRIO

1 INTRODUÇÃO, 1

1.1. Introdução à psoríase, 3
Sueli Carneiro & Marcia Ramos-e-Silva

1.2. Psoríase: Passado e presente.
Reflexões sobre uma doença de pele comum, 7
Lawrence Charles Parish

1.3. História da psoríase: linha do tempo, 11
Marcia Ramos-e-Silva & Sueli Carneiro

2 EPIDEMIOLOGIA, 27
Mario Curty Abido Chaves Loureiro & Sueli Carneiro

3 ETIOPATOGENIA, 35

3.1. Fatores etiológicos, de risco, desencadeantes e
agravantes da psoríase, 37
José Wilson Accioly Filho

3.2. Imunologia, 43
Artur Antonio Duarte & Sueli Carneiro

3.3. Genética, 51
Renata Ferreira Magalhães & Paulo Ricardo Criado

4 CLÍNICA, 71

4.1. Padrões clínicos

4.1.1. Psoríase em placas e gutata, 73
Jesus Rodriguez Santamaria & Maira Mitsue Mukai

4.1.2. Psoríase invertida, 81
Antonio Macedo D'Acri

4.1.3. Psoríase eritrodérmica, 87
João Roberto Antonio, Carlos Roberto Antonio &
Marina Gagheggi Maciel

4.1.4. Pustulosas, 93

Francisca Regina O. Carneiro & Sueli Carneiro

4.2. Localizações especiais

4.2.1. Face e couro cabeludo, 97

Ana Luisa Bittencourt Sampaio Jeunon Vargas &
Celso Tavares Sodré

4.2.2. Extremidades, palmas e plantas, 105

Arles Martins Brotas

4.2.3. Mucosas – Genital, 111

Adriana de Carvalho Corrêa

4.2.4. Mucosas – Oral, 117

Bruna Lavinas Sayed Picciani, Eliane Pedra Dias &
Marcia Ramos-e-Silva

4.2.5. Unhas, 123

Nilton Di Chiacchio, Beth S. Ruben &
Walter Refkalefsky Loureiro

4.2.6. Articulações, 131

Eduardo Kerzberg, Sandra Fabiana Montoya &
Sueli Carneiro

4.3. Faixas etárias e situações fisiológicas especiais

4.3.1. Infância, 141

Silmara da Costa Pereira Cestari

4.3.2. Adolescentes e adultos jovens, 153

Gustavo Costa Verardino, Fátima Pessanha Fagundes &
Virginia Januário

4.3.3. Pele negra, 155

Gustavo Costa Verardino,
Ana Luisa Bittencourt Sampaio Jeunon Vargas &
Maria Alice Penetra

4.3.4. Idosos, 159

Elizabeth Vaz de Figueiredo Moreno Batista &
Natasha Pinheiro Crepaldi

4.3.5. Gravidez, 163
Alena Darwich Mendes & Sueli Carneiro

5 CRITÉRIOS DE GRAVIDADE, 169
Paulo Antonio Oldani Felix &
Carlota Emilia Cesar de Figueiredo

6 DIAGNÓSTICO CLÍNICO E LABORATORIAL, 181
6.1. Anamnese e exame físico, 183
Andrea Machado Coelho Ramos &
Aripuanã Cobério Terena
6.1.1. Síndrome do extravasamento capilar (*leak-syndrome*), 189
Aline L. Bressan, Alexandre Carlos Gripp & Elisa Fontenelle
6.2. Dermatoscopia, 193
Juliana Marques-da-Costa
6.3. Histopatologia, 199
Tullia Cuzzi
6.3.1. *Clipping* ungueal, 205
Thiago Jeunon de Sousa Vargas
6.4. Exames de patologia clínica, 209
José Marcos Telles da Cunha
6.5. Exames de imagem, 213
Fernanda Cavallieri

7 DIAGNÓSTICOS DIFERENCIAIS, 219
Gustavo Costa Verardino, Mario Curty Abido Chaves Loureiro
& Rachel L. Grynszpan

8 COMORBIDADES, 229
8.1. Síndrome metabólica, 231
Claudio Carneiro, Fabíola de Souza e Mello Pereira &
Gustavo Costa Verardino

8.2. Tabagismo e alcoolismo, 237
   Flavia de Freire Cassia
8.3. Malignidades, 239
   Flavia de Freire Cassia
8.4. HIV, 243
   Beatriz Moritz Trope & Flauberto de Sousa Marinho

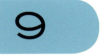

QUALIDADE DE VIDA NA PSORÍASE E ARTRITE PSORIÁSICA, 251
   João Paulo Niemeyer-Corbellini & Marcia Rozenthal

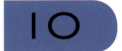

TRATAMENTO, 265
10.1. Tópicos
   10.1.1. Emolientes e ceratolíticos, 269
      Regina Casz Schechtman &
      Adriana Gutstein da Fonseca Amorim
   10.1.2. Alcatrão da hulha/LCD/antralina - ditranol, 275
      Daniela Alves Pereira Antelo
   10.1.3. Análogos da vitamina D, 281
      Gladys Aires Martins
   10.1.4. Inibidores da calcineurina, 285
      Márcio S. Rutowitsch, Christiane Gomes Belinho Cruz &
      Cláudia Camargo
   10.1.5. Retinoides, 289
      Nurimar C. Fernandes
   10.1.6. Corticoides, 291
      Alexandre Carlos Gripp, Aline L. Bressan &
      Elisa Fontenelle
10.2. Fototerapia/Fotoquimioterapia
   10.2.1. Sol, UVB, PUVA tópica, PUVA sistêmica, 297
      Luna Azulay Abulafia

10.2.2. Fotoforese extracorpórea, 305
Gustavo Costa Verardino & Maria Isabel Couto

10.3. Sistêmicos

10.3.1. Retinoides, 307
Heitor de Sá Gonçalves

10.3.2. Metotrexato, 317
Geraldo Magela Magalhães & Sueli Carneiro

10.3.3. Ciclosporina, 325
Eduardo Henrique Jorge Lago & Sueli Carneiro

10.3.4. Biológicos, 331
Cláudia Camargo

10.3.5. Perspectivas futuras, 341
Maria Denise Fonseca Takahashi

10.3.6. Complicações e benefícios do tratamento, 343
André Vicente Esteves de Carvalho & Ricardo Romiti

10.3.7. Outros, 353
Jackson Machado-Pinto & Michelle dos Santos Diniz

10.4. Tratamento de localizações especiais, 361
Paula Frassinetti Bessa Rebelo, Silmara Navarro Pennini &
Arles Martins Brotas

10.5. Faixas etárias e situações fisiológicas especiais

10.5.1. Tratamento da psoríase na gestação, 373
Leninha Valério do Nascimento &
Felipe Maurício Soeiro Sampaio

10.5.2. Tratamento da psoríase na lactação, no idoso,
na infância e adolescência, 377
Leninha Valério do Nascimento,
Felipe Maurício Soeiro Sampaio &
Silmara da Costa Pereira Cestari

10.6. Novos tratamentos, 383
Ana Paula Cercal Fucci da Costa

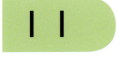
11 CIRURGIA DERMATOLÓGICA, 389
        Flávio Barbosa Luz & Tadeu de Rezende Vergueiro

12 ASPECTOS ESTÉTICOS, 399
    12.1. Higidez estética, 401
        Ana Luisa Bittencourt Sampaio & Valdinês Bezerra Alves
    12.2. Cosmecêuticos, 403
        Adilson Costa, Carla de Oliveira Parra Duarte,
        Caroline Silva Pereira, Lissa Sabino de Matos &
        Thaísa Saddi Tannous
    12.3. Cabelos, 409
        Maria Cristina Ribeiro de Castro
    12.4. Unhas, 411
        Roberta Nakamura
    12.5. *Peelings* químicos e físicos, 417
        Maria Paulina Villarejo Kede
    12.6. Camuflagem, 419
        Karime Marques Hassun & Ediléia Bagatin

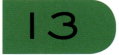
13 PROGNÓSTICO, 421
        Lucia Helena Fávaro de Arruda,
        Ana Carolina Belini Bazán Arruda & Cláudia Camargo

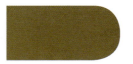
Índice Remissivo, 427

CAPÍTULO I

INTRODUÇÃO

CAPÍTULO 1.1

INTRODUÇÃO À PSORÍASE

Sueli Carneiro
Marcia Ramos-e-Silva

A psoríase é uma doença inflamatória crônica e recorrente de causa desconhecida, caracterizada por hiperplasia epidérmica e ativação imune inapropriada que atinge a pele e também as articulações. Os pacientes apresentam placas eritemato-descamativas muito típicas, em especial nas regiões extensoras dos joelhos e cotovelos e no couro cabeludo. Cerca de 2 a 3% da população mundial é afetada pela doença cutânea e 20 a 40% desses pacientes tem comprometimento articular, ainda que haja diferenças na prevalência, dependendo da população estudada.[1,2]

Durante muitos anos, as alterações epidérmicas exuberantes levaram clínicos e investigadores a orientarem suas pesquisas e o tratamento da doença para a hiperplasia epidérmica, considerando os ceratinócitos a fonte primária das alterações encontradas na psoríase. No entanto, em 1977, demonstrou-se que o infiltrado inflamatório mononuclear precedia o aparecimento das alterações epidérmicas.[3] A seguir, linfócitos T e macrófagos foram identificados como células predominantes no infiltrado dérmico.[4] O infiltrado foi imunofenotipado e foram identificadas células dendríticas (DCs), macrófagos e linfócitos T CD4+ e CD8+.[5,6] Ainda nos anos 80, observou-se que a resolução clínica das lesões de psoríase durante o tratamento com PUVA era precedida por uma depleção de células T, principalmente na epiderme.[7]

Após publicação da eficácia da ciclosporina no tratamento da psoríase,[8-10] o paradigma desviou-se dos ceratinócitos para os vários tipos de células imunes presentes no infiltrado inflamatório.[11,12]

Estudos clínicos usando anti-CD4[13] e a imunotoxina DAB389IL-2 mostraram melhora clínica e histológica das lesões de psoríase.[14] Comprovou-se finalmente, em 1996, que os linfócitos T iniciam as reações patológicas na pele psoriásica, através da indução de lesões características clínicas e histológicas de psoríase após transplante de pele sã de pacientes com esta doença em camundongos SCID (*Severe Combined Immuno Deficient*), com posterior aplicação intradérmica de células mononucleares (primordialmente linfócitos) do sangue periférico.[15] Nesse mesmo modelo animal, foram demonstradas células T que expressavam receptores de células *natural killer* (células NKT), como o CD94, CD158 e CD161.[16,17] Recentemente, vários estudos mostraram resposta clínica significativa à terapia com inibidores do TNF-alfa,[18-20] diminuição do número de células *natural killer* no sangue periférico de pacientes com psoríase[21] e aumento de células NKT nas lesões de pele de psoríase,[22] sugerindo haver alterações na imunidade inata.

O prurido está presente em mais de 70% dos pacientes[23] e, em alguns casos extremos, pode levar à ideação suicida.[24] A presença dos mastócitos (MCs) e sua capacidade de produzir, armazenar e liberar diferentes substâncias biologicamente ativas, justifica sua participação nos processos inflamatórios, alérgicos, na síntese do colágeno, reações imunes, reparo tecidual, neoplasias e angiogênese. Essas células parecem estar numericamente aumentadas nas lesões de psoríase.[25] Os achados histológicos típicos da psoríase (hiperceratose, paraceratose extensa, agranulose ou hipogranulose, acantose regular e ectasia e alongamento dos vasos papilares) são encontrados nas lesões papulo-descamativas ou na borda ativa da lesão em placa.

O papel da inflamação tem sido cada vez mais demonstrado na fisiopatogenia da doença e a utilização das técnicas clássicas aliadas às novas técnicas laboratoriais ampliou a compreensão de elementos fundamentais, tanto na revelação dos marcadores de superfície das vias de ativação linfocitária, quanto na expressão de citocinas. Há interação das células inflamatórias infiltrantes, como linfócitos T ativados, com as células apresentadoras de antígeno e as células residentes, como ceratinócitos, sinoviócitos, fibroblastos e células endoteliais. A comunicação entre elas ocorre através das citocinas, sendo o fator de necrose tumoral alfa (TNF-α) uma das mais importantes. A geração da resposta imune mediada por células T depende do íntimo contato entre estas e as células dendríticas (DCs). O engajamento do receptor de células T (TCR) à molécula do complexo principal de histocompatibilidade (MHC) nas DCs envia o primeiro sinal que ativa a proliferação das células T e este sinal é antígeno específico. Para sustentar essa ativação, é necessário o engajamento dos receptores CD28 na superfície das células T aos seus ligantes CD80 (B7.1), e CD86 (B7.2) nas DCs (também antígeno específico), conhecido como segundo sinal ou coestimulação. Os antígenos leucocitários humanos (HLA) classes I e II são fundamentais no processo de ativação dos linfócitos T durante a resposta imunogênica celular. A associação de moléculas HLA com a ocorrência da psoríase vulgar está amplamente descrita na literatura.[26-35] Estudos em populações de etnias variadas mostram frequência aumentada de diferentes especificidades de HLA nos pacientes com psoríase, quando comparados com os grupos controle.[27,31,32,35-37] Muitas vezes tal frequência é ainda maior nos pacientes com psoríase de início precoce e com história familial da doença. As células *natural killer* (NK) são células efetoras da imunidade inata e possuem receptores tipo-imunoglobulina (KIR) na sua superfície, específicos para as moléculas HLA classe I. Alguns trabalhos referem associação de determinados KIR e alelos HLA-C com o aumento da susceptibilidade à psoríase vulgar e à artrite psoriásica.[38-40]

A busca por novas modalidades terapêuticas tem também contribuído para a melhor compreensão da patogênese da psoríase, ainda que a etiologia permaneça desconhecida. Admite-se hoje que um antígeno, ainda não identificado, deflagre a resposta imunológica celular dos tipos Th1 e Th17, que persistiria cronicamente e manteria o processo da doença. Considerada uma doença universal, a psoríase é mais frequente nas regiões de clima frio, quando comparadas a regiões tropicais, e em certos grupos raciais, o que é explicado pela influência de fatores ambientais e genéticos.[41] Nos Estados Unidos, a prevalência foi calculada em 2,2%,[42] na Espanha em 1,4%[43] e no Japão, China e Hong Kong em 0,3%.[44] A incidência entre os caucasianos europeus variou de 2 a 3%.[1] Não há estudos de prevalência e incidência no Brasil mas Romiti e cols. informaram recentemente ter encontrado uma prevalência de aproximadamente 1,3% na região sul. Os vários levantamentos feitos em diferentes momentos, tanto no Hospital Universitário Clementino Fraga Filho, como no Hospital Universitário Pedro Ernesto, mostraram algumas das características da doença na população do Rio de Janeiro.[45-51]

O tratamento da doença é sempre individualizado e conta com as substâncias tópicas, fototerapia e medicações sistêmicas, expostas nesta obra.

A curiosidade pela incidência, prevalência e comportamento das alterações cutâneas e osteo-articulares na psoríase, assim como todas as demais características dessa doença, incluindo seu tratamento, levou-nos a editar este livro. A psoríase é assunto que as duas editoras vêm estudando há muito tempo e a inserção da linha de investigação "Psoríase" dentro da abrangente linha de pesquisa "Imunopatologia Cutânea" no Programa de Pós-Graduação da Faculdade de Medicina da Universidade Federal do Rio de Janeiro, bem como a parceria com o Laboratório de Histocompatibilidade do Departamento de Histologia e Embriologia do Instituto de Biologia Alcântara Gomes da UERJ, e com o Laboratório de Hanseníase da Fiocruz, viabilizaram várias investigações e revisões, entre outros tipos de trabalhos, do nosso grupo de pesquisa.[45-66]

REFERÊNCIAS BIBLIOGRÁFICAS

1. Christophers E. Psoriasis: epidemiology and clinical spectrum. Clin Exp Dermatol. 2001; 26(4):314-20.
2. Takahashi MDF. Psoríase. In: Ramos-e-Silva M, Castro MCR. Fundamentos de Dermatologia. Rio de Janeiro: Atheneu. 2010:339-56.
3. Braun-Falco O, Schmoeckel C. The dermal inflammatory reaction in initial psoriatic lesions. Arch Dermatol Res. 1977; 258(1):9-16.
4. Bjerk JR, Krogh HK, Matre R. Characterization of mononuclear cell infiltrates in psoriatic lesions. J Invest Dermatol. 1978; 71(5):340-3.
5. Bos JD, Hulsebosch HJ, Krieg SR, Bakker PM, Cormane RH. Immunocompetent cells in psoriasis. In situ immunophenotyping by monoclonal antibodies. Arch Dermatol Res. 1983; 275(3):181-9.
6. Austin LM, Ozawa M, Kikuchi T, Walters IB, Krueger JG. The majority of epidermal T cells in psoriasis vulgaris lesions can produce type 1 cytokines, interferon-gama, interleukin-2 and tumor necrosis factor-alfa, defining TC 1 (cytotoxic T lymphocyte) and TH 1 effector populations: a type 1 differentiation bias is also measured in circulating blood T cells in psoriatic patients. J Invest Dermatol. 1999; 113(5):752-9.
7. Baker BS, Swain AF, Griffiths CE, Leonard JN, Fry L, Valdimarsson H. Epidermal T lymphocytes and dendritic cells in chronic plaque psoriasis: the effects of PUVA treatment. Clin Exp Immunol. 1985; 61(3):526-34.
8. Mueller W, Hermann B. Cyclosporin A for psoriasis. N Engl J Med. 1979; 301(10):555.
9. Ellis CN, Gorsulowsky DC, Hamilton TA. Cyclosporine improves psoriasis in a double-blind study. JAMA. 1986; 256(22):3110-6.
10. Griffiths CE, Powles AV, Leonard JN, Fry L, Baker BS, Valdimarsson H. Clearance of psoriasis with low dose cyclosporine. Br Med J. 1986; 293(6549):731-2.
11. Bos JD. The pathomechanisms of psoriasis: the skin immune system and cyclosporine. Br J Dermatol. 1988; 118(2):141-55
12. Kandke L, Krane JF, Ashinoff R, et al. Cyclosporin in psoriasis treatment: inhibition of keratinocyte cell--cycle progression in G1 independent of effects on transforming growth factor alpha/epidermal growth factor receptor pathways. Arch Dermatol. 1991; 127(8):1172-9.
13. Morel P, Revillard JP, Nicolas JF, Wijdenes J, Rizova H, Thivolet J. Anti-CD4 monoclonal antibody therapy in severe psoriasis. J Autoimmun. 1992; 5(4):465-77.

14. Gottlieb SL, Gilleaudeau P, Johnson R, et al. Response of psoriasis to a lymphocyte-selective toxin (DAB 389IL-2) suggests a primary immune, but not keratinocyte, pathogenic basis. Nat Med. 1995; 1(5):442-7.

15. Wrone-Smith T, Nickoloff BJ. Dermal injection of immunocytes induces psoriasis. J Clin Invest. 1996; 98(8):1878-87.

16. Nickoloff BJ, Wrone-Smith T. Injection of pre-psoriatic skin with CD4+ T cells induces psoriasis. Am J Pathol. 1999; 155(1):145-58.

17. Nickoloff BJ, Schröder JM, von den Driesch P, et al. Is psoriasis a T cell disease? Exp Dermatol. 2000; 9(5):359-75.

18. Chaudhari U, Romano P, Mulcahy LD, Dooley LT, Baker DG, Gottlieb AB. Efficacy and safety of infliximab monotherapy for plaque-type psoriasis: a randomised trial. Lancet. 2001; 357(9271):1842-7.

19. Gottlieb AB, Matheson RT, Lowe N, et al. A randomized trial of etanercept as monotherapy for psoriasis. Arch Dermatol. 2003; 139(12):1627-32.

20. Gottlieb AB, Evans R, Li S, et al. Infliximab induction therapy for patients with severe plaque-type psoriasis: a randomized, double-blind, placebo-controlled trial. J Am Acad Dermatol. 2004; 51(4):534-42.

21. Cameron AL, Kirby B, Griffiths CE. Circulating natural killer cells in psoriasis. Br J Dermatol. 2003; 149(1):160-4.

22. Cameron AL, Kirby B, Fei W, Griffiths CE. Natural killer and natural killer-T cells in psoriasis. Arch Dermatol Res. 2002; 249(8):363-9.

23. Kaur I, Handa S, Kumar B. Natural history of psoriasis; a study from the Indian subcontinent. J Dermatol. 1997; 24(4):230-4.

24. Gupta MA, Gupta AK. Depression and suicidal ideation in dermatology patients with acne, alopecia areata, atopic dermatitis and psoriasis. Br J Dermatol. 1998; 139(5):846-50.

25. Nakamura M, Toyoda M, Morohashi M. Pruritogenic mediators in psoriasis vulgaris: comparative evaluation of itch-associated cutaneous factors. Br J Dermatol. 2003; 149(4):718-30.

26. Ikäheimo I, Tiilikainen A, Karvonen J, Silvennoinen-Kassinen S. HLA risk haplotype Cw6,DR7,DQA1*0201 and HLA-Cw6 with reference to the clinical picture of psoriasis vulgaris. Arch Dermatol Res. 1996; 288(7):363-5.

27. Gonzaga HF1, Torres EA, Alchorne MM, Gerbase-Delima M. Both psoriasis and benign migratory glossitis are associated with HLA-Cw6. Br J Dermatol. 1996; 135(3):368-70.

28. Enerbäck C, Martinsson T, Inerot A, Wahlström J, Enlund F, Yhr M, Swanbeck G. Evidence that HLA-Cw6 determines early onset of psoriasis, obtained using sequence-specific primers (PCR-SSP). Acta Derm Venereol. 1997; 77(4):273-6.

29. Kim TG, Lee HJ, Youn JI, Kim TY, Han H. The association of psoriasis with human leucocyte antigens in Korean population and the influence of age of onset and sex. J Invest Dermatol. 2000; 114(2):309-13.

30. Kastelan M, Gruber F, Cecuk E, Kerhin-Brkljacić V, Brkljacić-Surkalović L, Kastelan A. Analysis of HLA antigens in Croatian patients with psoriasis. Acta Derm Venereol Suppl (Stockh). 2000; (211):12-13.

31. Choonhakarn C1, Romphruk A, Puapairoj C, Jirarattanapochai K, Romphruk A, Leelayuwat C. Haplotype associations of the major histocompatibility complex with psoriasis in Northeastern Thais. Int J Dermatol. 2002; 41(6):330-4.

32. Kundakçi N, Oskay T, Olmez U, Tutkak H, Gürgey E. Association of psoriasis vulgaris with HLA class I and class II antigens in the Turkish population, according to the age at onset. Int J Dermatol. 2002; 41(6):345-8.

33. Łuszczek W, Kubicka W, Cislo M, Nockowski P, Maczak M, Woszczek G, Baran E, Kuźnierczyk P. Strong association of HLA-Cw6 allele with juvenile psoriasis in Polish patients. Immunol Lett. 2003; 85(1):59-64.

34. Szczerkowska-Dobosz A, Rebała K, Szczerkowska Z, Witkowska-Toboła A. Correlation of HLA-Cw*06 allele frequency with some clinical features of psoriasis vulgaris in the population of northern Poland. J Appl Genet. 2004; 45(4):473-6.

35. Yang S, Ge HS, Zhang AP, Wei SC, Gao M, Wang HY, Chen JJ, Li M, Liang YH, He PP, Yang J, Zhang XJ. Haplotype associations of the MHC with psoriasis vulgaris in Chinese Hans. Clin Exp Dermatol. 2004; 29(4):399-405.

36. Cardoso CB, Uthida-Tanaka AM, Magalhães RF, Magna LA, Kraemer MH. Association between psoriasis vulgaris and MHC-DRB, -DQB genes as a contribution to disease diagnosis. Eur J Dermatol. 2005; 15(3):159-63.

37. Bonfiglioli R, Conde RA, Sampaio-Barros PD, Louzada-Junior P, Donadi EA, Bertolo MB. Frequency of HLA-B27 alleles in Brazilian patients with psoriatic arthritis. Clin Rheumatol. 2008; 27(6):709-12.

38. Luszczek W, Manczak M, Cislo M. Gene for the activating natural killer cell receptor, KIR2DS1, is associated with susceptibility to psoriasis vulgaris. Hum Immunol 2004; 65(7):758-66.

39. Suzuki Y, Hamamoto Y, Ogasawara Y, et al. Genetic polymorphisms of killer cell immunoglobulin-like receptors are associated with susceptibility to psoriasis vulgaris. J Invest Dermatol. 2004; 122(5):1133-6.

40. Martin MP, Nelson GW, Lee, et al. Cutting edge: susceptibility to psoriatic arthritis: influence of activating killer Ig-like receptor genes in the absence of specific HLA-C alleles. J Immunol. 2002; 169(6):2818-22.

41. Raychaudhuri SP, Farber EM. The prevalence of psoriasis in the world. J Eur Acad Dermatol Venereol. 2001; 15(1):16-17.

42. Stern RS, Nijsten T, Feldman SR, Margolis DJ, Rolstad T. Psoriasis is common, carries a substantial burden even when not extensive, and is associated with widespread treatment dissatisfaction. J Invest Dermatol Symp Proc. 2004; 9(2):136-9.

43. Ferrándiz C, Bordas X, García-Patos V, Puig S, Pujol R, Smandía A.Prevalence of psoriasis in Spain (Epiderma Project: phase I). J Eur Acad Dermatol Venereol. 2001; 15(1):20-3.

44. Yip SY. The prevalence of psoriasis in the Mongoloid race. J Am Acad Dermatol. 1984; 10(6):965-8.

45. Ramos-e-Silva M, Bernardini ET, Filgueira AL Capillaroscopy in psoriasis vulgaris. J Eur Acad Dermatol Venereol. 1996; 7(2):192-3.

46. Pretti FMN, Iwamoto A, Cruz A, Carneiro SCS, Pereira Jr AC. Avaliação clínico-epidemiológica entre psoríase, formas clínicas e manifestações articulares em pacientes do HUCFF/UFRJ – 1993 a 1997. Rev Bras Reumatol. 1998; 38(Supl.1):S70.

47. Carneiro SCS, Lago EHJ, Magalhães GM, et al. Effect of cyclosporine A on keratinocytes proliferation in the psoriatic skin. J Eur Acad Dermatol Venereol. 2003; 17(3):382.

48. Aslanian FM, Lisboa FF, Iwamoto A, Carneiro SC. Clinical and epidemiological evaluation of psoriasis: clinical variants and articular manifestations. J Eur Acad Dermatol Venereol. 2005; 19(1):141-2.

49. Carneiro S, Medeiros R, Alves C, Cuzzi T, Sotto M. TNF-alpha expression modulated by pentoxifylline in psoriatic plaques. J Am Acad Dermatol. 2006; 54(3): AB207.

50. Magela Magalhães G, Coelho da Silva Carneiro S, Peisino do Amaral K, de Freire Cássia F, Machado-Pinto J, Cuzzi T. Psoriasis and pentoxifylline a clinical, histopathologic and immunohistochemical evaluation. SkinMed. 2006; 5(6):278-84.

51. Cassia FF, Carneiro SC, Marques MT, Pontes LF, Filgueira AL, Porto LC. Psoriasis vulgars and human leukocyte antigens. J Eur Acad Dermatol Venereol. 2007; 21(3):303-10.

52. Carneiro SC, Cássia FF, Lamy F, Chagas VL, Ramos-e-Silva M. Methotrexate and liver function: a study of 13 psoriasis cases treated with different cumulative dosages. J Eur Acad Dermatol Venereol. 2008; 22(1):25-9.

53. Gladman DD, Mease PJ, Strand V, Healy P, Helliwell PS, Fitzgerald O, et al. Consensus on a core set of domains for psoriatic arthritis. J Rheumatol. 2007; 34(5):1167-70.

54. Lago E, Carneiro S, Cuzzi T, Magalhães G, Cassia F, Pessanha F, Ramos-e-Silva M. A Clinical and immuno-histochemical assessment of the effect of cyclosporin in keratinocytes and dermal dendrocytes in psoriasis. J Cutan Pathol. 2007; 34(1):15-21.

55. Gladman DD, Rahman P, Krueger GG, Mease PJ, Qureshi AA, Dutz JP, et al. Clinical and genetic registries in psoriatic disease. J Rheumatol. 2008; 35(7):1458-63.

56. Cauli A, Gladman DD, Mathieu A, Olivieri I, Porru G, Tak PP, et al; GRAPPA 3PPsA Study Group. Patient global assessment in psoriatic arthritis: a multicenter GRAPPA and OMERACT study. J Rheumatol. 2011 May; 38(5):898-903.

57. Carneiro C, Chaves M, Verardino G, Drummond A, Ramos-e-Silva M, Carneiro S. Fatigue in psoriasis with arthritis. Skinmed. 2011; 9(1):34-7.

58. Brotas AM, Cunha JM, Lago EH, Machado CC, Carneiro SC. Tumor necrosis factor-alpha and the cytokine network in psoriasis. An Bras Dermatol. 2012; 87(5):673-81.

59. Camargo CM, Brotas AM, Ramos-e-Silva M, Carneiro S. Isomorphic phenomenon of Koebner: facts and controversies. Clin Dermatol. 2013; 31(6):741-9

60. Helliwell PS, FitzGerald O, Fransen J, Gladman DD, Kreuger GG, Callis-Duffin K, et al. The development of candidate composite disease activity and responder indices for psoriatic arthritis (GRACE project). Ann Rheum Dis. 2013; 72(6):986-91.

61. Soto Lopes MS, Trope BM, Rochedo Rodriguez MP, Grynszpan RL, Cuzzi T, Ramos-E-Silva M. Paradoxal reaction to golimumab: inhibitor of α tumoral necrosis factor inducing psoriasis pustulosa. Case Rep Dermatol. 2013; 5(3):326-31.

62. Armstrong AW, Tuong W, Love TJ, Carneiro S, Grynszpan R, Lee SS, Kavanaugh A. Treatments for nail psoriasis: a systematic review by the GRAPPA Nail Psoriasis Work Group. J Rheumatol. 2014; 41(11):2306-14.

63. Ranza R, Carneiro S, Qureshi AA, Martins G, Rodrigues JJ, Romiti R, et al. Prevalence of psoriatic arthritis in a large cohort of Brazilian patients with psoriasis. J Rheumatol. 2015 May; 42(5):829-34.

64. Esteves PM, Barbalho MG, Cortes JG, Cuzzi T, Sodre CT, Ramos-e-Silva M. Psoriasiform eruption secondary to the use of adalimumab. J Drugs Dermatol 2015;14(10):1152-4.

65. Couto MI, Carneiro S, Niemeyer-Corbellini JP, Yoshio JH, Ramos-e-Silva M. Correlation between severity index and quality of life index in patients with psoriasis assessed before and after phototherapy. Skinmed. 2016; 14(2):93-7.

66. Carneiro C, Chaves M, Verardino G, Frade AP, Coscarelli PG, Bianchi WA, Ramos-e-Silva M, Carneiro S. Evaluation of fatigue and its correlation with quality of life index, anxiety symptoms, depression and activity of disease in patients with psoriatic arthritis. Clin Cosmet Investig Dermatol. 2017; 10:155-63.

CAPÍTULO 1.2

PSORÍASE: PASSADO E PRESENTE – REFLEXÕES SOBRE UMA DOENÇA DE PELE COMUM

Lawrence Charles Parish

A psoríase está entre as mais comuns das doenças de pele. Dificilmente um leigo não está familiarizado com o assunto, dando opinião de como o dermatologista pode diagnosticar e tratar a doença com os mais recentes produtos biológicos.

Henry Stelwagon (1853-1919), o primeiro professor de dermatologia do Jefferson Medical College na Filadélfia e autor do primeiro livro de Dermatologia nas primeiras décadas do século XX, escreveu: a psoríase é uma doença inflamatória crônica, caracterizada por numerosas placas arredondadas de tamanhos variados, bem definidas, avermelhadas, espessadas, cobertas por grande quantidade de escamas brancas, ou branco acinzentadas ou peroladas.[1]

Avançando rapidamente para o inicio desta última década, encontramos nos mais recentes e melhores livros textos de Dermatologia a descrição da doença não diferente muito daquela, mas há um conceito novo: a psoríase é uma doença de pele imunomediada com vários fatores desencadeantes, ambientais, traumáticos, infecciosos e medicamentosos. A lesão característica é uma placa eritematosa bem demarcada com escamas micáceas, que pode ser localizada, atingir pequenas áreas ou se disseminar. A psoríase é uma doença sistêmica na qual até 20 a 30% dos pacientes tem ou irá desenvolver artrite. Além disso, nos doentes com psoríase moderada a grave, existe um risco relativo aumentado de síndrome metabólica e doença aterosclerótica.[2]

PRIMEIRAS DESCRIÇÕES

A Bíblia se refere, no Levítico, a uma doença de pele, chamando-a de lepra. Esta palavra parece ter incluído tanto a hanseníase quanto a psoríase.

A psoríase parece ter sido descrita por Celsus (25 aC-50 dC), embora fizesse também referências à hanseníase. Infelizmente, tudo isto levou à confusão nos séculos seguintes, com hanseníase e psoríase sendo consideradas a mesma doença.[3]

Como a lepra se tornou uma doença temida e os pacientes sofreram todas as formas de isolamento, muitos com psoríase devem ter sido punidos e afastados do convívio da sociedade.[4]

A primeira descrição médica documentada e aceita foi a Robert Willan (1757-1812), considerado o pai da Dermatologia moderna:

"O termo Lepra expressa uma entidade muito bem conhecida pelos melhores médicos gregos. É caracterizada por placas escamosas, de tamanhos diferentes, mas tendo uma forma quase circular. Tenho observado neste país, três variedades da doença, que podem ser descritas sob o título de Lepra vulgaris, Lepra Alphoides e Lepra nigricans".

A questão não é tão clara, como o leitor moderno pode pensar. Willan também tinha uma descrição para psoríase. Ele escreveu: "Eu começo com psoriasis gutata, na maioria das vezes, muito próxima das lepras vulgaris e alphoides." Esta doença se caracteriza por placas pequenas, irregulares e bem limitadas com escamas laminares, com pouca ou nenhuma inflamação ao redor.[5]

A confusão continuaria durante a primeira metade do século XIX até que Ferdinand von Hebra (1816-1880), tendo organizado a sua clínica de doenças da pele no Allgemeines Krankenhaus, em Viena, encontrou uma descrição mais coerente da psoríase:[6]

"Desde os tempos de Willan, o nome psoríase tem sido aplicado a uma doença da pele caracterizada pelo desenvolvimento de placas circulares ou semicirculares, pequenas ou discoides, com escamas brancas empilhadas umas sobre as outras, assentadas sobre uma base eritematosa, ligeiramente elevadas que sangram facilmente."[7]

NOMENCLATURA

Como o termo lepra, usado com aparente impunidade nos tempos antigos, foi levado adiante no século XIX, ao lado do termo lepra alphos,[1] outros nomes pitorescos foram cunhados: lepra Willani, herpes squamosus, herpes furfuraceus, dartre sqamuese centrífuga de Alibert, e scall seco.[7]

Quando listamos hoje os tipos de psoríase, vemos que os clínicos fazem várias distinções. Além da psoríase vulgar, há psoríase crônica em placas, psoríase eritrodérmica, psoríase inversa (flexuras), psoríase palmar-plantar de Caro e Senear, psoríase pustulosa de von Zumbusch, psoríase gutata, acrodermatite contínua de Hallopeau e, possivelmente, impetigo herpetiforme, e para complicar a questão, ainda há aqueles que consideram algumas entidades relacionadas como seboríase, dermatite psoriasiforme, psoríase da fralda e parapsoríase.

TRATAMENTO

Não faltam substâncias químicas que tenham sido aplicadas na pele ou tomadas internamente para deter os estragos da psoríase.[8] Elas vão desde sabões e alcatrões, prescritos por Hebra,[7] à administração contemporânea dos biológicos.[9]

Com o reconhecimento da psoríase como entidade distinta no período inicial da era vitoriana, os alcatrões começaram a ser empregados. O primeiro foi a pasta de coaltar bruto e depois outros, como o pó de Goa, que levaram à crisarobina e à antralina sintética. Na década de 1920, o alcatrão foi usado para aumentar a exposição à radiação ultravioleta, constituindo o regime de Goeckerman. A antralina, um derivado do alcatrão, aplicada por 36 horas, constitui o regime de Ingram, enquanto a terapia de contato curto envolve aplicações de antralina por meia a uma hora diariamente.[10] Com o advento da luz Finsen no início do século XX, muito se usou de UVA artificial. Na década de 1970, a luz controlada foi combinada com psoralenos para aumentar a sua eficácia terapêutica, e isso ficou conhecido como PUVA. A exposição à luz solar também tem sido o pilar do tratamento no Mar Morto.[11] Outras modalidades físicas na forma de radiação também foram iniciadas no início do século XX. A terapia convencional com raios X nem sempre foi um tratamento bem sucedido, mas deu lugar ao uso dos raios Grenz, mais superficiais. Os lasers também foram adicionados ao tratamento da psoríase.

A droga milagrosa da década de 1870 foi a vaselina, que favoreceu o uso do mercúrio amoniacal, e, na década de 1950, os corticosteroides tópicos. O conceito de curativo oclusivo foi introduzido em 1870 com o uso de bandagens, que mostra que o que é velho pode ser reinventado: esteroides tópicos em fitas adesivas ou curativos coloides.

A popularidade de vários spas para o tratamento da psoríase pode ter sido pelo uso de arsênio mineral, que foi usado como a pílula asiática ou solução de Fowler ou até mesmo subcutaneamente.[10] Uma opção interessante para a balneologia tem sido o uso de certos peixes que comem as escamas psoriásicas, diminuindo o excesso de escamas do paciente, o que exigiria o uso de ácido salicílico ou outros ceratolíticos.[12]

O mercúrio foi aplicado a placas psoriásicas desde a Idade Média e pomada de mercúrio amoniacal foi prescrita ainda no século XX. Os antagonistas químicos, como a aminopterina e metotrexato foram introduzidos na década de 1950 e, adicionalmente em sequencia, agentes imunossupressores, como micofenolato mofetil, ciclosporina A e leflunomida.[13]

Após a Primeira Guerra Mundial, vários pesquisadores notaram que pacientes psoriásicos que passavam fome ou tinham dietas muito restritivas apresentavam regressão da doença. O conceito dietético foi revivido na década de 1960, como a dieta da taurina, que logo caiu em desuso. Poucos pacientes psoriásicos parecem ter se beneficiado da redução da taurina em sua dieta ou mesmo de dietas de baixa caloria, apesar de que a obesidade parece piorar psoríase.[14] Outra proposta que também teve vida curta foi a adição de extrato de tireoide no tratamento.[15]

Nos últimos tempos, os medicamentos biológicos têm mostrado eficácia. A determinação de seus mecanismos de ação tem sido relevante para a compreensão da patogênese da psoríase. Outras agentes farmacológicos, incluindo vitamina A, tópica e sistêmica, e vitamina D tópica foram adicionados ao arsenal.

PACIENTES FAMOSOS

Uma doença cutânea, tão comum como esta que afeta 1-2% da população dos Estados Unidos,[16] e com idade de início mesmo na nona década de vida,[17] não é de se surpreender que várias pessoas famosas tenham tido psoríase. Entre estes, se incluem o estadista norte-americano Benjamin Franklin (1706-1790),[18] cuja descrição da doença pode ter na realidade antecipado aquela de Willan; o líder da União Soviética, Joseph Stalin (1878-1953);[19] e o escritor americano John Updike (1932-2009).[20] Considerando a alta incidência desta doença de pele, é possível que muitas outras pessoas famosas tiveram ou tenham psoríase.

CONCLUSÕES

Os conceitos, critérios diagnósticos e tratamento da psoríase estão em constante evolução. Tratamentos mais recentes têm mostrado que a doença pode realmente ser domada. A cura e medidas preventivas aguardam uma solução da dermatologia investigativa.

REFERÊNCIAS BIBLIOGRÁFICAS

1. Stelwagon H. Psoriasis. Treatise on Diseases of the Skin. Philadelphia: W. B. Saunders. 1902:213-39.
2. van de Kerkhof P, Nestle, FO. Psoriasis. In: Bolognia J, Jorizzo J, Rapini R. Dermatology. St Louis: Mosby Elsevier. 2012.
3. Bechet P. Psoriasis. A brief historical review. Arch Dermatol Syphilol. 1936; 33:273-81.
4. Lyell A. Leprosy and psoriasis. J Am Acad Dermatol. 1987; 16:620-2.
5. Willan R. Order II. On Cutaneous Disease. Philadelphia: Kimber and Conrad. 1809:82-143.
6. Farber EM. The language of psoriasis. Int J Dermatol. 1991; 30:295-302.
7. Hebra F. Psoriasis. On Diseases of the Skin including the Exanthemata. London: The New Sydenham Society. 1868:1-50.
8. Farber EM. History of the treatment of psoriasis. J Am Acad Dermatol. 1992; 27:640-5.
9. Schön M. Psoriasis: Part II. Clin Dermatol. 2008; 26:417-561.
10. Gruber F, Kastelan M, Brajac I. Psoriasis treatment--yesterday, today, and tomorrow. Acta Dermatovenerol Croat. 2004; 12:30-4.
11. Even-Paz Z, Shani J. The Dead Sea and psoriasis. Historical and geographic background. Int J Dermatol. 1989; 28:1-9.
12. Ozcelik S, Polat HH, Akyol M, et al. Kangal hot spring with fish and psoriasis treatment. J Dermatol. 2000; 27:386-90.
13. Lipozecic J, Pasic A, Wolf R. Update on psoriasis therapies. Acta Dermatovenerol Croat. 2004; 12:35-41.
14. Zackheim HS. Taurine and diet in psoriasis. Arch Dermatol. 1982; 118:961.
15. Leslie KS, Levell NJ. Thyroid feeding: a forgotten treatment for psoriasis. Clin Exp Dermatol. 2004; 29:567-8.
16. Gudjonsson JE, Elder JT. Psoriasis: epidemiology. Clin Dermatol. 2007; 25:535-46.
17. Raychaudhuri SP, Farber EM. Onset of psoriasis in the tenth decade of life. J Am Acad Dermatol. 1992; 27:788.
18. Huth EJ. Benjamin Franklin's place in the history of medicine. J R Coll Physicians Edinb. 2007; 37:373-8.
19. Bos WH, Farber EM. Joseph Stalin's psoriasis: its treatment and the consequences. Cutis. 1997; 59:197-9.
20. Jackson R. John Updike on psoriasis: At war with my skin, from the journal of a leper. J Cutan Med Surg. 2000; 4:113-5.

CAPÍTULO 1.3

História da psoríase: linha do tempo

Marcia Ramos-e-Silva
Sueli Carneiro

2697-2597 AC

CHINA – Huangdi, conhecido como o Imperador Amarelo, é um dos Cinco Imperadores, reis lendários, sábios e moralmente perfeitos que teriam governado a China após o período de milênios regido pelos também lendários Três Augustos ou Três Soberanos. O Imperador Amarelo teria reinado de 2.697 a.C. a 2597 a.C. É considerado o ancestral de todos os chineses da etnia Han (a principal etnia da China) e o introdutor do antigo calendário chinês, bem como o criador lendário de importantes elementos da cultura chinesa, como o taoísmo, a astrologia chinesa, o Shuai Jiao, a medicina chinesa e o feng shui. Durante o seu reinado, Huang Di interessou-se especialmente pela saúde e pela condição humana.[1]

1600 AC

EGITO – O papiro de Edwin Smith é um texto de medicina da antiguidade egípcia e o mais antigo tratado de cirurgia traumática conhecido na atualidade. Trata-se de uma obra única entre os quatro principais papiros relativos à medicina que se conhece. Enquanto os restantes, como o Papiro Ebers e o Papiro Médico de Londres são textos de medicina baseados sobretudo em magia e superstição, o Papiro de Edwin Smith apresenta uma abordagem racional e científica da medicina praticada no antigo Egito, na qual ciência e magia não entram em conflito, recorrendo-se a esta última apenas para explicar os casos de doenças misteriosas, como as doenças dos órgãos internos. A quase totalidade do documento refere-se ao trauma e à cirurgia, com breves passagens sobre ginecologia e cosmética.[2-4]

1550 AC

EGITO – O Papiro de Ebers é um papiro médico egípcio sobre ervas. Foi comprado em Luxor (Tebas), no inverno de 1873-1874 por Georg Ebers. Atualmente é mantido na biblioteca da Universidade de Leipzig, na Alemanha.[5]

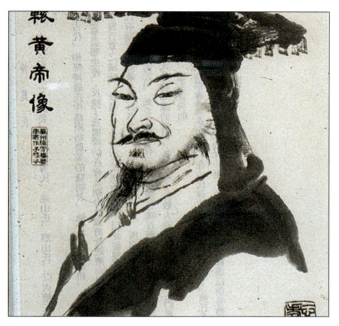

Huangdi: o Imperador Amarelo

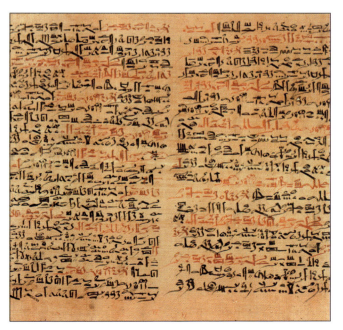

Papiro de Edwin Smith

MITOLOGIA GRECO-ROMANA

Apolo – Deus da morte súbita, das pragas e doenças, mas também o Deus da cura e da proteção contra as forças malignas. Filho de Zeus, pai de Esculápio (Deus da Medicina e da cura), avô de Hígéia, Panacéia, Iaso, Acésio e Telésforo. Higéia era a Deusa da saúde, limpeza e sanidade. Enquanto seu pai era mais associado diretamente com a cura, ela era associada com a prevenção da doença e a continuação da boa saúde.

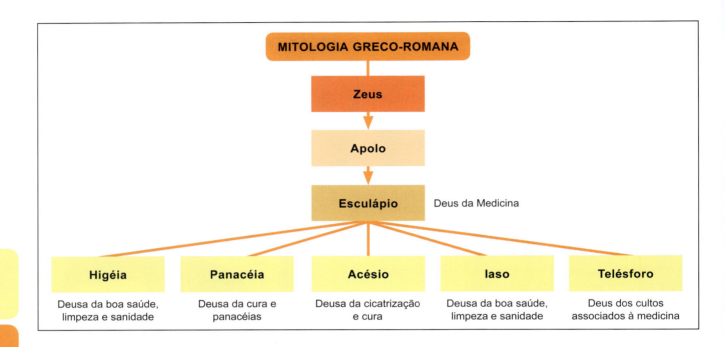

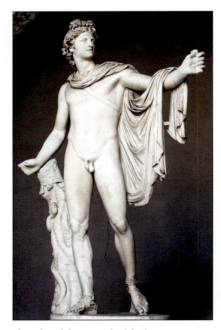

Apolo: Museu do Vaticano

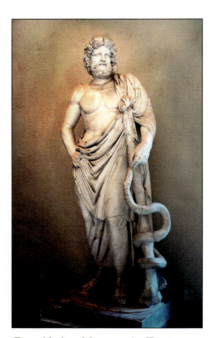

Esculápio: Museu do Teatro de Epidauro, Grécia

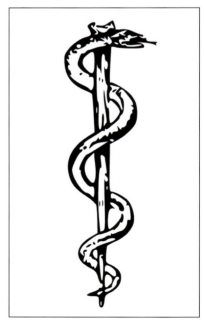

Bastão de Esculápio: o símbolo da medicina

1500 AC

INDIA – Sushruta Samhita, cirurgião e professor de Ayurveda, um dos mais antigos sistemas medicinais da humanidade, preparou um tratado médico com referências detalhadas a diversas doenças e procedimentos médicos. É feita a primeira menção à hanseníase e descreve a condição muito bem e ainda oferece sugestões terapêuticas. É considerado o "Pai da Cirurgia". As obras médicas de Sushruta e de outro médico indiano, Charaka, foram traduzidas para o árabe durante o Califado Abássida (750). Essas obras em árabe chegaram à Europa através de intermediários.[6]

1400 AC

A luz solar era utilizada para tratamento das doenças da pele. A tecnologia seria desenvolvida muito tempo depois para o uso da luz artificial.[7]

460-377 AC

Hipócrates (460-377 a.C.), médico grego. Fez vários relatos com referência a desordens cutâneas e introduziu o alcatrão no tratamento das doenças da pele. É considerado por muitos como uma das figuras mais relevantes da história da saúde e, com frequência, o "Pai da Medicina". Nas obras hipocráticas, há série de descrições clínicas perfeitas, pelas quais é possível diagnosticar doenças como malária, papeira, pneumonia e tuberculose. Para o estudioso grego, muitas epidemias relacionavam-se aos fatores climáticos, raciais, dietéticos e do meio ambiente. Muitos de seus aforismos são válidos ainda hoje. Ele classificou as doenças secas e descamativas (psoríase e lepra).[8,9]

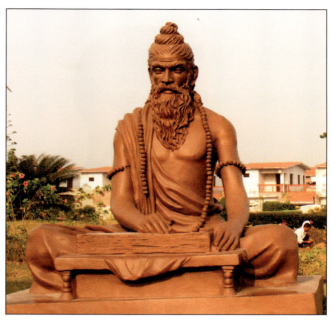

Sushruta Samhita: o "Pai da Cirurgia"

384-322 AC

Aristóteles (384-322 a.C.), filósofo grego, em seus escritos incluiu diversos assuntos. Seu trabalho influenciou o desenvolvimento da ciência e da medicina durante séculos. Foi o primeiro a estudar

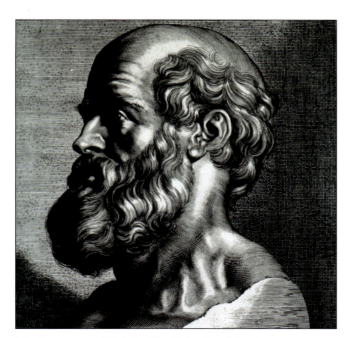

Hipócrates: o "Pai da Medicina" ocidental

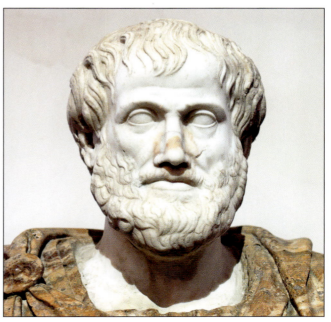

Aristóteles

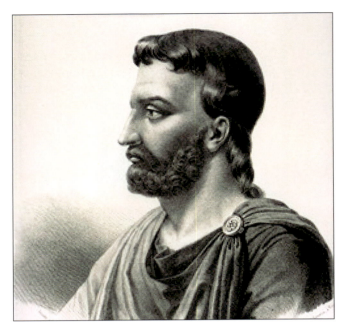

Aulus Cornelius Celsus

anatomia, dissecando animais e estudando os órgãos. Segundo alguns cientistas da atualidade, Aristóteles teria "descoberto" o DNA, por ele identificar a forma, isto é, o eidos preexistente no pai, que é reproduzido na prole.[10,11]

300 AC

O "Corpus Hippocraticum", provavelmente a primeira referência à psoríase, é uma coletânea de cerca de 60 tratados principalmente do início da Grécia Clássica. Embora tenham muitas vezes sua autoria vinculada a Hipócrates de Cós, não podem ser atribuídos a nenhum autor especifico. A obra é considerada um esforço coletivo que engloba grande diversidade filosófica e muitas práticas médicas de diferentes autores gregos. Foi de grande importância para a medicina, pois, com a mudança na Grécia do período arcaico para o clássico, surgiu uma grande preocupação com a razão, o que resultou em uma mudança na visão da medicina, levando o médico a se desprender do divino.[12,13]

25 AC-50 DC

O livro "De re medica libri octo", do médico romano Aulo Cornélio Celso (25 a.C.-50 d.C.), é uma das melhores fontes sobre o conhecimento médico em Alexandria. É possível que tenha descrito a psoríase, ainda que tenha usado o termo impetigo. Fez também referência à hanseníase. Registrou os sinais cardinais da inflamação: dor, calor, rubor e tumor. Foi detalhista ao descrever os cuidados no tratamento das feridas, recomendando limpeza cuidadosa da área, uso de compressas e compressão dos vasos, e na preparação de numerosos medicamentos antigos.[8,14-16]

150

Cláudio Galeno (129-200), médico e filósofo romano de origem grega. Identificou a psoríase como uma doença de pele através da observação clínica e foi

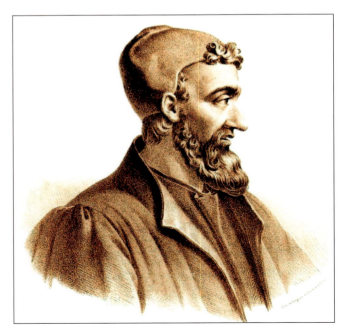

Claudius Galenus

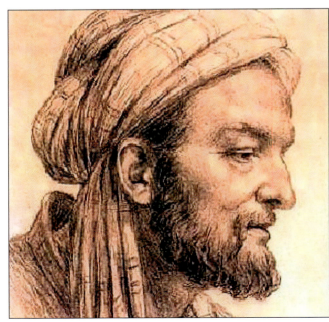

Avicena: o "Príncipe dos Sábios"

o primeiro a chamá-la de "psoríase" do grego "psora", prurido. No entanto, a descrição de Galeno sugere que ele poderia ter se referido ao que chamamos de eczema. Suas teorias dominaram e influenciaram a ciência médica ocidental por mais de um milênio. Seus relatos de anatomia médica eram baseados em macacos, visto que a dissecação humana não era permitida no seu tempo.[17,18]

1012

Avicena (980-1037), médico e filósofo persa. Escreveu cerca de 300 livros sobre diferentes temas, principalmente de medicina (40) e filosofia (150). Suas obras mais famosas são o "Livro da Cura", uma vasta enciclopédia filosófica e científica, e o "Cânone da Medicina", texto padrão em muitas universidades medievais, entre elas a Universidade de Montpellier e a Universidade Católica de Leuven, até 1650. Escreveu um volume completo de medicina de acordo com os princípios de Galeno e Hipócrates. É considerado o mais famoso e influente polímata da Era de Ouro Islâmica.[19,20]

1151

Hildegard von Bingen (1098-1179) foi freira beneditina alemã e provavelmente a primeira mulher a comentar sobre doenças da pele e seus tratamentos. Em seu livro "Causae et curae" ela escreveu sobre várias doenças, incluindo dermatoses, e outros inúmeros assuntos, através de visões e profecias que a tornaram muito famosa na época.[21]

1300

Na Europa medieval, milhares de pessoas com psoríase, que se acreditava ser contagiosa, e hanseníase, eram obrigadas a avisar as outras de sua chegada, tocando um chocalho.[7]

1489

Leonardo Da Vinci (1452-1519) atuou em diversas áreas, foi o mais célebre dos inventores da Renascença, prestou inúmeras contribuições à Ciência em vários campos do conhecimento. Uma das áreas mais exploradas pelo cientista foi a Anatomia. Foi o primeiro a descrever alguns detalhes do corpo humano, como a posição do feto no ventre materno. Em 1489, Leonardo produziu um tratado de anatomia com base numa grande coleção de desenhos anatômicos que havia feito a partir de observações e dissecações humanas e animais. Como um artista de sucesso, recebeu a permissão para dissecar cadáveres humanos no Hospital de Santa Maria Nuova, em Florença, e, mais tarde, no hospital de Milão e Roma. Entre 1510 e 1511, teve a colaboração do médico Marcantonio della Torre em seus estudos e juntos elaboraram um trabalho teórico sobre a anatomia, em que Leonardo fez mais de 200 desenhos. Foi publicado apenas em 1680 (161 anos após sua morte). Leonardo fez muitos desenhos do esqueleto humano e suas partes, bem como músculos e nervos, coração e sistema vascular, órgãos sexuais e outros órgãos internos. Desenhou também muitas figuras importantes que tinham deformidades faciais ou sinais de doença.[22,23]

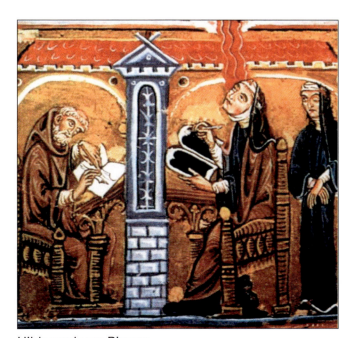

Hildegard von Bingen

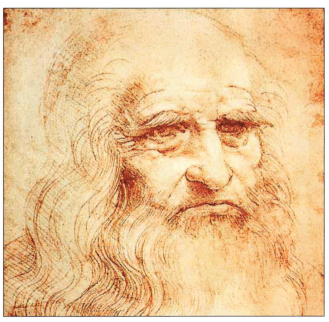

Leonardo Da Vinci

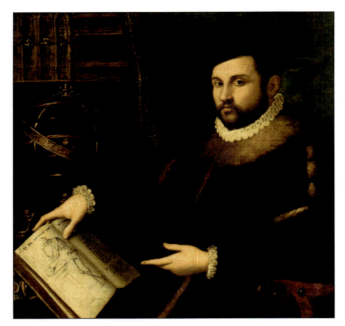
Girolamo Mercuriale

1714

Daniel Turner (1667-1740), cirurgião e dermatologista britânico. Em 1714, publicou o livro "De morbis cutaneis: diseases incident to the skin". Ele não deu uma descrição precisa da psoríase que ele chamou de "leprosy of the Greek", enquanto "leprosy of the Arabian" era a nossa lepra. Ele estava ciente de que a aplicação local de pomadas e drogas as transferia internamente. Descreve de forma muito realista casos de psoríase tratados com pomada contendo mercúrio amoniacal.[26-29]

1776

Joseph Jacob Von Plenck (1738-1807), cirurgião e obstetra húngaro, escreveu "Doctrina de morbis cutaneis", um livro sobre classificação das doenças cutâneas, com menção discreta à psoríase e seu tratamento, usando o termo impetigo para ela.[7,30]

1777

Charles Anne Lorry (1726-1783), médico francês. Foi médico de Luís XVI e pode ser considerado o primeiro dermatologista francês. Publicou em Paris seu "Tractatus de morbis cutaneis". O livro continha mais de 700 páginas, nas quais se pode encontrar a primeira tentativa de classificação etiológica de doenças de pele, bem como a interação entre órgãos internos, especialmente o sistema digestivo, nervoso e o "ór-

1572

Girolamo Mercuriale (1530-1606), filólogo e médico italiano. Escreveu vários livros de medicina, entre eles, "De morbis cutaneis, et omnibus corporis humani excrementis tractatus", um resumo das doenças da pele. Ele agrupou psoríase com outras doenças, como muitos outros tinham feito antes.[24,25]

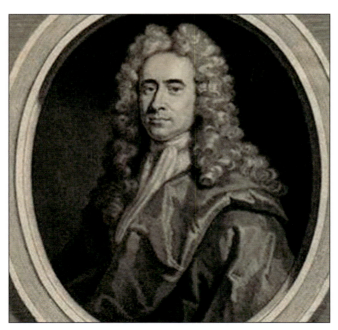
Daniel Turner

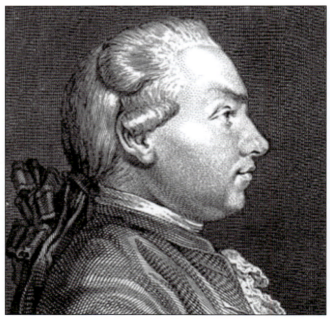
Joseph Plenck

gão da pele" (organum constitutit). Talvez tenha sido o primeiro a descrever o sinal de Auspitz.[29,31]

1806

Thomas Girdlestone (1758-1822), médico inglês, foi o primeiro a usar o arsênico como solução de Fowler para tratamento da psoríase na dose de 6 gotas, três vezes ao dia. Girdlestone estava à frente de seus contemporâneos usando arsênico em várias doenças como lepra, líquen, prurigo, tinea capitis e psoríase. Este tratamento se estendeu até os anos 50 e 60, quando a preocupação com a toxicidade das substâncias aumentaram.[32,35]

1808

Robert Willan (1757-1812), médico inglês, é considerado o pai da dermatologia moderna, publicou em 1808, o livro "On cutaneous disease", onde classificou a psoríase como papuloescamosa, junto com hanseníase, pitiríase e ictiose e a considerou uma entidade clínica distinta. Descreveu ainda diferentes formas de psoríase, mas infelizmente usou os termos "lepra vulgaris", "lepra alphoides" e "lepra nigricans". Mais tarde escreveu a "psoriasis guttata" é muito próxima da "lepra vulgaris and alphoides", perpetuando a confusão entre as duas doenças por muitos anos mais. Pontuou o fato de a doença começar nos joelhos e cotovelos, podendo acometer couro cabeludo, dedos e unhas.[29,36-38]

1813

Thomas Bateman (1778-1821), dermatologista inglês. Descreveu uma possível ligação entre psoríase e sintomas de artrite. Bateman era estudante, colega e sucessor de Robert Willan, e incrementou o trabalho de seu mentor. Em 1813 Bateman publicou "A practical synopsis of cutaneous diseases according to the arrangement of Dr. Willan", e, em 1817, publicou o atlas "Delineations of cutaneous disease". A Bateman são creditadas a descrição e nomenclatura para muitas doenças dermatológicas, incluindo urticatus líquen, alopecia areata, eritema multiforme e molusco contagioso. O trabalho de Willan e Bateman influenciou muitos médicos, como Thomas Addison (1793-1860), que foi aluno de Bateman, e Laurent-Théodore Biett (1781-1840), que introduziu os seus ensinamentos na medicina francesa.[39,40]

1818

Jean-Louis-Marc Alibert (1768-1837), médico francês, foi o médico de Louis XVIII e de Charles X, e recebeu o título de "Baron". Como não havia disciplina de Dermatologia em Paris, trabalhou como professor de matéria médica e terapêutica. Classificou as doenças dermatológicas de acordo com a sua aparência e as dividiu em famílias, gênero e espécies, gerando um sistema "árvore das dermatoses". Em 1835 publicou "Monographie des dermatoses". A ele é creditada a primeira descrição da artrite psoriásica.[41-44]

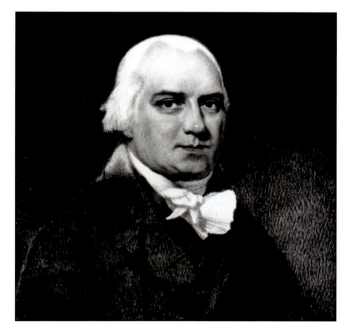

Robert Willan

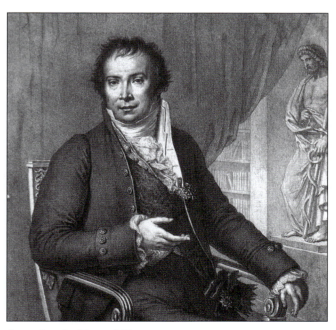

Jean-Louis-Marc Alibert

1836

Henry Daggett Bulkley (1804-1872), primeiro dermatologista americano, abriu, em 1836, um dispensário na Broome Street, em Nova York, o primeiro nos Estados Unidos para o tratamento de psoríase e outras doenças dermatológicas.[7,45]

1840-1920

Tratamentos com alcatrão cru, antralina, dithranol, coaltar, ácido salicílico, luz solar, vaselina, sais do Mar Morto e outros foram largamente usados e popularizados.[7]

1841

Ferdinand von Hebra (1816-1880), dermatologista vienense, descreveu o quadro clínico da psoríase como o reconhecemos hoje. Eliminou a palavra "lepra" da descrição clínica da psoríase, acabando definitivamente com a confusão entre as duas doenças. Naquela época a natureza genética da doença já era conhecida. Recebeu influência de Carl Freiherr von Rokitansky (1804-1878), um dos fundadores da anatomia patológica moderna, e fundou a Nova Escola Vienense de Dermatologia, um grupo de médicos que estabeleceram as bases da dermatologia moderna. Quando ainda jovem, Hebra escreveu um dos livros sobre dermatologia mais influentes de todos os tempos, "Atlas der hautkrankeiten" (Atlas de doenças de pele), com fantásticas ilustrações feitas por dois dos principais ilustradores médicos da Áustria, Anton Elfinger (1821-1864) e Carl Heitzmann (1836-1896).[46,47]

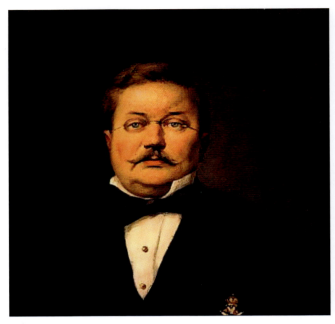

Ferdinand von Hebra

1872

Heinrich Köebner (1838-1904), dermatologista alemão, apresentou em um congresso, em 1872, e publicou, em 1877, o surgimento de lesões de psoríase após traumas por coçadura, tatuagens e mordidas de

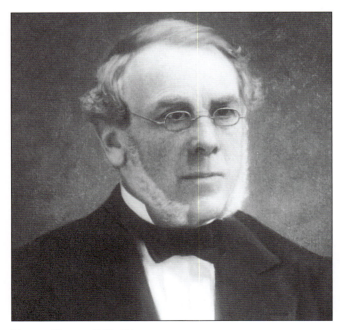

Henry Daggett Bulkley

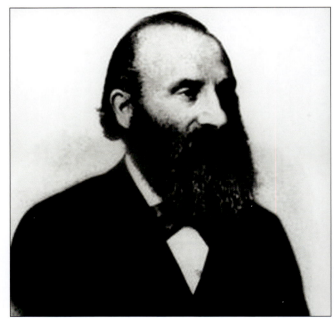

Heinrich Köebner

animais em áreas de pele sã de pacientes com psoríase (fenômeno de Köebner, também chamado de resposta isomórfica). Estudou medicina em Berlim e fez o seu doutorado em 1859 em Breslau. Depois disso, trabalhou no hospital de Viena, com Ferdinand von Hebra (1816-1880) e, em Paris, com Alfred Hardy (1811-1893). Em 1876, tornou-se diretor da policlínica para sífilis e doenças de pele da Universidade de Breslau. Em 1884, abriu uma policlínica em Berlim, para treinar os jovens médicos.[48,49]

1878

A. J. Balmanno Squire (1836-1908), dermatologista inglês, descreveu pela primeira vez o uso do pó de Goa (crisarobina), um precursor de ditranol (antralina), para o tratamento da psoríase. É um ceratoplástico redutor obtido da casca da araroba e que foi usado durante séculos para tratar infecções fúngicas. Squire usou inadvertidamente em um paciente com psoríase, obtendo resultado satisfatório.[50-52]

1885

Carl Heinrich Auspitz (1835-1886), dermatologista austríaco, estudou na Universidade de Viena e fez parte da chamada Escola Vienense de Dermatologia, trabalhando com os médicos mais eminentes da época. Descreveu, pela primeira vez, o sangramento pontual que ocorre quando as escamas de psoríase são removidas. Esta característica é conhecida como o sinal de Auspitz, ou orvalho sanguíneo.[8,53]

1895

Wilhelm Conrad Röntgen (1845-1923), físico alemão, produziu radiação eletromagnética nos comprimentos de onda correspondentes aos atualmente chamados raios X. Após a descoberta, recebeu o título de Doutor Honorário em Medicina, da Universidade de Würzburg. Atualmente, é considerado o pai da Radiologia de Diagnóstico. Recebeu o prêmio Nobel em 1901 e doou a recompensa monetária à sua universidade, convicto de que a ciência deve estar ao serviço da humanidade e não do lucro. Sua invenção não foi patenteada para que o seu uso fosse universal.[7,54]

1898

William James Munro (1861-1908), dermatologista australiano, identificou à microscopia uma coleção de neutrófilos na camada córnea das placas psoriásicas. Esses microabscessos receberam mais tarde o nome do autor, abscessos de Munro, e são considerados marcadores histológicos da psoríase.[55-57]

Schultz é considerado o primeiro a relatar o comprometimento oral na psoríase e apresentou, em 1898, três pacientes com lesões na mucosa jugal associadas a lesões cutâneas. Oppenheim e Thimm, em 1903, estudaram pela primeira vez o exame histopatológico da psoríase da mucosa. A ocorrência de lesões orais na psoríase é fato pouco estudado e relatado na literatura e ainda muito controverso.[58-59]

Carl Heinrich Auspitz

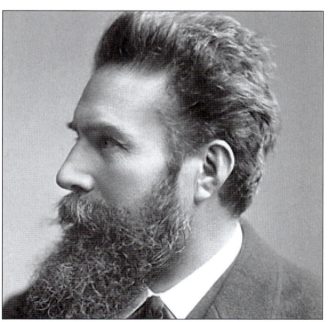

Wilhelm Conrad Röntgen

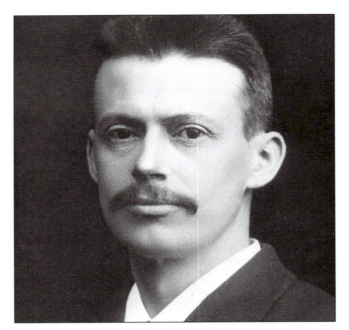

Niels Ryberg Finsen

1903

Niels Ryberg Finsen (1860-1904), médico dinamarquês, recebeu o Prêmio Nobel de Fisiologia e Medicina em 1903, por descobrir e desenvolver o tratamento de muitas doenças da pele com exposição à luz solar e à luz artificial, verificando também que a exposição deveria ser por pouco tempo, porque exposições prolongadas eram danosas aos tecidos.[60]

1910

Leo von Zumbusch (1874-1940), dermatologista austríaco-alemão, estudou medicina em Viena, onde trabalhou como assistente dos dermatologistas Moritz Kaposi (1837-1902) e Gustav Riehl (1855-1943). Em 1910, descreveu a psoríase pustulosa generalizada (psoríase de Von Zumbusch) e pustulose palmoplantar.[61]

1916

O pó de Goa, usado há muito tempo como tratamento para a psoríase, tornou-se difícil de ser importado do Brasil para a Alemanha durante a Primeira Guerra Mundial e a Bayer Company conseguiu fazer a síntese de uma substância similar: assim foi desenvolvido o cignolin, mais tarde chamado de ditranol na Europa e antralina nos Estados Unidos. Eugen Galewsky (1864-1935) e Paul Gerson Unna (1850-

1900

Sträter foi o primeiro a tratar a psoríase com raios-X, logo outros dermatologistas o seguiram. A terapia com raios-X continuaria a ser usada para a psoríase até a década de 1980.[7]

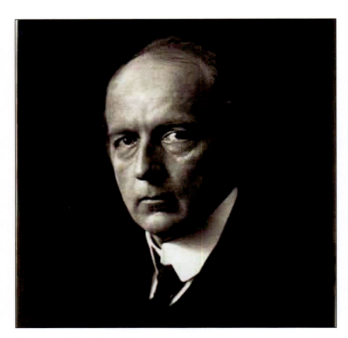

Leo von Zumbusch

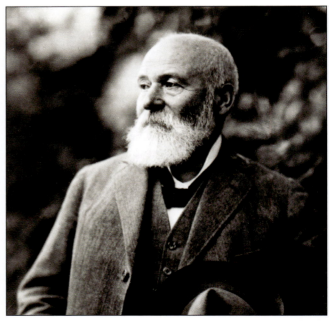

Paul Gerson Unna

1929), dermatologistas alemães, publicaram os princípios clássicos para o tratamento da psoríase no mesmo número de uma mesma revista. Na literatura, alguns artigos e livros dão o crédito a Galewsky e outros a Unna. A antralina está disponível na forma de creme, óleo ou pasta em concentrações que variam de 0,1 a 2%.[62-64]

1925

William H. Goeckerman (1884-1954), dermatologista americano, instituiu pela primeira vez o regime de Goeckerman com coaltar, usado até hoje devido a sua eficácia e perfil de segurança. Existem várias modificações institucionais com protocolos individuais. A terapêutica original inclui o uso de coaltar cru em petrolato aplicado diariamente por, no mínimo, duas horas nas placas de psoríase e exposição posterior à radiação ultravioleta B. A permanência por mais de duas horas é reconhecida como tendo melhor efeito e a UVB de banda estreita também pode ser usada.[65,66]

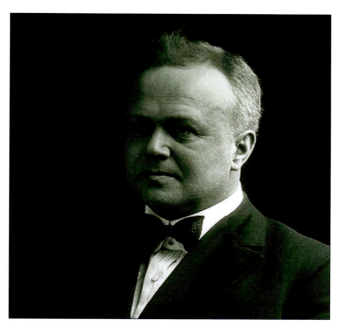

William H. Goeckerman

Gustav Bucky (1880-1963), radiologista alemão-americano, descobriu um tipo de radiação conhecida como "infra-roentgen" ou "raios de Grenz". Os raios de Grenz são radiação de baixa energia que penetram superficialmente (0,5-1mm). São considerados seguros, já foram utilizados no passado, mas atualmente têm indicação muito limitada, uma vez que aparelhos que os produzem são raros.[67,68]

1926

D.L. Woronoff, dermatologista russo, notou um anel branco em torno das placas psoriásicas, deu o nome de halo ou anel de Woronoff. A identificação deste sinal é mais um dado clínico no diagnóstico da doença.[69,70]

1927

Franco Kojog (1894-1981), médico iugoslavo, descreveu a pústula espongiforme de Kogoj: acúmulo de neutrófilos intraepidérmicos encontrados na psoríase pustulosa.[70,71]

1933

Elizabeth Hunt, médica inglesa, publicou um trabalho comparando as características histológicas das lesões cutâneas psoriásicas com a dos nódulos reumatoides, propondo que as placas de psoríase poderiam ser resultantes de uma reação alérgica não específica da pele.[72]

1940

A aplicação inicial da técnica foi para fins industriais e somente nos meados de 1940 é que houve a introdução do ultrassom como método diagnóstico.

1949

Studer e Frey observaram que a vitamina A produzia descamação da pele e poderia, portanto, ser útil para o tratamento da psoríase. Estudos subsequentes mostraram que grandes doses de Vitamina A foram minimamente eficazes, mas produziram efeitos adversos notáveis. Os retinoides, substâncias sintéticas semelhantes à vitamina A, foram desenvolvidos décadas mais tarde e usados para tratar com sucesso a psoríase.[73]

1951

Richard Gubner (1914-1995), cardiologista americano, identificou o potencial terapêutico da aminopterina, um precursor do metotrexato, ao tratar um paciente de artrite reumatoide e psoríase. Publicou as primeiras observações sobre a ação da aminopterina, inibidor do ácido fólico, como eficaz no tratamento da psoríase.[74,75]

1952

O potencial da hidrocortisona como um tratamento de psoríase foi demonstrado apenas dois anos após ter sido descoberto, em 1950. Esteroides tópicos continuam a ser prescritos para a psoríase até hoje, apesar do "fenômeno de rebote" que podem causar.[76,77]

1953

John Ingram (1899-1972), dermatologista Inglês, modificou a terapia Goeckerman, substituindo o alcatrão pela pasta de antralina, também com exposição aos raios UVB. Este método é conhecido hoje como método de Ingram.[78]

1958

O metotrexato é uma versão menos tóxica da aminopterina, apesar de disponível desde 1948, foi introduzido para tratamento da psoríase em 1958 e aprovado pelo FDA para psoríase em 1972.[79,80]

1959

O ácido fumárico e substâncias relacionadas foram reconhecidas como tendo propriedades terapêuticas e foram introduzidos por Walter Schweckendieck (químico alemão) para o tratamento da psoríase, em 1959. O estudo sobre o ácido fumárico continuou e, em 1994, uma versão do mesmo foi aprovada para o tratamento da psoríase na Alemanha, onde é usada até hoje, como excelente opção nos pacientes com doença moderada a grave que são intolerantes ou não elegíveis para outras drogas.[81]

1960

Nesta década teve início a investigação imunológica da psoríase. A artrite psoriásica foi identificada como uma entidade clínica separada.[82]

A hydroxyurea, um agente antineoplásico inibidor da síntese de DNA através da inibição da ribonucleósido difosfato redutase, foi introduzida no tratamento da psoríase, podendo ser uma alternativa ao metotrexato.[83]

1970

O reconhecimento dos mecanismos fisiopatogênicos da psoríase, no século XX, exigiu tratamentos baseados em evidências de eficácia individual, de acordo com as necessidades de cada paciente, em vez de tentativa e erro, desde os tratamentos tópicos, passando pelo laser e fototerapia até os medicamentos sistêmicos por qualquer via.[82]

No início da década de 1970, os pesquisadores começaram a estudar a relação entre a psoríase e o sistema de antígenos leucocitários humanos (HLA). A descoberta desta associação foi a primeira de muitas descobertas ligando a psoríase a marcadores genéticos específicos. Em 1985, foi descrita a associação do complexo HLA com o tipo 1 da psoríase.[84]

1972

A tomografia computadorizada é considerada a maior invenção da radiologia depois da descoberta do raio-X. A tomografia computadorizada foi inventada pelo engenheiro eletrônico Godfrey N. Hounsfield (1919-2004) que recebeu o prêmio Nobel em Fisiologia e Medicina em 1979, junto com o sul-africano naturalizado americano, físico Allan McLeod Cormack (1924-1998).[85]

1973

Psoraleno é o composto "pai" em uma família de produtos naturais conhecidos como furocumarinas. Ocorre naturalmente nas sementes de *Psoralea corylifolia*, bem como no figo comum, aipo, salsa, satinwood indiano do leste e em todos os citrinos. PUVA (psoraleno + UVA) é eficaz para tratamento da psoríase, eczema, vitiligo e linfoma de células T cutâneo.[86]

1975

César Milstein (1926-2002), bioquímico argentino e nacionalizado britânico, Georges J. F. Köhler (1946-1995), biologista alemão, Niels Kaj Jerne (1911-1994), imunologista dinamarquês, ganharam o Prêmio Nobel de Fisiologia e Medicina de 1984. Descobriram uma técnica para produzir o que chamaram de "anticorpos monoclonais". Um anticorpo monoclonal é criado a partir de um único clone de uma única célula-mãe. O potencial desta descoberta não foi totalmente reconhecido no momento, mas os anticorpos monoclonais tornar-se-iam mais tarde uma importante opção de tratamento para a psoríase e várias outras doenças.[87]

1977

A ressonância magnética é um método multiplanar que não utiliza radiação ionizante e com amplo campo de visão. Permite boa avaliação dos desarranjos discais e das alterações degenerativas. É particularmente útil na análise do conteúdo do canal vertebral, incluindo cone medular, raízes da cauda equina e medula óssea.[88,89]

1979

A ciclosporina foi descoberta em 1973 e é utilizada para suprimir o sistema imunológico pós-transplantes de órgãos sólidos. Em 1979, Mueller e Herrmann realizaram um estudo para determinar a eficácia da ciclosporina na artrite reumatoide, mas descobriram que a ciclosporina atuou positivamente sobre as placas de psoríase. O FDA aprovou a ciclosporina para o tratamento da artrite reumatoide e artrite psoriásica em 1975 e, para psoríase, em 1997.[90,91]

1981

John Parish e Kurt Jaenicke, dermatologistas americanos, descobriram que os comprimentos de onda UVB entre 300 e 313nm maximizaram a eficácia, minimizando os efeitos adversos. Posteriormente foi constatado que 311nm era o comprimento de onda ideal para o tratamento da psoríase. O tratamento, conhecido como UVB de banda estreita, foi adicionado à terapia de banda larga já existente.[92-94]

1985

Shigeto Morimoto, geriatra japonês, tratou um paciente que tinha osteoporose com alfacalcidol, um análogo da vitamina D, e percebeu que as lesões cutâneas de psoríase regrediram. Depois fizeram um estudo de acompanhamento para confirmar que a vitamina D e substâncias similares eram um tratamento eficaz para a psoríase local.[95,96]

Em um estudo de pacientes com psoríase em placas, Tilo Henseler e Enno Christophers, dermatologistas alemães, encontraram dois picos para a idade do início da psoríase. O primeiro ocorre entre as idades 16-22 (tipo I - psoríase de início precoce), enquanto o outro entre 57-60 anos (tipo II - psoríase de início tardio). As diferenças entre estes dois tipos estendem-se além da idade de início, sendo o tipo I mais instável e com maior necessidade de internações e tratamentos sistêmicos e o tipo II com placas estáveis e localizadas e associação com a síndrome metabólica.[97]

1990

O Projeto Genoma Humano (PGH) provocou uma busca sistemática para identificar os genes determinantes da psoríase. Tem como objetivo identificar todos os genes responsáveis por nossas características normais e patológicas. Os resultados a longo prazo certamente irão revolucionar a medicina, principalmente na área de prevenção. Será possível analisar milhares de genes ao mesmo tempo e as pessoas poderão saber se têm predisposição aumentada para as doenças.[98]

1993

O calcipotriol ou calcipotrieno, um derivado sintético do calcitriol, uma forma de vitamina D, foi aprovado pelo FDA em 1993. É utilizado no tratamento da psoríase e é seguro para aplicações a longo prazo.[99]

1996

Aprovado pelo FDA para tratamento da psoríase, a acitretina é um retinoide oral, derivado da vitamina A, que atua reduzindo proliferação ceratinocítica. É utilizado no tratamento da psoríase, ictiose congênita, pitiríase rubra pilar, doença de Darier e outras que se caracterizam por alteração dos ceratinócitos.[100]

1997

Aprovado pelo FDA para lesões cutâneas, o tazaroteno é um retinoide tópico sintético que induz a expressão do gene 3 (TIG3), gene supressor de tumor. Na psoríase, o tazaroteno normaliza a diferenciação anormal dos ceratinócitos e reduz a sua hiperproliferação.[101]

2002

Os medicamentos biológicos, introduzidos no final do século 20, tornaram-se relevantes para pesquisa e tratamento da psoríase. O FDA aprovou o primeiro biológico (anticorpo quimérico anti-TNF), inflaximabe, para tratar psoríase e artrite psoriásica. Logo depois aprovou etanercept, uma proteína de fusão, também com ação anti-TNF para artrite psoriásica em 2002 e psoríase em placas moderada a grave em 2004 e mais à frente o anticorpo monoclonal adalimumab. Essas aprovações foram o início de uma onda de bloqueadores do TNF-alfa para tratamentos de doenças imunoinflamatórias.[102-104]

2003

Aprovados pelo FDA para o tratamento da psoríase, o alefacept é uma proteína de fusão que interfere com a ativação de linfócitos, enquanto o efalizumabe é um anticorpo monoclonal contra a LFA-1 (leukocyte functional antigen 1), uma molécula de adesão presente no linfócito T que se liga à ICAM-1, permitindo a migração do linfócito T ativado da corrente sanguínea para os tecidos. O efalizumabe foi retirado do mercado americano devido ao risco aumentado de leucoencefalopatia multifocal progressiva.[105,106]

2009

Aprovado pelo FDA para psoríase cutânea em placas de moderada a grave, o ustequinumabe é um anticorpo anti subunidade p40 da IL-12 e IL-23. Foi aprovado para artrite psoriásica em 2015.[107-109]

2014

Aprovado pelo FDA para tratamento da psoríase em 2014 e, em 2017, para tratamento da artrite psoriásica o apremilast é um inibidor de PDE4 (fosfodiesterase-4). Faz parte do grupo de pequenas moléculas e com administração oral.[110]

2015

Aprovado pelo FDA para o tratamento de psoríase em placas moderada a grave em 2015 e, em 2016, para artrite psoriásica, o secuquinumabe é um anticorpo monoclonal anti-IL17.[111,112]

2016

Aprovado pelo FDA para tratamento da psoríase em placas moderada a grave e para a artrite psoriásica ainda está em fase III, o ixequinumabe é um anti anticorpo monoclonal anti-IL-17.[113]

2017

Aprovados pelo FDA para tratamento da psoríase, o guselcumabe é um anticorpo monoclonal anti IL-23 (subunidade p19) e o brodalumabe um anticorpo monoclonal anti IL-17.[114,115]

REFERÊNCIAS BIBLIOGRÁFICAS

1. WU J. Iniciação ao taoísmo. Rio de Janeiro: Mauad; 2006;2:63.
2. Allen JP. The art of medicine in ancient Egypt. New York: The Metropolitan Museum of Art; 2005:70.
3. Ghalioungui P. Magic and medical science in Ancient Egypt. New York: Barnes and Noble; 1965:58.
4. Wilkins RH. Neurosurgical classics. USA: American Association of Neurological Surgeons, Thieme, 1992.
5. Ebbell B. The papyrus Ebers. Copenhagen: Levin-Munksgaard, 1937.
6. Dwivedi G, Dwivedi S. Sushruta – the Clinician – Teacher par excellence. Indian J Chest Dis Allied Sci 2007; 49: 243-4.
7. Baker BS. From arsenic to biologicals: a 200 year history of psoriasis. UK: Garner; 2008:28.
8. Pusey WA. History of dermatology. Baltimore: Charles C. Thomas; 1933:19-25.
9. Grammaticos PC, Diamantis A. Useful known and unknown views of the father of modern medicine, Hippocrates and his teacher Democritus. Hell J Nucl Med. 2008 Jan-Apr;11(1):2-4.
10. Berti E. Aristóteles no século XX. São Paulo: Loyola; 1997:310.
11. Delbruck M. Aristotle-totle-totle. In: Monod J, Borek E. Of microbes and life. New York: Columbia University Press; 1971:50.
12. Andrade CHV. História ilustrada da medicina na antiguidade: A medicina no seu contexto sociocultural. São Paulo: Baraúna, 2011.
13. Cairus HF, Ribeiro Jr WA. Textos Hipocráticos: o doente, o médico e a doença. Rio de Janeiro: FIOCRUZ, 2005.
14. Bechet PE. Psoriasis. A brief historical review. Arch Derm Syph. 1936; 33(2):327-34.
15. Rosenthal T. Aulus Cornelius Celsus - his contributions to Dermatology. Arch Dermatol. 1961; 84(4): 613-18.
16. Celsus CA. De Medicina. Cambrige: Harward University Press; 1989:168-173.
17. Nutton V. The chronology of Galen's early career. Classical Quarterly 1973; 23:158-71.
18. Van de Kerkhof PCM. Clinical features. In: Van de Kerkhof PCM. Textbook of psoriasis. 2ed. Oxford: Blackwell; 2003:3.
19. Moosavi J. The place of Avicenna in the history of medicine. Avicenna J Med Biotechnol. 2009 Apr-Jun; 1(1): 3-8.
20. McGinnis J. Avicenna. Oxford: Oxford University Press; 2010:227.
21. Ramos-e-Silva M. Saint Hildegard von Bingen (1098-1179): the light of her people and of her time. Int J Dermatol. 1999; 38(4):315-320.
22. Bramly S. Leonardo da Vinci. Rio de Janeiro: Imago; 1989.
23. Arasse D. Leonardo da Vinci. USA: Konecky & Konecky; 1997.
24. Mercurialis H. De morbis cutaneis et omnibus corporis humani excrementis. P.A. Meietos, Venetiis; 1572.
25. Nutton V. Girolamo Mercuriale. In: Grafton A, Most GW, Settis S. The Classical tradition. Cambridge: Belknap; 2010:582-3.
26. Turner D. De Morbis Cutaneis: diseases incident to the skin. 1714.
27. Turner D. Disease incident to the skin. 3 ed. London: Bonurike; 1726.
28. Gruber F, Kastelan M, Brajac I. Psoriasis treatment--yesterday, today, and tomorrow. Acta Dermatovenerol Croat. 2004;12(1):30-4.

29. Brajac I, Gruber F. History of psoriasis. In: O' Daly J. Psoriasis: a systemic disease. Croatia: InTech; 2012:57-68.
30. Plenck JJ. Doctrina de morbis cutaneis. Viena: Graeffer; 1776.
31. Lorry C. Tractatus de morbis cutaneis. Paris: G. Cavelier; 1777.
32. Girdlestone T. Observation the effect of Dr. Fowler's mineral solution in lepra et either disease. Med Phys J. 1806; 15:297.
33. Gaskoin G. On the psoriasis or lepra. London: J. A. Churchill; 1875.
34. Hartzell MB. Arsenic in diseases of the skin; with observations on sodium cacodylate and atoxyl. JAMA. 1908; LI(18):1482-5.
35. Goodwin G. Thomas Girdlestone (1758-1822): physician and writer. In: Oxford Dictionary of National Biography. Oxford : Oxford University Press; 2004.
36. Willan R. On cutaneous diseases. London: Johnsen; 1798.
37. Crissey JT, Parish LC. Two hundred years of dermatology. J Am Acad Dermatol. 1998 Dec; 39(6):1002-6.
38. Booth CC. Robert Willan MD FRS (1757-1812): dermatologist of the millennium. J R Soc Med. 1999 Jun; 92(6): 313-18.
39. Payne JF. Bateman, Thomas (1778-1821). In: Stephen L. Dictionary of National Biography. London: Smith E. 1885;3.
40. Levell NJ. Thomas Bateman MD FLS 1778-1821. Br J Dermatol. 2000; 143(1):9-15.
41. Alibert JL. Precis theorique et pratique sur les maladies de la peau. Paris: Caille et Ravier; 1818;2.
42. Alibert JL. Monographie des dermatoses. Precis theorique et pratique des maladies de la peau. Paris: Daynac; 1832.
43. Everett MA. Jean Louis Alibert, The Father of French Dermatology. Int J Dermatol. 1984; 23(5): 351-6.
44. Morton LT. Jean Louis Marc Alibert (1768-1837): A Bibliography. Journal of Medical Biography. 1993; 1:108-12.
45. Cipollaro AC. Henry Daggett Bulkley 1804 to 1872: Pioneer American Dermatologist. Arch Dermatol. 1969; 99(5):521-8.
46. Holubar K. Ferdinand von Hebra 1816-1880: on the occasion of the centenary of his death. Int J Dermatol. 1981; 20(4):291-5.
47. Pretterklieber ML. Ferdinand Ritter von Hebra: founder of modern dermatology. Isr J Med Sci. 1996; 32(7):584.
48. Crissey JT, Parish LC, Shelley WB. The dermatology and syphilology of the nineteenth century. New York: Praeger Publishers; 1981: 367-9.
49. Camargo CM, Brotas AM, Ramos-e-Silva M, Carneiro S. Isomorphic phenomenon of Koebner: facts and controversies. Clin Dermatol. 2013; 31(6):741-9.
50. Squire AJB. On the treatment of psoriasis by an ointment of chrysophanic acid. London: Churchi; 1878.
51. Mr. A. J. Balmanno Squire. Br Med J. 1908; 1(2472): 1210.
52. Fox H. Dermatology of the ancients. JAMA. 1915; 65(6):469-74.
53. Holubar K. The man behind the eponym. Remembering Heinrich Auspitz. Am J Dermatopathol. 1986 Feb; 8(1):83-5.
54. Novelline R. Squire's fundamentals of radiology. 5 ed. Cambridge: Harvard University Press; 1997.
55. Munro W. Note sur L'histopathologie du psoriasis. Ann Dermatol Syph. 1898; 9:961-7.
56. Steffen C. William John Munro and Munro's abscess, and Franz Kogoj and Kogoj's spongiform pustule. Am J Dermatopathol. 2002;24:364-8.
57. Burg G, Geiges M. Lepra vulgaris. History of Psoriasis. J Turk Acad Dermatol. 2014; 8(3):1483r1.
58. Scheer M. Psoriasis of the mucous membrane of the lips. Arch Dermatol Syph. 1924; 9:594-8.
59. White DK, Leis HJ, Miller AS. Intraoral psoriasis associated with widespread dermal psoriasis. Oral Surg Oral Med Oral Pathol. 1976; 37:872-88.
60. Niels Ryberg Finsen, M.D. Br Med J. 1904; 2(2283):865-6.
61. von Zumbusch L. Psoriasis und pustuloses Exanthem. Arch Dermatol syphilol. 1910; 99:335.
62. Galewsky E. Ueber cignolin, ein ersatzpraparat des chysarobins. Dermatol Wochenschr. 1916; 62:113-15.
63. Unna PG. Cignolin als heilmittel der psoriasis. Dermatol Wochenschr. 1916; 62:116-37.
64. Scholz A. Eugen Galewsky (1864-1935). Dermatol Monatsschr. 1972 Jan; 158(1):53-68.
65. Goeckerman WH. The treatment of psoriasis. Northwest Med. 1925; 24: 229-31.
66. Menter A, Cram DL. The Goeckerman regimen in two psoriasis day care centers. J Am Acad Dermatol. 1983; 9(1): 59-65.
67. Banerjee A, Beckmann E, Busch U, Buzzi A, Thomas A. The story of radiology. European Society of Radiology. 2013; 2:77-81.
68. Vanessa M, Richards SV. Radioterapia. In: Bolognia J, Schaffer JV, Jorizzo JL. Dermatologia. Rio de Janeiro: Elsevier; 2015:2293-2300.
69. Woronoff DL. Die peripheren veranderungen der haut um die effloreszenzen der psoriasis vulgaris und syphilis corymbosa. Derm Wschr. 1926; 82:249-58.
70. Menter A, Stoff B. History, epidemiology and pathogenesis. In: Menter A, Stoff B. Psoriais. London: Manson; 2010:2-22.
71. Kogoj F. Un cas de maladie de Hallopeau. Acta Dermatovenereol. 1927; 8(1):1.
72. Hunt E. Psoriasis and rheumatism: a comparison. Lancet. 1933;222(5737):351-2.
73. Frey JR, Schoch MA. Therapeutische versuche bei psoriasis mit vitamin A, zugleich ein beitrag zur A-hypervitaminose. Dermatologica. 1952; 104:80.
74. Gubner R, August S, Ginsberg V. Therapeutic suppression of tissue reactivity: effect of aminopterin in rheumatoid arthritis and psoriasis. Am J Med Sci. 1951; 221:176-82.
75. In Memoriam of Richard S. Gubner, MD, FACP 1914-1995. Journal of Insurance Medicine. 1995; 27(1):43.
76. Mason J, Manson AR, Cork MJ. Topical preparations for the treatment of psoriasis: a systematic review. Br J Dermatol. 2002;146:351-64.
77. Martins GA, Chaul A. Tratamento tópico da psoríase. Consenso Brasileiro para o tratamento da psoríase da Socidade Brasileira de Dermatologia, 2012.
78. Hellier FF. John Thornton Ingram, 1899-1972. Br J Dermatol. 1972 Nov;87(5):512-3.
79. Edmondson W, Guy WB. Treatment of psoriasis with folic acid antagonist. Arch Dermatol. 1958; 78(2):200-3.
80. Roenigk Jr HH, Maibach HI, Weinstein G. Guidelines in methotrexate terapy for psoriasis. Arch Dermatol. 1972; 105:363-5.
81. Smith D. Fumaric acid esters for psoriasis: a systematic review. Ir J Med Sci. 2017 Feb; 186(1):161-77.
82. Lowes MA, Suárez-Fariñas M, Krueger JG. Immunology of psoriasis. Annu Rev Immunol. 2014; 32:227-55.

83. Mahbub MS, Khondker L, Khan SI, Hazra SC. Comparative efficacy of hydroxyurea and methotrexate in treating psoriasis. Mymensingh Med J. 2013; 22(1):116-30.

84. Russell TJ, Schultes LM, Kuban DJ. Histocompatibility (HL-A) antigens associated with psoriasis. N Engl J Med. 1972; 287(15):738-40.

85. Webb S. Historical experiments predating commercially available computed tomography. Br J Radiol. 1992; 65(777):835-7.

86. Amirnia M, Khodaeiani E, Fouladi RF, Hashemi A. Topical steroids versus PUVA therapy in moderate plaque psoriasis: a clinical trial along with cost analysis. J Dermatolog Treat. 2012 Apr; 23(2):109-11.

87. Raju TN. The Nobel chronicles. 1984: Niels Kai Jerne, (1911-94); César Milstein (b 1926); and Georges Jean Franz Köhler (1946-95). The Lancet. 2000; 355(9197):75.

88. Boos N, Lander PH. Clinical efficacy of imaging modalities in the diagnosis of low-back pain disorders. Eur Spine J. 1996; 5:2-22.

89. Brasil AV, Ximenes AC, Radu AS, et al. Diagnóstico e tratamento das lombalgias e lombociatalgias. Rev Bras Reumatol. 2004; 44(6):419-25.

90. Mueller W, Hermann B. Cyclosporin A for psoriasis. N Engl J Med. 1979;301(10):555.

91. Lago E, Carneiro S, Cuzzi T, Magalhães G, Cássia F, Pessanha F, Ramos-e-Silva M. Clinical and immunohistochemical assessment of the effect of cyclosporin in keratinocytes and dermal dendrocytes in psoriasis. Cutan Pathol. 2007; 34(1):15-21.

92. Parrish JA, Jaenicke KF. Action spectrum for phototherapy of psoriasis. J Invest Dermatol. 1981; 76(5):359-62.

93. Gao ML, Wang AG. Effect of NB-UVB on levels of MCP-1 and CCR6 mRNA in patients with psoriasis vulgaris. Genet Mol Res. 2015; 14(4):12137-44.

94. Couto MI, Carneiro S, Niemeyer-Corbellini JP, Yoshio JH, Ramos-e-Silva M. Correlation between severity index and quality of life index in patients with psoriasis assessed before and after phototherapy. Skinmed. 2016; 14(2):93-7.

95. Morimoto S, Kumahara Y. A patient with psoriasis cured by 1 alpha-hydroxyvitamin D3. Med J Osaka Univ. 1985 Mar; 35(3-4):51-4.

96. Morimoto S, Yoshikawa K, Kozuka T, Kitano Y, Imanaka S, Fukuo K, Koh E, Kumahara Y. An open study of vitamin D3 treatment in psoriasis vulgaris. Br J Dermatol. 1986 Oct; 115(4):421-9.

97. Henseler T, Christophers E. Psoriasis of early and late onset: characterization of two types of psoriasis vulgaris. Am Acad Dermatol. 1985 Sep; 13(3):450-6.

98. Zatz M. Projeto genoma humano e ética. São Paulo Perspec. 2000; 14(3):47-52.

99. Alora-Palli MB, Perkins AC, Van Cott A, Kimball AB. Efficacy and tolerability of a cosmetically acceptable coal tar solution in the treatment of moderate plaque psoriasis: a controlled comparison with calcipotriene (calcipotriol) cream. Am J Clin Dermatol. 2010; 11(4):275-83.

100. Carretero G, Ribera M, Belinchón I, et al; Psoriasis Group of the AEDV. Guidelines for the use of acitretin in psoriasis. Psoriasis Group of the Spanish Academy of Dermatology and Venereology. Actas Dermosifiliogr. 2013; 104(7):598-616.

101. Sun J, Dou W, Zhao Y, Hu J. A comparison of the effects of topical treatment of calcipotriol, camptothecin, clobetasol and tazarotene on an imiquimod-induced psoriasis-like mouse model. Immunopharmacol Immunotoxicol. 2014 Feb; 36(1):17-24.

102. Chaudri U, Romano P, Mulcahy LD, et al. Efficacy and safety of infliximab monotherapy for plaque-type psoriasis: a randomized trial. Lancet. 2001; 357(9271):1842-7.

103. Leonardi CL, Powers JL, Matheson RT, Etanercept Psoriasis Study Group, et al. Etanercept as monotherapy in patients with psoriasis. N Engl J Med. 2003; 349(21):2014-22.

104. Menter A, Tyring SK, Gordon K, et al. Adalimumab therapy for moderate to severe psoriasis: a randomized, controlled phase 3 trial. J AM Acad Dermatol. 2007;58:106-15.

105. Kothary N, Diak IL, Brinker A, Bezabeh S, Avigan M, Dal Pan G. Progressive multifocal leukoencephalopathy associated with efalizumab use in psoriasis patients. J Am Acad Dermatol. 2011;65(3):546-51.

106. Lui H, Gulliver W, Tan J, et al. A randomized controlled study of combination therapy with alefacept and narrow band UVB phototherapy (UVB) for moderate to severe psoriasis: efficacy, onset, and duration of response. J Drugs Dermatol. 2012; 11(8):929-37.

107. Kruger GG, Langley RG, Leonardi C, et al. A human interleukin-12/23 monoclonal antibody for the treatment of psoriasis. N Elgl J Med. 2007;356:380-92.

108. McKeage K. Ustekinumab: a review of its use in psoriatic arthritis. Drugs. 2014; 74(9):1029-39.

109. Cao Z, Carter C, Wilson KL, Schenkel B. Ustekinumab dosing, persistence, and discontinuation patterns in patients with moderate-to-severe psoriasis. J Dermatolog Treat. 2015; 26(2):113-20.

110. Keating GM. Apremilast: a review in psoriasis and psoriatic arthritis. Drugs. 2017; 77(4):459-472.

111. Thaçi D, Blauvelt A, Reich K, et al. Secukinumab is superior to ustekinumab in clearing skin of subjects with moderate to severe plaque psoriasis: CLEAR, a randomized controlled trial. J Am Acad Dermatol. 2015; 73(3):400-9.

112. Shirley M, Scott LJ. Secukinumab: a review in psoriatic arthritis. Drugs. 2016; 76(11):1135-45.

113. Vu TT, Gooderham M, Papp K. Ixekizumab for treatment of adults with moderate-to-severe plaque psoriasis and psoriatic arthritis. Expert Rev Clin Pharmacol. 2016 Nov; 9(11):1423-33.

114. Nakagawa H, Niiro H, Ootaki K; Japanese brodalumab study group. Brodalumab, a human anti-interleukin-17-receptor antibody in the treatment of Japanese patients with moderate-to-severe plaque psoriasis: Efficacy and safety results from a phase II randomized controlled study. J Dermatol Sci. 2016; 81(1):44-52.

115. Blauvelt A, Papp KA, Griffiths CE, et al. Efficacy and safety of guselkumab, an anti-interleukin-23 monoclonal antibody, compared with adalimumab for the continuous treatment of patients with moderate to severe psoriasis: Results from the phase III, double-blinded, placebo- and active comparator-controlled VOYAGE 1 trial. J Am Acad Dermatol. 2017; 76(3):405-17.

CAPÍTULO 2

EPIDEMIOLOGIA

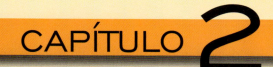

CAPÍTULO 2

EPIDEMIOLOGIA

Mario Curty Abido Chaves Loureiro
Sueli Carneiro

INTRODUÇÃO

A psoríase afeta de 2 a 3% da população mundial, incluindo 7 milhões de americanos e 125 milhões de pessoas ao redor do mundo.[1] A doença se manifesta mais notadamente com lesões cutâneas características, que se distinguem por placas eritematosas, descamativas, mais prevalentes na face extensora dos membros, no tronco, nas nádegas e no couro cabeludo, embora qualquer porção da superfície corpórea possa ser afetada. Homens e mulheres são igualmente afetados, com início da doença usualmente antes dos 40 anos. Dez a trinta por cento dos pacientes desenvolvem artrite psoriásica. Além dos achados físicos, a psoríase tem um impacto negativo na qualidade de vida igual ou maior que outras doenças sistêmicas.[2]

A etiologia da psoríase ainda é desconhecida. Fatores ambientais e genéticos estão envolvidos. O estudo em gêmeos com psoríase cutânea revelou uma concordância de 65 a 70% para os monozigóticos e somente de 15 a 20% para os gêmeos dizigóticos. As diferenças encontradas entre os gêmeos mono e dizigóticos sugerem que a hereditariedade possui um papel causal relevante na apresentação e distribuição da doença, mas os fatores ambientais são de suma importância no desencadeamento e/ou exacerbação dos surtos e justificam as discordâncias encontradas.[1]

Considerada uma doença universal, a psoríase é mais frequente nas regiões de clima frio, quando comparadas a regiões tropicais, e em certos grupos raciais, o que é explicado pela influência de fatores ambientais e genéticos.[2] Nos Estados Unidos a prevalência é de aproximadamente 3,1%.[1] Na Dinamarca é de 3,7%, na Noruega de 0,6 a 4,8% e na China de 0,3 a 1,2%.[2,3] No Brasil é de 1,3%.[4] Estudos realizados na Europa, América do Norte e Austrália sugerem que os caucasianos são mais afetados que as outras raças.[1,3] A incidência também é variável nos diferentes países, de 6,5% na Alemanha, 5,5% na Irlanda, 4,8% na Escócia, 3,7% na Suécia, 4,8% na Noruega, 2,0% na antiga União Soviética, 2 a 4,6% nos EUA e 4,7% no Canadá.[2,3]

A psoríase ocorre com igual frequência em homens e mulheres. É mais comum na raça branca. Pode surgir em qualquer época da vida, em especial entre os 20 e 30 anos e entre os 50 e 60 anos de idade.[2] Henseler e Christophers, em 1985, em um estudo epidemiológico com 2.147 pacientes, observaram uma curva bimodal de início de doença, com um primeiro pico entre 16-22 e um segundo entre 57-60 anos. O primeiro grupo constituiria o tipo I de psoríase, de início precoce, com curso clínico mais grave (recaídas frequentes, maior acometimento ungueal, envolvimento cutâneo extenso, necessidade de tratamento sistêmico). Estes autores concluíram que apenas a psoríase tipo I possuiria marcadores HLA relacionados, e a psoríase tipo II, de início tardio, não possuiria padrão de herança definido e se caracterizaria por curso estável e associação com síndrome metabólica. Assim, fatores ainda desconhecidos estariam envolvidos na expressão da doença levando a um padrão de herança não identificável.[5]

Com relação à gravidade da doença, é consenso considerar-se que 10% dos pacientes apresentam a forma grave, 25% a forma moderada e a maioria, a forma leve (Figura 1).

Em estudo realizado no Hospital Universitário Clementino Fraga Filho (HUCFF) da UFRJ com 246 pacientes com diagnóstico de psoríase observou-se uma idade média de 49,64, com a mínima de 12 anos e máxima de 82 anos. Foi observado também que 54,9% dos pacientes desenvolveram a psoríase após os 30 anos de idade, caracterizando um início tardio. Os homens tiveram uma discreta prevalência com 56,9% e as mulheres representaram 43,1% da amostra. A cor predominante foi a branca com 59,8% e as localizações foram o couro cabeludo, tronco e membros (Figura 2 e Tabela 1). Dos pacientes avaliados, 19,1% (n=47) necessitaram de internação por causa da psoríase.[6]

Ferrándiz e cols., em 2002, em um estudo observacional multicêntrico na Espanha, notaram que os pacientes com psoríase com início antes de 30 anos apresentavam valores de PASI mais altos, maior necessidade de medicamentos sistêmicos para o controle da doença, acometimento ungueal mais frequente diretamente correlacionados com o valor do PASI quando comparados com aqueles cuja doença se iniciou mais tarde.[7]

PSORÍASE UNGUEAL

Estima-se que 80 a 90% dos pacientes com psoríase tenham comprometimento ungueal em algum momento de suas vidas. De Jong e cols. relataram que 93% dos pacientes avaliados com psoríase ungueal a consideraram um problema estético, 58% relataram interferência no trabalho e 52% descreveram dor como sintoma.[8]

A incidência destas alterações varia significativamente entre os estudos. Existe uma alta associação, de 90 a 95%, entre artrite psoriásica e psoríase ungueal.[8]

No grupo de Bezerra, metade dos pacientes (49,1%) com doença ungueal também desenvolveu doença articular. Houve associação significativa entre o comprometimento ungueal e o articular (p=0,013).[6]

ARTRITE PSORIÁSICA

A primeira descrição de artrite psoriásica (APs) é atribuída a Aliberti, que notou, em 1818, a relação entre psoríase e artrite. Pierre Bazin, em 1860, e de-

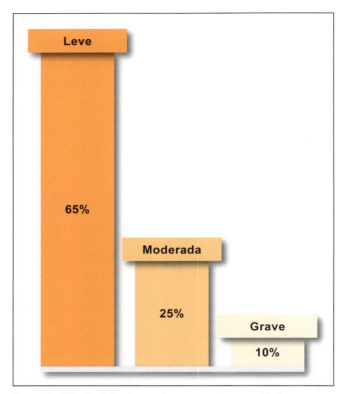

Figura 1 – Distribuição da psoríase segundo a gravidade

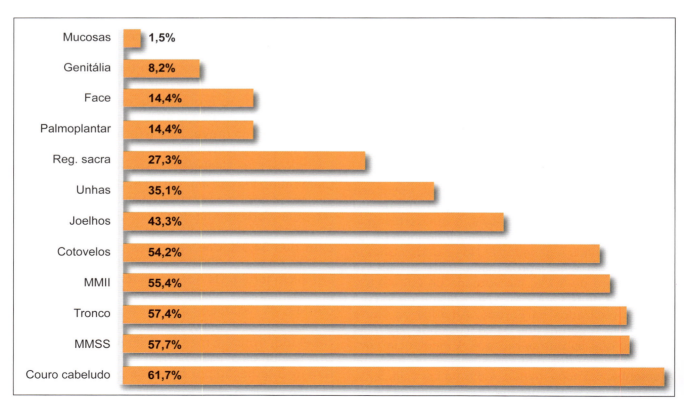

Figura 2 – Localização e percentual das lesões de psoríase em 246 pacientes

Tabela 1
Distribuição das características gerais dos 246 pacientes com psoríase

Aspectos Gerais		N	%
Idade	Precoce	111	45,1
	Tardio	135	54,9
Cor	Branco	147	59,8
	Negro	31	12,6
	Pardo	68	27,6
Sexo	Feminino	106	43,1
	Masculino	140	56,9
Estado Civil	Casado	154	62,6
	Solteiro	54	22
	Outros	38	15,4
Escolaridade	1 grau	110	44,7
	2 grau	115	46,7
	3 grau	21	8,5
Tempo de Evolução	<10 anos	116	47,1
	>10 anos	130	52,8

pois Bourdillon, em 1888, descreveram manifestações articulares associadas a psoríase, no entanto ainda tratando as duas apresentações como eventos distintos. Foi somente em 1937, que Jeghers e Robinson descreveram a APs como uma doença distinta, seguidos por Vilanova e Piñol, em 1951.[9]

A prevalência de artrite entre pacientes com psoríase é estimada entre 6 e 42%, no entanto os estudos epidemiológicos variam muito entre si, tanto por fatores genéticos e diferenças nos perfis de populações distintas, quanto pelos critérios utilizados para a definição do comprometimento articular.[10-12] Zanolli e Winkle, avaliaram 459 pacientes com psoríase e encontraram artrite em 17% e passado de artralgia em 53%.[13]

Moll e Wright, em 1973, classificaram a artrite psoriásica em cinco subgrupos. A artrite oligoarticular assimétrica é a mais frequente (70%). Em geral, as articulações dos dedos das mãos e dos pés são envolvidas primeiro, com sinovite da bainha dos tendões dos flexores e artrite dos dedos, levando ao quadro de "dedos em salsicha". O envolvimento simétrico (difícil de distinguir da artrite reumatoide) ocorre em 15% dos casos de artrite psoriásica e acomete as articulações metacarpofalangeanas. A artrite das interfalangeanas distais acomete cerca de 5% dos pacientes e nesta forma observa-se, com frequência, psoríase ungueal grave. A artrite mutilante e a forma axial (espondilite e sacroileíte) correspondem a 5% dos casos cada uma. A sacroileíte, na maioria das vezes assintomática, ocorre em 50% dos casos com acometimento axial. Inflamação focal nas inserções dos tendões e ligamentos, conhecidas como entesites, são dolorosas e ocorrem nas formas periféricas, mistas e axiais.[14]

As tenosinovites e entesites podem ocorrer mesmo na ausência de artrite, o que pode levar à confusão com fibromialgia ou lesão por esforço repetitivo.[15,16]

Em 75 a 85% dos pacientes, a artrite ocorre em média nos 10 anos subsequentes ao aparecimento das lesões de pele; em 15% as lesões são simultâneas e em pequena percentagem dos pacientes, a artrite pode surgir antes do quadro cutâneo. O acometimento ungueal é o único aspecto clínico que indica que o paciente pode desenvolver artrite.[17-19]

A artrite pode ser encontrada em todos os tipos de lesão de pele e se apresentar como mono, oligo ou poliarticular sem, no entanto, se correlacionar com a extensão e gravidade do acometimento cutâneo, ainda que haja uma maior frequência de dor articular acompanhada de rigidez matinal, fadiga e outros sintomas gerais nos pacientes com lesões disseminadas. O curso clínico é variável, desde sintomas leves que não requerem nenhuma terapia, até uma artrite grave incapacitante.[17-19]

PRURIDO

O prurido é uma queixa frequente de pacientes com psoríase extensa, apesar de muitos livros textos não o mencionarem como sintoma da doen-

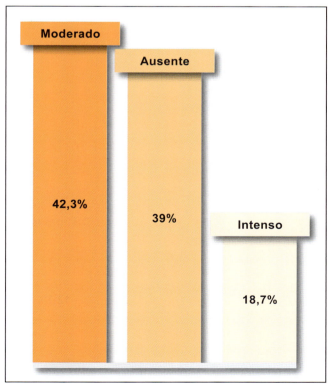

Figura 3 – Intensidade do prurido em 246 pacientes com psoríase

ça. Newbold estudou o prurido em 200 pacientes hospitalizados e verificou que 92% apresentaram prurido em algum momento e que 55 de 82 (67%) dos pacientes hospitalizados com psoríase se queixaram de prurido moderado ou grave.[20] Muitos dos pacientes com prurido são deprimidos e o prurido ocorre mais à noite e no final da tarde, e na maioria dos pacientes está associado com dificuldade de dormir.[20,21] Bezerra encontrou prurido intenso em apenas 18,7%, moderado em 42,3% e ausente em 39,0% de 246 pacientes avaliados (Figura 3).[6]

QUALIDADE DE VIDA

A psoríase afeta de maneira significativa as atividades diárias e dois terços dos pacientes relata que a doença tem um efeito negativo no seu dia a dia. Este número aumenta para quase 80% nos pacientes com doença grave.[22]

Os sintomas físicos como prurido, ardência, vermelhidão, sangramento, ressecamento, descamação têm um impacto negativo na qualidade de vida, já que 80 a 94% dos pacientes apresentam descamação e 71% eritema cutâneo. Pacientes com prurido grave têm altos níveis de estresse e pior qualidade de vida.[20,21] Os pacientes com artrite psoriásica tem qualidade de vida pior do que os pacientes sem artrite.[23]

Gupta e cols. avaliaram 137 pacientes dos quais 26% relataram que, no mês anterior, tiveram a experiência de pessoas que conscientemente não quiseram tocá-los por causa das lesões de pele.[24]

A depressão é uma comorbidade comum entre os pacientes com psoríase. Estudos evidenciaram notadamente maior incidência de depressão nos pacientes com psoríase do que nos controles.[25,26]

FADIGA

Trabalho desenvolvido nos hospitais universitários da Universidade do Estado do Rio de Janeiro e da Universidade Federal do Rio de Janeiro encontrou prevalência da fadiga nos pacientes com artrite psoriásica, e um quarto dos pacientes a tiveram de intensa a moderada, com correlação significativa com os índices de qualidade de vida, com os sintomas de ansiedade e depressão e com a atividade da doença avaliada pelo PASI. Entretanto, não houve correlação com o CDAI e nem com BASDAI que medem a atividade da doença articular e axial. Parece que a "dor" da pele foi mais intensa que a dor articular.[27]

COMORBIDADES

Muitos pesquisadores têm investido no estudo das comorbidades associadas à psoríase, em especial no conjunto de doenças associadas à síndrome metabólica.[28-30]

Bezerra descreve que as doenças mais comumente associadas à psoríase são hipertensão arterial, dislipidemia e diabetes mellitus.[6]

HISTÓRIA FAMILIAL

A historia famital é positiva para hipertensão arterial em 29,8% dos pacientes, para diabetes mellitus em 23,6%, para psoríase em 22,0% e para dislipidemia em 12,2%. A cardiopatia, a depressão e o alcoolismo foram identificados em menos de 7% dos familiares enquanto a artropatia, a penumopatia e a hepatopatia só foi referida em dois pacientes cada (Figura 4).[6]

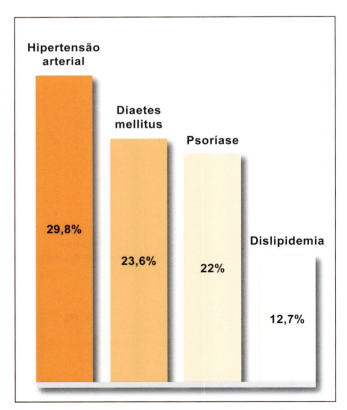

Figura 4 – História familial em 246 pacientes com psoríase

O QUE VOCÊ PRECISA SABER DESTE CAPÍTULO

- A psoríase é uma doença universal, mais frequente em regiões de clima frio e em certos grupos raciais, o que é explicado por fatores ambientais e genéticos.
- Afeta com igual frequência homens e mulheres.
- Apresenta curva bimodal de início da doença, com um primeiro pico entre 16-22 anos e um segundo entre 57-60 anos.
- A psoríase tipo I é de inicio precoce com curso clínico mais grave e marcador HLA relacionado.
- A psoríase tipo II tem início tardio e não possui padrão de herança definido.
- O comprometimento ungueal é visto em até 90% dos pacientes principalmente naqueles que tem artrite.
- A artrite ocorre em até 40% dos pacientes e o critério de classificação mais atual é o CASPAR.

REFERÊNCIAS BIBLIOGRÁFICAS

1. Helmick CG, Lee-Han H, Hirsch SC, Baird TL, Bartlett CL. Prevalence of psoriasis among adults in the U.S.: 2003-2006 and 2009-2010 National Health and Nutrition Examination Surveys. Am J Prev Med. 2014; 47(1):37-45.
2. Raychaudhuri SP, Farber EM. The prevalence of psoriasis in the world. J Eur Acad Dermatol Venereol. 2001; 15(1):16-7.
3. Parisi R, Symmons DP, Griffiths CE, Ashcroft DM; Identification and Management of Psoriasis and Associated ComorbidiTy (IMPACT) project team.Global epidemiology of psoriasis: a systematic review of incidence and prevalence. J Invest Dermatol. 2013 Feb; 133(2):377-85.
4. Romiti R, Amone M, Menter A, Miot HA. Prevalence of psoriasis in Brazil - a geographical survey. Int J Dermatol. 2017; 56(8):e167-e168.
5. Hensenler T, Christophers E. Psoriasis of early and late onset: characterization of two types of psoriasis vulgaris. J Am Acad Dermatol. 1985;13:450-6.
6. Bezerra SGC. Caracterização clínica, laboratorial e radiológica dos pacientes com psoríase do HUCFF. Rio de Janeiro: UFRJ / Faculdade de Medicina, 2009.
7. Ferrándiz C, Pujol R, García-Patos V, et al. Psoriasis of early and late onset: A clinical and epidemiologic study from Spain. J Am Acad Dermatol. 2002; 46(6):867-73.
8. De Jong EM, Seegers BA, Gulinck MK, Boezeman JB, van de Kerkhof PC. Psoriasis of the nails associated with disability in a large number of patients: results of a recent interview with 1,728 patients. Dermatology. 1996;193:300-3.
9. Gladman DD. Psoriatic arthritis from Wright's era until today. J Rheumatol. 2009; 36(Suppl 83):4-8.
10. Cimmino MA. Epidemiology of psoriasis and psoriatic arthritis. Reumatsmo. 2007; 59(Suppl 1):19-24.
11. Carneiro SCS, Oliveira MLW, Viana U, Miranda MJS, Azulay RD, Carneiro CS. Psoriasis: a study of osteoarticular involvement in 104 patients. F Med (Br). 1994; 109(3):121-5.
12. Aslanian FM, Lisboa FF, Iwamoto A, Carneiro SC. Clinical and epidemiological evaluation of psoriasis: clinical variants and articular manifestations. J Eur Acad Dermatol Venereol. 2005; 19:141-2.
13. Zanolli MD, Wikle JS. Joint complaints in psoriasis patients. Int J Dermatol. 1992; 31(7):488-91.
14. Moll JM, Wright V. Psoriatic arthritis. Semin Arthritis Rheum. 1973; 3(1):55-78.
15. Christophers E, Mrowietz U. Psoriasis. In: Freedberg IM, et al. Fitzpatrick's dermatology in general medicine. 6 ed. New York: McGraw-Hill. 2010:495-521.
16. Myers WA, Gottlieb AB, Mease P Psoriasis and psoriatic arthritis: clinical features and disease mechanisms. Clin Dermatol. 2006; 24(5):438-47.
17. Roberts ME, Wright V, Hill AG, Mehra AC. Psoriatic arthritis. Follow-up study. Ann Rheum Dis. 1976; 35(3):206-12.
18. Catanoso M, Pipitone N, Salvarani C. Epidemiology of psoriatic arthritis. Reumatismo. 2012; 64(2):66-70
19. Jamshidi AR, Gharibdoost F, Nadji A, et al. Presentation of psoriatic arthritis in the literature: a twenty-year bibliometric evaluation. Rheumatol Int. 2013 Feb; 33(2): 361-7.
20. Newbold PCH. Pruritus in psoriasis. In: Farber EM, Cox AJ, eds. Psoriasis: Proceedings of the second international symposium. New York: medical books; 1977:334-6.
21. Yosipovitch G, Goon A, Wee J, Chan YH, Goh CL. The prevalence and clinical characteristics of pruritus among patients with extensive psoriasis. Br J Dermatol. 2000; 143(5):969-73.
22. Krueger JM. The immunologic basis for the treatment of psoriasis with new biologic agents. J Am Acad Dermatol. 2002; 46:1-23.
23. Rosen CF, Mussani F, Chandran V, Eder L, Thavaneswaran A, Gladman DD. Patients with psoriatic arthritis have worse quality of life than those with psoriasis alone. Rheumatology (Oxford). 2012; 51(3):571-6.
24. Grupta MA, Grupta AK. Age and gender differences in the impact of psoriasis: a hospital case-control study. Int J Dermatol. 1995; 34(10):700-3.
25. Misery L. Depression and psoriasis. Ann Dermatol Venereol. 2012; 139(Suppl 2):S53-7.
26. Sampogna F, Tabolli S, Abeni D. Living with psoriasis: prevalence of shame, anger, worry, and problems in daily activities and social life. Acta Derm Venereol. 2012; 92(3):299-303.
27. Carneiro C, Chaves M, Verardino G, et al. Evaluation of fatigue and its correlation with quality of life index, anxiety symptoms, depression and activity of disease in patients with psoriatic arthritis. Clin Cosmet Investig Dermatol. 2017; 10:155-63.
28. Onumah N, Kircik LH. Psoriasis and its comorbidities. J Drugs Dermatol. 2012; 11(5 Suppl):5-10.
29. Jamnitski A, Symmons D, Peters MJ, Sattar N, Mclinnes I, Nurmohamed MT. Cardiovascular comorbidities in patients with psoriatic arthritis: a systematic review. Ann Rheum Dis. 2013 Feb;72(2):211-6.
30. Bens G, Maccari F, Estève E. Psoriasis: a systemic disease. Presse Med. 2012; 41(4):338-48.

CAPÍTULO 3

ETIOPATOGENIA

CAPÍTULO 3.1

FATORES ETIOLÓGICOS, DE RISCO, DESENCADEANTES E AGRAVANTES DA PSORÍASE

José Wilson Accioly Filho

INTRODUÇÃO

A psoríase afeta 2 a 3% da população mundial e representa uma doença inflamatória crônica da pele e das articulações, imunomediada, com predisposição poligênica, caracterizada por complexas alterações no crescimento e diferenciação epidérmicos e múltiplas anormalidades imunológicas e vasculares.[1-3] Uma vez que a psoríase afeta primeiramente a epiderme interfolicular, no passado foi considerada como doença epidérmica, em que o defeito celular ou bioquímico residia nos ceratinócitos.[4] De fato, sabe-se hoje que a psoríase é uma doença imunológica, caracterizada pela ativação inapropriada do sistema imune celular.[5]

Na patogenia, verifica-se uma aceleração no ciclo germinativo epidérmico, um aumento no índice proliferativo celular com consequente encurtamento do tempo de renovação celular na epiderme tanto lesional quanto da pele normal do paciente com psoríase. A hiperproliferação de ceratinócitos se deve, aparentemente, ao aumento da quantidade de fator de crescimento epidérmico (EGF), de fator de crescimento e transformação alfa e da participação de citocinas pró-inflamatórias (IL-I, IL-6, IFN-gama), que atuariam como mitógenos dessas células. Haveria também falha na resposta dos ceratinócitos a citocinas inibitórias (IFN-gama,TNF-alfa,TGF-beta) produzidas pelo CD8.[3,5-7] Dados recentes oriundos de estudos em ratos e em homens revelam uma contribuição crítica de citocinas associadas ao TH17, particularmente, interleucinas IL-23 e IL-17, na patogênese da psoríase.[8] A psoríase pode, assim, ser causada por anormalidades ou disfunção na resposta imune adaptativa (células T) e inata das células epidérmicas residentes.

Vários fatores ambientais são de risco e/ou desencadeantes nos indivíduos que carreiam um ou mais dos genes de susceptibilidade para a psoríase.[9]

FATORES DE RISCO, DESENCADEANTES E AGRAVANTES DA PSORÍASE

FATORES GENÉTICOS

A psoríase ocorre com mais frequência em algumas famílias. Um histórico familial positivo pode ser identificado em 35 a 90% dos pacientes, dependendo da região. Quanto ao risco de uma criança desenvolver psoríase, constatou-se que, quando ambos os pais tem psoríase, o risco de a criança desenvolver a doença é de 41%; entretanto, se um dos pais for afetado, o risco passa para 14% e, se um irmão for afetado, fica em torno de 6%.[10] Observou-se grau de concordância elevado entre gêmeos monozigóticos e psoríase, quando comparado a gêmeos dizigóticos e psoríase. A distribuição das lesões, gravidade e idade de início da doença são similares nos pares monozigóticos.[2,3,5,10]

A psoríase se associa a vários alelos HLAs: HLA-B13, HLA-B17, HLA-B37, HLA-BW16, HLA-DR7, HLA-B46, HLA-B57, HLA-CW1 e HLA-DQ9. Muitos estudos revelaram que várias destas associações foram secundárias a associações com HLA-CW6. De fato, HLA-CW6 confere um risco relativo de 13 vezes para o desenvolvimento de psoríase na população caucasiana e 25, em japoneses. Uma associação significativa entre psoríase gutata na criança e expressão de HLA-B13 e HLA-B17 foi relatada; na psoríase eritrodérmica também se encontrou uma elevada frequência destes alelos. Na psoríase pustulosa e acrodermatite contínua de Hallopeau, um aumento da prevalência de HLA-B27 foi observado.[2,3,5,11]

Baseado em observações clínicas e tipagem do HLA, Henseler e Christophers, em 1989,[12] dividiram a psoríase em placa em dois grupos:

1. de início precoce, mais grave e com história familial positiva e associação com HLA-CW6, B13 e BW57 (psoríase tipo I), e

2. uma menos grave, de inicio tardio, ausência de história familial e sem ligação com CW6 (psoríase tipo II).

Fundamentada nas análises de linhagens familiares, uma herança poligênica fornece o melhor modelo para a complexa genética da psoríase. Estudos recentes revelaram loci de susceptibilidade denominados PSORS, encontrados nos cromossomos 6p, 17q, 4q e 1q. O PSORS1 é considerado o principal gene envolvido em mais de 50% dos pacientes com psoríase.[6,13]

Trauma

No século 19, Heinrich Köebner descreveu o surgimento de lesões psoriásicas na pele não-comprometida de pacientes com psoríase como consequência do trauma. Induzir experimentalmente este tipo de reação se tornou conhecido como o experimento de Köebner.[9,14]

Assim, o fenômeno de Köebner – indução de lesões de psoríase pelo trauma cutâneo – é observado em cerca de 25% dos pacientes com psoríase. O intervalo de tempo entre o trauma e o aparecimento das lesões de pele é em geral de 2 a 6 semanas. Observou-se que o fenômeno ocorre seletivamente em um subgrupo de pacientes com psoríase que desenvolvem a doença em idade precoce, apresentam recidivas frequentes e requerem múltiplas terapias para controlar sua doença. Uma ampla lista de insultos cutâneos inflamatórios, físicos e químicos foram relatados como indutores de psoríase. Por exemplo, injúrias físicas incluem abrasões, escoriações, queimaduras solares, eletrodissecção, congelação, incisão, laceração, pressão, escarificação, *shaving* e cirurgia; enquanto injúrias químicas incluem aplicação de irritantes, queimaduras químicas e testes cutâneos. As lesões também podem aparecer sobre dermatoses preexistentes tais como dermatite de contato e hanseníase.[9,14]

O fenômeno de Köebner sugere que a psoríase é uma doença sistêmica, podendo ser desencadeada de forma local na pele. A ruptura da epiderme pode iniciar a resposta de Köebner, mas eventos dérmicos secundários são necessários para formação da lesão. Um estudo revelou que o número de mastócitos está aumentado ao tempo da formação das primeiras lesões da doença, indicando que desempenham um papel na resposta cutânea inicial ao trauma.[9,14]

Em contraste, a resolução de lesões de psoríase tem sido observada após injúria da derme superficial, e este tem sido denominado "reação reversa de Köebner". Eyre e Krueger[15] notaram que esta e a reação de Köebner são mutuamente exclusivas, obedecendo a regra do "tudo ou nada". Os autores concluíram que fatores hormonais governam o desenvolvimento ou a resolução da psoríase após uma injúria padrão.

Infecções

Infecções, em particular as bacterianas, podem induzir ou agravar a psoríase. A incidência relatada variou de 15 a 76%. Tonsilite e infecções de vias aéreas superiores ocorrendo 1 a 3 semanas antes da psoríase gutata estão significativamente associadas à psoríase na infância. Estreptococos também podem ser isolados de outros locais, por exemplo, abscessos dentários, celulite perianal e impetigo. Essas infecções estreptocócicas levam à erupção da psoríase gutata, em especial, nas crianças e adolescentes, mas também pode precipitar psoríase pustulosa ou exacerbar doença em placa. Os episódios agudos de psoríase gutata são muito mais comuns em indivíduos com uma história familial de psoríase em placas e 1/3 dos casos progride para a forma em placas. Ambas partilham forte associação de HLA, predominantemente, HLA-CW6[2,3,5,9]. Krain, em 1974,[16] encontrou uma associação significativa entre HLA-B13 e infecções estreptocócicas grave em pacientes com psoríase gutata. Telfer e cols., em 1992,[17] encontraram a forte ligação entre infecção prévia por *S. pyogenes* e psoríase, mas sugeriram que a habilidade de desencadear psoríase gutata não é sorotipo específica. O tratamento com rifampicina e penicilina pode levar à resolução das lesões cutâneas da psoríase.

Alguns estudos têm demonstrado respostas alteradas *in vitro* das células mononucleares de pacientes positivos a antígeno estreptocócico. Além do mais, linfócitos T específicos para antígenos do estreptococos do grupo A têm sido consistentemente indutores de psoríase gutata. Assim, é possível que uma expressão anormal de um determinante cutâneo que tenha reação cruzada com um antígeno estreptocócico possa ser essencial na predisposição à psoríase. Demonstrou-se também que existe extensa sequência de homologia entre a proteína M6 estreptocócica recombinante e a ceratina 14 –K14 (50 KD), para a qual não somente anticorpos, mas também células T têm provável reação cruzada.[9]

A psoríase também pode ser exacerbada por infecção local cutânea com *S. aureus* ou *C. albicans*. Postulou-se que esta exacerbação possa ser devida à superantígenos liberados destes organismos. Acredita-se que a microflora cutânea, incluindo a *C. albicans*, conhecida por sua habilidade de ativar a via alternativa do complemento, desempenhe papel na patogenia da psoríase flexural em crianças, psoríase interdigital e seboríase em adultos, especialmente naqueles obesos.[9]

HIV

Infecções por HIV podem agravar a psoríase. De fato, uma associação entre psoríase grave, artropatia psoriásica e infecção pelo HIV é bem reconhecida. A frequência de visitas hospitalares por ano por psoríase é 12 vezes maior entre portadores do vírus quando comparado a controles. O risco de psoríase parece aumentar à medida que a doença progride de infecção assintomática para SIDA. Psoríase palmoplantar, psoríase invertida podem ser mais comuns em pacientes infectados pelo HIV. Um grupo de investigadores tem chamado à atenção para a coexistência de infecção pelo HIV, psoríase eritrodérmica e septicemia estafilocócica. As toxinas do *S. aureus* agem como superantígenos na sua interação com receptores de células T-específicos. Essas células T ativadas poderiam produzir um fenômeno de Köebner sistêmico na psoríase. Não há concordância entre autores entre presença de psoríase e prognóstico para infecção HIV.[2,9]

O reconhecimento de que a psoríase pode ser agravada pela SIDA, uma doença na qual a célula T é o maior alvo, e a evidência de que a psoríase é beneficiada pelo tratamento com ciclosporina, que inibe a função da célula T, cria um paradoxo que permanece sem explicações definitivas.[2,9]

Drogas

Muitas drogas têm sido relatadas como responsáveis pelo desencadeamento ou exacerbação da psoríase. As mais citadas são sais de lítio, antimaláricos, agentes betabloqueadores, drogas anti-inflamatórias não hormonais, inibidores da enzima conversora de angiotensina e a retirada de corticosteroides.[2,3,9] Considerando que a gravidade da psoríase pode variar de maneira espontânea, a atribuição que uma dada droga exacerba psoríase deveria ser testada com estudos apropriados. Infelizmente, muitas citações provém de relatos de casos individuais e podem, assim, refletir chance ao invés de causalidade.

O lítio e bloqueadores beta-adrenérgicos são as medicações mais conhecidas por exacerbar psoríase. Acredita-se que estas drogas influenciem o sistema do AMP cíclico intracelular. A produção aumentada do mediador com a subsequente piora da psoríase pode resultar em uma interação de antagonismo beta-adrenérgico com as células T. Sabe-se que os efeitos adversos dos beta-bloqueadores se basearam em experiências com practolol na década de 70. Outros beta-bloqueadores não cardioseletivos têm sido relatados no desencadeamento de lesões psoriasiformes: oxprenolol, pindolol e alprenolol.[2,9,18]

Anti-inflamatórios não-hormonais são amplamente empregados por pacientes com artropatia psoriásica. Meclofenamato e outros anti-inflamatórios não-hormonais tais como aspirina e indometacina foram implicados na exacerbação da psoríase. Acredita-se que a interferência com a via da ciclo-oxigenase da cascata do ácido araquidônico com a subsequente ativação da via da lipo-oxigenase seja o mecanismo bioquímico.[2,9]

Há pelo menos 3 indicações para o uso de antimaláricos em pacientes com psoríase, incluindo o tratamento da artropatia psoriásica, coexistência de lupus eritematoso e profilaxia antimalárica para viagem a uma área endêmica. No tratamento da artrite psoriásica, a doença pode ser exacerbada por antimaláricos, particularmente cloroquina; contudo, parece ser baixa a incidência desta complica-

ção, embora possa causar resistência ao tratamento antipsoriásico.[9]

A retirada de corticosteroides tem sido relatada como indutora de psoríase eritrodérmica ou pustulosa por causa de sua propensão de induzir taquifilaxia.[2,9] 1/3 dos casos de psoríase pustulosa generalizada revisados por Baker e Riyan, em 1968,[19] foram precipitados pela retirada do corticosteroide sistêmico. Com o advento dos potentes corticoides tópicos, estes também têm sido implicados na indução de alterações pustulosas.

Drogas tópicas, como coaltar e antralina, sistêmicas, como o etretinato e UVB, utilizados no tratamento da psoríase algumas vezes agravam o quadro clínico da doença por causa da irritação, fototoxicidade ou reação de hipersensibilidade, resultando em uma reação de Köebner.[9]

Recentemente, a indução ou exacerbação da psoríase por terapia com citocinas tem sido relatadas, em especial após administração de IFN-alfa2beta para o tratamento da hepatite C.[9]

Outros relatos de drogas com diferentes ações farmacológicas foram relatados como exacerbadoras de psoríase, tais como: digoxina, iodeto de potássio, procaína, amiodarona, salicilato, clonidina, penicilina, tetraciclina e sulfonamidas.[9]

Vários casos de psoríase associados com o uso de drogas biológicas, especialmente inibidoras do TNF-alfa, tem sido descritos na literatura (em pacientes com artrite reumatoide, espondilite anquilosante, doença de Crohn).[20-22] Esta reação foi mais frequente em mulheres e em pacientes sem história pessoal de psoríase. Há predileção pelo envolvimento palmoplantar. Pacientes tem rápida melhora após descontinuar o tratamento e iniciar outro tratamento para a doença. Até mesmo em alguns casos, foi possível continuar o tratamento ou trocar por outro anti-TNF-alfa. A razão para este fenômeno não está clara. Em alguns pacientes, a inibição do TNF-alfa pode induzir o aumento da produção do INF-gama que, em certos pacientes, pode levar ao desenvolvimento de psoríase. Estudo recente revelou um papel imunorregulador do TNF-alfa sobre o Th17 e células T-reg em alguns indivíduos, o que poderia causar a exacerbação da doença em alguns pacientes que receberam tratamento anti-TNF-alfa.[23]

Luz Solar

Pacientes com psoríase se beneficiam em geral com exposição à luz solar ou ultravioleta; contudo, exposição solar excessiva pode desencadear ou exacerbar a doença.[9] Em um questionário de 2 mil pacientes na Suécia, a prevalência de fotossensibilidade na psoríase foi estimada em 5,5%. Cerca de 40% desses pacientes tinham história de erupção polimorfa à luz solar, com a psoríase aparecendo como fenômeno secundário.[24]

FATORES ENDÓCRINOS E METABÓLICOS

O início precoce da psoríase nas mulheres, com pico na puberdade, alterações evolutivas durante a gravidez e desencadeamento de psoríase por terapia com altas doses de estrogênio indicam um papel potencial para fatores hormonais na doença.[9] A gestação pode alterar a atividade da doença, por exemplo, 40% dos pacientes de um estudo em série mostrou melhora da doença. Em contraste, no 3º mês pós-parto, 11% melhora e 54% deteriora.[25] Assim, se a psoríase sofrer alterações no curso da gravidez, é mais provável que melhore na gestação, enquanto no período pós-parto deteriore. Embora rara, a psoríase pustulosa generalizada (impetigo herpetiforme) precipitada pela gravidez tem sido repetidamente relatada.[26] Acredita-se que a hipocalcemia seja fator desencadeante em especial de psoríase pustulosa generalizada.

A psoríase é doença inflamatória crônica mediada por células T que pode predispor pacientes a outras condições inflamatórias. Por exemplo, indivíduos com a doença têm risco aumentado para desenvolvimento de resistência insulínica, obesidade, dislipidemia e hipertensão, componentes que caracterizam a síndrome metabólica. Citocinas pró-inflamatórias, tais como TNF-alfa, e outros fatores são produzidos em excesso por pacientes com psoríase contribuindo provavelmente para o risco aumentado da síndrome metabólica e doença cardiovascular. Tem-se demonstrado que a psoríase está associada à obesidade e esta tem sido descrita como fator de risco independente para o desenvolvimento de psoríase.[27-31] O tecido adiposo é um órgão endócrino ativo contribuindo para a regulação de múltiplas vias metabólicas através de produtos bioativos autoproduzidos denominados adipocinas. Estas representam o ponto crucial na patogenia da síndrome metabólica e doença cardiovascular. A co-ocorrência de obesidade e psoríase poderia levar a interações de ambas as doenças na qual adipocinas, pelo menos em parte, estão envolvidas e poderiam contribuir para comorbidades associadas à psoríase.[32] Além do mais, evidências foram apresentadas que o HLA-CW6, o mais importante locus de susceptibilidade genética para psoríase, está ligado à obesidade.[33] É importante notar que o risco de doença coronariana está aumentado em doenças inflamatórias, como lúpus eritematoso sistêmico e artrite reumatoide, e talvez a inflamação sistêmica na psoríase seja em parte responsável pelo risco aumentado de infarto do miocárdio. Vários grupos têm proposto hipóteses semelhantes e implicado tanto cascatas de citocinas pró-inflamatórias como angiogênese. Indivíduos com psoríase grave apresentam risco aumentado de mortalidade comparado àqueles sem psoríase.[27-31]

Inversamente, moléculas inflamatórias e hormonais produzidas em condições, como obesidade, diabetes e aterosclerose, poderiam influenciar a patogênese da psoríase ao promoverem um estado pró-inflamatório, que aumentaria a susceptibilidade ao desenvolvimento de psoríase ou a gravidade da doença estabelecida.[30]

HÁBITOS DE VIDA

Álcool

A associação entre álcool e o desenvolvimento de psoríase em placa é complexo e confuso porque muitos dos estudos iniciais não controlaram fatores de confusão, como o uso de tabaco (fumo). Muitos dos estudos iniciais conduzidos entre os anos 50 e 80 não demonstraram uma correlação positiva entre consumo de álcool e psoríase em placa, apesar de reconhecer à época, a alta incidência de anormalidades hepáticas em biopsias hepáticas de pacientes com psoríase. Assim, à medida que os pesquisadores começam a controlar os fatores de confusão, os resultados dos estudos quase sempre ilustraram uma correlação significativa entre álcool e psoríase. Estudos realizados na Escandinávia demonstram elevado consumo de álcool e prevalência aumentada de alcoolismo entre indivíduos com psoríase.[34] Tanto homens como mulheres com a doença consomem mais álcool que controles, mas a diferença somente alcança significância para os homens. Indivíduos que bebem demais tendem a ter doença mais extensa e com mais inflamação. Consumo elevado de álcool é reconhecido como resposta de estresse e tem havido muito debate se é uma causa ou uma consequência da psoríase. Evidências sugerem que o álcool pode ser um fator de risco para a psoríase, especialmente em homens. Contudo, o etilismo agrava a doença em ambos os sexos. Estudos têm sugerido que os índices de mortalidade entre alcoólatras com a doença está aumentado com valores 58% maiores que o esperado na média populacional. Consumo excessivo de bebidas é indubitavelmente também uma consequência da doença e leva à baixa adesão e à resistência terapêutica, além de aumentar a toxicidade dos tratamentos sistêmicos. Em contraste, abstinência pode induzir remissão.[2,9,35,36]

O consumo excessivo de álcool resulta em imunidade comprometida e risco aumentado de infecções; além do mais, pode induzir a produção de citocinas pró-inflamatórias em vários tipos celulares e aumentar a proliferação linfocitária derivada de mitógenos e ativação linfocitária. Álcool e um de seus metabólitos, a acetona, induzem proliferação de ceratinócitos e aumentam os níveis de RNA mensageiro de genes associados à proliferação de ceratinócitos, tais como alfa5-integrina, ciclina D1 e receptor de fator de crescimento de ceratinócitos.[37]

Fumo

A mais notória associação entre o hábito de fumar e doença cutânea foi estabelecida na pustulose palmoplantar. Embora haja alguma sobreposição entre esta e a psoríase, foi proposto que as duas condições deveriam ser consideradas entidades distintas. Embora não tão forte como a associação com pustulose palmoplantar, vários estudos tem apontado uma relação entre o hábito de fumar e psoríase. Tem-se estimado que até 25% dos casos de psoríase poderiam ser precipitados pelo hábito de fumar. A associação parece ser mais forte em mulheres, mas um estudo identificou o hábito de fumar como um fator de risco somente em homens. A maioria das evidências aponta para uma relação de dose-resposta. Contudo, em contraste com a abstinência ao álcool, parar de fumar provavelmente não altera o curso da doença.[2,9,35]

Beber e fumar estão intimamente associados. Assim, controles meticulosos e análise estatística são necessários para estabelecer associações de doença independentes. Necessita ser esclarecido se existe algum efeito composto entre fumar e beber.[35]

O hábito de fumar poderia influenciar a psoríase através de uma variedade de mecanismos. Os polimorfonucleares são proeminentes no infiltrado inflamatório da psoríase e estas células são morfológica e funcionalmente alteradas pelo hábito de fumar. Os ceratinócitos possuem receptores colinérgicos que estimulam o influxo de cálcio e aceleram a diferenciação celular. O hábito gera dano tissular oxidativo.[35]

Estresse

O estresse psicogênico é um fator desencadeante sistêmico bem definido na psoríase. Está associado tanto à apresentação inicial da doença quanto à erupção da psoríase preexistente. O período de incubação entre o episódio de estresse e o desencadeamento da erupção cutânea é usualmente de menos de um mês, com 2/3 dos casos ocorrendo dentro de 2 semanas.[2,9,38] Em um estudo britânico, mais de 60% dos pacientes estudados acreditava que o estresse era o principal fator causal da psoríase.[39] Um evento estressante da vida foi relatado um mês antes do início da psoríase em 72% de 179 pacientes. Em uma investigação de 245 crianças com psoríase, estresse foi fator provocativo em 90%. O estresse pode agravar a doença em 40 a 100% dos pacientes.[38]

Estudos têm demonstrado que a psoríase interfere com relações sexuais em 35 a 50% dos pacientes. O subgrupo que acredita que a psoríase tem efeito negativo nas suas vidas sexuais tem mais sintomas de depressão. Índices relativamente elevados de depressão são relatados em pacientes com psoríase. Há uma relação positiva entre depressão e gravidade de prurido na psoríase.[38] Gupta e Gupta, em 1998,[40] relataram ideação suicida em 2,5% dos pacientes externos e 7,2% nos pacientes internados com a doença. A psoríase tem efeito prejudicial na qualidade de vida psicossocial dos pacientes.[2,9,38-41]

A reação ao estresse em pacientes com psoríase é provavelmente controlada pelo eixo hipotálamo-pituitária-adrenal e envolve níveis aumentados de hormônios neuroendócrinos e neurotransmissores autonômicos com efeitos imunológicos.[38]

Os programas de manejo do estresse (*biofeedback*, meditação, yoga e medidas de auto-ajuda) reduzem significativamente o tempo para a remissão da doença com tratamentos clássicos.[38]

CONCLUSÕES

A psoríase afeta 1 a 3% da população mundial, incluindo 7 milhões de americanos e 125 milhões de pessoas ao redor do mundo. Trata-se de uma doença inflamatória da pele, sendo bem conhecida a sua associação com artrite, depressão e qualidade de vida comprometida. É doença poligênica, podendo ser desencadeada ou agravada por diferentes fatores ambientais (trauma, infecções, drogas, estresse psicossocial, fatores endócrinos, obesidade, fumo e consumo de álcool). Entre os fatores precipitantes ou agravantes mais comuns e consistentes encontram-se trauma e infecções estreptocócicas, em especial, do orofaringe. A natureza crônica da doença predispõe os pacientes a outras doenças com um componente inflamatório, sendo as mais notáveis doenças cardiovasculares e metabólicas. Inversamente, moléculas inflamatórias e hormonais produzidas em condições como obesidade, diabetes e aterosclerose podem influenciar a patogênese da doença ao promoverem um estado pró-inflamatório que aumenta a susceptibilidade ao desenvolvimento de psoríase ou a gravidade da doença estabelecida.

O QUE VOCÊ PRECISA SABER DESTE CAPÍTULO

- A psoríase afeta 125 milhões de pessoas no mundo.
- É imunomediada com predisposição poligênica caracterizada por complexas alterações no crescimento e diferenciação epidémicos e múltiplas anormalidade imunológicas e vasculares.
- Vários fatores ambientais são de risco e/ou desencadeantes nos indivíduos que carreiam um ou mais dos genes de susceptibilidade para a psoríase.

- São fatores ambientais: traumas, infecções, drogas, alterações endócrinas e metabólicas, estresse, álcool e fumo.

REFERÊNCIAS BIBLIOGRÁFICAS

1. Boehncke WH1, Schön MP. Psoriasis. Lancet. 2015 Sep; 386(9997):983-94.
2. Di Meglio P, Villanova F, Nestle FO. Psoriasis. Cold Spring Harb Perspect Med. 2014;4(8). pii: a015354.
3. Sampaio SAP, Rivitti EA. Dermatologia. 3 ed. São Paulo: Artes Médicas. 2007:231-41.
4. Voorhees JJ. Pathophysiology of psoriasis. Annu Rev Med. 1977; 28:467-73.
5. Schon MP, Boehncke W-H. Psoriasis. N Engl J. 2005; 352:1899-912.
6. Carneiro SCS. Psoríase: mecanismos de doença e implicações terapêuticas [tese]. São Paulo: Medicina da Universidade de São Paulo. 2007.
7. Ghoreschi K, Weigert C, Röcken M. Immunopathogenesis and role of T cells in psoriasis. Clin Dermatol. 2007; 25:574-80.
8. Mudigonda P, Mundigonda T, Feneran AN, et al. Interleukin-23 and interleukin-17: importance in pathogenesis and therapy of psoriasis. Dermatol Online J. 2012; 18(10):1.
9. Tagami H. Triggering factors. Clin Dermatol. 1997;15:677-85.
10. Andressen C, Henseler T. Inheritance of psoriasis- -analysis of 2035 family histories. Hautartz. 1982; 33:214-7.
11. Cassia FF, Carneiro SC, Marques MTQ, et al. Psoriasis vulgaris leucocyte antigens. J Eur Acad Dermatol Venereol. 2007; 21:303-10.
12. Henseler T, Christophers E. Psoriasis of early and late onset: characterization of two types of psoriasis vulgaris. J Am Acad Dermatol. 1985; 13:450-6.
13. Valdimarsson H. The genetic basis of psoriasis. Clin Dermatol. 2007; 25:563-7.
14. Weiss G, Shemer A, Trau H. The Köebner phenomenon:review of literature. J Eur Acad Dermatol Venereol. 2002; 16:241-8.
15. Eyre RW, Krueger GC. Response to injury of skin involved and uninvolved with psoriasis and its relation to disease activity. Br J Dermatol. 1982; 106:153-9.
16. Krain LS. Histocompatibility antigens: a laboratory and epidemiologic tool. J Invest Dermatol. 1974; 62:67-73.
17. Telfer NR, Chalmers RJ, Whale K, et al. The role of streptococcal infection in the initiation of guttate psoriasis. Arch Dermatol. 1992; 128:39-42.
18. O´Brien M, Koo J. The mechanism of lithium and beta- -blocking agents in inducing and exacerbating psoriasis. J Drugs Dermatol. 2006; 5:426-32.
19. Baker H, Ryan TJ. Generalized pustular psoriasis: a clinical and epidemiological study of 104 cases. Br J Dermatol. 1968; 80:771-93.
20. Severs GA, Lawlor TH, Purcell SM, et al. Cutaneous adverse reaction to infliximab: report of psoriasis developing in 3 patients. Cutis. 2007; 80:231-7.
21. Heymann WR. Tumor necrosis factor inhibitor-induced pustular psoriasis. J Am Acad Dermatol. 2007; 56:327-8.
22. De Gannes GC, Ghoreischi M, Pope J, et al. Psoriasis and pustular dermatitis triggered by TNF-alfa inhibitors in patients with rheumatologic conditions. Arch Dermatol. 2007; 143:223-31.
23. Ma HL, Napierata L, Stedman N, et al. Tumor necrosis factor alfa blockade exarcerbates murine psoriasis-like disease by enhancing TH 17 function and decreasing expansion of T-reg cells. Arthritis and Rheumatism. 2010; 62:430-40.
24. Ros A-M, Eklund G. Photosensitive psoriasis. J Am Acad Dermatol. 1987; 17:752-8.
25. Dunna SF, Finlay AY. Psoriasis: improvement during and worsening after pregnancy. Br J Dermatol. 1989; 120:584.
26. Murphy FR, Stulman LP. Generalized pustular psoriasis. Arch Dermatol. 1979; 115:57-60.
27. Christophers E. Comorbidities in psoriasis. Clin Dermatol. 2007; 25:529-34.
28. Gottlieb AB, Dann F, Menter A, et al. Psoriasis and the metabolic syndrome. J Drugs Dermatol. 2008; 7:563-72.
29. Federman DG, Shelling M, Prodanovitch S, et al. Psoriasis; an opportunity to identify cardiovascular risk. Br J Dermatol. 2009; 160:1-7.
30. Davidovici BB, Sattar N, JÖRG PC, et al. Psoriasis and systemic inflammatory diseases: potential mechanistic links between skin disease and co-morbid conditions. J Invest Dermatol. 2010; 130:1785-96.
31. Menter A, Griffiths CEM, Tebbey PW, et al. Exploring the assotiation between cardiovascular and other disease-related risk factors in the psoriasis population: the need for increased understanding across the medical community. J Eur Acad Dermatol Venereol. 2010; 24:1371-7.
32. Gerdes S, Rostami-Yazdi M, Mrowietz U. Adipokines and psoriasis. Exp Dermatol. 2011; 20:81-7.
33. Jin Y, Zhang F, Yang S, et al. Combined effects of HLA-CW6, body mass index and waist-hip ratio in psoriasis vulgaris in Chinese Han population. J Dermatol Sci. 2008; 52:123-9.
34. Lindegard B. Diseases associated with psoriasis in a general population of 159 middle-aged urban, native Swedes. Dermatologica. 1986;172:298-304.
35. Higgins E. Alcohol, smoking and psoriasis. Clin Exp Dermatol. 2000; 25:107-10.
36. Behnam SM, Behnam SE. Alcohol as a risk factor for plaque-type psoriasis. Cutis. 2005; 76:181-5.
37. Farkas Á, Kemény L. Psoriasis and alcohol: is cutaneous ethanol one of the missing links? Br J Dermatol. 2010; 162:711-6.
38. Basavaraj KH, Navya MA, Rashmi R. Stress and quality of life in psoriasis: an update. Int J Dermatol. 2011; 50:783-92.
39. Fortune DG, Richards HL, Main CJ, et al. What patients with psoriasis believe about their condition. J Am Acad Dermatol. 1998; 39:196-201.
40. Gupta MA, Gupta AK. Depression and suicidal ideation in dermatology patients with acne, alopecia areata, atopic dermatitis and psoriasis. Br J Dermatol. 1998; 139:846-50.
41. Dowlatshahi EA, Wakkee M, Arends LR, Nijsten T. Prevalence and odds of depressive symptoms and clinical depression in psoriasis patients: a systematic review and meta-analysis. J Invest Dermatol. 2014; 134(6):1542-51.

CAPÍTULO 3.2

IMUNOLOGIA

Artur Antonio Duarte
Sueli Carneiro

INTRODUÇÃO

Definitivamente o envolvimento do sistema imunológico está presente na gênese da psoríase e faz com que a doença passe a ser conceituada como uma doença imune mediada; não auto-imune, pelo menos com os conhecimentos atuais, pela falta de identificação de auto-anticorpo específico, a despeito de identificarmos células dendríticas apresentadoras de antígenos ativadas. Estes novos conhecimentos foram determinantes para uma mudança radical na abordagem e entendimento da doença. (Figura 1) A interação dos fatores genéticos e ambientais que contribuem para os mecanismos moleculares da doença são ainda pouco claros. No entanto, o eixo IL-23/Th17 tem sido identificado como uma via imune relevante na patogênese da psoríase.[1]

REAÇÕES IMUNOLÓGICAS

O sistema imunológico na psoríase é ativado de forma desordenada envolvendo os sistemas imune inato e o adaptativo, que culminam, após complexas reações, com a síntese exagerada da linfocina pró inflamatórias TNF alfa, que, por sua vez, estimula a síntese de outras linfocinas (IL-2, IL-1, IL-12, IL-8) que amplificam os efeitos pró inflamatórios do TNF alfa, alterando a permeabilidade vascular, lesando a barreira cutânea e estimulando a quimiotaxia, fatos que favorecem a inflamação do tecido alvo e perpetuam a inflamação local.[1-4]

No entanto, até que ocorra a produção do TNF alfa, uma complexa cascata de reações imunológicas antecede sua síntese iniciada pela ativação das

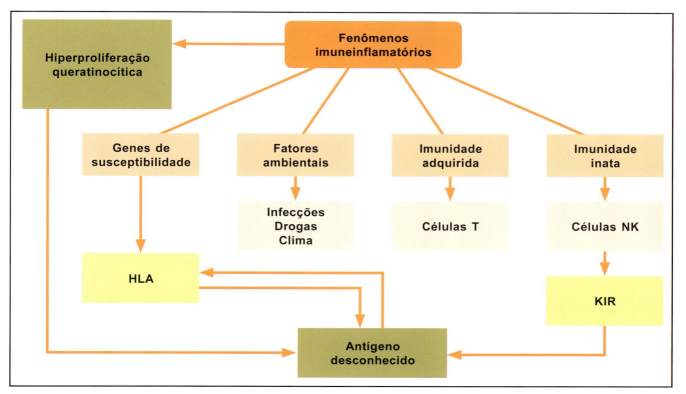

Figura 1 – Fisiopatogenia da psoríase

células dendríticas apresentadoras de antígeno, sejam epidérmicas e/ou dos espaços sinoviais. O grande enigma deste início das reações imunes, é saber sob qual estímulo essas células são ativadas e contra "o que" elas fazem o reconhecimento. Sabemos que estes estímulos são influenciados por uma integração de fatores como os genes psor, além de fatores psicosomaticos, comportamentais, infecciosos, metabólicos e outros. No entanto ainda, não se conseguiu determinar qual ou quais "proteínas" passariam a se comportar como antígenos com capacidade de ativar as células apresentadoras dos mesmos.[1-3]

As células dendríticas, após o reconhecimento do antígeno, migram ativamente por movimentos de pseudópodes até um linfonodo regional para que as informações sobre o antígeno identificado seja reconhecido ou não pelo linfócito T *naive*[1,3]. A conexão da célula apresentadora com o linfócito T *naive* se faz através de uma complexa cascata de reações, onde os receptores de membrana dos linfócitos T *naive* interagem com os receptores das células dendríticas e reconhecem ou não a competência do antígeno apresentado. Quando este reconhecimento ocorre, linfocinas intracelulares da família das janusquinases (Jack 1, 2 e 3), liberam os receptores de membrana para o reconhecimento e processamento do antígeno. Após esta liberação, as interleucinas 12 e 23 (IL-12 e IL-23) estimulam a diferenciação dos linfócitos *naive* em linfócitos Th1 e Th17, que passam a ser as células efetoras para o início da inflamação.[1-3,5,6]

Estes linfócitos diferenciados (Th1 e Th17) migram, por mecanismos de rolamentos até a microvasculatura ganglionar e ganham a corrente sanguínea, onde identificam os receptores endoteliais específicos do tecido alvo da inflamação, e neste ponto, os linfócitos se "achatam" e atravessam o endotélio para ganhar o tecido alvo – pele ou espaço sinovial.[1-3]

No tecido alvo, ocorre então a produção do TNF alfa diretamente pelo linfócito Th1, linfocina pró inflamatória principal. O TNF sintetizado reage com os receptores de TNF que se encontram nos ceratinócitos e nos osteoclastos, e uma vez identificados, estas células passam a um estado de intensa proliferação, com síntese de mais TNF alfa, iniciando os estímulos de migração de polimorfonucleares, síntese de fator de crescimento endotelial e interferon gama pelo Th1. O linfócito Th17, ao chegar no tecido alvo, produz e libera IL-17, que parece ser um fator determinante para a migração de polimorfonucleares ao sítio inflamatório,[7] após o estímulo desencadeado pelo TNF, assim pode ser um fator determinante para a perpetuação da inflamação. A presença do TNF aumentado na circulação e tecido, favorece a síntese de outras linfocinas pro inflamatórias (IL-1, IL-2, IL-8, IL-12) que assim contribuem para a perpetuação da inflamação característica da psoríase, tornando-a uma doença inflamatória crônica.[2-4,6,7]

Assim, a psoríase é hoje um modelo de inflamação mediada pelo modelo Th1 principalmente, porém influenciada pelo Th17,[7] além de outros fatores o que faz com que tenha um comportamento instável, visto sofrer diferentes influências imunomediadas. (Tabela 1 e Figura 1)

Em resumo, na psoríase ocorre interferência do sistema imune inato com a presença e estímulos das células dendríticas e do sistema imune adaptativo com a diferenciação dos linfócitos *naive* em linfócitos Th1 e Th17 caracterizam a psoríase princi-

Tabela 1		
Exemplos de resposta linfocitária Th1, Th2 e Th17		
Th1	**Th2**	**Th17**
Psoríase	Doença de Graves	Psoríase
Hipersensibilidade celular tardia	Dermatite atópica	Doença enxerto x hospedeiro
Artrite reumatoide	Eczema	Doença de Crohn
Leishmaniose mucocutânea (cicatrização)	Hanseníase virchowiana	Artrite reumatoide
Doença de Crohn	Urticária	Doença de Chagas
Hashimoto	Uveíte anterior	Esclerose múltipla
Doença celíaca	Liquen plano oral	Lúpus
Diabetes mellitus tipo I	Sjogren	Artrite idiopática juvenil
Lúpus	Doença de Jorge-Lobo	Doença de Jorge-Lobo
Esclerose múltipla		Espondilite anquilosante
Síndrome de Guillain-Barré		Artrite induzida por colágeno
Behçet		Encefalite auto-imune
Vitiligo		
Espondilite anquilosante		
Artrite idiopática juvenil		

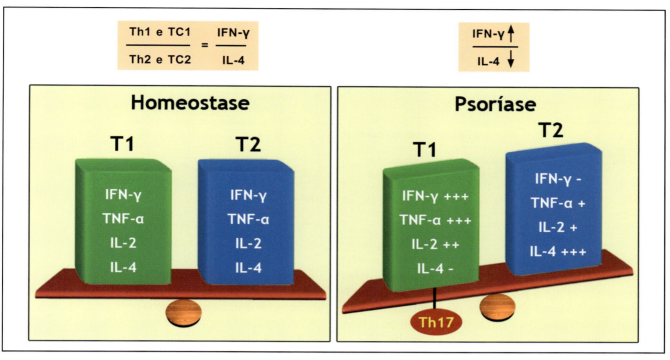

Figura 1 – Citocinas na psoríase: exacerbação da resposta Th17. Brotas & Carneiro. CBD 2005

palmente como uma doença inflamatória com comportamento de mediação Th1 e com importante influência Th17. (Figura 2)

CITOCINAS

Há aumento da expressão das citocinas IL-1, IL-2, IL-6, IL-8, IL-12, TNF-α, IFN-γ, fator transformador de crescimento alfa e beta (TGF-α e TGF-β), fator estimulador de colônia de macrófagos e granulócitos (GM-CSF) nas lesões cutâneas de psoríase, no fluido e tecido sinovial.[8-10]

A interleucina 1 (IL-1) é chamada de citocina primária porque pode evocar, de forma independente, vários mecanismos capazes de desencadear a inflamação.[11] Uma vez liberada, estimula a angiogênese, aumenta a expressão de moléculas de adesão, ativa as células T, induz a síntese de outras citocinas como

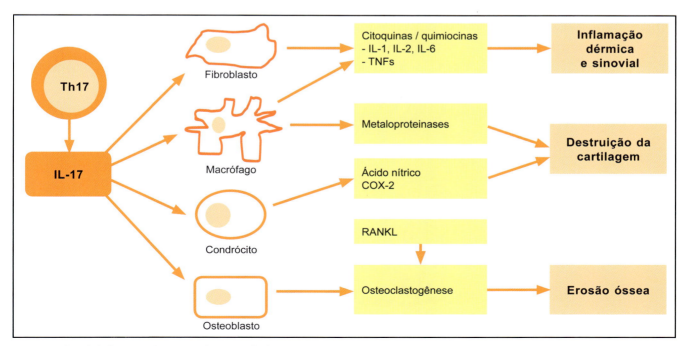

Figura 2 – Papel da IL-17 na doença cutânea e articular

Tabela 2
Correlação clínica-histopatológica-imunológica: o papel das citocinas na formação das lesões de psoríase

Clínica	Histopatologia	Citocina(s)
Escamas estratificadas Sinal da vela	Hiperceratose Paraceratose	IL-1: proliferação queratinocítica IL-6: proliferação queratinocítica TNF-α: através do NF-κB, inibe a apoptose dos keratinócitos IL-1 e TNF-α: aumento da ceratina hiperproliferativa[6]
Lesão em placa	Acantose Hiperplasia dos cones interpapilares	
Eritema	Dilatação, tortuosidade capilar, infiltrado inflamatório linfocítico	IL-1: estimula angiogênese IL-2: proliferação linfocítica IL-23: manutenção da inflamação TNF-α: aumento da ICAM
Eritema e/ou pústula	Microabscesso de Munro e pústula de Kogoj	IL-8: quimiotaxia de neutrófilos

TNF-α, IL-6, IL-8, IFN-γ, GM-CSF e promove a proliferação ceratinocítica e sinovial. Após insulto traumático, há liberação local da citocina no ceratinócito e na sinovial,[12] culminando com o aparecimento de novas lesões de psoríase, entesite, sinovite e artrite.[13-15]

A IL-23, citocina produzida por macrófagos e células dendríticas leva a expansão das células Th17, que são diferenciadas a partir das células T *naive* na presença de IL-6 e do fator transformador de crescimento beta (TGF-β) e da IL-22.[1,16]

As citocinas IL-12 e IL-23 são fundamentais na perpetuação das lesões cutâneas e articulares, a primeira na formação de IFN-γ e manutenção da resposta Th1, e a segunda perpetuando o braço da resposta Th17. Tanto a IL-12 como a IL-23 são heterodímeros e compartilham a IL-17. (Tabela 2 e Figura 3)

O IFN-gama, IL-2 e IL-18, se correlacionam diretamente com a gravidade clínica e a atividade da doença, destacando o papel relevante das citocinas geradas pelo linfócito helper Th17 (IL-6, IL-17, IL-22 e IL-23) neste contexto.[18,19]

A IL-22 é produzida pelas células T ativadas e células *Natural Killer* (NK), mas não por outros tecidos ou células imunes e também se correlaciona com a gravidade da doença.[20] A principal fonte de IL-22 nas lesões psoriásicas parece ser a célula T efetora/memória de ambas as subpopulações, Th17 e Th1.[21]

O TNF-alfa é uma citocina predominantemente pró-inflamatória e constitui um dos principais mediadores do desenvolvimento da resposta imunológica inata.[22] Encontra-se aumentado nas lesões de pacientes com psoríase estimulando fatores angiogênicos como o fator de crescimento endotelial vascular (VEGF) e o fator transformador do crescimento (TGF-β) levando ao aumento e tortuosidade de vasos na pele e na sinovial psoriásicas.[15,23] Está aumentado no soro dos pacientes com lesões pustulosas,[24] no fluido sinovial[25] e na sinóvia dos pacientes com artrite psoriásica, degradando a cartilagem produzindo metaloproteinases (MMPs) e outros fatores que inibem a formação do osso, a síntese de proteoglicanos e ainda outros que estimulam a reabsorção óssea.[9,26] Pode ser produzido a partir das mais diferentes célu-

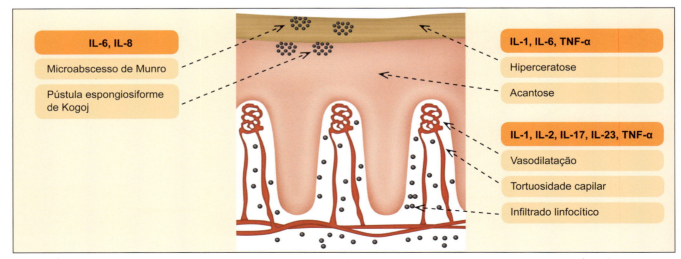

Figura 3 – Correlação clínica-histopatológica-imunológica: o papel das citocinas na formação das lesões de psoríase

las como ceratinócitos, sinoviócitos, células dendríticas, células T, neutrófilos, monócitos, macrófagos e células NK-T,[27] mas a sua origem permanece indeterminada. Vários estudos mostraram resposta clínica significativa à terapia com inibidores do TNF-alfa[28,29] e fisiológica, com a diminuição do número de células NK no sangue periférico de pacientes com Ps[30] e o aumento de células NKT nas lesões de pele,[31] sugerindo alterações na imunidade inata. (Tabela 3)

A sinovite tem sido reexaminada para melhor caracterizar o fenótipo clínico e a estratificação do paciente. Recentemente o grupo liderado por Taylor que criou o Critério de Classificação de Artrite Psoriásica (CASPAR) estabeleceu a necessidade de doença articular inflamatória (articulação, coluna ou entese) para o diagnóstico.[32] A entesite e a sinovite são atualmente inflamação de um único órgão que os autores chamam de "complexo sinóvio-enteseal" com liberação de mediadores locais e ativação de um sistema imune inato através de ligantes endógenos.[33]

A interação física entre a sinóvia e o tendão ocorre em 82% das localizações das ênteses e em 47% há envolvimento da sinóvia da bursa ou da bainha do tendão, implicando na estimulação de um tecido rico em células imunocompetentes.[34,35]

Prens e cols., em 2008,[36] mostraram que a pele pode secretar mediadores pro-inflamatórios proximal ou distalmente às articulações afetadas e interromper esta comunicação patológica pode ser um alvo terapêutico. Da mesma forma que a pele, as articulações e estruturas adjacentes são fontes de ligantes endógenos da imunidade inata e de mediadores solúveis da inflamação.

Analisadas juntas, a pele e as articulações na artrite psoriásica apresentam semelhança com síndrome auto-inflamatórias tais como as síndromes periódicas associadas a criofirinas (CAPSs), que são doenças hereditárias associadas a mutações do mecanismo celular que regula a atividade da Caspase 1. O papel das criofirinas é desconhecido, mas atribui-se a elas a função de receptor de reconhecimento citoplasmático, sendo parte do sistema imune inato. As mutações no gene CIAS1 que codifica as criofirinas causam liberação desregulada de IL-1 beta e da IL-18.[37]

O resultado deste estado "pró-inflamatório" reflete-se no aparecimento de lesões eritêmato-descamativas ou pustulosas, múltiplas e disseminadas, doença articular inflamatória, e até mesmo incapacitante.

A pele e a sinovial parecem ainda ter mecanismos patológicos semelhantes de injúria ao tecido conjuntivo através da interação de ligantes endógenos e ativação imune com ativação de linfócitos T e provocação de resposta Th17.

CÉLULAS DENDRÍTICAS

As células dendríticas (DCs) são células com grande mobilidade, altos níveis de moléculas do MHC classes I e II, receptores de superfície (IL-2R), moléculas de adesão (ICAM-1, LFA-3), moléculas co-estimulatórias (CD40, CD80 e CD86), e grande capacidade de estimular células T *naive* CD4+ e CD8+ a responderem a antígenos nominais e a aloantígenos de forma mais eficaz do que qualquer outra APC.[38] Essa mobilidade do sangue para tecidos periféricos e destes para os linfáticos é regulada pelas quimiocinas que são produzidas por células endoteliais, epiteliais e leucócitos em resposta a estímulos inflamatórios e são constitutivamente expressas por cé-

Tabela 3
Papel do TNF-α na psoríase

Ação celular do TNF-α	Correlação com a patogênese da psoríase	
Síntese de citocinas pró-inflamatórias	IL-1	Estimula a angiogênese e a expressão de E-selectina e ICAM-1
		Ativa linfócitos
		Amplifica a inflamação por aumento de TNF-α, IL-2 IFN-γ, IL-6, IL-8, GM-CSF
		Estimula a proliferação queratinocíticaq / sinovial
	IL-6	Produção de proteínas de fase aguda
	IL-8	Migração neutrofílica (Munro e Kogoj)
Ativa NFkB	Efeito anti-apoptótico nos ceratinócitos / sinovial	
	Proliferação de células T e formação de citocinas pró-inflamatórias	
Estimula a transcrição da citoqueeratina 6	Ativação de ceratinócitos/epitélio hiperproliferativo	
Estimula a produção de ICAM-1	Facilita a infiltração de células T na pele / na sinovial	
Aumenta a produção do VEGF	Promove angiogênese	
	Facilita o influxo das células T na epiderme / na sinovial	
Reduz a expressão da E-caderina	Facilita a emigração das células de Langerhans e o início da resposta imune	

Modificado de Winterfield e Menter, 2004

lulas endoteliais, células do estroma e por leucócitos dentro dos órgãos linfáticos secundários, onde exercem efeito regulatório no encontro entre as DCs, células T e B.[39]

Há três subtipos distintos de DCs em humanos, originadas a partir de células precursoras CD34+, de origem mieloide e linfoide.[38]

As DCs de origem mieloide localizam-se principalmente na pele e mucosas onde se tornam DCs residentes imaturas, responsáveis pela vigilância imunológica: as LCs e iDCs com capacidade de migrar para os focos de inflamação onde capturam e processam o antígeno. Este é capaz de induzir a sua maturação e migração para o baço e linfonodos onde ativam as células T.[40]

As DCs imaturas expressam moléculas de MHC II,[40] mas não são capazes de ativar as células T. Apresentam os receptores manose para captura de antígenos que serão processados e apresentados na superfície celular, para as moléculas do MHC I ou II[40] mas após esta captura a sua função fagocítica diminui rapidamente.

A maturação das DCs induz a imunidade e se inicia após o encontro do antígeno e/ou citocinas inflamatórias e se completa durante a interação DCs–células T.[40]

As DCs estão presentes em grande quantidade nas lesões de psoríase: células de Langerhans (LC), células dendríticas epidérmicas inflamatórias (variantes das LCs, só encontradas em processos inflamatórios) dendrócitos dérmicos (dDC), e células dendríticas plasmacitoides (pDC). As LCs estão presentes tanto na epiderme normal quanto nas lesões de psoríase, algumas vezes em número aumentado.[41]

Glitsner e cols., investigaram a contribuição das células de Langerhans (LC) e das células dendríticas plasmocitoides (pDC) nas lesões psoriásicas humanas e no modelo murino e encontraram que as LC estavam intensamente diminuídas e as pDC aumentadas. A depleção das pDCs nos camundongos DKO antes da indução da psoríase, resultou em um fenótipo discreto enquanto da depleção durante a doença ativa, não teve qualquer efeito.

Enquanto a depleção da Langerina expressa pelas APCs antes do inicio da doença, não tem nenhum efeito, a depleção após o início da doença leva ao agravamento dos sintomas. A piora da doença foi devida à ausência das LCs, mas não de outras APCs que expressam Langerina. LC derivados do camundongo DKO produziram aumentos dos níveis de IL-10, sugerindo uma função imunossupressora. Além disso, a produção de IL-23 foi elevada em camundongos psoriásicos e maior ainda na ausência de LC. A depleção de pDC reduziu a produção de IL-23.[41]

As DCs mieloides ativadas produzem IL-12 e IL-23 que são as indutoras da polarização Th1, isto é, produção de IFN-γ e TNF-α. As pDCs apesar de serem a minoria, estão aumentadas nas lesões psoriásicas produzindo IFN-γ.[42]

Os *toll like receptors* (TLR) são liberados por células imunes como DCs, macrófagos, células T e B e por células não imunes como as células epiteliais e os fibroblastos. Todos os TLRs estão localizados na membrana citoplasmatica extracelular (TLR1, 2, 4, 5 e 6) ou intracelular, nos compartimentos endosomais (TLR3, 7, 8 e 9).[43] TLR1 e TLR2A estão aumentados nos ceratinócitos da pele psoriásica. Na artrite psoriásica encontram-se níveis elevados de TLR2 liberados pelas DCs derivadas de monócitos imaturos.[44]

O QUE VOCÊ PRECISA SABER DESTE CAPÍTULO

- O sistema imunológico na psoríase é ativado de forma desordenada e envolve os sistemas inato e adaptativo.
- Há síntese exagerada de linfocinae pró-inflamatórias, TNF alfa, IL-1, IL-2, IL-8, IL-12, IL-17, IL-22 e IL-23.
- As células dendríticas, após o reconhecimento do antígeno, migram para um linfonodo regional para que o antígeno seja reconhecido ou não pelo linfócito T *naive.*
- A conexão da célula apresentadora com o linfócito T *naive* se faz através de uma complexa cascata de reações.
- A psoríase é um modelo de inflamação mediada pelo modelo Th1 e Th17.
- A pele e a sinovial parecem ter mecanismos patológicos semelhantes de injúria ao tecido conjuntivo.

REFERÊNCIAS BIBLIOGRÁFICAS

1. Girolomoni G, Strohal R, Puig L, et al. The role of IL-23 and the IL-23/TH 17 immune axis in the pathogenesis and treatment of psoriasis. J Eur Acad Dermatol Venereol. 2017 Jun 27. [Epub ahead of print]
2. Morowietz U, Reich K. Psoriasis-new insights into pathogenesis and treatment. Dtsh Arztebl Int. 2009; 106(1-2):11-18.
3. Nestle FO, Kaplan DH, Barker J. Psoriasis. N Engl J Med. 2009 Jul; 361(5):496-509.
4. Nickoloff BJ. Keratinocytes regain momentum as instigators of cutaneous inflammation. Trends Mol Med. 2006 Mar; 12(3):102-6.
5. Krueger GG, Langley RG, Leonardi C, et al. A human interleukin-12/23 monoclonal antibody for the treatment of psoriasis. N Engl J Med. 2007 Feb; 356(6):580-92.

6. Nograles KE, Davidovici B, Krueger JG. New insights in the immunologic basis of psoriasis. Semin CutanMed Surg. 2010 Mar; 29(1):3-9.
7. Waisman A. To Be 17 Again- Anti-interleukin-17 treatment for Psoriasis. N Engl J Med. 2012; 366:13.
8. Fitzgerald O. Psoriatic arthritis in Firestein GS, Budd RC,Harris Jr ED, McInnes IB, Ruddy S, Sergent JS.Kelley"s Textbook of Rheumatology. 8th ed. Philadelphia: Saunders Elsevier, 2009:1201-18.
9. Ritchilin C, Hass-Smith SA, Hicks D, Cappuccio J, Osterland CK, Looney RJ. Patterns of cytokine production in synovium. J Rheumatol 1998; 25:1544-52.
10. Weger Wolfgang W. Current status and new developments in the treatment of psoriasis and psoriatic arthritis with biological agents. Br J Pharmacol. 2010; 160:810-20.
11. Steinhoff M, Luger TA. The skin cytokine network. In: Bos JD.Skin Immune System. Cutaneous Immunology and Clinical Immunodermatology. 3 ed. Florida: CRC Press; 2005:349-72.
12. Sanchez APG. Imunopatogênese da psoríase. An Bras Dermatol. 2010; 85(5):747-9.
13. Boyd AS, Neldner KH The isomorphic response of Köebner. Int J Dermatol. 1990 Jul-Aug; 29(6):401-10.
14. Langevitz P, Buskila D, Gladman DD. Psoriatic arthritis precipitated by physical trauma. J Rheumatol. 1990; 17:695-7.
15. Turkiewicz AM, Moreland LW. Psoriatic arthitis. Current concepts on pathognesis-oriented therapeutic options. Arthritis Rheum. 2007; 56(4):1051-6.
16. Lynde CW, Poulin Y, Vender R, Bourcier M, Khalil S. Interleukin 17A: toward a new understanding of psoriasis pathogenesis. J Am Acad Dermatol. 2014; 71(1):141-50
17. Griffiths CE, Strober BE, van de Kerkhof P, Ho V, Fidelus-Gort R, Yeilding N, et al. Comparison of ustekinumab and etanercept for moderate-to-severe psoriasis. N Engl J Med. 2010 Jan; 362(2):118-28.
18. Li BL, Li L, Hou XL, He B, Zhang GX, Chen KB, Xu ZY. Prevalence of coronary artery disease in patients with rheumatic heart disease in China. Zhonghua Yi Xue Za Zhi. 2007; 87(47):3313-6.
19. Zheng Y, Danilenko DM, Valdez P, Kasman I, Eastham-Anderson J, Wu J, Ouyang W. Interleukin-22,a T(H)17 cytokine, mediates IL-23-induced dermal inflammation and acanthosis. Nature 2007; 445(7128):648-51.
20. Wolk K, Witte E, Warszawska K, Schulze-Tanzil G, Witte K, Philipp S, et al. The Th17 cytokine IL-22 induces IL-20 production in keratinocytes: a novel immunological cascade with potential relevance in psoriasis. Eur J Immunol. 2009; 39(12):3570-81.
21. Chung Y, Yang X, Chang S H, Ma L, Tian Q, Dong C. Expression and regulation of IL-22 in the IL-17-producing CD4+ T lymphocytes. Cell Res. 2006; 16:902-907.
22. Bos JD, de Rie MA, Teunissen MBM, Piskin G. Psoriasis: dysregulation of innate immunity. Br J Dermatol. 2005; 152:1098-107.
23. Mussi A, Bonifati C, Carducci M, D'Agosto G, Pimpinelli F, D'Urso D, D'Auria L, Fazio M, Ameglio F. Serum TNF-alpha levels correlate with disease severity and are reduced by effective therapy in plaque-type psoriasis. J Biol Regul Homeost Agents. 1997; 11(3):115-8.
24. Seishima M, Takemura M, Saito K, Kitajima Y. Increased serum soluble Fas, tumor necrosis factor alpha and interleukin 6 concentrations in generalized pustular psoriasis. Dermatology. 1998; 196(3):371-2.

25. Partsch G, Steiner G, Leeb BF, Dunky A, Broll H, Smolen JS. Highly increased levels of tumor necrosis factor-alpha and other proinflammatory cytokines in psoriatic arthritis synovial fluid. J Rheumatol. 1997; 24(3):518-23.
26. Cassell S, Kavanaugh A. Psoriatic arthritis: pathogenesis and nove immunomodulatory approaches to treatment. J Immune Based Ther Vaccines. 2005; 3:6-10.
27. Schottelius AJG, Moldawer LL, Dinarello ChA. Biology of tumor necrosis-alfa – implications for psoriasis. Exp Dermatol. 2004; 13:193-222.
28. Chaudhari U, Romano P, Mulcahy LD, Dooley LT, Baker DG, Gottlieb AB. Efficacy and safety of infliximab monotherapy for plaque-type psoriasis: a randomised trial. Lancet. 2001; 357:1842-7.
29. Gottlieb AB, Matheson RT, Lowe N, Krueger GG, Kang S, Goffe BS, et al. A randomized trial of etanercept as monotherapy for psoriasis. Arch Dermatol. 2003; 139:1627-3.
30. Cameron AL, Kirby B, Griffiths CEM. Circulating natural killer cells in psoriasis. Br J Dermatol. 2003; 149:160-4.
31. Cameron AL, Kirby B, Fei W, Griffiths CEM. Natural killer and natural killer-T cells in psoriasis. Arch Dermatol Res. 2002; 249:363-9.
32. Taylor W, Gladman D, Helliwell P, Marchesoni A, Mease P, Mielants H; CASPAR Study Group. Classification criteria for psoriatic arthritis: development of new criteria from a large international study. Arthritis Rheum. 2006; 54:2665-73.
33. Mease PJ, Antoni CE, Gladman DD, Taylor WJ. Psoriatic arthritis assessment tools in clinic trials. Ann Rheum Dis. 2005; 64(Suppl II):ii49-ii54.
34. McGonagle D, McDermott MF. A proposed classification of the immunological diseases. PLoS Med. 2006; 3(8):297.
35. Gisondi P, Tinazzy I, El-Dalati G, et al. Lower limb enthesopathy in patients with psoriasis without clinical signs of arthropathy: a hospital-based case-control study. Ann Rheum Dis. 2008 Jan; 67(1):26-30.
36. Prens EP, Kant M, van Dijik G, et al. IFN-alpha enhances poly-IC responses in human keatinocytes by inducing expression of cytosolic innate RNA receptors: relevance for psoriaisi. J Invest Dermatol. 2008; 128:932-8.
37. Kanazawa N, Furukawa F. Autoinfllammatory syndromes with a dermatological perspective. J Dermatol. 2007; 34:601-18.
38. Freudenthal PS, Steinman RM. The distinct surface of human blood dendritic cells, as observed after an improved isolation method. Proc Natl Acad Sci. 1990; 87:7698-702.
39. Baggiolini M. Chemokines and leukocyte traffic. Nature 1998; 392:565-8.
40. Chow A, Toomre D, Garrett W, Mellman I. Dendritic cell maturation triggers retrograde MHC class II transport from lysosomes to the plasma membrane. Nature. 2002; 418(6901):988-94.
41. Glitzner E, Korosec A, Brunner PM, et al. Specific roles for dendritic cell subsets during initiation and progression of psoriasis. EMBO Mol Med. 2014; 6(10):1312-27.
42. Liu YJ. IPC: Professional type 1 interferon-producing cells and plasmacytoid dendritic cell precursors. Annu Rev Immunol. 2005; 23:275-306.
43. Akira S, Uematsu S, Takeuchi O. Pathogen recognition and innate immunity. Cell. 2006; 124:783-801.
44. Candia L, Marquez J, Hernandez C, Zea AH, Espinoza LR. Toll-like receptor-2 expression isupregulated in antigen-presenting cells form patients with psoriatic arthritis: a pthogenic role for innate immunity? J Rheumatol. 2007; 34:374-9.

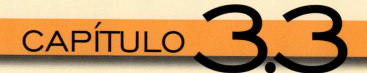

CAPÍTULO 3.3

GENÉTICA

Renata Ferreira Magalhães
Paulo Ricardo Criado

INTRODUÇÃO

O sequenciamento do genoma humano providenciou os marcadores genéticos de interesse ligados à psoríase, possibilitando a realização de estudos de ligação por varredura genômica (adaptado do inglês *genomewide scan*). Os SNPs (*Single Nucleotide Polymorphism* ou polimorfismos de nucleotídeos únicos) são diferenças súbitas no código genético que normalmente existem entre os indivíduos e estas variantes genéticas podem ser marcadoras de doença ou de expressão fenotípica. O advento do HapMap (*Haplotype Map*, projeto internacional de pesquisa do genoma humano), possibilitou que milhões de SNPs pudessem ser testados de uma vez, mostrando associação de regiões genéticas e suas variantes com psoríase.[1-3]

A ERA DA GENÔMICA

É hoje possível fazer avaliação do risco genético e diagnóstico molecular de dezenas de doenças, além de conhecer as raízes dos antepassados desde os primórdios da humanidade. Com a análise do genoma e o emprego destas informações, a medicina passa por uma revolução com possibilidades de abordagens personalizadas: poder-se-á conhecer os riscos de desenvolver doenças, orientar medidas de prevenção e selecionar tratamentos adequados. Temas como este são alvo de intenso debate ético, entretanto já existem os meios científicos e empresas especializadas em fazer o sequenciamento do genoma parcial ou completo.[4]

A esperança de estabelecer as relações entre genótipos e doenças multifatoriais em larga escala está na utilização de técnicas de alta resolução, particularmente o sequenciamento genômico e os *microarrays* de DNA,[5] que permitem a análise simultânea de variações em milhares de genes. Há esforço e investimento de companhias de biotecnologia e do meio científico para que o diagnóstico molecular seja em breve uma realidade rotineira.[5]

EVIDÊNCIAS DO FATOR GENÉTICO NA PREDISPOSIÇÃO À PSORÍASE

Há mais de cem anos, acredita-se que haja uma origem genética para a psoríase. Diversos argumentos reforçam esta teoria, como a maior ocorrência entre familiares (18 a 36%), incidências diferentes entre etnias, lesões com comprometimentos lineares e zoniformes, associação entre psoríase e outras doenças poligênicas como diabetes *mellitus*, obesidade, doença arterial coronariana e doença de Crohn.[6-8]

Um terço dos pacientes relata ao menos um parente de primeiro grau afetado. Hellgren encontrou incidência de 6,4% entre parentes de indivíduos acometidos pela psoríase, o que corresponde a mais de três vezes a incidência da população geral.[9] Brandrup encontrou, entre gêmeos dinamarqueses, 63% de concordância em monozigóticos.[10,11] Farber e Nall encontraram concordância de 62 a 70% em gêmeos monozigóticos e 21 a 23% em dizigóticos. O risco de um descendente ter a doença é de 41% se ambos os pais forem afetados, 14% se um dos pais for afetado e 6% se um irmão for afetado, comparado com 2% se não houver casos na família.[12]

O risco de recorrência da artrite psoriásica é maior do que da psoríase. Em um primeiro estudo de 1973, a prevalência de artrite psoriásica entre parentes de primeiro grau de indivíduos acometidos era de 5,5%, comparado com 0,1% na população do Reino Unido.[13] Em outro estudo recente, o risco de recorrência para parentes de primeiro-grau foi de 30,4% para artrite e de 7,6% para psoríase.[14]

A herdabilidade é estimada por diversos estudos populacionais e de famílias e o consenso é considerar herança poligênica e multifatorial, isto é, com participação de fatores ambientais modificadores da expressão de vários genes.[11,15]

OS GENES ASSOCIADOS À PSORÍASE

O mapeamento genético permitiu a identificação dos genes responsáveis por várias doenças. O MHC

(*Major Histocompatibility Complex* ou Complexo Principal de Histocompatibilidade) é o maior determinante genético para a psoríase, descrito pela primeira vez por Russel e cols., em 1972,[16] e confirmado pelos estudos de varredura genômica mais atuais, que também apontam outras regiões gênicas de associação. Outros genes associados, chamados PSORS (*Psoriasis Susceptibility Locus*) seguido de um número (Tabela 1) foram descritos mais tarde.[17-20]

Na era da genômica, novas associações genéticas foram descritas e mais de 200 genes não-HLA relacionados já foram reportados em associação com psoríase, conforme pesquisas do grupo de cooperação internacional de investigação da variação do genoma humano (HuGE *Navigator*, *Human Genome Epidemiology Network*), sendo que a maioria tem evidência estatística baixa e não foi reproduzida em várias populações. Com o sequenciamento do genoma humano, identificação de milhões de SNPs, melhorias nas técnicas de genotipagem a custos menores e em amostras maiores, foi possível encontrar associações fortes com vários segmentos genômicos (Tabela 2).[19-22] Genes de suscetibilidade foram reproduzidos pelos grandes estudos de varredura genômica. Na psoríase, os principais loci definidos com um OR >1,25 são HLA-C, IL12B, IL23R, IL23A, IL4/IL13, TNFAIP3, TNIP1, TRAF3IP2, TYK2 e IFIH, ainda que outros loci estejam em fase de identificação e validação. Alguns destes loci conferem susceptibilidade a outras enfermidades inflamatórias de natureza imune e são sugestivos também de variações étnicas.[20,23-25] A Figura 1 ilustra como estes genes estão dispostos no genoma humano.

Tem sido identificado um alelo em IFIH1 que é protetor para o AP e para diabetes tipo I. No entanto essa associação não está totalmente aclarada, necessitando de mais estudos.[26]

Nobeyama e cols. não encontraram expressão da proteína HOXA5 no estrato córneo de epiderme psoriásica, mas encontraram-na no estrato córneo de epiderme normal e identificaram o gene silenciador por PCR (RT-MSP) nas escamas psoriásicas.[27]

Galinova e cols. encontraram que a combinação de dois SNPS, IL10(rs1554286) e IL20(rs1518108) estava associada à redução do risco para psoríase e concluíram que tal resultado requer novos estudos para melhor caracterização.[28]

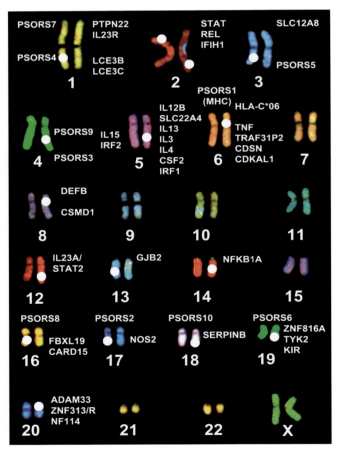

Figura 1 – Mapa de um cariótipo ilustrando os principais genes associados à psoríase envolvidos nas principais alterações inflamatórias observadas na doença: codificam elementos da barreira cutânea (LCE3B, LCE3C); imunidade inata (NFkB e IFN), vias de sinalização (TNFAIP3, TN1P1, NFKBIA, REL, TYK2, IFIH1, IL23RA, β defensina), resposta Th17 (IL12B, IL23) e apresentação de peptídeos (MHC, TNF, KIR). As respectivas funções de cada gene estão assinaladas nas Tabelas 1 e 2

GENES DE SUSCETIBILIDADE À PSORÍASE LIGADOS AO COMPLEXO PRINCIPAL DE HISTOCOMPATIBILIDADE

PSORS 1 – Os genes de suscetibilidade à psoríase relacionados ao MHC

Este sistema de genes polimórficos codifica moléculas conhecidas como antígenos leucocitários humanos (HLA, *Human Leukocyte Antigen*), com funções biológicas ligadas a defesa do organismo. No início, as moléculas do MHC eram referidas como antígenos de transplantação por terem sido descobertas no contexto dos transplantes (Figura 2).

O Complexo Principal de Histocompatibilidade constitui um conjunto de cerca de 200 genes que se localiza no braço curto do cromossomo 6, estendendo-se por mais de 4 mil kilobases (kB), com mais de 40 loci. É o maior complexo gênico do genoma humano e se caracteriza pela diversidade, polimorfismos e desequilíbrios de ligação.[29] Esta parte do genoma é denominada, na espécie humana, de sistema HLA, pois estes genes codificam antígenos de superfície de membrana. Os genes que codificam os aloantígenos HLA de classe I e II estão intimamente ligados entre si no braço curto do cromossomo 6,

Tabela 1
***Loci* de suscetibilidade à psoríase e genes candidatos**

Locus	Região	Genes candidatos / Função
PSORS1	6p21.3	(MHC) HLA-C*6, CDSN, HCR, HERV-K, HCG22, PSORS1C3, POU5F1, TCF19, CCHCR1, LMP, SEEK1, SPR1
PSORS2	17q25	RUNX1 RAPTOR SLC9A3R1 NAT9 TBCD
PSORS3	4q34	IRF-2
PSORS4	1q21	Loricrin Filagrin Pglyrp3, 4 Genes S100 dentro do complexo de diferenciação epidérmica
PSORS5	3q21	SLC12A8 Cistatina A Zn finger protein 148
PSORS6	19p13	JunB
PSORS7	1p	PTPN22 (1p13) IL-23R (1p32.1-31.2)
PSORS8	16q	CX3CL1, CX3R1 NOD2/CARD15
PSORS9	4q28-32	IL-15
PSORS10	18p11 5q31.1-33.1 9q33-34 6p22 19q34	IL-12B SLC22A4 SLC22A5 IL-13, IL-3, IL-4, IL-5, CSF2 e IRF1 CDKAL1 KIR2DS1, KIR2DL1, KIR2DL5
PSORS11	5q31-q33	612599 IL12B
PSORS12	20q13	612950 ZNF313/RNF114, ubiquitina ligase
PSORS13	6q21	614070 TRAF3IP2
IL28RA	1p36	Sub-unidade do receptor da IL-28
LCE3B/3C	1q21	Proteínas estruturais dos ceratinócitos
REL	2p16	Sub-unidade do NF-κB
IFIH1/MDA5	2q24	Receptor antiviral inato
ERAP1	5q15	Amino peptidase do processamento dos ligantes do MHCI
IL23A	12q13	Sub-unidade da IL-23
NFKBIA	14q13	Inibidor da ativação do NF-κB
NOS2	17q11	Sintetase do óxido nítrico
SERPINB8	11q21	Inibidor da protease sérica
TYK2	19p13	Tirosina quinase associada com receptores de citocinas da via de sinalização da IL-23 e INF
FBXL19	16p11	Provável inibidor da via do NF-κB

Adaptado de Capon e cols., 2002; Duffin e cols., 2009; Capon & Barker, 2012; Anbunathan & Bowcock, 2017[17-20]

Tabela 2
Loci de suscetibilidade à psoríase confirmados e replicados em grandes amostras nos estudos de associação por varredura genômica

Marcador (SNP)	Gene/*Locus*	Região cromossômica	Função biológica
rs7530511 rs11209026	IL23R	1p31.3	Receptor para a citocina pro-inflamatória IL-23, que dirige a expansão e a manutenção de linfócitos Th17
rs1800925	IL13	5q31.1	Produzida por linfócitos Th2 ativados, envolvida na diferenciação e maturação de linfócitos B e na diferenciação e maturação de linfócitos Th17
rs17728338	TNIP1	5q33.1	Proteína de interação com TNFAIP3, regula a atividade de NF-kb.
rs3212227 rs6887695	IL12B	5q33.3	Sub-unidade p40 de IL-12 e IL-23; IL-12 induz produção de IFN-γ pelos linfócitos Th1 e IL-23 dirige a expansão e a manutenção da resposta Th17
rs610604	TNFAIP3	6q23.3	Enzima induzida pela ubiquitina TNF-α, restringe a sinalização de NF-kB prevenindo a inflamação
rs2066808	STAT2/IL23A	12q13.2	Componente do fator de transcrição de multiproteína, transdução do sinal do IFN-α; IL-23 dirige a expansão e a manutenção da resposta Th17
rs7993214	COG6	13q13	Componente oligomérico 6 do complexo de Golgi
rs2066808-A	IL23A	12q13	Sub-unidade da IL-23. Associação com artrite psoriásica
rs7007032 rs10088247	CSMD1	8p23.2	Associação com tabagismo e psoríase; possível associação com psoríase pustulosa generalizada
rs607043	TRAF3IP2	6q21	Codifica proteína que interfere na sinalização de IL-17 e interage a transcrição Rel/NFκB
rs612451	ZNF313/RNF114	20q13 (PSORS12)	Codifica uma ubiquitina ligase que se expressa na pele
rs607114	ADAM33	20p13	Disintegrina e metaloprotease 33. Ligada a angiogênese e remodelamento, expressa em células mesenquimais
rs600716	PTPN22	1p13.2 (PSORS7)	Tirosina fosfatase que interfere na sinalização dos receptores dos linfocitos T
rs611259	CDKAL1	6p22	Codifica uma proteína homóloga a uma proteína quinase
rs604952 rs604936	KIR2DS1 KIR2DL1	19q13.4	Codificam receptores semelhantes a imunoglobulina que se unem a HLA-C e regulam a resposta das células NK
rs612616 rs612613	LCE3D/LCE3A, LCE3C_LCE3B_del	1q21 (PSORS4)	Codificam proteínas da ceratinização tardia
rs602215	DEFB4	8p23.1	Codifica a β-defensina humana
	IL15	4q31.2-q32.1 (PSORS9)	Codifica uma interleucina que interfere na ativação e proliferação dos linfócitos T
rs147680 rs605384	IL2, IL21	4q27	Codificam interleucinas que interferem na proliferação dos linfócitos T, na diferenciação dos Th17 e na proliferação ceratinocítica
rs607404	IL28RA	1p36.11	Codifica a subunidade alfa do receptor de IL-28
rs164910	REL	2p16.1	Codifica um oncogeno membro da família de fatores de transcrição Rel/NFκB
rs606951	IFIH1	2q24.2	Codifica uma helicase induzida por interferon. Receptor antiviral inato
rs606832	ERAP1	5q15	Codifica uma aminopeptidase do retículo endoplasmático; interfere no processamento de peptidios pelo MHC classe I
rs604495	NFKBIA	14q13.2	Codifica uma proteína que inativa NFκB

(continua)

Tabela 2 (continuação)
***Loci* de suscetibilidade à psoríase confirmados e replicados em grandes amostras nos estudos de associação por varredura genômica**

Marcador (SNP)	Gene/*Locus*	Região cromossômica	Função biológica
rs176941	TYK2	19p13.2	Codifica uma tirosinoquinase que interfere na via de sinalização da IL-23 e do interferon I
rs604147	PTTG1	5q33.3	Interfere na proliferação e na transformação celular
rs121011	GJB2	13q12.11	Conexina 26 (ceratodermias)
rs601697	SERPINB8	18q22.1	Inibidor da protease 8
	ZNF816A	19q13.41	Codifica uma proteína com zinco (interfere no reconhecimento de RNA e outras proteínas) da mesma classe que o produto de ZNF313
rs163730	NOS2	17q11.2	Sintetase do óxido nítrico
rs609085	FBXL19	16p11.2	Ubiquitina ligase provável inibidora da via do NFκB
rs602855	PSMA6 (?)	14q13.2	Subunidade do proteasoma (regula inflamação através do NFκB)
rs607211	CARD14	17q25.3-qter	Ativação de NFκB; intervém na apoptose

Adaptado de Capon & Barker, 2012; Li e cols., 2009; Bergboer e cols., 2012; Anbunathan & Bowcock, 2017[16,18-20]

podendo ser subdivididos em três regiões: classe I, II e III (Figura 3).

O PSORS1 é o maior determinante genético para a psoríase, responsável por 50% da herdabilidade da doença,[30] localizado dentro do MHC na região de classe I, na posição 6p21.3.[31] A região contém ao menos dez genes com forte associação entre seus polimorfismos e psoríase. O principal é o HLA-C (variante associada C*06).[32] Uma análise recente de sequência de DNA genômico sugere fortemente que o HLA-C*06 é o alelo responsável no PSORS1.[33]

O CCHCR1 codifica uma proteína de função desconhecida que está muito expressa no tecido psoriásico e os estudos mostram que haplótipos intragênicos específicos, em várias populações, estão envolvidos na diferenciação terminal dos ceratinócitos. O CDSN codifica uma proteína estrutural do ceratinócito, envolvida no processo de descamação, que está tipicamente alterado na psoríase, e associações entre seus polimorfismos com a doença foram descritas em várias populações europeias e asiáticas.[34]

1. Genes do HLA classe I e II

O HLA-C*06, e outros alelos que estão em desequilíbrio de ligação, são importantes na patogênese da doença. O HLA-C apresenta antígenos aos linfócitos T CD8+, que estão em número aumentado na lesão psoriásica. Todos os estudos identificaram este segmento genético como o locus mais associado à psoríase, no genoma humano.[35]

Outros genes candidatos próximos da região MHC classe I têm sido investigados: HLA-B, PSORS1C3, OTF3, HCR, SPR1, SEEK1, CDSN, TCF19, HCG22, HCG27 e TNF-α.[33] Genes cujos produtos têm participação na patogênese da psoríase, como o fator de necrose tumoral-alfa (TNF-α) e beta (TNF-β)[36] podem estar em desequilíbrio de ligação com o HLA-C. O CDSN (variante alelo 5) codifica corneodesmosina, uma proteína expressa somente nas camadas granulosa e córnea da epiderme, que está aumentada na psoríase.[37]

Henseler e Christophers, em 1985, analisando a idade de aparecimento da doença em um grupo de mais de dois mil pacientes, descreveram dois tipos de psoríase, baseado na idade de aparecimento, hereditariedade e curso clínico:

- Tipo I: surge por volta de 16 anos nas mulheres e 22 anos nos homens, maior tendência a curso irregular e à generalização e associado ao alelo HLA C*06 em 85,3% dos casos;
- Tipo II: surge por volta de 60 anos nas mulheres e 57 anos nos homens, relacionado com HLA C*06 em 14,7% dos casos.[38]

Diferentes formas clínicas de psoríase apresentam particularidades genéticas. Formas pustulosas palmoplantares não se associam ao locus PSORS1, bem como a psoríase de surgimento tardio, após 40 anos. A psoríase gutata associada a infecções estreptocócicas de vias aéreas tem alta associação com HLA-C*06, chegando a 100% em alguns trabalhos.[39] Evidências mostram que ocorre reação cruza-

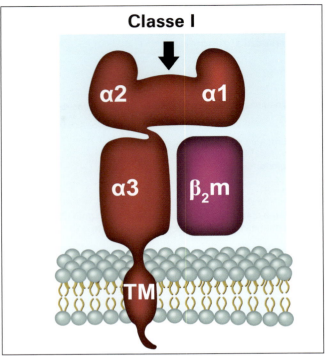

Figura 2A – As moléculas de classe I são formadas por duas cadeias polipeptídicas ligadas de forma não covalente, uma de 46 kDa e a outra de 12 kDa. A cadeia pesada é composta pelos domínios extracelulares α1, α2 e α3. As moléculas de classe I ligam-se preferencialmente a peptídeos de origem citosólica (peptídeos virais, tumorais ou próprios). O complexo HLA-peptídeo é estável e pode ser transportado até a membrana plasmática para apresentação

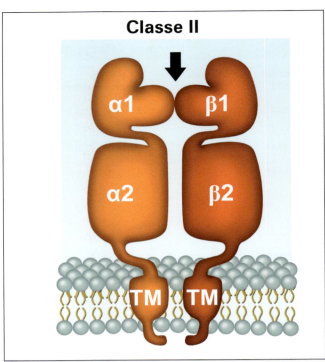

Figura 2C – As moléculas de classe II são formadas pela união não covalente de duas cadeias polimórficas, uma cadeia α de 35 kDa e uma cadeia β de 27 kDa, expressas apenas em células apresentadoras de antígenos (APC, *Antigen Presenting Cells*), como por exemplo linfócitos B, macrófagos, células dendríticas e células do epitélio tímico

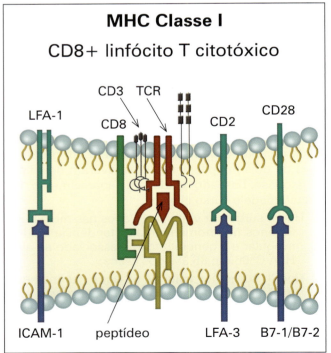

Figura 2B – A função biológica das moléculas do MHC é a apresentação de antígenos processados no interior das células apresentadoras de antígenos (APCs) a linfócitos T auxiliares (Th de T helper) CD4+ ou citotóxicos (Tc) CD8+. As APCs apresentam peptídeos provenientes da via endocítica de processamento, ou seja, peptídeos resultantes da degradação proteolítica de antígenos ou organelas celulares velhas no citoplasma, através de suas moléculas de classe I para os linfócitos T CD8+. Este é o mecanismo de apresentação de antígenos virais

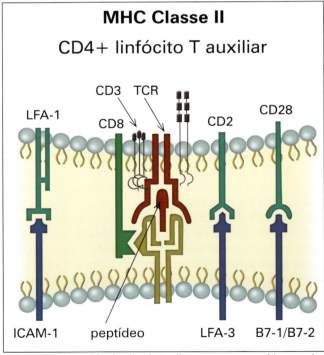

Figura 2D – As moléculas de classe II apresentam peptídeos maiores, provenientes da via exógena, resultantes da degradação proteolítica de organismos fagocitados e degradados em compartimentos celulares específicos para linfócitos T CD4+. Esta é a via preferencial para apresentação de antígenos bacterianos. É possível haver apresentação cruzada. A configuração da fenda depende de seu tamanho, formato e carga e é ditada basicamente pela sequência de aminoácidos que a compõem. Isso determina os peptídeos que podem se ligar e sofrer apresentação

da entre os antígenos do estreptococo e elementos da epiderme que se ligam preferencialmente à fenda de ligação de antígeno HLA-C*06.[40]

A associação é mais intensa com alelos HLA de classe I, embora haja descrição da contribuição dos alelos de classe II, como HLA-DRB1*07:01 e -DRB1*14:01, em pacientes taiwaneses[41] e -DRB1*01:02 e -DRB3*02, em pacientes brasileiros, além de uma associação negativa com -DRB4*01 e -DRB1*13:02. Os haplótipos que revelaram associação com a doença foram HLA-DRB1*01:02/DQB1*05 e HLA- DRB1*0701/DQB1*03 e associação negativa com HLA-DRB4*01 e -DRB1*13:02.[42]

Uma revisão sobre os alelos HLA encontrados em diversas populações mostra que os alelos mais reportados, independente da população estudada, foram HLA-C*06:02 e -DRB1*07:01.[43] Um trabalho brasileiro da década de 90 encontrou frequência aumentada com significância estatística dos antígenos HLA-A1, -A2, -B13, -B35, -B57, -Cw6, -Cw7, -DR7 e -DQ5, associados à doença de início precoce.[44] Posteriormente, com técnicas moleculares, os resultados apontaram risco maior para a doença de surgimento até 40 anos para os haplótipos HLA-B*13 C*06, HLA-B*57 C*06 e HLA-B*39 C*12.[45] Outro estudo com 31 crianças brasileiras com psoríase, para caracterização da evolução da doença ao longo de dez anos, constatou doença localizada e remissão, associados aos alelos HLA-B*13, -B*39, -B*55, -C*06 e -C*12, enquanto a evolução desfavorável foi relacionada ao alelo -B*37.[46]

2. Genes do HLA-G

A molécula de HLA-G interage com receptores inibidores presentes na superfície de células imunocompetentes e sua função principal é tolerância imunológica. Expressa-se em situações especiais como tecido fetal e neoplásico. Estudos evidenciaram a expressão da molécula HLA-G em pacientes com psoríase. Aracting e cols. (2001) demonstraram a presença de RNAs mensageiros para HLA-G1 e HLA-G5 em amostras de lesões de pacientes com psoríase.[47] O controle da expressão do gene de HLA-G não está esclarecido e os polimorfismos da região promotora, assim como os polimorfismos da região 3' não transcrita (3'UTR), influenciam a expressão do gene HLA-G, conferindo-lhe um padrão de expressão único dentre os demais genes do MHC.[48,49] O papel do HLA-G na psoríase ainda não é conhecido.

A região 3'UTR do gene de HLA-G possui polimorfismos (Figura 4), como o caracterizado pela inserção ou deleção de 14 pares de bases (bp) no éxon oito, que influencia a edição e a estabilidade das moléculas de RNA mensageiro. A presença dos 14bp foi associada à diminuição da taxa de transcritos de HLA-G.[50,51] Estas alterações de deleção/inserção de sequências de pares de bases já foram associadas a várias doenças, incluindo um estudo em psoríase na população brasileira.[52]

3. Genes ligados ao TNF-α

O TNF-α é codificado por um gene localizado no braço curto do cromossomo 6, em sequência com o gene da linfotoxina-α (LT) na região de classe III do MHC (Figura 5).[1] O locus do TNF-α possui 12 kb de comprimento com várias áreas polimórficas, incluindo seis microssatélites (STR, *Short Tandem Repeats*), chamados TNFa, b, c, d, e e f, e várias regiões promotoras de decodificação. A possível associação do polimorfismo dos genes do HLA de classe I com os microssatélites marcadores no locus do TNF-α tem sido examinada em diferentes populações e os resultados mostram desequilíbrio de ligação entre certos alelos destes microssatélites e os loci HLA classe I e classe II.[53] Substituições únicas de nucleotídeos (SNPs) têm sido identificadas na região do TNF-α, sendo relevantes as localizadas nas posições -238 e -308, na região promotora do gene, relacionadas à suscetibilidade a diversas doenças. Nessas posições é comum a presença de guanina (G) e, em alguns alelos, esta posição é substituída pela adenina (A).[54]

A associação dos alelos HLA classe I e polimorfismos dos microssatélites do TNF-α como fator de risco para a psoríase foi estudada em brasileiros. O haplótipo TNFa2 b1 c2 d4 e1 mostrou frequência diminuída nos pacientes com psoríase. Na psoríase

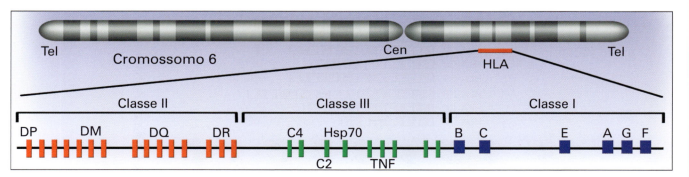

Figura 3 – Mapa simplificado da região HLA: Tel = região telomérica do gene; Cen = centrômero; C4, C2 = genes do sistema complemento; Hsp70 = genes da proteína do choque térmico

de surgimento após 40 anos, encontrou-se frequência aumentada do TNFa11 b4 c1 d3 e3.[47] Foi possível identificar um haplótipo estendido relacionando HLA e microssatélites do TNF-α: HLA B*57 Cw*06 TNFa2b5c2d4e3 (AH57.1), em pacientes com início da doença antes dos 40 anos e com tendência a evolução clínica desfavorável.[55]

Os polimorfismos da região promotora do gene TNF-α com transições G/A na posição -308 e -238 são mais comuns na população caucasiana. Reich e cols. observaram, *in vitro*, que a presença do alelo -238*A estava associada com aumento da produção de TNF-α em pacientes com psoríase de início antes de 40 anos.[56] Polimorfismos na região promotora de TNF-α afeta a produção desta citocina.[57]

É descrita associação entre polimorfismo na posição -238 com psoríase e artrite psoriásica em alguns estudos, embora haja controvérsias.[58-61] Já não se encontraram associações entre polimorfismos na região -238 e -308 nas populações japonesa e coreana.[62,63]

Uma revisão concluiu que existe risco significativamente aumentado para o genótipo -238 G/A e A/A para o desenvolvimento de psoríase, enquanto o genótipo -308 G/A e A/A está relacionado a risco diminuído.[64]

Em estudo com pacientes brasileiros, ao se comparar frequência de alelos, genótipos e haplótipos da região promotora do TNF-α -238 e -308, não se encontrou diferença com significância estatística. Este estudo apontou alta frequência do genótipo TNF-α -238 G/G em pacientes com psoríase de início antes de 40 anos, e houve frequência maior do alelo -238*A e do genótipo -238 G/A no grupo de doença mais leve. Estes dados não correspondem ao descrito para a população caucasiana o que pode ser atribuído à heterogeneidade genética.[65]

Informações sobre estes polimorfismos podem ser úteis, por exemplo, na indicação de terapia biológica com inibidores do TNF-α, que é eficaz na artrite reumatoide, mas 30 a 40% dos pacientes não tem boa resposta ao tratamento. Vários trabalhos com pacientes em tratamento com terapia anti-TNF, com artrite psoriásica, artrite reumatoide e espondilite anquilosante, concluíram que os pacientes com genótipo TNF-α -308 G/G apresentaram melhor resposta ao tratamento do que os genótipos A/A e A/G.[66-69]

GENES DE SUSCETIBILIDADE À PSORÍASE NÃO LIGADOS AO COMPLEXO PRINCIPAL DE HISTOCOMPATIBILIDADE

Vários fatores devem ser considerados na interpretação do papel dos genes do MHC e dos alelos HLA que expressam:

- os alelos implicados estão em desequilíbrio de ligação, isto é, são transmitidos juntos mais frequentemente do que as possibilidades estatísticas esperadas, na população de psoriásicos em relação à população geral;
- para cada indivíduo com psoríase que carrega determinado alelo suspeito de marcador HLA, há

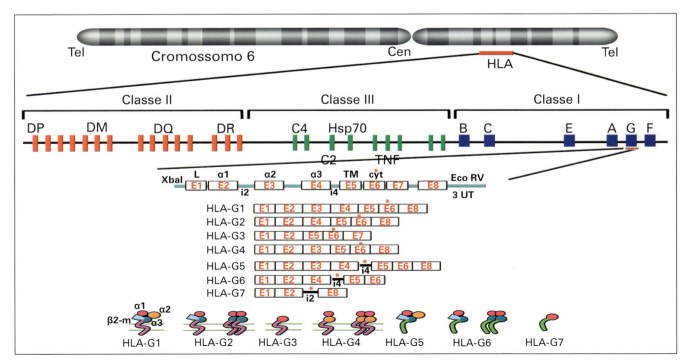

Figura 4 – Mapa simplificado da região do HLA-G

dez indivíduos com o mesmo alelo sem história da doença, por exemplo o HLA-Cw*06;
- há poucas publicações sobre famílias afetadas e há exemplos de alelos provenientes do genitor não afetado.[70]

Apenas 10% dos indivíduos que possuem HLA-C*06 desenvolvem psoríase. O PSORS1 é responsável por cerca de 50% do risco de desenvolver a doença, o que significa que outros genes estão implicados.[70]

Foram identificados vários loci de suscetibilidade à psoríase fora da região MHC. Muitos estudos com genes não-MHC estão em andamento, como dos genes das interleucinas, receptor da vitamina D, apolipoproteína E, fator de crescimento do endotélio, receptor de quimoquina CX3CR1 e enzima CYP1A1. A seguir, são apresentados os principais genes associados.

PSORS 2

Localizado no cromossomo 17q, está relacionado com variação na expressão genética dos genes SLC9A3R1, NAT9 e/ou RAPTOR, além do polimorfismo que causa perda da ligação com o fator de transcrição RUNX1.[17]

PSORS 3

Localizado no cromossomo 4q, este gene foi identificado em dois estudos de famílias do final da década de 90, codifica IRF2 (*Interferon Regulatory Factor 2*), que está envolvido na imunidade inata.[17]

PSORS 4 – Genes da β-defensina e do envelope córneo

Os estudos de varredura genômica detectaram dois segmentos importantes relativos à defesa epidérmica associados à suscetibilidade à psoríase, altamente expressos na placa psoriásica: DEFB (que codifica a β-defensina humana-2 ou *human beta-defensin-2*) no cromossomo 8p23.1 79,83 e LCE3B/3C (que codifica as proteínas do envelope córneo 3B e 3C ou *late cornified envelope proteins 3B and 3C*) no cromossomo 1q21.3, o PSORS 4.[71-76]

A β-defensina é conhecida desde os anos 90 como o "peptídeo antibiótico" da pele humana. A hBD-2 (*human beta-defensin-2*) é um peptídeo de ação antimicrobiana presente na placa psoriásica produzido pelas células epiteliais e tem ação contra bactérias Gram-negativas e *Candida sp*. Sua produção é estimulada, *in vitro*, pelo contato com bactérias, TNF-α ou IL-1. O gene e a proteína são localmente expressos nos ceratinócitos da pele inflamada da psoríase ou do epitélio pulmonar da fibrose cística.[77]

Hollox e cols. analisaram os polimorfismos da β-defensina em pacientes da Alemanha e encontraram associação de alto número de cópias genômicas destes genes e psoríase.[78] Foi encontrado nível sérico alto de hBD-2 fortemente correlacionado com atividade da doença e pode ser considerado marcador de atividade.[79]

Os ceratinócitos epidérmicos formam um envelope córneo abaixo da membrana plasmática durante os estágios tardios da corneificação. Este envelope se estabiliza pela ligação cruzada de várias poteínas precursoras, incluindo a involucrina e a loricrina. Na psoríase e expressão de proteínas precursoras é alterada, sendo que a expressão de involucrina está aumentada e da loricrina diminuída. O envelope córneo se forma nas porções mais profundas da epiderme, aumentando de espessura e densidade conforme a maturação. Na psoríase, a formação do envelope córneo começa precocemente e mantém a involucrina mesmo nos estágios mais tardios de corneificação, ao contrário da pele normal.[80]

De Cid e cols. identificaram, em um estudo de varredura genômica, a deleção de genes em LCE3B e LEC3C, membros da família do gene cluster do envelope córneo. Esta deleção foi significantemente

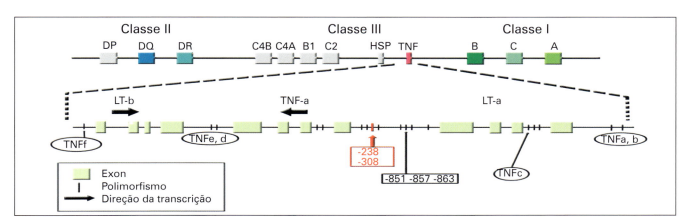

Figura 5 – Mapa simplificado dos genes do TNF-α

associada com risco para psoríase em uma amostra de 2.831 pacientes psoriásicos da Espanha, Holanda, Itália e EUA. A expressão do LCE pode ser induzida na epiderme normal pela injúria à barreira epidérmica e está presente nas lesões psoriásicas, sugerindo que a alteração da barreira epidérmica tem um papel na suscetibilidade à psoríase.[74] A homozigose para a deleção LCE3c_LCE3B-del contribui para o risco de desenvolver psoríase em placa sem artrite.[81]

Foi encontrada associação entre essa deleção do gene do LCE e artrite reumatoide, mostrando efeito pleiotrópico de um fator de risco genético comum a duas doenças autoimunes,[82] mas não com artrite psoriásica corroborando a hipótese de que haja sobreposição, mas não fatores causais idênticos entre as duas doenças.[83]

PSORS 5

O gene SCL12A8 (*Solute Carrier Family* 12, *member* 8), na posição cromossômica 3q.21, foi implicado em alguns estudos. O produto deste gene compartilha aminoácidos homólogos à de uma família grande de transportadores de cátion cloro, de função pouco esclarecida envolvida na diferenciação epidérmica.[84]

PSORS 6

Localizado no cromossomo 19p13, foi identificado em vários estudos de famílias através de varredura genômica. Este locus não contém um gene conhecido, mas, nas suas proximidades, um gene chamado mucina 16 (MUC16) foi encontrado, expressando na psoríase. O produto deste gene foi demonstrado em células epidérmicas por imunohistoquímica. Este locus pode conter elementos regulatórios ainda não conhecidos que influenciam outros genes desta região. A associação foi estatisticamente significativa em pacientes com HLA-C*06, sugerindo interação entre os dois genes.[85]

PSORS 7

Localizado no cromossomo 1p, é a região em que se localizam o PTPN22, gene relacionado a várias doenças auto-imunes, e o IL23R, gene responsável pela codificação do receptor da IL-23. Estes segmentos gênicos foram encontrados nos estudos mais recentes de varredura genômica em associação com psoríase e artrite psoriásica.[86]

O PTPN22 é um dos genes não-HLA relacionado a outras doenças autoimunes, como artrite reumatoide, diabetes mellitus tipo I e lúpus eritematoso sistêmico. É o marcador identificado como polimorfismo sem-sentido R620W (rs2476601) no gene da proteína tirosina-fosfatase, no cromossomo 1p13. O gene PTPN22 (*Protein Tyrosine Phosphatase, Non-receptor type* 22) codifica o resíduo aminoácido 807 da proteína tirosinase-fosfatase, chamado Lyp, que é exclusivamente expresso em células da linhagem hematopoiética. Esta molécula inibe o sinal de transdução do receptor de linfócitos T. Foi identificado, por estudos genômicos, que polimorfismos deste gene estão associados também à psoríase e artrite psoriásica.[86]

Um estudo britânico com pacientes de psoríase tipo I investigou 13 SNPs do gene PTPN22 e mostrou evidência de associação com dois SNPs (rs1217414 e rs3789604) e ausência de ligação com a variante R620W previamente associada a várias doenças inflamatórias.[87]

Este e outros estudos com grande número de pacientes, como o de Li e cols., apontaram o PTPN22 como um verdadeiro fator de risco genético para psoríase.[88] Por outro lado, estudo com a população homogênea de Creta não mostrou associação com o alelo T/G do SNP 1858T do gene PTPN22.[89] O papel destes genes precisa ser ainda compreendido na patogênese da doença e nas diversas populações.

PSORS 8

A posição (16q12-q13) contém um gene conhecidamente associado à doença de Crohn, o CARD15, mais prevalente entre pacientes com psoríase do que em indivíduos normais.[17]

No início desta década, dois grupos publicaram a identificação do gene NOD2 (*Nucleotide-binding Oligomerization Domain containing* 2), também chamado CARD15 (*Caspase Recruitment Domain family member* 15) como o primeiro gene de suscetibilidade à doença de Crohn, sendo que três mutações foram associadas. O risco para desenvolver a doença foi calculado em duas vezes para os heterozigotos para estas mutações e aproximadamente 20 vezes para os homozigotos.[89]

O gene NOD2/CARD15 age como um receptor intracelular de monócitos para componentes bacterianos ativadores do NFkappa-B e ativa a resposta inflamatória. As mutações independentes que foram associadas à doença de Crohn são: Arg702Trp, Gly908Arg e 3020insC. Esta última resulta em uma proteína que leva à estimulação alterada de NFkappa-B após a ativação bacteriana.[90]

Borgiani e cols. estudaram, na população italiana de pacientes psoriásicos, três SNPs do CARD15 e não encontraram associação.[91] Um trabalho canadense analisou três variantes de CARD15 (R702W, leu1007fsinsC e G908R) em pacientes com artrite psoriásica e concluiu que CARD15 confere suscetibilidade à artrite psoriásica independentemente da presença o HLA-C*06:02 e pode representar um gene de efeito pleiotrópico.[92] Os grupos italiano,[93] britânico[94] e alemão,[95] em várias casuísticas, reportaram ausência de associação com estas variantes na artrite psoriásica e psoríase tipo I. Pacientes ingleses e americanos com artrite psoriásica foram estudados, a mutação G908R foi fracamente associada e as outras variantes não mostraram associação com psoríase ou artrite.[96]

A participação do CARD15 como fator de risco genético para psoríase ainda é controversa nas diversas populações.

PSORS 9

Localizado na posição 4q.28-32, foi identificado em populações de chineses Han e depois em outras caucasianas com menor força de associação. Uma meta-análise confirmou que apenas PSORS 1 e 9 têm forte evidência de ligação com psoríase, mas os segmentos implicados deste gene não são completamente esclarecidos. O gene em questão é relacionado com a codificação da IL-15.[18]

MEDIADORES INFLAMATÓRIOS – Genes das citocinas

Em 2006, um grupo multicêntrico chamado *Collaborative Association Study of Psoriasis* (CASP) foi instituído, com o objetivo de obter um escaneamento do genoma associado à psoríase e testaram 438.670 SNPs por *microarrays*. Foi encontrada associação com três regiões já conhecidas: HLA-C, que é o mais forte sinal genético, IL-12B, no cromossomo 5q, e IL23R, no cromossomo 1q.[33,72,97]

Há produção anormal de mediadores inflamatórios na psoríase, seguindo modelo de resposta imune Th1, além da participação de linfócitos T produtores de IL-17 conhecidos como Th17.[98]

O cromossomo 5, principalmente na região 5q31, é de difícil análise genética devido à extensa correlação entre marcadores à grande quantidade de genes candidatos à suscetibilidade à psoríase, como os genes de várias interleucinas (IL-3, IL-4, IL-5 e IL-13), gene do fator regulatório de interferon-1 (IRF-1), do fator estimulador de colônia-2 (CSF-2) e do fator de transcrição de linfócitos T-7 (TCF-7).[72,99]

Posteriormente, foram estudadas mais 18 regiões genéticas e sete delas mostraram forte associação com o desenvolvimento da psoríase. A IL-23A codifica a subunidade p19 da IL-23. O gene IL-23R codifica um componente do receptor de IL-23. O gene IL-12B codifica p40, um componente comum à IL-12 e IL-23. A IL-12, que estimula os linfócitos Th1, enquanto IL-23 estimula a expansão de linfócitos da resposta Th17.[99]

Foram também identificados os genes IL-4 e IL-13, relacionados à resposta Th2. Defeitos genéticos nesta região podem alterar o balanço Th1/Th2 para favorecer Th1, que prevalece na psoríase. Perto ou dentro do gene da IL-13 no cromossomo 5q31, três SNPs (rs1800925, rs20541 e s848) foram identificados como fatores de risco genético. A IL-13 é uma citocina regulatória produzida por linfóctios T ativados Th2, tem atividade biológica parecida com IL-4, efeito inibitório na produção de IL-17 e na diferenciação da resposta Th17.[99]

A IL-22 tem sido implicada na patogênese da psoríase. É sintetizada por diferentes tipos celulares, incluindo linfócito T e células NK, relacionando as células inflamatórias com os ceratinócitos. Superexpressão de IL-22 nas placas de psoríase e elevadas concentrações de IL-22 foram observadas no plasma de pacientes, correlacionadas com a gravidade da doença.[100] A IL-22 também participa da ativação do STAT3 nos ceratinócitos, outro gene envolvido na patogênese da psoríase. Há poucos estudos, mas não se encontrou associação de psoríase em placa com polimorfismos dos genes da IL-22.[101]

VIAS DE SINALIZAÇÃO DO SISTEMA IMUNOLÓGICO - TNFAIP3, TNIP1

Os genes sinalizadores TNFAIP3 (proteína 3 induzida pelo TNF-α) e TNIP1 (proteína 1 de interação com TNFAIP3) estão envolvidos na regulação da sinalização do TNF-α. Os produtos destes genes juntos funcionam como quebra na resposta imune desencadeada pelo TNF-α e pelos receptores *toll-like*, que reconhecem agentes microbianos pela resposta imune inata.[72] Os genes TNFAIP3 e TNIP1 inibem o TNF-α e regulam a sinalização do NF-kappaB (*Nuclear Factor of kappa light polypeptide gene enhancer in B-cells* 1).[102] A pele dos pacientes psoriásicos exibe intensa ativação do fator de transcrição NF-kappaB, principalmente nos macrófagos da derme, e a sinalização do NF-kappaB é importante para indução de várias citocinas. A regulação negativa das vias de sinalização inflamatória do eixo NF-kappaB pode ficar prejudicada pelas variantes genéticas de TNFAIP3 e TNIP1.[103]

Diferentes variantes genéticas próximas do TNFAIP3 têm sido associadas à artrite reumatoide[104] e ao lúpus sistêmico[105] e é importante salientar que TNFAIP3 influencia o risco de doença coronariana em ratos, considerando a associação de infarto do miocárdio e psoríase.

O gene TNFAIP3 também codifica o A20, uma proteína indutora de TNF-α que limita a resposta imune mediada pelo NF-kB. Um estudo demonstrou associação de dois SNPs (rs2230926 e rs610604) deste gene com melhor resposta aos anti-TNFs.[106]

STAT

Foi recentemente documentado que uma variante do gene STAT4 (*Signal Transducer and Activator of Transcription* 4 ou transdutor de sinalização e ativador de transcrição 4), localizado no cromossomo 2q33, expresso em vários tipos celulares em sítios de inflamação, é associada com risco aumentado de diversas doenças autoimunes complexas, como lúpus eritematoso sistêmico, artrite reumatoide, doença de Sjögren, diabetes *mellitus* tipo I e granulomatose de Wegener. Entretanto, a exata consequência funcional deste polimorfismo ainda não foi investigada.[21]

As proteínas STAT são uma família de fatores citosólicos de transcrição latentes, incluindo STAT1, STAT2, STAT3, STAT4, STAT5a, STAT5b e STAT6. São ativados em resposta a várias citocinas, fatores de crescimento e hormônios e, após a ligação destes elementos a seus receptores, estas proteínas podem ser fosforiladas para se ativarem na forma de resíduos de tirosina ou serina. O STAT4 é um sinalizador de diversas citocinas importantes como IL-12, IL-23 e IFN-γ.[107]

Na psoríase, os linfócitos T do infiltrado dérmico têm resposta aumentada e prolongada ao IFN-γ, com STAT4 ativado em alta proporção, comparado com pele normal de indivíduos sem psoríase.

Um trabalho com população grega avaliou polimorfismos do STAT4 (rs7574865). Observou-se que genótipos G/T ou T/T eram mais comuns nos pacientes psoriásicos (42,4% contra 34,1%) e que os pacientes possuíam o alelo T em maior frequência, apontando uma relação com a mutação neste SNP e psoríase.[107]

O gene STAT2 está em desequilíbrio de ligação com numerosos SNPs de outros genes, incluindo o da subunidade p19 de IL23A, e, por isso, infere-se papel importante na relação com autoimunidade. É fator de transcrição que participa da transdução do IFN-γ, enquanto seu gene vizinho IL23A é componente das vias de sinalização da IL-23, e estão superexpressos na lesão psoriásica.[21]

Foi descrita, nos anos 90, a família Janus kinase (JAK1, 2, 3 e TYk2), estruturas semelhantes com sete domínios homólogos, sendo o domínio C-terminal JH1 o de maior poder catalítico, ao lado de domínios inativos. A interação entre estes domínios pode levar a alterações de sinalização. Estas quinases estão envolvidas em doenças mieloproliferativas e outras neoplasias. O complexo JAK/STAT é uma grande cascata de regulação de citocinas e receptores de fatores de crescimento, tem importância em doenças autoimunes e são alvo de estratégia terapêutica na psoríase.[108]

ADAM33

O gene ADAM33 (*A-Desintegrin And Metalloproteinase* 33), localizado no cromossomo 20p13, foi relacionado à suscetibilidade para asma. Já foi reportada associação com psoríase em franceses e americanos. Um estudo com chineses Ham estudou três polimorfismos, T1, T2 e V4 em 106 pacientes e observou diminuição da frequência dos genótipos CG e GG do ADAM33 rs2787094, em pacientes com psoríase.[109]

Um trabalho francês investigou a associação de nove SNPs do ADAM 15 e o SNP rs512625 foi o mais associado à psoríase. O SNP rs628977 foi significantemente associado à psoríase de início precoce, independente do PSORS1. O ADAM33 parece ter efeito pleiotrópico na asma e na psoríase, corroborando a teoria de genes de suscetibilidade comuns a doenças autoimunes[110] (Figura 6). O estudo de varredura genômica de Li e cols. encontrou significância estatística para outro SNP do ADAM33 (rs597980).[88]

CDKAL1

O gene da subunidade regulatória associada à proteína 1 CDKAL1 (*CDK5 regulatory subunit associated protein 1-like 1*) está localizado no cromossomo 6. Já foi associado à doença de Crohn e diabetes tipo II. Quaranta e cols. validaram a associação do SNP rs6908425 com psoríase. Os estudos de expressão gênica mostram que os transcritos de CDKAL1 estão ausentes nos ceratinócitos, mas abundantes nas células do sistema imune, especialmente nos linfócitos CD4+ e CD19+.[111] O estudo de Li e cols. também evidenciou a importância do gene CDKAL1, demonstrando a associação da doença com SNP rs6908425.[88]

KIR

As células NK expressam marcadores -CD16, -CD56 e uma variedade de receptores NKp46,

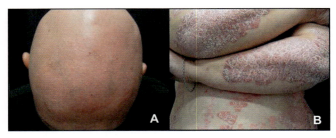

Figura 6: Um paciente com psoríase vulgar, alopecia areata e hipotiroidismo e sua mãe com psoríase vulgar, artrite psoriásica e hipotiroidismo. A associação de diferentes doenças autoimunes na família deve ser associada a genes predisponentes, compartilhados por várias manifestações clínicas (acervo Disciplina de Dermatologia/DCM/FCM/Unicamp)

NKp44, NKp30, da família das lectinas e receptores Killer da superfamília das imunoglobulinas (KIR).[112] Estes compreendem uma linhagem de receptores que se expressam nas células NK clássicas e subpopulações de linfócitos T.

A organização gênica KIR abrange um grupo compacto de genes localizados no cromossomo 19 (19q13.4) na região chamada cluster de receptores de leucócitos. A família dos genes KIR constitui-se de 15 genes identificados e dois pseudogenes.[113]

Os haplótipos KIR formam dois grupos, caracterizados pela dominância de genes que codificam receptores inibidores e ativadores. A extrema variação nos haplótipos KIR pode representar o ponto chave na resposta imune inata e, por isso, são estudados em diferentes grupos étnicos.[113]

Os mais conhecidos ligantes para os receptores ativadores e inibidores expressos pelas células NK são as moléculas HLA classe I. As combinações dos genes HLA/KIR foram associadas a diversas doenças, particularmente à artrite psoriásica,[114] artrite reumátoide, diabetes mellitus tipo I, neoplasia do colo uterino e infecção pelo HIV. Os mais estudados receptores KIR de ativação são KIR2DS e KIR3DS e os receptores KIR de inibição são KIR2DL e KIR3DL. As variantes KIR2DL1e KIR2DS1 podem reconhecer o HLA-C.[115]

Na população japonesa e polonesa, foram estudados genes KIR em pacientes com psoríase vulgar e os genes KIR2DS1 e KIR2DL5 estavam significantemente aumentados neste grupo.[116-118] Um trabalho brasileiro fez a tipificação de 15 genes KIR e alelos HLA-C e não observou frequência maior do gene ativador KIR2DS1. Entretanto, uma relação entre KIR2DS1 com HLA-C*06:02 foi encontrada em 26,5% dos casos. Estes resultados sugerem que o gene ativador de receptores KIR tem relação com o marcador maior de suscetibilidade HLA-C*06.[119]

INTERAÇÃO GENE-GENE, GENE-AMBIENTE E EXPRESSÃO GÊNICA

A interação entre genes pode ser a explicação para a ausência de herdabilidade em pacientes com genes predisponentes, mas são de difícil demonstração. Um estudo recente evidenciou a interação entre os loci HLA-C e ERAP1 (*Endoplasmic Reticulum Amino-Peptidase* 1). Concluiu-se que variantes do ERAP1 só conferem suscetibilidade em indivíduos com HLA-C. ERAP1 tem um papel importante no processamento do peptídeo MHC classe I e foi implicado na suscetibilidade a outras doenças como espondilite anquilosante e HLA-B27. Uma deleção

nos genes do envelope córneo (LCE3C_LCE3B-del) foi demonstrada em pacientes alemães, mas não em espanhois, italianos e americanos.[120]

A interação entre genes também foi estudada em uma grande população de chineses Ham. A interação entre locus MHC, LCE3 e IL-12B foi analisada por regressão logística em 6.206 casos e 7.536 controles. O risco aumenta 26 vezes em indivíduos com ambos os alelos de risco nos locus MHC e LCE, e aumenta 36 vezes nos indivíduos que têm os alelos MHC e IL-12B de suscetibilidade, comparado com aqueles que não têm os alelos de risco.[121]

Associado ao fator genético, o ambiente influencia a suscetibilidade à psoríase e artrite psoriásica. Os principais fatores de risco incluem infecções, como faringite estreptocóccica e psoríase gutata, HIV, trauma, tabagismo, estresse e obesidade. Por exemplo, com relação ao tabagismo, a relação é dose-dependente e o tempo de surgir artrite psoriásica pode ser influenciado por este fator. Estudos mostram que polimorfismos do gene da IL-13 estão envolvidos neste fenômeno. Os alelos rs1800925*T, rs20541*A e rs848*A estão associados à proteção contra artrite psoriásica em psoriásicos tabagistas, mas nenhuma associação foi encontrada em pacientes com psoríase sem artrite.[122,123]

A expressão gênica também pode ser controlada por microRNAs (miRNAs), pequenos segmentos de RNA com cerca de 22 nucleotídeos. Recentemente, vários polimorfismos em elementos regulatórios relativos aos miRNAs foram identificados através de técnica de sequenciamento.[124] Já foram descritos mais de 678 miRNAs humanos que estão listados em um banco de dados (miRBase) e outros milhares ainda devem ser identificados. Orientam a indução de silenciamento dos RNAs para alvos específicos dentro do RNA mensageiro, induzindo repressão translacional ou clivagem. Foram implicados em variados processos biológicos como secreção da insulina, resposta imune, carcinogênese e doenças cardiovasculares.[125]

A primeira demonstração de que a pele psoriásica tem expressão de miRNA específico, quando comparada com pele normal ou outras doenças inflamatórias, foi documentada em 2007. Foram identificados miRNAs derivados de leucócito e um exclusivo de ceratinócitos, o miR-203, com alta expressão nas lesões psoriásicas.[126]

Identificaram-se 42 miRNAs superexpressos e cinco subexpressos na pele psoriásica comparada com a normal e apenas alguns poucos miRNA na pele sem psoríase. Os RNAs mensageiros alvos estão envolvidos no crescimento celular, proliferação, apoptose e degradação da matriz extracelular.[127] Estas associações requerem mais estudos para se concluir sobre sua importância em outras populações.

CONSIDERAÇÕES FINAIS

Os estudos genômicos confirmam que o principal locus de suscetibilidade à psoríase é o HLA-C (Tabela 3), ao qual se atribui a responsabilidade por cerca de 50% da herdabilidade da doença.[19] O alelo HLA-C*06 parece representar o alelo de maior risco genético para a doença. Recentemente, com a aplicação de plataformas de milhões de SNPs para polimorfismos de vários genes em milhares de casos e indivíduos de grupo-controle, foi possível desenvolver um mapa de haplótipos humanos, possibilitando associação genética com a doença. As análises iniciais do grupo de colaboração internacional revelaram ou confirmaram a associação de nove regiões gênicas: HLA-C, IL-12B, IL-23R, IL-23A, IL-4/IL-13, DEFB, LCE3B/3C, TNFAIP3 e TNIP1, e estudos em andamento revelam outros loci, à medida que se ampliam o número de SNPs testados em estudos genômicos.

Assim, além do principal complexo de histocompatibilidade humana (MHC), a maioria dos intervalos gênicos associados à psoríase está envolvida nas respostas da imunidade inata ou adquirida, tal como o locus ligado à função da barreira epidérmica (o gene LCE3 no cromossomo 1q21).[19] De forma notável, os genes do sistema imune encontrados em regiões associadas à doença são relacionados com um pequeno número de vias biológicas relacionadas à apresentação antigênica (HLA-C e ERAP1), ativação de células TH17 (IL-23R, IL-12B, IL-23A e TRAF3IP2), indução do interferon tipo I (IFIH1, RNFI14 e TYK2) e sinalização do NFκB (REL, NFKBIA, TNFAIP3 e TNIP1).[19]

As análises atuais tendem a relacionar todos os loci associados à psoríase em um conjunto funcional. Ainda assim, comparado ao risco conferido pelos alelos HLA, estes genes oferecem uma modesta contribuição.[88] Diferentes doenças autoimunes compartilham loci de suscetibilidade e podem recorrer no mesmo indivíduo ou em familiares. Deleções, inserções e duplicações podem explicar as manifestações imunológicas diferentes ou coincidentes em indivíduos da mesma família ou população.[72]

Apesar destas descobertas explicarem apenas uma parte da causa da psoríase, um modelo importante da patogênese da doença[122] é delineado pela combinação de genes relacionados a:

- função da barreira cutânea: LCE3B, LCE3C
- resposta Th17: IL-12B, IL-23A, IL-23R, TRAF3IP2, TIK2
- imunidade inata: NFkB e IFN
- vias de sinalização: TNFAIP3, TN1P1, NFKBIA, REL, TYK2, IFIH1, IL23RA, β defensina
- resposta Th2: IL4, IL13
- imunidade adaptativa envolvendo linfócitos CD8+: ERAP1, ZAP70

A saúde depende da integração entre fatores genéticos, sincronia corpo-mente e influências ambientais. Pode-se explicar a influência dos fatores ambientais no desencadeamento ou agravo de doenças através da epigenética, o estudo das diferenças nos fenótipos na ausência de variação no código genético. Uma falha na manutenção da homeostase epigenética devido a fatores ambientais pode levar a expressão aberrante de genes e disfunção imunológica. Evitar os fatores ambientais relacionados pode diminuir a chance de despertar a doença ou diminuir a gravidade da manifestação clínica, principalmente em indivíduos de alto risco genético. Não há como prevenir a doença, mas é possível aplicar o conhecimento atual sobre os fatores desencadeantes.

A compreensão da genética e da imunologia leva à detecção de riscos, padrões de resposta inflamatória, expressões fenotípicas e perfis terapêuticos particulares, favorecendo a abordagem individuali-

Tabela 3
Resumo das principais associações genéticas na psoríase e o risco relativo de desenvolver a doença aos portadores de cada marcador genético

Ano	Marcador genético	Risco relativo (%)
1980	HLA-C	6,46
2007	IL-23R	1,66
	IL-12B	1,7
2008	RNF114	1,25
	DEFB4	1,69
	IL-17	0,70
2009	LCE3B - del	1,38
	IL-23A	1,68
	IL-13	1,37
	TNIP1	1,72
	TNFAIP3	1,19
2010	FBXL19	1,22
	NOS2	1,2
	TYK2	1,4
	NFKBIA	1,19
	TRAF3IP	1,85
	ERAP1	1,13
	IFIH1	1,29
	GJB2	1,15
	REL	1,12
2016	ACE I/I	1,41
	ACE I/D	0,71
	CDSN 619C/T	1,33
	MICA-TM	1,42
	IL6-1746 G/C	1,69
	TNFAIP3	1,13

zada desta doença complexa, que interfere significantemente na qualidade de vida dos indivíduos e das famílias com psoríase.

Desta forma, na pós-era dos Estudos de Associação Genômica Ampla ou Varredura Genômica (GWAS - *Genome-Wide Association Studies*) espera-se que se obtenha um amplo conhecimento sobre os mecanismos genéticos da psoríase, o que irá facilitar o planejamento de tratamentos dirigidos, o desenvolvimento de marcadores de prognóstico e a previsão de resposta ao tratamento com determinadas drogas, o que irá beneficiar um vasto número de pacientes com psoríase.[19]

O QUE VOCÊ PRECISA SABER DESTE CAPÍTULO

- A psoríase é doença inflamatória crônica de etiologia multifatorial que interfere na qualidade de vida, associa-se a várias comorbidades e a suscetibilidade genética é a base para o desenvolvimento da doença.
- Genética e imunologia estão altamente associadas. A interação entre vários genes, fatores ambientais e desordens psíquicas gera desregulação do sistema imunológico.
- O PSORS1 é o maior determinante genético para a psoríase, responsável por 50% da herdabilidade da doença, localizado dentro do MHC na região de classe I, na posição 6p21.3. A região contém ao menos dez genes com forte associação entre seus polimorfismos e psoríase. O principal é o HLA-C (variante associada C*06). Uma análise recente de sequência de DNA genômico sugere fortemente que o HLA-C*06 é o alelo responsável no PSORS1.
- As análises iniciais do grupo de colaboração internacional revelaram ou confirmaram a associação de nove regiões gênicas: HLA-C, IL-12B, IL-23R, IL-23A, IL-4/IL-13, DEFB, LCE3B/3C, TNFAIP3 e TNIP1, e estudos em andamento revelam outros loci, à medida que se ampliam o número de SNPs testados em estudos genômicos.
- Assim, além do principal complexo de histocompatibilidade humana (MHC), a maioria dos intervalos gênicos associados à psoríase está envolvida nas respostas da imunidade inata ou adquirida, tal como o lócus ligado à função da barreira epidérmica (o gene LCE3 no cromossomo 1q21).
- Em linhas gerais, os genes do sistema imune encontrados em regiões associadas à psoríase são relacionados com um pequeno número de vias biológicas relacionadas à apresentação antigênica (HLA-C e ERAP1), ativação de células Th17 (IL-23R, IL-12B, IL-23A e TRAF3IP2), indução do interferon tipo I (IFIH1, RNFI14 e TYK2)

e sinalização do NFκB (REL, NFKBIA, TNFAIP3 e TNIP1).

- Por fim devemos salientar que a expressão da psoríase como doença depende da integração entre fatores genéticos, sincronia corpo-mente e influências ambientais.

GLOSSÁRIO

- ❏ ADAM33 – Do inglês *A-desintegrin and metalloproteinase 33*
- ❏ Alelos – Formas alternativas ou variantes de um gene em um dado locus
- ❏ ApoE – Apoliporoteína E
- ❏ Bp – Pares de base
- ❏ CDKAL1 – Do inglês *CDK5 regulatory subunit associated protein 1-like 1*
- ❏ CDSN – Corneodesmosina
- ❏ Células NK – Células *natural-killer*
- ❏ COG6 – Gene do componente 6 oligomérico do complexo de Golgi
- ❏ Cross-over – Troca recíproca entre segmentos correspondentes de cromossomos homólogos, na primeira divisão da meiose
- ❏ DEFB4 – Do inglês *human beta-defensin-2* ou β-defensina humana-2
- ❏ Deleção – Perda de um segmento do material genético, cujo tamanho pode variar de simples par de bases no DNA a porções cromossômicas até um cromossomo completo
- ❏ Desequilíbrio de ligação – Para preservar determinados haplótipos, a frequência observada de um dado alelo é maior que a esperada por combinação de alelos ao acaso
- ❏ DNA – Ácido desoxirribonucléico, classe de macromoléculas com duas cadeias longas de nucleotídeos, codifica a informação genética, controla o funcionamento e a divisão celular, tem capacidade de se duplicar, passando para as gerações seguintes
- ❏ Efeito pleoiotrópico – Quando uma variação devida a um só gene se traduz em vários efeitos fenotípicos
- ❏ Epigenética – Estudo de mudanças reversíveis na função do gene que ocorrem sem alteração da sequência de nucleotídeos no DNA
- ❏ Éxon – Porção do gene que está presente no RNA mensageiro maduro, ao contrário do intron, que é retirado; corresponde à parte que é transcrita do gene
- ❏ Expressão gênica – Representa a ativação de um gene: a dupla fita de DNA se desenrola, o mRNA correspondente é transcrito e, posteriormente, traduzido em proteína

3

ETIOPATOGENIA

- Gene – Unidade de herança localizada nos cromossomos, porção de DNA que contém em sua sequência de bases informação específica para a síntese de uma cadeia polipeptídica ou molécula de RNA
- Genômica – Estudo de genoma completo de um organismo
- Genótipos – Par de alelos presente em um locus gênico
- GWAS – *Genome-Wide Association Studies* (Estudos de Associação Genômica Ampla ou Varredura Genômica)
- Haplótipos – Combinação de alelos que se encontram ligados em um único cromossomo e que tendem a ser herdados em conjunto
- HapMap – Do inglês *Haplotype map*, projeto internacional de estudo de genoma humano, com participação de vários países
- HLA – Do inglês *Human Leucocyte Antigen*
- IFN – Interferon
- IL – Interleucinas
- Inserção – Alteração cromossômica em que um segmento de DNA e um comossomo está inserido em outro cromossomo não homólogo
- Intron – Porção do gene que está ausente no mRNA e não aparece representada na proteína transcrita
- kB – Kilobase
- KIR – Receptores da família das imunoglobulinas das células NK receptores *killer* da família das imunoglobulinas (KIR)
- LCE3B/3C – Do inglês *late cornified envelope proteins 3B and 3C* ou proteínas do envelope córneo 3B e 3C
- Locus – Localização precisa em um cromossomo que pode ser ocupada por um gene ou sequência de DNA não codificador
- MHC – Do inglês *Major Histocompatibility Complex* ou Complexo principal de Histocompatibilidade
- MICA-TM – Complexo principal de histocompatibilidade class I associado ao gen transmembrana A
- *Microarray* – Técnica de hibridização que utiliza um grande conjunto de moléculas de DNA imobilizadas em uma lâmina de vidro, utilizada para estudos comparativos de genomas
- mi-RNA – Micro-RNA, genes São pequenos segmentos de RNA com aproximadamente 22 nucleotídeos, envolvidos no controle da expressão gênica

- mRNA – RNA mensageiro
- NF-kappaB – Do inglês *nuclear factor of kappa light polypeptide gene enhancer in B-cells 1*
- Nucleotídeo – Unidade das moléculas de DNA e RNA, composto por uma molécula de açúcar, um grupo fosfato e uma base nitrogenada
- PCR – Reação de polimerase em cadeia
- PCR-SSO – Do inglês *polymerase chain reaction with sequence-specific oligonucleotide probe* ou reação de polimerase em cadeia com sonda de oligonucleotídeos de sequência específica
- PCR-SSP – Do inglês *polymerase chain reaction with sequence-specific primers* ou reação de polimerase em cadeia com iniciadores de DNA de sequência-específica
- Polimorfismos – Ocorrência de um ou mais genótipos alternativos, quando a frequência de cada um deles é superior àquela que poderia ser mantida somente por mutações recorrentes; considera-se loco polimórfico quando a frequência do genótipo mais raro é de 1% ou mais
- Primer – Iniciador de uma reação de amplificação de DNA
- PSORS – Do inglês *Psoriasis Susceptibility Locus*
- PTPN22 – Do inglês *protein tyrosine phosphatase, non-receptor type 22*
- SAGE – Do inglês *serial analysis of gene expression*, técnica utilizada para produzir um quadro geral da população de moléculas RNAm presentes em uma amostra, através de detecção de pequenas sequências de nucleotídeos
- Sequenciamento – Método para determinar a sequência de nucleotídeos em um fragmento de DNA
- SNPs – Polimorfismos de nucleotídeos únicos
- SPATA2 – Do inglês *spermatogenesis associated 2*
- STAT2 – STAT2 (transdutor de sinalização e ativador de transcrição 2), família de fatores citosólicos de transcrição latentes
- TNF – Fator de necorse tumoral-alfa
- TNFAIP3 – Proteína 3 induzida pelo TNF-α
- TNIP1 – Proteína 1 de interação com TNFAIP3
- Varredura genômica – Termo adaptado do inglês *genomewide scan*

REFERÊNCIAS BIBLIOGRÁFICAS

1. Rahman P, Elder JT. Genetic of psoiasis and psoriatic arthritis. A report from the GRAPPA 2010 annual meeting. J Rheumatol. 2012; 39:431-3.
2. Mozzi P, Johnston GA, Alexandrof AB. Psoriasis: an evidence-based update. Report of the 9th evidenced-based update meeting. Br J Dermatol. 2012; 166:252-60.
3. Elder JT, Bruce AT, Gudjonsson JE, Johnston A, Stuart PE, Tejasvi T, et al. Molecular dissection of psoriasis: integrating genetics and biology. J Invest Dermatol. 2010; 130:1213-26.
4. Segatto C. Decifrei meu DNA. Rev Época. 2009; 570:68-76.
5. Farah SB. DNA: Segredos & Mistérios. 2 ed. São Paulo: Sarvier. 2007.
6. Miot HA. Genética da psoríase. In: Romiti R, ed. Novos conceitos em psoríase. Rio de Janeiro: Elsevier. 2009:32-8.
7. Wang H, Wang Z, Rani PL, et al. Identification of PTPN22, ST6GAL1 and JAZF1 as psoriasis risk genes demonstrates shared pathogenesis between psoriasis and diabetes. Exp Dermatol. 2017 Jun 12. doi: 10.1111/exd.13393. [Epub ahead of print]
8. Puig L, Julià A, Marsal S. The pathogenesis and genetics of psoriasis. Actas Dermosifiliogr. 2014 Jul-Aug; 105(6):535-45.
9. Hellgren L. Psoriasis. A statistical, clinical and laboratory investigation of 255 psoriatics and matched healthy controls. Acta Derm Venereol. 1964; 44:191-207.
10. Brandrup F, Holm N, Grunnet N, Henningsen K, Hansen HE. Psoriasis in monozygotic twins: variations in expression in individuals with identical genetic constitution. Acta Derm Venereol. 1982; 62:229-36.
11. Elder JT, Nair RP, Voorhees JJ. Epidemiology and genetics of psoriasis. J Invest Dermatol. 1994; 102:24S-27S.
12. Farber EM, Nall ML. The natural history of psoriasis in 5,600 patients. Dermatologica. 1974; 148:1-18.
13. Rahman P, Elder JT. Genetic epidemiology of psoriasis and psoriatic arthritis. Ann Rheum Dis. 2005; 64(Suppl 2):37-9.
14. Chandran V. Epidemiology of psoriatic arthritis. J Rheumatol. 2009; 36:213-5.
15. Prinz JC. Autoimmune aspects of psoriasis: Heritability and autoantigens.Autoimmun Rev. 2017. pii: S1568-9972(17)30182-9.
16. Russell TJ, Schultes LM, Kuban DJ. Histocompatibility (HL-A) antigens associated with psoriasis. N Engl J Med. 1972; 287:738-40.
17. Capon F, Munro M, Barker J, Trembath R. Searching for the major histocompatibility complex psoriasis susceptibility gene. J Invest Dermatol. 2002; 118:745-51.
18. Duffin KC, Krueger GG. Genetic variations in cytokines and cytokine receptors associated with psoriasis found by genome-wide association. J Invest Dermatol. 2009; 129:827-33.
19. Capon F, Barker JN. The quest for psoriasis susceptibility genes in the postgenome-wide association studies era: charting the road ahead. Br J Dermatol. 2012; 166:1173-5.
20. Anbunathan H, Bowcock AM. The molecular revolution in cutaneous biology: the era of genome-wide association studies and statistical, big data, and computational topics. J Invest Dermatol. 2017; 137(5):e113-e118.
21. Li Y, Liao W, Chang M, Schrodi SJ, Bui N, Catanese JJ, et al. Further genetic evidence for three psoriasis-risk genes: ADAM33, CDKAL1, and PTPN22. J Invest Dermatol. 2009; 129:629-34.
22. Bergboer JGM, Zeuween PLJM, Schalkwijk J. Genetics of psoriasis: evidence of epistatic interaction between skin barrier abnormalities and immune deviation. J Invest Dermatol. 2012 Oct; 132(10):2320-31.
23. Chandran V, Raychaudhuri SP. Geoepidemiology and environmental factors of psoriasis and psoriatic arthritis. J Autoimmun. 2010; 34:J314-21.
24. Kisiel B, Kisiel K, Szymański K, et al.The association between 38 previously reported polymorphisms and psoriasis in a Polish population: High predicative accuracy of a genetic risk score combining 16 loci. PLoS One. 2017; 12(6):e0179348.
25. Dou J, Zhang L, Xie X, et al. Integrative analyses reveal biological pathways and key genes in psoriasis.Br J Dermatol. 2017 May 25 doi: 10.1111/bjd.15682. [Epub ahead of print]
26. Budu-Aggrey A, Bowes J, Stuart PE, et al. A rare coding allele in IFIH1 is protective for psoriatic arthritis. Ann Rheum Dis. 2017 Jul; 76(7):1321-4.
27. Nobeyama Y, Umezawa Y, Nakagawa H. Silencing of homeobox A5 gene in the stratum corneum of psoriasis. Exp Dermatol. 2017 May 8. doi: 10.1111/exd.13377. [Epub ahead of print]
28. Galimova E, Rätsep R, Traks T, Kingo K, Escott-Price V, Kõks S. Interleukin-10 family cytokines pathway: genetic variants and psoriasis. Br J Dermatol. 2017; 176(6):1577-87.
29. Van Els CACM, D'Amaro J, Pool J, Blokland E, Bakker A, Van Elsen PJ, et al. Immunogenetics of human major histocompatibilities antigens: their polymorphisms and immunodominance. Immunogenetics. 1992; 35:161-5.
30. Trembath RC, Clough RL, Rosbotham JL. Identification of a major susceptibility gene locus on chromosome 6p and evidence for further disease loci revealed by a two stage genome-wide search in psoriasis. Hum Mol Genet. 1997; 6:813-20.
31. Veal CD, Capon F, Allen MH, Heath EK, Evans JC, Jones A, et al. Family-based analysis using a dense single-nucleotide polymorphism-based map defines genetic variation at PSORS1, the major psoriasis-susceptibility locus. Am J Hum Genet. 2002; 71:554-64.
32. Bowcock AM. The genetics of psoriasis and autoimmunity. Ann Rev Genomics Hum Gen. 2005; 6:93-122.
33. Nair RP, Stuart PE, Nistor I, Hiremagalore R, Chia NV, Jenisch S, et al. Sequence and haplotype analysis supports HLA-C as the psoriasis susceptibility 1 gene. Am J Hum Genet. 2006; 78:827-31
34. Capon F, Burden AD, Trembath RC, Barker JN. Psoriasis and other complex trait dermatoses: from Loci to functional pathways. J Invest Dermatol. 2012; 132:915-22.
35. Feng BJ, Sun LD, Soltani-Arabshahi R, Bowcock AM, Nair RP, Stuart P, et al. Multiple Loci within the major histocompatibility complex confer risk of psoriasis. PLoS Genet. 2009; 5:e1000606.
36. Balendran N, Clough RL, Arguello JR, Barber R, Veal C, Jones AB, et al. Characterization of the major susceptibility region for psoriasis at chromosome 6p21.3. J Invest Dermatol. 1999; 113:322-8.
37. Gudjonsson JE, Elder JT. Psoriasis: epidemiology. Clin Dermatol. 2007; 25:535-46.
38. Henseler T, Christophers E. Psoriasis of early and late onset: characterization of two types of psoriasis vulgaris. J Am Acad Dermatol. 1985; 13:450-6.
39. Mallon E, Bunce M, Savoie H, Rowe A, Newson R, Gotch F, et al. HLA-C and guttate psoriasis. Br J Dermatol. 2000; 143:1177-82.

40. Johnston A, Gudjonsson JE, Sigmundsdottir H, Love TJ, Valdimarsson H. Peripheral blood T cell responses to keratin peptides that share sequences with streptococcal M proteins are largely restricted to skin-homing CD8(+) T cells. Clin Exp Immunol. 2004; 138:83-93.

41. Jee SH, Tsai TF, Tsai WL, Liaw SH, Chang CH, Hu CY. HLA-DRB1*0701 and DRB1*1401 are associated with genetic susceptibility to psoriasis vulgaris in Taiwanese population. Br J Dermatol. 1998; 139:978-83.

42. Cardoso CB, Uthida-Tanaka AM, Magalhães RF, Magna LA, Kraemer MH. Association between psoriasis vulgaris and MHC-DRB, -DQB genes as a contribution to disease diagnosis. Eur J Dermatol. 2005; 15:159-63.

43. Cassia FF, Carneiro SC, Marques MTQ, Pontes LF, Filgueira AL, Porto LCS. Psoriasis vulgaris and human leucocyte antigens. J Eur Acad Dermatol Venereol. 2007; 21:303-310.

44. Kraemer MHS, Uthida-Tanaka AM, Oliveira VC, Biral AC, Cardoso CB, Magalhães RF, et al. Early-onset of psoriasis in Brazilian patients: support for HLA-class I and II analysis. In: Sirisinha S, Chaiyaroj SC, Tapchaisri P, eds. 2nd Congress of the Federation of Immunological Societies of Asia-Oceania. Bangkok: Monduzzi; 2000:69-73.

45. Biral AC, Magalhaes RF, Wastowski IJ, Simoes R, Donadi EA, Simoes AL, et al. Association of HLA-A, -B, -C genes and TNF microsatellite polymorphism with psoriasis vulgaris: a study of genetic risk in Brazilian patients. Eur J Dermatol. 2006; 16:523-9.

46. Magalhaes RF, Biral AC, Kraemer MH. Psoriasis in childhood with total remission x chronic disease: clinical application of HLA class I markers. J Dermatol Sci. 2007; 46:77-8.

47. Aracting S, Briand N, Le Danff C, Viguier M, Bachelez H, Michel L, et al. HLA-G and NK receptor are expressed in psoriatic skin: a possible pathway for regulating infiltrating T cells? Am J Pathol. 2001; 159:71-7.

48. Favier B, LeMaoult J, Rouas-Freiss N, Moreau P, Menier C, Carosella ED. Research on HLA-G: an update. Tissue Antigens. 2007; 69:201-11.

49. Borghi A, Fogli E, Stignani M, Melchiorri L, Altieri E, Baricordi O, et al. Soluble human leukocyte antigen-G and interleukin-10 levels in plasma of psoriatic patients: preliminary study on a possible correlation between generalized immune status, treatments and disease. Arch Dermatol Res. 2008; 300:551-9.

50. Hviid TV, Hylenius S, Rorbye C, Nielsen LG. HLA-G allelic variants are associated with differences in the HLA-G mRNA isoform profile and HLA-G mRNA levels. Immunogenetics. 2003; 55:63-79.

51. Rousseau P, Le Discorde M, Mouillot G, Marcou C, Carosella ED, Moreau P. The 14 bp deletion-insertion polymorphism in the 3' UT region of the HLA-G gene influences HLA-G mRNA stability. Hum Immunol. 2003; 64:1005-10.

52. Cardili RN, Alves TG, Freitas JCOC, Soares CP, Mendes-Junior CT, Soares EG, et al. Expression of HLA-G primarily targets affected skin of psoriasis patients. Br J Dermatol. 2010; 163:769-75.

53. Holer T, Grossmann B, Stradmann-Bellinghausen B, Kaluza W, Reuss E, de Vlam K, et al. Differential association of polymorphisms in the TNF☐ region with psoriatic arthritis but not psoriasis. Ann Rheum Dis. 2002; 61:213-218.

54. Kroeger KM, Carville KS, Abraham LJ. The -308 tumor necrosis factor-alpha promoter polymorphism effects transcription. Mol Immunol. 1997; 34:391-9.

55. Biral AC, Magalhaes RF, Wastowski IJ, Simoes R, Donadi EA, Simoes AL, et al. Extensive genetic polymorphism in the haplotype STR-TNF and HLA class I with the onset and evolution of psoriasis vulgaris. J Dermatol Sci. 2009; 55:137-8.

56. Reich K, Westphal G, Schulz T, Müller M, Zipprich S, Fuchs T, et al. Combined analysis of polymorphisms of the tumor necrosis factor-alpha and interleukin-10 promoter regions and polymorphic xenobiotic metabolizing enzymes in psoriasis. J Invest Dermatol. 1999; 113:214-20.

57. Wilson AG, Symons JA, Mcdowell TL, di Giovine FS, Duff GW. Effects of a TNF-alpha promoter base transition on transcriptional activity. Proc Natl Acad Sci. 1997; 94:3195-97.

58. Rahman P, Siannis F, Butt C, Farewell V, Peddle L, Pellett F, et al. TNF alpha polymorphisms and risk of psoriatic arthritis. Ann Rheum Dis 2006; 65:919-23.

59. Arias AI, Giles B, Eiermann TH, Sterry W, Pandey JP. Tumor necrosis factor-alpha gene polymorphism in psoriasis. Exp Clin Immunogenet. 1997; 14:118-22.

60. Höhler T, Kruger A, Schneider PM, Schopf RE, Knop J, Rittner C, et al. A TNF-alpha promoter polymorphism is associated with juvenile onset psoriasis and psoriatic arthritis. J Invest Dermatol. 1997; 109:562-5.

61. Nedoszytko B, Szczerkowska-Dobosz A, Zabłotna M, Gleń J, Rebała K, Roszkiewicz J. Associations of promoter region polymorphisms in the tumour necrosis factor-alpha gene and early-onset psoriasis vulgaris in a northern Polish population. Br J Dermatol. 2007; 157:165-7.

62. Tsunemi Y, Nishibu A, Saeki H, Oyama N, Nakamura K, Kishimoto M, et al. Lack of association between the promoter polymorphisms at positions -308 and -238 of the tumor necrosis factor alpha gene and psoriasis vulgaris in Japanese patients. Dermatology. 2003; 207:371-4.

63. Kim TG, Pyo CW, Hur SS, Kim YK, Hwang HY, Youn JI, et al. Polymorphisms of tumor necrosis factor (TNF) alpha and beta genes in Korean patients with psoriasis. Arch Dermatol Res. 2003; 295:8-13.

64. Li C, Wang G, Gao Y, Liu L, Gao T. TNF-alpha gene promoter -238G>A and -308G>A polymorphisms alter risk of psoriasis vulgaris: a metanalysis. J Invest Dermatol. 2007; 127:1886-92.

65. Magalhães RF, Biral, AC, Pancoto JAT, Donadi EA, Mendes-Júnior CT, Magna, LA, et al. HLA and SNPs TNF-alpha 238 and -308 as genetic markers of susceptibility to psoriasis and severity of the disease in a long-term follow-up Brazilian study. Int J Dermatol. 2010.49:1133-40.

66. Seitz M, Wirthmüller U, Möller B, Villiger PM. The -308 tumour necrosis factor-alpha gene polymorphism predicts therapeutic response to TNFalpha-blockers in rheumatoid arthritis and spondyloarthritis patients. Rheumatology. 2007; 46:93-6.

67. Mugnier B, Balandraud N, Darque A, Roudier C, Roudier J, Reviron D. Polymorphism at position -308 of the tumor necrosis factor alpha gene influences outcome of infliximab therapy in rheumatoid arthritis. Arthritis Rheum. 2003; 48:1849-52.

68. Guis S, Balandraud N, Bouvenot J, Auger I, Toussirot E, Wendling D, et al. Influence of -308 A/G polymorphism in the tumor necrosis factor alpha gene on etanercept treatment in rheumatoid arthritis. Arthritis Rheum. 2007; 57:1426-30.

69. Cuchacovich M, Soto L, Edwardes M, Gutierrez M, Llanos C, Pacheco D, et al. Tumour necrosis factor (TNF)alpha -308 G/G promoter polymorphism and TNFalpha levels correlate with a better response to adalimumab in patients with rheumatoid arthritis. Scand J Rheumatol. 2006; 35:435-40.

70. Elder JT, Nair RP, Guo SW, Henseler T, Chistophers E, Voorhees JJ. The genetics of psoriasis. Arch Dermatol. 1994; 130:216-24.

71. Chandran V, Raychaudhuri SP. Geoepidemiology and environmental factors of psoriasis and psoriatic arthritis. J Autoimmun. 2010; 34:314-21.

72. Nair RP, Ding J, Callis-Duffin K, Helms C, Voorhees JJ, Krueger G G, et al. Psoriasis bench to bedside – genetics meets immunology. Arch Dermatol. 2009; 145:462-4.

73. Liu Y, Helms C, Liao W, Zaba LC, Duan S, Gardner J, et al. A genome-wide association study of psoriasis and psoriatic arthritis identifies new disease loci. PLoS Genet. 2008; 4:e1000041.

74. de Cid R, Riveira-Munoz E, Zeeuwen PL, Robarge J, Liao W, Dannhauser EN, et al. Deletion of the late cornified envelope LCE3B and LCE3C genes as a susceptibility factor for psoriasis. Nat Genet. 2009; 41:211-5.

75. Hüffmeier U, Estivill X, Riveira-Munoz E, Traupe H, Wendler J, Lohmann J, et al. Deletion of LCE3C and LCE3B genes at PSORS4 does not contribute to susceptibility to psoriatic arthritis in German patients. Ann Rheum Dis. 2010; 69:876-8.

76. Zhang XJ, Huang W, Yang S, Sun LD, Zhang FY, Zhu QX, et al. Psoriasis genome-wide association study identifies susceptibility variants within LCE gene cluster at 1q21. Nat Genet. 2009; 41:205-10.

77. Schröder JM, Harder J. Human beta-defensin-2. Int J Biochem Cell Biol. 1999; 31:645-51.

78. Hollox EJ, Huffmeier U, Zeeuwen PL, Palla R, Lascorz J, Rodijk-Olthuis D, et al. Psoriasis is associated with increased beta-defensin genomic copy number. Nat Genet. 2008; 40:23-5.

79. Jansen PA, Rodijk-Olthuis D, Hollox EJ, Kamsteeg M, Tjabringa GS, de Jongh GJ, et al. Beta-defensin-2 protein is a serum biomarker for disease activity in psoriasis and reaches biologically relevant concentrations in lesional skin. PLoS One. 2009; 4:e4725.

80. Ishida-Yamamoto A, Iizuka H. Differences in involucrin immunolabeling within cornified cell envelopes in normal and psoriatic epidermis. J Invest Dermatol. 1995; 104:391-5.

81. Coto E, Santos-Juanes J, Coto-Segura P, Díaz M, Soto J, Queiro R, et al. Mutation analysis of the LCE3B/LCE3C genes in Psoriasis. BMC Med Genet. 2010; 11:45.

82. Docampo E, Rabionet R, Riveira-Muñoz E, Escaramís G, Julià A, Marsal S, et al. Deletion of the late cornified envelope genes, LCE3C and LCE3B, is associated with rheumatoid arthritis. Arthritis Rheum. 2010; 62:1246-51.

83. Hüffmeier U, Bergboer JG, Becker T, Armour JA, Traupe H, Estivill X, et al. Replication of LCE3C-LCE3B CNV as a risk factor for psoriasis and analysis of interaction with other genetic risk factors. J Invest Dermatol. 2010; 130:979-84.

84. Griffiths CEM, Barker JNWN. Pathogenesis and clinical features of psoriasis. Lancet. 2007; 370:263-71.

85. Hüffmeier U, Lascorz J, Becker T, et al. Characterization of psoriasis susceptibility locus 6 (PSORS6) in patients with early onset psoriasis and evidence for interaction with PSORS1. J Med Genet. 2009; 46:736-744.

86. Lee YH, Rho YH, Choi SJ, Ji JD, Song GG, Nath SK, et al. The PTPN22 C1858T functional polymorphism and autoimmune diseases - a meta-analysis. Rheumatology. 2007; 46:49-56.

87. Smith RL, Warren RB, Eyre S, Ke X, Young HS, Allen M, et al. Polymorphisms in the PTPN22 region are associated with psoriasis of early onset. Br J Dermatol. 2008; 158:962-8.

88. Li Y, Begovich AB. Unraveling the genetics of complex diseases: susceptibility genes for rheumatoid arthritis and psoriasis. Semin Immunol. 2009; 6:318-27.

89. Zervou MI, Castro-Giner F, Sidiropoulos P, Boumpas DT, Tosca AD, Krueger-Krasagakis S. The protein tyrosine phosphatase, non-receptor type 22 R620W polymorphism does not confer susceptibility to psoriasis in the genetic homogeneous population of Crete. Genet Test Mol Biomarkers. 2010; 14:107-11.

90. McGovern DPB. Crohn's Disease and NOD2/CARD15. e-Medicine Genomic, may 2010.

91. Borgiani P, Vallo L, D'Apice MR, Giardina E, Pucci S, Capon F, et al. Exclusion of CARD15/NOD2 as a candidate susceptibility gene to psoriasis in the Italian population. Eur J Dermatol. 2002; 12:540-2.

92. Rahman P, Bartlett S, Siannis F, Pellett FJ, Farewell VT, Peddle L, et al. CARD15: a pleiotropic autoimmune gene that confers susceptibility to psoriatic arthritis. Am J Hum Genet. 2003; 73:677-81.

93. Giardina E, Novelli G, Costanzo A, Nisticò S, Bulli C, Sinibaldi C, et al. Psoriatic arthritis and CARD15 gene polymorphisms: no evidence for association in the Italian population. J Invest Dermatol. 2004; 122:1106-7.

94. Plant D, Lear J, Marsland A, Worthington J, Griffiths CE. CARD15/NOD2 single nucleotide polymorphisms do not confer susceptibility to type I psoriasis. Br J Dermatol. 2004; 151:675-8.

95. Lascorz J, Burkhardt H, Hüffmeier U, Böhm B, Schürmeyer-Horst F, Lohmann J, et al. Lack of genetic association of the three more common polymorphisms of CARD15 with psoriatic arthritis and psoriasis in a German cohort. Ann Rheum Dis. 2005; 64:951-4.

96. Jenisch S, Hampe J, Elder JT, Nair R, Stuart P, Voorhees JJ, et al. CARD15 mutations in patients with plaque-type psoriasis and psoriatic arthritis: lack of association. Arch Dermatol Res. 2006; 297:409-11.

97. Cargill M, Schrodi SJ, Chang M, Garcia VE, Brandon R, Callis KP, et al. A large-scale genetic association study confirms IL12B and leads to the identification of IL23R as psoriasis-risk genes. Am J Hum Genet. 2007; 80:273-90.

98. Kagami S, Rizzo HL, Lee JJ, Koguchi Y, Blauvelt A. Circulating Th17, Th22, and Th1 cells are increased in psoriasis. J Invest Dermatol. 2010; 130:1373-83.

99. Chang M, Li Y, Yan C, Callis-Duffin KP, Matsunami N, Garcia VE, et al. Variants in the 5q31 cytokine gene cluster are associated with psoriasis. Genes. Immun. 2008; 9:176-81.

100. Boniface K, Guignouard E, Pedretti N, Garcia M, Delwail A, Bernard FX, et al. A role for T cell derived interleukin 22 in psoriatic skin inflammation. Clin Exp Immunol. 2007; 150:407-15.

101. Weger W, Hofer A, Wolf P, El-Shabrawi Y, Renner W, Kerl H, et al. Common polymorphisms in the interleukin-22 gene are not associated with chronic plaque psoriasis. Exp Dermatol. 2009; 18:796-8.

102. Nair RP, Duffin KC, Helms C, Ding J, Stuart PE, Goldgar D, et al. Genome-wide scan reveals association of psoriasis with IL-23 and NF-kappaB pathways. Nat Genet. 2009; 41:199-204.

103. Elder JT. Genome-wide association scan yields new insights into the immunopathogenesis of psoriasis. Genes Immun. 2009; 10:201-9.

104. Plenge RM, Cotsapas C, Davies L, et al. Two independent alleles at 6q23 associated with risk of rheumatoid arthritis. Nat Genet. 2007; 39:1477-82.

105. Graham RR, Cotsapas C, Davies L, et al. Genetic variants near TNFAIP3 on 6q23 are associated with systemic lupus erythematosus. Nat Genet. 2008; 40:1059-61.

106. Tejasvi T, Stuart PE, Chandran V, Voorhees JJ, Gladman DD, Rahman P, Elder JT, Nair RP. TNFAIP3 gene polymorphisms are associated with response to TNF blockade in psoriasis. J Invest Dermatol. 2012; 132:593-600.

107. Zervou MI, Goulielmos GN, Castro-Giner F, Tosca AD, Krueger-Krasagakis S. STAT4 gene polymorphism is associated with psoriasis in the genetically homogeneous population of Crete, Greece. Hum Immunol. 2009; 70:738-41.

108. Seavey MM, Dobrzanski P. The many faces of Janus kinase. Biochem Pharmacol. 2012; 83:1136-45.

109. Deng W, Liang WB, Gao LB, Wang YY, Lv ML, Zhu Y, et al. Association of ADAM33 polymorphisms and susceptibility to psoriasis. DNA Cell Biol. 2010 Aug; 29(8):435-9.

110. Siroux V, Bouzigon E, Dizier MH, Pin I, Demenais F, Kauffmann F, et al. Replication of association between ADAM33 polymorphisms and psoriasis. PLoS One. 2008; 3:e2448.

111. Quaranta M, Burden AD, Griffiths CE, Worthington J, Barker JN, Trembath RC, et al. Differential contribution of CDKAL1 variants to psoriasis, Crohn's disease and type II diabetes. Genes Immun. 2009; 10:654-8.

112. Vilches C, Parham P. KIR: diverse, rapidly evolving receptors of innate and adaptive immunity. Annu Rev Immunol. 2002; 20:217-51.

113. Norman PJ, Carrington CV, Byng M, Maxwell LD, Curran MD, Stephens HA, et al. Natural killer cell immunoglobulin-like receptor (KIR) locus profiles in African and South Asian populations. Genes Immun. 2002; 3:86-95.

114. Martin MP, Nelson G, Lee JH, Pellett F, Gao X, Wade J, et al. Cutting edge: susceptibility to psoriatic arthritis: influence of activating killer Ig-like receptor genes in the absence of specific HLA-C alleles. J Immunol. 2002; 169:2818-22.

115. Trowsdale J. Genetic and functional relationships between MHC and NK receptor genes. Immunity. 2001; 15:363-74.

116. Suzuki Y, Hamamoto Y, Ogasawara Y, Ishikawa K, Yoshikawa Y, Sasazuki T, et al. Genetic polymorphisms of killer cell immunoglobulin-like receptors are associated with susceptibility to psoriasis vulgaris. J Invest Dermatol. 2004; 122:1133-6.

117. Łuszczek W, Manczak M, Cisło M, Nockowski P, Wisniewski A, Jasek M, Kusnierczyk P. Gene for the activating natural killer cell receptor, KIR2DS1, is associated with susceptibility to psoriasis vulgaris. Hum Immunol. 2004; 65:758-66.

118. Williams F, Meenagh A, Sleator C, Cook D, Fernandez-Vina M, Bowcock AM, et al. Activating killer cell immunoglobulin-like receptor gene KIR2DS1 is associated with psoriatic arthritis. Hum Immunol. 2005; 66:836-41.

119. Jobim M, Jobim LF, Salim PH, Cestari TF, Toresan R, Gil BC, et al. A study of the killer cell immunoglobulin-like receptor gene KIR2DS1 in a Caucasoid Brazilian population with psoriasis vulgaris. Tissue Antigens. 2008; 72:392-6.

120. de Cid R, Riveira-Munoz E, Zeeuwen PL, et al. Deletion of the late cornified envelope LCE3B and LCE3C genes as a susceptibility factor for psoriasis. Nat Genet. 2009; 41:211-15.

121. Zheng HF, Zuo XB, Lu WS, et al. Variants in MHC, LCE and IL12B have epistatic effects on psoriasis risk in Chinese population. J Dermatol Sci. 2011; 61:124-8.

122. Chandran V. TThe genetics of psoriasis and psoriatic arthritis. Clin Rev Allergy Immunol. 2013 Apr; 44(2):149-56.

123. Pattison E. Harrison BJ, Griffiths CE, Silman AJ, Bruce IN. Environmental risk factors for the development of psoriasis arthritis: results from a case-control study. Ann Rheum Dis. 2008; 67:672-6.

124. Millington GW. Epigenetics and dermatological disease. Pharmacogenomics. 2008; 9:1835-50.

125. Sethupathy P, Collins FS. MicroRNA target site polymorphisms and human disease. Trends Genet. 2008; 24:489-97.

126. Sonkoly E, Wei T, Janson PC, Sääf A, Lundeberg L, Tengvall-Linder M, et al. MicroRNAs: novel regulators involved in the pathogenesis of psoriasis? PLoS One. 2007; 2:e610.

127. Zibert JR, Løvendorf MB, Litman T, Olsen J, Kaczkowski B, Skov L. MicroRNAs and potential target interactions in psoriasis. J Dermatol Sci. 2010; 58:177-85.

CAPÍTULO 4

CLÍNICA

CAPÍTULO 4.1

PADRÕES CLÍNICOS

CAPÍTULO 4.1.1
Padrões clínicos – Psoríase em placas e gutata

Jesus Rodriguez Santamaria
Maira Mitsue Mukai

INTRODUÇÃO

As formas em placas e gutata da psoríase são consideradas variantes de uma mesma doença, embora apresentem diferentes achados clínicos e histológicos.[1]

PSORÍASE EM PLACAS

A psoríase em placas é a forma mais comum de apresentação da doença, correspondendo a 80-90% dos casos.[2] A maioria dos adultos acometidos apresentam essa forma clínica.

CARACTERÍSTICAS CLÍNICAS

As lesões se iniciam como pápulas eritemato-descamativas que se expandem centrifugamente e evoluem para placas, variando de 0,5 a 30 centímetros na sua maior dimensão (Figura 1). São bem demarcadas, simétricas, sendo, em geral, fácil diferenciá-las da pele não acometida (Figura 2).

O eritema pode variar de uma cor rósea clara a um vermelho intenso.

As escamas são estratificadas e branco nacaradas e a descamação pode ser:
1. fina esbranquiçada
2. micácea, que se destaca em camadas finas
3. rupioide ou "suja"
4. ostrácea, que lembra a superfície de uma concha de ostra.[3]

Nas áreas intertriginosas, a descamação é menos evidente.[2]

A espessura das lesões, examinada através da palpação, varia de fina a espessa, dependendo da fase da doença e do local acometido.

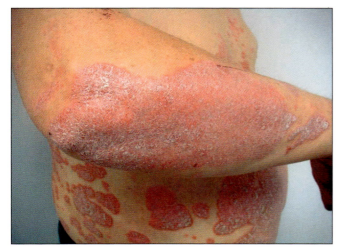

Figura 1 – Placas eritemato-descamativas medindo de 1 a 30cm de diâmetro

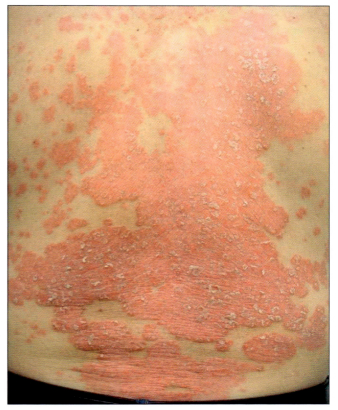

Figura 2 – Lesões bem limitadas, simétricas

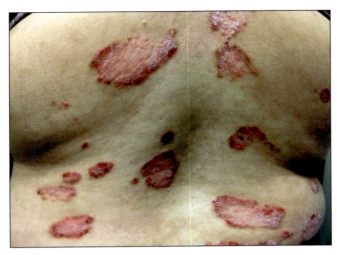

Figura 3 – Lesões anulares e arciformes

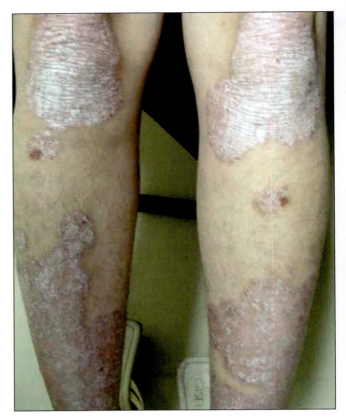

Figura 5 – Placas eritemato-descamativas simétricas em áreas de extensão. Joelhos e regiões pré tibiais

Em casos mais graves, as placas podem aumentar de tamanho e coalescer, dando um aspecto geográfico.

Quando a placa de psoríase involue, há tendência a um clareamento central, permanecendo ainda atividade na borda, o que confere à lesão um aspecto arciforme ou anular[4] (Figuras 3 e 4). As lesões não deixam cicatrizes ao regredirem, observam-se apenas máculas hiper ou hipocrômicas que tendem à coloração da pele do paciente com o passar do tempo.[3]

Lesões em vários estágios podem ocorrer ao mesmo tempo, confirmando a natureza dinâmica da doença.

LOCAIS DE PREDILEÇÃO

Os locais mais comuns da psoríase em placas são as superfícies extensoras dos membros superiores e inferiores (Figura 5), cotovelos, joelhos, tronco (Figuras 6 e 7), nádegas e couro cabeludo, ainda que qualquer área possa ser acometida. No couro cabeludo as lesões podem acometer a linha de implantação dos cabelos, as regiões retroauriculares e a fronte simulando dermatite seborreica, sendo então denominada de seborríase, podendo ser em muitos casos a manifestação única da psoríase (Figuras 8 e 9). O umbigo e a região periumbilical, o sulco in-

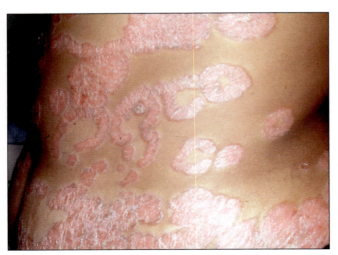

Figura 4 – Lesões anulares eritematoescamosas (acervo do Serviço de Dermatologia do HUCFF/UFRJ)

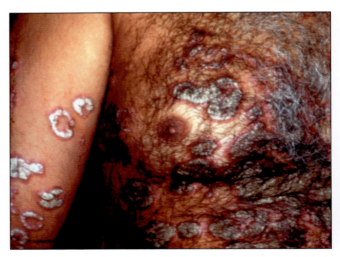

Figura 6 – Lesões anulares, eritematoescamosas em atividade (acervo do Serviço de Dermatologia do HUCFF/UFRJ)

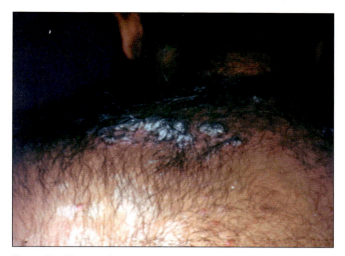

Figura 7 – Placas eritematoescamosas em área pilosa (acervo do Serviço de Dermatologia do HUCFF/UFRJ)

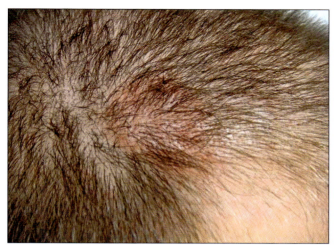

Figura 9 – Placa eritemato-descamativa no couro cabeludo

terglúteo (Figura 10) e a genitália (áreas de dobras) podem ser acometidos e devem ser sempre examinados. A face, palmas e plantas costumam ser poupadas nessa forma clínica. O comprometimento do couro cabeludo pode ser manifestação única da psoríase em placas (Figura 9).

SEMIOLOGIA

Fenômeno de Köebner

O fenômeno de Köebner (ou resposta isomórfica) é a indução de lesões de psoríase por trauma na pele não acometida. Geralmente surge de 7 a 14 dias após o evento traumático (arranhadura, queimadura solar, ferida cirúrgica, coçadura). Cerca de 25% dos pacientes relatam a ocorrência de Köebner em algum momento no curso de sua doença.[5] No entanto a incidência varia amplamente, segundo os vários autores. Este fenômeno não é exclusivo da psoríase, podendo ser encontrada no líquen plano, líquen nítido, vitiligo e outras doenças cutâneas. O trauma repetitivo diário pode ser parcialmente responsável pelo acometimento encontrado no couro cabeludo, cotovelos, joelhos, mãos, região sacral e genitália.[3] Algumas drogas estão associadas com um tipo de "fenômeno de Köebner endógeno", como o lítio, antimaláricos, bloqueadores beta-adrenérgicos e interferons, responsáveis por induzir ou agravar a psoríase. No entanto a incidência varia amplamente, segundo vários autores.[6-9]

Anel de Woronoff

É um anel pálido de vasoconstrição que circunda a placa em atividade. No entanto, já foi encontrado após tratamento com corticoides, radiação ultravioleta e antralina.[10-13]

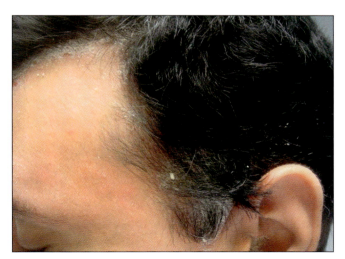

Figura 8 – Seborriase: lesões na implantação dos cabelos

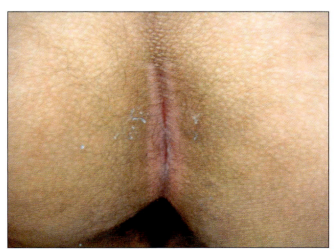

Figura 10 – Lesões no sulco interglúteo

Sinal da vela

O sinal da vela é positivo quando, ao se curetar as lesões, há destacamento de escamas que se assemelham às encontradas quando se raspa a cera de uma vela.

Sinal de Auspitz

O sinal clinico de Auspitz ou sinal do orvalho sangrante é frequentemente encontrado nas placas de psoríase, embora não sensível e não específico para esta doença.[3] Caracteriza-se pelo surgimento de pequenos pontos hemorrágicos após a retirada total das escamas e rotura da membrana de Duncan (membrana fina que recobre as papilas dérmicas ricas em vasos).

PSORÍASE EM PLACAS NA INFÂNCIA

As manifestações clínicas da psoríase em placas são levemente diferentes na infância. As placas não são tão espessas e as lesões são menos escamativas. Com frequência há acometimento da região de fraldas, áreas flexurais e afeta a face mais comumente, comparado com os adultos (Figura 11). (ver Capítulo 4.3.1 - Infância)

DIAGNÓSTICO DIFERENCIAL

- Dermatite de contato
- Dermatite seborreica
- Doença de Paget extramamária
- Eczema numular
- Eritema anular centrífugo
- Eritema giratum repens
- Eritroceratodermias
- Linfoma cutâneo de células T
- Líquen plano hipertrófico
- Líquen simples crônico
- Lupus eritematoso subagudo
- Micose fungoide
- Pitiríase rubra pilar
- Tinea corporis

PSORÍASE GUTATA

Psoríase gutata (do latim gutta - gota) caracteriza-se por surgimento de pápulas eritemato-descamativas de 0,5 a 1,5cm no maior tamanho. Podem estar presentes em grande número (Figuras 12 e 13). A descamação costuma ser menos evidente, exceto quando escoriadas.[4] As áreas acometidas costumam ser o tronco superior e extremidades proximais.

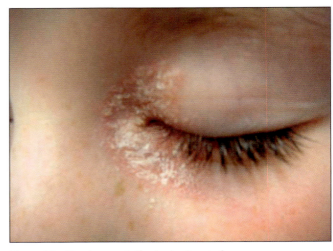

Figura 11 – Psoríase na infância: lesões na face

Com o passar do tempo, podem acometer face, couro cabeludo e extremidades distais. Esta forma clínica é encontrada em crianças e adultos jovens e possui uma forte associação com HLA Cw6.[14] A psoríase gutata pode se resolver espontaneamente após 2 a 3 meses ou persistir ou evoluir para a forma de placas.[4,15]

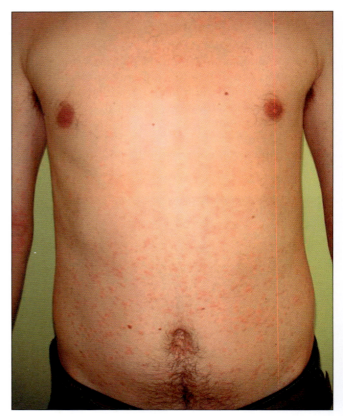

Figura 12 – Psoríase gutata: pápulas eritemato-escamativas no tronco

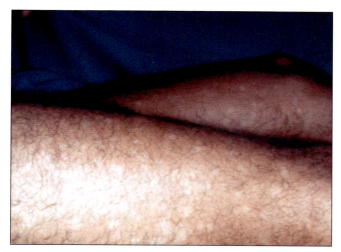
Figura 13 – Psoríase gutata: lesões em gotas nos membros inferiores (acervo do Serviço de Dermatologia do HUCFF/UFRJ)

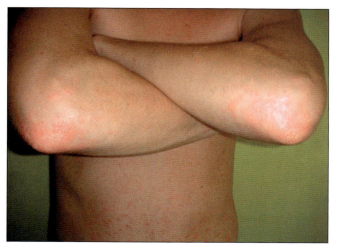
Figura 14 – Psoríase vulgar com surto de lesões gutatas

É comum a ocorrência de infecção estreptocócica orofaríngea precedendo o quadro,[16-18] Em alguns casos, a indicação de tonsilectomia levou à melhora da doença.[17,19,20] Na literatura também é descrita a ocorrência dessa forma clínica após episódio de escarlatina,[21] doença de Kawasaki[22] e infecção perianal.[23] Também é descrita a ocorrência da forma gutata com uso de biológicos.[24-26]

DIAGNÓSTICO DIFERENCIAL

- Erupção por droga
- Linfoma cutâneo de células T
- Papulose linfomatoide
- Parapsoríase de pequenas placas
- Pitiríase liquenoide crônica
- Pitiríase rósea
- Sífilis secundária

PSORÍASE EM PLACAS COMBINADA COM PSORÍASE GUTATA

Alguns pacientes com doença em placa podem desenvolver a forma gutata durante o curso de sua evolução (Figura 14). Geralmente, esta forma persiste por cerca de 3 meses, sendo que as lesões em placa podem permanecer inalteradas ou se tornarem mais ativas.[4]

O QUE VOCÊ PRECISA SABER DESTE CAPÍTULO

PSORÍASE EM PLACAS

- É a forma mais comum de apresentação da doença. As lesões se iniciam como pápulas eritemato-descamativas que se expandem centrifugamente e evoluem para placas. São bem demarcadas, simétricas.
- Nas áreas intertriginosas, a descamação é menos evidente.
- As lesões não deixam cicatrizes quando involuem.
- Os locais de predileção são as superfícies extensoras dos membros, o tronco, as nádegas e o couro cabeludo.

PSORÍASE GUTATA

- Caracteriza-se pelo aparecimento de várias pequenas pápulas eritemato-descamativas.
- As áreas mais acometidas são o tronco superior e extremidades proximais.
- É encontrada em crianças e adultos jovens e tem forte associação com HLA Cw6.
- É comum a ocorrência de infecção estreptocócica orofaríngea precedendo o quadro.
- Pode involuir espontaneamente, persistir ou evoluir para a forma de placas.

REFERÊNCIAS BIBLIOGRÁFICAS

1. Christophers E, Kiene P. Guttate and plaque psoriasis. Dermatol Clin. 1995 Oct; 13(4):751-6.
2. Gordon KB, Ruderman EM. Psoriasis and psoriatic arthritis: an integrated approach. Berlin: Springer; 2005.
3. Camisa C. Handbook of psoriasis. 2 ed. Malden, Mass: Blackwell; 2004.
4. Fry L. An atlas of psoriasis. 2 ed. London: Taylor & Francis; 2004.
5. Weiss G, Shemer A, Trau H. The Köebner phenomenon: review of the literature. J Eur Acad Dermatol Venereol. 2002 May; 16(3):241-8.
6. Farber EM, Jacobs PH. The clinical consequences of trauma to psoriatic skin. Cutis. 1974;13:353-358.
7. Novotny F. Statistical investigation of some factors by etiopathogenesis, therapy and prevention of psoriasis. Paper presented to Czechoslovak Medical Congress, Prague, zechoslovakia. Nov 1962.
8. Kalayciyan A, Aydemir EH, Kotogyan A. Experimental Köebner phenomenon in patients with psoriasis. Dermatology. 2007;215(2):114-7.
9. Braun-Faulco O, Burg G, Farber EM. Psoriasis. A questionnaire study of 536 patients]. Munch Med Wochenschr. 1972; 114(23):1105-10.
10. van de Kerkhof PC. The Woronoff zone surrounding the psoriatic plaque. Br J Dermatol. 1998 Jul; 139(1):167-8.
11. Varma S, Finlay AY. The Woronoff ring in psoriasis. Br J Dermatol. 2003 Jan; 148(1):170.
12. Torley D, Leman J, Burden AD. The Woronoff ring and fumaric acid ester flush. Clin Exp Dermatol. 2011 Jun; 36(4):416-7.
13. Penneys NS, Ziboh V, Simon P, Lord J. Pathogenesis of Woronoff ring in psoriasis. Arch Dermatol. 1976 Jul; 112(7):955-7.
14. Mallon E, Bunce M, Savoie H, Rowe A, Newson R, Gotch F, et al. HLA-C and guttate psoriasis. Br J Dermatol. 2000 Dec; 143(6):1177-82.
15. Ko HC, Jwa SW, Song M, Kim MB, Kwon KS. Clinical course of guttate psoriasis: long-term follow-up study. J Dermatol. 2010 Oct; 37(10):894-9.
16. Zhao G, Feng X, Na A, Yongqiang J, Cai Q, Kong J, et al. Acute guttate psoriasis patients have positive streptococcus hemolyticus throat cultures and elevated antistreptococcal M6 protein titers. J Dermatol. 2005 Feb; 32(2):91-6.
17. Owen CM, Chalmers RJ, O'Sullivan T, Griffiths CE. Antistreptococcal interventions for guttate and chronic plaque psoriasis. Cochrane Database Syst Rev. 2000;(2):CD001976.
18. Perez-Lorenzo R, Zambrano-Zaragoza JF, Saul A, Jimenez-Zamudio L, Reyes-Maldonado E, Garcia-Latorre E. Autoantibodies to autologous skin in guttate and plaque forms of psoriasis and cross-reaction of skin antigens with streptococcal antigens. Int J Dermatol. 1998 Jul; 37(7):524-31.
19. Hone SW, Donnelly MJ, Powell F, Blayney AW. Clearance of recalcitrant psoriasis after tonsillectomy. Clin Otolaryngol Allied Sci. 1996 Dec; 21(6):546-7.
20. McMillin BD, Maddern BR, Graham WR. A role for tonsillectomy in the treatment of psoriasis? Ear Nose Throat J. 1999 Mar; 78(3):155-8.
21. Pacifico L, Renzi AM, Chiesa C. Acute guttate psoriasis after streptococcal scarlet fever. Pediatr Dermatol. 1993 Dec; 10(4):388-9.
22. Han MH, Jang KA, Sung KJ, Moon KC, Koh JK, Choi JH. A case of guttate psoriasis following Kawasaki disease. Br J Dermatol. 2000 Mar; 142(3):548-50.
23. Honig PJ. Guttate psoriasis associated with perianal streptococcal disease. J Pediatr. 1988 Dec; 113(6):1037-9.
24. Balato A, La Bella S, Gaudiello F, Balato N. Efalizumab-induced guttate psoriasis. Successful management and re-treatment. J Dermatolog Treat. 2008; 19(3):182-4.
25. Goiriz R, Dauden E, Perez-Gala S, Guhl G, Garcia-Diez A. Flare and change of psoriasis morphology during the course of treatment with tumour necrosis factor blockers. Clin Exp Dermatol. 2007 Mar; 32(2):176-9.
26. Costa-Romero M, Coto-Segura P, Suarez-Saavedra S, Ramos-Polo E, Santos-Juanes J. Guttate psoriasis induced by infliximab in a child with Crohn's disease. Inflamm Bowel Dis. 2008 Oct; 14(10):1462-3.

CAPÍTULO 4.1.2
PADRÕES CLÍNICOS – PSORÍASE INVERTIDA

Antonio Macedo D'Acri

INTRODUÇÃO

A forma invertida é uma apresentação infrequente da psoríase com ocorrência inferior a 10% na maioria dos estudos.[1-4] Acomete qualquer faixa etária, embora alguns autores sugiram que predomine em crianças.[3-5] Homens e mulheres são igualmente afetados.[1-5]

Tem diagnóstico diferencial com outras dermatoses eritematodescamativas e apresenta particularidades clínicas e terapêuticas.

A psoríase invertida, também chamada de psoríase das flexuras, flexural ou intertriginosa, é caracterizada clinicamente por lesões inflamatórias crônicas nas áreas intertriginosas. A colonização ou a infecção por *Candidade ssp*. ou bactéria é comum. A qualidade de vida é reduzida de forma significativa, especialmente quando compromete a região genital.[1]

O aspecto de distribuição antagônica das lesões cutâneas em relação ao quadro bem estabelecido das placas em áreas de extensão, dificulta seu reconhecimento ao primeiro exame clínico, bem como pode induzir à confusão diagnóstica com outras dermatoses eritematodescamativas.

PATOGÊNESE

Acredita-se que estímulos físicos (como fricção e transpiração local), bem como a presença de bactérias e fungos possam desencadear o aparecimento de lesões de psoríase nas dobras. O padrão observado nessas lesões teria semelhança à resposta isomórfica de Köebner.[4]

Alguns estudos, entretanto, têm demonstrado que o crescimento de estreptococos, estafilococos e *Candida sp* nas flexuras não é um achado constante nesses pacientes, nem se destaca em relação a outros segmentos cutâneos nesses indivíduos. Deste modo, a colonização da pele por microorganismos não seria o elemento de maior relevância na patogênese da psoríase invertida.[6]

Estudo imuno-histoquímico detectou um menor número de células CD161+ nas placas de psoríase invertida em relação às lesões da psoríase clássica. Esse achado carece de explicação, embora tenha sido relacionado à colonização bacteriana crônica destes sítios.[3]

Embora eventuais, existem relatos esporádicos que vinculam o aparecimento ou agravamento da psoríase invertida ao uso de medicamentos imunobiológicos (infliximabe, etanercepte, efalizumabe, e adalimumabe), retinoides (etretinato) e antifúngicos (terbinafina). A gênese deste evento adverso permanece não esclarecida.[1,7-10]

CLÍNICA

A variante invertida difere da forma vulgar por dois aspectos: topografia e aparência. Acomete dobras, em especial, virilhas, axilas e genitália, bem como as áreas retroauriculares, submamárias, antecubitais, periumbilical, interglútea, perianal e poplíteas (Figuras 1 a 5). Pacientes com psoríase invertida

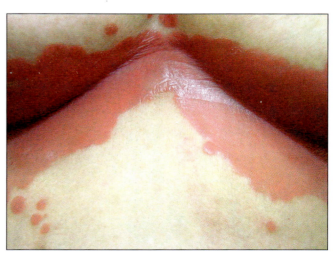

Figura 1 – Psoríase invertida: região inframamária (acervo do Prof. Arles Brotas)

mostram ainda maior frequência de acometimento palmar, quando comparados a pacientes com a forma clássica.[11]

As lesões se caracterizam por placas eritematosas, bem delimitadas, com superfície lisa e brilhante, ou por vezes, úmida, macerada e com fissuras. Descamação e enduração são, em geral, mínimas ou ausentes.[1-4] O prurido é uma queixa usual, que pode ser acompanhada da sensação de "picadas" e dor local nas placas com fissuras.[2,4]

O quadro costuma ser estável, com fases de melhora e piora espontâneas ou partir da terapêutica adotada, mas com tendência à lenta evolução.

HISTOPATOLOGIA

A psoríase invertida apresenta a mesma histologia da forma clássica: paraceratose confluente com hipogranulose ou agranulose; hiperplasia psoriasiforme com alongamento dos cones epidérmicos e adelgaçamento nas áreas suprapapilares; eventuais depósitos de neutrófilos no interior da camada córnea e espinhosa; capilares dilatados nas papilas dérmicas e infiltrado linfocítico perivascular. Não há critérios histopatológicos ou outros exames laboratoriais que permitam a distinção entre as duas apresentações clinicas.[1,4,12]

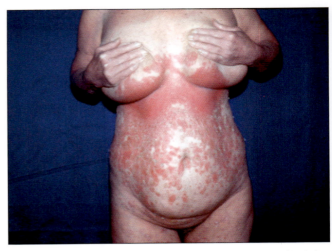

Figura 3 – Psoríase invertida: lesões eritematosas na região inframamária no umbigo e no abdômen. Nota-se artrite nas articulações das mãos (acervo do Serviço de Dermatologia do HUCFF/UFRJ)

DIAGNÓSTICO

O diagnóstico clínico é possível num paciente que também exiba placas eritematoescamosas nas áreas de extensão, como na forma clássica da psoríase. Entretanto, quando existirem apenas poucas máculas e placas eritematosas restritas a algumas dobras, o exame histopatológico é imperativo para

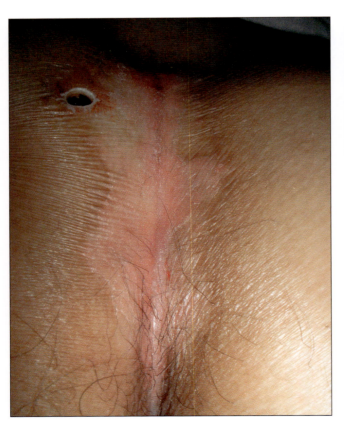

Figura 2 – Psoríase invertida – área interglútea (acervo da Dra. Vanessa Curty)

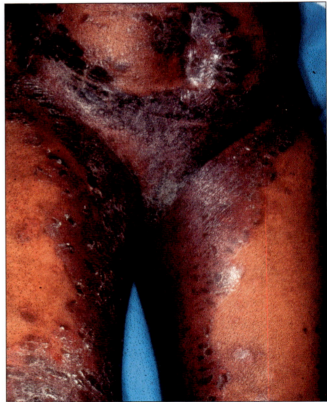

Figura 4 – Psoríase invertida: placas eritematovioláceas e descamativas no umbigo, região genital e face interna das coxas (acervo do Serviço de Dermatologia do HUCFF/UFRJ)

Tabela 1
Principais diagnósticos diferenciais da psoríase invertida

Enfermidade	Características
Candidíase	Erupção mucocutânea provocada por *Candida sp.*, caracterizada por placas eritematosas, maceradas, com lesões periféricas que tendem a confluir, em áreas de dobras. O micológico direto confirma o diagnóstico, pelo achado de pseudomicélios e blastosporos característicos.
Dermatofitose	As lesões típicas costumam ser anulares com borda inflamatória, centrífuga e centro aparentemente poupado. Entretanto, algumas vezes se apresenta através de placas eritematosas, dificultando seu reconhecimento. Afeta com frequência áreas intertriginosas como espaços interdigitais, virilhas, sulco interglúteo e axilas. O exame micológico direto detecta hifas e esporos.
Dermatite seborreica	Dermatite caracterizada por placas eritematosas com descamação periférica variável, nos segmentos com maior densidade de glândulas sebáceas, como couro cabeludo, face, tórax e áreas intertriginosas. Na histopatologia há hiperplasia psoriasiforme, infiltrado inflamatório linfo-histiocitário associado à espongiose que auxilia a distinção diagnóstica.
Doença de Darier	Genodermatose autossômica dominante, caracterizada pelo aparecimento, na infância ou adolescência, de pápulas ceratósicas coalescentes em placas vegetantes e hiperceratósicas na área central do tórax, dorso superior, couro cabeludo, áreas seborreicas e intertriginosas. A histopatologia evidencia acantólise suprabasal com fendas intra-epidérmicas e perda parcial das pontes intercelulares (aspecto de muro desmoronando), raras células espinhosas discerátosicas (corpos redondos).
Doença de Hailey-Hailey	Genodermatose autossômica dominante que se caracteriza por placas eritematosas, com vesículas, descamação e erosões, com prurido e ardor que afetam principalmente as flexuras, desencadeadas ou agravadas por infecção bacteriana ou fúngica, maceração, oclusão e calor. Exame histopatológico revela hiperceratose, extensa discerátose (corpos redondos e grãos) e fenda acantolítica suprabasal.

a elucidação do quadro. Desta forma, em muitos casos haverá necessidade de biópsia cutânea para obter o diagnóstico de certeza.[1,4]

DIAGNÓSTICO DIFERENCIAL

O diagnóstico diferencial deve ser feito com outras dermatoses eritemato-maculosas situadas nas áreas intertriginosas. Entre as afecções comuns destacam-se as infecções fúngicas (candidíases e dermatofitoses) e dermatite seborreica. Condições menos usuais, mas de registro importante seriam a doença de Hailey-Hailey e a doença de Darier. A Tabela 1 resume os elementos necessários para esta distinção.[1,2,4,13-15]

TRATAMENTO

A abordagem terapêutica da psoríase invertida mostra-se diferente da forma clássica devido à natureza oclusiva das áreas intertriginosas. Este aspecto pode levar a maior concentração de um agente tópico, acarretando mais eficácia, mas também efeitos adversos imediatos (irritação local) ou tardios (atrofia e/ou estrias).[4,16,17]

O uso crônico de corticoides nas áreas de dobras acarreta complicações locais, como atrofia, estrias e telangiectasias.[3,16]

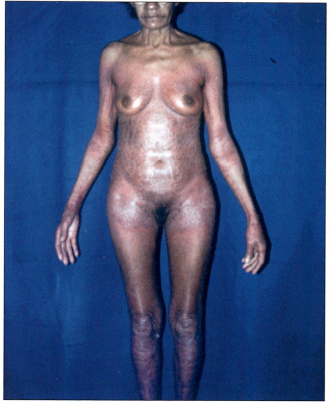

Figura 5 – Psoríase invertida: comprometimento das faces flexoras dos membros superiores, da área genital, do umbigo, do tronco e dos membros inferiores (acervo do Serviço de Dermatologia do HUCFF/UFRJ)

Imunomoduladores (tacrolimus, pomada 0,1%; pimecrolimus, creme 1%) e análogos da vitamina D (calcipotriol, pomada 50mcg/g), têm sido utilizados com eficácia similar a dos corticoides tópicos e com maior perfil de segurança, em relação às complicações locais supracitadas.[3,16,18-22] No entanto podem causar irritação local com eritema, prurido e ardor. O calcipotrol não deve ser aplicado em mais de 40% da superfície corporal, nem sob oclusão e nem deve ultrapassar 100 gramas/semana.[17] O tacrolimus e pimecrolimus não devem ser usados quando há infecções virais, bacterianas ou fúngicas.[17] Há relatos eventuais de *tinea incognita* induzida pelo pimecrolimus.[23]

A associação de corticoides de média e baixa potência com calcipotriol, tacrolimus, pimecrolimus ou agentes antimicrobianos tem sido utilizada.[16,24]

O uso de antimicrobianos (antisépticos, antibióticos ou antimicóticos) isolados ou associados aos tópicos é aceito quando há evidências de colonização ou infecção recorrente local.[16] Esta conduta, todavia, carece de estudos comparativos e não é aceita por todos os autores.[3]

O coaltar é a mais antiga opção terapêutica e tem sido usado sob várias formas, tais como: pomadas, cremes, géis, loções, espumas e xampus, com eficácia comprovada mas com limitações como odor não muito agradável e irritação local.[17,25]

Novos métodos terapêuticos têm sido relatados como: excimer laser e aplicação de toxina botulinica.[26-29] Relatos pontuais do emprego de excimer laser de 308nm, em monoterapia ou em associação com tacrolimus, mostraram melhora das lesões, com remissão de vários meses.[26,27] A aplicação de toxina botulínica numa série de quinze pacientes em áreas como axilas, virilhas, regiões submamárias e interglútea e umbigo, mostrou melhora em 87% do grupo.[28,29]

Medicações sistêmicas convencionais são utilizadas nos quadros extensos e não responsivas ao tratamento tópico. Na falha desses, há indicação para o uso dos imunobiológicos.[1,2,14] Recentemente, o efalizumab foi empregado com sucesso num paciente com psoríase invertida grave, resultando em remissão completa e sustentada durante terapia de manutenção.[30]

É importante esclarecer o paciente sobre a doença e os medicamentos. O que certamente irá contribuir para o aumento da eficácia terapêutica e redução dos eventos adversos.[16,17]

O curso da doença pode apresentar fases de acalmia e de agravamento. Não existem indicadores de que os pacientes com psoríase invertida apresentem prognóstico diferente daqueles com a forma clássica.[2]

O QUE VOCÊ PRECISA SABER DESTE CAPÍTULO

- A psoríase invertida é uma forma clínica incomum da psoríase.
- A distribuição antagônica das lesões cutâneas pode levar à confusão diagnóstica com outras dermatoses eritematodescamativas, sendo as mais comuns as infecções fúngicas (candidíases e dermatofitoses) e a dermatite seborreica.
- O exame histopatológico pode ser necessário para seu diagnóstico diferencial.
- O tratamento tópico das lesões de psoríase invertida pode gerar um efeito oclusivo, produzindo maior concentração de um medicamento, com maior eficácia, mas também efeitos adversos imediatos (irritação local) ou tardios (atrofia e/ou estrias).
- Nos casos extensos e não responsivos, terapêutica sistêmica convencional ou com imunobiológicos está indicada.

REFERÊNCIAS BIBLIOGRÁFICAS

1. Syed ZU, Khachemoune A. Inverse psoriasis: case presentation and review. Am J Clin Dermatol. 2011; 12(2):143-6.
2. Weisenseel P, Reich K. Inverse psoriasis. Hautarzt. 2015; 66(6):408-12.
3. Vissers WH, Roelofzen J, De Jong EM, Van Erp PE, Van de Kerkhof PC, Flexural versus plaque lesions in psoriasis: an immunohistochemical differentiation. Eur J Dermatol. 2005; 15(1):13-7.
4. Chen JF, Liu YC, Wang WM. Dermacase. Can you identify this condition? Inverse psoriasis. Can Fam Physician. 2011; 57(8):901, 903-4.
5. Weigle N, McBane S. Psoriasis. Am Fam Physician. 2013; 87(9):626-33.
6. Flytström I, Bergbrant IM, Bråred J, Brandberg LL. Microorganisms in intertriginous psoriasis: no evidence of Candida. Acta Derm Venereol. 2003; 83(2):121-3.
7. Peramiquel L, Puig L, Dalmau J, Ricart E, Roe E, Alomar A. Onset of flexural psoriasis during infliximab treatment for Crohn's disease. Clin Exp Dermatol. 2005; 30(6):713-4.
8. Roé E, Puig L, Corella F, García-Navarro X, Alomar A, Cutaneous adverse effects of biological therapies for psoriasis. Eur J Dermatol. 2008; 18(6):693-9.
9. Avila Alvarez A, García-Alonso L, Solar Boga A, García-Silva J. Psoriasis secundaria al tratamiento con infliximab y adalimumab en la enfermedad de Crohn. An Pediatr (Barc). 2009; 70(3):278-81.
10. Pauluzzi P, Boccucci N. Inverse psoriasis induced by terbinafine. Acta Derm Venereol. 1999; 79(5):389.
11. Fransson J, Storgårds K, Hammar H. Palmoplantar lesions in psoriatic patients and their relation to inverse psoriasis, tinea infection and contact allergy. Acta Derm Venereol. 1985; 65(3):218-23.
12. De Rosa G, Mignogna C. The histopathology of psoriasis. Reumatismo. 2007; 59(Suppl 1):46-8.
13. Sampaio ALB, Mameri A, Jeunon T, Ramos-e-Silva M, Nunes AP, Carneiro S. Dermatite seborreica. An Bras Dermatol. 2011; 86(6):1061-74.
14. Burge SM. Hailey-Hailey disease: the clinical features, response to treatment and prognosis. Br J Dermatol. 1992; 126:275-82.
15. Moulonguet I. Maladie de Darier. Ann Dermatol Venereol. 2010; 137(11):752-4.
16. Kalb RE, Bagel J, Korman NJ, et al. National Psoriasis Foundation. Treatment of intertriginous psoriasis: from the Medical Board of the National Psoriasis Foundation. J Am Acad Dermatol. 2009; 60(1):120-4.
17. Sociedade Brasileira de Dermatologia. Consenso Brasileiro de Psoríase 2009. 1 ed. Rio de Janeiro: Sociedade Brasileira de Dermatologia, 2009.
18. Lebwohl M, Freeman AK, Chapman MS, Feldman SR, Hartle JE, Henning A, Tacrolimus Ointment Study Group. Tacrolimus ointment is effective for facial and intertriginous psoriasis. J Am Acad Dermatol. 2004; 51(5):723-30.
19. Gribetz C, Ling M, Lebwohl M, et al. Pimecrolimus cream 1% in the treatment of intertriginous psoriasis: a double-blind, randomized study. J Am Acad Dermatol. 2004; 51(5):731-8.
20. Brune A, Miller DW, Lin P, Cotrim-Russi D, Paller AS. Tacrolimus ointment is effective for psoriasis on the face and intertriginous areas in pediatric patients. Pediatr Dermatol. 2007; 24(1):76-80.
21. Duweb GA, Eldebani S, Alhaddar J, Calcipotriol cream in the treatment of flexural psoriasis. Int J Tissue React. 2003; 25(4):127-30.
22. Lin AN. Innovative use of topical calcineurin inhibitors. Dermatol Clin. 2010; 28(3):535-45.
23. Rallis E, Koumantaki-Mathioudaki E. Pimecrolimus induced tinea incognito masquerading as intertriginous psoriasis. Mycoses. 2007; 51(1):71-3.
24. Claréus BW, Houwing R, Sindrup JH, Wigchert S. The DESIRE study--psoriasis patients' satisfaction with topical treatment using a fixed combination of calcipotriol and betamethasone dipropionate in daily clinical practice. Eur J Dermatol. 2009; 19(6):581-5.
25. Zeichner JÁ. Use of topical coal tar foam for the treatment of psoriasis in difficult-to-treat areas. J Clin Aesthet Dermatol. 2010; 3(9):37-40.
26. Mafong EA, Friedman PM, Kauvar AN, et al. Treatment of inverse psoriasis with the 308 nm excimer laser. Dermatol Surg. 2002; 28(6):530-2.
27. Carrascosa JM, Soria X, Domingo H, Ferrándiz C. Treatment of inverse psoriasis with excimer therapy and tacrolimus ointment. Dermatol Surg. 2007; 33(3):361-3.
28. Zanchi M, Favot F, Bizzarini M, Piai M, Donini M, Sedona P. Botulinum toxin type-A for the treatment of inverse psoriasis. J Eur Acad Dermatol Venereol. 2008; 22(4):431-6.
29. Saber M, Brassard D, Benohanian A, Inverse psoriasis and hyperhidrosis of the axillae responding to botulinum toxin type A. Arch Dermatol. 2011; 147(5):629-30.
30. George D, Rosen T. Treatment of inverse psoriasis with efalizumab. J Drugs Dermatol. 2009; 8(1):74-6.

CAPÍTULO 4.1.3
PADRÕES CLÍNICOS –
PSORÍASE ERITRODÉRMICA

João Roberto Antonio
Carlos Roberto Antonio
Marina Gagheggi Maciel

INTRODUÇÃO

A Psoríase Eritrodérmica (PE) é uma variante da psoríase caracterizada pelo eritema em mais de 85% da superfície corpórea, o qual pode estar acompanhado ou não de esfoliação cutânea. Representa uma das formas mais graves de psoríase, com grande morbidade e elevada mortalidade quando comparada as outras formas da doença. É rara, com prevalência estimada em 1 a 2,25% dos casos de psoríase.[1]

A PE pode acometer pacientes com quadro psoriásico prévio ou mesmo ser a manifestação inicial da psoríase. Aproximadamente 1% dos pacientes com psoríase em placas apresentam agudização do quadro evoluindo para a forma eritrodérmica. Nesses casos deve-se pesquisar se, nos últimos meses, houve uso de corticoides sistêmicos ou tópicos em grandes extensões, sais de ouro, sais de lítio, betabloqueadores, inibidores do canal de cálcio, anti-inflamatórios não hormonais ou ainda se houve infecções ou estresse de qualquer natureza.

Outros fatores precipitantes de PE são: uso de terapêuticas tópicas intempestivas, PUVA, UVB ou queimadura solar, interrupção abrupta de corticoide sistêmico em paciente com psoríase prévia, descontinuidade do metotrexato, libação alcoólica, infecção dentária e em pacientes HIV positivos. Existem, no entanto, casos em que nenhuma causa é identificada, podendo ser uma evolução natural da doença.[2]

A psoríase pustulosa generalizada pode evoluir para eritrodermia, com diminuição ou desaparecimento das pústulas.

É também chamada de psoríase eritrodérmica, eritrodermia esfoliativa, eritrodermia psoriásica, erupção eritrodérmica esfoliativa, psoríase generalizada grave.

A psoríase já foi identificada em corpos mumificados do início da Era Cristã. Naquela época era confundida com a "lepra" (hanseníase) e assim continuou até o final do século XVIII, o que levava ao isolamento de muitos e à marginalização desses pacientes. Somente no século XIX Robert Willan a caracterizou como uma doença e Ferdinand Von Hebra a separou da hanseníase em sua publicação de 1841.[3]

QUALIDADE DE VIDA DOS PORTADORES DE PE

Há significativo impacto negativo na qualidade de vida dos pacientes, é observado no atendimento ambulatorial e confirmado vários estudos publicados.[4,5] O impacto negativo ocorre em todos os parâmetros da vida de relação, como na escola, no trabalho, nas atividades diárias, onde interpretada com moléstia contagiosa contribui para a exclusão em locais públicos e clubes, e na atividade sexual pelo constrangimento físico e psicológico. Isso leva esses pacientes a vícios como beber e fumar e à depressão e pensamentos suicidas. A PE altera a qualidade de vida também da família pelo tempo e custos do tratamento e pela relutância do paciente em participar de atividades sociais e recreativas.[4,5]

CLÍNICA

Caracteriza-se pelos seguintes sinais e sintomas:
- Eritema
- Edema
- Hipertermia
- Perda de função de barreira
- Infecção secundária
- Estágio crônico

ERITEMA

É o sinal clinico mais proeminente afetando grande extensão da superfície corpórea. Seu surgimento pode ser súbito e intempestivo ou ocor-

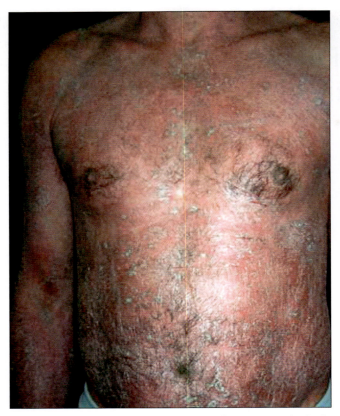

Figura 1 – Eritema em toda superfície corpórea acompanhado de esfoliação fina

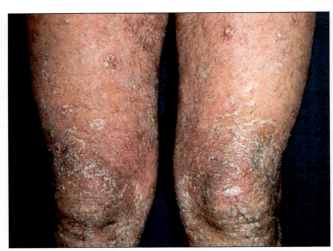

Figura 2 – Eritema e esfoliação cutânea generalizada (mesmo paciente da Figura 1)

INFECÇÃO SECUNDÁRIA

A desestruturação da barreira de proteção cutânea pode aumentar o risco de infecção secundária, principalmente por *Staphylococcus aureus*.[6]

rer de forma insidiosa. Pode vir acompanhado de descamação que geralmente é fina, porém pode se apresentar semelhante à forma clássica que se caracteriza pelas escamas grossas, brancas e aderidas. Acompanha também o quadro: mal estar, fadiga e calafrios. (Figuras 1 a 4)

EDEMA

Com ou sem exsudação e geralmente de extremidades, pode ser observado como decorrente da vasodilatação e das perdas de proteínas dos vasos sanguíneos para os tecidos.

HIPERTERMIA

Pode ocorrer secundariamente à vasodilatação com consequente perda de calor pela superfície cutânea, podendo assim evoluir para hipotermia.

PERDA DE FUNÇÃO DE BARREIRA

Contribui para a perda trans-epidérmica de água e eletrólitos. Desta forma, estes pacientes têm risco elevado de desidratação e diminuição do débito cardíaco, podendo evoluir com falência cardíaca e disfunção hepática e renal. (Figura 5)

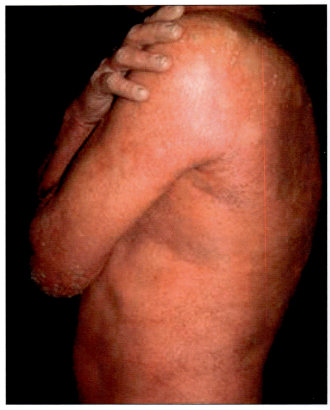

Figura 3 – Eritema sem a esfoliação cutânea

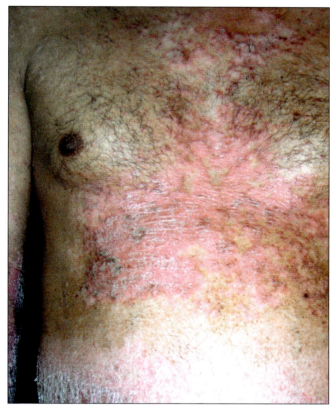

Figura 4 – Eritema com intensa esfoliação cutânea semelhante a forma clássica

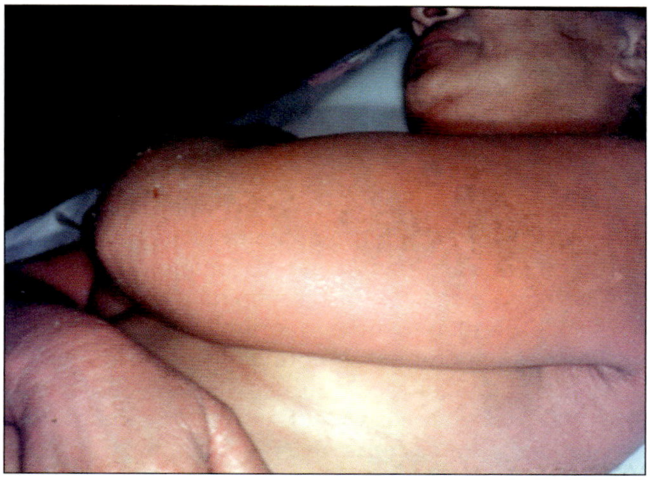

Figura 5 – Paciente eritrodérmico em internação hospitalar (acervo do Serviço de Dermatologia do HUCFF/UFRJ)

DIAGNÓSTICO LABORATORIAL

Necessários para avaliar:
- Estado clínico geral
- Complicações
- Diagnósticos diferenciais

ESTÁGIO CRÔNICO

Nessa evolução da doença o quadro é caracterizado por espessamento cutâneo, liquenificação (Figura 6) e fissuras, acompanhados por alterações nos anexos cutâneos, como alopecia difusa e alterações ungueais com lâminas espessadas, hiperceratose subungueal, onicólise distal, paroníquia, linhas de Beau e depressões cupuliformes. Pode-se observar também hiperceratose palmoplantar, edema periorbital crônico que evolui com enduração e perda da elasticidade da pele, conduzindo ao ectrópio.

PRURIDO

É um sintoma muito frequente e que contribui para elevar a morbidade da doença. Linfadenopatia é comum e parece ser mais pronunciada em casos de prurido grave.

DIAGNÓSTICO CLÍNICO

A anamnese deve ser voltada ao questionamento de psoríase ou dermatoses prévias, tempo de evolução do quadro e fatores desencadeantes.

Exame físico geral e segmentar, além de avaliação dos sinais vitais.

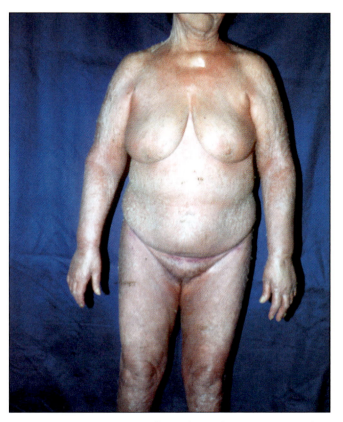

Figura 6 – Eritrodermia psoriásica: fase crônica com liquenificação (acervo do Serviço de Dermatologia do HUCFF/UFRJ)

Exames complementares devem ser solicitados com a seguinte finalidade: avaliar o estado clínico geral do paciente, as possíveis complicações e diagnósticos diferenciais.

No primeiro caso, devem ser avaliados hemograma, velocidade sedimentação das hemácias ou proteína C reativa, raio X de tórax, urina I, hemocultura e urinocultura. Frente ao comprometimento sistêmico da doença devem ser solicitados eletrólitos, enzimas hepáticas, ureia e creatinina. Diante da possibilidade de diagnósticos diferenciais, assim como fatores predisponentes e agravantes não identificados pela história clínica, outros exames complementares devem ser solicitados, FAN, fator reumatoide e sorologias, para as hepatites B e C e anti-HIV. O hemograma pode apresentar leucocitose com eosinofilia e as provas de inflamação estão alteradas.

HISTOPATOLOGIA

O que chama a atenção na lâmina de PE é a grande vasodilatação associada à ausência da camada córnea. Os demais achados histopatológicos encontrados na psoríase vulgar geralmente estão presentes.

DIAGNÓSTICOS DIFERENCIAIS

- Dermatite atópica generalizada
- Dermatite seborreica generalizada
- Pênfigo foliáceo eritrodérmico
- Farmacodermias
- Dermatite de contato alérgica generalizada
- Pitiríase rubra pilar
- Linfoma cutâneo de células T
- Síndrome de Sézary

A eritrodermia pode ser a manifestação inicial de psoríase, a qual por sua vez, responde por aproximadamente 25% dos casos de eritrodermia esfoliativa (EE).[7] Assim, frente a um caso de EE, devemos raciocinar nos diagnósticos diferenciais com maior relevância etiológica.

Devemos avaliar os antecedentes pessoais de dermatoses prévias como dermatite atópica, dermatite seborreica, pênfigo foliáceo. Questionar o paciente sobre medicamentos de uso agudo ou crônico, contato com substâncias sensibilizantes, pensando em farmacodermias e dermatite de contato alérgica generalizada, respectivamente. Observar se não há outras características ao exame físico que possa nos conduzir ao diagnóstico de pitiríase rubra pilar, linfoma cutâneo de células T, síndrome de Sézary. Em grande parte dos casos, no entanto, é necessária realização de exames complementares específicos para elucidação diagnóstica.

TRATAMENTO

A escolha do agente terapêutico no tratamento da PE deve levar em consideração a gravidade em que a doença se apresenta juntamente com as comorbidades associadas e as contraindicações a determinadas drogas, a fim de se alcançar eficácia. Em abril de 2010 foi publicado um artigo da *National Psoriasis Foundation* recomendando como tratamento de primeira-linha, as drogas de inicio rápido e alta eficácia, como ciclosporina e imunobiológicos.[8] Nos casos graves, devemos garantir suporte clínico e hemodinâmico, muitas vezes em unidade de terapia intensiva, frente ao comportamento sistêmico deste enfermidade. Com relação a corticoides sistêmicos e fototerapia, não estão indicados no tratamento da PE, o que se justifica pelo fato destes agentes poderem precipitar ou exacerbar a PE. Em casos mais estáveis, ou de surgimento insidioso, ou ainda aqueles com contraindicação a ciclosporina ou biológicos, estaria indicada terapêutica com metotrexato ou acitretina.[9] Independentemente da terapêutica sistêmica, adjuvantes tópicos devem ser usados em todos os casos.

O QUE VOCÊ PRECISA SABER DESTE CAPÍTULO

- A Psoríase Eritrodérmica (PE) é uma variante da psoríase que acomete mais de 85% da superfície corpórea. Representa 1 a 2,25% dos casos de psoríase.
- Caracteriza-se pelo eritema generalizado. Pode se acompanhar ou não de esfoliação.
- Representa uma das formas mais graves de psoríase com elevada morbi-mortalidade.
- Pode ser a manifestação inicial da psoríase ou evoluir a partir de uma psoríase prévia. Nestes casos pesquisar se, nos últimos meses, houve uso de corticoides sistêmicos ou tópicos em grandes extensões, sais de ouro ou de lítio, betabloqueadores, inibidores do canal de cálcio, anti-inflamatórios não esteroidais, infecções ou estresse.
- Existem casos em que nenhuma causa pode ser identificada podendo ser uma evolução natural da doença.
- A PE tem risco elevado de desidratação e diminuição do débito cardíaco, podendo evoluir com falência cardíaca e disfunção hepática e renal.
- Exames complementares devem ser solicitados com a seguinte finalidade: avaliar o estado clínico geral do paciente, as possíveis complicações e diagnósticos diferenciais.
- No exame histopatológico da pele o que chama a atenção é a grande vasodilatação associada a ausência da camada córnea.

- Na evolução crônica da doença o quadro é caracterizado por espessamento cutâneo, liquenificação e fissuras, acompanhados de alopecia difusa e alterações ungueais, hiperceratose palmoplantar, edema periorbital crônico e ectrópio.
- O prurido é muito frequente e contribui para elevar a morbidade da doença.
- Nos casos de PE grave, como tratamento de primeira-linha, são recomendadas drogas de inicio rápido e alta eficácia, como ciclosporina e imunobiológicos. Os retinoides orais representam segunda linha de tratamento.

REFERÊNCIAS BIBLIOGRÁFICAS

1. Barden AD, Kirby B. Psoriasis and related disorders. In: Griffiths C, Barker J, Bleiker T, Chalmers R, Creamer D eds. Rook's Textbook of Dermatology. 9 ed. Boston: Wiley-Blackwell; 2016:1103-303.
2. Mumoli N, Vitale J, Gambaccini L, Sabatini S, Brondi B, Cei M. Erythrodermic psoriasis. QJM. 2014; 107(4):315.
3. Fry L. An atlas of psoriasis. 2 ed. Boca Raton: Taylor & Francis; 2004.
4. Gupta MA, Gupta AK. Quality of life of psoriasis patients. J Eur Acad Dermatol Venereol. 2000 Jul; 14(4):241-2.
5. Krueger G, Koo J, Lebwohl M, Menter A, Stern RS, Rolstad T. The impact of psoriasis on quality of life: results of a 1998 National Psoriasis Foundation patient-membership survey. Arch Dermatol. 2001 Mar; 137(3):280-4.
6. Green MS, Prystowsky JH, Cohen SR, Cohen JI, Lebwohl MG. Infectious complications of erythrodermic psoriasis. J Am Acad Dermatol. 1996; 34:911-4.
7. Rym BM, Mourad M, Bechir Z, et al. Erythroderma in adults: a reporto f 80 cases. Int J Dermatol. 2005; 44:731-5.
8. Rosenbach M, Hsu S, Korman NJ, et al. Treatment of erithrodermic psoriasis: from the medical board of the National Psoriasis Foundation. J Am Acad Dermatol. 2010; 62:655-62.
9. Menon K, Van Voorhees AS, Bebo BF Jr, et al. Psoriasis in patients with HIV infection: from the medical board of the National Psoriasis Foundation. J Am Acad Dermatol. 2010; 62(2):291-9.

CAPÍTULO 4.1.4
PADRÕES CLÍNICOS – PUSTULOSAS

Francisca Regina O. Carneiro
Sueli Carneiro

INTRODUÇÃO

São as variantes clinicas da psoríase caracterizadas pela presença de pústulas estéreis sobre base eritematoedematosa, com as mais diversas configurações, localizadas em qualquer parte do tegumento, ocorrendo com ou sem sistomas gerais.[1,2]

A forma generalizada é grave e quase sempre requer hospitalização. A pustulose palmoplantar é a forma mais comum.[1,2,3]

Ocorre alteração na função dos leucócitos, com quimiotaxia mais acentuada dos polimorfonucleares e menor de mononucleares do que em pacientes com psoríase vulgar. Aumento da expressão de IL-17 e IL-23 e mutações gênicas do receptor da IL-36 tem sido descritas.[4-8] As pústulas são formadas por acúmulos de neutrófilos nas mais diferentes localizações e vários fatores tem sido identificados como desencadeantes desta forma clínica. Entre eles, os mais aceitos atualmente são:[4,9-13]

- Gestação e queimaduras solares
- Algumas drogas como lítio, salicilatos, metrotexato, progesterona, fenilbutazona, penicilina, cloroquina, bloqueadores ß adrenérgicos, antagonistas do receptor de angiotensina I, terbinafina, calcipotriol tópico, fexofenadina, interferon ß recombinante, bupropina, minociclina e teste tuberculínico e substancias tópicas irritantes (coaltar, antralina)
- A retirada abrupta de corticoides sistêmicos e da ciclosporina A
- Algumas doenças metabólicas: hipocalcemia e hipoparatireoidismo
- Inúmeras infecções: vias áreas superiores, dentárias e por citomegalovírus

CLÍNICA

Pode ser classificada, segundo Baker e Ryan (1968),[1] em quatro formas clínicas:

GENERALIZADA OU DE VON ZUMBUSCH

Esta forma é caracterizada pelo surgimento abrupto de uma erupção de pústulas estéreis sobre base eritematosa em geral de caráter generalizado, com predileção pelo tronco e membros. (Figura 1)

A evolução se caracteriza pelo surgimento de eritema e edema seguidos de pústulas e posterior descamação escarlatiniforme.

Encontram-se muitas vezes lesões ungueais (pústulas subungueias), orais (língua geográfica, língua fissurada, escamas e exulcerações em lábios) e oculares (conjuntivite, uveíte e irite).

O paciente queixa-se de pele sensível ou dolorida e apresenta sintomas gerais como febre, adinamia, perda do apetite, leucocitose e aumento do VHS.

São descritas complicações sistêmicas como distúrbios metabólicos, hemodinâmicos e choque séptico.

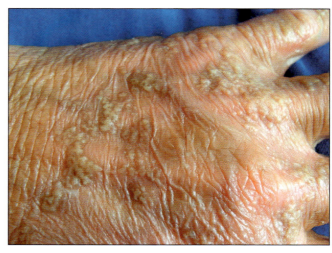

Figura 1 – Pústulas sobre base eritematosa no dorso da mão esquerda de um paciente com pustulose generalizada (acervo da Dra. Maraya Bitencourt)

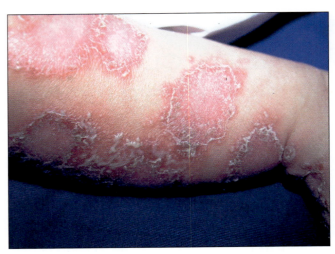

Figura 2 – Lesões anulares eritematosas com pústulas na periferia, localizadas no membro inferior (acervo da Dra. Maraya Bitencourt)

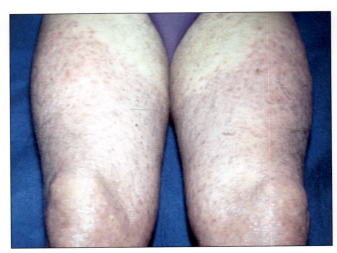

Figura 3 – Lesões pustulosas nas placas de psoríase (acervo do Serviço de Dermatologia do HUCFF/UFRJ)

Podem ocorrer episódios semelhantes subsequentes em intervalos de tempo extremamente variáveis, sendo que no período de remissão entre as crises em geral o paciente permanece sem qualquer manifestação cutânea e ou sistêmica da doença.

ANULAR

Manifesta-se por lesões eritematosas de configuração anular que apresentam pústulas na periferia, localizadas predominantemente em tronco e membros e que evoluem em surtos. (Figura 2)

Na evolução, em decorrência do rompimento das pústulas, as lesões passam a apresentar uma borda descamativa, porém com o crescimento centrifugo das lesões novas pústulas vão surgindo.

Podem ser acompanhadas de prurido ou dor no local, sendo rara a ocorrência de manifestações sistêmicas.

EXANTEMÁTICA

É uma forma rara caracterizada por acometer indivíduos jovens sem história de psoríase, associada a infecções de vias aéreas superiores ou uso de medicações.

O quadro inicia com o surgimento de pequenas pústulas com discreto halo eritematoso que confluem levando dentro de algumas horas a uma erupção generalizada. Em geral não há sintomas sistêmicos associados e a evolução é autolimitada com resolução em poucas semanas.

LOCALIZADA

As lesões pustulosas surgem na borda ou dentro de lesões anteriores de psoríase, em geral nas fases de exacerbação da doença indicando uma fase instável da psoríase. Podem também ocorrer como resposta aos fenômenos irritativos de certas substâncias utilizadas no tratamento tópico da doença como, por exemplo, o coaltar e a antralina. (Figura 3)

Sintomas locais e sistêmicos estão em geral ausentes.

É importante referir que nenhuma das formas clínicas é mutuamente exclusiva. Podem ser observadas transições entre os diferentes padrões assim como entre formas pustulosas e clássicas da psoríase.

A acrodermatite contínua de Hallopeau também é uma considerada uma variante clínica dessa forma de psoríase. É de ocorrência rara sendo caracterizada pelo surgimento de erupção pustulosa comprometendo quirodáctilos e menos frequentemente pododáctilos em sua porção distal. Em geral as lesões se restringem a um ou dois dedos, sendo importante o comprometimento ungueal que pode inclusive levar a atrofia e anoniquia. Em alguns pacientes as lesões podem se estender a atingir mãos, antebraços e pés. O trauma local é considerado como possível fator desencadeante.

Algumas observações se fazem necessárias a respeito de duas entidades clínicas de inclusão ainda indefinida entre as variantes clínicas de psoríase pustulosa e são elas:

Impetigo herpetiforme

Considerada como uma dermatose específica da gravidez seria uma manifestação de psoríase pustulosa generalizada talvez desencadeada pela hipocalcemia durante a gestação. (Figura 4)

As lesões surgem, em geral, no terceiro trimestre da gestação, como pústulas sobre base eritema-

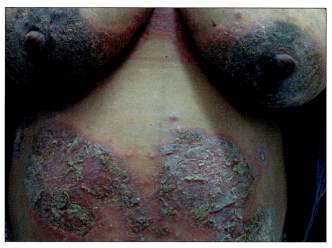

Figura 4 – Lesões pustulosas no abdômen e nas mamas (acervo do Serviço de Dermatologia do HUCFF/UFRJ)

tosa com arranjo herpetiforme, de preferências em áreas de flexuras. Posteriormente há uma disseminação das lesões podendo ser acompanhadas de febre, mal estar geral, náuseas, diarreia, leucocitose aumento do VHS, hipoalbuminemia e hipocalcemia.

Pode ocasionar anormalidades fetais, prematuridade e morte neonatal. A recorrência pode surgir em gestações posteriores, em geral com início mais precoce e quadro clínico mais intenso a cada episódio.

Psoríase pustulosa palmoplantar ou pustulose palmoplantar

Caracterizada também pelo surgimento de pústulas estéreis nas superfícies palmoplantares podendo ser acompanhadas de máculas acastanhadas. Um pequeno número de pacientes tem lesões de psoríase em outras regiões. São considerados como fatores desencadeantes: infecções focais, alergia a metais e stress sendo o tabagismo considerado agravante. (Figura 5)

HISTOPATOLOGIA

É semelhantes em todas as formas clínicas com a observação na epiderme de edema, migração de neutrófilos oriundos dos capilares da papila dérmica, com formação de pústulas na camada de Malpighi e subcórneas.[3,4,14]

DIAGNÓSTICO

É realizado pelos aspectos clínicos e histopatológicos.[3,4,14]

DIAGNÓSTICO DIFERENCIAL

Entre os principais diagnósticos diferencias estão:[3,4,14]
- Síndrome da pele escaldada estafilocócica
- Pustulose exantemática aguda generalizada
- Síndrome de Reiter
- Candidíase generalizada
- Dermatite atópica
- Dermatite seborreica
- Miliária pustulosa

TRATAMENTO

Todas as opções terapêuticas para as outras formas de psoríase podem ser utilizadas tais como:[12,13,15-19]
- Retinoides sistêmicos
- Ciclosporina A
- PUVA
- UVBnB
- Metrotrexato
- Dapsona
- Imunobiológicos
- Além de tratamentos tópicos

O QUE VOCÊ PRECISA SABER DESTE CAPÍTULO

- A psoríase pustulosa se caracteriza pela presença de pústulas estéreis localizadas ou generalizadas com ou sem manifestações sistêmicas.
- Pode ser desencadeada por drogas, infecções e doenças metabólicas.

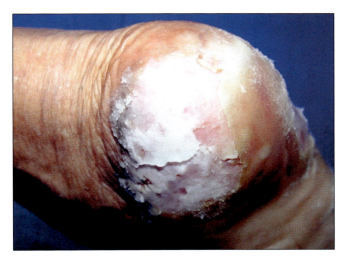

Figura 5 – Pústulas e crostas na região plantar (acervo da Dra. Maraya Bitencourt)

- A forma generalizada é grave e quase sempre requer hospitalização.
- A pustulose palmoplantar é a forma mais comum.
- O impetigo herpetiforme é uma dermatose específica da gravidez e seria uma manifestação de psoríase pustulosa generalizada talvez desencadeada por hipocalcemia.
- Todas as opções terapêuticas para as outras formas de psoríase podem ser utilizadas.

REFERÊNCIAS BIBLIOGRÁFICAS

1. Baker H, Ryan TJF. Generalized pustular psoriasis: a clinical and epidemiological study of 104 cases. Br J Dermatol. 1968; 80:771-93.
2. Kosumi H, Ito T, Fujita Y, et al. Generalized pustular psoriasis. J Pediatr. 2017 Jun 16. pii: S0022-3476(17)30751-5.
3. Navarini AA, Burden AD, Capon F, et al. European Consensus Statement on Phenotypes of Pustular Psoriasis. J Eur Acad Dermatol Venereol. 2017 Jun 6. doi: 10.1111/jdv.14386. [Epub ahead of print]
4. Wu X, Li Y. Clinical analysis of 82 cases of generalized pustular psoriasis. Zhong Nan Da Xue Xue Bao Yi Xue Ban. 2017; 42(2):173-8.
5. Naik HB, Cowen EW. Autoinflammatory pustular neutrophilic diseases. Dermatol Clin. 2013 Jul;31(3):405-25
6. Bissonnette R, Nigen S, Langley RG, et al. Increased expression of IL-17A and limited involvement of IL-23 in patients with palmo-plantar (PP) pustular psoriasis or PP pustulosis; results from a randomised controlled trial. J Eur Acad Dermatol Venereol. 2014 Oct; 28(10): 1298-305.
7. Capon F. IL36RN mutations in generalized pustular psoriasis: just the tip of the iceberg? J Invest Dermatol. 2013 Nov;133(11):2503-4.
8. Dereure O. Generalised pustular psoriasis: the role of mutation in the interleukin-36-receptor antagonist gene. Ann Dermatol Venereol. 2012 Feb; 139(2):163-4.
9. Bomm L, Zimmermann C, Souto R, Bressan A, Gripp A. Use of cyclosporin in a patient with hepatitis C and pustular psoriasis. An Bras Dermatol. 2011 Jul-Aug; 86(4 Suppl 1):S193-5.
10. Guinovart RM, Ferrándiz C, Bielsa I, Carrascosa JM. Episode of pustular psoriasis after a tuberculin test in a patient with plaque psoriasis on treatment with etanercept. Actas Dermosifiliogr. 2011 Dec; 102(10):828-30.
11. Serra D, Gonçalo M, Mariano A, Figueiredo A. Pustular psoriasis and drug-induced pustulosis. G Ital Dermatol Venereol. 2011 Apr; 146(2):155-8.
12. Alvarez AC, Rodríguez-Nevado I, De Argila D, Rubio FP, Rovira I, Torrelo A, Zambrano A. Recalcitrant pustular psoriasis successfully treated with adalimumab. Pediatr Dermatol. 2011 Mar-Apr; 28(2):195-7.
13. Yoneda K, Matsuoka-Shirahige Y, Demitsu T, Kubota Y. Pustular psoriasis precipitated by cytomegalovirus infection. Br J Dermatol. 2012;167(5):1186-9
14. Borges-Costa J, Silva R, Gonçalves L, Filipe P, Soares de Almeida L, Marques Gomes M Clinical and laboratory features in acute generalized pustular psoriasis: a retrospective study of 34 patients. Am J Clin Dermatol. 2011 Aug; 12(4):271-6.
15. Sopkovich JA, Anetakis Poulos G, Wong HK. Acrodermatitis continua of hallopeau successfully treated with adalimumab. J Clin Aesthet Dermatol. 2012 Feb; 5(2):60-2.
16. Umezawa Y, Mabuch T, Ozawa A. Generalized pustular psoriasis in a child: observation of long-term combination therapy with etretinate and calcipotriol for 16 years. Pediatr Dermatol. 2012 Mar-Apr; 29(2):206-8.
17. Floristan U, Feltes R, Ramírez P, Alonso ML, De Lucas R. Recalcitrant palmoplantar pustular psoriasis treated with etanercept. Pediatr Dermatol. 2011 May-Jun; 28(3):349-50
18. Ji YZ, Geng L, Ma XH, Wu Y, Zhou HB, Li B, Xiao T, Chen HD. Severe generalized pustular psoriasis treated with mycophenolate mofetil. J Dermatol. 2011 Jun; 38(6):603-5.
19. Chaves YN, Cardoso DN, Jorge PF, Follador I, Oliveira Mde F. Childhood pustular psoriasis: case report. An Bras Dermatol. 2010 Dec; 85(6):899-902.

CAPÍTULO 4.2

LOCALIZAÇÕES ESPECIAIS

CAPÍTULO 4.2.1
LOCALIZAÇÕES ESPECIAIS – FACE E COURO CABELUDO

Ana Luisa Bittencourt Sampaio Jeunon Vargas
Celso Tavares Sodré

INTRODUÇÃO

As placas psoriásicas são comuns no couro cabeludo, mas pouco frequentes na face. Quando isto ocorre, acarreta impacto psicossocial negativo além de se constituir em um critério de gravidade.

A psoríase do couro cabeludo acomete aproximadamente 2% da população ocidental, sendo um dos sítios preferenciais da doença.[1] As lesões na face ocorrem em cerca de 17 a 46% dos indivíduos com psoríase.[2]

CLÍNICA

COURO CABELUDO

As lesões do couro cabeludo se apresentam com mais frequência como placas eritematosas e descamativas, bem delimitadas, isoladas, de tamanhos, intensidade de eritema e descamação variáveis, acometendo as regiões temporais e parietal. No entanto, qualquer área do couro cabeludo pode ser acometida e as placas podem se generalizar por confluência ou assim se apresentar desde o início. As escamas são espessas, estratificadas e com tonalidade branco-prateada como em outras regiões da pele (Figuras 1 e 2). Às vezes se apresentam mais finas ou então muito espessas formando verdadeiros blocos aderentes aos pelos e ao couro cabeludo – pseudotinea amiantácea, que, quando removidas, deixam a pele subjacente com aspecto brilhante e úmido. (Figuras 3 e 4)

A pseudotinea amiantácea é um padrão reacional inespecífico que pode ser encontrado na psoríase, dermatite seborreica, dermatite atópica e tinea capitis. Nas três primeiras situações, parece que a supercolonização por *staphylococcus aureus* participa da fisiopatogenia.[3]

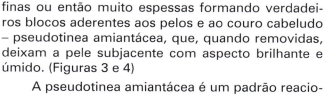

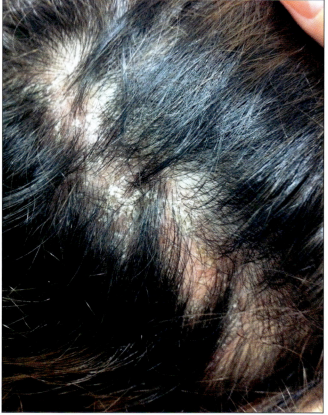

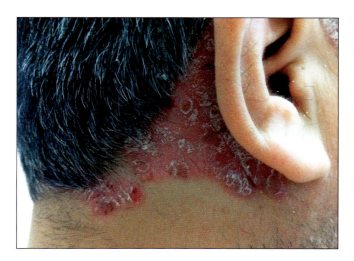

Figuras 1 e 2 – Psoríase do couro cabeludo: placa eritematosa de limites bem delimitados, com escamas espessas, estratificadas e com tonalidade branco-prateadas

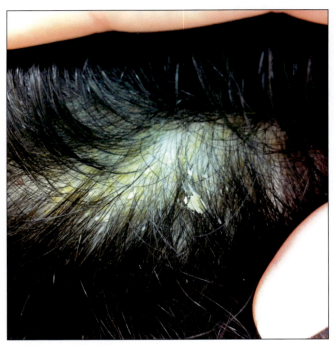 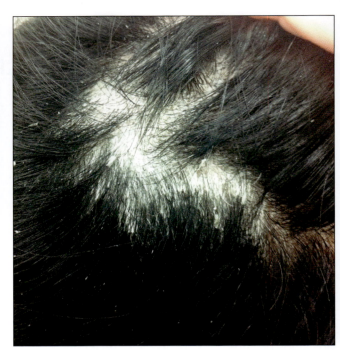

Figuras 3 e 4 – Pseudotinea amiantácea: escamas espessas, muito aderidas entre si, aos pelos e ao couro cabeludo

O eflúvio telógeno pode ocorrer e tem relação com atividade da doença.

Existem relatos de alopecia psoriásica tanto cicatricial quanto não cicatricial, o que pode acarretar dificuldades diagnósticas.[4]

FACE

O envolvimento da face tem sido relacionado a uma maior gravidade da doença, assim como início precoce e acometimentos ungueal e articular. As lesões faciais são classificadas de acordo com sua localização em padrão periférico – porção superior da fronte e periauricular, padrão centrofacial e padrão misto (Figuras 5 a 7), e tem sido descrita relação do padrão centrofacial com gravidade ainda maior da doença. O padrão periférico tem associação com acometimento extenso do couro cabeludo.[5]

Quando ocorre nos ouvidos, há prurido e descamação, que pode ocluir o conduto auditivo, causando redução transitória da acuidade auditiva (Figuras 8 e 9).

O termo "seboríase" é aplicado quando há dificuldades em separar as lesões de dermatite seborreica e de psoríase na face, couro cabeludo e dobras.

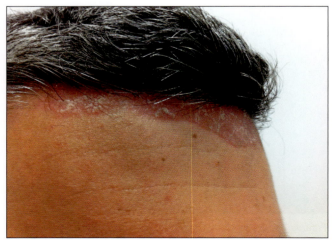 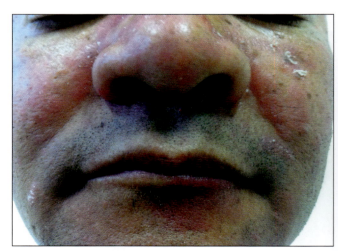

Figura 5 – Psoríase na face: padrão periférico

Figura 6 – Psoríase na face: padrão centrofacial

DIAGNÓSTICO

O diagnóstico é clínico nos casos típicos ou quando há lesões de psoríase em outras localizações características. Em apresentações atípicas pode ser necessária uma avaliação histopatológica.

A dermatoscopia vem sendo cada vez mais utilizada no diagnóstico das doenças inflamatórias. Deve ser realizada após remoção das escamas com álcool, e a superfície coberta com gel de ultrassom. Os achados característicos da placa de psoríase no couro cabeludo são pontos e glóbulos vermelhos, alças vermelhas tortuosas e vasos glomerulares.[6] (Figura 10)

DIAGNÓSTICO DIFERENCIAL

Dermatite seborreica, tinea capitis e a pseudo-tinea amiantácea para o couro cabeludo. Na face, as lesões devem ser diferenciadas da dermatite seborreica, da rosácea e das lesões de lupus eritematoso. Nas crianças, o acometimento cefálico da dermatite atópica também se assemelha à psoríase.

Apesar de as placas psoriásicas serem bem delimitadas e mais espessas, e de o paciente apresentar lesões em outros locais do corpo, alterações articulares e/ou ungueais, algumas vezes a distinção

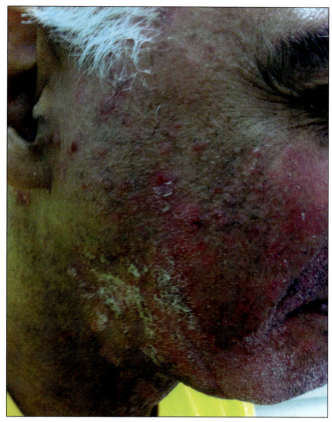

Figura 7 – Psoríase na face: padrão misto

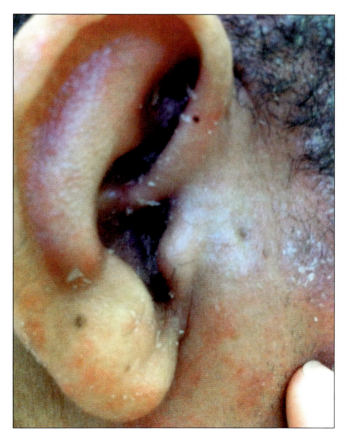

Figura 8 – Psoríase no conduto auditivo externo

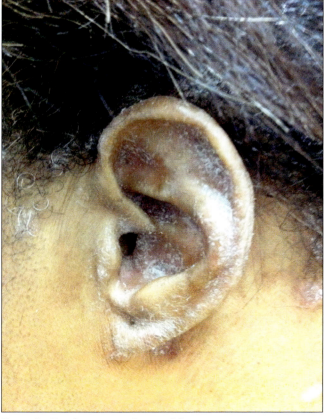

Figura 9 – Psoríase no conduto auditivo externo

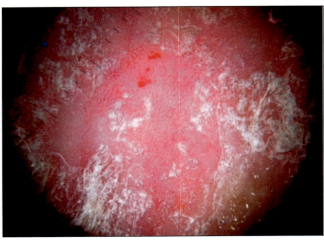
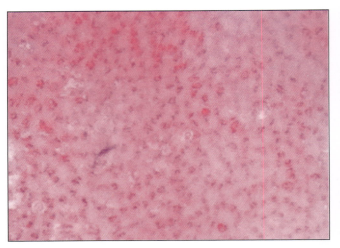

Figura 10 – Dermatoscopia de lesão de psoríase no couro cabeludo: pontos e glóbulos vermelhos

com a dermatite seborreica é difícil, principalmente naqueles casos menos característicos.[7] A histopatologia de ambas as doenças também pode ser indistinguível.

TRATAMENTO

COURO CABELUDO

As lesões do couro cabeludo respondem moderadamente bem ao tratamento tópico, sendo um fator limitante a cosmética dos medicamentos sobre os fios de cabelo.

Podem ser usados:
- Xampus ou soluções capilares contendo ceratolíticos (ácido salicílico) para remoção das escamas aderentes;
- Antiproliferativos (a base de coaltar, sulfeto de selênio ou piritionato de zinco);
- Anti-inflamatórios (corticosteroides).

A combinação de várias classes de medicamentos num mesmo produto ou a terapia rotacional são as opções de maior eficácia e que geram menos recidivas.

Nos casos de pseudotinea amiantácea, uma vez excluída a etiologia fúngica por exame micológico, nos parece da maior importância a remoção suave dos blocos de escamas além da redução da população de *Staphylococcus aureus* que parece estar envolvido na fisiopatogenia.

FACE

A psoríase da face deve ser tratada cautelosamente, devido ao risco de desenvolvimento de irritações locais pelos medicamentos usados e também de efeitos colaterais.

São eficazes os cremes hidratantes a base de vaselina, os ceratolíticos, os análogos da vitamina D (calcipotriol) com ou sem corticoide, retinoides como o tazaroteno e fototerapia com luz ultravioleta.

Os inibidores da calcineurina (tacrolimus e pimecrolimus) estão aprovados para o tratamento de eczemas (assim como da psoríase) na face.

As substancias aplicadas na face podem irritar os olhos, e devem ser usados com atenção. Devido ao risco de os corticoesteroides causarem efeitos colaterais, como atrofia da pele e desenvolvimento de catarata e glaucoma (se aplicados muito próximos aos olhos), estes devem ser preferidos os de baixa potência, em pequena quantidade e pelo menor tempo possível. O tacrolimus e o pimecrolimus não causam glaucoma e são bastante eficazes no tratamento das lesões nas pálpebras.[8]

A psoríase do couro cabeludo e da face podem ser resistentes ao tratamento tópico e necessitar de medicamentos sistêmicos.

O tratamento com acitretina pode levar a ressecamento, descamação e erosão nos lábios e na córnea. A maioria dos tratamentos sistêmicos anti-psoriásicos é capaz de induzir efluvio telógeno (metotrexato, acitretina, etc.). Por outro lado, a fototerapia apresenta pouca eficácia, a não ser que os cabelos sejam cortados bastante curtos para assegurar a penetração do UV.

Existem recentes relatos de desenvolvimento de placas de alopecia em pacientes em uso de medicamentos biológicos anti-TNF-α para doença inflamatória intestinal[9] e artrite reumatoide[10]. A alopecia pelo anti-TNF possui características histopatológicas similares a da psoríase e a da alopecia areata e deve apresentar três dos cinco critérios diagnósticos:

- Início recente de tratamento com o anti-TNF;
- Ausência de história prévia de psoríase;
- Desenvolvimento de uma erupção psoriasiforme após o início do medicamento;
- Placa de alopecia no couro cabeludo;
- Placas eritematosas, descamativas e/ou pústulas no couro cabeludo e em outra parte do corpo.[9]

O QUE VOCÊ PRECISA SABER DESTE CAPÍTULO

- A prevalência das lesões no couro cabeludo e na face tem relação com a gravidade e o prognóstico da doença.
- A dermatoscopia é um método auxiliar útil para o diagnóstico da psoríase no couro cabeludo.
- O diagnóstico diferencial deve ser feito com outras dermatoses comuns.

REFERÊNCIAS BIBLIOGRÁFICAS

1. Guenther L. Current management of scalp psoriasis. Skin Therapy Lett. 2015; 20(3):5-7.
2. van de Kerkhof PCM, Murphy GM, Austad J, Ljungberg A, Frederique Cambazard F, Duvold LB. Psoriasis of the face and flexures. J Dermatol Treat. 2007; 18(6):351-60.
3. Abdel-Hamid IA, Agha SA, Moustafa YM, El-Labban AM. Pytiriasis amiantacea: a clinical and etiopathologic study of 85 patients. Int J Dermatol. 2003; 42:260-4.
4. Bardazzi F, Fanti A, Orlandi C, Chieregato C, Misciali C. Psoriatic scarring alopecia: observations in four patients. Int J Dermatol. 1999; 38:765-8.
5. Woo SM, Choi JW, Yoon HS, Jo SJ, Youn JI. Classification of facial psoriasis based on the distributions of facial lesions. J AM Acad Dermatol. 2008; 58:959-63.
6. Kim G-W, Jung H-J, Ko HC, et al. Dermoscopy can be useful in differentiating scalp psoriasis from seborrhoeic dermatitis. Br J Dermatol. 2011; 164:652-6.
7. Schwartz RA, Janusz CA, Janniger CK. Seborrheic dermatitis: an overview. Am Fam Physician. 2006; 74(1):125-30.
8. National Psoriasis Foundation. http://www.psoriasis.org/page.aspx?pid=449
9. Doyle LA, Sperling LC, Baksh S, et al. Psoriatic alopecia/alopecia areata-like reactions secondary to anti-tumor necrosis fator-α therapy: a novel cause ofnoncicatricial alopecia. Am J Dermatopathol. 2011; 33(2):161-6.
10. Kirshen C, Kanigsberg N. Alopecia areata following adalimumab. J Cut Med Surg 2009; 13(1):48-50.

CAPÍTULO 4.2.2
Localizações especiais – Extremidades, palmas e plantas

Arles Martins Brotas

INTRODUÇÃO

A psoríase que envolve de forma predominante as palmas das mãos e plantas dos pés é conhecida como psoríase palmoplantar (PPP). Pode se apresentar como placas ceratósicas ou como pústulas. Muitas vezes há sobreposição entre os diferentes tipos morfológicos.

A PPP responde por 3 a 4% de todos os casos de psoríase e produz elevada incapacidade funcional e social.[1]

FORMA CERATÓSICA

Apresenta-se como placa bem delimitada ou área de descamação irregular sem infiltração, única ou múltipla, simétrica, com escamas espessas. O eritema é variável, muitas vezes evidente apenas na borda externa da lesão e/ou quando transgride a região palmoplantar (sinal relevante na diferenciação com a tinha dos pés – forma em mocassim, não inflamatória). (Figuras 1 a 4)

Tende a simetria (75% dos casos) e pode acometer qualquer sítio da região palmoplantar, em alguns casos acomete também o dorso das mãos e dos pés, dificultando a diferenciação com eczema de contato em sua fase crônica. É menos frequente o acometimento isolado das mãos ou pés. No estudo de Khandpur e cols., em 2011, foi notada predileção pelos sítios mais susceptíveis a trauma como eminência tenar e hipotenar, calcâneo e bordas dos pés. Os autores observaram ainda maior frequência na população que exerça atividades laborativas manuais, como agricultores e donas-de-casa, provavelmente relacionada ao fenômeno de Köebner.[2]

Há dificuldades para se observar o sinal da vela ou orvalho sanguíneo de Auspitz, pela espessura da camada córnea.

Nas formas acrais fica ainda mais evidente que os sintomas da psoríase não guardam relação com a sua extensão.

A grande maioria dos pacientes apresenta ardência, dor e sangramento que estão relacionados à presença de fissuras, principalmente quando há lesões nos dedos. A xerose, assim como as fissuras, dificultam a extensão das mãos e a dorsoflexão dos pés, gerando incapacidade.

Há agravamento no inverno, com uso de saponáceos e pelas atividades ocupacionais. Outro fator agravante, e frequente na prática, é a manipulação,

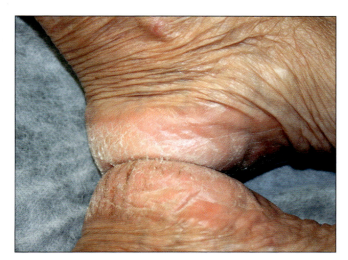

Figura 1 – Psoríase plantar com lesões simétricas, fissuras, descamação e borda eritematosa: a lesão transgride a região plantar e as escamas respeitam a borda inflamatória

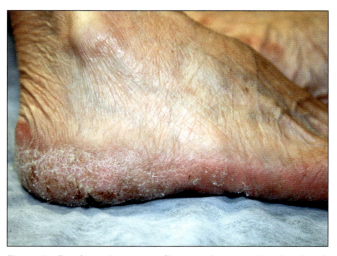

Figura 2 – Psoríase plantar com fissuras, descamação e borda eritematosa, que a diferencia da tinha em mocassim

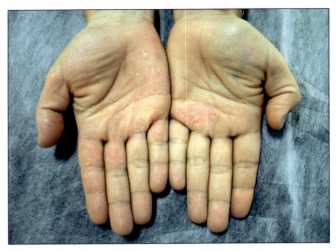

Figura 3 – Psoríase palmar: aspecto multifocal e não transgressivo. Lesões descamativas, sem infiltração e mal delimitadas podem simular tinea da mão; mas o aparecimento sincrônico, a simetria e a margem bem definida favorecem o diagnóstico de psoríase

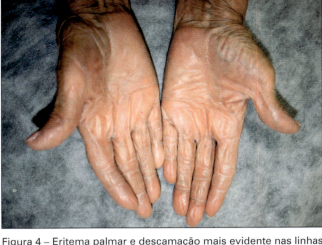

Figura 4 – Eritema palmar e descamação mais evidente nas linhas palmares

com retirada das escamas feita pelo paciente complicando com infecção, celulite ou erisipela (evento incomum em outras formas da doença).

As manifestações articulares e ungueais não diferem daquelas observadas na forma vulgar, exceto pelo aumento da frequência de lesões ungueais, quando há acometimento das pregas ungueais. Nesses casos, as depressões cupuliformes irregulares, os sulcos de Beau, a ceratose subungueal, associadas com manchas salmão, são muito importantes para o diagnóstico diferencial. Deve-se destacar que as duas primeiras alterações também são frequentes no eczema. Manifestação singular foi descrita, em 1989, por Fournié e cols., e denominada onico-paquidermo-periostite psoriásica,[3,4] que se caracteriza pelo aparecimento de lesões cutâneas periungueais, associadas com aumento dos tecidos moles, periostite da falange subjacente e artrite interfalangiana. Sua fisiopatogenia é explicada pela relação anatômica estreita entre a prega ungueal e a falange distal. Na maioria dos pacientes, foi descrita como primeira manifestação da doença. Um estudo conduzido por Fernandes e cols., em 2011, mostrou que nos pacientes com AIDS, além da predileção pelas dobras, há maior frequência de lesões no couro cabeludo e ceratodermia psoriásica.[5]

AVALIAÇÃO DE GRAVIDADE

Mais importante para fins de estudo e intervenção terapêutica que na prática, leva-se em consideração a presença de eritema, descamação, infiltração e fissuras.[6]

Apesar de muitas vezes limitada, a PPP traz grande desconforto físico e social, alterando a qualidade de vida dos pacientes.

HISTOPATOLOGIA

O diagnóstico etiológico das ceratodermias palmoplantares através do exame histopatológico é inconclusivo ou apenas compatível, na maioria dos pacientes, o que ressalta a importância do exame clínico e da anamnese. Posada e cols., em 2010, descreveram que em apenas 10% dos casos de 77 pacientes estudados, foi possível estabelecer o diagnóstico definitivo. Recomenda-se que se evite fazer biopsia de lesões psoriasiformes nas palmas das mãos ou plantas dos pés, caso o paciente apresente outras áreas acometidas. Nesses sítios a epiderme é mais espongiótica o que pode confundir com eczema.[7]

DIAGNÓSTICOS DIFERENCIAIS

Ao fazer um diagnóstico de PPP, é importante excluir outras condições morfológicas adquiridas, tais como eczema na fase crônica, dermatite de contato, pitiríase rubra pilar, tinea da mão e do pé. A dermatofitose é unilateral ou assimétrica e facilmente tratável. O eczema com lesões ceratósicas é um desafio e pode se sobrepor à psoríase, embora, em geral, não tenha o eritema na borda externa e as lesões não sejam tão demarcadas (Figura 4). Lesões ceratósicas sobre as articulações favorece a psoríase (Figura 5). O termo "PsEma" foi cunhado pelos clínicos, para descrever os casos que apresentam características de ambas as condições[2]. A ceratodermia da pitiríase rubra pilar tem tonalidade amarelada, além das outras lesões com disposição predominante folicular. Na acroceratose de Bazex o eritema das extremidades dos dedos, lobos das orelhas e ponta nasal é mal delimitado.[8] (Tabela 1)

FORMAS PUSTULOSAS

ACRODERMATITE CONTÍNUA DE HALLOPEAU

Sinônimos

Acrodermatite pustulosa; acropustulose; acrodermatite perstans; dermatite repens.

Definição

Erupção pustulosa estéril, crônica, que afeta as pontas dos dedos das mãos ou dos pés, e tende a se estender lentamente, mas que em adultos, podendo evoluir para psoríase pustulosa generalizada nos adultos. É mais comum no sexo feminino.

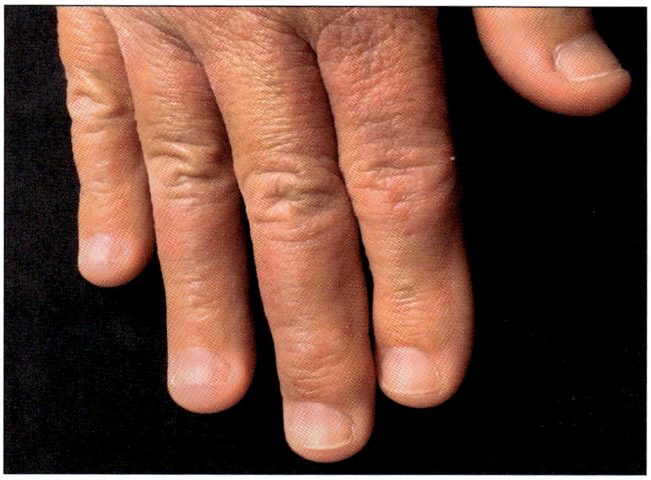

Clínica

A lesão se inicia nas extremidades dos dedos das mãos de forma mais frequente que dos pés, muitas vezes precedida por trauma local. Surge unilateralmente e progride de forma assimétrica. A pele sobre a falange distal torna-se vermelha e descamativa, evoluindo com aparecimento de pústulas. O acometimento da dobra proximal e do leito ungueal é seguido de onicomadese dolorosa, onicodistrofia e

Figura 5 – Lesões eritemato descamativas no dorso e sobre algumas das pequenas articulações da mão

anoníquia. A borda proximal da lesão é limitada por uma franja da epiderme comprometida, por vezes, precedida por uma linha de vesicopústulas.[9] A remoção após dessecação das pústulas deixa o dígito vermelho brilhante. A extremidade livre do dígito pode tornar-se cônica, imitando esclerodermia. A evolução é crônica, com extensão proximal (contínua) lenta, levando em alguns casos à osteólise da falange

Tabela 1
Psoríase palmoplantar e diagnósticos diferenciais

Diagnósticos diferenciais	Como diferenciar
Tinha acral	Na forma descamativa do tipo mocassim, ausência da borda inflamatória. Na forma inflamatória vesicopustulosa as lesões são multiloculadas e privilegiam a borda medial e o oco plantar
Eczema de contato alérgico	Prurido mais intenso, elevada frequência de lesões no dorso das mãos e dos pés. Teste de contato (+) para alergenos de contato frequentes, como derivados da borracha, couro e manufaturas
Dermatose plantar juvenil	Início em crianças ou jovens. Antecedentes atópicos
Disidrose	Lesões que acometem a face lateral dos dedos e início com vesículas, que dessecam com aspecto em grão de sagú. Na sua forma infectada, faz importante diagnóstico diferencial com a psoríase pustulosa
Acroceratose de Bazex	Eritema mal delimitado nas extremidades dos dedos das mãos e pés Acometimento do lobo da orelha e da ponta do nariz Associação com carcinoma escamoso de orofaringe (tumor mais associado[1])
Ceratodermia congênita	História familial e início precoce
Ceratodermias adquiridas (climatério, hipotireoidismo)	Ausência de inflamação e alterações laboratoriais sugestivas
Sarna norueguesa	Acometimento proeminente interdigital. Lesões em sítios distantes e história epidemiológica. Exame direto identifica o ácaro, ovos ou cíbalos
Artrite reativa (Reiter-ceratodermia blenorrágica)	História de infecção precedente, especialmente urinária. Associação com balanite circinada e conjuntivite, além do HLA-B27

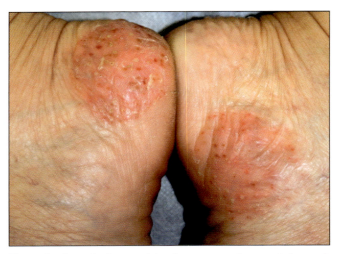

Figura 6 – Associação com tabagismo na psoríase pustulosa palmoplantar: placas eritematosas onde se observam pústulas amareladas, acastanhadas e descamação, denotando a evolução em surtos

distal. A acrodermatite contínua pode evoluir para a psoríase pustulosa e generalizada, especialmente em indivíduos idosos ou de forma inversa, após remissão da psoríase pustulosa generalizada, as lesões podem ficar confinadas à região palmoplantar.[10] A língua pode estar envolvida apresentando-se com glossite migratória.

PUSTULOSE PALMOPLANTAR

Sinônimos

Pustulose palmoplantar persistente; pustulose palmoplantar abacteriana; psoríase pustulosa de Barber; bacteride pustulosa de Andrews.

Definição

Pustulose que acomete as palmas das mãos e as plantas dos pés, com evolução crônica. Mais frequente em adultos e idosos do sexo feminino. Representa uma forma distinta de psoríase, pois de forma típica não há história familial ou doença em outros sítios. Aparentemente não há associação com HLA.

Clínica

Há surgimento de múltiplas pústulas de 2-4mm agrupadas em pele sã, ou coalescentes formando lago de pús. Ocorrem em surtos, quando se observam lesões em estágios diferentes. Algumas pústulas amareladas com halo eritematoso, outras acastanhadas e mais planas, que começam a dessecar e descamar, além de áreas com descamação em colarete e sem eritema. Nas mãos a eminência tenar é o local mais acometido (Figuras 6), enquanto nos pés ocorrem lesões na borda medial e lateral, calcâneo e dorso.[9] Lesões digitais são menos frequentes. A simetria é constante, mas pode haver comprometimento assimétrico (Figura 7).

Associações

Um estudo demonstrou que mais de 90% dos pacientes eram tabagistas ou ex-tabagista.[11] Há alteração dos anticorpos tiroidianos em boa parte dos casos. As manifestações articulares inflamatórias são comuns e pode se enquadrar na síndrome SAPHO. É rara e há correlação entre cinco manifestações clínicas, radiológicas e patológicas frequentemente combinadas, das quais deriva o acrônimo que a denomina: Sinovite, Acne, Pustulose palmoplantar, Hiperostose e Osteíte.[12] Os componentes fundamentais da síndrome são a hiperostose e a osteíte inflamatória que leva a dor na parede torácica antero-superior – articulação esternoclavicular. A ausência de lesões cutâneas não exclui o diagnóstico pois estas podem ocorrer depois das manifestações osteoarticulares A síndrome ocorre em adultos jovens e de meia-idade, com predileção pelo sexo feminino, apresentando curso crônico com episódios de agudização.

Por final, deve-se destacar que esta forma clínica em especial, tem sido associada ao uso de imuno-

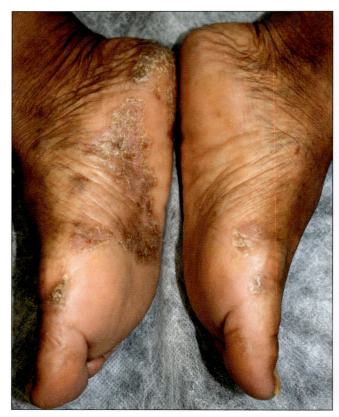

Figura 7 – Lesões disidrosiformes com acometimento bilateral e assimétrico

biológicos tanto no tratamento da artrite reumatoide, doença inflamatória intestinal, espondilite anquilosante, entre outras, como da própria psoríase (efeito paradoxal).[13]

Histopatologia

As alterações histopatológicas das formas localizadas de psoríase pustulosa são semelhantes às observadas na psoríase pustulosa generalizada. A característica central, nas lesões plenamente desenvolvidas, é a presença de pústula grande, unilocular e cheia de neutrófilos dentro da epiderme. A pústula espongiforme pode ser encontrada na parede da pústula maior unilocular. Pode haver paraceratose sobrejacente. O acrossiringio está acometido e existem, por vezes, eosinófilos e mastócitos em grande quantidade.[14]

Tratamento

Não há muitos estudos clínicos controlados na literatura sobre o tratamento da psoríase palmoplantar. Embora não exista um valor de corte no índice de gravidade para definir quais pacientes são elegíveis para terapia tópica e/ou sistêmica, a combinação de diversos fatores como o impacto físico/emocional da doença, o risco/benefício do tratamento e a educação do paciente são determinantes na seleção dos medicamentos. É uma manifestação de difícil tratamento, que gera desconforto físico e disfunção, resultando em incapacidade. A redução da dor e a melhora da função são metas terapêuticas mais importantes que a melhora completa das lesões.

Embora as palmas das mãos e plantas dos pés representem apenas 4% da superfície corporal, a morbidade significativa pode ter um efeito deletério sobre as funções diárias do paciente. Mobilidade prejudicada, dor, incapacidade para as atividades diárias, prurido e constrangimento são as queixas comuns. O tratamento tópico frequentemente produz resultados insatisfatórios, porque a camada córnea palmoplantar reduz a biodisponibilidade dos medicamentos.

Tratamentos tópicos tradicionais para a psoríase palmoplantar incluem o ácido salicílico, alcatrão da hulha, derivados da vitamina D e corticosteroides. As combinações destes agentes funcionam melhor do que o uso individual. Medidas gerais como o uso de hidratantes e sabonetes suaves e substitutos são fundamentais nas fissuras dolorosas. Para as regiões palmoplantares deve-se usar preparações com maiores índices de absorção percutânea (APC), como pomada ou creme.[15-18]

A PUVAterapia sistêmica, apresenta resultados melhores que o PUVA local.[19,20]

A acitretina pode ser considerada medicamento de primeira linha na forma ceratósica palmoplantar.[20]

A ciclosporina e o metotrexato estão indicados para as formas graves, incapacitantes, ou recalcitrante de psoríase palmoplantar.[20,21]

Os imunobiológicos são reservados para os casos de falha aos tratamentos convencionais.[22]

Há relatos na literatura sobre melhora clínica com a cessação do tabagismo,[23] amigdalectomia,[24] terapia fotodinâmica,[25] luz monocromática,[26] e radioterapia.[27]

O QUE VOCÊ PRECISA SABER DESTE CAPÍTULO

- A PPP responde por 3 a 4% de todos os casos de psoríase e produz elevada incapacidade funcional e social.
- Pode se apresentar como placas ceratósicas ou como pústulas. Muitas vezes há sobreposição entre os diferentes tipos morfológicos.
- A forma ceratósica apresenta-se como placa bem delimitada ou área de descamação irregular sem infiltração, única ou múltipla, simétrica, com escamas espessas.
- A forma pustulosa tem evolução crônica e é mais frequente em adultos e idosos do sexo feminino.
- Nas mãos a eminência tenar é o local mais acometido, enquanto nos pés ocorrem lesões na borda medial e lateral, calcâneo e dorso.
- Na psoríase pustulosa palmoplantar mais de 90% dos pacientes tem história de tabagismo.
- A forma pustulose palmoplantar pode fazer parte da síndrome SAPHO.

REFERÊNCIAS BIBLIOGRÁFICAS

1. Farber EM, Nall ML. História natural da psoríase em 5600 pacientes. Dermatológica 1974; 148:1-18.
2. Khandpur S, Singhal V, Sharma VK. Palmoplantar involvement in psoriasis: A clinical study. Indian J Dermatol Venereol Leprol. 2011; 77:625.
3. Fournié B, Viraben R, Durroux R, Lassoued S, Gay R, Fournié A. Psoriatic onycho-pachydermo-periostitis of the big toe. Anatomo-clinical study and physiopathogenic approach apropos of 4 cases. Rev Rhum Mal Osteoartic. 1989 Jul-Sep; 56(8-9):579-82.
4. Boisseau-Garsaud AM, Beylot-Barry M, Doutre MS, Beylot C, Baran R. Psoriatic onycho-pachydermo-periostitis. A variant of psoriatic distal interphalangeal arthritis? Arch Dermatol. 1996 Feb; 132(2):176-80.
5. Fernandes S, Pinto GM, Cardoso J. Particular clinical presentations of psoriasis in HIV patients. J Int J STD AIDS. 2011 Nov; 22(11):653-4.
6. Mehta BH, Amladi ST. Evaluation of topical 0.1% tazarotene cream in the treatment of palmoplantar psoriasis: an observer-blinded randomized controlled study. Indian J Dermatol. 2011; 56(1):40-3.

7. Posada C, García-Doval I, Torre de la C, Cruces MJ. Value of palmar and plantar biopsies of hyperkeratotic and vesicular pustular lesions: a cross-sectional study utilidad de las biopsias palmoplantares en lesiones hiperqueratósicas y vesiculopustulosas. Estudio transversal. Actas Dermosifiliogr. 2010; 101(1):103-5.

8. Sánchez-Salas MP, García-Latasa de Aranibar FJ, Ania MA. Acral psoriasiform lesions. Actas Dermosifiliogr. 2009; 100:325-6.

9. Griffiths CEM, Barker JNWN. Psoriasis. In: Burns T, Breathnach S, Cox N, Griffiths C. Rook's Textbook of Dermatology. 8 ed. Oxford: Wiley-Blackwell, 2010: 20.1-20.60

10. Takahashi MDF. Psoríase. In: Ramos-e-Silva M, Castro MCR. Fundamentos de Dermatologia. Rio de Janeiro: Atheneu; 2009: 339-56.

11. O'Doherty CJ, MacIntyre C. Palmoplanator pustulosis and smoking. BMJ 1985; 291: 861-4.

12. Guerra JG, Lima FAC, LMG Macedo, Rocha AAL, Fernandes JL. Radiol Bras. 2005; 38(4):265-71.

13. Cleynen I, Van Moerkercke W, et al. Characteristics of skin lesions associated with anti-tumor necrosis factor therapy in patients with inflammatory Bowel disease: a cohort study. Ann Intern Med. 2016 Jan; 164(1):10-22.

14. Mobini N, Toussaint S Kamino H. Noninfectious erythematous, papular, and squamous diseases. In: Elder DE, Elenitsas R, Johnson BL, Murphy, GF. Lever's Histopathology of the Skin. 9 ed. Philadelphia: Lippincott Williams & Wilkins, 2005:179-214.

15. Marsland AM, Griffiths CE. Treatments for chronic palmoplantar pustular psoriasis. Skin Therapy Lett. 2001; 6:3-5.

16. Handa S. Newer trends in the management of psoriasis at difficult to treat locations: Scalp, palmoplantar disease and nails. Indian J Dermatol Venereol Leprol. 2010; 76:634-44

17. Stein L. Clinical studies of a new vehicle formulation for topical corticosteroids in the treatment of psoriasis. J Am Acad Dermatol. 2005; 53:S39-49.

18. Colaco S, Fitzmaurice S, Becker E. New developments in topical psoriasis therapy: hydrogel patch. In: Koo JY, Lebwohl M, Lee CS, eds. Mild-to-Moderate Psoriasis. 2 ed. New York: Informa Healthcare 2009: 165-82.

19. Sezer E, Erbil AH, Kurumlu Z, Taṣtan HB, Etikan I. Comparison of the efficacy of local narrowband ultraviolet B (NB-UVB) phototherapy versus psoralen plus ultraviolet A (PUVA) paint for palmoplantar psoriasis. J Dermatol. 2007; 34:435-40.

20. Marsland AM, Chalmers RJ, Hollis S, et al. Interventions for chronic palmoplantar pustulosis. Cochrane Database Syst Rev. 2006; 25:CD001433

21. Reitamo S, Erkko P, Remitz A, et al. Cyclosporine in the treatment of palmoplantar pustulosis. A randomized,double-blind, placebo-controlled study. Arch Dermatol. 1993; 129:1273-9.

22. Ko JM, Gottlieb AB, Kerbleski JF. Induction and exacerbation of psoriasis with TNF-blockade therapy: a review and analysis of 127 cases. J Dermatolog Treat. 2009; 20(2):100-8.

23. Michaelsson G, Gustafsson K, Hagforsen E. The psoriasis variant palmoplantar pustulosis can be improved after cessation of smoking. J Am Acad Dermatol. 2006; 54:737-8.

24. Ono T, Jono M, Kito M, Tomoda T, Kageshita T, Egawa K, et al. Evaluation of tonsillectomy as a treatment for pustulosis palmaris et plantaris. Acta Otolaryngol. 1983; 401:12-6.

25. Kim JY, Kang HY, Lee ES, Kim YC. Topical 5-aminolaevulinic acid photodynamic therapy for intractable palmoplantar psoriasis. J Dermatol. 2007; 34:37-40.

26. Han L, Somani AK, Huang Q, Fang X, Jin Y, Xiang LH, et al. Evaluation of 308-nm monochromatic excimer light in the treatment of psoriasis vulgaris and palmoplantar psoriasis. Photodermatol Photoimmunol Photomed. 2008; 24:231-6

27. Sumila M, Notter M, Itin P, Bodis S, Gruber G. Long-term results of radiotherapy in patients with chronic palmo-plantar eczema or psoriasis. Strahlenther Onkol. 2008; 184:218-23.

CAPÍTULO 4.2.3
LOCALIZAÇÕES ESPECIAIS – MUCOSAS – GENITAL

Adriana de Carvalho Corrêa

INTRODUÇÃO

É bem conhecido o fato de que a psoríase pode afetar a área genital, porém pouca atenção tem sido dada ao acometimento desta região. Muitas vezes a psoríase genital é parte em um contexto de psoríase em placas mais generalizada, o que facilita seu diagnóstico, contudo a genitália externa pode ser a única área afetada. Esta região também pode ser acometida nos casos de psoríase inversa.[1-4]

A pele da genitália externa é geralmente classificada como flexura, embora ela constitua uma área única por compreender diferentes estruturas e tipos de epitélio. O revestimento epitelial das estruturas vulvares se modifica de escamoso estratificado ceratinizado nas regiões externas para mucoso nas áreas mais internas.[4,5] De forma semelhante, a genitália masculina tem um padrão de ceratinização diferente: o prepúcio forma a cobertura anatômica da glande do pênis e é a junção entre a superfície mucosa da glande e do sulco coronal com o epitélio escamoso ceratinizado do restante da pele da genitália externa.[6]

A psoríase que afeta a área genital pode estar associada a considerável morbidade, desconforto e constrangimento. Assim pode prejudicar a qualidade de vida e o bem estar psicosexual e portanto não deve ser negligenciada.[6]

No início do século XIX o médico inglês Robert Willan caracterizou criteriosa e precisamente a psoríase, bem como descreveu suas diferentes variantes clínicas. Em 1841, a psoríase foi separada da hanseníase por Ferdinand von Hebra.[7]

É também conhecida como psoríase vulvar, peniana, prepucial, escrotal, anal ou das fraldas. São termos menos adequados, mas que também são utilizados na busca de artigos: psoríase invertida, intertriginosa, das dobras ou flexural.

EPIDEMIOLOGIA

Os indivíduos com diagnóstico de psoríase em outras partes do tegumento demonstram taxas de envolvimento genital entre 29-40%.[8-12] Nos casos de psoríase invertida este acometimento é bastante frequente, atingindo 79,2% dos pacientes,[13] enquanto a apresentação isolada da psoríase unicamente na região genital parece rara e ocorre em apenas 2-5% destes.[3,4] Embora haja escassez de relatos quanto a gênero e idade, é a terceira condição cutânea mais comum (17%) entre meninas pré-púberes com queixa genital.[14]

PATOGÊNESE

No passado, considerava-se o distúrbio dos ceratinócitos como a base etiopatogênica da psoríase. Sabe-se atualmente que se trata de alteração imunológica, mediada pela resposta tipo Th1/Th17. O padrão de herança é multifatorial e cerca de 1/3 dos pacientes têm história familial da doença. Estudos populacionais com gêmeos monozigóticos demonstram haver também a participação de fatores ambientais e, dentre estes, os que parecem ter maior relevância para o desenvolvimento do acometimento genital são:[7,15]

- Trauma cutâneo
- Infecções
- Distúrbios endócrinos e metabólicos
- Fatores psicogênicos/emocionais

CLÍNICA

Em geral, o microambiente único da região genital pode ter consequências na aparência clínica das doenças cutâneas. As dobras da pele genital são suscetíveis à maceração e fissuras devido à combinação de umidade, calor e fricção. Além disso, esta área é frequentemente exposta a irritação mecânica e química e como consequência as características das dermatoses comuns podem ser perdidas ou modificadas.[16]

As lesões de psoríase na área genital se apresentam como placas finas, eritematosas, brilhantes, bem demarcadas e, devido a maceração, perdem a escama típica que é perceptível em outras partes do corpo.[17-32] (Figura 1) Porém as escamas podem ser vistas nas regiões da pele genital mais ceratinizada.[28,33,34] (Figura 2)

Quando a escama está presente, ela é quase sempre mínima e pode ser facilmente raspada, o que revela pontos sangrantes.[22,31,35]

A aparência da psoríase vulvar é amiúde simétrica e pode variar de máculas escamosas prateadas adjacentes às partes externas dos lábios maiores (Figura 3), até placas acinzentadas úmidas ou vermelhas brilhantes, sem escamas, nas dobras cutâneas.[27,33,35-38] (Figura 4)

Tanto a pele escrotal como a do pênis podem ser atingidas nos pacientes masculinos. A glande é a área mais afetada. Ocasionalmente todo o pênis, escroto e dobras inguinais estão envolvidos.[21,22,24,34,39] Enquanto nos homens não circuncisados as placas bem definidas e sem escamas são mais frequentes sob o prepúcio e na glande proximal, nos circuncisados as lesões eritematosas estão presentes na glande e na coroa[21,24,34] e podem ser mais escamosas que aquelas.[21,34,40] Alguns autores sugerem que o envolvimento da mucosa genital pode ser menos diagnosticado nas mulheres que nos homens.[26,28,29]

As lesões genitais podem estar acompanhadas por rágades ou fissuras, ocasionando dor.[16,41] Os pacientes de psoríase genital podem experimentar também sensação de queimação ou prurido, que pode variar de intensidade mínima a acentuada.[19,22,24,29,35,42] A psoríase não evolui com cicatriz. Contudo, há relato de perda dos pequenos lábios em duas pacientes que tiveram acometimento anogenital grave e de longa duração. Clinicamente, mimetizavam cicatrizes associadas ao líquen escleroso, mas a histopatologia foi de psoríase.[43]

O fenômeno de Köebner pode agravar a psoríase genital pela irritação provocada por urina e fezes, roupas justas e intercurso sexual.[22,31,33,40]

Embora a maioria das lesões genitais desta afecção representem a psoríase do tipo placas, a genitália também pode ser afetada pela psoríase pustulosa. Ambas as formas generalizada e localizada da erupção psoriásica pustulosa podem afetar esta região.[44-46] Foi descrito o caso de um rapaz de 23 anos com este tipo de psoríase limitado ao pênis, no qual as lesões apresentavam-se como pápulas brancacentas e pústulas sobre base eritematosa.[45] Outro paciente com episódios recorrentes de erupção pustulosa múltipla, circinada e indolor sobre a glande peniana foi diagnosticado como psoríase pustulosa pelo exame histopatológico.[46] Não há relatos desta forma genital em mulheres até o momento.

Apesar de não haver diferença na apresentação da psoríase genital entre crianças e adultos, esta erupção na área das fraldas merece especial atenção. É topografia característica em crianças até dois anos de idade. Difere da dermatite de fraldas, pois as lesões apresentam eritema mais claro e mais brilhante, bordas bem delimitadas e envolvimento das dobras inguinais, com prurido variável. Classicamente, tais sinais e sintomas respondem muito pouco ao tratamento convencional para dermatite de fraldas. Após uma a duas semanas do aparecimento da afecção na área das fraldas, algumas crianças desenvolvem lesões clássicas de psoríase na face, no couro cabeludo, no tronco e nos membros.[47] Numa revisão clínica de 1.262 casos de psoríase na infância, 13% das crianças tinham a erupção na área das fraldas com disseminação e apenas 4%, localizada. Nas crianças abaixo dos dois anos de idade a erupção da área das fraldas com disseminação foi o tipo dominante de psoríase. Porém, a psoríase anogenital ocorreu quatro vezes com mais frequência nas crianças acima desta idade.[30]

HISTOPATOLOGIA

Embora as lesões antigas possam ser pobres em achados histológicos específicos, a biopsia de áreas

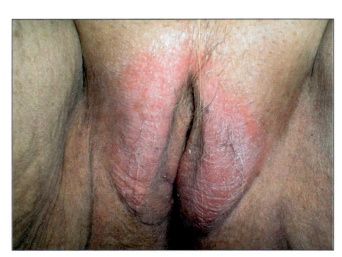

Figura 1 – Placas finas, eritematosas, brilhantes, simétricas e com raras escamas, nos grandes lábios

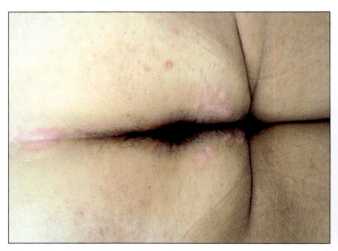

Figura 2 – Placas finas, eritematosas, com escamas prateadas, bem delimitadas

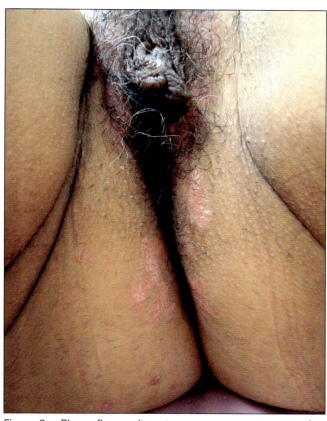

Figura 3 – Placas finas, eritematosas, com escamas prateadas, bem delimitadas, simetricamente dispostas nos grandes lábios e nádegas, acompanhadas por lesões em gotas na periferia

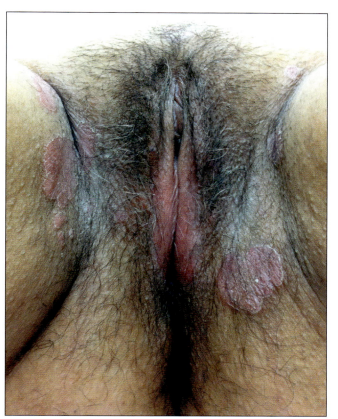

Figura 4 – Placas eritematosas, brilhantes, simétricas situadas nos grandes lábios e placas eritematosas anulares, bem delimitadas, com raras escamas nas regiões inguino-crurais

recentes ou ativas provavelmente exibirão características diagnósticas. A epiderme apresenta acantose com alongamento regular dos cones interpapilares e ausência da camada granulosa com correspondente paraceratose. Um leve infiltrado inflamatório linfocítico ocorre numa derme papilar edematosa. Vasos dilatados na derme papilar apresentam neutrófilos que migram através de suas paredes e no interior da epiderme, formando microabscessos logo abaixo e dentro da camada córnea. Algumas vezes estes abscessos neutrofílicos são tão grandes que produzem quadro clínico de psoríase pustulosa.[15,18,19,28,34,48-50]

DIAGNÓSTICO

O diagnóstico de psoríase genital é fácil de estabelecer com base nas suas características clínicas típicas. As lesões da genitália podem ser o único achado em determinado paciente, porém é mais frequente que elas sejam parte de uma forma mais generalizada de psoríase. Lesões confirmatórias nas superfícies extensoras, região lombar e couro cabeludo ou em qualquer outra região, assim como outros sinais (ex: deformidades ungueais ou queixas articulares) podem estar presentes.[14,18-21,24,25,27,29,34-36,38,39]

As biopsias cutâneas são raramente necessárias, mas não devem ser omitidas em casos inconclusivos. Quando requeridas devem eleger área de atividade da doença ou recentes.[15] Algumas vezes a afecção genital pode apresentar-se inflamada e extensa, enquanto as lesões de outras regiões estão quiescentes. Sinais clínicos que podem auxiliar o diagnóstico incluem:
- Reação de Köebner, ocorrência de novas lesões de psoríase em locais de trauma cutâneo;
- Anel de Woronoff, hipocromia da pele circundando uma placa psoriásica; e
- Sinal de Auspitz, sítios sangrantes que ocorrem após remoção das escamas das lesões.[1]

DIAGNÓSTICO DIFERENCIAL

Quando as lesões cutâneas não são específicas, o diagnóstico diferencial da psoríase genital inclui outras doenças eritematosas, escamosas ou pustulosas (Tabela 1). Todas essas condições podem produzir lesões tipo placas. A psoríase é bastante singular na sua apresentação como lesão genital intensamente eritematosa e bem demarcada. A dermatite seborreica e os eczemas podem surgir como lesões avermelhadas, contudo, suas bordas não são tão bem definidas. A localização clássica da psoríase nas superfícies de extensão e em sítios previamente incisados ajudariam na diferenciação com a dermatite seborreica. Esta é mais observada em áreas de produção sebácea, como a orla do couro cabeludo, sulcos nasolabiais e área pré-esternal. A candidíase apresentar-se-á como eritema genital generalizado que pode ser tão intenso quanto o visto na psoríase mas não terá escamas, sendo mais fácil o encontro de um exsudato associado. Uma preparação da escama com hidróxido de potássio ajuda a descartar microrganismos fúngicos como causa da erupção.

Uma biopsia também pode ser necessária para excluir malignidades como a doença de Bowen, neoplasia intra-epitelial ou a doença de Paget. A neoplasia intra-epitelial é um diagnóstico diferencial importante. Suas lesões são pleomórficas e podem ser vermelhas, erosadas e extensas. A doença de Paget extramamária amiúde não está associada a escamação e, juntamente com outras condições raras, tais como o pênfigo benigno familial e a síndrome do glucagonoma, precisam ser consideradas nos quadros clínicos de aspecto eczematoso.

No líquen plano também não há escamação. No sexo feminino pode apresentar-se como um processo eritematoso, mas usualmente o eritema está confinado ao vestíbulo e à vagina, sem extensão à vulva. Na sífilis secundária as lesões eritematosas e sobrelevadas são úmidas e exuberantes.

A síndrome de Reiter é facilmente confundida com a psoríase pustulosa. De fato, elas partilham semelhanças como artrite, anormalidades ungueais, história familial e histologia idêntica, o que indica que sejam doenças espectrais e relacionadas. Alguma vezes elas não podem absolutamente ser distinguidas.[1,15,16,51]

TRATAMENTO

É ditado pela extensão e gravidade da doença. Infelizmente, algumas das melhores terapias não são úteis na área genital por sua tendência a irritação e por sua relativa inacessibilidade.

Os corticosteroides tópicos de baixa potência são suficientes para o tratamento da psoríase genital. Em raros casos são necessários os de média ou alta potência por curtos períodos intermitentes.[18,19,23,24,29,36-39,48,52-54]

O uso dos derivados do coaltar deve ser cauteloso pelo risco de irritação. Prefere-se o uso do *liquor carbonis detergens* em creme aquoso variando a concentração entre 1 e 3%. Pode ser utilizado como única droga na frequência de 2 vezes ao dia ou em alternância com corticosteroides. Ceratolíticos ou xampus que contenham derivados do coaltar podem ser úteis naqueles pacientes com presença excessiva de escamas nas áreas pilosas da genitália.[15,21,29,33,34,37,38,53]

Os análogos da vitamina D também podem ocasionar irritação local. O calcipotriol 0,005% em pomada base pode ser tão eficaz quanto betametasona 0,1%. A aplicação é feita 2 vezes ao dia, evitando área de dobras e não excedendo 100g/semana.[1,21,22,24,39]

Os inibidores de calcineurina tópicos, pimecrolimo a 1% em pomada e tacrolimo a 0,1% em creme, têm sido mencionados como opções bem sucedidas na psoríase genital.[55-59]

A fototerapia é logisticamente difícil de usar na genitália. Além disso, existe relato de aumento da incidência de carcinoma escamoso peniano e escrotal em homens tratados com PUVA (psoraleno + UVA) quando a genitália era exposta à luz.[15,60]

Terapia sistêmica não é prática comum para psoríase genital isolada. Contudo, essa modalidade pode beneficiar as lesões genitais se prescrita para pacientes com afecção generalizada e grave.[15,16,61]

Cuidados locais são também muito importantes. A pele hiperceratótica e escamosa da psoríase das áreas genitais intertriginosas predispõem a maceração, erosão e superinfecção, assim como a remoção incompleta de fezes e urina pode agravar a psoríase secundariamente por irritação. A área deve ser mantida o mais seca possível. A maceração local e o uso de corticosteroides ou inibidores de calcineurina aumentam o risco de infecção por *Candida spp.* ou dermatófitos, porém a aparência avermelhada e escamosa das lesões psoriásicas podem mimetizar estas afecções, permitindo que coexistam num mesmo paciente. Portanto, uma investigação para tais infecções deve ser realizada em pacientes resistentes ao tratamento ou para aqueles com reagudização da doença.[15,19,22,24,26,29,33,39,62]

Os pacientes com prurido são beneficiados por sedação noturna, tanto por permitir uma adequada noite de sono, quanto por prevenir coçadura noturna que pode agravar a doença. Algumas vezes o alívio

Tabela 1
Diagnóstico diferencial da psoríase genital
Dermatite seborreica
Infecção por dermatófito ou *Candida spp.*
Dermatite de contato
Líquen simples crônico
Doença de Paget extramamária
Doença de Bowen
Neoplasia intra-epitelial
Carcinoma escamoso (*in situ*)
Balanite ou vulvite de Zoon
Líquen plano não-erosivo (especialmente nos homens)
Sífilis secundária ou terciária (pustulosa)
Síndrome de Reiter
Eritema migratório necrolítico (síndrome do glucagonoma)

a curto prazo é proporcionado pelo banho com aveia coloidal.[15]

Os portadores de psoríase têm dificuldade em lidar com sua desfiguração e muitas vezes sua insatisfação pode parecer desproporcional ao grau de acometimento cutâneo. Essa infelicidade pode ser magnificada no paciente com psoríase genital, especialmente naqueles com vida sexual ativa. Reconhecer e trabalhar com este aspecto da doença pode capacitar os pacientes a tolerar melhor sua psoríase.

O QUE VOCÊ PRECISA SABER DESTE CAPÍTULO

- Até 40% dos casos de psoríase apresentam acometimento genital. Portanto, o exame clínico desta região é recomendado nesses pacientes. A apresentação isolada da psoríase genital é rara (incidência de 2-5%).

- As lesões de psoríase da genitália se apresentam como placas finas, eritematosas, brilhantes, bem demarcadas e habitualmente, devido a maceração, perdem a escama típica que é perceptível em outras partes do corpo.

- Biopsias cutâneas são raramente necessárias para o diagnóstico, mas não devem ser omitidas em casos inconclusivos. Quando requeridas devem eleger área de atividade da doença ou recentes.

- O manejo terapêutico da área genital representa um desafio especial pelo elevado risco de reações adversas aos tratamentos tópicos. Placas vulvares ou penianas resistentes à terapia devem ser sempre reavaliadas clínica, micológica e histopatologicamente para excluir malignidades.

REFERÊNCIAS BIBLIOGRÁFICAS

1. Wilkinson EJ, Stone IK. Placas. In: Wilkinson EJ, Stone IK. Atlas de Doenças da Vulva. 2 ed. Rio de Janeiro: Revinter; 2011:69-104.
2. Monin L, Gaffen S. Interleukin 17 family cytokines: signaling mechanisms, biological activities, and therapeutic implications. Cold Spring Harb Perspect Biol. 2017 Jun 15. pii: a028522. doi: 10.1101/cshperspect. a028522.
3. Girolomoni G, Strohal R, Puig L, et al. The Role of IL-23 and the IL-23/TH 17 immune axis in the pathogenesis and treatment of psoriasis. J Eur Acad Dermatol Venereol. 2017 Jun 27. [Epub ahead of print]
4. Stoof TJ, van der Meijden WI. Psoriasis. In: van der Meijden WI, ter Harmsel WA. Vulvapathologie. Assen: Koninklijke Van Gorcum BV; 2007:137-46.
5. Bunker CB, Neill SM. The genital, perianal and umbilical regions. In: Rook A, Burns T, Breathnach SM, Cox N, Griffiths CE. Rook's textbook of dermatology. Oxford: Blackwell Publishing; 2004:68.1-68.57.
6. Cold CJ, Taylor JR. The prepuce. BJU Int. 1999;83(Suppl 1):34-44.
7. Romiti R, Maragno L, Arnone M, Takahashi MDF. Psoríase na infância e na adolescência. An Bras Dermatol. 2009; 84(1):9-22.
8. Hellgren L. Psoriasis. A statistical, clinical and laboratory investigation of 255 psoriatics and matched healthy controls. Acta Derm Venereol. 1964; 44:191-207.
9. Färber EM, Bright RD, Nail ML. Psoriasis. A questionnaire survey of 2,144 patients. Arch Dermatol. 1968; 98:248-59.
10. Färber EM, Nail ML. The natural history of psoriasis in 5,600 patients. Dermatológica. 1974; 148:1-18.
11. van de Kerkhof PCM, de Hoop D, de Korte J, Cobelens SA, Kuipers MV. Patient compliance and disease management in the treatment of psoriasis in the Netherlands. Dermatology. 2000; 200:292-8.
12. Fouéré S, Adjadj L, Pawin H. How patients experience psoriasis: results from a European survey. J Eur Acad Dermatol Venereol. 2005; 19(Suppl 3):2-6.
13. Wang G, Li C, Gao T, Liu Y. Clinical analysis of 48 cases of inverse psoriasis: a hospital-based study. Eur J Dermatol. 2005; 15:176-8.
14. Fischer G, Rogers M. Vulvar disease in children: a clinical audit of 130 cases. Pediatr Dermatol. 2000; 17:1-6.
15. Lynch PJ, Edwards L. Red plaques with papulosquamous features. In: Lynch PJ, Edwards L. Genital Dermatology. New York: Churchill Livingstone; 1994: 57-90.
16. Meeuwis KA, de Hullu JA, Massuger LF, van de Kerkhof PC, van Rossum MM. Genital psoriasis: A systematic literature review on this hidden skin disease. Acta Derm Venereol. 2011 Jan; 91(1):5-11.
17. Lisi P. Differential diagnosis of psoriasis. Reumatismo. 2007; 59(Supp 1):56-60.
18. Mroczkowski TF. Common nonvenereal genital lesions. Med Clin North Am. 1990; 74:1507-28.
19. Pincus SH. Vulvar dermatoses and pruritus vulvae. Dermatol Clin. 1992; 10:297-308.
20. Apgar BS, Cox JT. Differentiating normal and abnormal findings of the vulva. Am Fam Physician. 1996; 53:1171-80.
21. Buechner SA. Common skin disorders of the penis. BJU Int. 2002; 90:498-506.
22. Goldman BD. Common dermatoses of the male genitalia. Recognition of differences in genital rashes and lesions is essential and attainable. Postgrad Med. 2000 Sep;108(4):89-91, 95-6.
23. Nunns D. Pruritus vulvae. Curr Obs Gynaecol. 2002; 12:231-4.
24. van Dijk F, Thio HB, Neumann HAM. Non-oncological and non-infectious diseases of the penis (penile lesions). EAU- EBU Update Series. 2006; 4:13-19.
25. Rosen T. Update on genital lesions. JAMA 2003; 290:1001-5.
26. Salim A, Wojnarowska F. Skin diseases affecting the vulva. Curr Obstet Gynaecol. 2002; 12:81-9.
27. Träger JDK. What's your diagnosis? Well-demarcated vulvar erythema in two girls. J Pediatr Adolesc Gynecol. 2005; 18:43-6.
28. Varghese M, Kindel S. Pigmentary disorders and inflammatory lesions of the external genitalia. Urol Clin North Am. 1992; 19:111-21.
29. Fischer GO. Vulval disease in pre-pubertal girls. Australas J Dermatol. 2001; 42:225-34.
30. Morris A, Rogers M, Fischer G, Williams K. Childhood psoriasis: a clinical review of 1262 cases. Pediatr Dermatol. 2001; 18:188-98.
31. Fiumara NJ. Psoriasis of the penis: Köebner reaction. Following oral genital exposure. J Am Vener Dis Assoc. 1976; 3:59-60.

32. Eichmann AR. Dermatoses of the male genital area. Dermatology. 2005; 210:150-6.
33. Färber EM, Nail L. Genital psoriasis. Cutis. 1992; 50:263-6.
34. Coldiron BM, Jacobson C. Common penile lesions. Urol Clin North Am. 1988;15:671-85.
35. Weinrauch L, Katz M. Psoriasis vulgaris of labium majus. Cutis. 1986; 38:333-4.
36. McKay M. Vulvitis and vulvovaginitis: cutaneous considerations. Am J Obstet Gynecol. 1991; 165:1176-82.
37. Paek SC, Merritt DF, Mallory SB. Pruritus vulvae in prepubertal children. J Am Acad Dermatol. 2001; 44:795-802.
38. Welsh BM, Berzins KN, Cook KA, Fairley CK. Management of common vulval conditions. Med J Aust. 2003; 178:391-5.
39. Bonnetblanc J-M. Psoriasis. Ann Dermatol Venereol. 2006; 133:298-9.
40. Shenenberger DW. Curbing the psoriasis cascade: Therapies to minimize flares and frustration. Postgrad Med. 2005; 117:9-16.
41. Porter WM, Bunker CB. The dysfunctional foreskin. Int J STD AIDS. 2001; 12:216-20.
42. Zamirska A, Reich A, Bemy-Moreno J, Salomon J, Szepietowski JC. Vulvar pruritus and burning sensation in womenwith psoriasis. Acta Derm Venereol. 2008; 88:132-5.
43. Albert S, Neill S, Derrick EK, Calonje E. Psoriasis associated with vulval scarring. Clin Exp Dermatol. 2004; 29:354-6.
44. Tolman MM, Moschella SL. Pustular psoriasis (Zumbusch). Arch Dermatol. 1960; 81:400-4.
45. Quan MB, Ruben BS. Pustular psoriasis limited to the penis. Int J Dermatol. 1996; 35:202-4.
46. Singh N, Thappa DM. Circinate pustular psoriasis localized to glans penis mimicking 'circinate balanitis' and responsive to dapsone. Indian J Dermatol Venereol Leprol. 2008; 74:388-9.
47. Janniger CK, Schwartz RA, Musumeci ML, Tedeschi A, Mirona B, Micali G. Infantile psoriasis. Cutis. 2005; 76:173-7.
48. MacLean AB, Roberts DT, Reid WMN. Review of 1000 women seen at two specially designated vulval clinics. Curr Obstet Gynaecol. 1998; 8:159-62.
49. O'Keefe RJ, Scurry JP, Dennerstein G, Sfameni S, Brenan J. Audit of 114 non-neoplastic vulvar biopsies. Br J Obstet Gynaecol. 1995; 102:780-6.
50. Ambros RA, Malfetano JH, Carlson JA, Mihm MC Jr. Non-neoplastic epithelial alterations of the vulva: recognition assessment and comparisons of terminologies used among the various specialties. Mod Pathol. 1997; 10:401-8.
51. Ridley CM, Robinson AJ, Oriel, JD. Dermatoses inflamatórias. In: Ridley CM, Robinson AJ, Oriel, JD. Doenças da vulva. Rio de Janeiro: Revinter; 2002:59-73.
52. Fond L, Michel JL, Gentil-Perret A, et al. Psoriasis chez l'enfant. Arch Pediatr. 1999; 6:669-74.
53. Siddha SK, Burden AD. Recognition and treatment of psoriasis in children. Paediatr Child Health. 2007; 17:390-4.
54. Quint EH, Smith YR. Vulvar disorders in adolescent patients. Pediatr Clin North Am. 1999; 46:593-606.
55. Gribetz C, Ling M, Lebwohl M, et al. Pimecrolimus cream 1% in the treatment of intertriginous psoriasis: a double-blind, randomized study. J Am Acad Dermatol. 2004; 51:731-8.
56. Lebwohl M, Freeman AK, Chapman MS, et al. Tacrolimus ointment is effective for facial and intertriginous psoriasis. J Am Acad Dermatol. 2004; 51:723–30.
57. Martín Ezquerra G, Sánchez Regaña M, Herrera Acosta E, Umbert Millet P. Topical tacrolimus for the treatment of psoriasis on the face, genitalia, intertriginous areas and corporal plaques. J Drugs Dermatol. 2006 Apr; 5(4):334-6.
58. Freeman AK, Linowski GJ, Brady C, et al. Tacrolimus ointment for the treatment of psoriasis on the face and intertriginous areas. J Am Acad Dermatol. 2003; 48:564-8.
59. Yamamoto T, Nishioka K. Topical tacrolimus: An effective therapy for facial psoriasis. Eur J Dermatol. 2003; 13:471-3.
60. Stern RS, Bagheri S, Nichols K. The persistent risk of genital tumors among men treated with psoralen plus ultraviolet A (PUVA) for psoriasis. J Am Acad Dermatol. 2002; 47:33-9.
61. Papp K, Gulliver W, Lynde C, Poulin Y, Ashkenas J, Canadian Psoriasis Guidelines Committee. Canadian guidelines for the management of plaque psoriasis: overview. J Cutan Med Surg. 2011; 15(4):210-9.
62. Camilleri MJ, Calobrisi SD. Skin eruptions in the diaper area. Curr Problems Dermatol. 1999; 11:214-43.

CAPÍTULO 4.2.4
Localizações especiais – Mucosas – Oral

Bruna Lavinas Sayed Picciani
Eliane Pedra Dias
Marcia Ramos-e-Silva

INTRODUÇÃO

A ocorrência de lesões orais na psoríase é fato pouco estudado e relatado na literatura e ainda muito controverso.[1-5] Schultz, em 1898, foi o primeiro a relatar comprometimento oral na psoríase e apresentou três pacientes com lesões na mucosa jugal associada a lesões cutâneas.[6] Foi Oppenheim e Thimm, em 1903, no entanto, que confirmaram a psoríase oral, quando verificaram este diagnóstico clínico pelo exame microscópico.[2]

Há grande variação no aspecto morfológico e funcional da mucosa oral conforme a região da boca. No palato duro e na gengiva inserida, o epitélio é ceratinizado e é denominado de mucosa mastigatória. O dorso da língua é recoberto por epitélio ceratinizado, em particular pelas papilas linguais e corpúsculos gustativos, sendo chamado de mucosa especializada. A mucosa que reveste as demais estruturas da boca é denominada de mucosa de revestimento e, em geral, não é ceratinizada. Apesar destas variações, há muita semelhança entre a mucosa oral e a pele. As doenças da mucosa oral têm estreita relação com a pele. Isso amplia a responsabilidade do dermatologista, estomatologista, cirurgião-dentista e outros profissionais da saúde no reconhecimento das alterações da mucosa oral relacionadas às doenças dermatológicas.[7,8]

EPIDEMIOLOGIA

Gonzaga & Consolaro,[9] em 1993, questionaram se a prevalência de lesões orais específicas da psoríase não seria muito maior do que a relatada, porque os pacientes, em geral, não são submetidos a exame oral minucioso e completo. Embora a boca seja de muito fácil acesso, é frequente que aspectos próprios dos processos patológicos escapem ao exame visual simples, sendo necessários métodos complementares para que seja feito o diagnóstico inicial das lesões orais.[10] Para isso, houve a introdução da estomatoscopia, com uso do colposcópio, técnica que amplifica a imagem e usa intensa iluminação para observar a cavidade oral.[10,11] Conde & Dias,[12] em 2007, foram os pioneiros no uso da vídeo-câmera oral para examinar os tecidos moles da boca, técnica denominada videoroscopia, e sugeriram que possa ser utilizada para auxiliar no diagnóstico, acompanhamento e escolha da melhor conduta terapêutica de doenças e lesões nesta localização.

LESÕES ORAIS NA PSORÍASE

Na psoríase as lesões orais são, de uma maneira geral, de dois tipos:
- as autênticas lesões psoriásicas, comprovadas pela biopsia e com curso clínico paralelo ao das lesões de pele; e
- lesões não-específicas, como língua fissurada, e lesões psoriasiformes, como glossite migratória, que compreendem a maioria dos achados orais na psoríase[13,14] (Figuras 1 e 2). A associa-

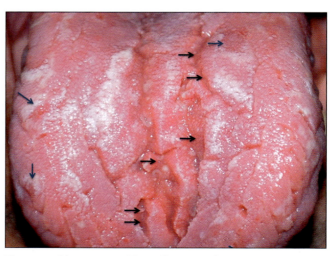

Figura 1 – Língua geográfica e fissurada: fissuras profundas (setas pretas) associadas a lesões com área central atrófica, exibindo perda das papilas filiformes, delimitadas por um halo branco ligeiramente elevado (setas azuis) no dorso de língua

ção da psoríase com língua geográfica, língua fissurada e eritema migratório benigno é sugerida por vários autores.[13,14-22]

Lesões psoriásicas da cavidade oral têm sido observadas na mucosa jugal e labial, vermelhão dos lábios, palato duro e mole, soalho, gengiva, língua e rebordo alveolar. Há grande variação na apresentação dessas lesões, que têm sido descritas como estrias, manchas branco-acinzentadas, placas brancas, escamas brancas e micáceas, placas marrom-escuras, eritema mosqueado, lesões atróficas, ulcerações, pústulas, bolhas, erosões, pápulas puntiformes e granulosas.[2-6,14,23-32] (Figuras 3 e 4)

A língua geográfica é considerada como sua possível manifestação oral[33,34] e, além de apresentar alta prevalência nos pacientes psoriásicos, tem semelhanças nos sinais e sintomas, etiologia, microscopia e genética com esta afecção. (Figura 5) A psoríase e a língua geográfica são lesões muito frequentes, não apresentam a etiopatogenia definida, o que dificulta ainda mais o estudo dessas lesões, e reforça a possibilidade desta última ser uma forma frusta da psoríase.[33-40]

Diferentes estudos têm verificado a prevalência da língua geográfica entre 1 e 14% nos pacientes psoriásicos.[17,18,22] Em 2004, Daneshpazhooh e cols.[17] avaliaram 200 pacientes psoriásicos e 200 não psoriásicos, encontrando língua geográfica em 14% dos pacientes com psoríase e em 6% no grupo controle. No estudo brasileiro de Picciani e cols.[21] de 2011, uma alta frequência de língua geográfica (12,1%) em 203 pacientes psoriásicos foi encontrada. Nesse mesmo estudo, verificou-se que a língua geográfica era mais comum nos pacientes com psoríase precoce, podendo ser um indicador da gravidade da doença.

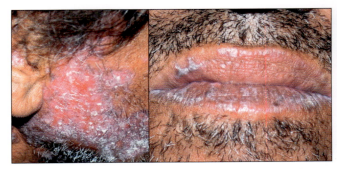

Figura 3 – Psoríase na face e lábios: lesões típicas de psoríase na face e estrias e manchas branco-acinzentadas nos lábios

Embora a associação de lesões orais e psoríase ser relatada na literatura, as informações ainda são limitadas e não há estudos longitudinais, gerando grande controvérsia quanto à presença de alteração oral nessa doença.

Pela grande relevância desse tipo de lesão, é necessária a realização do exame oral em pacientes psoriásicos e do exame cutâneo em pacientes com língua geográfica, para que se possa estabelecer um correto e precoce diagnóstico, visando instituir o tratamento logo e assim melhorar o prognóstico dessas doenças, podendo então gerar melhores condições de vida para estes pacientes e trazer benefícios para a sociedade em geral.

Na tese de Picciani[41] de 2011, foram estudados 287 (47%) pacientes com psoríase, 29 (6%) com língua geográfica e 287 (47%) controles. Sua conclusão foi que psoríase e língua geográfica ocorrem mais nas mulheres brancas, com idade entre 51 e 60 anos e dos 21 e 30 anos, respectivamente. A língua geográfica mostrou associação estatística significati-

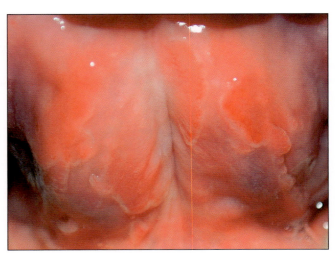

Figura 2 – Língua geográfica: manchas eritematosas típicas circundadas por halo branco circinado na face ventral da língua

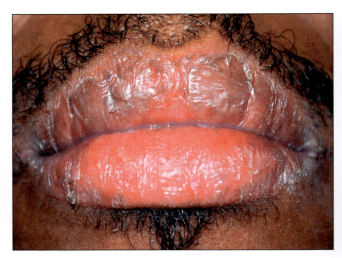

Figura 4 – Psoríase nos lábios: descamação, fissuras, edema e eritema nos lábios

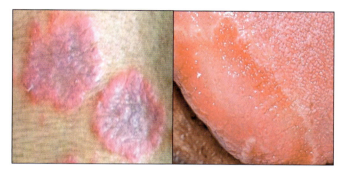

Figura 5 – Psoríase na face e língua geográfica: aspectos clínicos semelhantes entre a psoríase e a língua geográfica

va com a psoríase pustulosa e a psoríase grave; e surgiu antes das manifestações cutâneas. Picciani e cols., em 2015, avaliaram a relação entre gravidade da psoríase, através do PASI, e presença de língua geográfica. Os autores demostraram que a psoríase grave ocorria em 25% dos pacientes sem LG e 58% dos pacientes com LG; concluindo que a LG pode ser considerada um marcador de gravidade da psoríase.[42] Os pacientes com língua geográfica de ambos os grupos, em sua maioria, eram assintomáticos. A ardência e prurido foram as principais queixas nos sintomáticos. Alguma manifestação oral foi observada na maioria dos pacientes psoriásicos e as mais frequentes foram língua fissurada, candidíase e língua geográfica (aumento significativo em relação ao grupo controle, p < 0,05). Verificaram também que a videoroscopia auxilia na detecção de lesão oral não observada no exame físico visual intraoral e aumenta a acurácia do diagnóstico clínico. (Figura 6) Utilizaram a citopatologia como rotina de investigação, concluindo ser esta uma importante ferramenta diagnóstica, pois afere o diagnóstico clínico de candidíase (Figura 7) e, em especial, identifica casos de candidíase e leucoplasia pilosa oral não detectadas clinicamente, além de evidenciar o padrão inflamatório e proliferativo presente. (Figura 8)

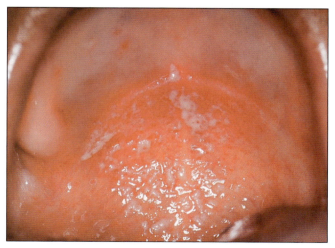

Figura 7 – Candidíase eritematosa e pseudomembranosa: superfície lisa, brilhante e eritematosa associada a placas brancas destacáveis no palato

HISTOPATOLOGIA

Os achados histopatológicos são semelhantes nos casos de psoríase cutânea e língua geográfica, (Figura 9) sendo ambas de padrão bifásico:

- acantose regular, paraceratose, exocitose, microabscessos formados por neutrófilos na periferia da lesão, em correspondência ao limite branco na lesão clínica; (Figura 10)
- hipoplasia epitelial suprapapilar, cristas em clava, fusão de cristas e papila conjuntiva com edema e vasos ectasiados (área central eritematosa da lesão. (Figura 11) A pústula de Kogoj é encontrada na língua geográfica, em particular quando associada à psoríase pustulosa, reforçando a possibilidade dessa associação. A análise preliminar de Piciani da imunopositividade aos anticorpos anti-Ki67, CD4, CD8, CD20, CD68, S100 mostrou-se semelhante na língua geográfica e na psoríase, com predomínio de linfócitos T CD4+.[41,43]

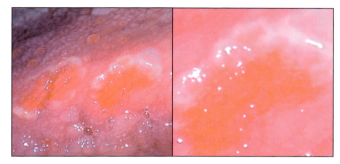

Figura 6 – Língua geográfica – videoroscopia: aspecto da lesão em aumento de 28x; podendo ser observada com maior nitidez a área central e periférica da lesão típica de língua geográfica

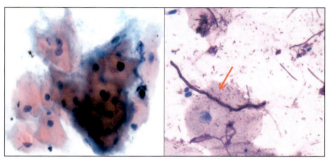

Figura 8 – Citopatologia da candidíase: placa de células sobrepostas, várias ceratinizadas com neutrófilos (Papanicolaou, 20x). Esfregaço corado com ácido periódico de Schiff exibindo hifa de *Candida spp* – setas (Papanicolaou, 40x)

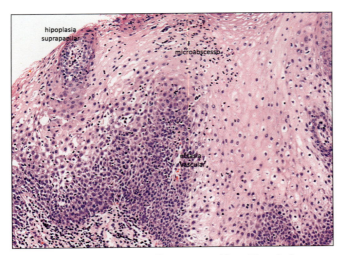

Figura 9 – Histopatologia da língua geográfica: hipoplasia suprapapilar, área de paraceratina com acúmulo de neutrófilos (microabscesso de Munro), exocitose de neutrófilos, ectasia vascular e infiltrado predominantemente linfocitário (10x Aperio®)

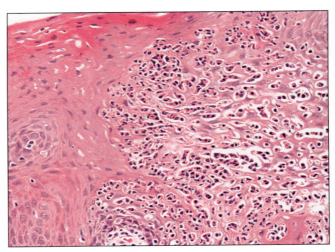

Figura 11 – Histopatologia da língua geográfica: intensa coleção de neutrófilos abaixo da camada córnea (pústula de Kogoj), (20x Aperio®)

FATORES GENÉTICOS E AMBIENTAIS

Gonzaga e Consolaro, em 1993, afirmam que a língua geográfica pode ser uma forma frustra da psoríase e que a precederia com ou sem simultaneidade posterior.[9] A presença de casos familiares na psoríase e língua geográfica sugere uma base genética, bem como herança do tipo poligênico, têm sido sugerida em ambas as condições.[39] A língua geográfica e a psoríase podem ser condições com determinantes genéticos comuns, manifestando-se apenas na cavidade oral ou tendo um quadro clínico mais intenso, comprometendo o tegumento cutâneo, quando sofresse a influência de determinados fatores ambientais. Gonzaga e cols., em 2015, encontraram alta prevalência do consumo de álcool em pacientes psoriásicos e forte relação da psoríase e LG com fatores psicossomáticos. Concluindo que as interações entre os fatores ambientais e psoríase são diferentes das interações que ocorrem com a LG; sugerindo que essas diversidades entre as interações podem ser responsáveis por diferentes tipos de manifestações destas doenças, considerando-se ser ambos a mesma doença.[44] Sendo assim, o paciente tem uma predisposição genética a ser observada pelo marcador "língua geográfica".[9,39] Em 1996, Gonzaga e cols.[39] encontraram associação do HLA-Cw6 com língua geográfica e psoríase; reforçando a relação entre língua geográfica e psoríase. Em 2015, Picciani e cols. demonstraram a associação entre a língua geográfica e o alelo HLA-B*58 e confirmou a associação entre o alelo HLA-B*57 e psoríase; o equivalente sorológico para estes alelos é o antígeno HLA B17. Possivelmente este fato pode explicar a associação destas condições com estes alelos.[45]

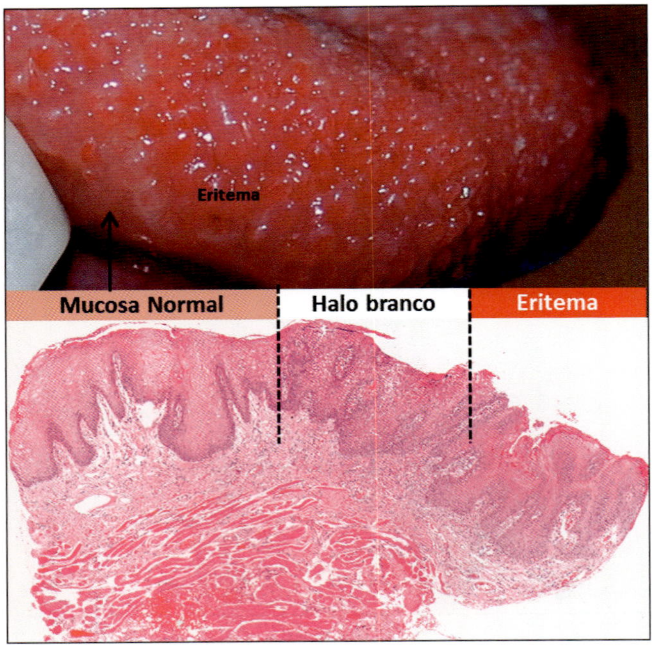

Figura 10 – Clínica e histopatologia da língua geográfica: associação clínica e histopatológica entre as três áreas envolvidas nas lesões de língua geográfica: mucosa normal, zona branca periférica e área central eritematosa (3x Aperio®)

CONCLUSÃO

Os estudos indicam a existência de semelhanças clínicas e morfológicas entre a psoríase e a língua geográfica, sugerindo que esta possa ser uma manifestação oral da psoríase, um marcador de gravidade da doença e anteceder a lesão cutânea.[13-41] Entretanto, estudos adicionais com maior número de pacientes, análise morfológica mais detalhada e amplo painel imuno-histoquímico, associação de estudos imunológicos e genéticos com a tipificação do HLA são necessários para que seja possível confirmar esses indicativos.

Ainda são necessárias novas investigações e estudos clínicos para melhor avaliar as lesões orais da psoríase e validar ou não sua associação com língua geográfica, língua fissurada e/ou eritema migratório benigno.

O QUE VOCÊ PRECISA SABER DESTE CAPÍTULO

- Lesões orais na psoríase:
  - autênticas lesões psoriásicas: curso clínico paralelo ao da pele e biopsia de psoríase; e
  - lesões não-específicas: língua fissurada, glossite e eritema migratório benigno.
- Podem ocorrer na mucosa jugal e labial, vermelhão dos lábios, palato duro e mole, soalho, gengiva, língua e rebordo alveolar; e podem ser estrias, manchas branco-acinzentadas, placas brancas, escamas brancas e micáceas, placas marrom-escuras, eritema mosqueado, lesões atróficas, ulcerações, pústulas, bolhas, erosões, pápulas puntiformes e granulosas.
- A língua geográfica é considerada como possível manifestação oral da psoríase.
- Os achados histopatológicos são semelhantes nos casos de psoríase cutânea e língua geográfica:
  - acantose regular, paraceratose, exocitose, microabscessos formados por neutrófilos na periferia da lesão, em correspondência ao limite branco na lesão clínica;
  - hipoplasia epitelial suprapapilar, cristas em clava, fusão de cristas e papila conjuntiva com edema e vasos ectasiados.
- Casos familiares de psoríase e de língua geográfica sugerem base genética, bem como herança do tipo poligênico.

REFERÊNCIAS BIBLIOGRÁFICAS

1. Baumal A, Kantori I, Sachs P. Psoriasis of the lips. Arch Dermatol. 1961; 84:669-71.
2. White DK, Leis HJ, Miller AS. Intraoral psoriasis associated with widespread dermal psoriasis. Oral Surg Oral Med Oral Pathol. 1976; 37:872-88.
3. Brenner S. Psoriasis of the lips: the unsual Köebner phenomenon caused by protruding upper teeth. Dermatologica. 1982; 164:413-16.
4. Ariyawardana A, Tilakaratne WM, Ranasinghe AW, et al. Oral Psoriasis in an 11-Year-Old Child: a case report. International Journal of Pediatric Dentistry. 2004; 14:141-5.
5. Yesudian PD, Chalmers RJ, Warren RB, Griffiths CE. In search of oral psoriasis. Arch Dermatol Res. 2012; 304(1):1-5.
6. Scheer M. Psoriasis of the mucous membrane of the lips. Arch Dermatol Syph. 1924; 9:594-8.
7. Ten Cate AR. Histologia Bucal – desenvolvimento, estrutura e função. 5 ed. Rio de Janeiro: Guanabara Koogan; 2001.
8. Assis C. Abordagem multidisciplinar de doenças dermatológicas e lesões bucais ajuda no diagnóstico precoce de várias patologias. Rev. Bras. Odontol 2010; 67(2):216-19.
9. Gonzaga HFS, Consolaro A. Qual a importância do exame bucal na psoríase? An Bras Dermatol. 1993; 135:368-70.
10. Oliveira BV, Ramos GHA, Sampaio LA, et al. Uso do colposcópio (estomatoscópio) para exame de lesões da cavidade oral. Rev Bras Cir Cabeça Pescoço. 2007; 36(2):83-6.
11. Popescu V, Sturza M. Stomatoscopy in the early diagnosis of buccal cancer. Int Dent J. 1968; 18(4):694-707.
12. Conde DC, Dias EP. Estudo comparativo entre o colposcópio e a vídeo-câmera como instrumentos auxiliares no exame clínico dos tecidos moles da boca. Rev ABO Nac. 2007; 15(1):28-31.
13. Femiano F. Geographic tongue (migrant glossitis) and psoriasis. Minerva Stomatol. 2001; 50(6):213-17.
14. Costa SC, Hirota SK, Takahashi MDF, et al. Oral lesions in 166 patients with cutaneous psoriasis: A controlled study. Med Oral Patol Oral Cir Bucal. 2009; 14:371-76.
15. Dawson TA. Tongue lesions in generalized pustular psoriasis. Br J Dermatol. 1974; 91:419-24.
16. Jorge MA. Estudo genético e epidemiológico da psoríase cutânea e da língua geográfica numa população do Estado de São Paulo. 2000. Tese de Doutorado em Genética e Evolução. Faculdade de Ciências Biológicas de São Carlos. Universidade Federal de São Carlos, 2000.
17. Daneshpazhooh M, Moslehi H, Akhyani M, et al. Tongue lesions in psoriasis: a controlled study. BMC Dermatology. 2004; 4(16):1-4.
18. Zargari O. The prevalence and significance of fissured tongue and geographic tongue in psoriatic patients. Clin Exp Dermatol. 2006; 31:192-5.
19. Hernández-Pérez F, Jaimes-Aveldañez A, Urquizo-Ruvalcaba ML, et al. Prevalence of oral lesions in patients with psoriasis. Med Oral Patol Oral Cir Bucal. 2008; 13:703-8.
20. Tomb R, Hajj H, Nehme E. Oral lesions in psoriasis. Ann Dermatol Venereol. 2010; 137(11):695-702.
21. Picciani BL, Silva-Junior GO, Michalski-Santos B, et al. Prevalence of oral manifestations in 203 patients with psoriasis. J Eur Acad Dermatol Venereol. 2011; 25(12):1481-3.
22. Germi L, De Giorgi V, Bergamo F, et al. Psoriasis and oral lesions: multicentric study of Oral Mucosa Diseases Italian Group (GIPMO). Dermatol Online J. 2012; 18(1):11.
23. Blankinship MJ, Tejasui T, Ellis CN. Psoriasis of the lips: an uncommon presentation of a common dermatologic condition. SkinMed. 2012; 10(3):130-2.

24. Wagner G, Luckasen JR, Goltz RW. Mucous membrane involvement in generalized pustular psoriasis. Arch Dermatol. 1976; 112:1010-14.

25. Pyle GW, Vitt M, Nieusma G. Oral psoriasis: report of case. J Oral Maxillofac Surg. 1994; 52(2):185-7.

26. Ulmansky M, Michelle R, Azaz B. Oral psoriasis: report of six new cases. J Oral Pathol Med. 1995; 24(1):42-5.

27. Robinson CM, Dibiase AT, LEIGH IM, et al. Oral psoriasis. Br J Dermatol. 1996; 134:347-9.

28. Zhu JF, Kaminski MJ, Pulitzer DR, et al. Psoriasis: pathophysiology and oral manifestations. Oral Dis. 1996; 2:135-44.

29. Younai FS, Phelan JA. Oral mucositis with features of psoriasis. Report of a case and review of the literature. Oral Surg Oral Med Oral Pathol Oral Radiol Endod. 1997; 84:61-7.

30. Dimitrakopoulos I, Lazaridisd N, Scordalaki A. Dermal psoriasis involving an oral split-skin graft: Case report. Australian Dental Journal. 1998; 43(5):321-3,

31. Richardson LJ, Kratochvil FJ, Zieper MB. Unusual palatal presentation of oral psoriasis. J Can Dent Assoc. 2000; 66:80-2.

32. Lier GC, Mrowietz U, Wolfart M, et al. Psoriasis of the tongue. J Craniomaxillofac Surg. 2009; 37(1):51-3.

33. Morris LF, Phillips CM, Binnie WH, et al. Oral lesions in patients with psoriasis: a controlled study. Cutis. 1992; 49(5):339-44.

34. Bruce AJ, Rogers RS. Oral psoriasis. Dermatol Clin. 2003; 21:99-104.

35. Hietanen J, Salo OP, Kanerva L, et al. Study of the oral mucosa in 200 consecutive patients with psoriasis. Scand J Dent Res. 1984; 92(1):50-4.

36. Van der Wal N, Van der Kwast WA, Van Dijk E, et al. Geographic stomatitis and psoriasis. Int J Oral Maxillofac Surg. 1988; 17:106-9.

37. Sklavounou A, Laskaris G. Oral psoriasis: report of a case and review of the literature. Dermatologica. 1990; 180:157-9.

38. Gonzaga HFS, Consolaro A. Estudo clínico sobre a relação da psoríase com alterações da mucosa bucal. Rev Odontol UNESP. 1992; 21:87-95.

39. Gonzaga HFS, Torres EA, Alchorne MMA, et al. Both psoriasis and benign migratory glossitis are associated with HLA-Cw6. Br J Dematol. 1996; 135:368-70.

40. Migliari DA, Penha SS, Marques MM, et al. Considerations on the diagnosis of oral psoriasis: a case report. Med Oral. 2004; 9:300-3.

41. Picciani BLS. Investigação oral em pacientes portadores de psoríase e/ou língua geográfica: estudo clínico, citopatológico, histopatológico e imuno-histoquímico. Tese de Mestrado em Patologia, Universidade Federal Fluminense. 2011.

42. Picciani BL, Souza TT, Santos VC, et al. Geographic tongue and fissured tongue in 348 patients with psoriasis: correlation with disease severity. Scientific World Journal. 2015; 2015:1-7.

43. Picciani BL, Domingos TA, Teixeira-Souza T, Santos VC, Gonzaga HF, Cardoso-Oliveira J, et al. Geographic tongue and psoriasis: clinical, histopathological, immunohistochemical and genetic correlation – a literature review. An Bras Dermatol. 2016; 91:410-21.

44. Gonzaga HF, Chaves MD, Gonzaga LH, et al. Environmental factors in benign migratory glossitis and psoriasis: retrospective study of the association of emotional stress and alcohol and tobacco consumption with benign migratory glossitis and cutaneous psoriasis. J Eur Acad Dermatol Venereol. 2015; 29:533-6.

45. Picciani BL, Carneiro S, Sampaio AL, et al. A possible relationship of human leucocyte antigens with psoriasis vulgaris and geographic tongue. J Eur Acad Dermatol Venereol. 2015; 29:865-74.

CAPÍTULO 4.2.5
Localizações especiais – Unhas

Nilton Di Chiacchio
Beth S. Ruben
Walter Refkalefsky Loureiro

INTRODUÇÃO

As alterações ungueais da psoríase estão presentes em até 50% dos pacientes com psoríase cutânea e podem representar um sinal de gravidade da psoríase. São mais intensas em pacientes com início precoce e história familial positiva e podem ser a primeira manifestação da doença. Na artrite psoriásica, as alterações ungueais são mais frequentes, sendo encontradas em quase 90% dos pacientes. O acometimento ocorre tanto nas unhas das mãos como nas dos pés.[1]

ASPECTOS CLÍNICOS

Os sinais clínicos mais evidentes na psoríase ungueal são:
- *pitting* irregular,
- manchas salmão, e
- onicólise com bordas eritematosas.

Estes sinais são quase exclusivos das unhas dos dedos das mãos.

O *pitting* é o sinal mais comum da psoríase ungueal. Caracteriza-se por uma depressão puntata da superfície da placa ungueal, resultante do envolvimento da matriz proximal que resulta em aglomerados de células paraceratósicas na parte dorsal da placa ungueal, que se destacam e deixam pequenos buracos que migram conforme a unha cresce (Figura 1). Estes *pittings* são irregulares, largos e profundos, diferentemente dos encontrados em outras doenças cutâneas (Figura 2).

A mancha salmão é uma alteração da cor do leito ungueal que se torna visível graças à transparência da placa ungueal, variando do amarelo ao rosa-salmão (Figura 3). A mancha é irregular e com tamanho variado, podendo aparecer no cento da unha, bem como ao redor das áreas onicolíticas (Figura 4).

A onicólise ocorre pelo envolvimento do leito, na sua parte distal, devido ao descolamento entre o leito e a placa que assume coloração branca devido à entrada de ar no espaço subungueal (Figura 5). A borda proximal da área onicolítica apresenta coloração eritematosa devido ao envolvimento psoriásico.[1-3] (Figura 6)

Outros sinais podem estar presentes, porém não são considerados diagnósticos, pois aparecem

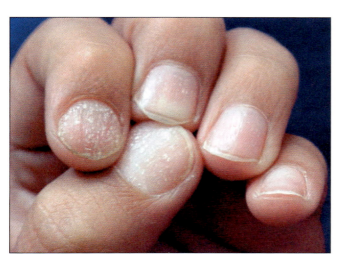

Figura 1 – *Pitting*s irregulares e grosseiros

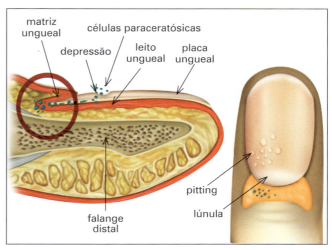

Figura 2 – *Pitting*

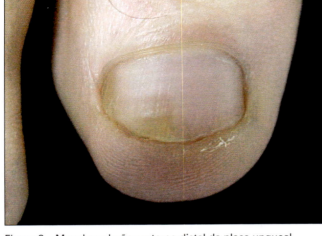

Figura 3 – Mancha salmão no terço distal da placa ungueal

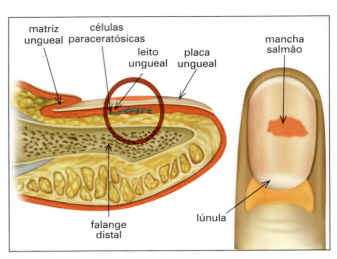

Figura 4 – Mancha salmão

em outras doenças das unhas. Dentre eles podemos citar a hiperceratose do leito, hemorragias em estilhaço, espessamento da placa, paroníquia, lúnula eritematosa ou esbranquiçada e traquioníquia.

Hemorragia em estilhaço ocorre por envolvimento de capilares do leito que aparecem como linhas vermelhas ou escuras no sentido longitudinal (Figura 7).

A hiperceratose caracteriza-se pelo engrossamento da placa com coloração branca ou prateada e indica o acometimento da parte distal do leito e hiponíquio. Algumas vezes a hiperceratose tem cor amarelada e aspecto graxento devido ao acúmulo de escamas e exsudato. Ocorre tanto nas unhas das mãos como na dos pés (Figura 8).

A paroníquia pode estar presente quando ocorre o acometimento da pele e da dobra ungueal posterior, apresentando sinais inflamatórios e distrofia da placa devido a alterações na matriz. Esta alteração pode ocorrer após o início de tratamento com retinoides sistêmicos.

A leuconíquia psoriásica, apesar de incomum, é devido à paraceratose da parte ventral da placa, consequente à inflamação da matriz distal.

O eritema da lúnula ocorre por inflamação da matriz, porém pode estar presente em outras doenças inflamatórias da unha.

A traquioníquia caracteriza-se por unha rugosa devido ao excesso de sulcos longitudinais e pode também estar presente na alopecia areata e líquen plano.

A psoríase das unhas piora com microtraumas (Koëbner) sendo mais observado nas unhas da mão dominante. A onicólise e hiperceratose ocorrem com mais frequência em pessoas que usam as mãos no trabalho e exigem mais as pontas dos dedos. A onicólise pode se complicar pela penetração de bactérias ou fungos que causam colonização.[1-3]

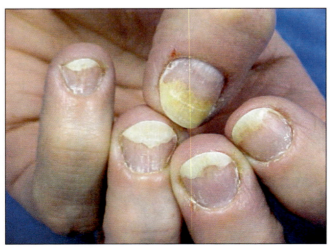

Figura 5 – Onicólise

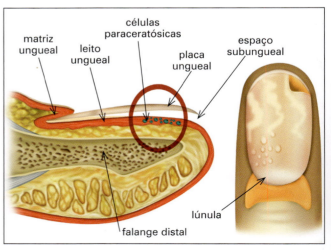

Figura 6 – Onicólise

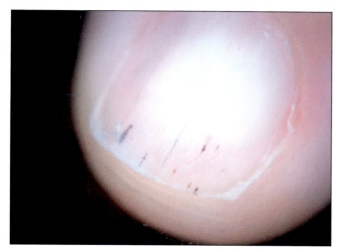

Figura 7 – Hemorragia subungueal: linear e longitudinal

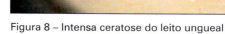

Figura 8 – Intensa ceratose do leito ungueal

DIAGNÓSTICO DIFERENCIAL

O diagnóstico diferencial da psoríase ungueal deve ser feito com algumas doenças das unhas, dentre elas:

ONICOMICOSE

É o diagnóstico diferencial mais difícil, em especial se o acometimento for só nas unhas dos pés. Onicólise e hiperceratose subungueal são sinais presentes em ambas. O exame micológico, quando positivo, não afasta a possibilidade de psoríase, uma vez que a colonização de fungos nas unhas acometidas pela psoríase é fato comum. A presença de estrias longitudinais brancas ou amareladas indica progressão proximal da onicomicose. Estas estrias são mais bem visualizadas com o auxílio da dermatoscopia, assim como a banda eritematosa proximal da área onicolítica, presente na psoríase.[1]

A presença de sinais característicos (*pitting*, mancha salmão e onicólise) nas unhas das mãos facilita o diagnóstico.

ALOPÉCIA AREATA

O *pitting* é o sinal mais importante para o diagnóstico diferencial. Na alopecia areata a depressão é pequena, superficial e geométrica[1].

ECZEMA

Nos eczemas existe o envolvimento da dobra ungueal proximal e polpa digital. A placa ungueal apresenta sulcos de Beau e depressões irregulares. Onicólise e hiperceratose podem estar presentes, o que dificulta o diagnóstico diferencial[1].

A psoríase pustulosa pode acometer a unidade ungueal apresentando diferentes sinais, de acordo com o tipo de alteração histológica. Na psoríase pustulosa generalizada de von Zumbusch, pequenas pústulas podem ocorrer no leito ungueal, porém, pelo caráter agudo da lesão, a unha apresenta distrofia pouco grave. Já na acrodermatite de Hallopeau, o acometimento ungueal é mais intenso devido à cronicidade e ao caráter progressivo da doença. Nestes casos, em geral, uma só unha é atingida e permanece por longo tempo sem diagnóstico. A doença começa com pústulas pouco dolorosas sob a placa ungueal ou nas dobras ungueais, evoluindo com quadros de recorrência, destruindo lentamente toda a placa ungueal. Conforme a doença evolui outras unhas são acometidas. (Figura 9)

Nos quadros de artrite psoriásica as unhas podem tornar-se distróficas devido ao acometimento da matriz ungueal consequente ao envolvimento da

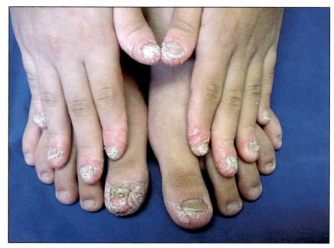

Figura 9 – Alteração da placa ungueal e dobras. Acrodermatite de Hallopeau

dobra ungueal proximal. A placa ungueal torna-se rugosa, opaca e sem cor, evoluindo para distrofia total.[4] (Figura 10)

GRADAÇÃO DA PSORÍASE

A fim de poder quantificar de maneira objetiva a resposta aos tratamentos dos pacientes com psoríase ungueal, Rich e Scher descreveram o índice de gravidade da psoríase ungueal, o NAPSI (*Nail Psoriasis Severity Index*).[5] Para o seu cálculo, a unha é dividida em quarto quadrantes e, em cada um deles, é avaliada a presença de sinais de atividade da doença na matriz (*pitting*, leuconíquia, pontos vermelhos na lúnula, lâmina esfarelada) e de leito (mancha salmão, onicólise, hiperceratose subungueal e hemorragias em estilhaços). Se houver a presença de qualquer um dos sinais de doença na matriz, o quadrante correspondente ganha um ponto e nenhum se não houver. Procede-se da mesma maneira para os sinais de acometimento do leito. Cada dedo pode receber um total de 0 a 8 pontos. Somando o resultado de todos os dedos das mãos, chega-se ao NAPSI do paciente. O escore também pode avaliar individualmente os 8 sinais em cada quadrante, dando uma pontuação de 0 a 32 por unha alvo. Esta classificação não leva em consideração a presença de doença articular ou lesões periungueais, bem como torna difícil a avaliação terapêutica por levar em conta apenas a presença ou ausência de lesão, sem quantifica-las.

Para tentar resolver este problema, Parrish propôs um escore NAPSI modificado, onde cada sinal recebe de 0 a 3 pontos, de acordo com a sua intensidade (ausente, leve, moderada ou grave) no quadrante.[6] Se usado para cada um dos 8 parâmetros, esta classificação pode dar um escore de 0 a 96 pontos por unha. Esta classificação é mais precisa, porém muito mais trabalhosa.

Baran propôs uma classificação que quantifica de maneira mais objetiva os sinais de atividade da doença na matriz e leito ungueal.[7] Os *pittings* devem ser contados e pontuados: 0, ausência; 1, menos de 10; 2, entre 10 e 20 e 3, mais do que 20. As linhas de Beau, também são contadas da mesma maneira: 0, ausência; 1, uma; 2, duas e 3, três linhas. A hiperceratose subungueal é medida com um compasso de calibre e pontuada da seguinte maneira: 1, menos do que 2mm; 2, entre 2 e 3mm; 3, maior do que 3mm. Para avaliar a onicólise, a unha é dividida em 8 partes iguais, cada uma correspondendo a 12,5% da superfície total, e a área acometida é pontuada: 1, menos de 25% da área acometida; 2, 25-50% e 3, mais de 50%. Manchas salmão, leuconíquia e traquioníquia podem ser avaliadas da mesma maneira. Onicomadese, anoníquia e hemorragias em estilhaço são anotadas, mas não pontuadas. Devem ser somadas as pontuações de todos os dedos para o escore geral do paciente. Esta classificação também não leva em consideração doença articular nem acometimento do tecido periungueal.

Estas classificações são úteis em trabalhos de investigação, nos quais são calculados os escores pré e pós tratamento. Na opinião dos autores, o *feedback* dos pacientes e as anotações de prontuá-

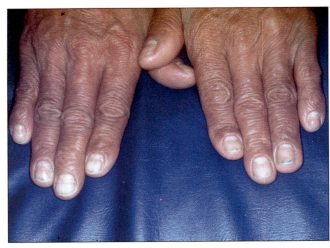

Figura 10 – Psoríase ungueal (acervo do Serviço de Dermatologia do HUCFF/UFRJ)

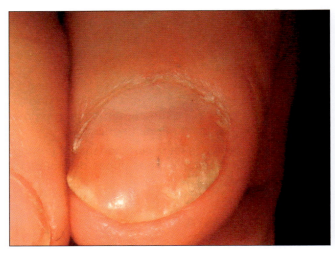

Figura 11 – Diferentes NAPSI para o segundo quirodáctilo.
NAPSI original: atividade de doença na matriz – 3 (*pitting* em 3 quadrantes) + atividade no leito – 4 (mancha salmão em 2 quadrantes e onicólise em 2 quadrantes) = 7/8 pontos.
NAPSI original para unha alvo: *pitting* – 3 + leuconiquia – 0 + pontos vermelhos – 0 + lâmina esfarealada – 0 + mancha salmão – 4 + onicólise – 2 + hiperceratose – 0 + hemorragias – 2 = 11/32 pontos.
NAPSI modificado: *pitting* – 5 (1 + 3 + 1 + 0) + leuconiquia – 0 + pontos vermelhos – 0 + lâmina esfarealada – 0 + mancha salmão – 6 (1 + 2 + 2 + 1) + onicólise – 2 (0 + 1 + 1 + 0) + hiperceratose – 0 + hemorragias – 2 (0 + 1 + 1 +0) = 15/96 pontos.
NAPSI de Baran para unha alvo: *pittings* – 3 (mais de 20) + linhas de Beau – 0 + hiperceratose – 0 + onicólise – 1 (menos de 25%) + manchas salmão – 2 (entre 25-50%) + leuconiquia – 0 + traquioníquia – 0 = 6/21 pontos

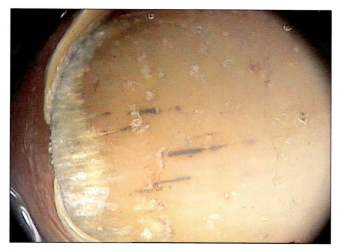

Figura 12 – Dermatoscopia da placa ungueal mostrando depressões (*pittings*), Hemorragias longitudinais do leito e onicólise e hiperceratose distal (40X)

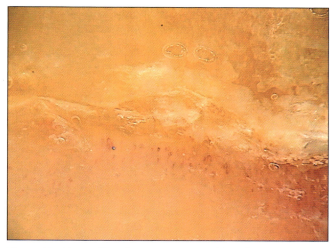

Figura 13 – Vasos dilatados e tortuosos no hiponíquio (40X)

rio, se acompanhadas de fotos, são suficientes para um bom seguimento do paciente na prática diária. (Figura 11)

ACHADOS DERMATOSCÓPICOS

Os achados dermatoscópicos da psoríase ungueal dependem de qual parte do aparelho ungueal é afetada pela doença. A dermatoscopia permite visualizar melhor essas alterações na lâmina e no leito ungueal, bem como detectar alterações vasculares no hiponíquio e dobra ungueal proximal, indicativas da doença. Para a realização da dermatoscopia da lâmina ungueal na psoríase, é necessário um aumento de, pelo menos, 30 vezes e de 40 vezes na dermatoscopia do hiponíquio. Podem-se utilizar aparelhos de luz polarizada ou não.[8,9]

Os achados da dermatoscopia da lâmina ungueal são:[8]

- *Pitting*: depressões irregulares em formato e tamanho, circundadas por um halo esbranquiçado (Figura 12)
- Manchas salmão: manchas irregulares em tamanho e formato, com coloração variando do vermelho ao alaranjado
- Onicólise: área homogeneamente esbranquiçada ou composta de múltiplas estriações longitudinais, na maioria das vezes circundada por mancha vermelho-alaranjada (Figura 12)
- Hemorragias em estilhaço: manchas marrons, roxas ou negras dispostas de maneira longitudinal (Figura 12)
- Vasos sanguíneos: vasos dilatados e tortuosos observados no leito ungueal distal (Figura 13)

No hiponíquio observam-se capilares dilatados, alongados e tortuosos, com distribuição irregular. A densidade capilar está correlacionada positivamente com a gravidade da doença, sendo que a regressão destes achados ocorre após o tratamento.[9]

A dermatoscopia da dobra ungueal proximal é também útil para avaliar a gravidade da doença. O número e o diâmetro dos capilares encontram-se significativamente diminuídos nos pacientes com psoríase cutânea e articular ou mesmo nos pacientes com psoríase ungueal ou psoríase com acometimento ungueal e articular.[10-12]

HISTOPATOLOGIA

As características do diagnóstico da psoríase da unidade ungueal são semelhantes as encontrados na psoríase de outros locais, no entanto existem algumas características não usuais que podem causar confusão diagnóstica. Qualquer componente da unidade ungueal pode ser afetado isoladamente ou em combinação: matriz, leito, hiponíquio, ou dobras.

A localização das anormalidades histológicas pode ser deduzida a partir da apresentação clínica.[13-16] Por exemplo, o *pitting* ungueal ocorre devido à psoríase da matriz proximal, produzindo paraceratose de extensão variável sobre a superfície da placa, a qual é em seguida destacada da placa, quando esta sai da dobra ungueal proximal. (Figuras 14 e 15)

Achados semelhantes resultam da psoríase da superfície ventral da prega ungueal proximal. Quando a matriz distal é afetada, os núcleos são retidos dentro de onicócitos da placa e o resultado é a leuconíquia.

A psoríase do leito exibe muitas características da psoríase da pele, incluindo hiperplasia epidérmica psoriasiforme, falta da zona granular (base para a matriz e leito da unha), vasos sanguíneos dilatados nos sulcos longitudinais, hiperceratose, para-

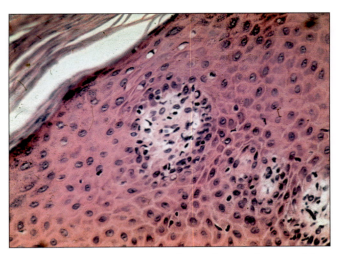

Figura 14 – Acantose sem espongiose evidente, discreto adelgaçamento suprapilar da epiderme com paraceratose (acervo do Serviço de Dermatologia do HUCFF/UFRJ)

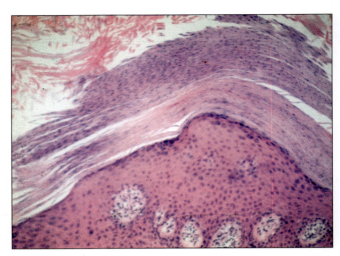

Figura 15 – Intensa paraceratose e acantose com discreto adelgaçamento suprapapilar da epiderme (acervo do Serviço de Dermatologia do HUCFF/UFRJ)

ceratose com serosidade e neutrófilos. Espongiose também pode ser vista, achado frequentemente observado na psoríase volar. Manchas de óleo e onicólise são achados clínicos comuns na psoríase do leito e resultam no acúmulo de paraceratose e hiperceratose com neutrófilos.

O espessamento da placa e hiperceratose subungueal (onychauxis) resultam dessas alterações, de forma mais exagerada e o hiponíquio podem estar envolvidos no espessamento distal. A onicólise pode também ser o resultado de psoríase pustular, afetando a unidade ungueal.

Hemorragias em estilhaços subungueais são o equivalente do sinal de Auspitz e ocorrem devido aos vasos dilatados superficialmente localizados no interior de cristas longitudinais que, após pequenos traumas, sofrem hemorragia. (Figura 16)

Fragmentos da placa ungueal podem ser usados para o diagnóstico da psoríase do leito.[17,18] Observa-se, em geral, hiperceratose em camadas e paraceratose com neutrófilos subjacentes à placa da unha (Figura 17). Estes achados podem ser indistinguíveis de onicomicose e, portanto, a coloração de PAS-D é necessária.

Em alguns casos de psoríase, pode haver, em vez de hipogranulose, hipergranulose da matriz e/ou leito. Este pode ser um achado não específico na unidade ungueal, como um resultado de diversos distúrbios inflamatórios ou mesmo neoplásicos, que afetam a unha.[19] Se o leito da unha é exposto,

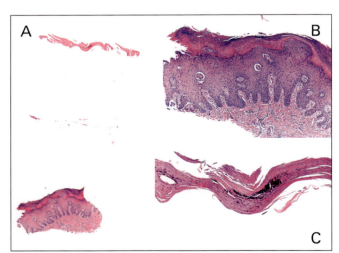

Figura 16 – A – Espécime do leito ungueal retirado por punch com material subungueal destacado (40X); B – Hiperplasia psoriasiforme do leito ungueal com epitélio fino, hipergranulose (anormal), hiperceratose e paraceratose, neutrófilos escassos (seta longa) e vasos subdérmicos dilatados (seta curta). (100X); C – Material subungueal destacado constituído por camadas de paraceratose com neutrófilos (200X)

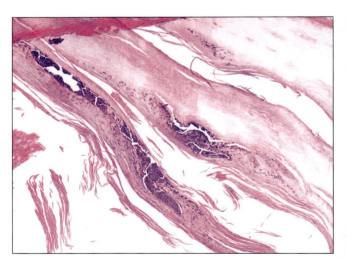

Figura 17 – Clipping ungueal onde se observa a placa ungueal no canto direto superior emarcada hiperceratose e paraceratose, além de neutrófilos em camadas. Estas características podem ser vistas em casos de onicomicoses (200X)

por exemplo na onicólise de longa duração ou perda distal da placa, as características reconhecíveis de psoríase podem estar marcadamente diminuídas. Alterações secundárias de onicomicose ou de outra infecção também podem ocorrer, dificultando o diagnóstico.

TRATAMENTO

Cuidados gerais são importantes no tratamento das unhas de pacientes com psoríase. São recomendados o corte adequado e uso de emolientes na lâmina e tecido periungueal. Deve-se evitar retirar a cutícula, bem como o contato excessivo com água e substâncias irritantes.

O tratamento tópico da psoríase ungueal tem eficácia limitada pela baixa biodisponibilidade dos ativos na matriz e leito, devido à pequena penetração através da dobra proximal e lâmina ungueal respectivamente.

Corticoides tópicos, com ou sem oclusão, podem ser utilizados sobre o aparelho ungueal com eficácia variável. Atrofia cutânea e óssea são possíveis complicações do uso prolongado. Tazaroteno 0,1% é eficaz principalmente no tratamento da hiperceratose do leito ungueal, entretanto não se encontra disponível no Brasil.[20] Calcipotriol 0,005% é uma alternativa terapêutica muito bem tolerada.[21,22] Na opinião dos autores, a eficácia dos esmaltes contendo corticoides é baixa, embora existam estudos sugerindo uma boa resposta. Todos os tratamentos devem ser mantidos por vários meses.

A infiltração intralesional de corticoides deve ser aplicada na região do aparelho ungueal acometida pela doença. Resfriamento com gelo ou uso de aparelho vibratório reduzem a dor da aplicação. A diluição varia de 2,5 a 10mg/ml de triancinolona e o volume não deve ultrapassar 0,1ml por dedo, exceto nos halluces onde este volume pode chegar a 0,2ml por dedo.[24,25]

A técnica consiste em injetar o corticoide superficialmente na dobra proximal em um ou dois pontos, devendo branquear a área. A infiltração do leito é muito dolorosa, devendo portanto ser anestesiado previamente. A abordagem pode ser tanto pelo hiponíquio, quanto pela dobra ungueal lateral.

Fototerapia não é eficaz no tratamento da psoríase ungueal, por não penetrar até a matriz, e pelo fato da lâmina ungueal bloquear completamente a radiação UVB e quase toda UVA[26].

Acitretina em baixas doses (0,2-0,3mg/Kg/dia) é o tratamento de escolha para psoríase pustulosa com excelentes respostas.[27,28] Doses mais altas podem causar onicólise, onicorréxis e formação de granulomas piogênicos.

Tratamento sistêmico com metotrexato e ciclosporina são raramente prescritos para psoríase ungueal isolada, sendo utilizados nos casos onde há grande comprometimento da qualidade de vida.[29,30]

O tratamento com agentes biológicos é um dos mais efetivos para psoríase ungueal.[24] O agente mais estudado é o infliximabe, sendo considerado muito eficiente.[31] etanercept, adalimumabe e ustequinumabe também são alternativas eficazes.[32] Uma recente coorte de 5 anos mostrou um bom perfil de segurança na prática diária com os agentes biológicos.[33]

Pulsed dye laser parece ser uma opção terapêutica, mas ainda não existem estudos controlados randomizados.[34,35]

O QUE VOCÊ PRECISA SABER DESTE CAPÍTULO

- Os sinais clínicos mais observados na psoríase ungueal são: *pitting* irregular, manchas salmão e onicólise com bordas eritematosas. Hiperceratose do leito, hemorragias em estilhaço, espessamento da placa, paroníquia lúnula eritematosa ou esbranquiçada e traquioníquia podem estar presentes.
- A dermatoscopia permite uma melhor visualização dos sinais clínicos, além da observação de vasos dilatados e tortuosos no hiponíquio.
- As alterações histológicas são variáveis de acordo com o local acometido.
- O tratamento depende da intensidade do acometimento.

REFERÊNCIAS BIBLIOGRÁFICAS

1. Berker DAR, Baran R, Dawber RPR. The nail in dermatological diseases. In: Baran R, Dawber RPR, Berker DAR, Haneke E, Tosti A. Diseases of the nail and their management. London: Blackwell Science; 2001:172-93.
2. Tosti A, Piraccini BM. Dermatological diseases. In: Scher RK, Daniel CR. Nails - Diagnosis, therapy, surgery. Philadelphia: Elsevier; 2005:105-10.
3. Tosti A, Piraccini BM, Di Chiacchio N. Sinais ungueais de doenças dermatológicas. In: Tosti A, Piraccini BM, Di Chiacchio N. Doenças das unhas. São Paulo: Luana; 2007:41-54.
4. Baran R, Haneke E. Severe nail dystropy, hyponychia and anonychia, and alterations of nail shape. In: Baran R, Haneke E. The nail in differential diagnosis. London: Informa; 2007:29-30.
5. Rich P, Scher RK. Nail Psoriasis Severity Index: a useful tool for evaluation of nail psoriasis. J Am Acad Dermatol. 2003 Aug; 49(2):206-12.
6. Parrish CA, Sobera JO, Elewski BE. Modification of the Nail Psoriasis Severity Index. J Am Acad Dermatol. 2005 Oct; 53(4):745-6; author reply 746-7.
7. Baran RL. A nail psoriasis severity index. Br J Dermatol. 2004 Mar; 150(3):568-9.

8. Farias DC, Tosti A, Di Chiacchio N, Hirata SH. Aspectos dermatoscópicos na psoríase ungueal. An Bras Dermatol. 2010; 85(1):101-3.

9. Iorizzo M, Dahdah M, Vicenzi C, Tosti A. Videodermoscopy of the hyponychium in nail bed psoriasis. J Am Acad Dermatol. 2008; 58:714-5.

10. Ohtsuka T, Yamakage A, Miyachi Y. Statistical definition of nailfold capillary pattern in patients with psoriasis. Int J Dermatol. 1994; 33:779-82.

11. Zaric D, Clemmensen OJ, Worm AM, Stahl D. Capillary microscopy of the nail fold in patients with psoriasis and psoriatic arthritis. Dermatologica. 1982; 164:10-4.

12. Bhushan M, Moore T, Herrick AL, Griffiths CEM. Nailfold video capillaroscopy in psoriasis. Br J Dermatol. 2000; 142:1171-6.

13. Zaias N. Psoriasis of the nail. A clinical-pathologic sudy. Arch Dermatol. 1969; 99(5):567-79.

14. Hanno R, Mathes BM, Krull EA. Longitudinal nail biopsy in evaluation of acquired nail dystrophies. J Am Acad Dermatol. 1986; 14(5 Pt 1):803-9.

15. Grover C, Reddy BSN, Uma Chaturvedi K. Diagnosis of nail psoriasis: importance of biopsy and histopathology. Br J Dermatol. 2005; 153(6):1153-1158.

16. Jiaravuthisan MM, Sasseville D, Vender RB, Murphy F, Muhn CY. Psoriasis of the nail: anatomy, pathology, clinical presentation, and a review of the literature on therapy. J Am Acad Dermatol. 2007; 57(1):1-27.

17. Grammer-West NY, Corvette DM, Giandoni MB, Fitzpatrick JE. Clinical Pearl: Nail plate biopsy for the diagnosis of psoriatic nails. J Am Acad Dermatol. 1998; 38(2):260-2.

18. Kouskoukis CE, Scher RK, Ackerman AB. What histologic finding distinguishes onychomycosis and psoriasis? Am J Dermatopathol. 1983: 5(5):501-3.

19. Fanti PA, Tosti A, Cameli N, Varotti C. Nail matrix hypergranulosis. Am J Dermatopathol. 1994; 16(6):607-10.

20. Rigopoulos D, Gregoriou S, Katsambas A. Treatment of psoriatic nails with tazarotene cream 0.1% vs. clobetasol propionate 0.05% cream: a double-blind study. Acta Derm Venereol. 2007; 87(2):167-8.

21. Tosti A, Piraccini BM, Cameli N, Kokely F, Plozzer C, Cannata GE, Benelli C. Calcipotriol ointment in nail psoriasis: a controlled double-blind comparison with betamethasone dipropionate and salicylic acid. Br J Dermatol. 1998 Oct; 139(4):655-9.

22. Zakeri M, Valikhani M, Mortazavi H, Barzegari M. Topical calcipotriol therapy in nail psoriasis: a study of 24 cases. Dermatol Online J. 2005 Dec 1;11(3):5.

23. Sánchez Regaña M, Martín Ezquerra G, Umbert Millet P, Llambí Mateos F. Treatment of nail psoriasis with 8% clobetasol nail lacquer: positive experience in 10 patients. J Eur Acad Dermatol Venereol. 2005 Sep; 19(5):573-7.

24. Scher RK, Daniel CR. Nails – Diagnosis, Therapy, Surgery. 3 ed. Philadelphia: Elsevier; 2005.

25. de Berker DA, Lawrence CM. A simplified protocol of steroid injection for psoriatic nail dystrophy. Br J Dermatol. 1998 Jan; 138(1):90-5.

26. Stern DK, Creasey AA, Quijije J, Lebwohl MG. UV-A and UV-B penetration of normal human cadaveric fingernail plate. Arch Dermatol. 2011 Apr; 147(4):439-41.

27. Baran R. Etretinate and the nails (study of 130 cases) possible mechanisms of some side-effects. Clin Exp Dermatol. 1986 Mar; 11(2):148-52.

28. Piraccini BM, Tosti A, Iorizzo M, Misciali C. Pustular psoriasis of the nails: treatment and long-term follow-up of 46 patients. Br J Dermatol. 2001 May; 144(5):1000-5.

29. Sánchez-Regaña M, Sola-Ortigosa J, Alsina-Gibert M, Vidal-Fernández M, Umbert-Millet P. Nail psoriasis: a retrospective study on the effectiveness of systemic treatments (classical and biological therapy). J Eur Acad Dermatol Venereol. 2011 May; 25(5):579-86.

30. Gümüşel M, Özdemir M, Mevlitoğlu I, Bodur S. Evaluation of the efficacy of methotrexate and cyclosporine therapies on psoriatic nails: a one-blind, randomized study. J Eur Acad Dermatol Venereol. 2011 Sep; 25(9):1080-4.

31. Fabroni C, Gori A, Troiano M, Prignano F, Lotti T. Infliximab efficacy in nail psoriasis. A retrospective study in 48 patients. J Eur Acad Dermatol Venereol. 2011 May; 25(5):549-53.

32. Patsatsi A, Kyriakou A, Sotiriadis D. Ustekinumab in nail psoriasis: an open-label, uncontrolled, nonrandomized study. J Dermatolog Treat. 2013 Apr; 24(2):96-100.

33. van Lümig PP, Driessen RJ, Berends MA, Boezeman JB, van de Kerkhof PC, de Jong EM. Safety of treatment with biologics for psoriasis in daily practice: 5-year data. J Eur Acad Dermatol Venereol. 2012 Mar; 26(3):283-91.

34. Treewittayapoom C, Singvahanont P, Chanprapaph K, Haneke E. The effect of different pulse durations in the treatment of nail psoriasis with 595-nm pulsed dye laser: A randomized, double-blind, intrapatient left-to-right study. J Am Acad Dermatol. 2012 May; 66(5):807-12.

35. Fernández-Guarino M, Harto A, Sánchez-Ronco M, García-Morales I, Jaén P. Pulsed dye laser vs. photodynamic therapy in the treatment of refractory nail psoriasis: a comparative pilot study. J Eur Acad Dermatol Venereol. 2009 Aug; 23(8):891-5.

CAPÍTULO 4.2.6

ARTICULAÇÕES

Eduardo Kerzberg
Sandra Fabiana Montoya
Sueli Carneiro

INTRODUÇÃO

A artrite psoriásica (APs) tem sido definida como uma artrite inflamatória, soronegativa em geral associada à psoríase. É classificada como uma espondiloartrite e sua prevalência em pacientes com psoríase varia de 6-42%.[1-5] Há três razões principais para esta faixa tão ampla: em primeiro lugar, viés de seleção: grande parte dos estudos foi feita nos centros de referência, o que pode refletir casos graves de psoríase; em segundo lugar, os critérios para a identificação da APs são variáveis; e, em terceiro lugar, a maioria dos estudos é transversal e não levam em consideração a evolução da doença.[6]

Em cerca de 80% dos pacientes, as lesões de pele surgem antes da artrite. O início simultâneo ocorre em apenas 10% dos casos. No restante ela surge antes das lesões cutâneas, causando dificuldades no diagnóstico.[7] A APs pode ser vista em todos os tipos de lesões de pele, entretanto há maior frequência e gravidade da artrite nos pacientes com as formas disseminadas.

A idade de início da APs é em torno dos 40 anos. Pacientes com formas graves podem manifestar a doença mais cedo.[7] A distribuição entre os sexos é igual, entretanto os subtipos com acometimento das interfalangianas distais e da coluna vertebral (espondilite e sacroileíte) são mais comuns nos homens. Por outro lado, um quadro semelhante à artrite reumatoide é mais comum no sexo feminino.[8]

Os aspectos clínicos da APs, incluindo os sintomas, sinais, evolução e gravidade, são heterogêneos. Suas manifestações incluem artrite periférica, espondilite, sacroiliite, entesite, dactilite e envolvimento ungueal.[9-11] Cerca de 20% dos pacientes apresentam incapacidade funcional e muitos têm queixas articulares que não preenchem os critérios para APs.[11]

Desde o reconhecimento da APs, vários critérios de classificação surgiram ao longo do tempo, com os de Moll e Wright, Bennet, Vasey e Espinoza, Grupo Europeu, Mc Gonagle e Fournier.[12]

Em 2006, um estudo multicêntrico desenvolveu o CASPAR (CIASsification criteria for Psoriatic ARthritis), usado atualmente, com especificidade de 0,987 e sensibilidade de 0,914[13] e que contribuiu para um melhor diagnóstico da artrite psoriásica, uma vez que considerou todas as formas de acometimento articular e periarticular quando acompanhadas de psoríase, alterações ungueais, história pessoal e familial da doença. (Tabela 1 e Figura 1)

ARTRITE PERIFÉRICA

A artrite psoriásica (APs) se apresenta com os aspectos característicos de inflamação articular, incluindo edema, eritema e calor, em uma ou mais articulações. Não há relação entre a intensidade do envolvimento cutâneo e articular.[11]

Alguns subgrupos de artrite que foram propostas em 1973 por Moll e Wright, com cinco padrões clínicos, dos quais quatro são de artrite periférica:[14] (Tabela 2)

Tabela 1 Critérios de classificação da artrite psoriásica (CASPAR)	
Doença articular inflamatória estabelecida e pelo menos três pontos nos critérios:	
Psoríase cutânea atual	2 pontos
História de psoríase	1 ponto
História familial de psoríase	1 ponto
Dactilite	1 ponto
Neoformação óssea justa-articular	1 ponto
Fator reumatoide negativo	1 ponto
Distrofia ungueal	1 ponto

Taylor e colaboradores[13]

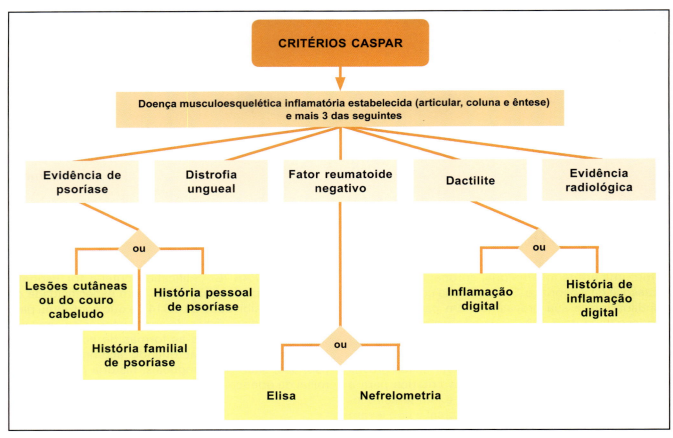

Figura 1 – Critérios CASPAR

Tabela 2 Classificação da artrite psoriásica	
Interfalangiana distal	5%
Artrite mutilante	5%
Poliartrite simétrica tipo AR	15%
Oligoartrite assimétrica	70%
Espondilite com sacroileíte	5%

Moll & Wright[1]

A artrite oligoarticular assimétrica é a mais frequente (70%). Em geral, as articulações dos dedos das mãos e dos artelhos são primeiramente envolvidas, com sinovite da bainha dos tendões dos flexores e artrite dos dedos, levando ao quadro de "dedos em salsicha". A progressão é lenta. Quando o envolvimento é simétrico, pode ser difícil de distinguir da artrite reumatoide, e ocorre em 15% dos casos, acometendo articulações maiores como os joelhos e tornozelos, punhos e as metacarpofalangeanas. A artrite das interfalangianas distais, artrite mutilante e forma axial (espondilite e sacroileíte) correspondem a 5% dos casos cada uma. O curso clínico é variável, desde sintomas leves que requerem apenas analgésicos e anti-inflamatórios não-hormonais até artrite grave mutilante. Vários padrões de envolvimento axial podem ser identificados. Alguns casos são quase indistinguíveis da espondilite anquilosante, com envolvimento simétrico da coluna, incluindo as articulações sacro-ilíacas. Esses pacientes são, em geral, HLA B27 positivos e se queixam de dor e rigidez na coluna. Em outro grupo, o envolvimento axial é assimétrico e nem sempre acompanhado de sacroileíte que, quando presente, pode acometer apenas uma articulação. Alguns pacientes têm envolvimento apenas da coluna cervical.[15] Cinco por cento de todos os pacientes evolui com artrite erosiva. O início dos sintomas articulares é, em geral, insidioso, mas pode ser abrupto, às vezes é precedido por trauma articular.[16]

Todos os estudos nos últimos anos têm confirmado a variedade de padrões clínicos da artrite psoriásica, mas a frequência desta distribuição tem variado principalmente pelas diferentes definições usadas por cada pesquisador, e pelo fato de que a doença altera o seu padrão à medida que o tempo passa, de tal sorte que nos pacientes com doença de longa duração, o padrão tende a ser o poliarticular.[17] (Figuras 2 a 6)

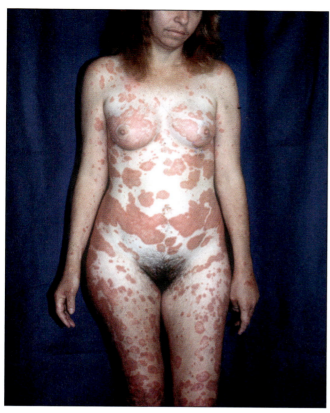

Figura 2 – Artrite psoriásica: lesões eritemato descamativas em grandes e pequenas placas no tronco e nos membros; artrite do punho e das articulações da mão esquerda

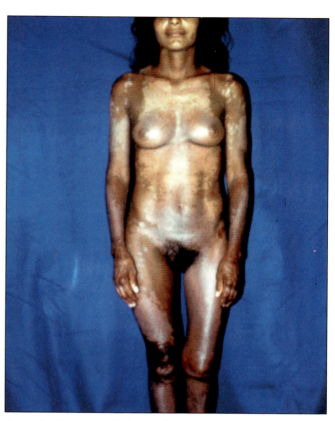

Figura 3 – Artrite psoriásica: lesão em grandes placas nos membros e tronco, atrofia do quadrícepes esquerdo, desnível de bacia, aumento de volume do joelho esquerdo, artrite das articulações das mãos

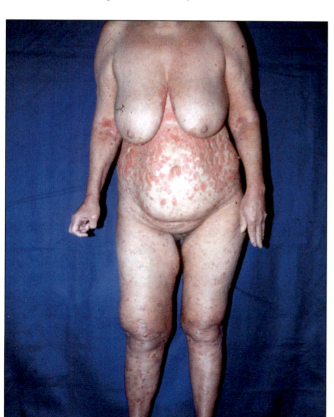

Figura 4 – Placas eritematosas nas dobras e no abdômen; artrite das mãos e dos joelhos

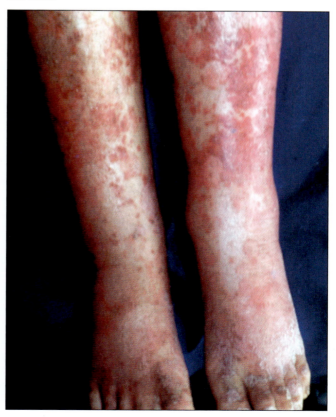

Figura 5 – Artrite psoriásica: lesões em placas nos membros inferiores; edema e artrite nos tornozelos, mais acentuada à esquerda

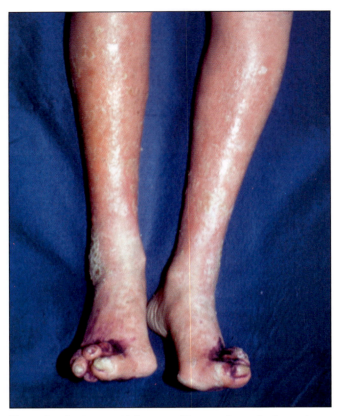

Figura 6 – Artrite psoriásica com 20 anos de evolução; nota-se deformidade dos pés

O Grupo GRAPPA dividiu a APs em leve moderada e grave, a fim de facilitar a escolha terapêutica.[18] (Tabela 3)

A avaliação da APs periférica compreende um conjunto de ferramentas:

- Para avaliação da atividade da doença, podem ser usados o SDAI (Índice Simplifcado de Atividade de Doença) e o CDAI (Índice de atividade Clínica da Doença) - dois instrumentos que foram desenvolvidos para oferecer a médicos e pacientes instrumentos simples e abrangentes. O SDAI usa um reagente de fase aguda, o PCR. O CDAI é o único índice composto que não incorpora uma resposta de fase aguda e pode, assim, ser usado na avaliação da atividade da doença a qualquer momento e em qualquer local. O DAS necessita do índice de Richtie e do VHS enquanto o DAS28 também necessita do VHS e usa a contagem simples das articulações convertida em raiz quadrada.[19]
- Avaliação da dor pela escala analógica visual (EVA) em relação à última semana.
- Avaliação global do paciente pela EVA em relação à semana anterior
- Avaliação da função pelo HAQ (Health Assessment Quality)[20]
- Avaliação da qualidade de vida pelo SF-36 (Short-Form 36-item Health Survey) ou pelo PsAQoL (Psoriatic Arthritis Quality of Life)[21]
- Avaliação da fadiga pela VAS ou pelo FACIT-F (Fatigue Assessment of Chronic Illness Therapy). O FACIT FS é composto de treze questões sobre fadiga. Quanto maior o escore, menor a fadiga.[22]
- Reagentes de fase aguda, VHS e PCR
- A avaliação radiográfica de acordo com o julgamento médico.

As ferramentas para avaliar a resposta terapêutica são:

- DAPSA: este índice é derivado daquele criado para a artrite reativa - DAREA (Disease Activity Index for Reactive Arthritis). Leva em contra 66/68 articulações, avaliação global do paciente e PCR e é útil tanto na clínica quanto nos ensaios clínicos. Parece ter maior validade, uma vez que contempla mais articulações afetadas em Aps como as interfalangeanas distais e as articulações dos pés, ignoradas por outras pontuações.[23]
- PsAJAI é um escore simplificado baseado no ACR 30, que leva em conta a melhoria de 30% em vários domínios (número de articulações dolorosas, PCR, avaliação global pelo médico, avaliação global do paciente, dor e HAQ). Ela é usada em ensaios clínicos em AP.[24]
- Os critérios do ACR (American College of Rheumatology) compreendem as variáveis ACR20, ACR50 e ACR70; o EULAR é limitado pelo uso do DAS28 e no PsARC (Psoriatic Arthritis Response Creteria) faltam a dor e os RFA. No entanto, Gladman e colaboradores consideram que o ACR é tão ou mais fidedigno que o PsARC para avaliar a resposta terapêutica na APs.[24]

ESPONDILOARTRITE

É o quinto subgrupo clínico, está associado com HLA B27[25] e difere da espondilite anquilosante por apresentar um comprometimento axial menos intenso, mas com atividade, capacidade funcional e impacto na qualidade de vida comparáveis.[26] O diagnóstico da doença axial deve ser baseado nos critérios do grupo ASAS (Assessment of SpondyloArthritis International Society)[27,28] (Figura 7)

O comprometimento axial na AP pode ser silencioso, ocorre em até 40% dos pacientes com artrite periférica e o segmento cervical é frequentemente afetado.[28-30] (Figura 8)

O envolvimento da coluna, sem comprometimento da sacroiliaca ocorre em 10% dos pacientes.[29,30] (Figura 9)

Tabela 3 Atividade e gravidade de doença			
Atividade	**Leve**	**Moderada**	**Intensa**
Artrite	< 5 articulações RX normal Função normal Qol mínimo Pt avaliação leve	>5 articulações RX alterado Diminuição da função Qol diminuído Pt avaliação moderada Resposta inadequada	>5 articulações RX muito alterado Perda da função Qol muito diminuído Pt avaliação grave Resposta inadequada
Pele	PASI < 5 BSA < 5	PASI <10 BSA <10	PASI >10 BSA > 10
Axial	Dor leve Função normal	Perda da função BASDAI > 4	Ausência de resposta
Entesite	1 - 2	>2 Perda da função	>2 Sem resposta
Dactilite	Sem dor Função normal	Doença erosiva Perda da função	Ausência de resposta

Ritchlin e colaboradores[18]

As alterações da coluna cervical podem incluir instabilidade atlanto-axial como visto na AR.[30,31]

A mobilidade da coluna vertebral é medida pela distância occipito-parede ou tragus-parede, pela expansão torácica, pelo teste de Schober modificado, pela distância distância dedo-chão, e pela flexão lateral lombar.[27,30]

A atividade da doença axial é obtida pelo: BASDAI (*Bath Ankylosing Spondylitis Disease Activity Index*).[31] A doença ativa é definida pelo BASDAI igual ou maior que 4 e a função pelo BASFI (*Bath Ankylosing Spondylitis Functional Index*).[32]

A classificação do GRAPPA para gravidade é vista na Tabela 3.[18]

ENTESITE

Tenossinovites e entesites também fazem parte do quadro da APs e ocorrem mesmo na ausência de artrite, o que pode levar à confusão com fibromialgia ou lesão por esforço repetitivo.[33]

A entesite é a inflamação no local de inserção dos tendões, ligamentos e cápsulas articulares no osso. As ênteses são formadas por tecidos moles (tendões, ligamentos e fibrocartilagem) e duro (fibrocartilagem calcificada, osso adjacente e malha trabecular).[33]

A entesite e a sinovite são hoje consideradas inflamação de um único órgão que os autores chamam de "complexo sinóvio-enteseal" com liberação de mediadores locais e ativação de um sistema imune inato através de ligantes endógenos.[33,34] A interação física entre a sinóvia e o tendão ocorre em 82% das localizações das enteses e em 47% há envolvimento da sinovia da bursa ou da bainha do tendão, implicando na estimulação de um tecido rico em células imunocompetentes.[33,36]

Há evidências de que as entesites são assintomáticas nas fases iniciais, mas, nos estágios avançados, há anormalidades no tendão ou no ligamento, edema e afinamento do local de inserção com erosão óssea e formação de osso novo.

O advento da ressonância magnética de alta resolução mostrou que a osteíte está presente mesmo quando a estrutura articular está intacta, mostrando uma inflamação difusa que envolve o osso adjacente e os tecidos, incluindo a membrana sinovial, a certa distância do local de inserção, o que reforça o conceito de complexo sinóvio-enteseal.[37]

O diagnóstico de entesite é um desafio e há atualmente três métodos: exame clínico, incluindo palpação e dígito-pressão para avaliar a dor / sensibilidade / edema e irregularidade no tendão, ligamento ou local de inserção da cápsula; ultra-som com *power doppler* e ressonância magnética.[26,33,37]

No estudo INSPIRE (*INternational SPondyloarthritis Interobserver Reliability Exercise*) vários instrumentos foram testados clinicamente para avaliar entesite tanto na espondilite anquilosante, quanto na artrite psoriásica e nenhum teve aceitação ampla. Outra forma é usar a escala visual analógica da dor.[38]

A classificação de gravidade adotada pelo GRAPPA está na Tabela 3.[18]

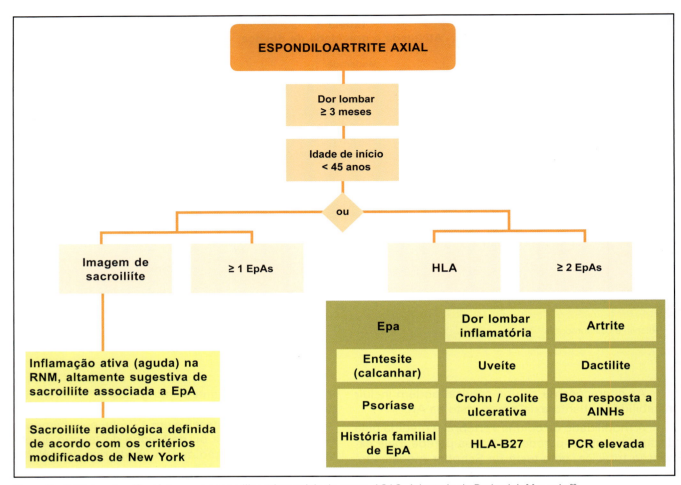

Figura 7 – Critérios classificatórios para espondiloartrites axiais do grupo ASAS. Adaptado de Rudwaleit M e cols.[28]

DACTILITE

A dactilite é um marcador clínico da APs, ocorre 16-48% dos pacientes e, quando aguda, pode ter relação com a gravidade da doença, enquanto as formas crônicas, não dolorosas e difusas, têm menor significado clínico.[38-40] Faz parte do critério CASPAR (Tabela 1) tanto a presença atual como antecedente.[13]

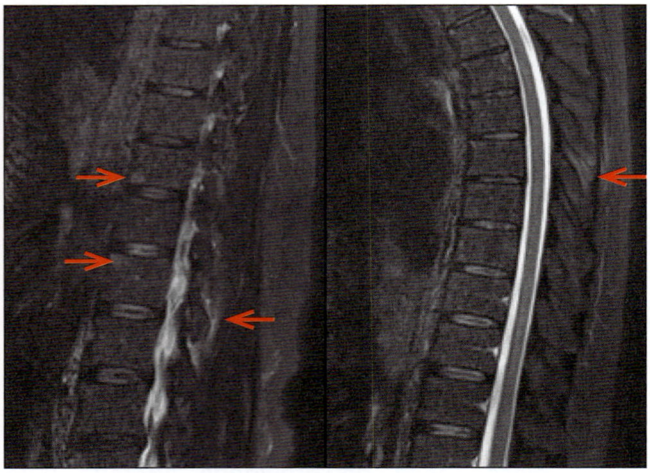

Quando junto com envolvimento ungueal, é altamente sugestiva de APs, mas pode aparecer em outras doenças como sarcoidose, tuberculose e gota.[38-40]

A RM ajuda a esclarecer o que é a dactilite e a compreender sua fisiopatologia, mostrando edema de partes moles, tenosinovite, entesite e sinovite em alguns casos.

A manifestação clínica é o edema e a dor, em geral assimétricas, afetando principalmente os dedos dos pés, e nos casos em que a mão está afetada, essa é direita e o dedo é o indicador, o que faz pensar que microtraumas repetitivos atuam como um gatilho.[38-40] (Figuras 10 a 12)

Episódios recorrentes de dactilite leva ao aumento de danos estruturais. De qualquer forma, em um estudo que avaliou os danos estruturais por meio de radiografias de mãos e pés, houve uma re-

Figura 9 – TC da coluna torácica e lombar mostrando espondilite anterior e entesite do ligamento interespinhoso em paciente com psoríase (acervo da Dra. Clarissa Canella)

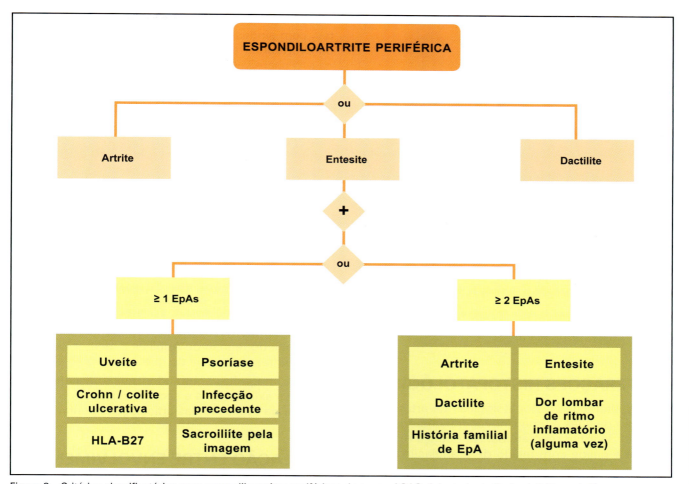

Figura 8 – Critérios classificatórios para espondiloartrites periféricas do grupo ASAS. Adaptado de Rudwaleit M e cols.[28]

lação direta entre a dactilite e o dano radiológico, assim como uma maior progressão do dano. Apesar de ser mais frequente nos pés, o maior dano foi visto no metacarpo.[38-40]

Helliwell e cols. desenvolveram o índice Leeds para dactilite com base na circunferência da falange proximal digital (edema) e sensibilidade classificada numa escala de 0-3.[41]

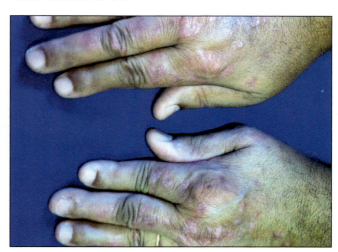

Figura 10 – Dactilite: edema das estruturas periarticulares dos terceiros quirodátilos direito e esquerdo

Figura 11 – Dactilite: edema das estruturas periarticulares dos terceiros quirodátilos direito e esquerdo; artrite da segunda metacarpofalangeana

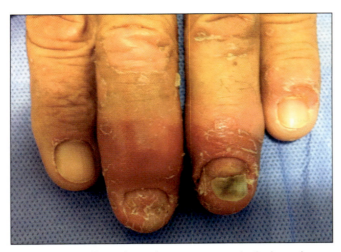

Figura 12 – Dactilite: edema das estruturas periarticulares do segundo e terceiro quirodátilos esquerdos; artrite mutilante e auterações ungueais nos mesmos dedos

A classificação de gravidade adotada pelo GRAPPA está na Tabela 3.[18]

ALTERAÇÕES HISTOPATOLÓGICAS

As alterações histopatológicas da artrite psoriásica são devidas a uma sinovite inflamatória, indistinguível da artite reumatoide. Na doença recente, a sinovial é pálida com tecido de granulação edemaciado que se estende ao longo da diáfise do osso contíguo. Posteriormente a sinóvia se torna espessada com hipertrofia dos vilos. Nesse estágio as margens articulares aparecem erodidas. Com a contínua destruição articular e reabsorção óssea, o espaço articular tende a ser substituído por tecido fibroso denso. Há uma tendência para a anquilose óssea, em especial das articulações interfalangeanas e punhos. A infiltração celular da sinóvia mostra predomínio de linfócitos e ocorrem centros germinativos, como na artrite reumatoide. A imunoistoquímica da sinóvia mostra células plasmáticas contendo IgG e IgA e em menor frequência fator reumatoide IgM e C3, mais encontrados na artrite reumatoide. Há predominância de células CD4, macrófagos, metaloproteinases e fatores de crescimento. Há ainda alteração da remodelação óssea.[42]

ACHADOS RADIOLÓGICOS

Os achados mais frequentes na radiologia convencional são: redução do espaço articular, erosões e proliferações ósseas, osteólise, anquilose óssea e formação de osso novo nas enteses. As alterações erosivas são marginais e se tornam irregulares com a progressão da doença pela formação de osso novo adjacente. A espondilite é vista em 25% dos pacientes, com sindesmófitos verdadeiros ou ossificações paravertebrais assimétricas ou erosões paramarginais. A sacroileíte com redução ou desaparecimento do espaço articular pode ser simétrica ou assimétrica, uni ou bilateral. A imagem em ponta de lápis é a deformidade caracterizada pela erosão da extremidade distal e a imagem em taça invertida é o alargamento da extremidade proximal da falange seguinte. A subluxação atlanto-axial também tem sido vista na doença.[43-46]

A ressonância magnética (RM) mostra edema ósseo (osteíte) e edema da entese na fase inicial. A entesite é uma combinação de erosão óssea, hiperproliferação dos ligamentos e das inserções dos tendões.[43-46]

A ultrassonografia é utilizada para avaliar o tecido sinovial, efusões, erosões, dactilites e entesites e, em conjunto com o *Doppler* dá a medida qualitativa da hiperemia, um sinal indireto de inflamação. O *Doppler* também avalia a tenossinovite e a entesite. A entesite do tendão de Aquilles é melhor identificada por ultrassonografia do que pelo exame clínico.[45]

A tomografia computadorizada é útil para avaliar a doença axial (coluna e sacroilíacas), mas é de pouco valor na avaliação das articulações periféricas.[45]

RELAÇÃO ENTRE ENVOLVIMENTO UNGUEAL E ARTRITE

A unha é uma estrutura ceratinizada composta pela lâmina ungueal, matriz ungueal, prega proximal e hiponíquio, e não apenas uma extensão da pele. Do ponto de vista funcional está integrada ao sistema músculo-esquelético. Estudos histológicos mostraram a sua relação com a falange distal e várias estruturas da articulação interfalangeana distal (DIP), incluindo fibras do tendão extensor e dos ligamentos colaterais.[47-49]

Tan e cols.[50] demonstraram histologicamente e por ressonância magnética que, em corte sagital da IFD, é possível ver que o tendão extensor se liga à raiz da unha e à matriz circundante. Essa relação desempenha um papel relevante na resposta inflamatória que se estende da articulação distal ao leito ungueal em pacientes com APs. Viram, também, que há fibras do tendão extensor que se continuam para ancorar a placa ungueal no periósteo.[50]

Pontville e cols.[51] descreveram a síndrome onico-paquidermo-periostite, caracterizada por onicodistrofia psoriásica, adelgaçamento do tecido conjuntivo e periostite da falange distal, dando um aspecto de baquetas de tambor, visto nos pés de pacientes com APs.

PÉROLAS REUMATOLÓGICAS EM DERMATOLOGIA

- A pele precede o comprometimento articular na maioria dos casos, portanto o dermatologista deve fazer perguntas simples sobre dor articular ou periarticular ou aplicar questionários (PEST, TOPAS, PASE, etc.) para identificar os pacientes com APs

- Os preditores clínicos de APs identificados no estudo de Wilson e cols.[6] são lesões no couro cabeludo, região genital, prega interglútea e a distrofia ungueal

- Os subgrupos clínicos variam com o método utilizado para classificação, tempo de doença e tratamento

- O envolvimento axial pode ser subclínico e nas fases iniciais o diagnóstico aumenta com a ressonância magnética

- Leve em consideração que não há biomarcadores para APs

- Os fatores clínicos preditivos de evolução mais grave são doença poliarticular reagentes de fase aguda elevados, incapacidade funcional, diminuição da qualidade de vida, presença de erosões radiográficas e demonstração de falta de resposta ao tratamento

- O diagnóstico precoce de APs pode alterar o prognóstico

O QUE VOCÊ PRECISA SABER DESTE CAPÍTULO

- A doença articular pode ocorrer em até 42% dos pacientes com psoríase

- Qualquer das formas de apresentação da psoríase pode se acompanhar de artrite, entesite, dactilite, espondilite ou sacroileíte

- Não há relação entre a intensidade do acometimento cutâneo e a presença ou intensidade da artrite

- A artrite pode ser mono, oligo ou poliarticular, de início agudo ou insidioso

- O acometimento da coluna vertebral e das sacroilíacas pode ser responsável pela dor e rigidez matinal que melhoram com a deambulação

REFERÊNCIAS BIBLIOGRÁFICAS

1. Moll JMH, Wright V. Psoriatic arthritis. Semin Arthritis Rheum. 1973; 3:55-78.
2. Carneiro SCS, Oliveira MLW, Viana U Miranda MJS, Azulay RD, Carneiro CS. Psoriasis: a study of osteoarticular involvement in 104 patients. F Med (Br). 1994; 109(3):121-5.
3. Carneiro SCS, Miranda MJS, Azulay MM, Assis TL, Azulay RDl. Estudo duplo cego de placebo X dapsona em pacientes com psoríase e/ou artrite psoriásica. F Med (Br). 1994; 109(4):133-6.
4. Christophers E. Psoriasis-epidemiology and clinical spectrum. Clin Exp Dermatol. 2001; 26:314-20.
5. Aslanian FM, Lisboa FF, Iwamoto A, Carneiro SC. Clinical and epidemiological evaluation of psoriasis: clinical variants and articular manifestations. J Eur Acad Dermatol Venereol. 2005; 19:141-2.
6. Wilson FC, Icen M, Crowson CS, McEvoy MT, Gabriel SE, Kremers HM. Incidence and clinical predictors of psoriatic arthritis in patients with psoriasis: a population-based study. Arthritis Rheum. 2009; 61(2):233-9.
7. Roberts ME, Wright V, Hill AG, Mehra AC. Psoriatic arthritis. Follow-up study. Ann Rheum Dis. 1976; 35(3):206-12.
8. de Vlam K, Gottlieb AB, Mease PJ. Current concepts in psoriatic arthritis: pathogenesis and management. Acta Derm Venereol. 2014; 94(6):627-34.
9. Gelfand JM, Gladman DD, Mease PJ, Smith N, Margolis DJ, Nijsten T, et al. Epidemiology of psoriatic arthritis in the population of the United States. J Am Acad Dermatol. 2005; 53:573-7.
10. Ibrahim Waxman R, Helliwell PS. The prevalence of psoriatic arthritis in people with psoriasis. Arthritis Rheum. 2009; 61(10):1373-8.
11. Garg A, Gladman D, Mease P. The need to define musculoskeletal inflammation: A Report from the GRAPPA 2010 Annual Meeting. J Rheumatol. 2012; 39:413-4.
12. Torre Alonso J C. Utilidad y aplicación en la práctica clínica de los criterios CASPAR. Reumatol Clin. 2010; 6(Supl.1):18-21.
13. Taylor WJ, Gladman DD, Helliwell PS, Marchesoni A, Mease P, Mielants H. Classification criteria for psoriatic arthritis: development of new criteria from a large international study. Arthritis Rheum. 2006; 54:2665-73.
14. Moll JM, Wright V. Psoriatic arthritis. Semin Arthritis Rheum. 1973; 3(1):55-78.
15. Blau RH, Kaufman R. Erosive and subluxing cervical spine disease in patients with psoriatic arthritis. J Rheumatol. 1987; 14:111-7.
16. Winchester R. Psoriatic Arthritis. In: Wolk K, Goldsmith LA, Katz SI, Gilchrest BA, Paller AS eds. Fitzpatrick`s Dermatology in General Medicine. 7 ed. New York: Mc Graw Hill. 2008; 194-206.
17. Goldenstein-Schainberg C, Sampaio Favarato MH, Ranza R. Current and relevant concepts in psoriatic arthritis. Rev Bras Reumatol. 2012; 52(1):92-106.
18. Ritchlin CT, Kavanaugh A, Gladman DD, Mease PJ, Helliwell P, Boehncke WH, et al. Treatment recommendations for psoriatic arthritis. Ann Rheum Dis. 2009; 68(9):1387-94.
19. Aletaha D, Smolen J. The Simplified Disease Activity Index (SDAI) and the Clinical Disease Activity Index (CDAI): A review of their usefulness and validity in rheumatoiarthritis. Clin Exp Rheumatol. 2005; 23(Suppl.39):S100-8.

20. Ferraz MB, Oliveira LM, Araújo PM, Atra E, Tugwell P Cross cultural reliability of the physycal ability dimensions of the health assessment questionnaire. J Rheumatol 1990; 17(6): 813-17.

21. Ciconelli RM, Ferraz MB, Santos WS, Meinao IM, Quaresma MR. Tradução para a língua Portuguesa e validação do questionário genérico de avaliação de qualidade de vida SF-36 (Brasil SF-36). Rev. Bras. Reumatol. 1999; 39(3):143-50.

22. Webster K, Cella D, Yost K. The functional Assessment of Chronic Illness Therapy (FACIT) Measurement System: properties, applications, and interpretation. Health / Quality Life Outcome. 2003; 16:1-79

23. Schoels M, Aletaha D, Funovits J, Kavanaugh A, Baker D, Smolen J S. Application of the DAREA/DAPSA score for assessment of disease activity in psoriatic arthritis. Ann Rheum Dis. 2010; 69: 1441-7.

24. Gladman DD, Landewé R, McHugh NJ, Fitzgerald O, Thaci D, Coates L, et al. Composite measures in psoriatic arthritis: GRAPPA 2008. J Rheumatol. 2010 Feb; 37(2):453-61.

25. Gladman DD. Clinical aspects of the spondyloarthropathies. Am J Med Sci. 1998; 316:234-8.

26. Lopéz-Ferrer A, Torrente-Segarra V, Puig L. Revisión: Artritis psoriásica: lo que el dermatólogo debe saber (Parte 1). Actas Dermosifiliogr. 2010; 101(7):578-84.

27. Rudwaleit M, van der Heijde D, Landewé R, Akkoc N, Brandt J, Chou CT, et al. The Assessment of SpondyloArthritis International Society classification criteria for peripheral spondyloarthritis and for spondyloarthritis in general. Ann Rheum Dis. 2011; 70(1):25-31.

28. Rudwaleit M, van der Heijde D, Landewé R, et al. The development of Assessment of SpondyloArthritis international Society classification criteria for axial spondyloarthritis (part II): validation and final selection. Ann Rheum Dis. 2009; 68(6):777-83.

29. Gladman D, Antoni C, Mease P, Clegg D O, Nash P. Psoriatic arthritis: epidemiology, clinical features, course, and outcome. Ann Rheum Dis. 2005; 64(Suppl II):ii14-ii17.

30. Pérez Alamino R, Maldonado Cocco JA, Citera G, Arturi P, Vazquez-Mellado J, Sampaio-Barros PD, et al. Differential features between primary ankylosing spondylitis and spondylitis associated with psoriasis and inflammatory bowel disease. J Rheumatol. 2011 Aug; 38(8):1656-60.

31. Calin A, Garret S, Whitelock H A new approach to defining functional ability in ankylosing spondylitis: thje development of the Bath Ankylosinbg Spondylitis Function Index. J Rheumatol 1994; 21:2281-5

32. Frauendorf R, de Medeiros Pinheiro M, Ciconelli RM. Translation into Brazilian Portuguese, cross-cultural adaptation and validation of the Stanford presenteeism scale-6 and work instability scale for ankylosing spondylitis. Clin Rheumatol. 2014 Dec; 33(12):1751-7.

33. McGonagle D, Tan AL. The enthesis in psoriatic arthritis. Clin Exp Rheumatol. 2015; 33(5 Suppl 93):S36-9.

34. Mease PJ, Antoni CE, Gladman DD, Taylor WJ. Psoriatic arthritis assessment tools in clinical trials. Ann Rheum Dis. 2005a; 64(Suppl 2):ii49-54.

35. Mease PJ, Gladman DD, Ritchlin CT, Ruderman EM, Steinfeld SD, Choy EH, Sharp JT, Ory PA, Perdok RJ, Weinberg MA; Adalimumab Effectiveness in Psoriatic Arthritis Trial Study Group. Adalimumab for the treatment of patients with moderately to severely active psoriatic arthritis: results of a double-blind, randomized, placebo-controlled trial. Arthritis Rheum. 2005b; 52(10):3279-89.

36. Sakkas LI, Alexiou I, Simopoulou T, Vlychou M. Enthesitis in psoriatic arthritis. Semin Arthritis Rheum. 2013; 43(3):325-34.

37. Jurik AG. Imaging the spine in arthritis – a pictorial review. Insights Imaging 2011; 2:177-91.

38. Gladman D, Inman R, Cook R, Maksymowych W, Braun J, Davis J, et al. International spondyloarthritis interobserver reliability exercise – the INSPIRE study: II. Assessment of peripheral joints, enthesitis, and dactylitis. J Rheumatol. 2007; 34:1740-5.

39. Torre Alonso J. Dactilitis: evaluación, implicaciones pronósticas y abordaje Terapéutico. Reumatol Clin. 2007; 3(Supl 2):S7-9.

40. Brockbank J, Stein M, Schentag C, Gladman D. Dactylitis in psoriatic arthritis: a marker for disease severity? Ann Rheum Dis. 2005; 64:188-90.

41. Helliwell PS, Firth J, Ibrahim GH, et al. Development of an assessment tool for dactylitis in patients with psoriatic arthritis. J Rheumatol. 2005; 32:1745-50.

42. Ruderman EM. Evaluation and management of psoriatic arthritis: the role of biologic therapy. J Am Acad Dermatol. 2003 Aug; 49(2 Suppl):S125-32.

43. Lories RJ, Derese I, Luyten FP. Modulation of bone morphogenetic protein signaling inhibits the onset and progression of ankylosing enthesitis. J Clin Invest. 2005 Jun; 115(6):1571-9

44. McGonagle D. Imaging the joint and enthesis: insights into pathogenesis of psoriatic arthritis. Ann Rheum Dis. 2005; 64(Suppl II):ii58-ii60

45. Ory PA, Gladman DD, Mease PJ. Psoriatic arthritis and imaging. Ann Rheum Dis. 2005; 64 (Supll II): ii55-ii57

46. Eshed I, Bollow M, McGonagle DG, et al. MRI of enthesitis of the appendicular skeleton in spondyloarthritis. Ann Rheum Dis. 2007; 66:1553-9

47. Dawber RPR, de Berker DAR, Baran R. Science of the nail apparatus. In: Baran R, Dawber RPR, de Berker DAR, Haneke E, Tosti A. Diseases of the nails and their management. Oxford: Blacwell; 2001;1-47.

48. Sandre MK, Rohekar S, Guenther L. Psoriatic nail changes are associated with clinical outcomes in psoriatic arthritis. J Cutan Med Surg. 2015; 19(4):367-76.

49. Raposo I, Torres T. Nail psoriasis as a predictor of the development of psoriatic arthritis. Actas Dermosifiliogr. 2015; 106(6):452-7.

50. Tan AL, Benjamin M, Toumi H, Grainger AJ, Tanner SF, Emery P, McGonagle D. The relationship between the extensor tendon enthesis and the nail in distal interphalangeal Joint disease in psoriatic artritis a high-resolution MRI and histological study. Rheumatology. 2007; 46(2):253-6.

51. De Pontville M, Dompmertin A, de Rancourt S, Macro M, Remond B, Le-Roy D. Psoriatic onycho-pachy-dermato-periostitis. Ann Dermatol Venereol. 1993; 120(3):229-32.

CAPÍTULO 4.3

FAIXAS ETÁRIAS E SITUAÇÕES FISIOLÓGICAS ESPECIAIS

CAPÍTULO 4.3.1

INFÂNCIA

Silmara da Costa Pereira Cestari

INTRODUÇÃO

A psoríase representa 4% de todas as dermatoses que ocorrem abaixo dos 16 anos de idade na Europa e América do Norte.[1] A incidência de início da psoríase na infância, nas diferentes faixas etárias está descrita na Tabela 1.

A idade de início é mais precoce no sexo feminino[2] e nos pacientes com HLA-B17, Cw6 e DR7[3,4]. Não há associação entre a idade de início, a gravidade da doença e o prognóstico.

A psoríase na infância, como no adulto, é mais comum na raça branca. Alguns estudos apontam maior prevalência no sexo feminino, numa proporção de 2:1; porém outros mostram distribuição homogênea nos dois sexos.[5]

O risco de desenvolver psoríase quando um dos pais é afetado é de aproximadamente 10%. Esse risco aumenta para 50% se ambos os pais apresentam a doença. História familial de psoríase é frequente na infância e está presente em cerca de 40% a 70% dos casos.[2,5]

Estudos com pares de gêmeos mostram uma concordância entre gêmeos monozigóticos de até 75%.[3,4]

Tabela 1
Incidência de inicio da psoríase conforme a faixa etária

Faixa etária	Incidência
Antes dos 20 anos	31-35%
Antes dos 16 anos	27%
Antes dos 10 anos	10%
Antes dos 5 anos	6,5%
Antes dos 2 anos	2%
Congênita	Excepcional

ETIOPATOGENIA

A etiopatogenia da psoríase é complexa, envolvendo a interação entre fatores genéticos, imunológicos e ambientais.[6] Fatores desencadeantes ou agravantes, como infecções, fatores psíquicos ou trauma local, são relacionados e evidentes em vários casos.

A psoríase em gotas tem sido relacionada a infecções estreptocócica previas. Os estudos sorológicos sugerem que a capacidade de desencadeá-la não é específica de um determinado sorotipo. *In vitro*, a presença do fator de proliferação estreptocócica, causa proliferação ceratinocítica que parece ter papel relevante na etiologia. Os novos conhecimentos da imunopatologia da fisiopatologia da psoríase têm servido de base para o entendimento do papel que as infecções estreptocócicas desempenhará.[7-9] A ativação imune da células T parece ter papel fundamental. O clone de linfócitos T das lesões psoriásicas liberam fatores de crescimento que induzem a proliferação de ceratinócitos. Os antígenos estreptocócicos parecem estar entre os disparadores dessas reações imunológicas. Tem sido demonstrado, que as lesões psoriásicas podem ser induzidas por injeção intradérmica de material estreptocócico e, que a resposta *in vitro* de linfócitos T aos antígenos dos estreptococos do grupo A está aumentada nos pacientes com as formas em gotas ou em placas.[10]

Estudos recentes têm revisado o papel das toxinas bacterianas do estreptococos beta hemolítico do grupo A e dos estafilococos aureus, que atuariam como super-antígenos e mediariam a ativação, assim como a infiltração, por linfócitos T.[11] Tem sido estudada, também, a proliferação subsequente de ceratinócitos, e tem sido encontrado um aumento acentuado das células T-Vbeta[2] que são seletivamente expressadas na psoríase em gotas logo após a estimulação por super-antígenos. Os linfócitos do sangue periférico T8-Vbeta de pacientes psoriásicos, tem demonstrado resposta diminuída aos super-antígenos beta estreptocócicos.[12,13] Um outro estudo de casos e controles, demonstrou que antecedentes familiares de psoríase, eventos estressantes e doenças infecciosas recentes, particularmente faringite estreptocócica aguda, são fatores de risco para um primeiro episódio de psoríase em gotas[14].

A etiopatogenia da psoríase é abordada em detalhes na seção correspondente. (ver Capítulo 3)

FORMAS CLÍNICAS

A psoríase na infância apresenta formas variadas, algumas delas semelhantes a dos adultos (em placas, em gotas, pustulosa, eritrodermica), outras peculiares ou praticamente exclusivas dessa faixa etária: área das fraldas, periorificial, linear, flexural.

As formas clínicas mais comuns na infância estão listadas na Tabela 2.

O acometimento do couro cabeludo e das unhas, pode estar associado ao comprometimento das outras áreas, ou se apresentar de forma isolada.

A psoríase na infância tem como características alta ocorrência de fenômeno de Köebner e maior frequência de prurido, em comparação com a psoríase do adolescente e do adulto.[15]

PSORÍASE CONGÊNITA

Definida como a manifestação de qualquer uma das variantes clínicas da psoríase, ao nascimento ou durante os primeiros dias de vida. É muito rara e, em geral, se apresenta em placas. Pode ser uma eritrodermia inespecífica, cujo diagnóstico é favorecido pela presença de áreas eritematosas bem demarcadas, comprometimento do couro cabeludo e ungueal. É um quadro raro e o diagnóstico diferencial inclui a síndrome da pele escaldada estafilocócica, a síndrome do choque tóxico, a candidíase, as ictioses congênitas, as imunodeficiências como a síndrome de Omenn, os distúrbios metabólicos, a dermatite atópica e seborreica, a pitiríase rubra pilar e a mastocitose generalizada.[15,16]

Tabela 2 Psoríase – Formas clínicas mais comuns na infância	
Psoríase em placas	35%
Psoríase em gotas	20%
Psoríase da área das fraldas	16%
Psoríase da face e couro cabeludo	12%
Psoríase invertida	9%
Outras formas (palmoplantar, ungueal, pustulosa, eritrodermica)	8%

PSORÍASE DA ÁREA DAS FRALDAS

Acomete crianças até os 2 anos de idade, e pode se iniciar nos primeiros dias de vida, como eritema na área das fraldas, e posterior disseminação. A área acometida apresenta eritema claro, brilhante, ligeiramente descamativo ou até mesmo sem escamas, devido à umidade da região. As bordas da lesão são bem delimitadas, com envolvimento das dobras inguinais. Pode ocorrer superinfecção por Candida albicans. Com frequência, lesões fora da área das fraldas estão presentes e nelas a descamação é mais evidente.[15,17] (Figura 1)

PSORÍASE EM PLACAS OU VULGAR

É a forma mais comum na infância, assim como nos adultos. As lesões típicas são caracterizadas por placas eritematosas recobertas por escamas branco-prateadas (Figura 2), localizadas, simétricas, nos cotovelos, joelhos (Figura 3), tronco e couro cabeludo. A região palmar e plantar, em especial o cavo, pode ter acometimento isolado ou concomitante localizações. Lesões simultâneas no couro cabeludo e/ou unhas são frequentes. Eventualmente, as lesões se apresentam disseminadas ou com aspecto anular.[15-17] (Figura 4)

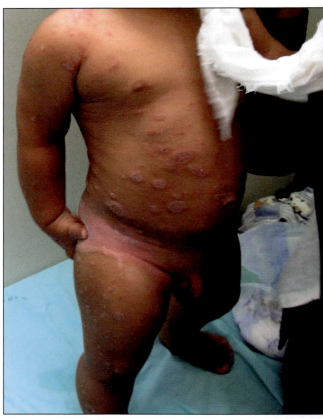

Figura 1 – Psoríase da área das fraldas: lesão inicial reproduzindo o desenho da fralda e lesões no tronco de aparecimento posterior

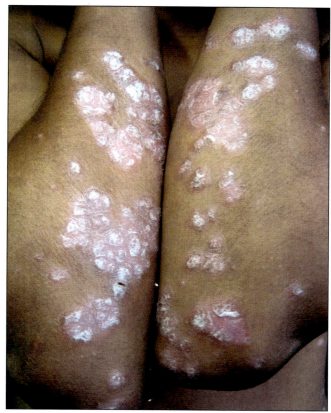

Figura 2 – Psoríase em placas: lesões com escamas prateadas características nos cotovelos e superfície de extensão dos antebraços

Na infância a psoríase em placas pode apresentar características atípicas: pápulas pequenas, múltiplas, disseminadas, denominada psoríase em pequenas placas (Figura 5), que deve ser diferenciada da psoríase em gotas pelo tamanho das lesões e características da descamação: placa eritematosa única ou poucas,

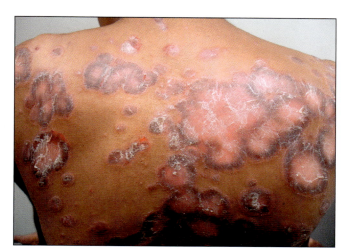

Figura 4 – Psoríase em placas: lesões anulares, frequentes na infância

com descamação discreta, acometendo a face e a região umbilical; formas leves eritematosas simulando eczema ou hipocromicas simulando pitiríase alba.[18,19]

PSORÍASE DA FACE

Esta forma é muito mais comum nas crianças do que nos adultos. Ocorre em 38% das crianças psoriásicas e pode ser a única manifestação da doença em 4% delas.[5] As lesões se caracterizam por placas eritematosas, bem definidas, de distribuição simétrica, localizadas nas regiões malares, no nariz e especialmente nas áreas periorificiais (periorbitária, perioral e no conduto auditivo) (Figura 6). É de difícil tratamento e apresenta intenso comprometimento cosmético.[15,18] (Figura 7)

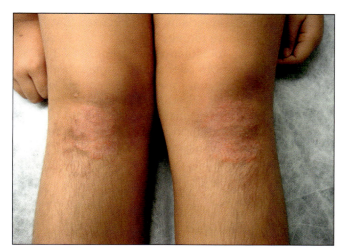

Figura 3 – Psoríase em placas: lesões simétricas nos joelhos

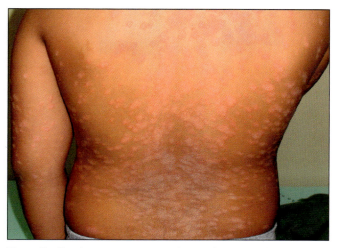

Figura 5 – Psoríase em pequenas placas: deve ser diferenciada da psoríase em gotas

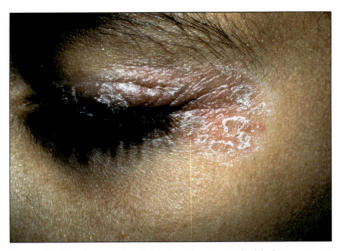

Figura 6 – Psoríase periorificial: localização periorbital comum na infância

PSORÍASE INVERTIDA (FLEXURAL OU INTERTRIGINOSA)

Na infância, lesão nas áreas flexurais como axilas, regiões inguinais, períneo e periumbilical é mais frequente do que nos adultos. As lesões são atípicas, com eritema menos vivo e escamas mais finas, menos estratificadas e não prateadas, dificultando o diagnóstico. As comissuras labiais e áreas interdigitais dos pés podem estar afetadas. Fatores locais como maceração e infecções bacterianas ou micóticas, podem modificar e agravar a psoríase nestas localizações. É difícil diferenciar a psoríase perianal da dermatite perianal estreptocócica, que pode precipitar ou agravar a psoríase.[16,17,19] Esta forma de psoríase é, em geral, resistente ao tratamento tópico.

PSORÍASE LINEAR OU NEVOIDE

Forma rara que pode ocorre como manifestação isolada ou associada à psoríase em placas ou em gotas.[11,12] Caracteriza-se por lesões eritemato-escamosas, pruriginosas, seguindo as linhas de Blaschko, sendo considerada uma manifestação de mosaicismo. Tem início na infância ou na idade adulta e acomete, essencialmente, tronco ou membros, com extensão e progressão variáveis. Deve ser diferenciada do líquen estriado, do nevo verrucoso linear inflamatório (NEVIL) e da síndrome CHILD.[20,21] A histopatologia é típica de psoríase e confirma o diagnóstico.

PSORÍASE EM GOTAS (GUTATA)

Caracteriza-se por erupção explosiva de pápulas pequenas (1 a 10mm) difusas e descamativas, em forma de gotas, de início abrupto no tronco (predominantemente) e raiz dos membros, com distribuição simétrica (Figura 8). Em geral ocorre uma semana após infecção estreptocócica das vias aéreas superiores (amigdalite, faringite), 55-85% dos casos, ou dermatite perianal esterptocócica. As lesões persistem por 3 a 4 meses, embora possam durar até um ano, regredindo de forma espontânea.[15,19]

Em um estudo retrospectivo com 245 pacientes com psoríase, com exacerbação das lesões, ocorreu após episódio de amigdalite em 133 casos (54%), em geral na segunda ou terceira semana após infecção.[7] O estreptococos foi isolado da faringe de 33 (97%) dos 34 pacientes com psoríase em gotas, sendo demonstrado evidencia sorológica de infecção estreptocócica variável de 56 a 85% conforme diferentes estudos publicados.[7-9] Portanto, recomenda-se fazer cultivo faríngeo e/ou perineal em busca de infecções estreptocócicas, nos casos de psoríase em gotas. O diagnóstico diferencial compreende a pitiríase liquenoide crônica, o líquen plano e a sífilis.

PSORÍASE PUSTULOSA

É rara na infância. Pode ter duas formas de apresentação: localizada ou generalizada.

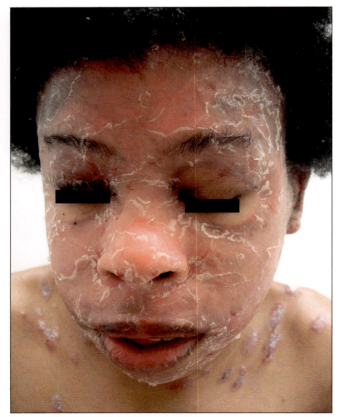

Figura 7 – Psoríase da face: lesões exuberantes

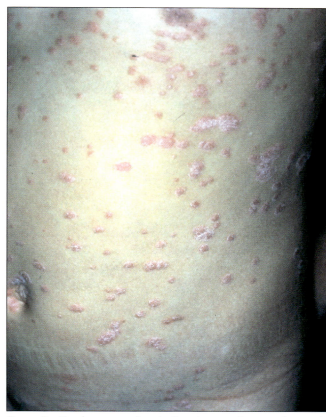

Figura 8 – Psoríase em gotas: lesões descamativas em forma de gotas

A forma anular subaguda é a forma mais frequente na infância. Caracteriza-se por placas anulares com margem pustulosa e curso subagudo, tendo um melhor prognóstico na infância[22,23] (Figuras 9 a 11).

A psoríase pustulosa generalizada do tipo Von Zumbush é grave e se apresenta como uma eritrodermia aguda com pústulas difusas em toda a superfície corporal. Pode ser dolorosa, com sensação de queimação.[22,23]

Existe um terceiro tipo de psoríase pustuloda generalizada, o tipo misto, que tem padrão de Von Zumbush e de anular.[15,16]

Beylot e Biolulac[23] relataram 27 casos de crianças com psoríase pustulosa generalizada e revisaram outros 69 casos publicados. Em 26 casos (27%) ela teve início no primeiro ano de vida, sendo que 3 casos tiveram inicio como psoríase eritrodermica congênita. Em lactentes, pode ser o quadro inicial de apresentação de doenças autoinflamatórias geno-hereditárias. História de psoríase em gotas prévia foi relatada em 12% dos pacientes que tiveram psoríase pustulosa generalizada na primeira década da vida. Também pode ser desencadeada por infecções, ou representar complicação da corticoterapia sistêmica ou de outros tratamentos da psoríase.

A forma localizada habitualmente compromete as extremidades dos dedos, com evolução lenta (acrodermatite pustulosa de Hallopeau) ou as palmas e plantas, com evolução em surtos (psoríase pustulosa palmoplantar). A acrodermatite pustulosa de Hallopeau, pode afetar, de forma isolada, todos ou apenas alguns dedos ou pode coexistir com outras formas de psoríase.[5-17]

Na pustulosa palmoplantar as lesões são quase sempre simétricas, com micro-pustulas (pústulas em cabeça de alfinete) que coalescem. Pode ocorrer isoladamente ou estar associada a psoríase em placas ou artropatia psoriásica. Osteomielite recorrente crônica multifocal, caracterizada por episódios recorrentes de inflamação estéril dos ossos das mãos, pés, esterno, úmero, pélvis, costelas ou mandíbula, tem sido relatados em associação com psoríase palmoplantar em 20% dos casos.[15,18,19]

A forma generalizada surge abruptamente, acompanhada de febre, queda do estado geral, poliartralgia, leucocitose com desvio para formas imaturas e velocidade de sedimentação das hemácias elevada. As lesões caracterizam-se por placas eritemato-violáceas recobertas por pústulas que confluem para formar lagos de pus. As lesões podem assumir configurações anulares ou figuradas (forma anular subaguda) ou de pústulas (psoríase pustulosa generalizada de Von Zumbush).[22,23]

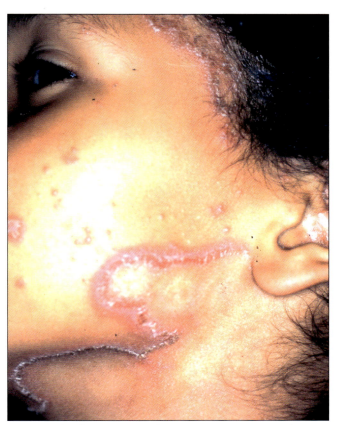

Figura 9 – Psoríase pustulosa: lesões com margens pustulosas na face

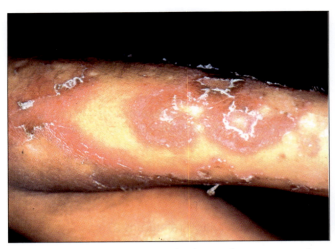

Figura 10 – Psoríase pustulosa: lesões anulares nos membros superiores

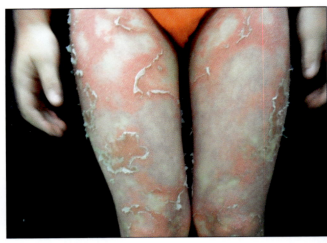

Figura 11 – Psoríase pustulosa: lesões características nos membros inferiores

Culturas bacterianas e fúngicas são necessárias para excluir infecção e biopsia cutânea para confirmar o diagnóstico de psoríase pustulosa.

PSORÍASE DO COURO CABELUDO

Surge como placas típicas, decamativas e bem delimitadas, semelhantes às lesões do corpo (Figura 12), com descamação mais fina sobre base eritematosa, ou na forma de pitiríase amiantácea (ou pseudotinha amiantácea) que se caracteriza por concreções espessas ao redor dos folículos, formando placas isoladas ou comprometendo toda a região. A região retroauricular e o conduto auditivo são acometidos com frequência. Nesses casos pode haver queda temporária dos cabelos ou alopecia psoriásica. Pode ocorrer lesão única em placa ou lesões mal delimitadas e descamativas, clinicamente indistinguíveis da dermatite seborreica.[17,18] Pode se manifestar de forma isolada ou estar associada a diversas formas de psoríase.

PSORÍASE ERITRODÉRMICA

Caracterizada por comprometimento de toda a superfície corpórea por eritema e descamação. É menos frequente na infância em comparação com os adultos. O quadro é grave, com intenso catabolismo e alto gasto calórico, acarretando risco de falência cardíaca, hepática, renal e septicemia. A psoríase eritrodérmica pode representar complicação de tratamento com corticosteroides sistêmicos (devem ser evitados), evolução da doença ou, mais raramente, ser a forma de início. Em raros casos, é a manifestação inicial de distúrbios imunológicos genéticos hereditários. O diagnóstico diferencial faz-se com a dermatite atópica, eritrodermias medicamentosas, pênfigo foliáceo, pitiríase rubra pilar e ictioses congênitas.[17-19]

PSORÍASE UNGUEAL

As unhas podem estar afetadas isoladamente ou em associação a outras formas de psoríase. As alterações ungueais podem ser variáveis, sendo al-

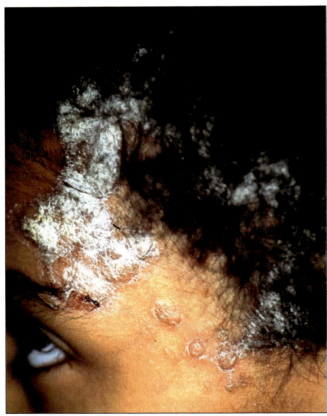

Figura 12 – Psoríase do couro cabeludo: lesões com escamas espessas estratificadas acometendo couro cabeludo e face

gumas bastante características. A lâmina ungueal pode apresentar depressões puntiformes ("unha em dedal") (Figura 13), resultantes da presença de inflamação na matriz da unha, de ocorrência bastante frequente na infância. Descolamento da borda distal da unha é comum, como onicólise em "mancha de azeite" e graus variáveis de hiperceratose subungueal. Em alguns doentes as unhas podem ter comprometimento intenso tanto a partir da dobra e matriz como do leito, resultando em distrofia acentuada. Por vezes, placas eritematosas e descamativas se dispõem ao redor da dobra ungueal.[15-18]

ARTRITE PSORIÁSICA (PSORÍASE ARTROPÁTICA)

Compromete 5 a 40% dos portadores de psoríase. Apesar de rara na infância, é responsável por 8 a 20% dos casos de artrite soronegativa em crianças. O pico da idade de início é entre 9 e 12 anos, com leve predomínio no sexo feminino. Pode variar de leve artralgia até a destruição das articulações. A apresentação mais típica é a artrite das articulações interfalangeanas distais das mãos ou pés. Pode ocorrer também formas mutilantes com sacroileíte, espondilite anquilosante (com ou sem artrite periférica), artrite assimétrica pauciarticular com comprometimento de pequenas juntas e quadros indistinguíveis da artrite reumatoide. Está associada, em geral, às variantes eritrodérmicas e pustulosas. Pode estar associada também a comprometimentos oculares: conjuntivite, uveíte e episclerite.[24, 25]

O curso da artrite psoriásica na infância é muito imprevisível com numerosas remissões e recidivas. Os casos graves podem progredir rapidamente e ser incapacitantes com destruição das articulações. No entanto, na maioria dos pacientes a atividade da doença é intermitente e o prognóstico a longo prazo é, em geral, bom, com doença articular mínima ou ausente na idade adulta. Em um estudo de Ruzicka,[25] 40% dos pacientes estavam assintomáticos depois de 10 anos, porém vários pacientes necessitaram prótese bilateral de quadril.[26]

PSORÍASE FOLICULAR

Forma atípica de psoríase, característica da infância, com eritema discreto ou hipocromia e descamação mais evidente perifolicular, formando placas e com prurido variável (Figuras 14 e 15). São mais evidentes nos membros inferiores e podem ou não estar associadas a lesões típicas. O diagnóstico diferencial faz-se com a pitiríase alba e com a pitiríase rubra pilaar.[15,16,27]

DIAGNÓSTICO

O exame clínico é suficiente na maior parte dos casos, quando as lesões e as localizações são características. A curetagem metódica de Brocq (raspagem das escamas) evidencia a estratificação das

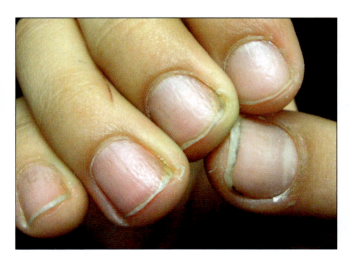

Figura 13 – Psoríase ungueal: depressões puntiformes características

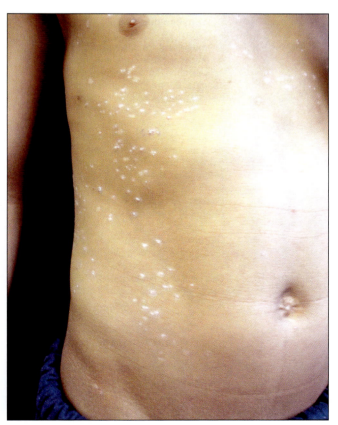

Figura 14 – Psoríase folicular: lesões foliculares, localizadas no tronco

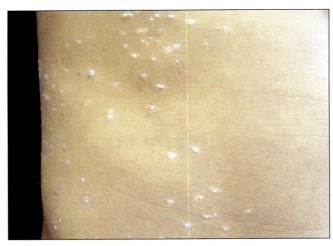

Figura 15 – Psoríase folicular (detalhe das lesões): descamação mais evidente nos folículos

escamas (sinal da vela), a membrana de Duncan e pequenos pontos de sangramento quando as escamas são removidas (sinal de Auspitz ou do orvalho sangrante).[15-19]

O exame histopatológico é característico: a epiderme é hiperplásica, com acantose e camada granulosa diminuída. A camada córnea tem paraceratose e presença de neutrófilos, que podem formar microabscessos. Na derme as papilas se encontram alongadas, com ectasia vascular e infiltrado inflamatório mononuclear.[15,17]

As alterações radiológicas podem ser indistinguíveis das encontradas na artrite reumatoide (desmineralização local, estreitamento dos espaços articulares, erosões articulares e edema periarticular de partes moles). O comprometimento das articulações interfalangeanas são mais sugestivos de artrite psoriásica.[24,25]

DIAGNÓSTICO DIFERENCIAL

Variável de acordo com a forma clínica da psoríase e a localização das lesões. Os principais diagnósticos diferenciais estão listados na Tabela 3.

TRATAMENTO

O tratamento da psoríase na infância tem por objetivo o controle da enfermidade e a melhora da qualidade de vida do doente. A cooperação da família é fundamental para o sucesso terapêutico, pois a criança depende dos pais para a realização do tratamento. É importante informar sobre a natureza não contagiosa da doença, sobre a tendência a evoluir com remissões e recidivas, sobre fatores desencadeantes, como infecções estreptocócicas e exposição solar excessiva, e sobre o papel do trauma na manutenção das lesões, especialmente o hábito de remover ou escoriar as escamas, que deve ser evitado.[18,28]

O tratamento da criança com psoríase deve ser conduzido com atenção especial em relação ao risco-benefício das medicações utilizadas e adaptado de acordo com a idade; forma de psoríase; extensão, localização e distribuição das lesões; gravidade

Tabela 3
Diagnostico diferencial da psoríase na infância

Psoríase	Diagnostico diferencial
Área das fraldas	Dermatite das fraldas, dermatite atópica, dermatite seborreica, acrodermatite enteropática, mucoviscidose, intertrigos por cândida, intertrigos microbianos, histiocitoses de células de Langerhans
Em placas	Dermatite atópica, dermatite de contato pitiríase rósea de Gilbert, pitiríase alba, pitiríase rubra pilar, pitiriase liquenoide crônica, líquen plano, parapsoríase e linfomas cutâneos de células T
Palmoplantar	Eczema de contato, dermatite atópica, disidrose, ceratodermias
Couro cabeludo	Dermatofitoses, eczema de contato, dermatite seborreica, dermatite atópica
Ungueal	Onicomicose, líquen plano ungueal, comprometimento ungueal da alopecia areata
Pustulosa	Infecções bacterianas, candidíase, escabiose imfectada, farmacodermias
Eritrodermica	Dermatite atópica, pênfigo foliáceo, eczemas de contato generalizados, ictioses, farmacodermias, doenças exantemáticas, linfomas (palmoplantar, ungueal, pustulosa, eritrodermica)

Tabela 4
Modalidades terapêuticas da psoríase na infância

Medicação tópica	Maioria dos casos
Fototerapia	Casos mais extensos e refratários
Terapia sistêmica	Casos graves e extensos, sem controle com tratamento tópico e/ou fototerapia, pustulosa, eritrodermica

Tabela 5
Esquema terapêutico da psoríase na infância

Tratamento tópico	Emolientes Imunomoduladores tópicos (face, flexuras) Corticoides tópicos Calcipotriol isolado ou associado a corticoides
Fototerapia	Comprometimento da superfície corporal > 30% Helioterapia UVB-NB PUVA em crianças >12 anos
Tratamento sistêmico	Acitretina (0,5 a 1 mg/kg/dia por 3-6 meses) Metotrexato (dose inicial 0,2 a 0.4mg/kg/semana por 4 a 6 meses) Ciclosporina (2,5 a 5 mg/k/dia por 6 semanas a 5 meses)
Psoríase gutata	antibioticoterapia, tonsilectomia(?)

do quadro; associação com manifestação articular; eventuais comorbidades; terapêuticas prévias e ocorrência de eventos adversos.[28]

A terapêutica tópica é a melhor escolha para o tratamento da psoríase na infância sendo, em geral, efetiva na maioria dos casos. Na psoríase leve, o uso regular de emolientes e banhos de sol frequentes (sem superexposição), pode ser suficiente para o controle da doença. Nos casos que apresentam prurido antihistaminicos, preferentemente sedantes (hidroxizina e clorfeniramina), devem ser administrados, para proporcionar conforto e evitar o fenômeno de Köebner que pode ser ocasionado pelo ato de coçar. A fototerapia está indicada nos casos com lesões extensas ou refratários ao tratamento tópico, porém só pode ser utilizada em crianças com idade e maturidade que permitam a aderência ao tratamento. A terapia sistêmica, tem indicação restrita aos casos graves e/ou extenso, resistentes à terapêutica tópica e/ou fototerapia.[15,18,28] (Tabela 4) ver Capítulo 10.5

Os principais medicamentos utilizados no tratamento da psoríase na infância estão listados na Tabela 5.

O QUE VOCÊ PRECISA SABER DESTE CAPÍTULO

- Tem variadas formas de apresentação, algumas delas semelhantes a dos adultos (em placas, em gotas, pustulosa, eritrodermica), outras peculiares ou praticamente exclusivas dessa faixa etária: área das fraldas, periorificial, linear, flexural.
- Tem como características alta ocorrência de fenômeno de Köebner e maior frequência de prurido, em comparação com a psoríase do adolescente e do adulto.
- O tratamento deve ser conduzido com atenção especial em relação ao risco-benefício das medicações utilizadas e adaptado de acordo com a idade; forma de psoríase; extensão, localização e distribuição das lesões; gravidade do quadro; associação com manifestação articular; eventuais comorbidades; terapêuticas prévias e ocorrência de eventos adversos.
- A terapêutica tópica é a melhor escolha sendo, em geral, efetiva na maioria dos casos.
- A fototerapia está indicada nos casos com lesões extensas ou refratários ao tratamento tópico, porém só pode ser utilizada em crianças com idade e maturidade que permitam a aderência ao tratamento.
- A terapia sistêmica, tem indicação restrita aos casos graves e/ou extenso, resistentes à terapêutica tópica e/ou fototerapia.

REFERENCIAS BIBLIOGRÁFICAS

1. Burden-Teh E, Thomas KS, Ratib S, Grindlay D, Adaji E, Murphy R. The epidemiology of childhood psoriasis: a scoping review. Br J Dermatol. 2016; 174(6):1242-57.
2. Farber EM, Nall ML. Natural history of psoriasis in 5,600 patients. Dermatologica. 1974; 148:1-18.
3. Henseler T. The genetics of psoriasis. J Am Acad Dermatol. 1997; 37:S1-11.
4. Elder JT, Nair RP, Henseler T, et al. The genetics of psoriasis 2001. Arch Dermatol. 2001; 137:1447-54.
5. Seyhan M, Coskun BK, Saglan H, Ozcan H, Karincaoglu. Psoriasis in childhood and adolescence: evaluation of demographic and clinical features. Pediatr Int. 2006; 48:525-30.
6. Zhang XJ, Huang W, Yang S, Sun LD, Zhang FY, Zhu QX, et al. Psoriasis genome-wide association study identifies susceptibility variants within LCE gene cluster at 1q21. Nat Genet. 2009; 41(2):205-10.
7. Tervaert WC, Esseweld H. A study of the incidence of haemolytic streptococci in the throat in patients with psoriasis vulgaris with reference to their role in the pathogenesis of this disease. Dermatologia. 1970;9:282-90.
8. Whyte A, Baughman P. Acute guttate psoriasis and strepto-coccal infection. Arch Dermatol. 1964; 89:350.
9. Telfer NR, Chalmers RJ, Whale K, et al. The role of streptococcal infection in the initiation of guttate psoriasis. Arch Dermatol. 1992; 128:39-42.

10. Rosenberg EW, Noah PW. The Köebner phenomenon and the microbial basis of psoriasis. J Am Acad Dermatol. 1988; 18:151-8.
11. Leung DY, Walsh P, Giorno R, et al. A potential role for superantigens in the pathogenesis of psoriasis. J Invest Dermatol. 1993; 100:225-8.
12. Horiuchi N, Aiba S, Ozawa H, et al. Peripheral blood lympho-cytes from psoriatic patients are hyporesponsive to beta-streptococcal superantigens. Br J Dermatol. 1998; 138:229-35.
13. Talanin NY. American Academy of Dermatology 1998 Awards for Young Investigators in Dermatology. Detection of streptococcal antigens in psoriasis. J Am Acad Dermatol. 1998; 39:270-1.
14. Naldi L, Peli L, Parazzini F, Carrel CF; Psoriasis Study Group of the Italian Group for Epidemiological Research in Dermatology. Family history of psoriasis, stressful life events, and recent infectious disease are risk factors for a first episode of acute guttate psoriasis: results of a case-control study. J Am Acad Dermatol. 2001; 44(3):433-8.
15. Marcoux D. Psoriasis infantil: Una Puesta al Día. Dermatol Pediatr Lat. 2003; 1(1):7-13.
16. Romiti R, Arnone M, Maragno L, Takahashi MDF. Psoríase na infância e na adolescência. An Bras Dermatol. 2009; 84(1):9-22.
17. Benoit S, Hamm H. Childhood psoriasis. Clin Dermatol. 2007; 25:555-62.
18. Nyfors A. Psoriasis in children: characteristics, prognosis and therapy. A review. Acta Derm Venereol Suppl (Stockh). 1981; 95:47-53.
19. Morris A, Rogers M, Fischer G, et al. Childhood psoriasis: a clinical review of 1262 cases. Pediatr Dermatol. 2001; 18:188-98.
20. Oram Y, Arisoy AE, Hazneci E. Bilateral inflammatory linear verrucous epidermal nevus associated with psoriasis. Cutis. 1996; 57:275-8.
21. Atherton DJ, Kahena M, Russell-Jones R. Naevoid psoriasis. Br J Dermatol. 1989; 120:837-41.
22. Zelickson BD, Muller SA. Generalized pustular psoriasis in childhood. Report of thirteen cases. J Am Acad Dermatol. 1991; 24:186-94.
23. Kalla G, Goyal AM. Juvenile generalized pustular psoriasis. Pediatr Dermatol. 1996; 13:45-6.
24. Häfner R, Michels H. Psoriatic arthritis in children. Curr Opin Rheumatol. 1996; 8:467-72.
25. Ruzicka T. Psoriatic arthritis. New types, new treatments. Arch Dermatol. 1996; 132:215-19.
26. Lewis-Jones MS, Finlay AW. Children's dermatology life quality index (CDLQI): initial validation and practical use. Br J Dermatol. 1995; 132:942-9.
27. Menter MA, Whiting DA, McWilliams J. Resistant childhood psoriasis: an analysis of patients seen in a day-care center. Pediatr Dermatol. 1984; 2:8-12.
28. Farber EM, Raychaudhuri SP. Concept of total care: a third dimension in the treatment of psoriasis. Cutis. 1997; 59:35-9.

CAPÍTULO 4.3.2

ADOLESCENTES E ADULTOS JOVENS

Gustavo Costa Verardino
Fátima Pessanha Fagundes
Virginia Januário

INTRODUÇÃO

A psoríase pode surgir em qualquer época da vida, principalmente entre os 20 e 30 anos e entre os 50 e 60 anos de idade.[1]

EPIDEMIOLOGIA E CLÍNICA

Henseler e Christophers, em 1985, realizaram um estudo epidemiológico com 2.147 pacientes nos quais observaram uma curva bimodal de início de doença, com um primeiro pico entre 16-22 e um segundo entre 57-60 anos. O primeiro grupo constituiria o tipo I de psoríase de início precoce, com curso clínico mais grave (recaídas frequentes, maior acometimento ungueal, envolvimento cutâneo extenso) Estes autores concluíram que apenas a psoríase tipo I possuiria marcadores HLA relacionados (história familial positiva e presença do Cw6).[2]

Um estudo realizado em 1974 sobre a história natural da psoríase em 5.600 pacientes, evidenciou uma idade média de início de 27,83+ ou – 0,38 (mediana = 24, variando de 1-82 anos). Nessa amostra, 10% tinham início antes de 10 anos, 35% antes de 20 anos, e 58% antes de 30 anos. A doença ocorreu com frequência similar em ambos os sexos, houve, contudo, um percentual maior de pacientes do sexo feminino com início antes dos 30 anos.[3]

Ferrándiz e cols., em 2002, em um estudo observacional multicêntrico na Espanha, observaram que os pacientes com psoríase com início antes de 30 anos apresentaram valores de PASI mais altos, necessidade maior de medicamentos sistêmicos para o controle da doença, acometimento ungueal mais frequente, que se correlaciona com a extensão do PASI quando comparados com aqueles cuja doença se iniciou mais tarde.[4] Estudo epidemiológico feito por Burden-Teh e cols., em 2016, confirmaram tais achados.[5]

Vários estudos tem demonstrado que o HLA-Cw6 é um marcador da psoríase do tipo I.[6-7]

A avaliação do perfil epidemiológico, clínico, laboratorial e radiológico dos 246 pacientes acom-panhados no ambulatório do Hospital Universitário Clementino Fraga Filho, da Universidade Federal do Rio de Janeiro, mostrou uma idade média de 49,6 anos, com 45% dos pacientes desenvolvendo as lesões cutâneas antes dos 30 anos (início precoce) e 54,9%, após os 30 anos (inicio tardio).[8] Aparentemente, a idade de início da psoríase pode variar em diferentes localizações geográficas e acredita-se que quanto maior a prevalência mais cedo a psoríase se inicia.[4] (Figura 1) Lomholt sugeriu que quanto mais precoce a psoríase em uma determinada população, mais relevantes são os fatores ambientais envolvidos no desencadeamento da doença.[9]

Cassia, na mesma amostra, encontrou o grupo alélico HLA-DRB1*13 presente de forma estatisticamente significativa apenas nos pacientes com psoríase do tipo I.[10]

Alguns estudos têm observado que os pacientes de início precoce tem maior dificuldade em lidar com a doença, e, assim, o estresse teria grande influência.[11] Embora tais pacientes estejam em uma fase de formação da personalidade, esta fase também está associada a um maior apoio familial. Portanto, seria interessante quantificar o estresse social e o quanto isto influencia a evolução da doença.[12]

Os elementos chave que determinam a qualidade de vida dos pacientes, principalmente adultos jovens e adolescentes com psoríase incluem:

- Fatores físicos: como prurido, irritação, ardência, dor, insônia e incapacidade de usar as mãos e pernas;
- Impacto psicológico e social como frustração, raiva, depressão, rejeição, vulnerabilidade, medo, preocupação em usar roupas que escondam as lesões cutâneas, inibição social;
- Impacto sexual, os pacientes se sentem pouco atrativos, e preocupados com a reação do novo parceiro sexual quanto as lesões cutâneas;
- Impacto ocupacional: incluindo os dias de perda de trabalho, poucas oportunidades de emprego onde a aparência física é fundamental.[13]

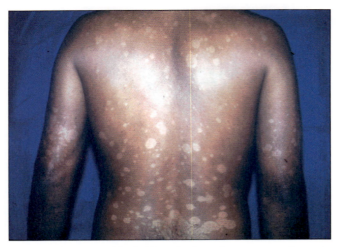

Figura 1 – Lesões residuais hipocrômicas, de pequenas placas de psoríase em adulto jovem

Fagundes, estudando o perfil clínico de 257 pacientes com psoríase, encontrou que 39,7% tiveram inicio precoce com maior prevalência de brancos, sem distinção de sexo, com tendência a mais episódios de eritrodermia, utilização de medicamentos sistêmicos e alternância de remissões e exacerbações. Observou um valor de PASI maior e igual prevalência de história familial e artropatia quando comparado com os pacientes de inicio tardio. Houve predomínio significativo das lesões no tronco e menos nos joelhos e cotovelos.[14] O acometimento do tronco é típico da psoríase gutata, frequente nos mais jovens. A presença de lesões na face tem sido considerada uma das características diferenciais da psoríase tipo I.[15]

A faringite apresentou uma associação relevante com a psoríase de início precoce.[14] Cassia, encontrou nesses mesmos pacientes uma prevalência aumentada do HLA-Cw*06.[10] Tal antígeno está associado a características clínicas específicas e a uma frequência maior de surtos de psoríase associados a estreptococcias.[16]

O QUE VOCÊ PRECISA SABER DESTE CAPÍTULO

- Os pacientes adolescentes e adultos jovens tendem a ter doença instável com maiores períodos de remissão e exacerbação, várias internações e necessidades mais frequentes de medicações sistêmicas.
- Há maior acometimento da face e do tronco.
- O HLA-Cw6 é o marcador genético da PS tipo I.
- O valor do PASI costuma ser maior, mas no Brasil, Rio de Janeiro, a história familial e a prevalência da artrite foram iguais a dos adultos com início tardio.

REFERÊNCIAS BIBLIOGRÁFICAS

1. van de Kerkhof, Peter CM. Psoriasis. In: Bolognia JL, Jorizzo JL, Rapini RP, eds. Dermatology. Londres: Elsevier; 2003:125-49.
2. Henseler T, Christophers E. Psoriasis of early and late onset: characterization of two types of psoriasis vulgaris. J Am Acad Dermatol. 1985; 13:450-6.
3. Farber EM, Nall L. The natural history of psoriasis in 5600 patients Dermatologica. 1974; 148:1-18.
4. Ferrándiz C, Pujol R, García-Patos V, et al. Psoriasis of early and late onset: A clinical and epidemiologic study from Spain. J Am Acad Dermatol. 2002; 46(6):867-73.
5. Burden-Teh E, Thomas KS, Ratib S, Grindlay D, Adaji E, Murphy R. The epidemiology of childhood psoriasis: a scoping review. Br J Dermatol. 2016; 174(6):1242-57.
6. Shaiq PA, Stuart PE, Latif A, et al. Genetic associations of psoriasis in a Pakistani population. Br J Dermatol. 2013; 169(2):406-11.
7. West J, Ogston S, Berg J, et al. HLA-Cw6-positive patients with psoriasis show improved response to methotrexate treatment. Clin Exp Dermatol. 2017 May 17. doi: 10.1111/ced.13100. [Epub ahead of print]
8. Bezerra SGC. Caracterização clínica, laboratorial e radiológica dos pacientes com psoríase do HUCFF. Tese. Rio de Janeiro: UFRJ/Faculdade de Medciina, 2009.
9. Lomholt G. Environment and genetics in psoriais. Ann Clin Res. 1976; 8(5):290-7.
10. Cassia FF. Psoríase e artrite psoriásica: estudo das frequências HLA e dos genes KIR em uma população miscigenada. Rio de Janeiro: UFRJ/Faculdade de Medicina, 2006.
11. Gupta MA, Gupta AK. Age and gender differences in the impact of psoriasis on quality of life. Int J Dermatol. 1995; 34(10):700-3.
12. Japíassu MAF. Avaliação da qualidade de vida em pacientes com psoríase-Rio de Janeiro. Dissertação - Mestrado. Rio de Janeiro: Faculdade de Medicina, Universidade Federal do Rio de Janeiro; 2007.
13. Kimball AB, Jacobson C, Weiss S, Vreeland MG, Wu Y. The psychosocial burden of psoriasis. Am J Clin Dermatol. 2005; 6(6):383-92.
14. Fagundes FP. Estudo epidemiológico clínico-comparativo: psoríase de início precoce e tardio. Teses. Rio de Janeiro: UFRJ/Faculdade de Medicina, 2007.
15. Young Park J, Hyun Rim J., Beom Choe Y, et al Facial psoriasis: comparison of patients with and without facial involvement. J Am Acad Dermatol. 2004; 50(4):582-4.
16. Gudjonsson JE, Thorarinsson AM, Sigurgeirsson B, Kristinsson KG, Valdimarsson H. Streptococcal throat infections and exacerbation of chronic plaque psoriasis: a prospective study. Br J Dermatol. 2003 Sep; 149(3):530-4.

CAPÍTULO 4.3.3

PELE NEGRA

Gustavo Costa Verardino
Ana Luisa Bittencourt Sampaio Jeunon Vargas
Maria Alice Penetra

INTRODUÇÃO

A psoríase é mais comum em climas mais frios que em regiões tropicais. Além disto, sua prevalência também se relaciona à constituição racial da população. Estudos realizados na Europa, América do Norte e Austrália sugerem que os caucasianos são mais afetados que as outras raças.

EPIDEMIOLOGIA E CLÍNICA

Gelfand, em 2010, em Ohio, nos EUA,[1] em um estudo populacional, considerou a psoríase como entidade incomum em afrodescendentes americanos. Encontrou uma incidência de 0,7% e uma prevalência de 1,3%, configurando uma redução de 52% em relação aos caucasianos. Postulou que essa diferença seria devido a fatores genéticos ou ambientais.[1]

A incidência de psoríase na África e no Oriente Médio é tão elevada como em outras regiões e representa uma desordem cutânea comum que impacta negativamente na qualidade de vida.[2,3]

Na América do Sul, as prevalências relatadas são: 1,3% no Brasil, 3% no México, 2% na Venezuela e 4,2% no Paraguai.[4]

A miscigenação de caucasoides, negros africanos e índios é a característica principal da população

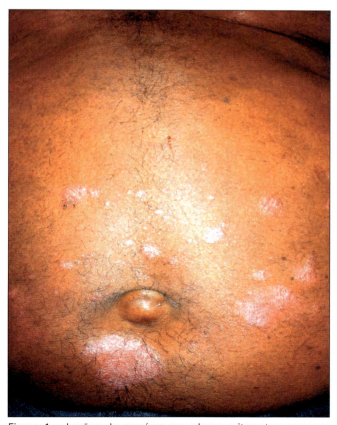

Figura 1 – Lesões de psoríase em placas eritematoescamosas acinzentadas no abdômen

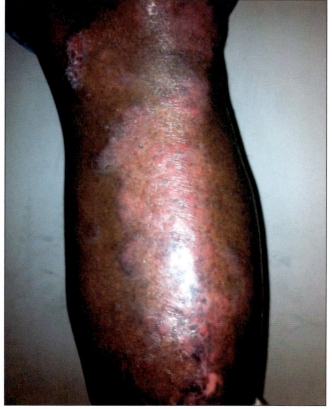

Figura 2 – Placas eritematovioláceas no membro inferior esquerdo

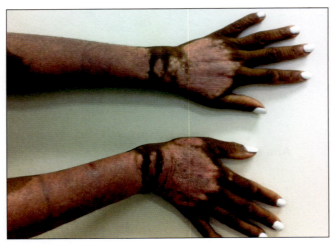

Figura 3 – Placa com escamas acinzentadas nos antebraços e dorso das mãos

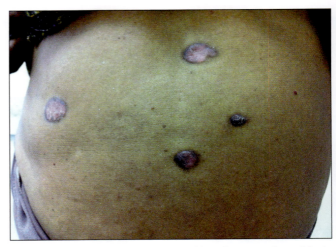

Figura 5 – Regressão das placas com hiperpigmentação residual

brasileira, que tem nos "mestiços" a sua maior representação. (Figuras 1 a 7)

Estudo conduzido por Ferreira e cols., em 2010, no Brasil, demonstrou que a ocorrência de psoríase em brancos tem prevalência semelhante a das populações de negros e de mestiços. Consideraram que a elevada taxa de miscigenação da população brasileira, com herança de genes caucasianos de susceptibilidade aumentaria a prevalência de psoríase nessa população.[5]

Cassia, em 2006, avaliando as frequências HLA em 55 pacientes com psoríase, oriundos do Rio de Janeiro, encontrou predomínio de mestiços/brancos (32,7%), mas outros subtipos étnicos também foram representados (branco: 18,2%; mestiço/índio: 20%; mestiço/negro: 12,7% e negroide: 16,4%).[6]

A psoríase nos indivíduos de pele negra, assim como nos de pele branca, se apresenta de forma bimodal com picos de incidência aos 25 e aos 65 anos e a distribuição das lesões na superfície cutânea também é semelhante. As lesões possuem coloração mais violácea e escamas acinzentadas (Figuras 2 e 4). Quando escoriadas ou ao regredirem, deixam hiperpigmentação pós inflamatória (Figuras 5 e 6), porém em alguns indivíduos as lesões podem ser hi-

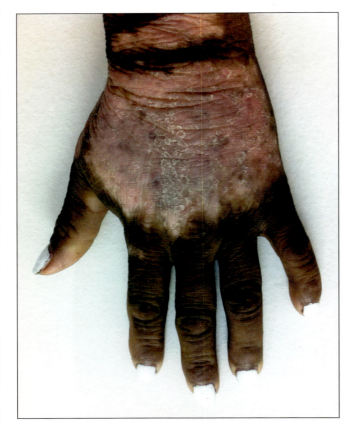

Figura 4 – Placa com escamas acinzentadas no dorso da mão direita

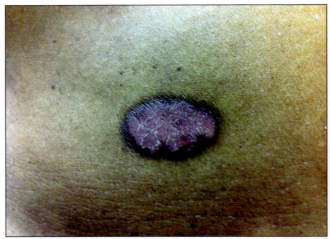

Figura 6 – Regressão da placa com hiperpigmentação residual

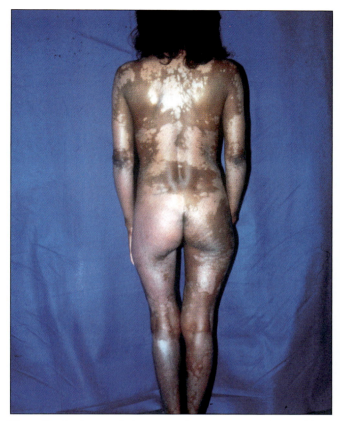

Figura 7 – Artrite psoriásica em paciente negra com lesões hipocrômicas residuais; deformidade do quadril por necrose asséptica da cabeça do fêmur devido ao uso prolongado de corticoide oral

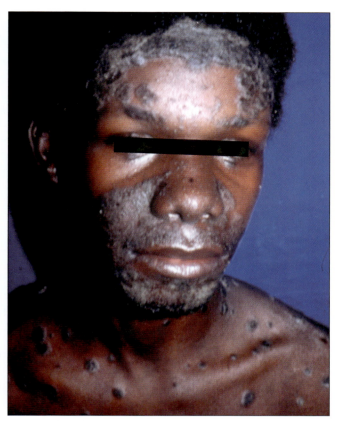

Figura 8 – Psoríase rupioide em paciente melanodérmico HIV+

pocrômicas (Figura 7) e em outros podem ser ceratósicas com escamas superpostas - forma rupioide (Figura 8). A avaliação do índice de extensão e gravidade da psoríase podem ficar prejudicados pela dificuldade de interpretação da intensidade do eritema. Na forma eritrodérmica a escamação fina difusa associada ao aumento da temperatura da pele auxiliam o diagnóstico.

O QUE VOCÊ PRECISA SABER DESTE CAPÍTULO

- A psoríase é mais comum nos caucasianos.
- A população brasileira tem nos mestiços a maior representação étnica, cerca de 80%.
- No Brasil a psoríase tem prevalência semelhante em brancos, negros e mestiços.

REFERÊNCIAS BIBLIOGRÁFICAS

1. Gelfand JM, Stern RS, Nijsten T, Feldman SR, Thomas J, Kist J, Rolstad T, Margolis DJ. The prevalence of psoriasis in African Americans: Results from a population-based study J Am Acad Dermatol. 2005; 52:23-6.
2. Mponda K, Masenga J. Skin diseases among elderly patients attending skin clinic at the Regional Dermatology Training Centre, Northern Tanzania: a cross-sectional study. BMC Res Notes. 2016;9:119.
3. Al Hammadi A, Al-Sheikh A, Ammoury A. Experience and challenges for biologic use in the treatment of moderate-to-severe psoriasis in Africa and the Middle East region. J Dermatolog Treat. 2017; 28(2):129-35.
4. Farber EM, Nall ML. Epidemiology: Natural history and genetics. In: Roenigk HH, Maibach HI, eds. Psoriasis. 3 ed. New York: Marcel Dekker; 1998:107-58.
5. Ferreira CP, Martins CJ, Issac PR, Oliveira RVC, DaCruza AM. Psoriasis affects individuals of African descent and white Brazilians similarly Actas Dermosifiliogr. 2010; 101(3):230-4.
6. Cassia FF. Psoríase e artrite psoriásica: estudos das frequências HLA e dos genes Kir em uma população miscigenada. Teses. UFRJ-FM. Rio de Janeiro, 2006.

CAPÍTULO 4.3.4

IDOSOS

Elizabeth Vaz de Figueiredo Moreno Batista
Natasha Pinheiro Crepaldi

INTRODUÇÃO

É bem conhecido o padrão bimodal de incidência da psoríase, com um pico entre 15 e 20 anos e o segundo entre 55 e 60 anos.[1,2]

Com a crescente expectativa de vida, é esperado que o número de idosos atinja 20% da população dos EUA em 2025[3] e 34% da população europeia em 2050[4].

Apesar desse fato, a incidência da psoríase em idosos, assim considerados aqueles com mais de 65 anos, segundo critérios da Organização Mundial da Saúde, ainda é desconhecida. Alguns trabalhos, realizados a partir da década de 90, mostram incidências e prevalências variando de 1,8 a 9,7%, com média entre 3 e 4%.[5-11] Essas diferenças podem ser devidas a variações étnicas e geográficas das populações estudadas, ao desenho do estudo em questão, e ainda refletir a grande variação na incidência da psoríase na população em geral.

EPIDEMIOLOGIA E CLÍNICA

A faixa etária de maior ocorrência foi a compreendida entre 60 e 69 anos, num estudo com população de idosos com psoríase nos Estados Unidos.[12] Esses resultados foram confirmados por Kwon e cols., cuja série tinha 79,8% dos pacientes idosos nessa mesma faixa etária. Butin e cols. relataram o caso de início mais tardio, aos 108 anos.[13]

A frequência de história familial de psoríase está inversamente relacionada à idade de aparecimento das lesões: quanto maior a idade no início da doença, menor a tendência de se detectar história de casos na família, assim como também é mais fraca a associação com o HLA-Cw6.[1,10,14,15]

Quanto à apresentação clínica, nenhuma relação significativa pode ser estabelecida entre a idade de início da psoríase e o tipo de lesão, sendo a psoríase em placas a forma mais frequente também entre os idosos (76-82,1%), apesar do estudo multicentrico realizado em 29 departamentos de dermatologia na França, em 2016, ter mostrado uma incidência menor da psoríase em placas, quando comparada a outras faixas etárias.[16] (Figuras 1 a 5) Nestes, a proporção diminuída dos tipos gutata e psoríase pustulosa generalizada, e aumentada da psoríase eritrodérmica, são exceções a esse padrão. Não foi encontrada diferença estatística significativa entre os dois grupos em relação às outras formas de apresentação.[10,14,15,17-19] Kwon e cols. analisaram o local onde as lesões se iniciaram e encontraram aumento significativo no envolvimento do couro cabeludo e diminuição de lesões em joelhos, cotovelos e tronco nos idosos, quando comparados aos jovens.[10]

A psoríase inversa, apesar de não estar aumentada entre os idosos, pode, naqueles obesos ou acamados, aumentar a morbidade devido ao constante trauma friccional, maceração e infecções secundárias bacterianas ou fúngicas. Clinicamente indistinguíveis, na verdade o que parece ser psoríase inversa pode ser nada mais que intertrigo e/ou candidíase.[10,14,20]

Algumas formas clínicas podem ter implicações graves em idosos, em particular a psoríase pustulosa aguda generalizada e a eritrodérmica, que são formas graves e ameaçadoras à vida. Complicações potenciais incluem insuficiência cardíaca, distúrbios eletrolíticos e sintomas sistêmicos como febre, mal-estar e calafrios. Se indicado, os pacientes devem ser hospitalizados. Fatores precipitadores especialmente importantes nas formas graves em idosos incluem infecções, retirada de corticosteroides sistêmicos, hipocalcemia e drogas como salicilatos e anti-inflamatórios não esteroidais.[1,13,17,21]

O prurido não parece ter maior ocorrência entre os idosos. No entanto, a xerodermia, frequente entre eles, o agrava significativamente por provável diminuição do limiar ao prurido. Tal sintoma é relevante e não pode ser ignorado, pois pode exacerbar a psoríase, agindo como fenômeno de Köebner.[10,17,21,22]

A gravidade e a extensão da psoríase, avaliadas pelo PASI e pelo BSA, mostraram escores menores

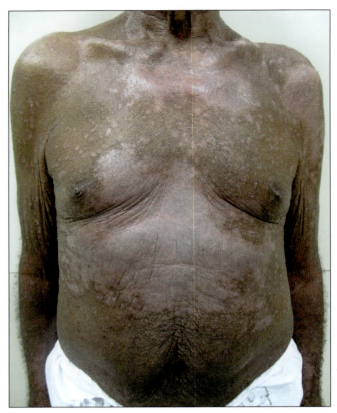

Figura 1 – Psoríase em placas no tronco de paciente idoso

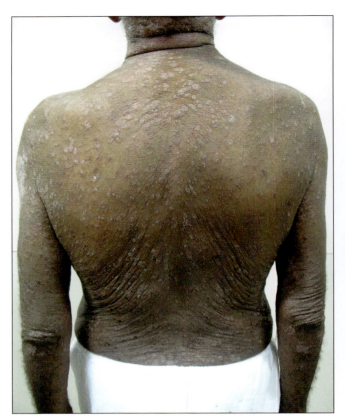

Figura 2 – Psoríase em placas no tronco de paciente idoso

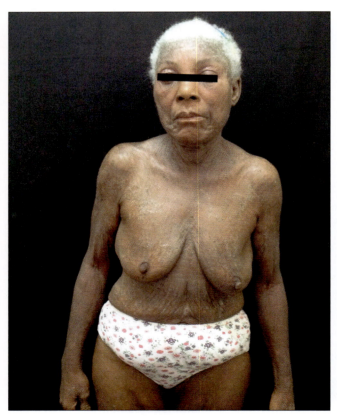

Figura 3 – Psoríase em placas no tronco e couro cabeludo de paciente idosa

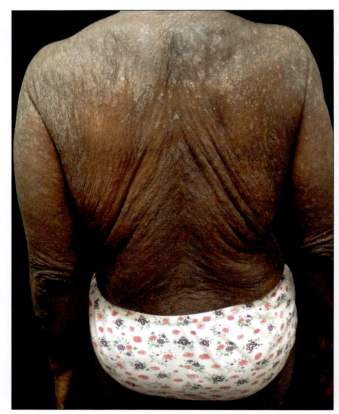

Figura 4 – Psoríase em placas no tronco de paciente idosa

em idosos, assim como a atividade das lesões individuais. A psoríase de início tardio também parece seguir uma evolução mais estável, com menor impacto negativo na qualidade de vida.[1,10,15,21]

A prevalência estimada da artrite psoriásica entre os pacientes com psoríase tem variado entre 6 e 42%. Ela aumenta com a idade e parece ser maior em pacientes com doença mais grave e naqueles com envolvimento ungueal.[23] Particularmente nos idosos ela pode limitar a deambulação e diminuir a habilidade para o autocuidado. A presença concomitante de doenças articulares, degenerativas ou metabólicas, como a osteoartrite e a gota, podem agravar ainda mais a situação.[14,17,24]

Apesar de não se estabelecer relação de causa e efeito, e se encontrar resultados conflitantes na literatura, a associação de síndrome metabólica (presença de pelo menos três dos critérios: obesidade abdominal, resistência insulínica/glicemia de jejum aumentada, diminuição de HDL colesterol, hipertrigliceridemia e hipertensão) e por consequência do risco cardiovascular, parece estar aumentada em pacientes com psoríase e/ou artrite psoriásica, principalmente entre os mais idosos (homens maiores de 65 anos), com doença mais extensa e de maior duração.[14,25-31]

A psoríase induzida por drogas pode ter um papel relevante em idosos, uma vez que o uso de múltiplas drogas pode estar presente, devido a outras comorbidades. Esse fato enfatiza a necessidade de história medicamentosa cuidadosa em todos os pacientes com psoríase, em especial naqueles com história de piora recente ou má resposta à terapia convencional. Contudo, o risco-benefício de cada medicamento deve ser cuidadosamente avaliado antes da descontinuação da droga suspeita.[17,32]

O manejo do paciente idoso com psoríase deve ser global, econômico e prático e deve levar em conta comorbidades, qualidade de vida existente, habilidade com autocuidados, história de uso de drogas, situação do cuidador, situação financeira, expectativas e preferências dos pacientes. A escolha do regime de tratamento deve ser baseada na gravidade da doença, idade, história de tratamentos anteriores e o estado de saúde geral.[17,21,33]

O QUE VOCÊ PRECISA SABER DESTE CAPÍTULO

- A incidência varia de 3,0-4,0%
- Há menor associação com história familial
- A forma clínica mais frequente é em psoríase em placas
- Psoríase artropática e eritrodérmica são mais frequentes que em jovens
- A psoríase pustulosa generalizada é menos comum
- A psoríase gutata é rara
- Há envolvimento inicial de couro cabeludo, em detrimento de tronco, joelhos/cotovelos
- PASI e BSA são menores em relação aos não idosos
- Atenção para psoríase induzida por drogas

REFERÊNCIAS BIBLIOGRÁFICAS

1. Henseler T, Christophers E. Psoriasis of early and late onset: characterization of two types of psoriasis vulgaris. J Am Acad Dermatol. 1985; 13:450-6.
2. Ferrandiz C, Pujol RM, Garcia-Patos V, Bordas X, Smandia JA. Psoriasis of early and late onset: a clinical and epidemiologic study from Spain. J Am Acad Dermatol. 2002; 46:867-73.
3. Projected resident population of the United States as of July 1, 2025, middle series. Population Projections Program, Population Division, US Census Bureau, Washington, D.C. 20233, 2002.
4. Eurostat, 1999. Regional population ageing of the EU at different speeds up to 2025, Statistics in focus. In: Eurostat. 1999:1-8.
5. US Census Bureau [online]. Available from URL: www.census.gov [Accessed 2002 Oct 15].

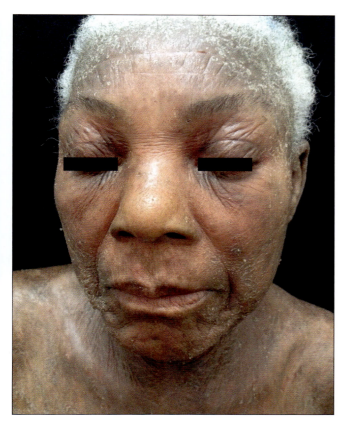

Figura 5 – Psoríase em placas na face e couro cabeludo de paciente idosa

6. Swanbeck G, Inerot A, Martinsson T, et al. A population genetic study of psoriasis. Br J Dermatol 1994; 131:32-9.

7. McFadden N, Hande K-O. A survey of elderly new patients at a dermatology outpatient clinic. Acta Derm Venereol. (Stockh) 1989; 69:260-2.

8. Yap KB, Siew MG, Goh CL. Pattern of skin diseases in the elderly seen at the National Skin Centre (Singapore) in 1990. Singapore Med J. 1994; 35:147-50.

9. Liao YH, Chen KH, Tseng MP, et al. Pattern of skin diseases in a geriatric patient group in Taiwan: a 7-year survey from the outpatient clinic of a University Medical Centre. Dermatology. 2001; 203:308-13.

10. Kwon HH, Kwon IH, Youn JI. Clinical study of psoriasis occurring over the age of 60 years: is elderly-onset psoriasis a distinct subtype? Int J Dermatol. 2012;51:53-8.

11. Gligora M, Arzensek J, Rems D, et al. Psoriasis in the third age. Acta Derm Venereol. (Stockh) 1989; 146:168-70.

12. Bell LM, Sedlack R, Beard CM, Perry HO, Michet CJ, Kurland LT. Incidence of psoriasis in Rochester, Minn, 1980-1983. Arch Dermatol. 1991; 127:1184-7.

13. Buntin DM, Skinner RB, Rosenberg EW. Onset of psoriasis at age 108 (Letter). J Am Acad Dermatol. 1983; 9:276-7.

14. Fernandez-Torres RM, Pardela S, Fonseca E. Psoriasis in patients older than 65 years. A comparative study with younger adult psoriatic patients. http://springerlink3.metapress.com/content/1279-7707

15. Ferrándiz C, Pujol RM, García-Patos V, Bordas X, Smandía JA. Psoriasis of early and late onset: A clinical and epidemiologic study from Spain. J Am Acad Dermatol. 2002; 46:867-73.

16. Phan C, Sigal ML, Estève E, et al. Psoriasis in the elderly: epidemiological and clinical aspects, and evaluation of patients with very late onset psoriasis. J Eur Acad Dermatol Venereol. 2016 Jan; 30(1):78-82.

17. Yosipovitch G, Tang MBY. Practical management of psoriasis in the elderly: epidemiology, clinical aspects, quality of life, patient education and treatment options. Drugs Aging. 2002; 19(11):847-63.

18. Stuart P, Malick F, Nair RP, Henseler T, Lim HW, Jenisch S, Voorhees J, Christophers E, Elder JT. Analysis of phenotypic variation in psoriasis as a function of age at onset and family history. Arch Dermatol Res. 2002; 294:207-13.

19. Malbris L, Larsson P, Bergqvist S, Vingard E, Granath F and Stahle M. Psoriasis phenotype at disease onset: Clinical characterization of 400 Adult Cases. J Invest Dermatol. 2005; 124:499-504.

20. Herron MD, Hinckley M, Hoffman MS, Papenfuss J, Hansen CB, Callis KP, et al. Impact of obesity and smoking on psoriasis presentation and management. Arch Dermatol. 2005; 141:1527-34.

21. Grozdev IS, Van Voorhees AS, Gottlieb AB, Hsu S, Lebwohl MG, Bebo BF Jr, Korman NJ. Psoriasis in the elderly: From the Medical Board of the National Psoriasis Foundation a for the National Psoriasis Foundation J Am Acad Dermatol. 2011; 65:538-45.

22. Yosipovitch G, Goon A, Wee J, Chan YH, Goh CL. The prevalence and clinical characteristics of pruritus among patients with extensive psoriasis. Br J Dermatol. 2000; 143:969-73.

23. Trettel A, Spehr C, Körber A, Augustin M. The impact of age on psoriasis health care in Germany. J Eur Acad Dermatol Venereol. 2017 May;31(5):870-5.

24. Gladman DD, Antoni C, Mease P, Clegg DO, Nash P. Psoriatic arthritis: epidemiology, clinical features, course, and outcome. Ann Rheum Dis. 2005;64(Suppl 2):ii14-7.

25. Cohen AD, Gilutz H, Henkin Y, Zahger D, Shapiro J, Bonneh DY, et al. Psoriasis and the metabolic syndrome. Acta Derm Venereol. 2007; 87:506-9.

26. Gisondi P, Tessari G, Conti A, Piaserico S, Schianchi S, Peserico A, et al. Prevalence of metabolic syndrome in patients with psoriasis: a hospital-based case-control study. Br J Dermatol. 2007; 157:68-73.

27. Maradit-Kremers H, Icen M, Ernste FC, Dierkhising RA, McEvoy MT. Disease severity and therapy as predictors of cardiovascular risk in psoriasis: a population-based cohort study. J Eur Acad Dermatol Venereol. 2012; 26(3):336-43.

28. Gonzalez-Juanatey C, Llorca J, Amigo-Diaz E, Dierssen T, Martin J, Gonzalez-Gay MA. High prevalence of subclinical atherosclerosis in psoriatic arthritis patients without clinically evident cardiovascular disease or classic atherosclerosis risk factors. Arthritis Rheum. 2007; 57(6):1074-80.

29. Gonzalez-Juanatey C, Llorca J, Miranda-Filloy JA, Amigo-Diaz E, Testa A, Garcia-Porrua C, Martin J, Gonzalez-Gay MA. Endothelial dysfunction in psoriatic arthritis patients without clinically evident cardiovascular disease or classic atherosclerosis risk factors. Arthritis Rheum. 2007; 57(2):287-93.

30. Shapiro J, Cohen AD, Weitzman D, Tal R, David M. Psoriasis and cardiovascular risk factors: A case-control study on inpatients comparing psoriasis to dermatitis. J Am Acad Dermatol. 2012; 66:252-8.

31. Kim GW, Park HJ, Kim HS, Kim SH, Ko HC, Kim BS, Kim MB, Sim EK. Analysis of cardiovascular risk factors and metabolic syndrome in korean patients with psoriasis. Ann Dermatol. 2012; 24(1):11-5.

32. Tsankov N, Angelova I, Kazandjieva J. Drug-induced psoriasis recognition and management. Am J Clin Dermatol. 2000; 1(3):159-65.

33. Di Lernia V, Ficarelli E. Current therapeutic approaches of psoriasis are affected by age at disease onset. J Dermatolog Treat. 2014 Feb; 25(1):15-7.

CAPÍTULO 4.3.5

GRAVIDEZ

Alena Darwich Mendes
Sueli Carneiro

INTRODUÇÃO

A prevalência da psoríase em mulheres grávidas não é conhecida. A doença se associa, com frequência, a comorbidades, como hipertensão, diabetes, doença pulmonar obstrutiva crônica, obesidade e tabagismo, que são consideradas fatores de risco para a gravidez. O efeito da gravidez sobre a doença é imprevisível, podendo permanecer inalterada, melhorar ou até mesmo piorar. É esperada uma piora, em geral na terceira ou quarta semanas seguintes ao parto.[1,2]

É bem conhecido que a imunidade Th1 e Th17 tem papel relevante no modelo atual da patogênese da psoríase. Sabe-se também que a gravidez pode se associar com diminuição da imunidade mediada por Th1 e Th17, principalmente devido aos efeitos de aumento do estradiol. Tem sido postulado que este aumento promove a sobrevida fetal por diminuir as respostas envolvidas com a rejeição do feto. A baixa ativação de citocinas da via Th1 e Th17 durante a gravidez pode justificar a melhora observada na maioria das doenças mediadas por estas vias, como psoríase, artrite reumatoide e esclerose múltipla.[3,4]

O curso da psoríase pode flutuar durante a gravidez à medida que os níveis hormonais sofrem alteração. Acreditava-se que a melhora da psoríase na gravidez estava relacionada aos altos índices de progesterona, no entanto, Murase e cols., em 2005, encontraram que 55% das pacientes melhoraram durante a gravidez, 21% não tiveram alteração da doença e 23% pioraram da psoríase; enquanto no pós-parto, somente 9% melhoraram, 26% não experimentaram qualquer mudança e 65% pioraram. Ao contrário do que se esperava, altos níveis de estrogênio se relacionavam a melhora da psoríase, enquanto níveis correlatos de progesterona não estavam relacionados a alterações no curso da doença.[5]

A associação entre psoríase e gravidez não tem sido adequadamente examinada e os dados são limitados, mesmo se sabendo que o início e curso da doença é comum no período reprodutivo.[6]

Um estudo de metaanálise da base de dados do PubMed, Embase e Cochrane, examinou vários artigos de psoríase e gravidez, incluindo estudos observacionais e estudos clínicos, avaliando medidas diretas de morbi-mortalidade fetal. Quatro de nove artigos incluíram aborto espontâneo, parto cesário, baixo peso ao nascer, macrossomia, aumento da idade gestacional e a composição prematuridade e baixo peso. Entretanto, essas associações não foram consistentes nos estudos. Em geral, não houve evidência clara de aumento dos efeitos adversos em mulheres grávidas com psoríase.[7]

Em estudo recente de base populacional, objetivando investigar a possível associação entre psoríase materna e risco aumentado de complicações na gravidez, avaliou 1.463 mulheres grávidas com psoríase e 11.704 gestantes, selecionadas aleatoriamente, sem psoríase. Das 1.463 grávidas com psoríase, 645 (44,1%) que receberam tratamento sistêmico ou fotoquimioterapia nos dois anos anteriores a gravidez, foram estratificadas como psoríase grave e apresentaram um risco 1,40 vezes maior de darem a luz à recém-nascidos de baixo peso, quando comparado ao grupo de gestantes sem psoríase.[8]

Grávidas com psoríase leve não apresentam um aumento do risco de complicações. A resposta alterada dos linfócitos T e liberação de citocinas pró-inflamatórias estão relacionadas diretamente com a gravidade da doença. Os efeitos prejudiciais dessas citocinas sobre a placenta acarretam ao retardo do crescimento fetal e recém-nascidos de baixo peso.[9]

Outro recente estudo retrospectivo de coorte, com objetivo de avaliar a associação entre psoríase moderada a grave e complicações na gravidez, observou 68 partos, em 35 mulheres com psoríase moderada a grave, comparando a 237 partos em 236 mulheres sem psoríase, selecionadas aleatoriamente, com equivalência para idade, paridade e tempo de gestação. Concluiu-se que psoríase moderada a grave estão associadas a abortos espontâneos, doença hipertensiva induzida pela gravidez, rotura prematura de membranas, recém-nascidos grandes para a idade gestacional e macrossomia.[10]

A gravidez pode agir como fator predisponente para doença articular e 30-40% das pacientes relatam surto de artrite psoriásica no pós-parto. Os riscos da gravidez para o feto são dependentes da atividade da doença materna e das medicações usadas para trata-la.[11]

FORMAS CLINICAS

As principais formas clínicas da psoríase são: em placas, em gotas, eritrodérmica, pustulosa, artropática e ungueal.

IMPETIGO HERPETIFORME

O impetigo herpetiforme (IH) é uma desordem pustulosa rara que afeta mulheres grávidas. Inicia tipicamente no terceiro trimestre da gestação e possui rápida resolução após o parto.[12]

As lesões iniciais são localizadas nas áreas flexoras, para posteriormente disseminarem-se. Apresentam forma policíclica e crescimento centrífugo, com pequenas pústulas na periferia, sobre base eritematosa, em arranjo herpetiforme.[12]

Podem estar associados sintomas gerais, como febre, diarreia e náuseas. Além de alterações laboratoriais, como leucocitose com neutrofilia, aumento da velocidade de hemossedimentação, hipocalcemia e hipoalbuminemia. Casos graves são descritos com associação a convulsões, tetania e óbito.[12]

O diagnóstico precoce e o monitoramento materno-fetal são de vital importância para o prognóstico, sendo este favorável para a mãe, porém nem sempre para o feto. Mesmo os casos bem controlados, podem evoluir para insuficiência placentária, culminando com prematuridade e morte neonatal.[12]

O IH usualmente evolui com rápida resolução após o parto, podendo recorrer nas gestações futuras mais precocemente e com aumento da morbidade anterior. Existem relatos de recorrência da doença durante o puerpério e contracepção hormonal.[12]

Há debates científicos em relação ao fato de o IH ser uma variante da psoríase pustulosa (PP) ou uma entidade separada. Aqueles que as consideram distintas justificam o fato de o IH ocorrer somente durante a gestação e as pacientes não possuírem história prévia de psoríase. Entretanto, o aparecimento de PP em mulheres não grávidas, que apresentaram IH durante gestação anterior, favorece a classificação de que IH seja uma forma de apresentação da PP.[12] (Figura 1)

TRATAMENTO

O tratamento para psoríase na gravidez deve ser avaliado cuidadosamente em razão dos potenciais efeitos adversos para a mãe, feto ou recém-nascido.[7,9-11]

Alguns dos medicamentos prescritos usualmente para tratar a psoríase são abortivos, mutagênicos ou teratógenos, e devem ser completamente evitados. Outros têm seus riscos potenciais pouco estudados. Neste caso, a prescrição é baseada em trabalhos de relatos de casos ou de revisão da literatura.[7,9-11]

A segurança na prescrição do tratamento durante a gravidez é motivo de grande preocupação. As agências internacionais reguladoras de medicamentos disponibilizam informações através de classificações, para auxilio da prescrição durante o período gravídico, que são: a europeia FASS (Swedish Catalogue of Approved Drugs), a australiana ADEC (Australia Drug Evaluation Committee, e a americana FDA (Food and Drug Administration), nem sempre estão de acordo entre si pelo fato das informações não serem baseadas em evidência médica.[13,14] Em 2015, o FDA, propôs uma nova classificação, ainda em fase de implantação, a PLLR (Pregnancy and Lactation Labeling Rule), que tem como finalidade abolir a classificação por letras e informar a segurança e o risco de uma forma mais abrangente.[15,16] A classificação estabelecida pelo FDA (Food and Drug Administration), desde 1979, é ainda a mais utilizada. (Tabela 1)

O fato de não serem relatados para um determinado agente, efeitos adversos sobre o embrião ou feto, não significa segurança para uso na gravidez. Esse fato pode simplesmente significar a ausência de estudos na gravidez, seja com animais ou com seres humanos, ou com ambos.[11,17]

Pela falta de informação, o tratamento da psoríase na gravidez é limitado, sendo necessário discutir

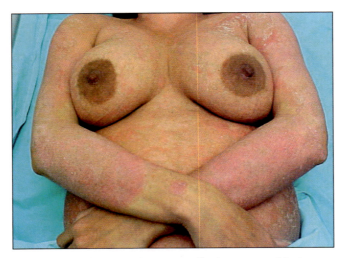

Figura 1 – Psoríase pustulosa generalizada no puerpério (acervo da Dra. Tania Cestari)

os possíveis riscos associados a estes medicamentos com as mulheres em idade fértil.[10,17]

Quando possível, podem ser adotadas medidas prévias à gravidez, que poderão ajudar na evolução favorável da doença. Dentre essas, destacam-se o planejamento da gravidez durante os meses de verão, quando a psoríase pode ser mais branda; a utilização de tratamentos remitivos, antes da concepção; reforçam ainda, a importância de cuidados gerais de hidratação e proteção contra fatores agravantes, evitando a ocorrência, por exemplo, de fenômeno de Köebner.[11,17,18]

TRATAMENTO TÓPICO

Os princípios básicos da terapêutica tópica na gestação não são diferentes na psoríase. Dificilmente ocorrerão efeitos sobre o feto ou embrião, quando respeitados os cuidados gerais, que são: uso de concentrações inferiores, pelo potencial risco de alta absorção sistêmica, aplicação em pequenas áreas, e por pouco tempo. O problema para o tratamento tópico da psoríase, é a extensão do quadro dermatológico associado a cronicidade, o que demanda a utilização de tópicos em grandes áreas cutâneas, além da necessidade de uso contínuo.[11,17]

Corticoides tópicos

Os corticoides tópicos podem ser usados no tratamento da psoríase leve e moderada. O grau de absorção sistêmica está na dependência de vários fatores, como: dose, oclusão, áreas de superfície corporal a serem tratadas, número de aplicações, integridade da pele e duração do tratamento.

A maioria dos estudos epidemiológicos publicados sobre a utilização de corticosteroides durante gravidez, concentraram-se em uso sistêmico. Os resultados dos estudos específicos sobre aplicação tópica são discrepantes, uns não encontrando relação entre alterações fetais ou no recém-nascidos, de mães que usaram essas substâncias durante a gravidez; e outros referindo um número significativamente maior de casos de lábio leporino e fenda palatina.[11]

Análogos da vitamina D

O calcipotriol é um derivado sintético da vitamina D3 que é utilizado para tratar psoríase localizada. Há provas de absorção sistêmica, e estima-se que aproximadamente 6% do total aplicado seja absorvido, quando a forma de pomada é aplicada para tratamento de psoríase em placas. A dose máxima semanal recomendada para adultos, de creme ou

Tabela 1 Categorias de riscos à gestação de acordo com o FDA		
Categoria A	Estudos controlados não mostraram riscos	Estudos adequados e bem controlados em mulheres grávidas falharam em demonstrar riscos para o feto em qualquer trimestre da gestação
Categoria B	Sem evidência de riscos em humanos	Estudos adequados e bem controlados em mulheres grávidas falharam em demonstrar riscos para o feto apesar de efeitos adversos terem sido descritos em animais. Não há estudos adequados em humanos, porém estudos em animais não demonstraram riscos fetais. O risco de lesão ao feto é pequeno, porém a possibilidade existe
Categoria C	O risco não pode ser afastado	Faltam estudos adequados e bem controlados em mulheres grávidas e estudos em animais ou são insuficientes ou mostraram risco fetal. Existe risco de comprometimento fetal se o medicamento for administrado durante a gestação e os benefícios potenciais de sua utilização devem ser comparados aos possíveis riscos para o feto
Categoria D	Existe evidência de risco	Existe evidência de risco para o feto, mas os benefícios para a mãe podem justificar seu uso, como em situações do risco de vida materno ou em situações de doenças graves em que fármacos seguros não estão disponíveis ou são ineficazes
Categoria X	Uso contraindicado na gravidez	Estudos em animais ou humanos ou relatos mostraram evidências de anormalidades ou riscos que claramente excedem qualquer possível benefício para a paciente. Esses fármacos não devem ser prescritos para a mulher grávida ou que pretenda engravidar

pomada de calcipotriol, é de 100g/semana (três tubos), pela possibilidade de hipercalcemia.[11]

Não há estudos em seres humanos relacionando efeitos reprodutivos ou teratogênicos decorrentes da utilização de análogos da vitamina D. Deve ser respeitada a dose máxima recomendada de calcipotriol tópico durante a gravidez, pois se a gestante apresentar alterações na calcemia, aumentará o risco de complicações gravídicas.[11]

Antralina

A antralina, ou ditranol, é uma das opções terapêuticas para o tratamento tópico da psoríase. Apresenta como efeitos adversos o aparecimento de manchas e irritação no local da aplicação.[11]

Não há evidencias de absorção sistêmica após a aplicação tópica, não havendo, também, informações sobre a utilização da antralina na gravidez.[11]

Coaltar

O coaltar ou alcatrão de carvão é usado principalmente nos casos crônicos de psoríase. A aplicação tópica, pode levar a absorção sistêmica de hidrocarbonetos aromáticos policíclicos, que são potencialmente mutagênicos.[11,17]

Não há estudos em seres humanos sobre associação da aplicação tópica de coaltar a efeitos teratogênicos.[11,17]

Emolientes e ceratolíticos

O ácido salicílico é administrado topicamente como um agente ceratolítico, em concentrações que variam entre 2 e 6%. Após a aplicação tópica de ácido salicílico ou seus derivados, pode ocorrer absorção sistêmica de 9 a 25% da substância aplicada. A variação da quantidade absorvida está na dependência da duração e da extensão do contato, além do veículo usado. Quando são aplicados em altas concentrações e em áreas extensas, pode ocorrer o aparecimento de reações adversas, chamadas de salicilismo, representado por dor abdominal, vômitos, letargia, confusão mental, hipoglicemia, surdez, zumbido, taquipneia, irritabilidade, acidose metabólica, coma e morte. Apesar dessas complicações não serem relacionadas a gravidez, seu uso deve ser limitado.[11,17,19]

A utilização oral de salicilatos, especialmente a aspirina, durante o primeiro trimestre de gravidez, parece estar relacionada ao risco de gastrosquise em recém-nascidos humanos. Enquanto o uso oral, na semana anterior ao parto, pode levar a alterações na hemostasia materna e fetal, levando a um maior risco de hemorragia intracraniana em prematuros, e a recém-nascidos de baixo peso, além de complicações na gravidez.[11,17,19]

Inibidores da calcineurina

Os inibidores da calcineurina (tacrolimus e pimecrolimus) são usados para o tratamento da psoríase facial e intertriginosa. A absorção sistêmica dessas drogas, após aplicação tópica, é muito baixa.

Não há estudos disponíveis sobre a aplicação tópica dessas substâncias durante a gravidez.[11,19]

FOTOTERAPIA

Os dados para fototerapia com ultravioleta B (UVB) de banda estreita durante a gravidez são limitados. Entretanto, os estudos disponíveis não associam a exposição ao UVB de banda estreita a um risco aumentado de anomalias fetais ou parto prematuro.[11,19]

A maioria das mulheres grávidas são expostas de alguma maneira ao UVB e não há evidências de que a exposição à luz solar, em grandes populações de mulheres grávidas, traga prejuízo a gestante e ao feto. Pode, no entanto, exacerbar melasma, de modo que as mulheres grávidas devem ser informadas deste possível efeito colatera.[11,17,19]

A fototerapia com ultravioleta A, associado ao uso sistêmico de psoralenos (PUVA), tem seu emprego limitado na gravidez, pelas divergentes opiniões quanto a segurança do uso de psoralenos na gravidez.[11,17,19]

A administração de psoralenos (C do FDA) em animais, com doses muito superiores àquelas para uso terapêutico, administradas em humanas, demonstrou uma maior frequência de anomalias congênitas, retardo no crescimento e morte fetal.[11,19]

Estudos têm demonstrado que mulheres tratadas com metoxisoralem, associado a exposição de radiação ultravioleta A, durante ou após a concepção, não sofreram risco adicional de mal formações congênitas. Há referências da relação com aparecimento de recém-nascido de baixo peso, fato que pode estar atrelado, também, à doença para a qual a terapia foi indicada.[11,19]

TRATAMENTO SISTÊMICO

A terapêutica sistêmica da psoríase em grávidas é reservado para os casos mais graves. Entre as substâncias disponíveis, alguns são potentes teratogênicos, sendo seu uso formalmente contraindicado. Dentre esses, estão incluídos os retinoides sistêmicos e o metotrexato, ambos classificados como categoria X do FDA.[11,17,19,20]

Metotrexato

A gestação é uma contraindicação absoluta ao uso do metotrexato (MTX).[11,19,20]

Apresenta ação mutagênica e teratogênica. As principais mal formações ocasionadas são anomalias crânio-faciais e dos membros, e anormalidades do sistema nervoso central (anencefalia, hidrocefalia, meningocele). Deve ser suspenso pelo menos 3 meses antes da concepção. Leva a alterações na espermatogênese, devendo ser evitada a gestação em mulheres cujos parceiros estejam fazendo uso do referido medicamento.[11,19,20]

Retinoides

Os retinoides de uso sistêmico são formalmente contraindicados na gestação. São teratógenos conhecidos, recebendo classificação X do FDA, posto que o risco sempre supera o benefício.[11,17,20]

A acitretina não deve ser prescrita para as mulheres com potencial para engravidar. Sua meia vida de eliminação e de seu metabólito, a 13-cis-acitretina, é em média, de 33 a 96 horas, e entre 28 e 57 horas, respectivamente. Entretanto, na presença do etanol, a acitretina é metabolizada para etretinato, que apresenta meia vida de eliminação superior a 168 dias, fato que justifica a recomendação da contracepção para mulheres que fizeram uso da droga por até 3 anos, após a interrupção.[11,17,20]

O risco relativo de mal formações fetais em gestações expostas a retinoides orais no primeiro semestre é 25,6 vezes maior, em comparação à população geral. As principais mal formações relacionadas, principalmente ao uso da acitretina, são meningomielocele; meningoencefalocele; sinostoses múltiplas; dismorfia facial; sindactilia; ausência de falanges terminais; malformação do quadril, tornozelo, antebraço; baixa implantação de orelhas; palato ogival; diminuição do volume craniano; malformação cardiovascular; alteração do crânio e das vértebras cervicais.[11,17,19,20]

Ciclosporina

A ciclosporina (categoria C do FDA) tem sido melhor avaliada na gravidez em mulheres transplantadas e parece estar associada com baixo peso ao nascer e prematuridade.[11,17,19,20]

Um grande estudo retrospectivo, avaliando 629 pacientes grávidas recebendo ciclosporina, demonstrou malformações fetais em números semelhantes aos da população geral. Entretanto, encontraram uma associação significativa, com recém-nascidos de baixo peso e prematuridade.[11,17,19,20]

Dois estudos retrospectivos menores, um de relato de caso e outro de registro nacional de transplantados renais, confirmaram as observações do estudo anterior.[11,17,19,20]

A utilização da ciclosporina em grávidas, para tratamento da psoríase, deve ser limitado aos casos graves.[11,17,19,20]

Corticoides sitêmicos

O uso de corticoides sistêmicos (C do FDA) na gestação merece avaliação e indicações precisas. Várias complicações maternas são relacionadas à essa droga, como ruptura prematura de membranas, exacerbação de diabetes e hipertensão.

São referidas, também, alterações fetais, geralmente relacionadas a altas doses, como recém-nascidos de baixo peso, catarata e insuficiência da suprarrenal.

Um estudo caso-controle mostrou que a exposição aos corticosteroides, a partir de um mês antes da concepção, e até o terceiro mês de gestação, aumenta o risco de lábio leporino, de fenda palatina, ou de ambos. Todos estes estudos são complicados pela presença de comorbidades materna ou por exposição simultânea a outras drogas.

Em outro estudo, avaliando 332 mulheres grávidas em uso corticoides sistêmicos no segundo e terceiro trimestres, não encontrou diferenças estatisticamente significantes nas malformações observadas, quando comparadas a população geral.[11,17,19,20]

No entanto, o peso da evidência sugere o uso restrito de cortocoides sistêmicos na gravidez, devendo ser evitado no primeiro trimestre e, quando necessário, administrado com cautela, em baixas doses, durante o segundo e terceiro trimestres.[11,17,19,20]

A prednisona, prednisolona e metilprednisolona, quando usadas durante a gravidez são rapidamente metabolizadas pela enzima placentária 11-hidroxigenase. O feto é exposto a apenas 10% da dose materna, sendo, portanto, indicadas para o tratamento de afecções maternas.[11,17,19,20]

Ao contrário, a betametasona e dexametasona não são facilmente metabolizadas por enzimas placentárias, com permanência no feto de grande parte da dose utilizada.[11,17,19,20]

Imunobiológicos

A experiência com inibidores do fator de necrose tumoral (TNF) durante a gravidez, está limitada a um pequeno número de casos descritos formalmente na literatura. Estas drogas são classificadas como categoria B, pelo FDA, provavelmente pela falta de estudos em animais e humanos.[6,21-23]

O risco de complicações na gravidez relacionadas ao agentes imunobiológicos disponíveis é desconhecido. Devido a falta informações a utilização em pacientes grávidas com psoríase, precisa ser considerada com cuidado.[6,21,22]

Foi publicado um consenso americano sobre as opções de tratamento para a psoríase em mulheres grávidas. Destacando-se as seguintes recomendações: os emolientes e corticoides tópicos de baixa a moderada potência, como opções de tratamentos de primeira linha, para as mulheres grávidas, com psoríase limitada; fototerapia com UVB de banda estreita como as opções de segunda linha, para as formas moderadas. Referem a possibilidade do emprego cauteloso, nas formas graves, dos inibidores de TNF, ciclosporina e corticoides sistêmicos no segundo e terceiro trimestres da gravidez.[19]

O QUE VOCÊ PRECISA SABER DESTE CAPÍTULO

- A mudança do perfil de citocinas na gravidez é responsável pela melhora da doença durante a gestação.
- A psoríase moderada a grave pode se associar a complicação na gravidez.
- Impetigo herpetiforme é uma forma rara de psoríase pustulosa que afeta mulheres grávidas.
- O tratamento deve ser aplicado cuidadosamente em razão dos potenciais efeitos adversos para a mãe, feto ou recém-nascido.

REFERÊNCIAS BIBLIOGRÁFICAS

1. Bae YS, Van Voorhees AS, Hsu S, Korman NJ, Lebwohl MG, Young M, et al. Review of treatment options for psoriasis in pregnant or lactating women: from the Medical Board of the National Psoriasis Foundation. J Am Acad Dermatol. 2012 Sep; 67(3):459-77.
2. Bangsgaard N, Rørbye C, Skov L. Treating psoriasis during pregnancy: safety and efficacy of treatments. Am J Clin Dermatol. 2015 Oct; 16(5):389-98.
3. Sacks GP, Clover LM, Bainbridge DR, Redman CW, Sargent IL. Flow cytometric measurement of intracellular Th1 and Th2 cytokine production by human villous and extravillous cytotrophoblast. Placenta 2001; 22:550-9.
4. Santner-Nanan B, Peek MJ, Khanam R, Richarts L, Zhu E, Fazekas de St Groth B, et al. Systemic increase in the ratio between Foxp3+ and IL-17-producing CD4+ T cells in healthy pregnancy but not in preeclampsia. J Immunol. 2009; 183:7023-30.
5. Murase JE, Chan KK, Garite TJ, Cooper DM, Weinstein GD. Hormonal effect on psoriasis in pregnancy and post partum. Arch Dermatol. 2005; 141:601-65.
6. Abrouk M, Beroukhim K, Nakamura M, Zhu TH, Farahnik B, Singh R, Lee K. Considerations on biologic agents in psoriasis with the new pregnancy lactation labeling rule. Int J Womens Dermatol. 2016 Mar; 2(2):62-4.

7. Bobotsis R, Gulliver WP, Monaghan K, Lynde C, Fleming P. Psoriasis and adverse pregnancy outcomes: a systematic review of observational studies. Br J Dermatol. 2016 Sep; 175(3):464-72.
8. Yang YW, Chen CH, Chen YH, Lin HC. Psoriasis and pregnancy outcomes: a nationwide population-based study. J Am Acad Dermatol. 2011; 64:71-7.
9. Mervic L.Management of moderate to severe plaque psoriasis in pregnancy and lactation in the era of biologics. Acta Dermatovenerol Alp Pannonica Adriat. 2014; 23(2):27-31.
10. Cohen-Barak E, Nachum Z, Rozenman D, Ziv M. Pregnancy outcomes in women with moderate-to-severe psoriasis. J Eur Acad Dermatol Venereol. 2011; 25(9):1041-7.
11. Kurizky PS, Ferreira Cde C, Nogueira LS, Mota LM. Treatment of psoriasis and psoriatic arthritis during pregnancy and breastfeeding. An Bras Dermatol. 2015; 90(3):367-75.
12. Chaidemenos G, Lefaki I, Tsakiri A, Mourellou O. Impetigo herpetiformis: menstrual exacerbations for 7 years postpartum. J Eur Acad Dermatol Venereol. 2005 Jul; 19(4):466-9.
13. Schaefer C, Peters P, Miller RK. Drugs during pregnancy and lactation. 2ed. 2007.
14. Murase JE, Heller MM, Butler DC. Safety of dermatologic medications in pregnancy and lactation. Part I. Pregnancy. J Am Acad Dermatol. 2014 Mar; 70(3):401. e1-14.
15. Food and Drug Administration. Pregnancy, Lactation, and Reproductive Potential: Labeling for Human Prescription Drug and Biological Products. https://www.fda.gov/downloads/Drugs/GuidanceComplianceRegulatoryInformation/Guidances/UCM425398.pdf
16. Danesh MJ, Murase JE. The new US Food and Drug Administration pregnancy and lactation labeling rules: Their impact on clinical practice. J Am Acad Dermatol. 2015; 73:310-1.
17. Mendes AMD, Figueiredo CP. Uso de medicamentos durante a gravidez: enfoque dermatológico. An Bras Dermatol. 2000; 75(1):87-92.
18. Camargo CM, Brotas AM, Ramos-e-Silva M, Carneiro S. Isomorphic phenomenon of Koebner: facts and controversies. Clin Dermatol. 2013; 31(6):741-9.
19. American Academy of Dermatology Work Group, Menter A, Korman NJ, Elmets CA, Feldman SR, Gelfand JM, Gordon KB, Gottlieb A, Koo JY, Lebwohl M, Leonardi CL, Lim HW, Van Voorhees AS, Beutner KR, Ryan C, Bhushan R. Guidelines of care for the management of psoriasis and psoriatic arthritis: section 6. Guidelines of care for the treatment of psoriasis and psoriatic arthritis: case-based presentations and evidence-based conclusions. J Am Acad Dermatol. 2011 Jul; 65(1):137-74.
20. Mendes AMD. Uso de medicamentos orais na gravidez. In: Costa A, Alves G, Azulay L. Dermatologia e gravidez. 1 ed. Rio de Janeiro: Elsevier; 2009:407-13.
21. Yang YW, Chen CS, Chen YH, Lin HC. Psoriasis and pregnancy outcomes: a nationwide population-based study. J Am Acad Dermatol. 2011 Jan; 64(1):71-7.
22. Hoffman MB, Farhangian M, Feldman SR. Psoriasis during pregnancy: characteristics and important management recommendations. Expert Rev Clin Immunol. 2015; 11(6):709-20.
23. Porter ML, Lockwood SJ, Kimball AB. Update on biologic safety for patients with psoriasis during pregnancy. Int J Womens Dermatol. 2017 Feb 4; 3(1):21-5.

CAPÍTULO 5

CRITÉRIOS DE GRAVIDADE

CAPÍTULO 5

CRITÉRIOS DE GRAVIDADE

Paulo Antonio Oldani Felix
Carlota Emilia Cesar de Figueiredo

INTRODUÇÃO

Nos últimos anos, o conceito da psoríase como uma doença sem gravidade e em geral tratada apenas com tópicos vem sendo refutado, já que é uma doença incapacitante, que causa danos tanto físicos como psicossociais, levando a deterioração da qualidade de vida do paciente, além de estar associada com a incidência aumentada de outras doenças, como diabetes mellitus e hipertensão arterial. Para se avaliar adequadamente a gravidade da psoríase é necessário se levar em conta todos estes aspectos e não apenas a extensão das lesões cutâneas ou do acometimento articular. Na última década, com o surgimento de novos tratamentos, a documentação acurada e confiável da gravidade da psoríase tornou-se de suma importância na prática médica diária e essencial para a pesquisa clínica.

Além disso, o próprio conceito de doença grave não é claramente definido. Pode ser definida pelo grau de inflamação das lesões, pela extensão da superfície corpórea acometida, pelas áreas acometidas ou pela interferência na qualidade de vida. Deve levar em conta que dados objetivos são medidos por escalas dimensionais padronizadas e subjetivas, que, em geral, representam as sensações dos pacientes, como dor, prurido e o impacto na sensação de bem-estar, na autoimagem e na autoestima uma vez que as escalas numéricas contínuas são de difícil avaliação. Por exemplo, pacientes que apresentam lesões palmoplantares ou na face, com menos de 5% de superfície corpórea acometida, pode ter um impacto na qualidade de vida muito maior que um paciente com lesões no tronco com área maior que 10%.[1-9]

Não há consenso quanto a medida mais apropriada. Mais de 40 ferramentas já foram utilizadas em 171 estudos clínicos, no período de 1997 a 2001.[1,7,8]

A ferramenta ideal deve levar em conta todos os fatores acima, além de apresentar repetitividade, reprodutibilidade e facilidade de aplicação.[4,9-12]

A seguir estão descritas as ferramentas mais utilizadas para mensurar tanto o aspecto físico quanto o de qualidade de vida.

FERRAMENTAS QUE AVALIAM A GRAVIDADE DA PSORÍASE

ÁREA DA SUPERFÍCIE CORPORAL (BSA – *BODY SURFACE ÁREA*)

Essa ferramenta foi utilizada, inicialmente, para avaliação de queimados, e depois adaptada para a psoríase, onde se estima a área de superfície corpórea acometida pela doença (Tabela 1).

A regra dos nove é o método mais utilizado para estimar o BSA. Cada área corresponde a 9% da superfície corpórea: cabeça e pescoço, cada braço, a parte anterior e a parte posterior de cada membro inferior; o tronco é dividido em 4 partes de 9% e a genitália equivale a 1%. Outra maneira de realizar o cálculo é assumir que a área da região palmar do paciente equivale a 1% da sua área corporal.[4,10,13]

Este método só foi validado em relação à avaliação médica global (PGA – *Physician's Global Assessment*) e Langley e Elis (2004) verificaram uma forte correlação.[1,10]

Existem várias críticas ao BSA, médicos não treinados superestimam a área afetada, especialmente nos casos leves, não levam em conta as características clínicas das lesões, a superfície palmar corresponde a apenas 0,7% da superfície corpórea.[10,14,15]

ÍNDICE DE GRAVIDADE E ÁREA DE PSORÍASE (PASI – *PSORIASIS AREA SEVERITY ÍNDEX*)

Fredrickson e Petterson desenvolveram o PASI, em 1978, para avaliar os efeitos dos retinoides na psoríase, mas ganhou aplicação universal após o FDA (*Food and Drug Administration*) estabelecê-lo como parâmetro de eficácia em estudos com fármacos imunobiológicos, tornando o índice mais validado disponível, porém pouco utilizado na prática diária por ser de cálculo complexo (Tabela 2).[1,4,16]

Tabela 1
Área corporal comprometida: % BSA (superfície corporal afetada)

Cabeça	☐ %	Cabeça: até 9% do BSA total
Tronco (região anterior)	☐☐ %	Tronco anterior: até 18%
Tronco (região posterior)	☐☐ %	Tronco posterior: até 18%
Membro inferior direito	☐☐ %	Membro inferior direito: até 18% (incluindo região glútea)
Membro inferior esquerdo	☐☐ %	Membro inferior esquerdo: até 18% (incluindo região glútea)
Membros superiores (ambos)	☐☐ %	Membros superiores (ambos): até 18%
Genitália	☐ %	Genitália: 1%
TOTAL BSA	☐☐☐ %	Obs.: palma da mão corresponde a aproximadamente 1% do BSA

A área afetada e as características das lesões são levadas em consideração, resultando em um escore de 0 a 72. É obtido atribuindo-se valores de 0 (sem manifestação) a 4 (gravíssimo) para os aspectos clínicos mais relevantes da psoríase: eritema, infiltração e descamação nas quatro regiões do corpo: cabeça, membros superiores (mmss), tronco, membros inferiores (mmii). Estima-se também a área comprometida atribuindo se valores: 1 (< 10%), 2 (10-29%), 3 (30-49%), 4 (50-69%), 5 (70-89%) e 6 (>90%). Considera-se que cabeça, mmss, tronco e mmii correspondem a cerca de 10%, 20%, 30% e 40% da superfície corpórea.[1,4,16]

Este índice apresenta boa reprodutibilidade, quando realizado por profissionais treinados, além de fornecer escores de desfechos, que são muito utilizados em estudos clínicos e no resultado de tratamentos – PASI 50 e PASI 75 que representam redução do PASI inicial em 50% e 75% respectivamente.[10,16,17]

Apesar disto, apresenta grandes limitações, quando utilizado isoladamente, na avaliação de formas com BSA menor do que 10%; ser observador-dependente; apresentar baixa sensibilidade com uma escala de gravidade não linear; não leva em conta as alterações ungueais e nem as formas eritrodérmicas, gutata e palmoplantares.[4,18]

Tabela 2
Planilha para o cálculo do PASI

Índice de Gravidade	Eritema (E)	Descamação (D)	Infiltração (I)	Porcentagem da área corporal acometida	Indicador de extensão (A)
0	Ausente	Ausente	Ausente	Nenhum	0
1	Discreto	Discreto	Discreto	< 10%	1
2	Moderado	Moderado	Moderado	10 – 30%	2
3	Grave	Grave	Grave	30 – 50%	3
4	Muito Grave	Muito Grave	Muito Grave	50 – 70%	4
				70 – 90%	5
				90 – 100%	6

		E	D	I	A	TOTAL
Cabeça	(0,1) x (	☐ +	☐ +	☐) x	☐ = T1	☐☐
Tronco	(0,3) x (	☐ +	☐ +	☐) x	☐ = T2	☐☐
Extremidades superiores	(0,2) x (	☐ +	☐ +	☐) x	☐ = T3	☐☐
Extremidades inferiores	(0,4) x (	☐ +	☐ +	☐) x	☐ = T4	☐☐

E = Eritema   D = Descamação
I = Infiltração   A = Área acometida

PASI = T1 + T2 + T3 + T4

PASI = ☐☐

Tabela 3
Equação do SAPASI
SAPASI = {(0,1x AC) + (0,2 x Ams) + (0,3x At) + (0,4x A mi)} x 0,0333x {(VASe + VASi + VASs)}
Ac = área da cabeça; Ams = área dos membros superiores; At = área do tronco; Ami = área dos membros inferiores; VASe = escore (0 a 6) do eritema; VASi = escore (0 a 6) da infiltração; VASs = escore (0 a 6) de descamação

PASI AUTO ADMINISTRADO (SAPASI – *SELF ADMINISTERED PASI*)

O SAPASI é uma avaliação feita pelo paciente, que marca as áreas do corpo afetadas em um desenho, dando assim uma estimativa da área corporal envolvida. Uma escala visual analógica (VAS) avalia eritema (E), infiltração (I) e descamação (D) da média das lesões.

Com esses dados é feito um cálculo complexo que varia de 0 a 72, quanto maior o índice mais grave será a doença (Tabela 3).

A correlação do SAPASI e PASI iniciais foi boa, apesar das diferenças encontradas nas avaliações da BSA feita pelos pacientes e médicos. A correlação para avaliar desfecho de tratamento não foi estatisticamente significativa. Necessita de um nível mínimo de entendimento dos pacientes para ser realizado.[10,19]

AVALIAÇÃO MÉDICA GLOBAL (PGA – *PHYSICIAN'S GLOBAL ASSESSMENT*)

Depois do PASI, o PGA é o sistema mais empregado para medir a gravidade da psoríase nos ensaios clínicos (Tabela 4).[1]

O médico atribui uma única nota para a gravidade da doença. Na maioria das vezes, é utilizada uma escala que vai de 0, sem sintomas (branqueado), até 6, acometimento grave.[1]

O PGA é uma medida mais intuitiva que o PASI e os elementos individuais como morfologia da placa e área envolvida não são quantificadas.[1]

Essa avaliação pode ser usada para demonstrar melhora comparando-se com a doença de base (PGA dinâmico) ou para avaliar um momento específico no tempo (PGA estático). Essa medida correlaciona-se bem com outras avaliações clínicas, principalmente com o BSA e o PASI.[1,4,10]

A grande vantagem reside na sua simplicidade, agilidade e aplicabilidade, mas a extrema subjetividade pode comprometer a repetitividade e a reprodutibilidade. Sua sensibilidade é baixa para pequenas melhoras.[4]

Tabela 4		
Descrição do PGA		
6	Grave	Placas elevadas muito marcadas com descamação e/ou eritema
5	Moderada a grave	Placas marcadas elevadas com descamação e/ou eritema
4	Moderada	Placas com elevação moderada, descamação e/ou eritema
3	Leve a moderada	Intermediário entre a moderada e a leve
2	Leve	Placa com leve elevação, descamação e/ou eritema
1	"Quase branqueada"	Intermediária entre sem sinais (branqueada) e a leve
0	"Branqueada"	Sem sinais de psoríase (hipo ou hiperpigmentação pós-inflamatória pode estar presente)

AVALIAÇÃO GLOBAL DO INVESTIGADOR (IGA – *INVESTIGATOR GLOBAL ASSESSMENT*)

Índice utilizado há vários anos para doenças mentais, como ansiedade e demência. Em 1991, começou a ser utilizado para avaliação da psoríase em placa. É um método simples, inicialmente utilizado como uma escala de quatro pontos (limpo, leve, moderado, grave).[20] Ao longo do tempo surgiram várias versões, variando o número de pontos utilizados de quatro até onze e não existe consenso entre definições. Além disso, existe uma versão dinâmica, que avalia a melhora em relação a apresentação inicial.[21]

Atualmente, o FDA e a European Medicines Agency recomendam a utilização conjunta do PASI e PGA/IGA para avaliação de eficácia e segurança de novas terapias.[22]

5

CRITÉRIOS DE GRAVIDADE

AVALIAÇÃO GLOBAL DO PACIENTE (PTGA – *PATIENT'S GLOBAL ASSESSMENT*)

É uma escala semelhante ao PGA, porém realizada pelo paciente.[1]

SISTEMA LATTICE DE AVALIAÇÃO MÉDICA GLOBAL (LS-PGA – *LATTICE SYSTEM PHYSICIAN'S GLOBAL ASSESSMENT*)

O LS-PGA é similar ao PGA, mas leva em consideração a BSA e a morfologia das placas.[1,4]

A porcentagem da superfície corporal envolvida é medida em categorias de 0%, 1-3%, 4-9%, 10-20%, 21-29%, 30-50% e 51-100%. Pela combinação das áreas com as características das placas – infiltração, eritema e descamação – cada uma delas avaliadas em leve, moderado a grave, chega-se a uma escala de gravidade que varia de sem sinais (branqueado) a muito grave.[1,4,10]

O LS-PGA atribui mais peso à infiltração do que à descamação e ao eritema, uma vez que os últimos podem variar pela influência do meio ambiente (umidade, temperatura). A infiltração representa a inflamação e proliferação da lesão, características maiores da psoríase. Sua validade e reprodutibilidade mostraram-se adequadas.[4]

ÍNDICE DE GRAVIDADE DA PSORÍASE UNGUEAL (NAPSI – *NAIL PSORIASIS SEVERITY UNGUEAL*)

A alteração ungueal é um fator relevante de morbidade na psoríase. Estima-se que 55% dos pacientes com psoríase tenham alterações ungueais e que 80 a 90% dos pacientes psoriásicos apresentam alteração nas unhas em algum momento da vida. Existe uma forte correlação entre duração da doença e acometimento ungueal, além de muitas vezes este acometimento causar incapacidade intensa. Além disto, existe correlação entre a lesão da matriz ungueal e a artrite.[11]

O NAPSI foi desenvolvido em 2003 por Riche e Scher e é uma ferramenta reprodutível, simples e objetiva e já sofreu varias modificações.[5-7]

São avaliadas apenas as unhas das mãos, cada unha é dividida em quatro partes. Cada quadrante é avaliado para presença ou ausência de doença na matriz (*pitting*, leuconiquia, pontos eritematosos na lúnula e esfacelamento da lâmina ungueal) e no leito ungueal (mancha de óleo ou mancha salmão, onicólise, hiperceratose subungueal e pontos hemorrágicos). Pontua-se cada um destes aspectos em cada quadrante, que somados resultam no escore de cada unha. A soma destes escores varia de 0 a 160. Uma alternativa é escolher uma unha-alvo e avaliar oito critérios em cada quadrante, neste caso, o escore varia de 0 a 32.[23-26]

O NAPSI apresenta como vantagens ser um sistema numérico, apresentar sensibilidade na avaliação das respostas ao tratamento e ter boa reprodutibilidade, porém consome muito tempo, tornando-se pouco usado na prática diária.[7-9,11,12,27,28]

ÍNDICES DE QUALIDADE DE VIDA

A psoríase afeta tão intensamente a qualidade de vida do paciente, que há uma deterioração da autoestima e da autoimagem, influenciando inclusive nas escolhas profissionais, sociais e de vida do paciente.[29]

Existem várias definições para qualidade de vida. Esta expressão foi utilizada pela primeira vez, por Lyndon Johnson, em 1964, quando declarou "os objetivos não podem ser medidos através do balanço dos bancos. Eles só podem ser medidos através da qualidade de vida que proporcionam às pessoas".[30,31]

Qualidade de vida ligada a saúde (*Health-Related Quality of Life* – HRQOL) é definida como a avaliação subjetiva do indivíduo das influências de seu estado de saúde atual na sua capacidade de atingir e manter suas atividades, perseguir seus objetivos e isto é refletido no seu bem-estar geral.[29] O HRQOL envolve vários aspectos não médicos como nível socioeconômico, estado civil, carreira profissional, personalidade, felicidade, ambição e religião, sendo extremamente complexo e de difícil avaliação.[32]

O índice de HRQOL leva em consideração o comprometimento físico, psicológico, social e ocupacional. O comprometimento físico leva em consideração diminuição da mobilidade, a dificuldade para realizar as atividades diárias, a disposição e o sono. A artrite psoriásica (PsA) é um fator importante no comprometimento físico, os pacientes com PsA apresentam dor mais intensa quando comparados aos de artrite reumatoide.

Pelo aspecto psicossocial os pacientes apresentam fobia social, discriminação no trabalho, ideação suicida, ansiedade, depressão, além de receberem salários menores e sentirem indesejados sexualmente.[29,32]

A avaliação do HRQOL vem tomando importância, principalmente em doenças que não causam risco de vida, já que fornece informações sobre a gravidade das doenças, as consequências das intervenções e alocação de recursos.[29,33]

A psoríase é uma doença que causa um impacto na HRQOL comparável ao de outras doenças clínicas, como diabetes mellitus e depressão, tanto nos parâmetros físicos como psíquicos.[29]

Tabela 5 SF-36	
Componentes	**Número de questões**
Capacidade funcional	10
Aspectos físicos	4
Dor	2
Estado geral de saúde	5
Vitalidade	4
Aspectos sociais	2
Aspectos emocionais	3
Saúde mental	5
Estado de saúde atual x 1 ano	1

Existem inúmeros questionários para avaliar HRQOL que são divididos em genéricos e específicos para as doenças dermatológicas. Os índices genéricos podem ser usados em conjunto com os específicos.[9]

QUESTIONÁRIOS GENÉRICOS

Os mais utilizadas são o Formulário Curto - 36 (*Short Form* - 36 – SF-36) e Questionário de avaliação de saúde (*Health Assessment Questionnaire* – HAQ). Apresentam maior sensibilidade na avaliação de pacientes com artrite psoriásica do que em pacientes com psoríase, por valorizarem mais o comprometimento físico do que psicológico.

SF-36

Foi desenvolvido em 1993 por Stweart e cols. para uso em pesquisas epidemiológicas, na prática clínica e para cálculos de empresas de seguro. Ciconelli, em 1997, validou este questionário para o português.[9,30]

É composto de 36 questões divididas em oito categorias (Tabela 5).

Avalia tanto aspectos positivos (bem-estar) como negativos (doença). Apesar de bem abrangente se relaciona bem com o PASI e fortemente com o DLQI, porém por valorizar mais o comprometimento físico do que ao psicológico, pode subestimar o isolamento e a sensação de embaraço causado pela doença. Assim, demonstrou maior sensibilidade nos pacientes com artrite psoriásica do que nos que tinham apenas psoríase. Também falhou na compara-

ção dos desfechos entre grupo placebo e tratado em estudos clínicos.[9,34,35]

Existe uma forma simplificada, com 12 questões (SF12), utilizada em grandes estudos.

Além disto, os resultados podem ser agrupados em dois resumos: resumo de componente físico (*Physical Component Summary* – PCS) e o resumo de componente mental (*Mental Component Summary* – MCS), que possibilita uma análise mais detalhada do comprometimento nos vários aspectos da qualidade de vida.[9,32]

QUESTIONÁRIO DE AVALIAÇÃO DE SAÚDE (HAQ – *HEALTH ASSESSMENT QUESTIONNAIRE*)

Desenvolvido inicialmente para uso em pacientes com artrite reumatoide e artrite psoriásica (PsA) (Tabela 6).[36] Correlaciona-se fortemente com medidas clínicas de capacidade funcional na PsA, mas pobremente com medidas de gravidade da psoríase como PASI.[34]

Mede cinco componentes: incapacidade, dor e desconforto, efeitos adversos do tratamento, custo financeiro do tratamento e morte. Existem versões desenvolvidas especificamente para espondiloartrite (HAQ-S) e para psoríase (HAQ-SK), que não se mostraram melhores que a tradicional.

Por dar muito peso a sintomas físicos e funcionais, seu uso na psoríase não se mostra tão sensível, já que não leva em consideração o impacto psicossocial.[9,32]

QUESTIONÁRIOS ESPECÍFICOS DA DERMATOLOGIA

ÍNDICE DE QUALIDADE DE VIDA DERMATOLÓGICO (DLQI – *DERMATOLOGY LIFE QUALITY INDEX*)

Instrumento desenvolvido por Finlay e Khan, específico para ser usado na dermatologia, foi validado para o português por Martins, Arruda & Mugnaini em 2004, contém dez questões que avaliam o comprometimento da qualidade de vida na última semana nos seguintes aspectos: sintomas, sentimentos, atividades diárias, lazer, trabalho/escola, relacionamentos e tratamento. Os escores variam de 0 a 30 e quanto maior o resultado, maior o impacto na qualidade de vida. Apresenta como vantagem poder ser utilizado tanto para medir esse impacto em um determinado momento, como para fazer comparações entre diferentes dermatoses, além de apresen-

5

CRITÉRIOS DE GRAVIDADE

175

Tabela 6
Questionário de Avaliação de Saúde (HAQ)[36]

Por favor, marque com uma cruz a resposta que melhor descreve sua capacidade habitual DURANTE A SEMANA PASSADA

VOCÊ É CAPAZ DE:	Sem QUALQUER dificuldade	Com ALGUMA dificuldade	Com MUITA dificuldade	Incapaz de fazer
VESTIR-SE E ARRUMAR-SE				
• Vestir-se, inclusive, amarrar os cordões dos sapatos e abotoar suas roupas ?	☐	☐	☐	☐
• Lavar sua cabeça e seus cabelos ?	☐	☐	☐	☐
• Levantar-se de maneira ereta de uma cadeira de encosto reto e sem braços ?	☐	☐	☐	☐
• Deitar-se e levantar-se da cama ?	☐	☐	☐	☐
COMER				
• Cortar um pedaço de carne ?	☐	☐	☐	☐
• Levar a boca um copo ou uma xícara cheios de café, leite ou água ?	☐	☐	☐	☐
• Abrir um saco de leite comum ?	☐	☐	☐	☐
ANDAR				
• Caminhar em lugares planos ?	☐	☐	☐	☐
• Subir cinco degraus ?	☐	☐	☐	☐
HIGIENE PESSOAL				
• Lavar e secar seu corpo após o banho ?	☐	☐	☐	☐
• Sentar-se e levantar-se de um vaso sanitário ?	☐	☐	☐	☐
ALCANÇAR COISAS				
• Levantar os braços e pegar um objeto de aproximadamente 2,5Kg que está posicionado pouco acima da cabeça ?	☐	☐	☐	☐
• Curvar-se para pegar suas roupas no chão ?	☐	☐	☐	☐
AGARRAR				
• Segurar-se em pé no ônibus ou metrô ?	☐	☐	☐	☐
• Abrir potes ou vidros de conservas que tenham sido previamente abertos ?	☐	☐	☐	☐
• Abrir e fechar torneiras ?	☐	☐	☐	☐
ATIVIDADES				
• Fazer compras nas redondezas onde mora ?	☐	☐	☐	☐
• Realizar tarefas, tais como usar a vassoura para varrer e rodo para água ?	☐	☐	☐	☐
• Carregar pacotes pesados tais como maletas de marcenaria ?	☐	☐	☐	☐
• Sentar-se por longo período de tempo, tais como no trabalho ?	☐	☐	☐	☐
• Dirigir um carro ? (marque aqui ☐ se você NÃO TIVER carta de motorista ou um carro)	☐	☐	☐	☐
• Olhar para trás através de um espelho ?	☐	☐	☐	☐
• Virar sua cabeça para dirigir para trás ?	☐	☐	☐	☐

tar grande consistência interna e reprodutibilidade e conseguir distinguir o grupo placebo do tratado em estudos clínicos.[37] (Tabela 7)

QUESTIONÁRIOS ESPECÍFICOS PARA PSORÍASE

ÍNDICE DE INCAPACIDADE DA PSORÍASE (PDI – *PSORIASIS DISABILITY ÍNDEX*)

Ferramenta específica para medir qualidade de vida na psoríase, vem sendo usada há mais de duas décadas por pesquisadores. Este instrumento

foi validado para o português por Martins, Arruda & Mugnaini em 2004 (Tabela 8).[37]

É composto por 15 questões que abordam quatro diferentes categorias: atividades diárias, trabalho/escola, lazer, relacionamentos pessoais, referindo sempre as quatro últimas semanas. Existem dois métodos para avaliar cada item, uma com uma escala visual variando de 0 a 7, e outra, mais utilizada, que usa uma escala de quatro por para cada questão. Quanto maior o resultado, maior a incapacidade causada pela doença.[9,32]

Apresenta alta correlação com o DLQI e moderada com SF-36 e PASI e demonstrou sensibilidade para avaliar respostas ao tratamento, porém essa

Tabela 7				
Índice de qualidade de vida em dermatologia (DLQI)[37]				

O objetivo deste questionário é medir o quanto seu problema de pele afetou sua vida NO DECORRER DA ÚLTIMA SEMANA. Marque com um X a melhor resposta para cada pergunta.

• Na última semana, quanto sua pele coçou, esteve sensível, dolorida ou ardida?	☐ Muitíssimo	☐ Muito	☐ Um pouco	☐ Nada	
• Na última semana, você ficou com vergonha ou se preocupou com sua aparência por causa de sua pele?	☐ Muitíssimo	☐ Muito	☐ Um pouco	☐ Nada	
• Na última semana, quanto sua pele interferiu nas suas compras ou nas suas atividades dentro e fora de casa?	☐ Muitíssimo	☐ Muito	☐ Um pouco	☐ Nada	☐ Não relevante
• Na última semana, quanto sua pele influenciou na escolha das roupas que você vestiu?	☐ Muitíssimo	☐ Muito	☐ Um pouco	☐ Nada	☐ Não relevante
• Na última semana, quanto sua pele afetou as atividades sociais ou de lazer?	☐ Muitíssimo	☐ Muito	☐ Um pouco	☐ Nada	☐ Não relevante
• Na última semana, quanto sua pele atrapalhou a prática de esportes?	☐ Muitíssimo	☐ Muito	☐ Um pouco	☐ Nada	☐ Não relevante
• Na última semana, sua pele o impediu de trabalhar ou ir à escola?	☐ Sim	☐ Não	☐ Não relevante		
• Caso sua resposta seja NÃO, na última semana quanto sua pele lhe causou problemas no trabalho ou na escola?	☐ Muito	☐ Um pouco	☐ Nada		
• Na última semana, quanto sua pele lhe causou problemas com seu parceiro ou amigos mais próximos e parentes?	☐ Muitíssimo	☐ Muito	☐ Um pouco	☐ Nada	☐ Não relevante
• Na última semana, quanto seu problema de pele lhe causou dificuldades sexuais?	☐ Muitíssimo	☐ Muito	☐ Um pouco	☐ Nada	☐ Não relevante
• Na última semana, quanto o seu tratamento para a pele foi um problema deixando sua casa desorganizada ou tomando muito o seu tempo?	☐ Muitíssimo	☐ Muito	☐ Um pouco	☐ Nada	☐ Não relevante

Pontuação por questão

Nada	Pouco	Muito	Muitíssimo
0	1	2	3

Impacto na qualidade de vida

Nada	Pouco	Moderado	Muito	Muitíssimo
0 a 1	2 a 5	6 a 10	11 a 20	21 a 30

Escore DLQI: _____

Tabela 8
Índice de incapacidade causada pela psoríase (PDI)

POR FAVOR MARQUE COM UM "X" A MELHOR RESPOSTA PARA CADA PERGUNTA
Todas as perguntas referem-se às ÚLTIMAS 4 SEMANAS

ATIVIDADES DIÁRIAS

1. Quanto sua psoríase interferiu na realização de suas atividades dentro e fora de casa?	☐ Muitíssimo	☐ Muito	☐ Um pouco	☐ Nada
2. Com que frequência você vestiu diferentes tipos ou cores de roupas por causa de sua psoríase?	☐ Muitíssimo	☐ Muito	☐ Um pouco	☐ Nada
3. Você teve que trocar de roupas ou lavá-las mais frequentemente do que faria?	☐ Muitíssimo	☐ Muito	☐ Um pouco	☐ Nada
4. Quanto sua psoríase foi para você um problema no cabeleireiro ou barbeiro?	☐ Muitíssimo	☐ Muito	☐ Um pouco	☐ Nada
5. Sua psoríase fez com que tomasse mais banhos do que de costume?	☐ Muitíssimo	☐ Muito	☐ Um pouco	☐ Nada

ESCOLA OU TRABALHO (se aplicável)

6. Quanto sua psoríase fez você perder dias de trabalho ou de aula nas últimas quatro semanas?	☐ Muitíssimo	☐ Muito	☐ Um pouco	☐ Nada
7. Quanto sua psoríase o(a) impediu de realizar alguma atividade no trabalho ou na escola nas últimas quatro semanas?	☐ Muitíssimo	☐ Muito	☐ Um pouco	☐ Nada
8. Sua carreira foi afetada por sua psoríase? (exemplos: promoção recusada, perda de emprego, solicitação para mudar de emprego).	☐ Muitíssimo	☐ Muito	☐ Um pouco	☐ Nada

SE VOCÊ NÃO ESTÁ NA ESCOLA OU NÃO TRABALHA: PERGUNTAS ALTERNATIVAS

6. Quanto sua psoríase fez com que deixasse de realizar suas atividades diárias normais nas últimas quatro semanas?	☐ Muitíssimo	☐ Muito	☐ Um pouco	☐ Nada
7. Quanto sua psoríase mudou seu jeito de realizar as atividades diárias nas últimas quatro semanas?	☐ Muitíssimo	☐ Muito	☐ Um pouco	☐ Nada
8. Sua carreira foi afetada pora sua psoríase? (exemplos: promoção recusada, perda de emprego, solicitação para mudar de emprego).	☐ Muitíssimo	☐ Muito	☐ Um pouco	☐ Nada

RELACIONAMENTOS PESSOAIS

9. Quanto sua psoríase lhe causou dificuldades sexuais nas últimas quatro semanas?	☐ Muitíssimo	☐ Muito	☐ Um pouco	☐ Nada
10. Quanto sua psoríase lhe causou algum problema com seu (sua) parceiro(a), amigos mais próximos ou parentes?	☐ Muitíssimo	☐ Muito	☐ Um pouco	☐ Nada

LAZER

11. Quanto sua psoríase impediu você de sair socialmente ou de realizar qualquer outra atividade?	☐ Muitíssimo	☐ Muito	☐ Um pouco	☐ Nada
12. Quanto sua psoríase dificulta a prática de algum esporte?	☐ Muitíssimo	☐ Muito	☐ Um pouco	☐ Nada
13. Quanto você não conseguiu usar, foi criticado ou impedido de usar banheiros públicos ou vestiários por causa de sua psoríase?	☐ Muitíssimo	☐ Muito	☐ Um pouco	☐ Nada
14. Quanto sua psoríase fez com que fumasse ou bebesse (bebidas alcoólicas) mais do que de costume?	☐ Muitíssimo	☐ Muito	☐ Um pouco	☐ Nada
15. Até que ponto sua psoríase ou seu tratamento fez com que sua casa ficasse desorganizada ou bagunçada?	☐ Muitíssimo	☐ Muito	☐ Um pouco	☐ Nada

Por favor verifique se você respondeu a todas as questões. Obrigada por sua ajuda.

Publicação autorizada pelo Prof. Andrew Y Finlay. Disponível no site www.ukdermatology.co.uk
Reprodução do questionário PDI validado para a língua portuguesa (Brasil)
Martins, Arruda & Mugnaini. An Bras Dermatol. 2004; 79(5):521-35.[39]

sensibilidade diminui nas formas leves e moderadas da doença.[32]

ÍNDICE SALFORD DE PSORÍASE (SPI – *SALFORD PSORIASIS INDEX*)

É uma ferramenta mais nova e aborda três aspectos incluindo o PASI, interferência psicológica e a gravidade no passado baseado no histórico de tratamento. Os dois primeiros são convertidos em números de 0 a 10. O último é transformado em uma escala de 0 a 5 baseado em terapias sistêmicas, hospitalização e episódios de eritrodermia. O resultado é representado em três valores (por exemplo 7:4:5) correspondendo aos três aspectos.

Correlaciona-se moderadamente com o PASI e apresenta alta sensibilidade na mudança na qualidade de vida causada pelo tratamento.

Por avaliar mais de um aspecto, esta ferramenta é mais completa, avaliando os diferentes impactos da doença.[9,32,38]

Koo-Menter Psoriasis Instrument (KMPI)

Inclui avaliações de qualidade de vida, BSA, sinais e sintomas sugestivos de PsA. Foi desenvolvido para orientar os médicos na decisão do início de tratamento sistêmico.[39]

É constituído de duas partes: a primeira, onde o paciente avalia sua própria doença nos aspectos de QV, localização e gravidade e sintomas inflamatórios de artrite, e, a segunda, uma avaliação médica.

Apresenta a vantagem de ser realizado rapidamente e mostrou sensibilidade para a mudança do estado da doença pelos tratamentos. Ainda necessita de maior validação.[9,39]

ÍNDICES DE GRAVIDADE DE OUTRAS FORMAS CLÍNICAS

A artrite é a comorbidade mais frequente e a que mais causa impacto na QV. Existem diversos índices de gravidade, tanto clínicos como radiológicos, e de limitação funcional utilizado em outras doenças reumatológicas, como o escore de atividade de doença (*Disease Activity Score* – DAS), índice de atividade da espondilite anquilosante Bath (*Bath Ankylosing Spondylitis Disease Activity Index* – BASDAI), entre outros que podem ser utilizados na PsA. Um método simples para verificação da atividade da doença baseia-se na contagem de articulações edemaciada e dolorosas.[4]

O índice do Colégio Americano de Reumatologia (*American College of Rheumatology* 20% - ARC 20) foi originalmente desenvolvido para avaliar resposta ao tratamento em outras doenças reumatológicas, mas também é muito utilizado na avaliação da PsA. Considera-se boa resposta quando ocorre uma redução de 20% neste índice. Existe uma adaptação para PsA, o PsARC, que é mais utilizada, que avalia números de articulações envolvidas e o PGA do médico e paciente, porém nenhum deles foi validado para a PsA.[4,9]

O *Psoriatic Arthritis-specific Quality of Life instrument* (PsAQoL) é uma ferramenta específica para PsA com boa consistência interna e reprodutibilidade.[9]

A ferramenta ideal para avaliação da gravidade da psoríase ainda não existe, sendo necessário o uso de mais de uma delas para sua melhor avaliação.

O QUE VOCÊ PRECISA SABER DESTE CAPÍTULO

Não há consenso quanto a medida mais apropriada para avaliar a gravidade da psoríase. Mais de 40 ferramentas já foram utilizadas em 171 estudos clínicos, no período de 1997 a 2001.

As ferramentas que medem a gravidade da psoríase são:
- Área da superfície corporal (BSA)
- Índice de gravidade e área de psoríase (PASI)
- PASI auto administrado (SAPASI)
- Avaliação médica global (PGA)
- Avaliação global do paciente (PAGA)
- Sistema Lattice de avaliação médica global (LS-PGA)
- Índice de gravidade da psoríase ungueal (NAPSI)

Os questionários de qualidade de vida mais utilizados são o Formulário Curto - 36 (SF-36) e Questionário de avaliação de saúde (HAQ), o índice de qualidade de vida dermatológico (DLQI), o índice de incapacidade da psoríase (PDI) e o índice SALFORD de psoríase (SPI). .

A ferramenta ideal para avaliação da gravidade da psoríase ainda não existe, sendo necessário o uso de mais de uma delas para sua melhor avaliação.

REFERENCIAS BIBLIOGRÁFICAS

1. Langley R, Ellis CN. Evaluating psoriasis with Psoriasis Area and Severity Index, Psoriasis Global Assessment, and Lattice System Physician's Global Assessment. J Am Acad Dermatol 2004; 51:563-9.
2. Misery L, Boussetta S, Macy G, Taieb C. Psoriasis: Evaluation of self-perceived stress and quality of life. J Am Acad Dermatol 2008; 58(2):AB5.
3. Vender R, Lovel P. A pratical understanding of mean percent PASI reduction for biologics. J Am Acad Dermatol 2008; 58(2):AB5.

4. Miot LDB, Miot HA. Índices de gravidade da psoríase. In: Romiti R. Compêndio de Psoríase. Rio de Janeiro: Elsevier. 2010; 119-27.

5. Weiss SC, Stefan C. Weiss, Kimball AB, Liewehr DJ, Blauvelt A, Turner ML, Emanuel EJ. Quantifying the harmful effect of psoriasis on health-related quality of life. J Am Acad Dermatol 2002; 47:512-8.

6. Naldi L. Scoring and monitoring the severity of psoriasis. What is the ideal method? What is the preferred method? Is PASI passé? Facts and controversies. Clin Dematol. 2010; 28:67-72.

7. Silva MFP. Índices de avaliação da gravidade clínica. In: Romiti R. Novos conceitos em psoríase. Rio de Janeiro: Elsevier. 2009; 63-8.

8. Naldi L, Svensson A, Diepgen T, Elsner P, Grob JJ, Coenraads PJ, Bavinck JN, Williams H. Randomized clinical trials for psoriasis 1977-2000: the EDEN survey. J Invest Dermatol. 2003 May; 120(5):738-41.

9. Menter A, Benjamin S. Psoriasis. London: Manson. 2011. 81-134.

10. Spuls PI, Lecluse LA, Poulsen ML, Bos JD, Stern RS, Nijsten T. How good are clinical severity and outcome measures for psoriasis?: Quantitative evaluation in a systematic review. J Invest Dermatol. 2010 Apr; 130(4):933-43.

11. Boehncke W, Kaufmann R. Tratamiento de la psoriasis basado em la evidencia: Centrado en los biológicos. Bremen: Uni-Med Science. 2009:142-9.

12. Van de Kerkhof PC, Kragballe K, Austad J, Berthjones J, Cambazard F. de la Brassinne M, Ljungberg A, Murphy G, Papp K, Wozel G. Psoriasis: severity assessment in clinical practice. Conclusions from workshop discussions and prospective multicentre survey of psoriasis severity. Eur J Dermatol. 2006; 16(2):167-71.

13. Ramsay B, Lawrence CM. Measurement of involved surface area in patients with psoriasis. Br J Dermatol 1991; 124:565-70.

14. Puzenat E, Bronsard V, Prey S, Gourraud PA, Aractingi S, Bagot M, et al. What are the best outcome measures for assessing plaque psoriasis severity? A systematic review of the literature. J Eur Acad Dermatol Venereol. 2010 Apr; 24 Suppl 2:10-6.

15. Ormenod AD, Dwyer CM, Weller R, et al. A comparison of subjective and objective measures of reduction of psoriasis with the use of ultrasound, reflectance colorimetry, computerized video image analysis, and nitric oxide production. J Am Acad Dermatol 1997; 37:51-7

16. Fredrickson T, Petterson U. Severe psoriasis oral therapy with a new retinoid. Dermatologica 1978; 157: 238-44.

17. Carlin CS, Feldman SR, Krueger JG, Menter A, Krueger GG. A 50% reduction in the Psoriasis Area and Severity Index (PASI 50) is a clinically significant endpoint in the assessment of psoriasis. J Am Acad Dermatol. 2004 Jun; 50(6):859-66.

18. Robinson A, Kardos M, Kimball AB. Physician Global Assessment (PGA) and Psoriasis Area and Severity Index (PASI): Why do both? A systematic analysis of randomized controlled trials of biologic agents for moderate to severe plaque psoriasis. J Am Acad Dermatol. 2012 Mar; 66(3):369-75

19. Fleischer AB Jr, Feldman SR, Dekle CL. The SAPASI is valid and responsive to psoriasis disease severity changes in a multi-center clinical trial. J Dermatol. 1999 Apr; 26(4):210-5.

20. Katz HI, Gross E, Buxman M, et al. A double-blind, vehiclecontrolled paired comparison of halobetasol propionate cream on patients with plaque psoriasis. J Am Acad Dermatol. 1991; 25:1175-8.

21. Langley RGB, Feldman SR, Nyirady J, Kerkhof P, Papavassillis C. The 5-point Investigator's Global Assessment (IGA) Scale: A modified tool for evaluating plaque psoriasis severity in clinical trials. J Dermatolog Treat. 2015; 26(1):23-3.

22. Dermatologic and Ophthalmic Drugs Advisory Committee 49th Meeting 1998: Food and Drug Administration, Department of Health and Human Services, Public Health Service, March 20, 1998. Washington, DC: Miller Reporting Company, Inc.; 1998.

23. Aktan S, Ilknur T, Akin C, Özkan S. Interobbserver reliability of the Nail Psoriasis Severity Index. Clin Exp Dermatol. 2007 Mar; 32(2):141-4.

24. Rich P, Scher RK. Nail Psoriasis Severity Index: a useful tool for evaluation of nail psoriasis. J Am Acad Dermatol. 2003;49(2):206-12.

25. Parrish CA, Sobera JO, Elewski BE. Modification of the Nail Psoriasis Severity Index. J Am Acad Dermatol. 2005; 53(4):745-6.

26. Rich P, Scher RK. Nail psoriasis Severity Index: a useful tool for evaluation of nail psoriasis. J Am Acad Dermatol 2003; 49:206-212.

27. Kaçar N, Ergin S, Erdogan BS. The comparison of nail psoriasis severity index with a less time-consuming qualitative system. J Eur Acad Dermatol Venereol. 2008 Feb; 22(2):219-22.

28. Ciconelli RM, Ferraz MB, Santos W, Meinao I, Quaresma MR. Tradução para a língua portuguesa e validação do questionário genérico de qualidade de vida SF-36. Rev Bras Reumatol. 1999; 39:143-50.

29. Rapp SR, Feldman SR, Exum ML, Fleischer AB Jr, Reboussin DM. Psoriasis causes as much disability as other major medical diseases. J Am Acad Dermatol. 1999 Sep; 41(3 Pt 1):401-7.

30. Oyafuso LKM, Bortoletto MCC. Qualidade de vida. In: Romiti R. Compêndio de Psoríase. Rio de Janeiro: Elsevier. 2010; 129-37.

31. Mease PJ, Menter A. Quality-of-life issues in psoriasis and psoriatic arthritis: Outcome measures and therapies from a dermatological perspective. J Am Acad Dermatol. 2006; 54:685-704.

32. Miot LDB. Qualidade de vida. In: Romiti R. Compêndio de Psoríase. Rio de Janeiro: Elsevier. 2010; 69-76.

33. Ellis CN, Mordin MM, Adler EY. Effects of alefacept on healthrelated quality of life in patients with psoriasis: results from a randomized, placebo-controlled phase II trial. Am J Clin Dermatol. 2003; 4:131-9.

34. Ferraz MB, Oliveira LM, Araújo PM, Atra E, Tugwell P Cross cultural reliability of the physycal ability dimensions of the heálth assessment questionnaire. J Rheumatol. 1990; 17(6): 813-817

35. Feldman SR, Menter A, Koo JY. Improved health-related quality of life following a randomized controlled trial of alefacept treatment in patients with chronic plaque psoriasis. Br J Dermatol. 2004; 150:317-26.

36. Bianchi L, Bergamin A, Felice C, Capriotti E, Chimenti S. Remission and time of resolution of nail psoriasis during infliximab therapy. J Am Acad Dermatol. 2005 Apr; 52(4):736-7.

37. Martins GA, Arruda L, Mugnaini ASB. Validação de questionários de avaliação da qualidade de vida em pacientes de psoríase. An bras Dermatol. 2004; 79(5):521-35.

38. Kiry B Fortune DG, Bhushan M. The Salford Psoriaisis Index: An holistic measure of psoriasis severity. BR J Dermatol. 2000; 142:2728-32.

39. Feldman SR, Koo J, Menter A, Bagel J. Decisions points for the initiation of systemic treatment of psoriasis. J Am Acad Dermatol 2005; 53:101-7.

CAPÍTULO 6

DIAGNÓSTICO CLÍNICO E LABORATORIAL

CAPÍTULO 6.1

Anamnese e exame físico

Andréa Machado Coelho Ramos
Aripuanã Cobério Terena

INTRODUÇÃO

O diagnóstico da psoríase é baseado na maioria das vezes, na história e no quadro clinico e, raramente há necessidade do exame anátomo patológico.[1-5] O exame da pele permite diagnóstico instantâneo em alguns casos.[2] Toda a superfície cutânea assim como os cabelos, mucosas e unhas devem ser sempre examinados. As lesões de psoríase tem características morfológicas típicas: eritema, descamação e elevação, seja uma única pápula ou extensas placas[3] e distribuição bem definida: face extensora dos membros, tronco, nádegas e couro cabeludo.

ANAMNESE / HISTÓRIA CLÍNICA

A anamnese inicia-se com o questionamento dos sintomas, seu inicio, localização, duração, evolução e periodicidade de aparecimento das lesões e completa-se com a pesquisa dos fatores desencadeantes e/ou agravantes, das comorbidades associadas com a psoríase, hábitos de vida e história familiar; exames e tratamentos já realizados.

É importante investigar as queixas ligadas ao aparelho osteoarticular (articulações periféricas, axiais, dactilites e entesites) visando identificar padrão de dor inflamatória que se caracteriza por rigidez matinal de duração superior a 60 minutos, enrijecimento após prolongada inatividade, edema, calor local e deformidades.[6] O dermatologista poderá ser o primeiro profissional a fazer o diagnóstico da artrite psoriásica, pois em 75% dos pacientes as lesões cutâneas precedem as manifestações articulares.[3,5]

São fatores desencadeantes e ou agravantes que devem ser investigados: (Tabela 1)

DOENÇAS ANTERIORES

As infecções, principalmente as bacterianas, podem induzir ou agravar a psoríase. As infecções estreptocócicas, como as faringites, tem associação com a psoríase gotada, ou gutata, e tem sido demonstrado que exacerbam as lesões de psoríase em placas, já existentes.[1,2]

A infecção pelo vírus da imunodeficiência humana (HIV) pode manifestar-se com exacerbação intensa das lesões de psoríase.[1]

Diabetes, hipertensão arterial, dislipidemia e obesidade são comorbidades que se associam à psoríase e aumentam as taxas de mortalidade e morbidade da doença.[3,4]

USO DE MEDICAMENTOS

Muitos medicamentos podem se associar ao aparecimento ou piora da psoríase: lítio, beta bloqueadores, antimaláricos, anti-inflamatórios não hormonais, interferon α e interferon β e imiquimode.[1,2,7] A administração e interrupção de corticosteroide sistêmico pode resultar em recrudescimento da doença ou em formas eritrodérmicas e pustulosas generalizadas.[7,8]

FATORES PSICOGÊNICOS E EMOCIONAIS

A maioria dos pacientes refere aumento do número de lesões ao estresse emocional. Porém, a relação causa efeito não está estabelecida.[2]

Tabela 1 Fatores de piora da psoríase
Doenças associadas
Infecções
Etilismo
Tabagismo
Traumas (fenômeno de Kobner)
Aspectos psicológicos

TABAGISMO

Tabagismo é um possível fator de risco paro o desenvolvimento de psoríase em placas e parece haver uma menor resposta aos tratamentos nestes mesmos indivíduos.[1,7,9]

ÁLCOOL

É considerado um fator de risco para psoríase, particularmente em homens jovens e de meia idade. Pode exacerbar lesões pré-existentes, reduzir a resposta aos tratamentos além de ser um fator de risco para o desenvolvimento de efeitos adversos das diversas terapias sistêmicas clássicas.[2]

FATORES ENDÓCRINOS

A intensidade da psoríase pode flutuar com as alterações hormonais, podendo piorar na puberdade e durante o climatério. Na gravidez não há padrão de evolução porém o quadro tende a piorar no pós-parto.[3]

PRURIDO

O prurido é muito comum na psoríase variando significativamente entre ausente a intenso. É mais comum nas formas instáveis. Muitas vezes o prurido é responsável pela piora ou exacerbação das lesões, pois pode desencadear fenômeno de Köebner, mantendo as lesões em atividade.[5] Nos pacientes com padrões pustulosos e eritrodérmicos de psoríase é mais comum a queixa de queimação. A intensidade do prurido, com frequência, reflete o estado emocional do paciente e se é grave, pode ser um sintoma de ansiedade ou depressão.[2]

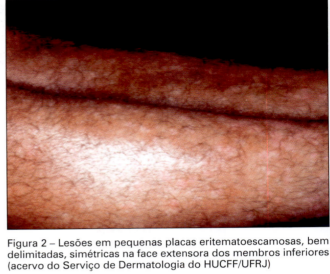

Figura 2 – Lesões em pequenas placas eritematoescamosas, bem delimitadas, simétricas na face extensora dos membros inferiores (acervo do Serviço de Dermatologia do HUCFF/UFRJ)

TRATAMENTOS ANTERIORES

Informações detalhadas dos tratamentos realizados anteriormente para a psoríase, incluindo falhas terapêuticas e efeitos adversos dos medicamentos utilizados, poderão orientar na escolha do esquema terapêutico a ser instituído.

EXAME FÍSICO

O paciente deve ser examinado num ambiente tranquilo e com boa iluminação. Todo o tegumento cutâneo incluindo cabelos, couro cabeludo, mucosas e unhas deve ser avaliado.

As lesões cutâneas mais frequentes são placas eritêmato-escamosas, bem definidas, de tamanhos variados, em geral afetando de forma simétrica a

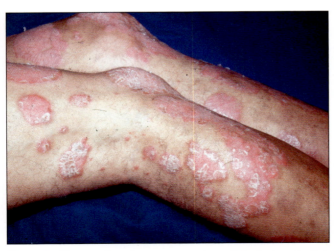

Figura 1 – Placas eritematoescamosas, bem delimitadas, simétricas nas faces extensora e flexora dos membros inferiores (acervo do Serviço de Dermatologia do HUCFF/UFRJ)

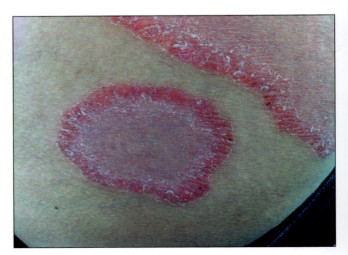

Figura 3 – Lesão em placa eritematodescamativa bem delimitada no tronco

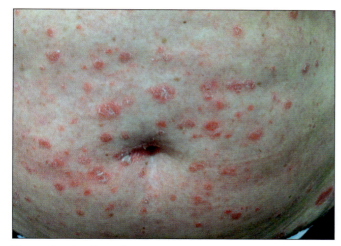

Figura 4 – Lesões eritematoescamosas em gotas e pequenas placas

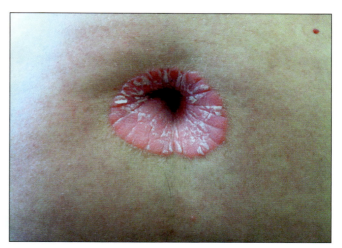

Figura 6 – Psoríase invertida: placa eritematoescamosa na região umbilical

face de extensão dos membros (Figuras 1 e 2), em particular joelhos e cotovelos, tronco (Figuras 3 e 4), couro cabeludo e região sacral. Com menor frequência pode atingir as dobras flexurais (psoríase invertida) (Figuras 5 e 6) e as semimucosas genitais ou dos lábios.[8] As escamas psoriásicas são secas, de cor branco-prateada e apresentam-se em lâminas superpostas (Figura 7), que ao serem destacadas (curetagem metódica de Brocq) desfazem-se em fragmentos estratificados comparados ao raspado de uma vela (sinal da vela). Essas escamas ao serem removidas, evidenciam pontos sangrantes (sinal do orvalho sangrante ou sinal de Auspitz).[5,7,8] Esses sinais têm valor diagnóstico, mas estão ausentes na psoríase invertida e pustulosa e na maioria dos casos eritrodérmicos (Figura 8). Ocasionalmente, pode-se observar uma zona clara perilesional (sinal ou halo de Woronoff).

O exame das unhas deve ser minucioso. O comprometimento ungueal é manifestação comum na psoríase, ocorrendo em 50 a 80% dos pacientes, que além de poderem preceder as lesões cutâneas podem ser uma manifestação isolada da doença. Apesar de sua ocorrência frequente muitas vezes passa despercebido e não é tratado de maneira efetiva. Podem corresponder a dano na matriz ungueal (depressões cupuliformes ou pittings ungueais, leuconíquia, fragmentação da lâmina ungueal, pontos avermelhados na lúnula e linhas de Beau) e lesões do leito ungueal (sinal da gota de óleo, ceratose e hemorragia subungueais e onicólise distal) (Figura 9).[2,5,10] Devido a intimidade da unha com a entese das interfalangeanas distais, a psoríase pode ser o prenúncio de lesão articular inflamatória e um indicador visível de atividade da doença.[3,7,10]

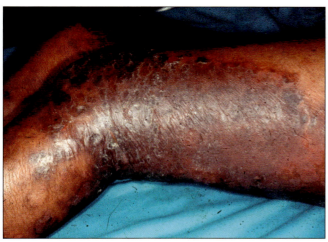

Figura 5 – Psoríase invertida: placa eritematoviolácea com escamas discretas na face flexora do membro inferior esquerdo (acervo do Serviço de Dermatologia do HUCFF/UFRJ)

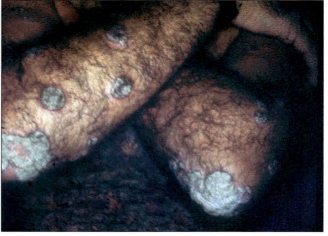

Figura 7 – Escamas branco prateadas superpostas na face extensora dos membros superiores (acervo do Serviço de Dermatologia do HUCFF/UFRJ)

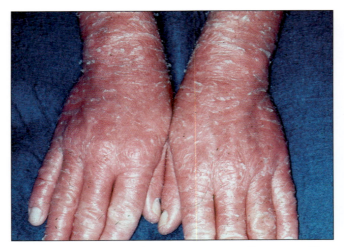

Figura 8 – Psoríase eritrodérmica com escamas finas e estratificadas (acervo do Serviço de Dermatologia do HUCFF/UFRJ)

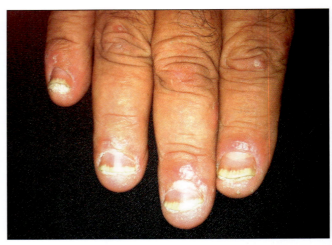

Figura 9 – Psoríase ungueal: onicólise, ceratose sub ungueal e paraníquea (acervo do Serviço de Dermatologia do HUCFF/UFRJ)

Terminado o exame dermatológico devemos realizar medidas da pressão arterial, peso e altura do paciente e preencher os principais instrumentos de medida da gravidade da psoríase: BSA (*Body Surface Area*), PASI (*Psoriasis Area and Severity Index*) e DLQI (*Dermatology Life Quality Index*). Essas medidas podem auxiliar o dermatologista a escolher o esquema terapêutico a ser introduzido e a avaliar a evolução e a resposta terapêutica de maneira mais objetiva.

O exame reumatológico do paciente inclui a inspeção e palpação das articulações periféricas e axiais, bem como a avaliação da mobilidade articular, ativa e passiva.

Deve-se proceder a inspeção visando detectar tumefações (edema) e eritema nas articulações e nos tendões como o aquileo, flexores dos quirodáctilos e pododáctilos

Na palpação confirmam-se o espessamento e edema além de outros sinais inflamatórios como dor e calor. O exame deve abordar tanto as articulações periféricas e axiais quanto as enteses.

As limitações articulares podem ser verificadas através da movimentação ativa e passiva nos locais referidos pelo paciente.[11,12]

Como métodos de imagem auxiliares no diagnóstico da artrite psoriásica pode-se recorrer a radiografias simples (erosões e proliferações ósseas), ultrassonografia e ressonância magnética (edema ósseo e de partes moles).[11,12]

Do ponto de vista laboratorial deve-se investigar fator reumatoide, (habitualmente negativo), HLA B27 (nas formas axiais) e provas de atividade inflamatória (velocidade de hemosedimentação e proteína C reativa).[11,12]

O QUE VOCÊ PRECISA SABER DESTE CAPÍTULO

- Na anamnese questionar os sintomas, seu inicio, localização, duração, evolução e periodicidade de aparecimento das lesões e pesquisar os fatores desencadeantes e/ou agravantes, as comorbidades associadas, os hábitos de vida e a história familiar do paciente, os exames e tratamentos já realizados.
- Examinar toda a superfície cutânea, couro cabeludo, semimucosas, mucosas e unhas.
- Preencher os principais instrumentos de medida da gravidade da psoríase: BSA (*Body Surface Area*), PASI (*Psoriasis Area and Severity Index*) e DLQI (*Dermatology Life Quality Index*).
- Investigar as queixas ligadas ao aparelho osteoarticular (articulações periféricas, axiais e enteses) pesquisando-se rigidez matinal, edema e dor.

Agradecimento

A autora agradece a Dra. Waldenise Cossermelli pelas orientações na descrição do exame reumatológico.

REFERÊNCIAS BIBLIOGRÁFICAS

1. Gudjonsson JE, Elder JT. Psoriasis. In: Wolff K, Goldsmith LA, Katz SI, Gilchrest BA, Paller AS, Leffell DJ. Fitzpatrick's Dermatology in General Medicine. 7 ed. USA: Mc Graw-Hill. 2008: 169-93.
2. Griffiths CEM, Barker JNWM. Psoriasis. In: Burns DA, Breathnach SM, Cox NH, Griffths CEM. Rook's Textbook of Dermatology. 8 ed. Oxford: Blackwell. 2010; 871-930.
3. Consenso Brasileiro de Psoríase 2009. Sociedade Brasileira de Dermatologia. 1a ed. Rio de Janeiro: Sociedade Brasileira de Dermatologia, 2009.
4. Neves JR. Diagnóstico e formas clínicas da psoríase. In: Romiti R. Novos conceitos em psoríase. Rio de Janeiro: Elsevier. 2009: 40-62.
5. Oliveira MFP. Manifestações clínicas, psoríase em placas. In: Romiti R. Compêndio de psoríase. Rio de Janeiro: Elsevier. 2010: 58-64.
6. Scarpa R, Altomare G, Marchesoni A, et al. Psoriatic disease: concepts and implications. J Eur Acad Dermatol Venereol. 2010 Jun;24(6):627-30.
7. van de Kerkhof PCM. Psoriasis. In: Bologna JL, Jorizzo JL, Rapini RP. Dermatology. 2 ed. New York: Mosby, 2008: 115-35.
8. Erupções eritemato-escamosas. In: Sampaio SAP, Rivitti EA. Dermatologia. 3 ed. São Paulo: Artes Médicas. 2007: 227-46.
9. Zeng J, Luo S, Huang Y, Lu Q. Critical role of environmental factors in the pathogenesis of psoriasis. J Dermatol. 2017 Mar 27. [Epub ahead of print]
10. Reich K. Approach to managing patients with nail psoriasis. Eur Acad Dermatol Venereol. 2009; 3(1):15-21.
11. Liang HL, Sturrock RD: Evaluation of musculoskeletal symptoms. In: Klippel JH, Dieppe eds. Practical Rheumatology. London:Times Mirror International. 1995: 3-20.
12. Robinson DB, El-Gabalawy HS. Evaluation of the patient. History and physical examination. In: Klippel HL. Primer on the Rheumatic Diseases. New York: Springer. 2008: 6-14.

CAPÍTULO 6.1.1

SÍNDROME DO EXTRAVASAMENTO CAPILAR (*LEAK-SYNDROME*)

Aline L. Bressan
Alexandre C. Gripp
Elisa Fontenelle

INTRODUÇÃO

É uma síndrome causada por aumento da permeabilidade capilar a proteínas, o que resulta em acúmulo de fluido rico em proteínas no espaço intersticial ou extravascular.[1] Foi descrita pela primeira vez em 1960, por Clarkson e cols. na sua forma idiopática.[2] Apesar da sepse ser a doença mais associada a esse fenômeno, muitas outras doenças podem levar a essa síndrome com manifestações de edema, derrames cavitários, edema pulmonar não cardiogênico, hipotensão e, em alguns casos, choque hipovolêmico com falência de múltiplos órgãos. O termo síndrome do extravasamento capilar tem sido usado para descrever esses sinais e sintomas associado a uma permeabilidade aumentada a proteínas.[3]

PATOGÊNESE

O mecanismo que leva ao aumento da permeabilidade capilar e consequentemente à síndrome de extravasamento capilar sistêmico ainda não foi estabelecido, mas as hipóteses a seguir foram aventadas:

* O dano endotelial é causado por citocinas, como as interleucinas 2 e 6, interferon gama e fator de necrose tumoral alfa.[4]
* O leucotrieno B4 tem papel central na permeabilidade capilar e, *in vitro*, foi detectado seu aumento.
* Componentes do soro de pacientes com a síndrome causam aumento das espécies reativas de oxigênio, o que leva à apoptose das células endoteliais, através da redução do AMPc intracelular. Esse mecanismo parece ser o responsável pela injúria endotelial que leva ao extravasamento de líquido. A perda da integridade endotelial pode resultar tanto do alargamento dos espaços intercelulares, resultado do maior influxo de cálcio, levando a contração dos filamentos intra-endoteliais, como da injúria e destruição da célula endotelial.
* A concentração plasmática de fator vascular de crescimento endotelial (VEGF) é significativamente mais elevada em pacientes com doença cutânea extensa e pode atuar na microvasculatura para induzir aumento da permeabilidade. Como exemplo, a psoríase pustulosa generalizada é acompanhada por proteinúria patológica e níveis plasmáticos elevados de VEGF, o qual é produzido pela placa psoriásica. A permeabilidade microvascular renal aumentada permite a fuga de moléculas, como albumina, que atravessam o filtrado glomerular e é laboratorialmente medida como proteinúria.[5] Existem relatos de síndrome de extravasamento capilar sistêmico após o uso de acitretin e a causa parece ser o aumento do VEGF tanto pela placa psoriásica quanto pelo estímulo à transcrição do seu gene pelo ácido retinoico.

Atkinson e cols. notaram que plasma, albumina e proteínas de até 900 mil daltons (até 70%) são transferidos do compartimento vascular para o extravascular durante um episódio. Por isso, profunda hipoalbuminemia e hemoconcentração estão presentes e limitam a eficácia dos expansores plasmáticos.

MANIFESTAÇÕES CLÍNICAS E LABORATORIAIS

Os sintomas consistem de febre, edema localizado ou difuso, ganho de peso, eritema generalizado, prurido, sudorese, falência renal e choque hipovolêmico. (Figuras 1 a 6) Pode ocorrer ainda e, caracterizando maior gravidade, edema pulmonar agudo, derrame pericárdico, tamponamento cardíaco e choque cardiogênico. É uma síndrome rara, grave e potencialmente fatal se não for tratada a tempo e com a terapêutica adequada.

Laboratorialmente detectam-se hipoalbuminemia, neutrofilia, hemoconcentração, com ou sem proteinúria associada.

São reconhecidas as formas: idiopática ou doença de Clarkson (mais prevalente entre a quarta e quinta década de vidas, com acometimento se-

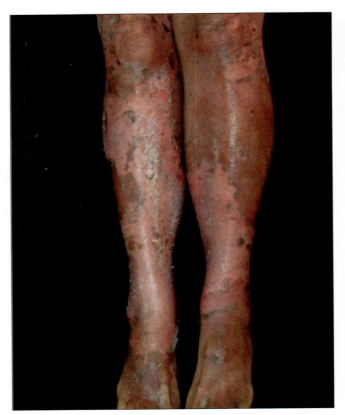

Figura 1 – Eritema, edema e descamação dos membros inferiores

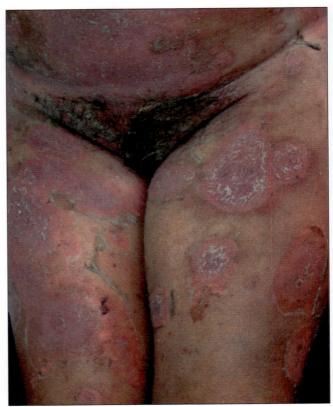

Figura 2 – Edema das coxas com placas extensas eritemato-descamativas

melhante em ambos os sexos), associada a sepse (mais comum), a doenças cutâneas (eritrodermia e psoríase pustulosa), a doenças sistêmicas (febres virais hemorrágicas, doenças autoimunes, envenenamento por picada de cobra, síndrome do enxerto x hospedeiro) e induzida por drogas (retinoides, fator estimulador de granulócitos, gencitabina).[3,6-8] Por ser geralmente um processo secundário, é mandatório estabelecer a etiologia para possibilitar seu manejo preciso.

A clínica é dividida em três fases:

1. Prodrômica: somente na forma idiopática. Sintomas gripais, dor abdominal, náusea e vertigem.

2. Fase aguda (extravasamento): envolve aumento da permeabilidade capilar, com perda de água, eletrólitos e proteínas, para o espaço extravascular, com edema, síndrome compartimental, ganho de peso, eritema, prurido, sudorese, hemoconcentração, falência renal e choque hipovolêmico.[9] (Figuras 1 a 6)

3. Fase tardia (expansão plasmática): o fluido retorna ao intravascular e pode ocorrer edema agudo de pulmão, síndrome da angústia respiratória (SARA), derrame pericárdico, tamponamento cardíaco e choque cardiogênico. A alteração capilar pulmonar na

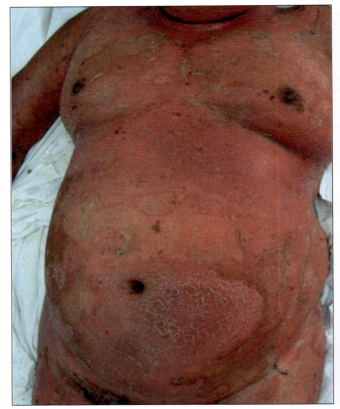

Figura 3 – Edema do tronco com áreas extensas eritematosas e descamativas

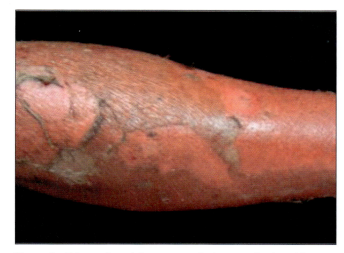

Figura 4 – Edema do antebraço com destacamento da epiderme

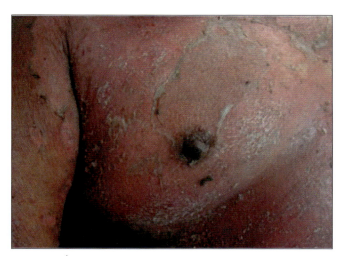

Figura 6 – Área com grande edema, eritema e descamação

síndrome de extravasamento capilar é manifestada por hipóxia grave associada à radiografia de tórax com congestão pulmonar na presença de função cardíaca normal.[10] É nesta fase que ocorrem as principais complicações que colocam em risco a vida do paciente.[11]

A síndrome de extravasamento capilar sistêmica tem sido relatada como complicação de eritrodermia. (Figuras 3 a 6) Esta, comumente decorre de psoríase instável, com eritema e descamação em mais de 75% do corpo. Outras causas de eritrodermia são: farmacodermias e malignidades. A eritrodermia psoriásica aumenta em 25-30% a perda diária de proteínas, gerando balanço nitrogenado negativo, com consequente edema, fraqueza muscular e hipoalbuminemia. Há o hipermetabolismo compensatório e um aumento da taxa metabólica basal, sem aumento da atividade da tireoide. O fluxo sanguíneo aumentado pode causar hipotermia e perda de calor intensa, que se intensifica pela evaporação de calor pelos capilares permeáveis dilatados. Esta alteração da temperatura se mantém pela incapacidade de responder com vasoconstrição e/ou vasodilatação. Em alguns casos pode ser fatal, especialmente em idosos e portadores de cardiopatias.

As principais complicações são infecção secundária, desidratação, desequilíbrio hidroeletrolítico, alteração da temperatura, rabdomiólise, aumento do débito cardíaco, edema agudo de pulmão, derrame pericárdico e síndrome da angústia respiratória aguda (esta pode ocorrer isoladamente como complicação de psoríase pustulosa ou eritrodérmica).[10]

TRATAMENTO

Todos os casos requerem monitorização regular das proteínas, adequado equilíbrio hidroeletrolítico, hemodinâmico e da temperatura. São importantes o controle da ureia, creatinina, nutrição adequada e a vigilância para infecções. Associado a isso, ambiente com temperatura agradável e umidificado a fim de evitar hipotermia e melhorar a hidratação cutânea. Os anti-histamínicos sedativos podem ser prescritos para aliviar o prurido e reduzir a ansiedade. A análise do VEGF, ainda em estudo, poderá ser um preditor útil para o desfecho clínico e seu manejo, visto que é uma glicoproteína que age permeabilizando diferentes leitos vasculares e dentre suas funções, estão: tornar vênulas hiperpermeáveis a macromoléculas circulantes, gerar acúmulo de cálcio citoplasmático, divisão e migração celular e induzir angiogênese.[12]

O tratamento se baseia em duas drogas quando a origem da síndrome é uma doença dermatoló-

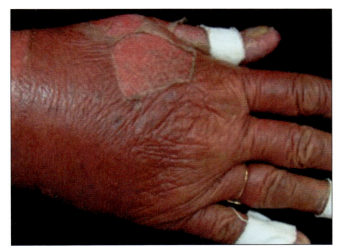

Figura 5 – Mão suculenta com destacamento da epiderme

gica: corticoterapia[11] (usada quando a dermatose é desconhecida ou quando a psoríase está associada à síndrome da angústia respiratória aguda ou edema pulmonar agudo) e ciclosporina[13] (inibe a IL-2; usada quando a etiologia é uma psoríase instável). Para as demais causas da síndrome, diversas drogas têm sido tentadas: imunoglobulina IV, teofilina (diminui a degradação do AMPc), terbutalina (facilita a produção de AMPc), indometacina, espironolactona, plasmaférese, prostaciclina, gingko biloba e pentastarch. Opções sugeridas ainda a estudar são: inibição da apoptose por anticaspases (drogas que inibem as enzimas responsáveis por proteólise) ou antioxidantes e, ação inibitória sobre o VEGF ou sobre as vias mediadas por ele, uma vez que já existem no mercado medicamentos inibidores do VEGF usados na oncologia, com relato de pacientes portadores de neoplasia e psoríase, que apresentaram melhora cutânea após o uso.[14]

O QUE VOCÊ PRECISA SABER DESTE CAPÍTULO

- A síndrome do extravasamento capilar é causada por aumento da permeabilidade capilar, o que resulta em acúmulo de fluido e proteínas no espaço intersticial ou extravascular, com subsequente choque hipovolêmico.

- O mecanismo ainda não foi estabelecido, mas várias hipóteses têm sido aventadas, como aumento da expressão de citocinas, do leucotrieno B4 e da concentração plasmática de VEGF.

- Os sintomas consistem de febre, edema localizado ou difuso, ganho de peso, eritema generalizado, prurido, sudorese, falência renal e choque hipovolêmico. São sinais de gravidade: edema pulmonar agudo, derrame pericárdico, tamponamento cardíaco e choque cardiogênico.

- Todos os casos requerem monitorização regular das proteínas, adequado equilíbrio hidroeletrolítico, hemodinâmico e da temperatura.

REFERÊNCIAS BIBLIOGRÁFICAS

1. Amoura Z, Papo T, Ninet J, Hatron PY, Guillaumie J, Piette AM, et al. Systemic capillary leak syndrome: report on 13 patients with special focus on course and treatment. Am J Med. 1997 Dec; 103(6):514-9.
2. Dhir V, Arya V, Malav IC, Suryanarayanan BS, Gupta R, Dey AB. Idiopathic systemic capillary leak syndrome (SCLS): case report and systematic review of cases reported in the last 16 years. Intern Med. 2007; 46(12):899-904.
3. Siddall E, Khatri M, Radhakrishnan J. Capillary leak syndrome: etiologies, pathophysiology, and management. Kidney Int. 2017. Mar 16. doi:10.1016/j.kint.2016.11.029.
4. Vigneau C, Haymann JP, Khoury N, Sraer JD, Rondeau E. An unusual evolution of the systemic capillary leak syndrome. Nephrol Dial Transplant. 2002 Mar; 17(3):492-4.
5. Creamer D, Allen M, Jaggar R, Stevens R, Bicknell R, Barker J. Mediation of systemic vascular hyperpermeability in severe psoriasis by circulating vascular endothelial growth factor. Arch Dermatol. 2002 Jun; 138(6):791-6.
6. Barnadas MA, Cisteró A, Sitjas D, Pascual E, Puig X, de Moragas JM. Systemic capillary leak syndrome. J Am Acad Dermatol. 1995 Feb; 32(2 Pt 2):364-6.
7. Gripp AC, Jaime TJ, Stolarczuk DA, Dantas MM, Miranda CVR. Síndrome de extravasamento capilar como complicação da psoríase eritrodérmica e seu difícil manejo. Pôster apresentado no 630 Congresso Brasileiro de Dermatologia – Fortaleza, Ceará. 2008.
8. Vos LE, Vermeer MH, Pavel S. Acitretin induces capillary leak syndrome in a patient with pustular psoriasis. J Am Acad Dermatol. 2007 Feb; 56(2):339-42.
9. Bonadies N, Baud P, Peter HJ, Buergi U, Mueller BU. A case report of Clarkson's disease: If you don't know it, you'll miss it. Eur J Intern Med. 2006 Aug; 17(5):363-5.
10. Sadeh JS, Rudikoff D, Gordon ML, Bowden J, Goldman BD, Lebwohl M. Pustular and erythrodermic psoriasis complicated by acute respiratory distress syndrome. Arch Dermatol. 1997; 133:747-750.
11. Tahirkheli NK, Greipp PR. Systemic capillary leak syndrome. Long-term follow up. J Am Coll Cardiol. 1996; 27:(Suppl 1):S28.
12. Xie Z, Ghosh CC, Patel R, et al. Vascular endothelial hyperpermeability induces the clinical symptoms of Clarkson disease (the systemic capillary leak syndrome). Blood. 2012 May; 119(18):4321-32.
13. Bressan AL, Gripp A, Fontenelle EO, Souto RS. Síndrome de extravasamento capilar sistêmico. An Bras Dermatol. 2011; 86(3):593-5.
14. Malelic N, Young HS. Novel investigational vascular endotelial growth factor (VEGF) receptor antagonists for psoriasis. Expert Opin Investig Drugs. 2016; 25(4):455-62.

CAPÍTULO 6.2

DERMATOSCOPIA

Juliana Marques-da-Costa

INTRODUÇÃO

A dermatoscopia ou microscopia de epiluminescência é um exame de imagem não invasivo. Foi desenvolvida para a análise das lesões cutâneas pigmentadas (nevos melanocíticos e melanoma). Entretanto, tem sido utilizada cada vez mais como auxiliar no diagnóstico de outras dermatoses, tumorais (pigmentadas ou não), das alopecias e das onicopatias. Recentemente, padrões dermatoscópicos de doenças cutâneas inflamatórias e infecciosas têm sido descritos.

A aplicação da dermatoscopia nas lesões de psoríase permitiu a identificação de padrões sugestivos, considerando as diversas formas de apresentação da doença. É importante ressaltar que este é um método complementar e que os exames clínico e anatomopatológico permanecem como padrão-ouro para o diagnóstico.

PSORÍASE EM PLACAS

A forma em placas é a mais comum, correspondendo a 90% dos casos, mas à dermatoscopia é indistinguível da forma em gotas. Observam-se vasos puntiformes (pontos vermelhos) bem distribuídos sobre um fundo eritematoso por toda a lesão (Figuras 1, 1A e 1B). Algumas vezes, em maiores

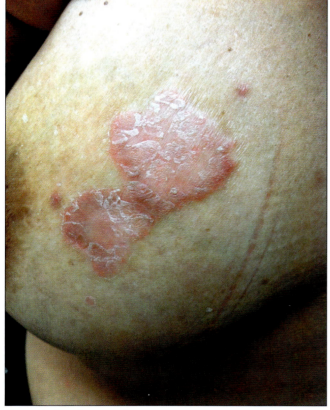

Figura 1 – Psoríase em placas

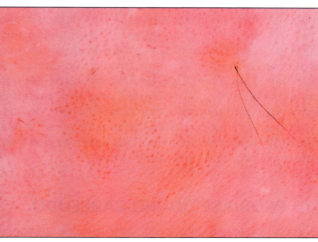

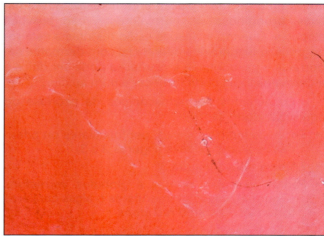

Figuras 1A e 1B – Dermatoscopia – eritema e vasos puntiformes

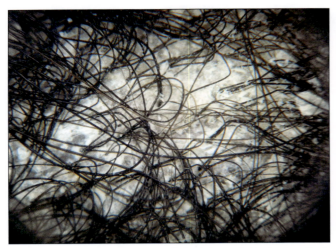

Figura 2 – Exame com dermatoscópio de luz polarizada, sem líquido de interface: escamas interfoliculares, perifliculares e aderidas às hastes capilares

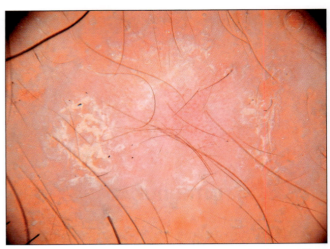

Figura 3 – Exame com dermatoscópio de luz polarizada, com líquido de interface: eritema difuso e escamas

aumentos, notam-se glóbulos vermelhos ou vasos glomerulares. Este padrão vascular corresponde na histopatologia aos capilares dilatados e tortuosos.[1]

Diversas são as lesões que podem apresentar vasos puntiformes e devem ser incluídas como diagnósticos diferenciais dermatoscópicos.[1-3] No acantoma de células claras, os vasos assumem conformação "em colar de pérolas" ou reticular.[2-4] No líquen plano, além do padrão vascular, é possível observar uma rede branca central que corresponde às estrias de Wickham.[5] Na doença de Bowen, os vasos são caracteristicamente glomerulares, mas em menores aumentos, também de aspecto puntiforme, dispostos em aglomerados e associados a escamas.[1,6] Nos melanomas hipo ou amelanóticos também veem-se, à dermatoscopia, vasos puntiformes.

PSORÍASE COURO CABELUDO

No couro cabeludo, a psoríase manifesta-se como uma ou mais placas eritematosas, descamativas, pruriginosas e, normalmente, não provoca alopecia. Quando as lesões estão restritas a esta topografia, o diagnóstico diferencial com dermatite seborreica e pseudotinea amiantácea pode ser difícil e a dermatoscopia pode fornecer algum auxílio.[7]

Os achados dermatoscópicos da psoríase do couro cabeludo são:[8]
- Escamas interfoliculares, perifoliculares ou aderidas às hastes pilosas (Figuras 2 e 3)
- Eritema difuso (Figura 3)
- Padrão vascular: pontos e glóbulos vermelhos (Figura 4), vasos glomerulares e alças capilares tortuosas – *twisted red loops*

As alças capilares tortuosas são vistas apenas com aumentos maiores do que 50x e sua quantidade está relacionada com a atividade da doença.[8]

Recomenda-se realização da dermatoscopia inicialmente com aparelho de luz polarizada e sem contato para melhor visualização das escamas e posterior aplicação de líquido de interface para otimizar o exame das estruturas vasculares.[8]

Algumas séries de casos têm demonstrado que no diagnóstico diferencial dermatoscópico da psoríase e da dermatite seborreica, o padrão vascular é o principal critério a ser considerado. Na dermatite seborreica, os pontos e glóbulos vermelhos são raros e os vasos são predominantemente arboriformes (ramificados) ou atípicos (irregulares), sendo que os últimos podem estar presentes também na psoríase. As escamas, entretanto, não apresentam diferenças significativas.[7]

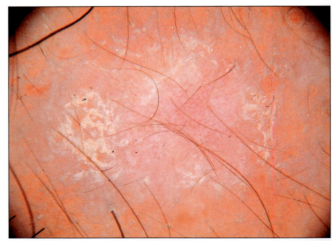

Figura 4 – Exame com dermatoscópio de luz polarizada, com líquido de interface – pontos e glóbulos vermelhos

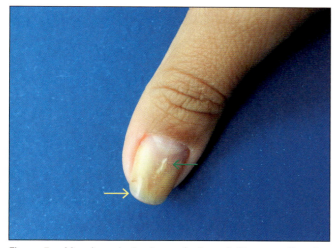

Figura 5 – Mancha salmão, leuconíquia, onicólise e estilhas hemorrágicas. Clínica

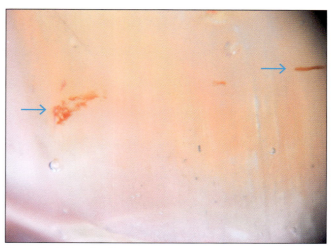

Figura 7 – Maior detalhe das estilhas hemorrágicas

Histologicamente, os pontos e glóbulos vermelhos correspondem aos vasos tortuosos e dilatados presentes nas papilas dérmicas alongadas, muito características da psoríase. Enquanto isso, na dermatite seborreica, a proliferação vascular ocorre de forma horizontal no plexo subpapilar associada aos sulcos pouco hiperplasiados.

PSORÍASE UNGUEAL

A psoríase ungueal pode estar associada a todas as formas de psoríase e raramente ocorre de forma isolada. Acomete cerca de 50% de todos os pacientes e até 83% daqueles com artrite psoriásica. (Figuras 5 a 10)

Diversas são as apresentações clínicas, dependendo do local de acometimento do aparelho ungueal, e, em alguns casos, a dermatoscopia pode complementar o diagnóstico clínico.[9,10]

LESÃO NA MATRIZ PROXIMAL

PITTING: depressões de diversos tamanhos e formas circundadas por halo claro. (Figuras 9 e 10: setas pretas)

LESÃO NA MATRIZ INTERMEDIÁRIA

LEUCONÍQUIA: área amorfa esbranquiçada. (seta verde) (Figuras 5 e 6)

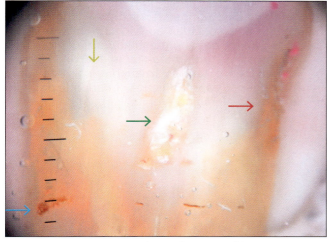

Figura 6 – Mancha salmão, leuconíquia, onicólise e estilhas hemorrágicas. Dermatoscopia

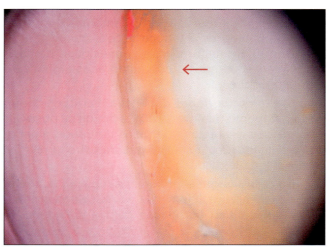

Figura 8 – Maior detalhe da mancha salmão

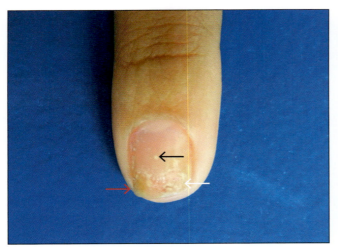

Figura 9 – Pitting e mancha salmão. Clínica

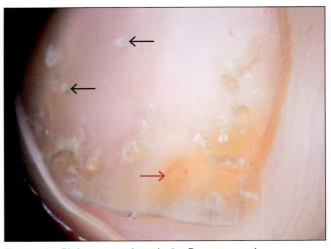

Figura 10 – Pitting e mancha salmão. Dermatoscopia

LESÃO NA MATRIZ DISTAL

ONICODISTROFIA: área amorfa esbranquiçada circundada por halo eritemato-amarelado. (Figura 9)

LESÕES NO LEITO UNGUEAL

HEMORRAGIA EM ESTILHA (ou estilha hemorrágica) – área homogênea violácea a enegrecida, alongada, disposta longitudinalmente e associada ou não a pontos enegrecidos (*blood spot*). (setas azuis) (Figuras 5, 6 e 7)

MANCHA SALMÃO – área amorfa eritematosa ou eritemato-alaranjada de distintas dimensões e formas. (setas vermelhas) (Figuras 5, 6, 8, 9 e 10)

ONICÓLISE – área homogênea esbranquiçada circundada por halo eritemato-alaranjado. Este halo é um achado específico da psoríase ungueal e que comumente só pode ser observado com o dermatoscópio. (seta amarela) (Figuras 5 e 6)

O exame pode ser realizado com aparelho de luz polarizada ou não, de preferência com utilização de líquido de interface (álcool gel ou gel de ultrassom) para uniformizar a convexidade da lâmina ungueal e permitir o adequado acoplamento do dermatoscópio.

O exame da dobra ungueal distal (hiponíquio) requer aumento mínimo de 40x, a fim de se observar a presença e quantidade de vasos tortuosos, alongados e dilatados, cuja análise guarda estreita relação com a atividade da doença.[11]

Na dobra ungueal proximal a redução quantitativa e a visualização de capilares reduzidos em diâmetro apresentam correlação com a gravidade da doença.[12]

O QUE VOCÊ PRECISA SABER DESTE CAPÍTULO

- A dermatoscopia é um exame de imagem não invasivo utilizado para diagnóstico de dermatoses, pigmentadas ou não, das alopecias, das onicopatias e de doenças cutâneas inflamatórias e infecciosas.
- Nas placas: vasos puntiformes (pontos vermelhos) distribuídos homogeneamente por toda a lesão.
- No couro cabeludo: escamas interfoliculares, perifoliculares ou aderidas às hastes pilosas, eritema difuso, pontos e glóbulos vermelhos, vasos glomerulares e alças capilares tortuosas.
- Na matriz: depressões de diversos tamanhos e formas circundadas por halo claro (*pitting*); áreas amorfas esbranquiçadas (leuconíquia); circundadas por halo eritemato-amarelado (onicodistrofia).
- No leito ungueal: áreas homogêneas violáceas a enegrecidas, alongadas, dispostas longitudinalmente e, associadas ou não, a pontos enegrecidos (hemorragia em estilha); área amorfa eritematosa ou eritemato-alaranjada de distintas dimensões e formas (manchas salmão); área homogênea esbranquiçada circundada por halo eritemato-alaranjado (onicólise).

REFERÊNCIAS BIBLIOGRÁFICAS

1. Bowling J. Diagnostic dermoscopy. The Illustrated Guide. 1st ed. Oxford: Wiley-Blackwell; 2012.
2. Ramos-e-Silva M, Campos-do-Carmo G, Marques-da-Costa J. Outros tumores. In: Fundamentos de Dermatoscopia. Atlas Dermatológico. Rio de Janeiro: Atheneu; 2012:221-34.
3. Micali G, Lacarrubba F, Massimino D, Schwartz RA. Dermatoscopy: alternative uses in daily clinical practice. J Am Acad Dermatol. 2011 Jun; 64(6):1135-46.
4. Blum A, Metzler G, Bauer J, Rassner G, Garbe C. The dermatoscopic pattern of clear-cell acanthoma resembles psoriasis vulgaris. Dermatology. 2001; 203(1):50-2.
5. Zalaudek I, Argenziano G. Dermoscopy subpatterns of inflammatory skin disorders. Arch Dermatol. 2006 Jun;142(6):808.
6. Ramos-e-Silva M, Campos-do-Carmo G, Marques-da-Costa J. Lesões não melanocíticas pré-malignas e malignas. Doença de Bowen. In: Fundamentos de Dermatoscopia. Atlas Dermatológico. Rio de Janeiro: Atheneu; 2012:193-6.
7. Kim GW, Jung HJ, Ko HC, Kim MB, Lee WJ, Lee SJ, Kim DW, Kim BS. Dermoscopy can be useful in differentiating scalp psoriasis from seborrhoeic dermatitis. Br J Dermatol. 2011 Mar; 164(3):652-6.
8. Melo DF. Tricoscopia. In: Ramos-e-Silva M, Campos-do-Carmo G, Marques-da-Costa J. Fundamentos de Dermatoscopia. Atlas Dermatológico. Rio de Janeiro: Atheneu; 2012: 313-34.
9. Farias DC, Tosti A, Di Chiacchio N, Hirata SH. Aspectos dermatoscópicos na psoríase ungueal. An Bras Dermatol. 2010; 85(1):101-3.
10. Nakamura RC, Costa MC. Dermatoscopic findings in the most frequent onychopathies: descriptive analysis of 500 cases. Int J Dermatol. 2012 Apr; 51(4):483-5.
11. Iorizzo M, Dahdah M, Vincenzi C, Tosti A. Videodermoscopy of the hyponychium in nail bed psoriasis. J Am Acad Dermatol. 2008 Apr; 58(4):714-5.
12. Ohtsuka T, Yamakage A, Miyachi Y. Statistical definition of nailfold capillary pattern in patients with psoriasis. Int J Dermatol. 1994; 33(11):779-82.

CAPÍTULO 6.3

HISTOPATOLOGIA

Tullia Cuzzi

INTRODUÇÃO

O quadro histopatológico da psoríase vulgar e variantes,[1-5] traduz o aspecto clínico da lesão e acompanha as diversas formas de apresentação da doença. Acompanha também os complexos eventos fisiopatológicos[6,7] responsáveis pelo desenvolvimento da psoríase que ainda não tem etiologia completamente estabelecida. Os eventos fisiopatológicos, vinculados a fatores genéticos, metabólicos e imunológicos, entre outros, conduzem a anormalidades na proliferação e diferenciação de ceratinócitos[8-10] e outras células, tais como fibroblastos e células endoteliais,[11-14] e acompanham as alterações inflamatórias. Distúrbios na regulação da resposta imune promovidos pelas alterações genéticas seriam relevantes na patogênese da doença[15-18] e levariam à proliferação anormal da epiderme. Células T ativadas liberariam citocinas que induziriam à proliferação de ceratinócitos que por sua vez seriam também capazes de liberar outros mediadores que promovem o desenvolvimento da lesão psoriásica.[19,20] Em resumo, a doença é tida como mediada por células T (resposta tipo Th1) envolvendo a proliferação aumentada de ceratinócitos, com inflamação e angiogênese.[21,22] Portanto, a hiperproliferação da epiderme, as alterações na microcirculação e a resposta inflamatória norteiam o aspecto clínico clássico da lesão psoriásica que é elevada (pápula/placa), descamativa e eritematosa. O eritema resulta da proliferação e dilatação dos vasos das papilas dérmicas enquanto o espessamento da pele e descamação guardam relação com a hiperplasia epidérmica e paraceratose vinculados a proliferação anormal dos ceratinócitos. Todas estas características clínicas/fisiopatológicas são vistas ao exame microscópico da lesão. A destruição de linfócitos T ativados[23] bem como o bloqueio do processo de apresentação de antígeno às células T,[24,25] resultariam na melhora clínica.

ACHADOS HISTOLÓGICOS

A lesão histológica típica de psoríase vulgar estabelecida é representada por epiderme com acantose pronunciada e regular. Os cones epiteliais estão uniformemente alongados e são alargados na sua base, adquirindo formato de "taco de golfe". Algumas vezes os cones epiteliais adjacentes podem estar fundidos. Entre os cones, a derme papilar correspondente também está alongada e com aspecto edematoso. A epiderme suprapapilar é adelgaçada. Ainda na epiderme observam-se hiperceratose e paraceratose que pode ser focal ou extensa e confluente. A camada granulosa é ausente ou bastante atenuada. Espongiose, quando presente, em geral se situa na epiderme supra-papilar, adjacente aos vasos dérmicos dilatados.[26-29] (Figura 1)

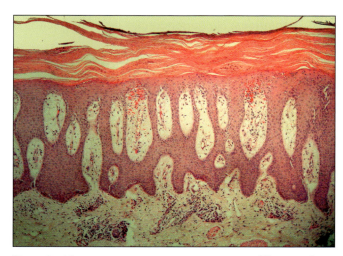

Figura 1 – Hiperceratose e paraceratose extensas. Hipogranulose. Acantose regular com fusionamento das porções mais baixas dos cones epiteliais. Derme papilar edemaciada contendo capilares ectasiados e congestos. Linfócitos ao redor de vasos superficiais (Obj 10X)

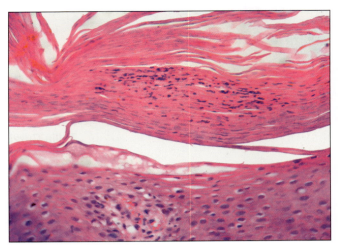

Figuras 2 – Microabscesso de Munro: agregado de neutrófilos e restos nucleares entre células paraceratóticas (Obj 40X)

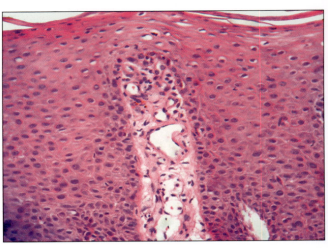

Figura 4 – Dilatação e tortuosidade de vasos da derme papilar. Adelgaçamento da epiderme suprapapilar (Obj 40X)

O microabscesso de Munro e a pústula espongiforme de Kogoj são achados histológicos bastante característicos da psoríase e tem valor diagnóstico, no contexto de uma dermatite psoriasiforme. Como alterações histológicas isoladas não são específicos e podem ser vistos em outras dermatoses. Estão presentes nas lesões ativas e são escassos ou ausentes em lesões crônicas. Decorrem da permeação da epiderme por neutrófilos em diferentes estágios da doença. O microabscesso de Munro representa um grupamento de polimorfonucleares ou seus restos nucleares caracteristicamente situados no topo dos agregados de células paraceratóticas da camada córnea (Figura 2). Na pústula espongiforme de Kogoj estas mesmas células inflamatórias se acumulam nas porções mais altas do estrato de Malpighi, na camada espinhosa. Há degeneração de ceratinócitos e espongiose associadas (Figura 3).

Na derme papilar encontra-se, de modo também característico, dilatação e tortuosidade de vasos capilares. O infiltrado inflamatório associado é predominantemente linfocitário mas outras células inflamatórias podem ser observadas além de hemácias extravasadas.[26,30,31] (Figuras 1 e 4)

O quadro histológico típico é, em geral, observado nas pápulas eritematosas e descamativas iniciais ou nas bordas ativas das placas.[32] A paraceratose e a exsudação de neutrófilos através da epiderme estão atenuadas nas lesões tardias restando entretanto a acantose regular e a tortuosidade dos vasos dérmicos.

A paraceratose, o adelgaçamento da epiderme suprapapilar e a dilatação de capilares das papilas dérmicas respondem pelo sinal de Auspitz, característico da doença e que corresponde ao aparecimento de pequenos pontos de sangramento após remoção das escamas por raspagem suave.

A cronologia do desenvolvimento da lesão considera as alterações vasculares da derme papilar

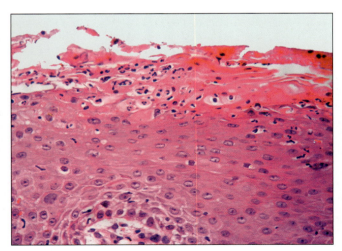

Figura 3 – Pústula espongiforme de Kogoj: coleção de neutrófilos nas porções mais altas do estrato de Malpighi com discreta espongiose associada (Obj 40X)

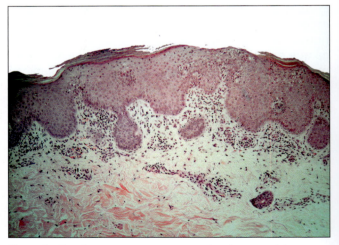

Figura 5 – Psoríase gutata: paraceratose focal com aprisionamento de leucócitos, acantose moderada e irregular, exocitose de neutrófilos (Obj 10X)

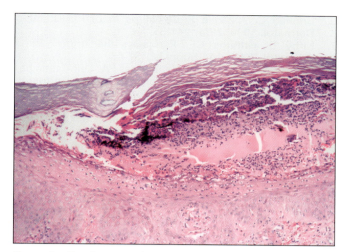

Figura 6 – Psoríase pustulosa: volumosa pústula subcórnea caracterizada pelo aprisionamento de polimorfonucleares e material amorfo; alterações espongiformes na epiderme circunjacente (Obj 10X)

como iniciais, com dilatação dos vasos e edema da derme papilar. O infiltrado linfocítico associado, visto ao redor dos vasos dilatados, permeia as porções mais inferiores da epiderme com leve espongiose. Ainda nas porções mais baixas do epitélio, podem ser vistas figuras de mitose que não estão restritas à camada basal. Em seguida há perda da camada granulosa e aparecimento da paraceratose. O processo se completa com a migração de neutrófilos através da epiderme onde podem formar pequenos agregados (microabscesso de Munro e a pústula espongiforme de Kogoj) e por último se desenvolve acantose psoriasiforme.[28,33]

Na forma gutata ou eruptiva da doença, as alterações epidérmicas são menos pronunciadas, particularmente a acantose e paraceratose.[1] (Figura 5) Como nas lesões muito iniciais ou naquelas tratadas, o quadro histológico é menos característico, havendo predomínio das alterações dérmicas. A hipogranulose e a paraceratose podem se focais e a observação do microabscesso de Munro e pústula espongiforme é ocasional.[28,29] Assim, na psoríase eruptiva, lesões com maior tempo de evolução podem oferecer aspectos histológicos mais característicos.[32]

Nas diversas formas de psoríase pustulosa, a pústula espongiforme adquire o aspecto de uma macropústula (Figura 6). A grande pústula eventualmente pode se romper e ganhar contiguidade com a camada córnea de modo que neutrófilos são aprisionados entres as células paraceratóticas notando-se então um microabscesso de dimensões maiores que as habituais, certa inespecificidade ao quadro. No caso de lesões pustulosas, deve-se escolher as mais recentes.[32] A presença das outras alterações de psoríase na epiderme e na derme adjacentes permitem o diagnóstico diferencial com outras dermatoses pustulosas, no entanto, a hiperplasia psoriasiforme pode não fazer parte do quadro.[34]

Na psoríase eritrodérmica, as alterações histológicas podem ser características ou pouco específicas. A paraceratose e a acantose tendem a ser menos exuberantes e frequentemente o quadro microscópico se assemelha ao das lesões iniciais ou eruptivas da doença. Outras vezes se parece com uma dermatite espongiótica crônica. Entretanto, a presença de dilatação e tortuosidade dos vasos papilares que se aproximam da epiderme sobrejacente, é tida como "pista" diagnóstica e remetem à psoríase em pacientes com eritrodermia.[35]

As alterações espongióticas que são discretas na psoríase e, em geral, presentes apenas nas porções mais inferiores da epiderme, tornam-se exageradas nas lesões palmares, plantares e genitais da doença, tornando difícil o diagnóstico diferencial com outras dermatites espongióticas. Deste modo, a espongiose se manifesta como material amorfo eosinofílico entre as células paraceratóticas ou mesmo como vesículas espongióticas aumentando o espaçamento entre os ceratinócitos do estrato de Malpighi. A presença de múltiplos focos de paraceratose com orientação vertical que se alternam com segmentos de hiperceratose ortoceratótica falaria a favor da psoríase.[36]

Nas lesões tratadas, o infiltrado inflamatório diminui, a acantose é menos acentuada e a camada granulosa se recompõe. O aspecto exudativo da doença também se atenua. Entretanto, vestígios das alterações arquiteturais da epiderme, sob a forma de cones epiteliais alongados e alargados e adelgaçamento da epiderme supra-papilar, podem estar presentes em lesões sem expressão clínica.[37]

As entidades que com mais frequência constituem diagnóstico diferencial histopatológico com psoríase são:

- Dermatites espongióticas crônicas, como a dermatite seborreica: o aspecto de espongiose é mais difuso e acentuado ao mesmo tempo em que a acantose regular e o adelgaçamento da epiderme supra-papilar, típicos da psoríase, não estão presentes. No eczema seborreico a paraceratose compromete em particular óstio infundibular.
- Micoses superficiais: em geral também se apresentam como processos espongióticos, com maior ou menor cronicidade, e caracteristicamente cursam com exocitose de neutrófilos e com o acúmulo destas células na camada córnea, podendo então mimetizar alguns aspectos vistos da psoríase. O diagnóstico requer a visualização dos elementos fúngicos feita através de colorações histológicas especiais, tais como o PAS e impregnação pela prata. Cabe lembrar que micoses superficiais também podem ter o aspecto histológico de pústula subcórnea/intra-epidérmica de modo que no contexto de psoríase pustulosa, este diagnóstico deve ser afastado.

- Líquen simples cônico: caracterizado por hiperplasia psoriasiforme, em geral não mostra as outras alterações epidérmicas mais típicas da psoríase. Há hiperceratose ortoceratótica compacta e hipergranulose. Este aspecto pode ser modificado por alterações espongióticas agudas ou subagudas superpostas com ou sem escoriação. Ainda, há típica fibroplasia da derme papilar.

- Pitiríase rubra pilar: a acantose é menos pronunciada e menos regular. O aspecto característico é o de paraceratose alternada nos sentidos verticais e horizontais. Paraceratose também é vista em óstios foliculares.

O QUE VOCÊ PRECISA SABER DESTE CAPÍTULO

- A lesão histológica típica de psoríase vulgar estabelecida é representada por epiderme com acantose pronunciada e regular.
- Os cones epiteliais são uniformemente alongados e são alargados na sua base, adquirindo formato de "taco de golfe".
- Entre os cones, a derme papilar correspondente se apresenta alongada e com aspecto edematoso.
- A epiderme suprapapilar é adelgaçada e mostra hiperceratose e paraceratose que pode ser focal ou extensa e confluente.
- A camada granulosa é ausente ou bastante atenuada.
- O microabscesso de Munro e a pústula espongiforme de Kogoj são achados histológicos bastante característicos da psoríase e tem valor diagnóstico.

REFERÊNCIAS BIBLIOGRÁFICAS

1. Barr RJ, Young EM Jr. Psoriasiform and related papulosquamous disorders. J Cutan Pathol. 1985 Oct;12(5):412-25.
2. Ackerman AB, Chongchitnant N, Sánchez J, Guo Y, Bennin B, Reichel M, et al. Histologic diagnosis of inflammatory skin diseases: an algorithmic method based on pattern analysis. 2 ed. Baltimore: Williams & Wilkins; 1997.
3. Mobini N, Toussaint S, Kamino H, Noninfectious erythematous, papular, and squamous diseases. In: Elder DE, Elenitsas, R, Johnson BL, Murphy GF. Lever's Histopathology of the Skin. 10 ed. Philadelphia: Lippincott, Williams and Wilkins; 2009:16-204.
4. Weedon D. The psoriasiform reaction pattern. In: Weedon D. Weedon's skin pathology. 3 ed. London: Churchill Livingstone Elsevier; 2010:71-91.
5. Metze D. Spongiotic, psoriasiform and pustular dermatoses. In: Calonje E, Brenn T, Lazar A, McKee PH. McKee's Pathology of the Skin. Edinburgh: Elsevier Saunders; 2012:180-218.
6. Bonifati C, Ameglio F. Cytokines in psoriasis. Int J Dermatol. 1999; 38(4):241-51.
7. Kirby B, Griffiths CE. Psoriasis: the future. Br J Dermatol. 2001; 144(Suppl 58):37-43.
8. Weinstein GD, McCullough JL, Ross PA. Cell kinetic basis for pathophysiology of psoriasis. J Invest Dermatol. 1985; 85(6):579-83.
9. van Duijnhoven MW, van de Kerkhof PC, Pasch MC, Muys L, van Erp PE. The combination of the Zenon labeling technique and microscopic image analysis to study cell populations in normal and psoriatic epidermis. J Cutan Pathol. 2005 Mar; 32(3):212-9.
10. Ayli EE, Li W, Brown TT, Witkiewicz A, Elenitsas R, Seykora JT. Activation of Src-family tyrosine kinases in hyperproliferative epidermal disorders. J Cutan Pathol. 2008 Mar; 35(3):273-7.
11. Braverman IM, Sibley J. Role of the microcirculation in the treatment and pathogenesis of psoriasis. J Invest Dermatol. 1982; 78(1):12-7.
12. Priestley GC, Adams LW. Hyperactivity of fibroblasts cultured from psoriatic skin: I. Faster proliferation and effect of serum withdrawal. Br J Dermatol. 1983; 109(2):149-56.
13. Goodfield M, Hull SM, Holland D, Roberts G, Wood E, Reid S, Cunliffe W. Investigations of the 'active' edge of plaque psoriasis: vascular proliferation precedes changes in epidermal keratin. Br J Dermatol. 1994 Dec; 131(6):808-13.
14. Creamer JD, Barker JN. Vascular proliferation and angiogenic factors in psoriasis. Clin Exp Dermatol. 1995; 20(1):6-9.
15. Farber EM, Nall ML, Watson W. Natural history of psoriasis in 61 twin pairs. Arch Dermatol. 1974; 109(2):207-11.
16. Helms C, Cao L, Krueger JG, Wijsman EM, Chamian F, Gordon D, et al. A putative RUNX1 binding site variant between SLC9A3R1 and NAT9 is associated with susceptibility to psoriasis. Nat Genet. 2003 Dec; 35(4):349-56.
17. Speckman RA, Wright Daw JA, Helms C, Duan S, Cao L, Taillon-Miller P, et al. Novel immunoglobulin superfamily gene cluster, mapping to a region of human chromosome 17q25, linked to psoriasis susceptibility. Hum Genet. 2003 Jan; 112(1):34-41.
18. Capon F, Trembath RC, Barker JN. An update on the genetics of psoriasis. Dermatol Clin. 2004; 22(4):339-47, vii.
19. Krueger GG, Langley RG, Leonardi C, Yeilding N, Guzzo C, Wang Y, et al. A human interleukin-12/23 monoclonal antibody for the treatment of psoriasis. N Engl J Med. 2007 Feb; 356(6):580-92.
20. Sabat R, Philipp S, Höflich C, Kreutzer S, Wallace E, Asadullah K, et al. Immunopathogenesis of psoriasis. Exp Dermatol. 2007 Oct; 16(10):779-98.
21. Baker BS, Fry L. The immunology of psoriasis. Br J Dermatol. 1992; 126(1):1-9.
22. Gudjonsson JE, Johnston A, Sigmundsdottir H, Valdimarsson H. Immunopathogenic mechanisms in psoriasis. Clin Exp Immunol. 2004 Jan; 135(1):1-8.
23. Bagel J, Garland WT, Breneman D, Holick M, Littlejohn TW, Crosby D, et al. Administration of DAB389IL-2 to patients with recalcitrant psoriasis: a double-blind, phase II multicenter trial. J Am Acad Dermatol. 1998 Jun; 38(6 Pt 1):938-44.
24. Lebwohl M, Christophers E, Langley R, Ortonne JP, Roberts J, Griffiths CE; Alefacept Clinical Study Group. An international, randomized, double-blind, placebo-controlled phase 3 trial of intramuscular alefacept in patients with chronic plaque psoriasis. Arch Dermatol. 2003 Jun; 139(6):719-27.

25. Lebwohl M, Tyring SK, Hamilton TK, Toth D, Glazer S, Tawfik NH, et al. A novel targeted T-cell modulator, efalizumab, for plaque psoriasis. N Engl J Med. 2003 Nov; 349(21):2004-13.

26. Gordon M, Johnson WC. Histopathology and histochemistry of psoriasis. I. The active lesion and clinically normal skin. Arch Dermatol. 1967; 95(4):402-7.

27. Cox AJ, Watson W. Histological variations in lesions of psoriasis. Arch Dermatol. 1972; 106(4):503-6.

28. Ragaz A, Ackerman AB. Evolution, maturation, and regression of lesions of psoriasis. New observations and correlation of clinical and histologic findings. Am J Dermatopathol. 1979; 1(3):199-214.

29. Christophers E, Kiene P. Guttate and plaque psoriasis. Dermatol Clin. 1995; 13(4):751-6.

30. Bieber T, Braun-Falco O. Distribution of CD1a-positive cells in psoriatic skin during the evolution of the lesions. Acta Derm Venereol. 1989; 69(2):175-8.

31. De Panfilis G, Manara GC, Ferrari C, Torresani C, Zucchi A, Devoto RM. Further characterization of the "incipient lesion of chronic stationary type psoriasis vulgaris in exacerbation". The CD4-positive lymphocytes are the prominent cell population infiltrating the dermis. Acta Derm Venereol Suppl (Stockh). 1989; 146:26-30.

32. Sina B, Kao GF, Deng AC, Gaspari AA. Skin biopsy for inflammatory and common neoplastic skin diseases: optimum time, best location and preferred techniques. A critical review. J Cutan Pathol. 2009 May; 36(5):505-10.

33. Jablonska S, Chowaniec O, Beutner EH, Maciejowska E, Jarzabek-Chorzelska M, Rzesa G. Stripping of the stratum corneum in patients with psoriasis: production of prepinpoint papules and psoriatic lesions. Arch Dermatol. 1982 Sep; 118(9):652-7.

34. Kingery FA, Chinn HD, Saunders TS. Generalized pustular psoriasis. Arch Dermatol. 1961; 84:912-9.

35. Tomasini C, Aloi F, Solaroli C, Pippione M. Psoriatic erythroderma: a histopathologic study of forty-five patients. Dermatology. 1997; 194(2):102-6.

36. Aydin O, Engin B, Oğuz O, Ilvan S, Demirkesen C. Nonpustular palmoplantar psoriasis: is histologic differentiation from eczematous dermatitis possible? J Cutan Pathol. 2008 Feb; 35(2):169-73.

37. Baxter DL. Generalized pustular psoriasis. Arch Dermatol. 1964; 89:877-9.

CAPÍTULO 6.3.1

CLIPPLING UNGUEAL

Thiago Jeunon de Sousa Vargas

INTRODUÇÃO

O *clippling* ungueal é uma técnica não-invasiva que permite o estudo da lâmina ungueal doente após processamento histológico. Tem como uma das principais indicações a avaliação de unhas com onicólise distal e hiperceratose subungueal, achados clínicos comuns tanto à psoríase quanto a onicomicose.

TÉCNICA DE *CLIPPING* UNGUEAL

A técnica consiste em cortar, com o auxílio de um alicate ou de um cortador de unhas, a porção distal da lâmina ungueal descolada do leito, chegando o mais próximo possível da interseção com a parte sadia da unha, sem causar desconforto ou sangramento. O fragmento deve ter idealmente mais de cinco milímetros de comprimento no sentido horizontal da unha e pelo menos dois milímetros de largura.[1] Quanto mais hiperceratose subungueal vier aderida a face ventral da lâmina ungueal, mais representativo será o fragmento, sendo de suma importância que o paciente não realize a remoção mecânica da ceratina nos quinze dias que precederem a coleta do material, assim como evite uso de medicações anti-fúngicas tópicas ou sistêmicas.

O material deve ser acondicionado em frasco de biopsia seco ou contendo formol a 10% e encaminhado a laboratório de dermatopatologia. Como a lâmina ungueal é um tecido duro, o tratamento do material visando o seu amolecimento melhora sobremaneira a qualidade dos cortes histológicos.[2] O protocolo utilizado no nosso serviço consiste em imersão da lâmina ungueal em solução de KOH 20% durante quinze minutos em estufa com temperatura de 560 Celsius, seguido imediatamente do processamento histológico de rotina, com obtenção de lâminas coradas pela hematoxilina e eosina (HE) e pelo ácido periódico-Schiff (PAS). Outras substâncias que podem ser utilizadas para o amolecimento são solução de tween 40 a 10%, NaOH a 20 % e a fixação em solução de ácido tricloroacético a 5% com formalina a 10%.[3]

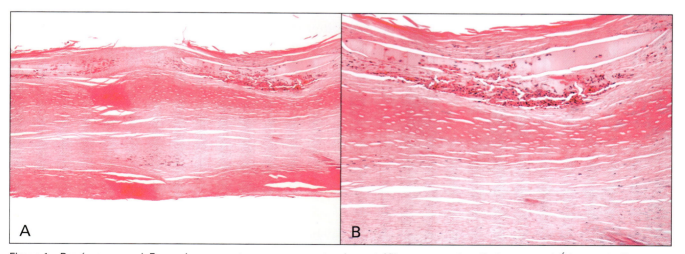

Figura 1 – Psoríase ungueal. Focos de paraceratose e grupamentos de neutrófilos permeando a lâmina ungueal. É imprescindível a realização de coloração pelo PAS para afastar onicomicose (HE; A: 100x, B: 200x).

Vale lembrar que o material obtido nesta técnica consiste exclusivamente da lâmina ungueal e da hiperceratose, não sendo portanto possível avaliar o padrão de reação do epitélio do leito ungueal, muito menos o aspecto da derme e o infiltrado inflamatório, o que impõem certas limitações em comparação com a biopsia da unidade ungueal (procedimento invasivo e mais complexo).[3]

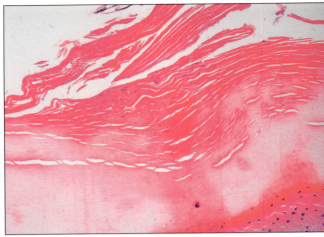

Figura 3 – *Pitting* ungueal. Nota-se área de paraceratose na superfície dorsal da lâmina ungueal, de formato triangular com um dos vértices apontando para baixo. Estes achados refletem alterações da matriz proximal durante a formação da lâmina ungueal. Ao se destacar, este tampão paraceratótico dá origem a uma depressão puntiforme (HE, 200x)

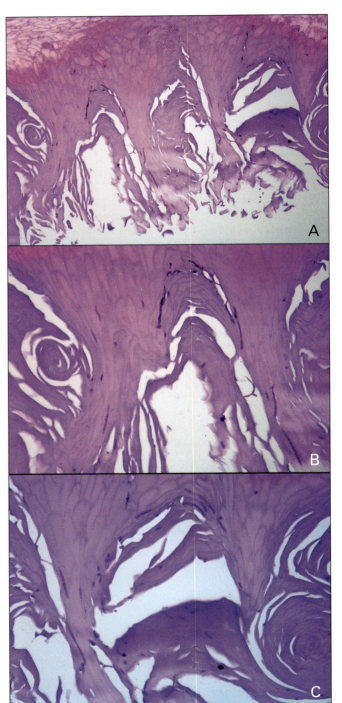

Figura 2 – Onicomicose. Lâmina ungueal com hiperceratose subungueal e hifas hialinas septadas incorporadas a superfície ventral da lâmina ungueal (PAS; A: 200x, B: 400x, C: 400x)

De forma análoga ao que é observado na pele, a histopatologia da psoríase ungueal e da onicomicose tem vários aspectos em comum, sendo que em ambas ocorre hiperceratose subungueal, paraceratose, exsudato plasmático e permeação da lâmina ungueal por neutrófilos (Figura 1). Na ausência de fungos, a presença de neutrófilos na lâmina ungueal sugere fortemente o diagnóstico de psoríase. Desta forma, perante este quadro morfológico, é imprescindível a pesquisa minuciosa de hifas septadas e ramificadas invadindo a lâmina ungueal, que muitas vezes são visualizáveis apenas nos cortes corados pelo PAS (Figura 2), sendo este achado diagnóstico das onicomicoses. Na atualidade, o *clipping* ungueal tem sido considerado o método mais sensível para detecção desta infecção, suplantando o exame micológico direto e a cultura, quando o paciente está em vigência de tratamento.[4,5] Uma limitação deste método seria a incapacidade de identificação da espécie do agente, mas a complementação do exame com o estudo imuno-histoquímico permite ao menos a detecção do gênero.[6] Uma terceira causa de onicólise e hiperceratose subungueal presente na prática clínica é a onicopatia traumática, que acomete principalmente os primeiros pododáctilos de mulheres. O *clipping* ungueal destes casos não apresenta neutrófilos nem elementos fúngicos.

O *clipping* ungueal também permite documentar na superfície dorsal da lâmina ungueal os *pittings* (Figura 3) que, apesar de não serem um achado específico da psoríase, refletem acometimento da matriz ungueal proximal naqueles indivíduos com a doença. Os *pittings* caracterizam-se por focos isolados de paraceratose de formato triangular com a base voltada para a superfície da lâmina ungueal que, ao se destacarem, resultam em pequenas depressões crateriformes.[7]

O QUE VOCÊ PRECISA SABER DESTE CAPÍTULO

- O *clippling* ungueal é uma técnica não-invasiva que permite o estudo da lâmina ungueal doente, após processamento histológico.
- Está indicado na avaliação de unhas com onicólise distal e hiperceratose subungueal.
- A técnica consiste em cortar a porção distal da lâmina ungueal descolada do leito, chegando o mais próximo possível da interseção com a parte sadia da unha, sem causar desconforto ou sangramento.
- O material deve ser acondicionado em frasco de biopsia seco ou contendo formol a 10% e encaminhado a laboratório de dermatopatologia.

REFERÊNCIAS BIBLIOGRÁFICAS

1. Fillus Neto J, Tchornobay AM. Como o clipping ungueal pode auxiliar o dermatologista. An Bras Dermatol. 2009; 84(2):173-6.
2. Nazarian RM, Due B, Deshpande A, Duncan LM, Misdraji J.An improved method of surgical pathology testing for onychomycosis. J Am Acad Dermatol. 2012; 66(4):655-60.
3. Magalhães MG, Succi ICB, Sousa MAJ. Subsídios para estudo histopatológico das lesões ungueais. An Bras Dermatol. 2003; 78:49-61.
4. Wilsmann-Theis D, Sareika F, Bieber T, Schmid-Wendtner MH, Wenzel J. New reasons for histopathological nail-clipping examination in the diagnosis of onychomycosis. J Eur Acad Dermatol Venereol. 2011; 25(2):235-7.
5. Lawry MA, Haneke E, Strobeck K, Martin S, Zimmer B, Romano PS. Methods for diagnosing onychomycosis: a comparative study and review of the literature. Arch Dermatol. 2000; 136(9):1112-6.
6. Piérard GE, Arrese JE, De Doncker P, Piérard-Franchimont C. Present and potential diagnostic techniques in onychomycosis. J Am Acad Dermatol. 1996; 34(2 Pt 1):273-7.
7. Jerasutus S. Histopathology. In: Scher RK, Daniel III CR. Nails. Philadelphia: Elsevier Saunders; 2005:41.

6

DIAGNÓSTICO CLÍNICO E LABORATORIAL

CAPÍTULO 6.4

EXAMES DE PATOLOGIA CLÍNICA

José Marcos Telles da Cunha

INTRODUÇÃO

É senso comum entre os médicos que o diagnóstico da psoríase se faz, essencialmente, a partir da avaliação clínica (anamnese e exame clínico). Esta pode ser complementada pela dermatoscopia e exame histopatológico, quando indicados (ver Capítulos 6.2 e 6.3). No entanto, é preciso lembrar que os exames laboratoriais podem contribuir para o diagnóstico inicial de psoríase. Mais ainda, sabemos que eles têm papel relevante no estabelecimento dos diagnósticos diferenciais e na caracterização das condições desencadeantes, agravantes (comorbidades) e no acompanhamento.[1] No caso da artrite psoriásica, é sabido que a doença pode ocorrer com pouco ou nenhum acometimento cutâneo, dificultando o diagnóstico preciso e exigindo, por conseguinte, o emprego de exames complementares para estabelecer o diagnóstico correto.

Nas formas moderadas e graves de psoríase, quando o uso de alguma modalidade de terapêutica sistêmica é habitual, os exames de patologia clínica representam uma importante ferramenta para o correto manejo dos fármacos imunomoduladores. Deste modo, é importante definir a existência de alguma infecção latente antes do início do tratamento ou reconhecer sinais sutis de toxicidade para determinar ajustes posológicos ou, em alguns casos, troca de esquema terapêutico. É neste cenário que os exames de patologia clínica têm contribuição destacada.

EXAMES LABORATORIAIS

Do ponto de vista da propedêutica complementar, os exames laboratoriais estão entre os mais empregados, por serem testes simples, disponíveis e que envolvem amostras biológicas de fácil obtenção (sangue, na maior parte dos casos). O custo dos exames considerados rotineiros é considerado baixo quando se toma o valor isolado de cada teste. No entanto, por tratar-se de doença crônica e pelo fato de alguns medicamentos empregados no tratamento exigirem monitorização frequente das funções hepá-

tica, renal etc., o valor global dos exames de patologia clínica pode atingir cifras elevadas ao longo do acompanhamento de um paciente. Por isto, é fundamental haver uma sistematização dos exames a solicitar nas fases de estabelecimento do diagnóstico e de preparo e/ou acompanhamento das diferentes modalidades terapêuticas. Fatores de ordem sócio-profissional, coexistência de outras doenças, cobertura dos testes por parte das seguradoras e/ou do sistema público de saúde e a capacidade do paciente para cumprir todos os aspectos da programação terapêutica devem ser levados em consideração.

Trataremos com maior detalhe da avaliação laboratorial inicial indicada para pacientes com psoríase, que é mostrada na Tabela 1. Este perfil laboratorial permite rastrear comorbidades e também orientar a escolha de terapêutica nos pacientes com escores de gravidade mais altos (ver Capítulo 5). Justamente para estes pacientes há necessidade de tratamento com ciclosporina A, fototerapia, retinoides, metotrexato, anticorpos terapêuticos (biológicos), entre outras modalidades terapêuticas. Nestes casos, além da realização periódica dos exames previstos na Tabela 1, há indicação de solicitar alguns exames listados na Tabela 2. Sabendo que cada tratamento imunossupressor ou imunomodulador tem suas particularidades, caberá ao médico determinar com que periodicidade e quais exames serão solicitados, observadas as recomendações atualizadas disponíveis na literatura.[2-4]

Quadros infecciosos podem estar associados com o desencadeamento da psoríase. Pesquisadores descobriram sequências peptídicas homólogas entre as citoceratinas humanas 16 e 17 e a proteína M do *Streptococcus pyogenes* (grupos A, C e G). Deste modo, após uma infecção estreptocócica, as lesões de psoríase poderiam surgir em decorrência de um processo autoimune, no qual a resposta anti-estreptococo resultaria no insulto a células da pele.[5,6] Outros autores demonstraram que, com efeito, ocorre aumento da expressão de citoceratina 16 nas placas de psoríase ativa,[7,8] sugerindo que o mecanismo de mimetismo molecular possa estar envolvido na gênese da lesão psoriásica. Embora esta hipótese seja embasada por diversos relatos clínicos e achados experimentais, a pesquisa de infecção estreptocócica não é rotineira para diagnóstico da psoríase.

Outras infecções podem ter papel no desencadeamento da psoríase. Há relatos de associação de psoríase e infecções bacterianas (estreptococos e estafilococos, particularmente), fúngicas (*Malassezia sp., Candida sp.*) e virais (papilomavírus, vírus da hepatite C, herpesvírus e retrovírus), por exemplo.[9] Recorrência e quadros graves de psoríase podem ocorrer em associação com a infecção pelo vírus imunodeficiência humana (HIV), sendo mais frequentes em fases avançadas da infecção, quando ocorre comprometimento mais acentuado do número e função dos linfócitos T auxiliares (CD4+). A instituição de terapia anti-retroviral de alta eficácia pode promover controle da carga viral, acompanhado de melhora das lesões de psoríase.[10] Várias citocinas e mediadores inflamatórios são modulados após a instituição de terapia anti-retroviral, como a IL-6, por exemplo.[11]

Com o avanço da tecnologia de vacinas, o emprego de antimicrobianos e a melhoria das condições de saneamento nota-se uma tendência mundial de aumento de prevalência de doenças crônicas não transmissíveis, como a hipertensão arterial sistêmica, diabetes melito tipo 2, síndrome metabólica e obesidade, entre outros. Estas afecções podem coexistir com a psoríase,[12-14] com impacto direto na compreensão fisiopatológica da doença e no seu tratamento. A investigação da relação fisiopatoló-

Tabela 1
Avaliação laboratorial pré-tratamento na psoríase: painel básico

Material	Teste	Comentários
Sangue	Hemograma completo	
	Transaminases	
	Glicemia em jejum	
	β-hCG	Mulheres em idade reprodutiva
	Enzimas hepáticas:	
	Gama-glutamil transferase (γ-GT)	
	TGO e TGP	
	Fosfatase Alcalina	
	Bilirrubinas	
	Avaliação metabólica:	
	Triglicerídeos	
	Colesterol total	
	HDL- e LDL-Colesterol	
	Eletrólitos	Sódio, Potássio, Cálcio, Magnésio
	Ácido úrico	
	Avaliação de atividade inflamatória:	
	VHS	
	PCR	
Urina de 24 horas	Função renal:	
	Ureia	
	Creatinina	Permite estimativa da taxa de filtração glomerular[17]
	Depuração de creatinina	
		Casos selecionados (p ex: gestação, pacientes com distúrbio de distribuição volêmica)
Urina	Rotina Urina (EAS/urina tipo 1)	
	Proteínas	
	Hemácias	
	Leucócitos	
	Urinocultura	Pesquisa de infecção urinária, bacteriúria assintomática

hCG = gonadotrofina coriônica humana; TGO = Transaminase Glutamico-oxalacética; TGP = Transaminase glutâmico-pirúvica; VHS = velocidade de sedimentação das hemácias; PCR = Proteína C-reativa; EAS = Elementos anormais e sedimentoscopia

gica entre obesidade e psoríase tem revelado que algumas citocinas proinflamatórias (como IL-6, por exemplo) relevantes na psoríase estão constitutivamente aumentadas nos indivíduos obesos e, deste modo, contribuiriam para a exacerbação das manifestações clínicas e na eventual dificuldade para seu controle.[15] Há relatos na literatura de pacientes com psoríase extensa e de difícil manejo que alcançaram acentuada melhora clínica após controle da obesidade através de cirurgia bariátrica.[16]

Diferentes autores já observaram uma maior incidência de obesidade em pacientes com psoríase, quando comparados com população de mesmo sexo e idade. Na verdade, estudos observacionais permitem apontar a obesidade com um fator de risco independente para o desenvolvimento de psoría-se.[13] Este dado se torna mais importante nas últimas décadas, quando os hábitos de vida e mudanças dietéticas estão transformando o sobrepeso e a obesidade em problemas de saúde pública. No caso dos pacientes com psoríase, há estudos recentes sugerindo que o rastreamento de dislipidemias seja feito anualmente e a aferição da glicemia em jejum a cada três anos, pelo menos. Deste modo, independe da indicação de tratamento sistêmico, recomenda-se que seja realizada regularmente a avaliação periódica dos parâmetros clínicos e laboratoriais para cálculo de risco cardiovascular em pacientes com psoríase.

Como já mencionado, num paciente que se apresenta para diagnóstico inicial de psoríase os exames laboratoriais são mais voltados para excluir

Tabela 2
Avaliação laboratorial na psoríase: exames especiais

Material / Metodologia	Teste / Exame	Comentários
Sangue		
	Procolágeno III	Uso de metotrexato
	Enzimas hepáticas	Transaminases, fosfatase alcalina, γ-GT
	Pesquisa de infecções:	
	Sorologia hepatite A	
	Sorologia hepatite B	
	Sorologia hepatite C	
	Sorologia HIV	
	Sorologia HTLV-1	
	Pesquisa de doenças autoimunes	
	Anticorpos antinucleares (FAN/ANA)	
	Fator reumatoide	
	Anti-CCP	
Esfregaço Ecto- e Endocervical		
	Citologia	Investigação de infecções, lesões malignas e pré-malignas do colo uterino
Teste Tuberculínico Intradérmico		
Sangue	Investigação de tuberculose latente:[18]	
	PPD 2U	Limitações na interpretação em pacientes que usaram terapia(s) imunomoduladora(s)
	QuantiFERON-TB Gold®	
		Quantificação da Produção de IFN-γ após estimulação com antígenos específicos do *Mycobacterium tuberculosis*
	Cultura para BK (ou PCR)	
		Casos selecionados
	Pesquisa de BAAR	
	Cultura para BK (ou PCR)	
Urina		
Escarro		

FAN = Fator antinuclear; ANA = Anticorpos antinucleares; BK = Bacilo de Koch; PPD = Intradermorreação com derivado proteico purificado; CCP = Peptídeo cíclico citrulinado; IFN-γ = Interferon gama; PCR = Reação em cadeia da polimerase; BAAR = Bacilos álcool-ácido resistentes

outras entidades patológicas. Por exemplo, a velocidade de hemossedimentação – VHS – costuma ser normal (exceto em pacientes com formas pustulosas extensas ou psoríase eritrodérmica ou artropática quando a VHS costuma atingir valores mais altos).

Nos pacientes com psoríase e acometimento articular a pesquisa de fator reumatoide é negativa, mas alguns indivíduos têm níveis aumentados de ácido úrico sérico, impondo-se o diagnóstico diferencial com a gota. Também há relatos de psoríase pustulosa cursando com hiperuricemia, nota-se que a dosagem isolada do ácido úrico não mostra maior utilidade para o diagnóstico em si. Esta situação clínica ilustra bem a importância da caracterização clínica e de sua complementação com exames de imagem, por exemplo, que serão abordados no Capítulo 6.5.

O QUE VOCÊ PRECISA SABER DESTE CAPÍTULO

- Os exames laboratoriais podem contribuir para o diagnóstico inicial de psoríase e têm papel relevante no estabelecimento dos diagnósticos diferenciais e na caracterização das condições desencadeantes, agravantes (comorbidades) e no acompanhamento.
- No caso da artrite psoriásica, o emprego de exames complementares pode colaborar para estabelecer o diagnóstico correto.
- Nas formas moderadas e graves de psoríase, quando o uso de terapêutica sistêmica é habitual, os exames de patologia clínica representam uma importante ferramenta para o correto manejo dos fármacos imunomoduladores.

REFERÊNCIAS BIBLIOGRÁFICAS

1. Bezerra SGC. Caracterização clínica, laboratorial e radiológica dos pacientes com psoríase do ambulatório do HUCFF/UFRJ. Dissertação de Mestrado, 2009; Faculdade de Medicina/UFRJ, 86 f.
2. Pathirana D, Ormerod AD, Saiag P, et al. European S3-Guidelines on the systemic treatment of psoriasis vulgaris. JEADV 2009; 23(Suppl. 2):5-70.
3. Martínez-López A, Rodriguez-Granger J, Ruiz-Villaverde R. Screening for latent tuberculosis in the patient with moderate to severe psoriasis who is a candidate for systemic and/or biologic therapy. Actas Dermo-Sifiliográficas. 2016; 107(3):207-14.
4. Garcia-Doval I, Cohen AD, Cazzaniga S, Feldhamer I, Addis A, Carretero G, et al. Risk of serious infections, cutaneous bacterial infections, and granulomatous infections in patients with psoriasis treated with anti-tumor necrosis factor agents versus classic therapies: Prospective meta-analysis of Psonet registries. J Am Acad Dermatol. 2017; 76(2):299-308 e16.
5. Gudjonsson JE, Thorarinsson AM, Sigurgeirsson B, Kristinsson KG, Valdimarsson H. Streptococcal throat infections and exacerbation of chronic plaque psoriasis: a prospective study. Br J Dermatol 2007; 149:530-4.
6. Baker BS, Powles A, Fry L. Peptidoglycan: a major aetiological factor for psoriasis? Trends Immunol. 2006; 27:545-51.
7. Lago E, Carneiro S, Cuzzi T, et al. Clinical and immuno-histochemical assessment of the effect of cyclosporin in keratinocytes and dermal dendrocytes in psoriasis. J Cutan Pathol. 2007; 34:15-21.
8. Leigh IM, Navsaria H, Purkis PE, et al. Keratins (K16 e K17) as markers of keratinocyte hyperproliferation in psoriasis in vivo and in vitro. Br J Dermatol. 1995; 133:501-11.
9. Fry L, Baker BS. Triggering psoriasis: the role of infections and medications. Clinics in Dermatol. 2007; 25:606-15.
10. De Socio G, Simonetti S, Stagni G. Clinical improvement of psoriasis in an AIDS patient effectively treated with combination antiretroviral therapy. Scand J Infect Dis. 2006; 38:74-5.
11. Scala G, Ruocco MR, Ambrosino C, et al. The expression of the interleukin 6 gene is induced by the human immunodeficiency virus 1 TAT protein. J Exp Med. 1994; 179:961-71.
12. Henseler T, Christophers E. Disease concomitance in psoriasis. J Am Acad Dermatol. 1995; 32:982-6.
13. Setty AR, Curhan G, Choi HK. Obesity, waist circumference,weight change, and the risk of psoriasis in women: nurses'health study II. Arch Intern Med. 2007; 167:1670-5.
14. Furue M, Tsuji G, Chiba T, Kadono T. Cardiovascular and metabolic diseases comorbid with psoriasis: beyond the skin. Intern Med. 2017; 56(13):1613-9.
15. Johnston A, Arnadottir S, Gudjonsson JE, et al. Obesity in psoriasis: leptin and resistin as mediators of cutaneous inflammation. Br J Dermatol. 2008; 159:342-50.
16. Hossler EW, Maroon MS, Mowad CM. Gastric bypass surgery improves psoriasis. J Am Acad Dermatol. 2011; 65:198-200.
17. Cockcroft DW, Gault MH. Prediction of creatinine clearance from serum creatinine. Nephron. 1976; 16:31-43.
18. Marques CDL, Duarte ALBP, Cavalcanti FS, Carvalho EMF, Gomes YF. Abordagem diagnóstica da tuberculose latente na artrite reumatoide. Rev Bras Reumatol. 2007; 47:424-30.

CAPÍTULO 6.5

Exames de imagem

Fernanda Cavallieri

INTRODUÇÃO

O papel do diagnóstico por imagem no estudo da psoríase abrange o estudo cutâneo, ungueal e articular, com a possibilidade de quantificação de atividade da doença, bem como a avaliação da regressão ou progressão durante e após diferentes terapêuticas.

Os métodos disponíveis incluem: radiologia convencional, tomografia computadorizada, ressonância magnética e ultrassonografia, sendo alguns mais específicos do que outros, dependendo da alteração e da parte do corpo a ser estudada.

Na grande maioria dos casos (75 a 85%), as alterações cutâneas precedem a forma articular e a concomitância entre esta última e a apresentação ungueal é grande (em até 90%).[1]

RADIOLOGIA CONVENCIONAL

Devido à maior facilidade de realização, rapidez e baixo custo, a técnica de radiologia convencional é o primeiro exame de imagem utilizado quando há suspeita de artrite psoriásica.

Os aspectos observados na radiologia convencional são muitas vezes indistinguíveis das alterações de outras artrites inflamatórias. A artrite psoariásica tem predileção pelas articulações interfalangeanas distais, e a progressão da doença pode ocasionar deformidades irreversíveis (artrite mutilante). Quando não há acometimento das interfalangeanas proximais, o diagnóstico diferencial com artrite reumatoide pode ser difícil, sendo necessário outros exames diagnósticos que confirmem a suspeita.[2,3]

Nas mãos e nos pés há concomitância de lesões erosivas e proliferativas, além de reabsorção óssea dos tofos das falanges distais e deformidades mutilantes. As alterações proliferativas são caracterizadas por reação periosteal na forma de aposição de osso novo, denominado "osso felpudo". Se esta nova formação óssea for periarticular e estiver associada a erosões das articulações interfalangeanas, exibe um aspecto de "orelha de camundongo".

Ainda nas articulações interfalangeanas, é comum ocorrer osteólise na falange proximal ("ponta de lápis") e alargamento da base da falange distal, determinando o aspecto em "lápis na xícara".[2,3] (Figura 1)

A tenossinovite isolada, principalmente dos tendões flexores, associada a edema das partes moles adjacentes, resulta em dactilite, ou "dedo em salsicha", característica de alta especificidade na artrite psoriásica, podendo muitas vezes representar a primeira manifestação clínica.[2,3]

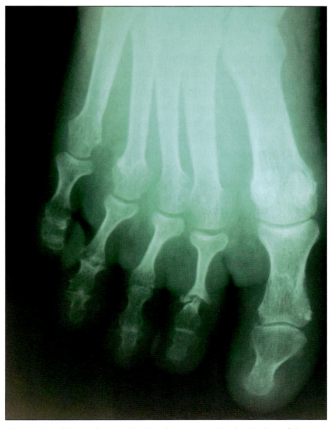

Figura 1 – Alterações peri-articulares na articulação interfalangeana proximal do 2º pododáctilo configurando deformidade em "lápis-na-xícara"

As alterações no pé usualmente envolvem as articulações interfalangeanas e metatarsofalangeanas, sendo a interfalangeana do primeiro pododáctilo a mais afetada. No calcanhar, é comum a formação de osteófitos de base larga, presença de erosões, além de periostite felpuda.[2,3]

Pode haver osteoporose discreta, ao lado das deformidades intensas.[3]

As alterações no estágio mais avançado da doença incluem anquilose, subluxações e uma acentuada e progressiva osteólise das falanges das mãos e dos pés (Figura 2). Esse processo de perda óssea nos dedos pode ser tão agressivo que determina encurtamento do comprimento dos dedos, com a sobra de pele circunjacente, deformidade conhecida como "telescopagem" ou "óculos de ópera".[2,3]

As características da artrite psoriásica no esqueleto axial são a formação de sindesmófitos verdadeiros ou assimétricos e grosseiros (parassindesmófitos) e ossificações paravertebrais. Há ainda incidência particularmente alta de sacroiliíte, que pode ser bilateral e simétrica, bilateral e assimétrica, ou unilateral; sendo o último estágio a fusão total desta articulação.[2,3]

ULTRASSONOGRAFIA

Com as vantagens de rapidez, avaliação dinâmica e ausência de radiação, a ultrassonografia (US) é muito utilizado na avaliação de articulações, pele e unhas com alterações psoriásicas.

A US das articulações periféricas permite a visualização dos espessamentos sinoviais, efusões articulares, erosões ósseas, e, em conjunto com o *Color Doppler* – medida qualitativa e acurada do grau de hiperemia que é um sinal indireto de inflamação – transforma-se numa ferramenta potente para o diagnóstico de sinovite e entesite. A entesite do tendão de Aquiles é identificada pela US com maior frequência do que a diagnosticada apenas pela clínica.[4]

Atualmente com o desenvolvimento tecnológico, os aparelhos de ultrassom dispõem de transdutores de alta frequência que permitem o estudo acurado da pele e da unha. A US da pele sadia permite a visualização das três camadas: epiderme, derme e tecido celular subcutâneo de maneira distinta, sendo a epiderme representada por uma linha fina hiperecoica, a derme como uma faixa hiperecoica de espessura variável de acordo com a região do corpo, e o tecido celular subcutâneo, hipoecoico devido a presença de lóbulos de gordura, com septos fibrosos hiperecoicos de permeio. A imagem ultrassonográfica da unha sadia demonstra claramente as estruturas: leito, matriz, lâmina ungueal (subdividida em placas ventral e dorsal) e a delimitação da superfície óssea da falange distal, regular e contínua.[5]

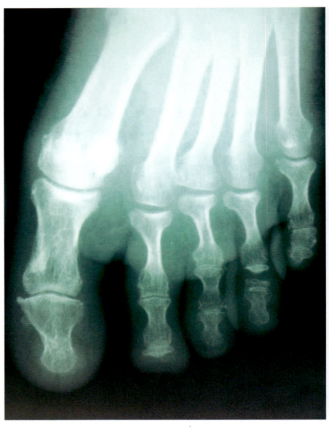

Figura 2 – Osteólise da falange distal do 2º pododáctilo e falange média do 4º pododáctilo

As alterações morfoestruturais da pele e da unha na psoríase são facilmente identificáveis e se distinguem da pele sadia ao redor. A epiderme e derme tornam-se mais espessadas, e pode aparecer também uma faixa hipoecoica na parte mais superficial da derme. Nos casos de intenso espessamento epidérmico, identificam-se segmentos da epiderme mais hiperecoicos do que o normal ao redor, além de forte sombra acústica posterior, dificultando a visibilização das estruturas mais profundas (placas psoriásicas). (Figura 3) Nas fases de ativação da doença, o uso do *Color Doppler* permite a identificação do aumento da vascularização na derme.[4]

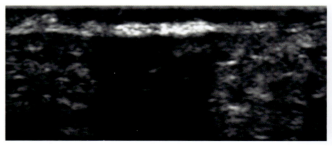

Figura 3 – Placa psoriásica: espessamento da epiderme, hiperecogênico, determinando forte sombra acústica posterior

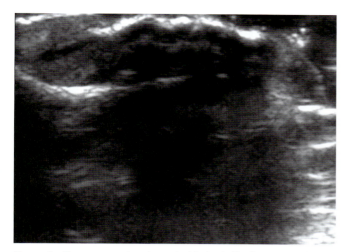

Figura 4 – Espessamento e irregularidade da lâmina ungueal, com perda da definição entre as placas ventral e dorsal

Na onicopatia psoriásica as alterações ocorrem na lâmina ungueal (em ambas as placas, ventral e dorsal) bem como no leito ungueal. As placas ungueais podem apresentar segmentos mais hiperecoicos ou perda da definição, sendo este acometimento apenas da placa ventral ou de ambas as placas. O primeiro achado pode corresponder à doença subclínica e requer investigação mais elaborada. Nos estágios mais avançados, a lâmina ungueal torna-se tortuosa e espessada. (Figura 4) O leito ungueal torna-se notadamente mais espessado, e pode apresentar aumento da vascularização, visto ao Color Doppler.[4]

Essas alterações de pele e unha podem ser acompanhadas com a ultrassonografia, e estudos atuais demonstram que a redução da espessura da epiderme e da derme, e principalmente o desaparecimento da faixa hipoecoica na superfície da derme estão relacionados com o sucesso do tratamento.[4]

TOMOGRAFIA COMPUTADORIZADA

A tomografia computadorizada (TC) fornece informações importantes sobre os elementos ósseos. Na abordagem da AP sua utilização se faz principalmente na avaliação das alterações do esqueleto axial, incluindo coluna cervical, dorsal, lombar e articulações sacro-ilíacas. Com os aparelhos multidetectores, é possível realizar construções multiplanares e volumétricas, para uma avaliação mais extensa da coluna vertebral. O acesso à articulação sacro-ilíaca é difícil com US ou radiografia convencional, sendo a TC a ferramenta de acesso. Em adição, a TC auxilia na radiologia intervencionista como guia ao acesso da articulação para infiltrações locais e outros procedimentos.

Entretanto, este método é limitado para estudo das tenossinovites, alterações do espaço articular, medula óssea e partes moles; sendo, nestes casos, necessária a complementação com a ressonância magnética (RM).

RESSONÂNCIA MAGNÉTICA

A relevância da RM na avaliação da AP é devido a sua capacidade de detectar alterações precoces, além de permitir a avaliação da atividade de doença antes mesmo que ocorram lesões estruturais. Dessa forma, o tratamento pode ser iniciado precocemente, evitando a progressão destrutiva da doença.

Somado ao estudo da estrutura óssea, esse método permite a visualização de alterações precoces notadamente nos tendões, membrana sinovial, espaço articular, periósteo, medula óssea, grupos musculares e partes moles circunjacentes. A inflamação do periósteo é parte do espectro da entesite e é bem definido nas imagens de RM após contraste venoso, onde se observa uma impregnação periférica, ao longo da diáfise óssea. (Figura 5) Essa periostite é o ponto de partida para a proliferação óssea adjacente, o que ocasionará, mais tarde, o espessamento irregular caracterizado como "osso felpudo".[2,6]

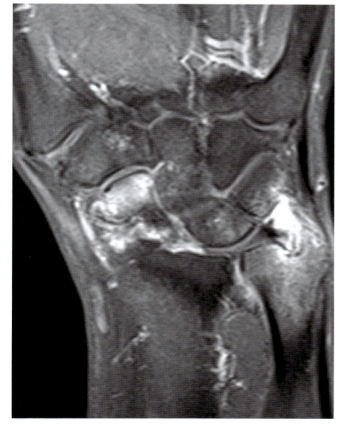

Figura 5 – Periostite: edema medular ósseo estendendo-se à medular óssea da ulna distal

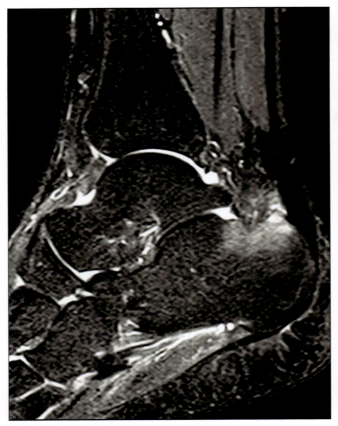

Figura 6 – Entesite: edema medular ósseo na inserção tendínea

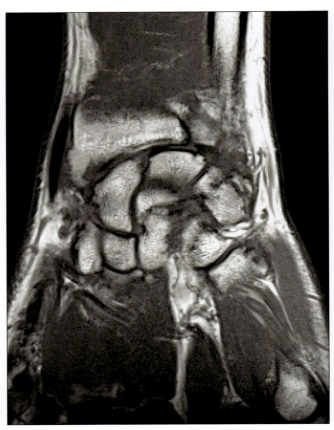

Figura 7 – Erosão e proliferação óssea nos ossos do carpo e ulna distal

O edema medular ósseo começa perifericamente nas falanges, e pode ser bem caracterizado nas imagens de RM, inclusive a sua regressão diante de alguns medicamentos específicos. Edema e hiperemia das ênteses acompanham o edema medular ósseo e erosões periarticulares como parte da sinovioentesite. (Figuras 6 e 7) As áreas de erosão óssea são bem visualizadas na ressonância magnética, como pequenos fragmentos ósseos destacados da estrutura óssea principal, que apresentam sinal característico nas sequências T1 e T2.[2,6]

Os estudos de RM com a utilização do contraste venoso são relevantes para a avaliação da progressão da doença, pois conseguem diferenciar as alterações inflamatórias ativas das alterações fibrocicatriciais. Sendo assim, a avaliação do espessamento sinovial é caracterizado como lesão ativa ou lesão crônica (fibrose) de acordo com as características de impregnação do contraste venoso.[2,6]

Na RM, é possível ainda evidenciar o envolvimento ungueal, ilustrado com o espessamento da unha e irregularidade da lâmina, mesmo em pacientes que não possuam uma onicopatia clinicamente diagnosticada. Esses achados tornam-se relevantes em pacientes com espondiloartrite que ainda não tiveram o diagnóstico de psoríase confirmado.[2,6]

À medida que a doença progride, as lesões se tornam estruturais, com anquilose, subluxações, alterações ósseas intensas, muito bem vistas na RM assim como na radiologia convencional.

É importante enfatizar que a principal vantagem deste método é surpreender alterações mínimas e iniciar conduta terapêutica adequada antes mesmo que se instalem as erosões que reduzem a qualidade de vida do paciente.

CONCLUSÃO

Os diferentes métodos de imagem permitem o mapeamento acurado do acometimento da psoríase na unha, na pele, nas ênteses e nas articulações, incluindo a graduação da progressão e quantificação da atividade de doença. O objetivo principal é surpreender as alterações ainda em estágios precoces, para instituição da conduta terapêutica adequada.

O QUE VOCÊ PRECISA SABER DESTE CAPÍTULO

- Os diferentes métodos de imagem diagnóstica permitem avaliar a extensão do acometimento da psoríase além da pele e unhas.
- A radiologia convencional é o primeiro exame de imagem utilizado quando há suspeita de artrite psoriásica.
- Os aspectos observados são muitas vezes indistinguíveis das alterações de outras artrites inflamatórias.
- A ultrassonografia (US) é muito utilizado na avaliação de articulações, pele e unhas com alterações psoriásicas.
- A tomografia computadorizada (TC) fornece informações importantes sobre os elementos ósseos.
- A ressonância magnética (RM) detecta as alterações precoces e permite a avaliação da atividade de doença antes mesmo que ocorram lesões estruturais.
- Os achados permitem quantificar o grau de inflamação e progressão da doença, além de permitir a avaliação de sua regressão diante de diferentes medidas terapêuticas.

REFERÊNCIAS BIBLIOGRÁFICAS

1. Goldenstein-Schainberg C, Favarato MHS, Ranza R. Conceitos atuais e relevantes sobre artrite psoriásica. Rev. Bras. Reumatol. 2012; 52(1):98-106.
2. Ory PA, Gladman DD, Mease PJ. Psoriatic arthritis and imaging. Ann Rheum Dis. 2005 Mar;64(Suppl 2):ii55-7.
3. Martel W, Stuck KJ, Dworin AM, Hylland RG. Erosive osteoarthritis and psoriatic arthritis: a radiologic comparison in the hand, wrist, and foot. Am J Roentgenol. 1980 Jan; 134(1):125-35.
4. Wortsman X, Gutierrez M, Saavedra T, Honeyman J. The role of ultrasound in rheumatic skin and nail lesions: a multi-specialist approach. Clin Rheumatol. 2011 Jun; 30(6):739-48.
5. Gutierrez M, Wortsman X, Filippucci E, De Angelis R, Filosa G, Grassi W. High-frequency sonography in the evaluation of psoriasis: nail and skin involvement. J Ultrasound Med. 2009 Nov; 28(11):1569-74.
6. Spira D, Kötter I, Henes J, Kümmerle-Deschner J, Schulze M, Boss A, Horger M. MRI findings in psoriatic arthritis of the hands. Am J Roentgenol. 2010 Nov; 195(5):1187-93.

CAPÍTULO 7

DIAGNÓSTICOS DIFERENCIAIS

CAPÍTULO 7

DIAGNÓSTICOS DIFERENCIAIS

Gustavo Costa Verardino
Mario Curty Abido Chaves Loureiro
Rachel L. Grynszpan

INTRODUÇÃO

O diagnóstico de psoríase pode ser feito, em geral, sem a utilização de exames complementares, sobretudo nas formas clínicas convencionais. Nos casos em que as lesões são morfologicamente atípicas ou a localização destas não é a habitual deve ser feito o diagnóstico diferencial com uma gama de condições dermatológicas.[1-3] Estão expostos a seguir os principais diagnósticos diferenciais relacionados aos subtipos clínicos da psoríase. (Tabelas 1 e 2)

EM PLACAS

DERMATITE SEBORREICA[4]

- Dermatose inflamatória crônica associada à colonização pela *Malassezia spp*
- Forma infantil e do adulto

Clínica

- Localização das lesões: couro cabeludo, sulco nasogeniano, glabela, supraciliar, préauricular, pescoço, intermamárea e dorso
- Máculas ou finas placas de limites bem definidos, que podem assumir as colorações rosa, amarela clara ou eritematosa, com escamas finas, brancas e secas ou até amareladas úmidas ou oleosas, por vezes com exsudação e crostas densas. Podem ser limitadas a pequenas áreas do corpo, mas podem fazer quadro de eritrodermia
- Diagnóstico diferencial: formas com descamação mais intensa, principalmente quando no couro cabeludo

Histopatologia

- Achados semelhantes à psoríase ou eczema, com paraceratose focal, neutrófilos na camada córnea, discreta acantose e espongiose infundibular

PITIRÍASE RUBRA PILAR[5,6]

- Dermatose inflamatória crônica, podendo estar associada a neoplasias, doenças auto-imunes e infecção pelo HIV
- Formas adquirida e familia, com cinco subtipos:
  1. Clássica do adulto
  2. Atípica do adulto
  3. Clássica juvenil
  4. Circunscrita juvenil
  5. Atípica juvenil

Clínica

- Pápulas foliculares e placas eritematoescamativas de coloração alaranjada, ceratodermia palmoplantar, descamação no couro cabeludo. Apresenta disseminação crâniocaudal
- Unhas: coloração amarelo-acastanhada, espessamento da lâmina ungueal, ceratose subungueal e pontos hemorrágicos

Histopatologia

- Ortoceratose difusa com paraceratose focal, que forma um colarete ao redor dos óstios foliculares. Alternância de ortoceratose com paraceratose e acantose, que nunca é tão regular quanto a observada na psoríase

ECZEMA NUMULAR[5,6]

- Reação imune da pele de etiologia multifatorial e curso crônico
- Associado a trauma local, xerose, estase venosa, irritantes de contato e clima frio

Clínica

- Placas redondas ou discoides de eczema, principalmente nos membros inferiores, rosadas, vermelhas ou marrons, de superfície xerótica, fissurada, bolhosa ou crostosa

Histopatologia

- Pode variar de acordo com a cronicidade da lesão. Nas mais recentes a espongiose pode ser intensa, com vesiculação, associada a acantose e exocitose de linfócitos, podendo simular microabcessos de Pautrier. A hiperplasia epidérmica é progressiva, mas não tão regular quanto na psoríase

MICOSE FUNGOIDE[7,8]

- É um Linfoma cutâneo de células T com epidermotropismo de linfócitos T neoplásicos
- Três fases: máculas, placas e tumoral

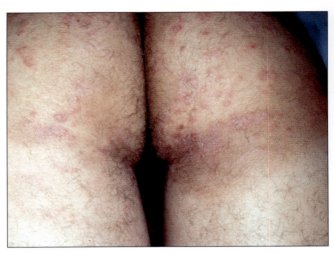

Figura 1 – Parapsoríase / micose fungoide: lesões eritematosas levemente descamativas na região glútea

Clínica

- A forma em placas um diagnóstico diferencial importante com psoríase, apresentando-se como placas eritematosas, levemente escamativas (Figura 1) e apergaminhadas
- Localizam-se preferencialmente no tronco e membros

Histopatologia

- Infiltrado de linfócitos atípicos, com núcleos convolutos e cerebriformes, geralmente sem os achados epidérmicos da psoríase, associados a espongiose. Obrserva-se exocitose desproporcional de linfócitos atípicos, com formação de microabcessos (Pautrier), além de infiltrado perivascular superficial e profundo

Tabela 1 — Formas clínicas de psoríase e seus principais diagnósticos diferenciais

Forma Clínica	Diagnósticos Diferenciais
Em Placas	Dermatite seborreica Pitiríase rubra pilar Eczema numular Micose fungoide Lúpus eritematoso cutâneo subagudo
Em Gotas	Pitiríase rósea Líquen plano Sífilis secundária Parapsoríase Pitiríase liquenoide
Invertida	Candidíase Dermatite de contato Doença de paget extramamáreo Intertrigo Líquen simples crônico Pênfigo foliaceo Dermatite seborreica
Eritrodérmica	Farmacodermia Dermatite atópica Micose fungoide / síndrome de sézary Pitiríase rubra pilar
Pustulosa	Candidíase Piodermites Artrite reativa Pustulose palmoplantar
Ungueal	Onicomicose Trauma Alopecia areata Onicólise traumática Líquen plano
Artrite psoriásica	Artropatia por cristais Artrite reativa Osteoartrite Artrite reumatoide Espondilite anquilosante

Tabela 2 — Dermatoses psoriasiformes[6]

Principais dermatoses psoriasiformes

Dermatite psoriasiforme associada à AIDS
Psoríase pustulosa
Artrite reativa
Pitiríase rubra pilar
Parapsoríase
Líquen simples crônico

Outras dermatoses psoriasiformes

Dermatites espongióticas subagudas e crônicas
Eritrodermia
Micose fungoide
Dermatofitose e candidíase crônica
Nevo epidérmico verrucoso inflamatório linear
Sarna norueguesa
Pitiríase Rósea
Pelagra
Acrodermatite enteropática
Sífilis secundária

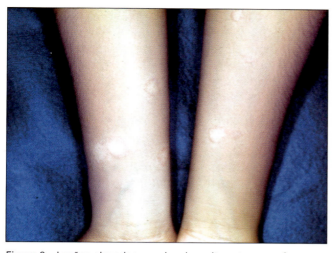

Figura 2 – Lesões elevadas com bordas eritematosas na face ventral dos antebraços

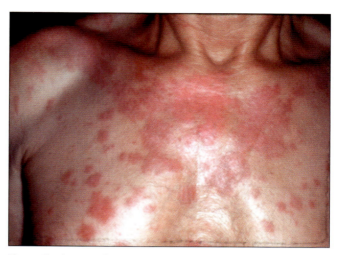

Figura 3 – Lupus eritematoso: máculas e pápulas eritematosas e descamativas no tronco

LÚPUS ERITEMATOSO CUTÂNEO SUBAGUDO[9]

- Subtipo de lúpus eritematoso com achados clínicos, sorológicos e genéticos característicos
- Positividade dos anticorpos FAN e Anti-Ro (SSA) e negatividade para Anti-DNA nativo

Clínica

- Apresenta diferentes formas clínicas, sendo a forma eritematoescamativa muito semelhante às lesões de psoríase (Figuras 2 a 4)
- Normalmente se iniciam como máculas eritematosas que evoluem para pápulas escamativas, anulares ou policíclicas
- Localizadas nas áreas fotoexpostas como V do decote, dorso superior, ombros e face (Figura 5)

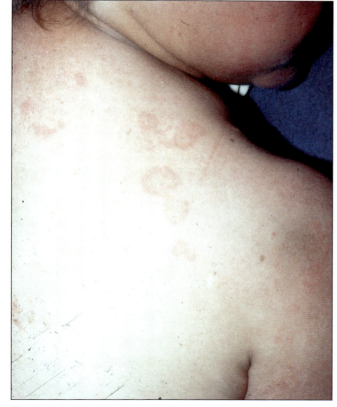

Figura 4 – Lupus eritematoso: máculas e pápulas eritematosas no tronco

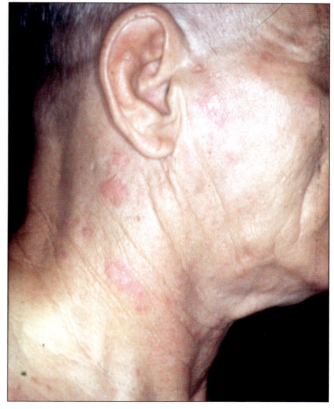

Figura 5 – Lupus subagudo: lesões eritematosas, arredondadas em áreas expostas

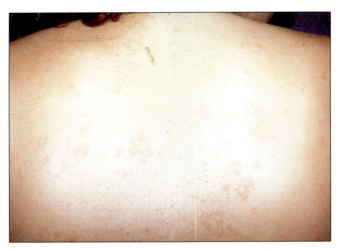

Figura 6 – Ptiríase rósea: lesões eritematosas e ovaladas com bordas elevadas e sinal do colarete

Histopatologia
- Degeneração por liquefação da camada basal acentuada, por vezes com formação de vesículas, epiderme atrófica e infiltrado linfoide perivascular e perianexial

EM GOTAS
PITIRÍASE RÓSEA (PITIRÍASE RÓSEA DE GIBERT)[5]
- Dermatose inflamatória autolimitada, que dura, em geral, até 6 semanas
- Variação sazonal, com casos concentrados nos meses de inverno
- Discute-se a associação com infecção por um herpervírus

Clínica
- Placas eritematosas ovaladas, com bordas discretamente elevadas e colarete descamativo periférico (Figuras 6 a 8)
- Distribuídas principalmente no tronco com o padrão de "árvore de natal"

Histopatologia
- Focos de paraceratose, acantose discreta, hipogranulose e espongiose focal. Na derme observa-se infiltrado linfoide perivascular superficial e focos de extravazamento de hemáceas

SÍFILIS SECUNDÁRIA[10,11]
Clínica
- Erupção máculo-papulosa, de distribuição simétrica. Quando maculosa (roséolas sifilíticas), as lesões são ovaladas, róseas, não escamativas, que envolvem predominantemente o tronco, extremidades superiores, região palmoplantar e flexuras, poupando a face
- VDRL e FTA-Abs positivos

Histopatologia
- Presença variável de espongiose com formação de pústulas, vacuolização basal, exocitose de linfócitos e paraceratose, algumas vezes acompanhada por microabcessos de neutróficlos, que podem confundir com psoríase, porém sem o adelgaçamento suprapapilar
- Plasmócitos são comumente observados no infiltrado dérmico, embora possam ser inconspicuous ou ausente em cerca de 25% dos pacientes
- Presença de espiroquetas na coloração pela prata (Wartin-Starry) somente em um terço dos casos

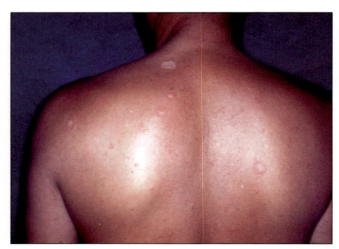

Figura 7 – Ptiríase rósea: lesões eritematosas e ovaladas com bordas elevadas e sinal do colarete

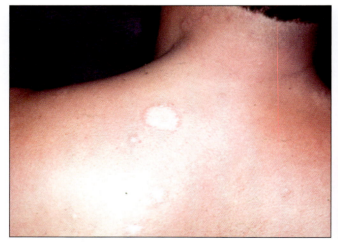

Figura 8 – Ptiríase rósea: lesões eritematosas e ovaladas com bordas elevadas e sinal do colarete

- Variantes histológicas: condiloma plano, sífilis maligna, alopecia sifilítica, além de lesões pustulosas e bolhosas

LÍQUEN PLANO[12]

Clínica

- Pápula e placas eritemato-violáceas, poligonais, pruriginosas, com estrias brancas superficiais (estrias de Wickham)

Histopatologia

- Acantose em "dentes de serra", hipergranulose, corpos de Civatte e infiltrado linfoide em faixa na derme superficial

PARAPSORÍASE[6]

- Essa nomenclatura congrega um grupo de dermatoses que inclui pitiríase liquenoide, parapsoríase de grandes placas e parapsoríase de pequenas placas
- Existe controvérsia a cerca de sua relação com a micose fungoide – seria, para alguns, uma dermatose inflamatória que poderia progredir para micose fungoide

Clínica

- Surgimento de placas eritematosas, levemente escamativas, de distribuição assimétrica, acometendo de forma preferencial região glútea, flexuras e mamas
- Lesões mucosas, ungueais e acrais são raras

Histopatologia

- Acantose irregular moderada, paraceratose, alterações vacuolares focais, fibrose na derme papilar e infiltrado linfoide perivascular superficial

PITIRÍASE LIQUENOIDE[5]

- Erupção cutânea de etiologia desconhecida, classificada como forma aguda (pityriasis lichenoides et varioliformis acuta – PLEVA) e crônica (pitiríase liquenoide crônica – PLC)

Clínica

- PLEVA: pápulas eritemato-edematosas e brilhantes, de distribuição randômica, que evoluem com necrose e formação de crosta central
- PLC: pápulas eritemato-acastanhadas com escamas micáceas, que podem evoluir para lesões hipopigmentadas

Histopatologia

- Espongiose com vesiculação, necrose de ceratinócitos e ulceração; infiltrado linfoide denso, extendendo-se até derme profunda, com extravazamento de hemáceas

ERITRODÉRMICA (ERITRODERMIA ESFOLIATIVA)[13]

- A eritrodermia esfoliativa é uma condição grave caracterizada por eritema e escamação generalizados, envolvendo quase toda a superfície corpórea, de rápida evolução

Clínica

- Associada a mal-estar, febre e linfadenopatia generalizada
- Fase aguda: predomínio do eritema
- Fase crônica: espessamento mais intenso da pele
- Pode ocorrer alopecia difusa, onicólise e alterações discrômicas
- Etiologias por ordem de frequência: psoríase, dermatite atópica, farmacodermia, linfoma, dermatite de contato alérgica e pitiríase rubra pilar

Diagnóstico

- Baseia-se principalmente na história de dermatose pré-existente ou achados sugestivos da doença de base
- Psoríase: tonalidade vermelho-acinzentada e escamação mais intensa e espessa; alterações ungueais típicas
- Pitiríase rubra pilar: tonalidade vermelhoa-amarelada; hiperceratose palmar; área de pele sã nitidamente demarcadas
- Dermatite atópica: liquenificação, erosões e escoriações
- Micose fungoide: hiperceratose palmar; alopecia; ectrópio

PUSTULOSA

CANDIDÍASE[14]

Clínica

- Na forma cutânea ocorrem em locais de dobras, como região axilar, inguinal, inframamárea e interdigital, como placas eritematosas, com lesões satélites, podendo exibir pústulas. Estas sofrem erosão, com posterior formação de fissuras

Histopatologia

- Observam-se microabcessos de neutrófilos na camada córnea, com alterações epidérmicas variáveis, além de visualização de hifas de Candida spp. Melhor observadas na coloração pelo ácido periódico de Schiff (PAS)

IMPETIGO[15]

Clínica

- Infecção cutânea superficial que pode se apresentar como lesões pustulosas ou crostosas, de

7

DIAGNÓSTICOS DIFERENCIAIS

distribuição aleatória, associada a sinais inflamatórios locais

Histopatologia

- Presença de cocos gra positivos no interior da pústula, associado a acantólise, erosão e ulceração

MANIFESTAÇÕES EXTRA-ARTICULARES DA ARTRITE REATIVA[16]

- Onicólise e ceratose subungueal, conjuntivite, uveíte, uretrite, balanite circinada, úlceras orais e ceratodermia blenorrágica em pacientes com historia epidemiológica e queixas articulares e extra-articulares

Histopatologia

- Na maioria dos casos é indistinguível da psoríase pustulosa, no entanto pode apresentar camada córnea mais espessa, pústulas espongiformes maiores, achatamento dos cones interpapilares e menor adelgaçamento da derme papilar

PUSTULOSE PALMOPLANTAR[17]

- Lesões clinicamente indistinguíveis da psoríase pustulosa, que apresentam associação com tabagismo e intolerância ao uso de bijuterias

Histopatologia

- Vesículas espongióticas na camada de Malpighi, sem as demais alterações epidérmicas observadas na psoríase

UNHAS[18-20]

- Onicomicose: geralmente com ceratose subungueal, onicólise e cromoníquia, tem seu diagnóstico confirmado com o exame micológico direto, cultivo e isolamento o agente através de raspado subungueal
- Trauma: pode apresentar hemorragia subungueal e onicólise, associada à história de trauma. Se o estímulo for recorrente, como em corredores, a onicólise pode ser mantida. O diagnóstico é de exclusão
- Alopecia areata: alterações secundárias ao dano da matriz ungueal, com onicorexe, traquiníquia, *pitting*, onicomadese, leuconíquia e coiloníquia
- Líquen plano: surgem, associados às lesões cutâneas, espessamento da lâmina ungueal, onicorrexe e fenda distal, além de onicólise, estilhas hemorrágicas, melanoníquia, eritroníquia longitudinal, pterígio dorsal e ceratose subungueal; pode haver *pitting* em número variável; a histopatologia revela hiperceratose, hipergranulose, acantose irregular, corpos de Civatte e infiltrado liquenoide na derme superficial

ARTRITE PSORIÁSICA

ARTROPATIA POR CRISTAIS[21]

- Associada a hiperuricemia e deposição de cristais de ácido úrico nos espaços intra-articulares
- Mono/oligoartrite, intermitente que acomete preferencialmente a primeira articulação metatarsofalangeana
- Com a evolução as crises são mais frequentes e envolvem mais juntas
- O diagnostico é feito com a demonstração de cristais no fluido articular

ARTRITE REATIVA[16]

- Artrite inflamatória desencadeada por infecções prévias dos tratos gastrointestinal ou genitourinária
- Oligoartrite assimétrica, mais frequente nos membros inferiores, associada a entesite, dactilite e manifestações cutâneas indistinguíveis da psoríase

OSTEOARTRITE[22]

- Dor articular iniciada e exacerbada ao movimento e aliviada pelo repouso
- Rigidez articular limitada ao despertar pela manhã ou ao levantar da posição sentada após longo período de inatividade
- Ao exame observam-se proeminências nas articulações marginais, os nódulos de Heberden e Bouchard, além de crepitação e dor à manipulação das juntas
- Os achados radiográficos mostram redução dos espaços articulares e osteófitos

ARTRITE REUMATOIDE[23]

- Comprometimento das articulações interfalangeanas proximais, metacarpo e metatarsofalangeanas que devem persistir por pelo menos 6 semanas
- Os critérios diagnósticos incluem rigidez matinal que perdura por mais de 4 horas, artrite em três grupos articulares e simétrica, artrite nas mãos, nódulos reumatoides, fator reumatoide positivo e alterações radiográficas

ESPONDILITE ANQUILOSANTE[24]

- Dor axial com características inflamatórias em adultos jovens
- Presença de sacroileíte
- Redução da mobilidade da coluna, principalmente da flexão lombar
- Associação com uveíte anterior e HLA-B27

O QUE VOCÊ PRECISA SABER DESTE CAPÍTULO

- As lesões de psoríase são típicas, com características morfológicas bem estabelecidas, mas comporta vários diagnósticos diferenciais de acordo com a sua apresentação clínica.
- Dermatoses psoriasiformes também entram no diagnóstico diferencial da psoríase.

REFERENCIAS BIBLIOGRÁFICAS

1. Barden AD, Kirby B. Psoriasis and related disorders. In: Griffiths C, Barker J, Bleiker T, Chalmers R, Creamer D eds. Rook's Textbook of Dermatology, 9 ed. Boston: Wiley-Blackwell, 2016:1103-303.
2. Jackson SM, Nesbitt LT. Psoriasis. In: Jackson SM, Nesbitt LT. Differential Diagnosis for the Dermatologist. 1 ed. Leipzig: Springer; 2008:1048-53.
3. Griffiths CE, Barker JN. Pathogenesis and clinical features of psoriasis. Lancet. 2007; 370(9583):263-71.
4. Sampaio ALB, Mameri A, Jeunon T, Ramos-e-Silva M, Nunes AP, Carneiro S. Dermatite seborreica. An Bras Dermatol. 2011; 86(6):1061-74.
5. Alves GF, Varella TCN. Parapsoríase, pitiríase rósea, pitiríase liquenoide, pitiríase rubra pilar. In: Ramos-e-Silva M, Castro MCR. Fundamentos de Dermatologia. 2 ed. Rio de Janeiro: Atheneu; 2010: 357-65.
6. Darrigade AS, Milpied B, Truchetet ME, et al. Pattern and severity of psoriasiform eruptions in patients with inflammatory Bowel diseases, arthritis or skin inflammatory disorders treated with TNF-alpha inhibitors. Acta Derm Venereol. 2017; 97(6):731-4.
7. Criado PR, Valente NYS, Moura AKA. Desordens hematológicas, linfomas e leucemias. In: Ramos-e-Silva M, Castro MCR. Fundamentos de Dermatologia. 2 ed. Rio de Janeiro: Atheneu; 2010:1157-221.
8. Foss FM, Girardi M. Mycosis Fungoides and Sezary syndrome. Hematol Oncol Clin North Am. 2017; 31(2):297-315.
9. Freitas THP, Ribeiro AE. Lúpus eritematoso. In: Ramos-e-Silva M, Castro MCR. Fundamentos de Dermatologia. 2 ed. Rio de Janeiro: Atheneu; 2009:1231-63.
10. da Silva Carneiro SC, Pirmez R, de Hollanda TR, Cuzzi T, Ramos-e-Silva M. Syphilis mimicking other dermatological diseases: reactive arthritis and mucha-habermann disease. Case Rep Dermatol. 2013; 5(1):15-20.
11. Barnhill RL, Crowson AN, Magro CM, Dumler JS, Kao GF. Treponemal and Rickettsial diseases. In: Barnhill RL, Crowson AN, Magro CM, Piepkorn MW. Dermatopathology. 3 ed. New York: McGraw-Hill, 2010:446-57.
12. Fung MA. Inflammatory Diseases of the Dermis and Epidermis. In: Bussan KJ. Dermatopathology. Philadelphia: Saunders-Elsevier; 2010:11-81.
13. Wolff K, Johnson RA. Severe and life-threatening skin eruptions in the acutely ill patient. In: Wolff K, Johnson RA. Fitzpatrick`s Color Atlas & Synopsis of Clinical Dermatology. 6 ed. New York: McGraw-Hill; 2009:164-77.
14. Schechtman RC, Avé MN. Micoses superficiais. In: Azulay L, Hanauer L, Leal F, Azulay DR, Bonalumi A. Atlas de dermatologia da semiologia ao diagnóstico. Rio de Janeiro: Elsevier; 2013: 560-74.
15. Oliveira FL, Azulay-Abulafia L, Avé MN. Piodermites. In: Azulay L, Hanauer L, Leal F, Azulay DR, Bonalumi A. Atlas de dermatologia da semiologia ao diagnóstico. Rio de Janeiro: Elsevier; 2013:655-65.
16. Yu DTY, McGonagle D, Marzo-Ortega H, van den Bosch F, Leirisalo-Repo M. Undifferentiated spondyloarthritis and reactive arthritis. In: Firestein GS, Budd RC, Harris Jr ED, McInnes IB, Ruddy S, Sergent JS. Kelley's Textbook of rheumatology. Philadelphia: Elsevier; 2009:1191-200.
17. Mrowietz U. Palmo-plantar Pustulosis. In: Wolff K, Goldsmith L, Katz S, Gilchrest B, Paller AS, Leffell DJ. Fitzpatrick`s dermatology in general medicine. 7 ed. New York: McGraw-Hill, 2008:215-18.
18. Schechtman RC. Doenças ungueais infecciosas - onicomicose. In: Baran R, Nakamura R. Doenças da unha - do diagnóstico ao tratamento. 1 ed. Rio de Janeiro: Elsevier; 2011:73-80.
19. Abraham LS. Doenças ungueais inflamatórias - alopecia areata. In: Baran R, Nakamura R. Doenças da unha - do diagnóstico ao tratamento. 1 ed. Rio de Janeiro: Elsevier; 2011:67-8.
20. Broce AAA. Doenças ungueais inflamatórias - líquen plano ungueal. In: Baran R, Nakamura R. Doenças da unha - do diagnóstico ao tratamento. 1 ed. Rio de Janeiro: Elsevier; 2011:56-7.
21. Wortmann RL. Gout and hyperuricmeia In: Firestein GS, Budd RC, Harris Jr ED, McInnes IB, Ruddy S, Sergent JS. Kelley's Textbook of rheumatology. Philadelphia: Elsevier; 2009:1481-506.
22. Sellam J, Berebaum F. Clinical features of osteoarthritis. In: Firestein GS, Budd RC, Harris Jr ED, McInnes IB, Ruddy S, Sergent JS. Kelley's Textbook of rheumatology. Philadelphia: Elsevier; 2009:1547-62.
23. Harris Jr ED, Firestein GS. Clinical features of rheumatoid arthritis. In: Firestein GS, Budd RC, Harris Jr ED, McInnes IB, Ruddy S, Sergent JS. Kelley's Textbook of Rheumatology. Philadelphia: Elsevier; 2009:1087-118.
24. Van der Linden SM, vanderHeijde D, Maksymowych WP. Ankylosing Spondylitis. In: Firestein GS, Budd RC, Harris Jr ED, McInnes IB, Ruddy S, Sergent JS. Kelley's Textbook of rheumatology. Philadelphia: Elsevier; 2009:1169-90.

CAPÍTULO 8

COMORBIDADES

CAPÍTULO 8.1

SÍNDROME METABÓLICA

Claudio Carneiro
Fabíola de Souza e Mello Pereira
Gustavo Costa Verardino

INTRODUÇÃO

Vários estudos demonstram, uma prevalência aumentada de doenças associadas à psoríase.[1,2] Dentre as principais comorbidades destacam-se: hipertensão arterial,[3,4] obesidade, diabetes mellitus,[5] hiperuricemia,[6] alterações do metabolismo lipídico,[7] esteatose hepática não alcoólica,[8,9] risco aumentado de ateroesclerose[10] e de eventos cardiovasculares oclusivos principalmente em homens com acometimento cutâneo extenso (trombose coronariana, tromboembolismo pulmonar, acidentes cerebrovasculares e tromboflebites).[11]

ALTERAÇÕES METABÓLICAS

Os resultados sobre a composição lipídica nos psoriásicos são controversos. Dosagens de colesterol sérico em psoríase demonstraram valores aumentados, reduzidos e normais.[3,12-14] Para triglicerídeos séricos foram demonstrados níveis aumentados, baixos e normais[12,14,15] Valores normais e baixos de HDL[3,15] e níveis de LDL altos[15] e normais[13] também foram reportados.

Reed, em 1961,[11] descreveu achados *post mortem* e causas de morte em 16 de 86 pacientes com psoríase e artrite psoriásica, cinco deles morreram de infarto agudo do miocárdio (destes, um teve embolia pulmonar associada) e um morreu de hemorragia pulmonar e infarto pulmonar. "A natureza exudativa cutânea aguda da psoríase pode ser meramente um reflexo de uma inflamação grave em qualquer outra área do corpo como a membrana sinovial, íris, uretra e os tecidos colágeno e elástico do coração e da aorta".

Um perfil lipídico em que se observa uma redução do HDL colesterol, uma elevação do LDL e um aumento dos triglicerídeos séricos e dos triglicerídeos do VLDL pode ser um fator que justifique a maior morbi-mortalidade por eventos cardiovasculares relatada nos pacientes com psoríase, mesmo que a dislipidemia no psoriásico não seja o único fator de risco envolvido.

Pacientes com psoríase podem ser considerados como um grupo de maior risco ateroesclerótico pelo maior estresse oxidante ao qual estão expostos, pela menor capacidade antioxidante e pela susceptibilidade dos seus conteúdos lipídico e lipoproteico à aterogenicidade.[16,17]

A segunda explicação possível para a maior prevalência de doenças ateroescleróticas e trombóticas refere-se ao fato da psoríase estar associada à síndrome metabólica,[18] a qual inclui obesidade (índice de massa corporal elevado (IMC) e/ou aumento da circunferência abdominal), hipertensão arterial, dislipidemia, diabetes tipo II e resistência insulínica.[1,19,20] O estudo de Gisondi (2007),[21] investigou a prevalência da síndrome metabólica (SM) em pacientes psoriásicos. (Tabela 1)[22] A associação é positiva na forma moderada da doença, em que a síndrome estava presente em 25,2% dos pacientes (p= 0,03%). A SM foi significativamente mais comum em pacientes com psoríase do que em controles (30,1% vs 20,6%, OR 1,65, 95%IC 1,16-2,35), a partir da idade de 40 anos.

A terceira influência relaciona-se ao fato da psoríase estar associada a outros riscos tradicionais para doença oclusiva vascular.[4,5,21] Os fatores que têm uma maior prevalência em pacientes com psoríase, quando comparados a uma população de mesmo sexo e idade incluem tabagismo, obesidade, sedentarismo e estresse.[23-25]

A quarta razão baseia-se nas fortes evidências de que a inflamação crônica, característica marcante da psoríase, por si só desempenha um papel na iniciação e progressão da ateroesclerose.[26,27] (Tabela 2)[28] Diferentes marcadores de processo inflamatório já foram descritos tanto na psoríase, quanto na doença ateroesclerótica, comprovando a similaridade em aspectos nas suas cascatas imuno-inflamatórias.[29] Dentre os diferentes marcadores inflamatórios que são descritos em DAC e psoríase incluem: níveis elevados de proteína C reativa-PCR (a alteração da sua concentração é indicação indireta da participação de citocinas, principalmente IL-6, TNF-α, INF-φ e

Tabela 1
Critérios diagnósticos para a síndrome metabólica[22]

Fator de risco	OMS	NCEP ATP III	IDF
	DM / intol. glicose ou rest. insulina + 2 ou mais fatores de risco	3 ou mais fatores de risco	Aumento da circunferência abdominal + 2 ou mais fatores de risco
Obesidade	Relação cintura: quadril Homens > 0,9 Mulheres > 0,85 e/ou IMC > 30kg/m²	Circunferência abdominal Homens > 102cm Mulheres > 88cm	Circunferência abdominal Depende da etnia
Triglicerídeos	≥ 150mg/dL	≥ 150mg/dL ou Tratamento para redução	≥ 150mg/dL ou Tratamento para redução
Colesterol HDL	Homens < 35mg/dL Mulheres < 39mg/dL	Homens < 40mg/dL Mulheres < 50mg/dL ou Em tratamento para redução	Homens < 40mg/dL Mulheres < 50mg/dL ou Em tratamento para redução
Pressão arterial	≥ 140 x 90mmHg	Sistólica ≥ 130mmHg ou Distólica ≥ 85mmHg ou Tratamento para HA	Sistólica ≥ 130mmHg ou Distólica ≥ 85mmHg ou Tratamento para HA
Glicemia	Glicemia = 100-125mg/dL ou Curva glicêmica = 140-190mg/dL após 2 horas da ingestão de 75mg de glicose ou DM tipo 2	> 100mg/dL ou Tratamento para DM	> 100mg/dL ou Tratamento para DM
Microalbuminúria	> 30mg albumina/g creatinina		

OMS = Organização Mundial da Saúde; NCEP ATP III = National Cholesterol Education Program Adult Treatment Panel III;
IDF = International Disease Foundation

IL-1);[30] alfa 2-macroglobulina (a α2-MG é carreadora de citocinas como IL-6, IL-1, TGFβ e fatores de crescimento e é um dos reguladores parácrinos do crescimento e diferenciação celular, incluindo células B e T); hiperhomocisteinemia (que constitui um fator de risco independente para a doença cardiovascular)[16,20] e o fator de ativação plaquetário (inicia as cascatas inflamatórias e trombóticas através da transmissão de sinais entre diferentes tipos celulares como neutrófilos, monócitos e plaquetas).[19]

A quinta razão reside na constatação de que o uso de medicações sistêmicas para o tratamento da psoríase, como retinoides e ciclosporina, podem induzir hiperlipemia a qual pode contribuir para doença cardiovascular futura. (Tabela 3)[31]

Trabalho de investigação de um dos autores, na cidade do Rio de Janeiro, encontrou que pacientes com psoríase apresentavam níveis significativamente (p < 0,05) mais elevados de triglicerídeos (TG) e apo B e significativamente reduzidos de HDL-c, em relação aos controles.

A etiologia da alteração do HDL na psoríase ainda não está desvendada, entretanto, ao se afirmar que a psoríase é uma desordem genética, há a possibilidade de que haja alterações genéticas na HDL e/ou apolipoproteína.[32] A HDL é igualmente influenciada pela função hepática, atividade enzimática e pelo metabolismo das apoproteínas da HDL. Embora todas estas possíveis influências justifiquem as alterações nos níveis de HDL-c, nenhuma delas foi investigada ou foi associada à psoríase.

Nos pacientes com psoríase, a administração crônica de metotrexato está associada com um risco significativo de dano hepático, enquanto doses similares de metotrexato em pacientes com artrite reumatoide não possuem este potencial hepatotóxico.[33,34] O dano hepático pode fazer com que a síntese e a recaptação lipídica modifique-se, traduzindo-se nas alterações dos lipídios séricos.

A teoria, relacionada à permeabilidade intestinal, vem sendo defendida há mais de duas décadas.[35] Baseia-se no fato de que existe um desequilíbrio na

Tabela 2
Comorbidades na psoríase[28]

Relacionadas com a inflamação sistêmica	Comorbidades ou hábitos relacionados com o comprometimento da qualidade de vida	Relacionadas com os tratamentos
Obesidade Síndrome metabólica Ateriosclerose Infarto do miocárdio Hipertensão arterial Diabetes mellitus e resistência à insulina	Ansiedade Depressão Idéias suicidas Tabagismo Etilismo	Nefrotoxicidade Hepatotoxicidade Câncer da pele não melanoma

permeabilidade da membrana intestinal nesses pacientes e esse afinamento na membrana intestinal, principalmente no jejuno e duodeno, permitiria a passagem de microorganismos e/ou toxinas que normalmente seriam eliminadas, encaminhando-as até os linfáticos (teoria da autointoxicação). No sistema imunológico, desencadeariam a resposta imune a qual se traduziria nos diversos órgãos e sistemas, incluindo a pele, articulações e fígado. Segundo a teoria, como os vasos linfáticos intestinais drenam gorduras e proteínas, a maior permeabilidade da membrana levaria a um maior aporte destas ao sangue e deste aos demais sistemas.

As doenças cardiovasculares possuem um papel significativo como causa mortis na população em geral, sendo responsáveis por 56% da mortalidade relacionada a doenças crônica, não-transmissíveis no Brasil.[36] A prevalência estimada dos fatores de risco para DAC na psoríase foram significativamente mais altos na doença do que em controles (valores no doença grave e moderada, respectivamente): 7,1% e 4,4% para diabetes; 20% e 14,7% para hipertensão arterial; 6% e 4,7% hiperlipemia; 20,7% e 15,8% para obesidade e 30,1% e 28% para hábito de fumar.[37] Assim, uma vez que estes pacientes portadores de psoríase estão sob o cuidado fre-

quente do dermatologista, é importante instituir uma rotina para que os fatores de risco cardiovasculares sejam pesquisados e seguidos de forma periódica.

A relação psoríase e obesidade deve ser avaliada com maior aprofundamento. A psoríase é, por si só, uma doença que traz estigmas físicos e psicológicos. Adicionalmente, pacientes com psoríase grave são, habitualmente, obesos. Ao contrário do senso comum de que a obesidade na psoríase possa refletir simplesmente hábitos sedentários derivados da exclusão social ou condição desfigurante, tanto a psoríase, quanto a obesidade, podem refletir mecanismos fisiopatológicos comuns. Neste sentido a gordura abdominal não é meramente uma massa inerte, mas um potente órgão endócrino, capaz de secretar múltiplas proteínas bioativas, as adipocitocinas, promovendo inflamação, afetando o metabolismo da glicose e a biologia vascular endotelial.[25]

O excesso de peso associado ao acúmulo de gordura na região mesentérica, obesidade denominada do tipo central, visceral ou androgênica, está associado a maior risco de doença ateroesclerótica.[38] No entanto, trabalhos recentes discordam de tal assertiva, após estudos que concluíram não haver dados consistentes de que a dieta com aumento de gordura, por si só seja capaz de promover adiposidade ectópica e síndrome cardiometabólica em humanos.[39,40] Em geral, esses indivíduos apresentam dislipidemia (triglicerídeos elevados, HDL-c baixo, partículas de LDL pequenas e densas, hiperlipidemia pós prandial), resistência à insulina e hipertensão arterial sistêmica, condições que em conjunto caracterizam a síndrome metabólica.

O estudo de Gisondi e cols., em 2007,[21] investigou a prevalência da síndrome metabólica em pacientes psoriásicos concluindo que a associação é relevante e que os pacientes psoriásicos com síndrome metabólica eram mais velhos (acima de 40 anos) e tinham duração de doença mais longa, quando comparados aos indivíduos com psoríase sem a síndrome, além de uma maior prevalência de hipertrigliceridemia e obesidade abdominal. (Tabela 1) Estas

Tabela 3
Risco relativo de doenças cardiovasculares em psoríase[31]

Diagnóstico	Risco relativo
Ateriosclerose	2,18
Doença cardíaca isquêmica	1,78
Doença vascular cerebral	1,70
Doença vascular periférica	1,98
Qualquer doença vascular	1,91

mesmas conclusões foram feitas por Kothiwala e cols., em 2016,[43] e contrariadas por Albareda e cols., em 2014,[44] que não encontraram qualquer correlação entre as características da psoríase e a presença da SM, apesar de encontrarem-na numa prevalência elevada. Barrea e cols., em 2016, investigaram o ângulo de fase (AF) pela análise da bioimpedância elétrica (BIE), uma medida direta da saúde celular e preditor da morbidade e mortalidade em 180 pares de pacientes psoriásicos adultos e controles saudáveis, correlacionando-o com a gravidade clínica, qualidade de vida e presença de SM, e encontraram que os pacientes apresentaram AF menores, associados à gravidade clínica, qualidade de vida e SM.[45]

Muitos outros estudos revelam a associação de síndrome metabólica e psoríase, demonstrando a íntima relação entre ambas e reafirmando o fato de que uma abordagem multiprofissional é mandatória no acompanhamento das doenças.[8,19,41-51]

O QUE VOCÊ PRECISA SABER DESTE CAPÍTULO

- As principais comorbidades associadas à psoríase são: hipertensão arterial, obesidade, diabetes mellitus, hiperuricemia e alterações do metabolismo lipídico
- Há um risco aumentado de aterosclerose e de eventos cardiovasculares oclusivos
- Os mais acometidos são os homens com psoríase extensa

REFERENCIAS BIBLIOGRÁFICAS

1. Hensenler T, Christophers E. Disease concomitance in psoriasis. J Am Acad Dermatol. 1985; 32:982-6.
2. Christophers E. Comorbidities in psoriasis. J Eur Acad Dermatol Venereol. 2006; 20:52-5.
3. Seishima M, Mori S, Noma A, et al. Serum lipid and apoliprotein levels in patients with psoriasis. Br J Dermatol. 1994; 130:738-42.
4. Lindegard B. Diseases associated with psoriasis in a general population of middle-aged Swedes. Dermatologica. 1996; 172:298-304.
5. Reeds RE, Fusaro RM. Psoriasis vulgaris: a clinical survey of the association with diabetes mellitus. Arch Dermatol.1964; 89:205-7.
6. Brenner W, Gschnait F. Serum uric acid levels in untreated and PUVA treated patients with psoriasis. Dermatologica.1978; 157: 91-5.
7. Pietrzak A, Torum BL. Activity of serum lipase [EC 3.1.1.3] and the diversity of serum lipid profile psoriasis. Med Sci Monit. 2002; 8(1):CR9-13.
8. Xu X, Su L, Gao Y, Ding Y. The Prevalence of nonalcoholic fatty liver disease and related metabolic comorbidities was associated with age at onset of moderate to severe plaque psoriasis: A cross-sectional study. PLoS One. 2017 Jan; 12(1):e0169952.
9. Pongpit J, Porntharukchareon S, Kaewduang P, et al. Liver stiffness measurement in psoriasis: do metabolic or disease factors play the important role? Biomed Res Int. 2016; 2016:7963972.
10. Vahlquist C, Michaelsson G, Vessby B. Serum lipoproteins in middle-aged men with psoriasis. Acta Derm Venereol. 1987; 67:12-15.
11. Mcdonald CJ, Calabresi P. Psoriasis and vascular disease. Br J Dermatol, 1978; 99:469-475.
12. Gurkok F, Piskin S, Ekuku G. Serum lipid and lipoprotein levels in psoriasis. Bull Leprosy. 1990; 30:105-11.
13. Seckin D, Tokgozoglu L, Akkaya S. Are lipoprotein profile and lipoprotein (a) levels altered in men with psoriasis? J Am Acad Dermatol.1994; 31:445-9.
14. Fortinskaia ES, Torkhovskaia TI, Sharapova GI, et al. Features of distribution of free and esterified cholesterol in the epidermis, biological membranes and plasma lipoproteins in psoriasis. Klin Lab Diagn. 1996; 4:38-43.
15. Rocha-Pereira P, Santos-Silva A, Rebelo I, et al. Dislipidemia and oxidative stress in mild and severe psoriasis as a risk for cardiovascular disease. Clin Chim Acta. 2001; 303:33-9.
16. Vanizor, K. Evaluation of the atherogenic tendency of lipids and lipoprotein content and their relationships with oxidant-antioxidant system in patients with psoriasis. Clin Chim Acta. 2003; 328:71-82.
17. Tekin NS, Tekin IO, barut F, et al. Acumulation of oxided low density lipoprotein in psoriatic skin and changes of plasma lipid levels in psoriatic patients. Mediators Inflamm. 2007; 2007:1-5.
18. Eckel RH,Grundy SM, Zimmet PZ. The metabolic syndrome. Lancet. 2005; 365:1415-28.

19. Mallbris L, Ritchlin CT. Stahle M. Metabolic disorders in patients with psoriasis and psoriatic arthritis. Curr Rheumatol Rep. 2006; 8:355-63.
20. Wakkee M, Thio HB, Prens EP. Unfavorable cardiovascular risk profiles in untreated psoriasis patients. Atherosclerosis. 2007; 190:1-9.
21. Gisondi P, Tessari G, Conte A, et al. Prevalence of metabolic syndrome in patients with psoriasis: a hospital case-control study. Br J Dermatol. 2007; 157:68-73.
22. Channual J, Wu JJ, Dann FJ. Effects of tumor necrosis factor-alpha blockade on metabolic syndrome components in psoriasis and psoriatic arthritis and additional lessons learned from rheumatoid arthritis. Dermatol Ther. 2009 Jan-Feb; 22(1):61-73.
22. Behnam SM, Behnam SE, Koon JY. Smoking and psoriasis. Skinmed. 2005; 41:174-6.
23. Naldi L, Chatenoud L, Linder D, et al. Cigarette smoking, body mass index, and stressful life events as risk factors for psoriasis: results from an Italian case – control study. J Invest Dermatol. 2005; 125:61-7.
24. Sterry W, Strober E, Menter A. Obesity in psoriasis: the metabolic, clinical and therapeutic implications. Report of an interdisciplinary conference and review. Br J Dermatol. 2007; 157:649-55.
25. Rocha-Pereira P, Santos AS, Rebelo I. The inflamatory response in mild and in severe psoriasis. Br J Dermatol. 2004; 150:917-28.
26. Wick GM, Xu Q. Autoimmune and inflammatory mechanisms in atherosclerosis. Annu Rev Immunol. 2004; 22:361-403.
28. Gulliver W. Long-term prognosis in patients with psoriasis. Br J Dermatol. 2008 Aug; 159(Suppl 2):2-9.
29. Libby P, Ridker MP, Maseri A. Inflammation and atherosclerosis. Circulation. 2002; 105:1135-43.
30. Chodorowska G, Wojnowska D, Juszkiewicz M. C-reactive protein and alpha 2-macroglobulin plasma activity in medium-severe and severe psoriasis. J Eur Acad Dermatol Venerol. 2004; 18:180-3.
31. Katsiki N, Anagnostis P, Athyros VG, Karagiannis A, Mikhailidis DP. Psoriasis and vascular risk: an update. Curr Pharm Des. 2014; 20:6114-25.
32. Drateln RC, Martinez E, Munhoz BR, et al. Lipid profile, insulin secretion and insulin sensitivity in psoriasis. J Am Acad Dermatol. 2003; 48:882-5.
33. Van De Kerkhof PCM. Psoriasis. In: Bolognia JL, et al. Dermatology. 2 ed. Londres: Elsevier, 2012:125-49.
34. Carneiro SC, Cássia FF, Lamy F, Chagas VL, Ramos-e-Silva M. Methotrexate and liver function: a study of 13 psoriasis cases treated with different cumulative dosages. J Eur Acad Dermatol Venereol. 2008; 22(1):25-9.
35. Mcmillin D, Mcmillin D, Richards DG, Eric A, et al. Sistemics aspects of psoriasis: an integrative model based on intestinal etiology. Int Med. 1999; 2:105-13.
36. Oliveira GMM, Klein CH, Souza e Silva NA, et al. Mortalidade por doenças cardiovasculares em três estados do Brasil de 1980 a 2002. Rev Panam Salud Pública. 2006; 19:85-93.
37. Neimann AI, Shin DB, Wang X, et al. Prevalence of cardiovascular risk factors in patients with psoriasis. J Am Acad Dermatol. 2006; 55:829-35.
38. Sociedade Brasileira de Cardiologia. IV Diretriz Brasileira sobre dislipidemias e prevenção da aterosclerose. Arq Bras Cardiol. 2007; 88(Suppl 1):2-19.
39. Raziani F, Tholstrup T, Kristensen MD, et al. High intake of regular-fat cheese compared with reduced-fat cheese does not affect LDL cholesterol or risk markers of the metabolic syndrome: a randomized controlled trial. Am J Clin Nutr. 2016 Oct; 104(4):973-81.
40. Veum VL, Laupsa-Borge J, Eng Ø, et al. Visceral adiposity and metabolic syndrome after very high-fat and low-fat isocaloric diets: a randomized controlled trial. Am J Clin Nutr. 2017 Jan; 105(1):85-99.
41. Gelfand JM, Neimann AL, Shin BD, et al. Risk of Myocardial Infarction in Patientis with Psoriasis. J Am Acad Dermatol. 2006; 296:1735-41.
42. Sunbul M, Agirbasli M. Psoriasis and atherosclerosis: is there a need for novel biomarkers assessing cardiovascular risk? Curr Pharm Des. 2014;20(4):529-35.
43. Kothiwala SK, Khanna N, Tandon N, et al. Prevalence of metabolic syndrome and cardiovascular changes in patients with chronic plaque psoriasis and their correlation with disease severity: A hospital-based cross-sectional study. Indian J Dermatol Venereol Leprol. 2016; 82(5):510-8.
44. Albareda M, Ravella A, Castelló M, Saborit S, Peramiquel L, Vila L. Metabolic syndrome and its components in patients with psoriasis..Springerplus. 2014 Oct; 3:612.
45. Barrea L, Macchia PE, Di Somma C, et al. Bioelectrical phase angle and psoriasis: a novel association with psoriasis severity, quality of life and metabolic syndrome. J Transl Med. 2016 May; 14(1):130.
46. Carvalho AV, Romiti R, Souza CD, Paschoal RS, Milman LM, Meneghello LP. Psoriasis comorbidities: complications and benefits of immunobiological treatment. An Bras Dermatol. 2016; 91(6):781-9.
47. Milčić D, Janković S, Vesić S, et al. Prevalence of metabolic syndrome in patients with psoriasis: a hospital-based cross-sectional study. An Bras Dermatol. 2017; 92(1):46-51.
48. Gui XY, Yu XL, Jin HZ, Zuo YG, Wu C. Prevalence of metabolic syndrome in Chinese psoriasis patients: A hospital-based cross-sectional study. J Diabetes Investig. 2017 Mar 30. doi: 10.1111/jdi.12663. [Epub ahead of print]
49. Koku Aksu AE, Saraçoğlu ZN, Metintaş S, Sabuncu İ, Çetin Y. Age and gender differences in Framingham risk score and metabolic syndrome in psoriasis patients: A cross-sectional study in the Turkish population. Anatol J Cardiol. 2017; 17(1):66-72.
50. Uczniak S, Gerlicz ZA, Kozłowska M, Kaszuba A. Presence of selected metabolic syndrome components in patients with psoriasis vulgaris. Postepy Dermatol Alergol. 2016; 33(2):114-9.
51. Girisha BS, Thomas N. Metabolic syndrome in psoriasis among urban south Indians: A case control study using SAM-NCEP criteria. J Clin Diagn Res. 2017 Feb; 11(2):WC01-WC04.

CAPÍTULO 8.2

TABAGISMO E ALCOOLISMO

Flavia de Freire Cassia

INTRODUÇÃO

A psoríase é uma doença crônica com impacto negativo em muitos aspectos da qualidade de vida dos pacientes. Pacientes com psoríase sofrem com o desconforto físico e psicológico que a doença causa, com dificuldades sociais como estigmatização, vergonha e inibição. Ao longo dos últimos anos, muitos trabalhos questionaram uma possível associação entre o consumo de álcool e psoríase.

ÁLCOOL E FUMO

O consumo de álcool e o tabagismo parecem ser mais prevalentes em pacientes com psoríase quando comparados com a população em geral. Por outro lado, essas comorbidades tem um impacto negativo na evolução da doença, tanto pelos fenômenos inflamatórios e imunológicos quanto pelas limitações e dificuldades no tratamento deste grupo de pacientes. Ainda não está claro se o consumo de bebidas alcoólicas representa um fator de risco verdadeiro ou meramente um epifenômeno para a doença cutânea, mas numerosos estudos apoiam o papel do etanol e seus metabólitos como fatores desencadeantes da psoríase.

Numerosos estudos demonstram uma possível influência do álcool na gravidade, no fenótipo, no curso e prognóstico da psoríase, concluindo que o hábito de consumir álcool parece não apenas ser um fator desencadeador mas também de exacerbação da doença pré-existente. Pacientes que consomem grande quantidade de álcool apresentam doença mais extensa, com maior número de lesões inflamatórias.[1]

Estudos epidemiológicos recentes mostram uma maior ingestão de álcool e maior prevalência de alcoolismo nos pacientes com psoríase.[2] Um estudo escandinavo mostrou que as mulheres começam a beber mais após o diagnóstico de psoríase, provavelmente refletindo o impacto negativo da doença de pele na qualidade de vida.[3] Um estudo alemão multicêntrico analisou dados de 1.203 pacientes com psoríase grave e os comparou com dados da população geral na Alemanha. Houve diferença estatisticamente significativa em relação ao tabagismo (43,3% dos pacientes eram fumantes, razão de chances 2,08) e ao consumo abusivo de álcool (14,9% dos pacien-

tes, razão de chances 3,10). A gravidade da doença correlacionou-se com o tabagismo em ambos o sexos e com o consumo de álcool nos pacientes do sexo feminino.[4]

Um estudo de 789 pacientes chineses com psoríase e 789 controles revelou que havia uma associação significativa de tabagismo e uso de álcool em homens, mas não em mulheres com psoríase.[5] Na tentativa de quantificar a relação do álcool com a psoríase, um estudo mostrou que a razão de chances de um homem que consome 80g de álcool por dia desenvolver psoríase em foi 2,2.[6] Outro estudo mostrou que a ingestão de álcool foi um fator de risco independente para psoríase (razão de chances de 8,01).[7]

Um estudo italiano multicêntrico, tipo caso--controle, sugere algumas relações importantes entre psoríase, tabagismo e consumo de álcool, examinando pacientes que foram diagnosticados com psoríase até dois anos antes do estudo. Este estudo apontou para uma associação moderada do abuso de álcool em homens com psoríase, após controlar para o tabagismo.[8]

Em um estudo caso-controle exploratório, Eder e colaboradores compararam a proporção de pacientes tabagistas com artrite psoriásica e com psoríase apenas. A proporção de pacientes tabagistas e ex-tabagistas foi maior entre os pacientes com psoríase do que entre os com artrite psoriásica. Na análise de subgrupos, o tabagismo manteve-se inversamente proporcional a ocorrência de artrite psoriásica apenas nos pacientes HLA-C*06 negativos.[9]

O tabagismo relacionou-se positivamente com a psoríase (razão de chances 1,49 para homens e 1,48 para mulheres) em um estudo feito em Oslo com 18.747 adultos.[10]

O estudo de Fortes e colaboradores mostrou, após ajustar para fatores de confusão (sexo, idade, índice de massa corporal, estresse emocional, historia familial de psoríase, duração da doença e consumo de álcool) que pacientes que eram grandes fumantes (mais de 20 cigarros por dia) quando comparados com pacientes que fumavam menos (< ou = 10 cigarros por dia) tinham 2 vezes mais chance de ter psoríase ainda mais grave. Os autores concluíram que o tabagismo está associado a gravidade clínica da psoríase e destacam a importância do fim deste habito em pacientes com psoríase.[11]

Uma revisão da literatura mostrou que mulheres que fumam tem 3,3 vezes mais chance de desenvolver psoríase em placa (após controlar o alcoolismo com fator de confusão). Homens que fumam não teriam esse risco aumentado, mas estudos mostram que os pacientes que fumam mais que 10 cigarros por dia podem ter doença mais grave, principalmente nas extremidades. O tabagismo em homens e mulheres diminuiu as taxas de melhora e resposta ao tratamento.[12]

Mills e colaboradores estudaram 108 psoriásicos incluindo 16 com doença pustulosa palmoplantar. Havia 46,2% tabagistas comparados com 23,6% dos controles. O risco relativo para psoríase foi maior (5,3) para aqueles que fumavam mais que 20 cigarros/dia.[13] Isto foi confirmado por Naldi e colaboradores ao relatarem que fumantes tem maior risco para ter psoríase quando comparados a não fumantes e esse risco se torna significativo (2,1) para pessoas que fumam mais que 15 cigarros/ dia. O hábito de fumar mais que 10 cigarros por dia foi associado a maior gravidade da psoríase nos antebraços, mãos e pés, isto é, nas porções distais das extremidades.[8] Um estudo com gêmeos mostrou que o tabagismo e a exposição a fumaça de cigarro durante a infância estão significativamente associados a psoríase e que há fatores genéticos em comum para psoríase e o tabagismo.[14]

A imunopatogênese da psoríase envolve as respostas Th1 e Th17 com superprodução de várias citocinas pró-inflamatórias. O consumo de álcool pode alterar adversamente os aspectos da resposta imune, tanto inata quanto adquirida, predispondo os pacientes à infecções, que são desencadeadores de surtos de psoríase, aumentando a proliferação de linfócitos através de mitógenos, aumentando a proliferação e a diferenciação de ceratinócitos e alterando a função de barreira.[15] O consumo crônico de álcool pode induzir também a produção de enzimas pró-inflamatórias por vários tipos celulares e aumentar a ativação e proliferação de linfócitos.[16]

Alguns estudos apontaram o papel de metabolitos do etanol, como o acetaldeído e a acetona na patogênese da psoríase.[17,18] O acetaldeido é um produto da oxidação do etanol pela ação da enzima dehidrogenase alcoólica e pela isoforma 2Er do citocromo p450 com produção de espécies reativas de oxigênio. A acetona é formada pela descarboxilação do acido acetoacetico, cujo precursor é a acetil-coaenzima A. Está demonstrado que o etanol ingerido é secretado através da pele humana e seus níveis na perspiração são semelhantes àqueles encontrados no sangue e outros fluidos corporais. Esses achados sugerem que níveis de etanol encontrados na pele humana podem ser farmacologicamente ativos e relevantes.

O QUE VOCÊ PRECISA SABER DESTE CAPÍTULO

- O alcoolismo e o tabagismo parecem ser prevalentes em pacientes com psoríase.
- O álcool e o fumo estão associados cada um de forma independente à gravidade da doença.

REFERENCIAS BIBLIOGRÁFICAS

1. Higgins EM, du Vivier AW. Cutaneous disease and alcohol misuse. Br Med Bull. 1994; 50:85-98.
2. Hayes J, Koo J. Psoriasis: depression, anxiety, smoking and drinking habits. Dermatol Ther. 2010; 23(2):174-80.
3. Braathen LR, Botten G, Bjerkedal T. Psoriatics in Norway. A questionnaire study on health status, contact with paramedical professions, and alcohol and tobacco consumption. Acta Derm Venereol. 1989; 142(Suppl):9-12.
4. Gerdes S, Zahl VA, Weichenthal M, Mrowietz U. Smoking and alcohol intake in severely affected patients with psoriais in Germany. Dermatology. 2010; 220(1):38-43.
5. Zhang X, Wang H, Te-Shao, et al. Frequent use of tobacco and alcohol in Chinese psoriasis patients. Int J Dermatol. 2002; 41:659-62.
6. Poikolainen K, Reunala T, Karvonen J, et al. Alcohol intake: a risk factor for psoriasis in young and middle aged men? BMJ 1990; 300:780-3.
7. Higgins EM, Peters TJ, du Vivier AW. Smoking, drinking and psoriasis. Br J Dermatol. 1993; 129:749-50.
8. Naldi L, Peli L, Parazzini F. Association of early-stage psoriasis with smoking and male alcohol consumption: evidence from an Italian case-control study. Arch Dermatol 1999; 135:1479-84.
9. Eder L, Shanmugarajah S, Thavaneswaran A, et al. The association between smoking and the development of psoriatic arthritis among psoriasis patients. Ann Rheum Dis. 2012; 71(2):219-24.
10. Bo K, Thoresen M, Dalgard F. Smokers report ore psoriais, but not atopic dermatitis and hand eczema: results from a Norwegian population survey amog adults. Dermatology. 2008; 216(1):40-5.
11. Fortes C, Mastroeni S, Leffondré K, Sampogna F, Melchi F, Mazzotti E, Pasquini P, Abeni D. Relationship between smoking and the clinical severity of psoriasis. Arch Dermatol. 2005 Dec; 141(12):1580-4.
12. Behnam SM, Behnam SE, Koo JY. Smoking and psoriais. Skinmed. 2005; 4 (3):174-6.
13. Mills CM, Srivastava ED, Harvey IM, et al. Smoking habits in psoriasis: a case-conrol study. Br J Dermatol. 1992; 127:18-21.
14. Lønnberg AS, Skov L, Skytthe A, Kyvik KO, Pedersen OB, Thomsen SF. Smoking and risk for psoriasis: a population-based twin study. Int J Dermatol. 2016; 55 (2):72-8.
15. Waldschmidt TJ, Cook RT, Kovacs EJ. Alcohol and inflammation and immune responses: summary of the 2006 Alcohol and Immunology Research Interest Group (AIRIG) meeting. Alcohol. 2008; 42:137-42.
16. Szabo G, Mandrekar P. A recent perspective on alcohol, immunity, and host defense. Alcohol Clin Exp Res. 2009; 33:220-32.
17. Farkas A, Kemény L. Psoriasis and alcohol: is cutaneous ethanol one of the missing links? Br J Dermatol. 2010; 162:711-6.
18. Farkas A, Kemény L. The alcohol metabolite acetaldehyde and psoriasis: another trigger factor? Clin Exp Dermatol. 2010; 35:923-5.

CAPÍTULO 8.3

MALIGNIDADES

Flavia de Freire Cassia

INTRODUÇÃO

Há muitos anos discute-se a associação da psoríase com doenças malignas. Como as neoplasias malignas de um modo geral são um evento raro - a incidência do câncer é, em geral, muito menor do que poucos casos por 10 mil pessoas/ano – e a psoríase é uma doença de curso crônico, essa relação é difícil de ser avaliada. O estudo ideal deveria incluir grande quantidade de pacientes e acompanhá-los de maneira prospectiva para documentar a associação das duas doenças.

LINFOMAS E OUTROS CÂNCERES

Há relatos de que a incidência de alguns cânceres, em especial dos linfomas, está aumentada nos pacientes com psoríase. Isto acontece, em parte, pelo uso de terapias imunossupressivas ou com agentes potencialmente carcinogênicos, como a ciclosporina, o metotrexato e o PUVA.[1] A avaliação do risco-beneficio dos tratamentos sistêmicos para a psoríase e a sua segurança a longo prazo deve considerar também o risco de desenvolvimento de câncer.

Muitos estudos identificaram associações entre psoríase e vários tipos de câncer, incluindo o de pulmão,[2-6] fígado,[6] orofaringe,[3-6] cólon,[3,4,7] rim,[3,6,8,9] mama,[6-8,10] sistema nervoso central,[8,10] pâncreas,[6] órgãos genitais,[6] e tireoide.[10] Os resultados foram conflitantes, possivelmente por causa dos diferentes desenhos de estudo. Além disso, fatores relacionados ao estilo de vida dos pacientes, como por exemplo a dieta, o tabagismo e o consumo de álcool, podem ter agido como fatores de confusão nestes e em outros estudos, por não serem levados em consideração no momento da análise dos resultados.

Um estudo recente, populacional, de coorte, realizado em Taiwan, incluiu 3.686 pacientes com psoríase e os comparou com 200 mil outros pacientes sem psoríase.[11] Dentre os 3.686 pacientes com psoríase, 116 desenvolveram um câncer (a chance de desenvolver um câncer em associação com a psoríase foi de 1,66), sendo os mais significativos os de bexiga e de pele, seguidos pelos de orofaringe e laringe, fígado, vesícula biliar, cólon e reto. O risco de câncer foi maior em pacientes do sexo masculino do que do feminino (1,86 vs 1,14), e em pacientes mais jovens. O risco de câncer foi independente da terapia utilizada. Entretanto, a gravidade da psoríase, o tabagismo, o consumo de álcool, a história familial de câncer e a dieta não foram acessados neste estudo.

Brauchli e colaboradores[12] compararam a incidência do câncer entre pacientes com e sem psoríase e a interferência da duração da doença e do tratamento empregado em um estudo observacional que usou os dados da *UK General Practice Research Database*. Dentre 67.761 pacientes, 1.703 tiveram incidência de câncer; destes 54% tinham história de psoríase. As taxas de incidência para os cânceres linfohematopoiéticos e pancreático foram 1,81 e 2,20 respectivamente. Na análise de caso-controles, a razão de chances para o câncer em geral foi de 1,50 para pacientes com psoríase há mais de 4 anos e de 1,53 para pacientes recebendo tratamento sistêmico (um marcador de gravidade da doença). O risco de malignidade hemolinfopoiética foi maior em pacientes com tratamento sistêmico. A razão de chances para pacientes sem tratamento sistêmico foi de 1,59 para psoríase com menos de 2 anos de duração e de 2,12 para psoríase com mais de 2 anos de duração. Os riscos de câncer de bexiga/rim e colonretal mostraram-se aumentados na psoríase de longa duração. Os autores concluem que pacientes com psoríase podem ter um maior risco de câncer (principalmente hemolifopoiético e pancreático) e que a psoríase de longa duração e de maior gravidade pode aumentar ainda mais o risco para alguns cânceres.

Outros estudos relataram que pacientes com psoríase tem risco aumentado para desenvolver leucemia[13,14] e outras desordens linfoproliferativas, em particular os linfomas[5,9,15-20] mas outros falharam em demonstrar essa associação.[10]

O papel de determinados agentes terapêuticos em aumentar o risco de câncer também tem sido considerado. A associação mais bem documentada é a de câncer cutâneo não melanoma com psoraleno e ultravioleta A (PUVA) e ciclosporina. A ação carcinogênica do coaltar[21-23] também já foi questionada, assim como do UVB/ *narrow band*[24] e do metotrexato.[25] Mais recentemente, o risco aumentado de câncer tem sido motivo de atenção com a introdução dos agentes biológicos no tratamento da psoríase. Embora alguns estudos não mostrem um risco aumentado de doenças malignas novas ou recorrentes em pacientes com psoríase tratados com agentes biológicos, ainda há hesitação no uso generalizado de agentes biológicos nesses pacientes.[29] É necessário o acompanhamento a longo prazo dos pacientes tratados com essas novas modalidades terapêuticas para a documentação desse risco.[26]

Estudos de coorte prospectivos já demonstraram que o risco de câncer de pele não-melanoma aumenta linearmente com o número de sessões de PUVA (psoraleno e luz ultravioleta A) em pacientes com psoríase.[27,28] Além disso, tratamento com agentes sistêmicos imunossupressores em pacientes expostos previamente ao PUVA aumentou o risco de câncer da pele em duas a três vezes, e exposições mais prolongadas também tiveram efeitos adversos.[30]

Um estudo de coorte, prospectivo, publicado recentemente, acompanhou por 30 anos 1.380 pacientes tratados com PUVA e evidenciou o desenvolvimento de carcinoma espinocelular em 25% dos pacientes e de carcinoma basocelular em 24% deles.[28] Após ajustar para a idade, sexo e fatores de confusão significativos, o risco de desenvolver um ou mais carcinomas espinocelulares em um ano foi fortemente associado ao número total de sessões de PUVA (350-450 vs <50 tratamentos, razão da taxa de incidência 6.01). Quando todos os tumores são incluídos esse risco é significativamente maior (20.92). Os riscos correspondentes para carcinoma basocelular foram muito menores (3.09). Neste estudo, os autores concluem que a exposição a mais de 350 sessões de PUVA aumenta o risco de desenvolvimento de carcinoma espinocelular, mas não de carcinoma basocelular e que a escolha deste tipo de terapia deve levar esse risco em consideração.

A introdução do uso do UVB/ *narrow band* no tratamento da psoríase em 1984 representou um grande avanço na fototerapia para a doença. O UVB pode aumentar o envelhecimento cutâneo e em principio pode estar envolvido no aumento do risco de câncer da pele. Entretanto, uma revisão sistemática estimou que o risco anual de câncer de pele não melanoma associado com a radiação UVB pareceu ser menor que 2%.[31] Outra revisão sistemática analisou 11 estudos prospectivos e retrospectivos de coorte ou casos-controles envolvendo 3.400 pessoas, a maior parte com psoríase e encontrou que o tratamento com UVB não aumentou o risco de câncer de pele durante os 25 anos de seguimento.[32,33]

O metotrexato parece duplicar o risco de desenvolvimento do carcinoma espinocelular em pacientes que recebem PUVA e pode ser um fator de risco independente para este tipo de câncer em pacientes com artrite psoriásica. A incidência de linfoma em pacientes que receberam PUVA e foram expostos a altas doses de metotrexato por mais de 36 meses esteve aumentada em um estudo prospectivo (razão de chances de 4,39).[34]

O risco de carcinoma espinocelular em pacientes que foram tratados com ciclosporina foi 3 vezes maior quando comparados a pacientes que não usaram o medicamento.[35] Em um estudo prospectivo de 1.252 pacientes com psoríase que receberam ciclosporina por uma média de 1,9 anos, doenças malignas foram vistas em 47 pacientes (3,8%).[36]

O QUE VOCÊ PRECISA SABER DESTE CAPÍTULO

- Na psoríase há incidência aumentada de alguns cânceres como o linfoma.
- Há também a concorrência das terapias imunossupressivas e de agentes potencialmente carcinogênicas.
- A maior gravidade e a longa duração da doença podem aumentar o risco para as neoplasias malignas.

REFERENCIAS BIBLIOGRÁFICAS

1. Kimball AB, Gladman D, Gelfand JM, et al. National Psoriasis Foundation clinical consensus on psoriasis comorbidities and recommendations for screening. J Am Acad Dermatol. 2008; 58:1031-42.
2. Lindegard B. Diseases associated with psoriasis in a general population of 159,200 middle-aged, urban, native Swedes. Dermatologica. 1986; 172:298-304.
3. Olsen JH, Moller H, Frentz G. Malignant tumors in patients with psoriasis. J Am Acad Dermatol. 1992; 27:716-22.
4. Frentz G, Olsen JH. Malignant tumours and psoriasis: a follow-up study. Br J Dermatol. 1999; 140:237-42.
5. Hannuksela-Svahn A, Pukkala E, Laara E, Poikolainen K, Karvonen J. Psoriasis, its treatment, and cancer in a cohort of Finnish patients. J Invest Dermatol 2000; 114:587-90.
6. Boffetta P, Gridley G, Lindelof B. Cancer risk in a population-based cohort of patients hospitalized for psoriasis in Sweden. J Invest Dermatol. 2001; 117:1531-7
7. Stern RS, Lange R Cardiovascular disease, cancer, and cause of death in patients with psoriasis: 10 years prospective experience in a cohort of 1,380 patients. J Invest Dermatol. 1988; 91:197-201.
8. Lindelof B, Eklund G, Liden S, Stern RS. The prevalence of malignant tumors in patients with psoriasis. J Am Acad Dermatol. 1990; 22:1056-60.
9. Hannuksela-Svahn A, Sigurgeirsson B, Pukkala E, Lindelöf B, Berne B, Hannuksela M, et al. Trioxsalen bath PUVA did not increase the risk of squamous cell skin carcinoma and cutaneous malignant melanoma in a joint analysis of 944 Swedish and Finnish patients with psoriasis. Br J Dermatol. 1999; 141:497-501.
10. Stern RS, Vakeva LH. Noncutaneous malignant tumors in the PUVA follow-up study: 1975-1996. J Invest Dermatol. 1997; 108:897-900.
11. Chen YJ, Wu CY, Chen TJ, Shen JL, Chu SY, Wang CB, Chang YT. The risk of cancer in patients with psoriasis: a population-based cohort study in Taiwan. J Am Acad Dermatol. 2011; 65(1):84-91.
12. Brauchli YB, Jick SS, Miret M, Meier CR. Psoriasis and risk of incident cancer: an inception cohort study with a nested case-control analysis. J Invest Dermatol. 2009; 129:2604-12.
13. Soderberg KC, Jonsson F, Winqvist O, Hagmar L, Feychting M. Autoimmune diseases, asthma and risk of haematological malignancies: a nationwide case-control study in Sweden. Eur J Cancer. 2006; 42:3028-33.
14. Cooper GS, Kamel F, Sandler DP, Davey FR, Bloomfield CD. Risk of adult acute leukemia in relation to prior immune-related conditions. Cancer Epidemiol Biomarkers Prev. 1996; 5:867-72.
15. Tavani A, La Vecchia C, Franceschi S, Serraino D, Carbone A. Medical history and risk of Hodgkin's and non-Hodgkin's lymphomas. Eur J Cancer Prev. 2000; 9:59-64.
16. Margolis D, Bilker W, Hennessy S, Vittorio C, Santanna J, Strom BL. The risk of malignancy associated with psoriasis. Arch Dermatol. 2001; 137:778-83.
17. Gelfand JM, Berlin J, Van Voorhees A, Margolis DJ. Lymphoma rates are low but increased in patients with psoriasis: results from a population-based cohort study in the United Kingdom. Arch Dermatol. 2003; 139:1425-9.
18. Gelfand JM, Shin DB, Neimann AL, Wang X, Margolis DJ, Troxel AB. The risk of lymphoma in patients with psoriasis. J Invest Dermatol. 2006; 126:2194-201.
19. Zhang Y, Holford TR, Leaderer B, Zahm SH, Boyle P, Morton LM, et al. Prior medical conditions and medication use and risk of non-Hodgkin lymphoma in Connecticut United States women. Cancer Causes Control. 2004; 15:419-28.
20. Mellemkjaer L, Pfeiffer RM, Engels EA, Gridley G, Wheeler W, Hemminki K, et al. Autoimmune disease in individuals and close family members and susceptibility to non-Hodgkin's lymphoma. Arthritis Rheum. 2008; 58:657-66.
21. Roelofzen JH, Aben KK, Oldenhof UT, et al. No increased risk of cancer after coal tar treatment in patients with psoriasis or eczema. J Invest Dermatol. 2010; 130(4):953-61.
22. Fiala Z, Borska L, Pastorkova A, et al. Genotoxic effect of Goeckerman regimen of psoriasis.Arch Dermatol Res. 2006; 298(5):243-51.
23. Pion IA, Koenig KL, Lim HW. Is dermatologic usage of coal tar carcinogenic? A review of the literature. Dermatol Surg. 1995; 21(3):227-31.
24. Weischer M, Blum A, Eberhard F, Röcken M, Berneburg M. No evidence for increased skin cancer risk in psoriasis patients treated with broadband or narrowband UVB phototherapy: a first retrospective study. Acta Derm Venereol. 2004; 84(5):370-4.
25. Patel RV, Clark LN, Lebwohl M, Weinberg JM. Treatments for psoriasis and the risk of malignancy. J Am Acad Dermatol. 2009; 60(6):1001-17.
26. Naldi L. Malignancy concerns with psoriasis treatments using phototherapy, methotrexate, cyclosporin, and biologics: facts and controversies. Clin Dermatol. 2010; 28(1):88-92.
27. Nijsten TE, Stern RS.The increased risk of skin cancer is persistent after discontinuation of psoralen+ultraviolet A: a cohort study. J Invest Dermatol. 2003; 121(2):252-8.
28. Stern RS. The risk of squamous cell and basal cell cancer associated with psoralen and ultraviolet A therapy: a 30-year prospective study. J Am Acad Dermatol. 2012; 66(4):553-62.
29. Patel S, Patel T, Kerdel F. The risk of malignancy or progression of existing malignancy in patients with psoriasis treated with biologics: case report and review of the literature. Int J Dermatol. 2016; 55(5):487-93.
30. Paul CF, Ho VC, McGeown C, Christophers E, Schmidtmann B, Guillaume JCet al. (2003) Risk of malignancies in psoriasis patients treated with cyclosporine: a 5 y cohort study. J Invest Dermatol. 2003; 120:211-6.
31. Pieternel CM, Pasker-de-Jong M, Wielink G, et al. Treatment with UV-B for psoriasis amd nonmelanoma skin cancer. A systematic review of the literature. Arch Dermatol. 1999; 135:834-40.
32. Lee E, Koo J, Berger T. UVB photootherapy and skin câncer risk: a review of the literature. Int J Dermatol. 2005; 44:355-60.
33. Stern RS, Laird N. The carcinogenic risk of treatments of severe psoriasis. Photochemotherapy followup study. Cancer. 1994;73:2759-64.
34. Stern RS.Limphoma risk in psoriasis: results of the PUVA follow-up study. Arch Dermatol 2006; 142:1132-5.
35. Mercil I, Stern RS. Squamous cell cancer of the skinin patients given PUVA and ciclosporin: nested cohort crossover study. Lancet. 2001; 358:1042-5.
36. Paul CF, Ho VC, McGeown C, et al. Risk of malignancies in psoriasis patients treated with cyclosporine: a 5 y cohort study. J Invest Dermatol. 2003; 120:211-6.

CAPÍTULO 8.4

HIV

Beatriz Moritz Trope
Flauberto de Sousa Marinho

INTRODUÇÃO

A ocorrência de psoríase num paciente infectado pelo vírus da imunodeficiência humana (HIV) não é uma raridade, uma vez que esta ocorre em cerca de 3% da população mundial e estarmos vivendo uma pandemia de AIDS.

Embora na maioria das vezes ocorra com a apresentação clinica habitual, com frequência se apresenta nesses indivíduos de forma extensa, de início abrupto, em localizações pouco habituais e menos responsivas aos tratamentos rotineiros.

A gravidade do quadro frequentemente correlaciona-se com o grau de imunossupressão. Pacientes HIV-positivos com psoríase pré-existente podem apresentar um surto de lesões cutâneas quando ocorre, por exemplo, diminuição da contagem dos linfócitos T CD4 e aumento da carga viral. Embora todos os subtipos clínicos de psoríase possam ocorrer em pacientes HIV positivos, as formas gutata, invertida e eritrodérmica têm sido relatadas com maior incidência.[1,2]

Não raro é exatamente esta maneira peculiar da psoríase exteriorizar-se nesta população o que sinaliza para a solicitação de sorologia anti-HIV, que selará o diagnóstico de sororeatividade.

Estas particularidades podem ser melhor compreendidas quando vistas pela perspectiva de que a psoríase é uma doença inflamatória crônica, caracterizada pela produção de citocinas mediadas por linfócitos T, que determinam a hiperproliferação e diferenciação anormal de ceratinócitos. É exatamente o linfócito T, a célula que vai sendo progressivamente atacada e destruída na doença HIV.

Entretanto, talvez nada seja mais eloquente do que a melhora espetacular da psoríase que pode ocorrer com a simples introdução da terapia antiretroviral (TARV) sem a utilização de qualquer tratamento específico para psoríase nos pacientes sororeativos virgens de tratamento (*naive*).

Este capítulo visa discorrer e discutir estas inter-relações da psoríase e da AIDS.

EPIDEMIOLOGIA

Na literatura mundial a psoríase tem prevalência que varia de 1 a 3% da população em geral.[3,4]

A prevalência de psoríase em pacientes HIV positivos é a mesma ou ligeiramente maior que a vista na população não infectada enquanto a artropatia psoriásica é relatada com maior incidência variando de 23 a 50%. Espondiloartrite indiferenciada é comum na infecção pelo HIV, ocorrendo em aproximadamente 11% dos casos.[1,5]

ETIOPATOGENIA

A psoríase pode surgir em qualquer grau de imunodeficiência. Em muitos pacientes pode manifestar-se com a intensificação da imunodeficiência, especialmente quando a contagem de linfócitos CD4 atinge valores abaixo de 100 células/mm³. Este achado pode parecer paradoxal, uma vez que a patogênese da psoríase está relacionada com a ativação de células T. O que contribui ainda mais para este paradoxo é o fato de que as células T, envolvidas na etiopatogenia da psoríase, produzem citocinas do tipo 1 (IL-12 e IL-23, interferon-γ e TNF-α). Com o avanço da imunossupressão, as células T são estimuladas a secretar também citocinas do tipo 2 (IL-4, IL-5 e IL-10).[6]

Os linfócitos T CD8, correspondem a mais de 80% das células T no sague periférico de indivíduos com CD4 menor que 200 células/mm³. Este aumento dos níveis de CD8 poderia explicar a exacerbação da psoríase neste cenário de imunossupressão, uma vez que nas formas clássicas da doença alguns trabalhos mostram um aumento de linfócitos T CD8 na epiderme e derme das áreas de pele lesionadas tanto nos quadros de psoríase inicial como em suas exacerbações.[7]

Nos pacientes HIV positivos há um aumento da produção de interferon-γ (INF-γ) por linfócitos T CD8 ativados. Nestes pacientes pode-se detectar altas concentrações desta citocina tanto no soro como na pele.[7]

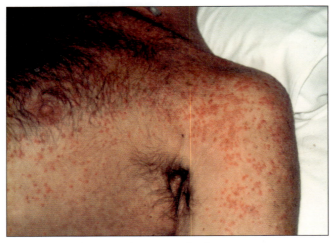

Figura 1 – Psoríase pustulosa generalizada

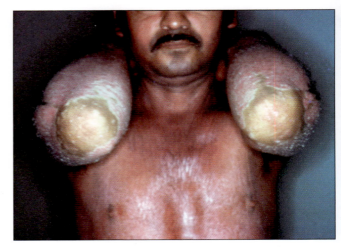

Figura 2 – Psoríase em grandes placas poupando os cotovelos

Fatores de transcrição do RNA viral têm sido identificados na pele, interior de linfócitos T CD4 e células dendríticas, sugerindo uma ação direta do vírus HIV na etiopatogenia da psoríase. Tal fato poderia explicar a piora dos quadros de psoríase quando ocorre aumento da carga viral associada à progressão da imunodeficiência. O vírus poderia atuar como "gatilho" para a psoríase, assim como fator de estimulação antigênica ou como fonte de superantígenos (como exemplo a proteína NEF do HIV). Estes superantígenos estimulariam vias autoimunes por indução da ativação policlonal de células T expressando especialmente receptores de células T. Isto inclui células T CD4 que são ativadas por células apresentadoras de antígenos MHC classe II, expressando superantígenos. Assim, quando a contagem de células CD4 é muito baixa, como acontece pouco tempo antes da morte destes pacientes, a psoríase poderia até melhorar.[7]

MANIFESTAÇÕES CLÍNICAS

Na maioria das vezes a apresentação clínica da psoríase em pacientes portadores do HIV é semelhante àquela dos pacientes imunocompetentes. No entanto formas atípicas e graves, bem como exacerbações frequentes da psoríase são descritas (Figuras

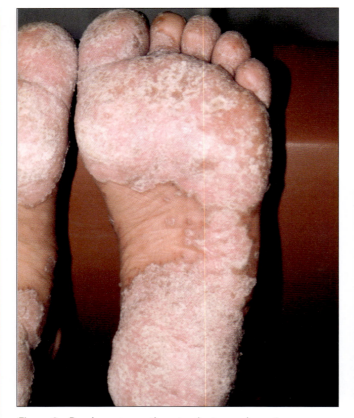

Figura 3 – Psoríase: acometimento plantar exuberante

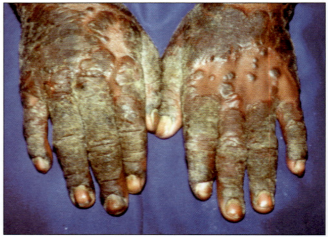

Figura 4 – Psoríase rupioide ou ostrácea no dorso das mãos

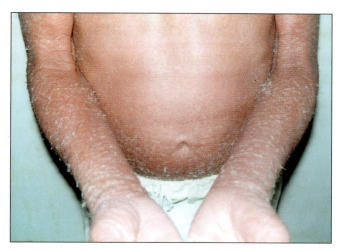

Figura 5 – Psoríase eritrodérmica

1 a 4). Observam-se também quadros cutâneos mais extensos chegando à generalização e eritrodermia (Figuras 5 a 7). O acometimento de áreas flexurais e genitais configurando a chamada psoríase invertida, parece ocorrer com mais frequência do que na população em geral (Figuras 8 e 9). Lesões de psoríase do tipo rupioide, caracterizada por lesões bem individualizadas, espessas e com escamas muito aderidas e de aspecto ostráceo, podem ser encontradas tipicamente nos membros[4] (Figura 4 e 10).

Apresentações clínicas mais agressivas, em indivíduos sem diagnóstico prévio de psoríase, como eritrodermia ou psoríase invertida, podem estar relacionadas à manifestação inicial da infecção pelo HIV.[4]

Quadros caracterizados por sobreposição de eczema seborreico e psoríase (seboríase) também são relatados. Outro aspecto que pode ser observado na psoríase associada ao HIV é a presença de diferentes tipos morfológicos de psoríase num mesmo paciente. Diferentes variantes clínicas podem desenvolver-se ao longo da evolução.

Muitas vezes não há história familial de psoríase, o que ocorre em cerca de um terço dos pacientes.[4,7] Para alguns autores os pacientes com associação de psoríase e infecção pelo HIV podem ser subdivididos em dois grandes grupos: o primeiro representado por pacientes com história pessoal e/ou familial de psoríase, onde a apresentação em forma de placas crônicas foi a mais comum; o segundo constituído por pacientes que desenvolveram psoríase após se tornarem infectados pelo HIV com tendência a apresentar envolvimento palmoplantar e artrite psoriásica.[3]

As exacerbações de psoríase por infecção estafilocócica e estreptocócica também são mais comuns em pacientes com HIV do que naqueles soronegativos. Colonização intensa por estes agentes bacterianos também pode contribuir para impetigini-

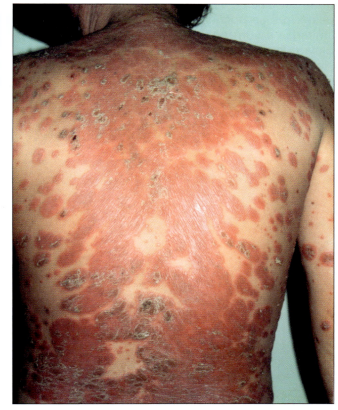

Figura 6 – Psoríase extensa

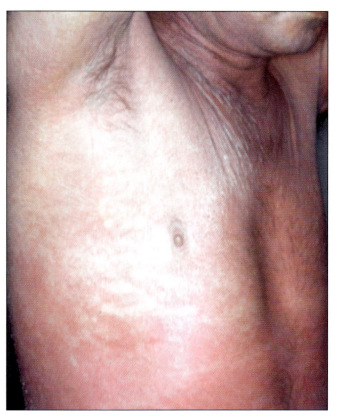

Figura 7 – Psoríase em placas

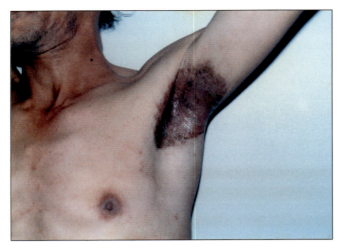

Figura 8 – Psoríase invertida

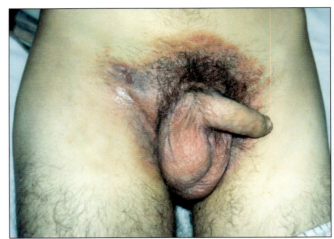

Figura 9 – Psoríase invertida. Detalhe da lesão em região genital

zação e um curso clínico mais prolongado da psoríase nestes indivíduos.[5,7] (Figuras 11 e 12)

O acometimento articular ocorre com maior frequência nos pacientes sororeativos e segundo alguns autores esta incidência pode acometer até metade dos pacientes.[5]

DIAGNÓSTICO E DIAGNÓSTICO DIFERENCIAL

O diagnóstico da psoríase é feito usualmente baseado na sua expressão clínica e morfo-topográfica, recorrendo-se a critérios histopatológicos apenas em casos duvidosos. No paciente sororeativo somos de opinião que o diagnóstico da psoríase deve ser selado preferentemente como a confirmação histopatológica. Isto porque além das manifestações clínicas nesta população poderem se apresentar de forma incomum, a psoríase é uma dermatose que evolui com surtos e remissões por até vários anos. Soma-se o fato de não ser incomum a concomitância de diagnósticos num mesmo paciente portador de AIDS. Desta forma, a realização de biopsia representa uma segurança a mais na busca do diagnóstico etiopatológico, respaldando inclusive do ponto de vista médico-legal decisões terapêuticas que podem ter impacto na evolução da doença HIV.

Ao exame histopatológico de lesões de pacientes com associação de psoríase e HIV observam-se poucos linfócitos T, ceratinócitos discerátóticos, linfocitoclasia e plasmócitos. Como os plasmócitos são facilmente detectados na coloração pela hematoxilina e eosina, alguns autores sugerem que a sua presença em biopsias de pele deve levantar a suspeita de infecção.[7]

O diagnóstico diferencial deve ser feito principalmente com eczema seborreico, síndrome de Reiter (Figuras 13 e 14), tinea corporis e sarna crostosa; sífilis maligna precoce e leishmaniose nas formas rupioides; eczema de contato e intertrigo micótico nas formas invertidas.[4]

A língua geográfica pode estar associada à psoríase e precisa ser distinguida da leucoplasia pilosa oral e candidíase nos pacientes com HIV.[7]

TRATAMENTO

O tratamento da psoríase associada ao HIV pode ser difícil e desafiador. Na população infectada pelo vírus as opções terapêuticas podem ser mais limitadas e com potencial de levar a complicações mais graves. O tratamento para este grupo de pacientes, assim como para os demais pacientes com psoríase, deve basear-se na gravidade do quadro clínico além dos riscos e benefícios de cada modalidade. Independente do tipo de terapêutica a ser

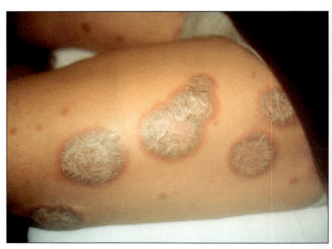

Figura 10 – Lesões rupioides individualizadas, espessas e com escamas muito aderidas e de aspecto ostráceo em membros inferiores

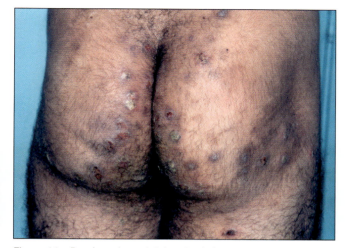

Figura 11 – Psoríase: impetiginização de lesões na região glútea

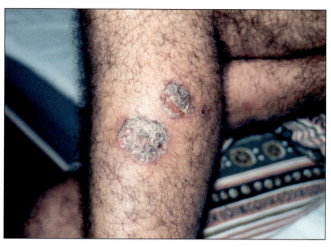

Figura 12 – Psoríase: lesões impetiginizadas no membro inferior

empregada, os pacientes com psoríase associada ao HIV devem ser acompanhados cuidadosamente com dosagens periódicas da contagem de linfócitos T CD4 e carga viral (CV).[8]

Melhora da psoríase associada ao HIV após o início da TARV tem sido relatada. Em alguns ensaios a terapia com zidovudina (AZT) levou à melhora de lesões cutâneas em 90% dos pacientes acompanhados.[9]

A terapia antiretroviral (TARV) deve ser considerada como terapêutica de primeira linha para a psoríase leve, moderada e grave. A TARV não só controla a progressão da infecção causada pelo HIV como também pode ser eficaz em tratar a psoríase associada ao HIV, o que muitas vezes ocorre com contagem de células CD4 abaixo de 350 células/mm^3.[7,8] A resposta à TARV pode ser em parte atribuída ao decréscimo da carga viral e consequente diminuição dos níveis de TNF-α.[8]

De acordo com as normas técnicas vigentes (Ministério da Saúde – 2008)[10] o início da TARV em portadores de sorologia anti-HIV positiva deve ocorrer quando a contagem de linfócitos T CD4 for inferior a 350 células/mm^3. Já tivemos oportunidade de verificar melhora, muitas vezes de maneira dramática e sustentada, com a utilização de TARV e emolientes exclusivamente. Em algumas situações, com a anuência do clínico infectologista sugerimos antecipar o início da TARV em pacientes com CD4 ainda superior a 350 células/mm^3, mas que apresentavam quadro dermatológico abrupto e extenso de psoríase, com excelente resultado.

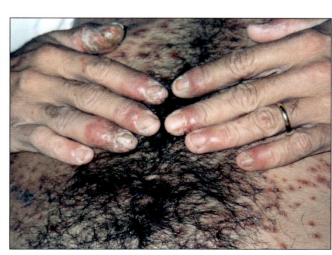

Figura 13 – Síndrome de Reiter em paciente HIV positivo. Detalhe do acometimento periungueal e região abdominal

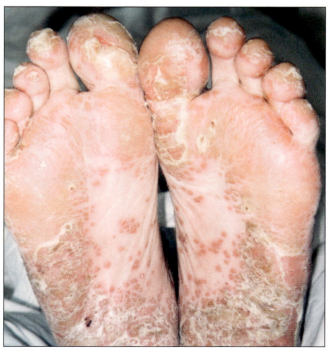

Figura 14 – Síndrome de Reiter em paciente HIV positivo. Detalhe da ceratodermia blenorrágica

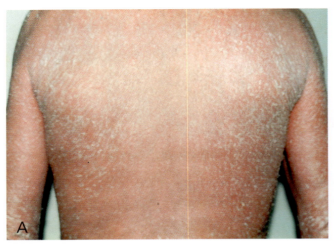
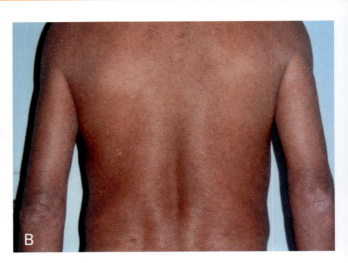

Figura 15 – Psoríase eritrodérmica antes (A) e após fototerapia (B)

As preparações tópicas também constituem a terapia de escolha para as formas leves a moderadas de psoríase associada ao HIV. Estas incluem o uso de cremes, loções ou xampus contendo coaltar, LCD (até 12%), ácido salicílico (1-3%) e alantoína; creme com calcipotriol ou calcitriol; emolientes como vaselina, óleo mineral, de amêndoas doces, de girassol, lanolina e ureia. Os agentes tópicos podem ser usados de forma isolada ou combinados à fototerapia ou drogas sistêmicas (formas mais graves).[4,8]

Para as formas moderadas a graves, as opções recaem sobre a fototerapia (UVB, PUVA), além do uso de antirretrovirais. Segurança, no entanto, é uma preocupação porque a radiação UV é uma modalidade conhecida por seus efeitos imunossupressores, e, portanto, com potencial teórico de piorar a infecção pelo HIV. Na verdade, em estudos *in vitro* e em animais transgênicos, a radiação UV (particularmente a UVB) pode ativar o vírus HIV na epiderme. Clinicamente, o significado destas observações não é claro. Níveis cutâneos de HIV são baixos quando comparados com os níveis plasmáticos e é improvável que a terapia UVB tenha impacto na carga viral. O tratamento com PUVA também apresenta resultados favoráveis. Para alguns PUVA pode ser o tratamento de eleição nos pacientes em estágio final da doença uma vez que estariam menos sujeitos a complicações.[8,11] Temos tido oportunidade de usar fototerapia PUVA e UVB nestes pacientes sem intercorrências imunológicas graves (Figura 15).

Uma outra modalidade terapêutica a ser considerada para as formas moderadas ou graves de psoríase associada ao HIV seria o uso de retinoides orais (acitretina). As doses são semelhantes àquelas nos casos de psoríase encontrados na população não infectada pelo HIV, embora doses mais elevadas possam ser necessárias para se alcançar resultados.[7,8] Já utilizamos acitretina com avaliação clínico-laboratorial periódica intensiva e objetivos terapêuticos alcançados.

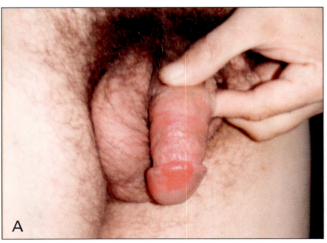
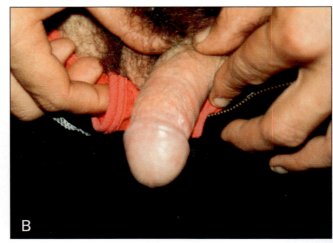

Figura 16 – Psoríase invertida antes (A) e após (B) terapia com dapsona

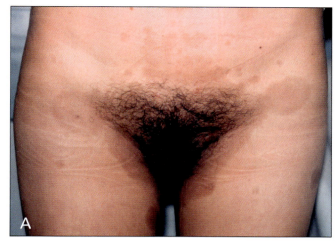 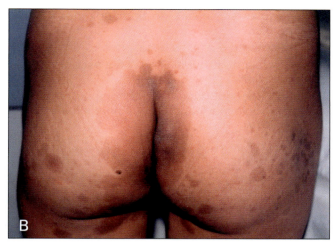

Figura 17 – Psoríase invertida tratada. Detalhe da hipercromia residual em região suprapúbica e inguinal após tratamento com dapsona

Casos refratários podem necessitar de ciclosporina (CSA), metotrexato (MTX) e inibidores de TNF-α (etanercepte, infliximabe). Embora estes tenham sido usados de forma segura para tratar pacientes com psoríase associada ao HIV, a evidência para seu uso é limitada e consiste apenas em relatos de casos de literatura. Profilaxia para infecções oportunistas e TARV deve ser fortemente considerada ao se optar por estes agentes, juntamente com monitoramento da contagem de CD4 e CV.[8] Há relatos do uso de etanercepte no tratamento de psoríase pustulosa de Von Zumbusch em paciente com HIV tendo sido efetivo na melhora do prurido e das pústulas bem como no controle da febre e leucocitose.[12] Até o presente momento não há relatos do uso de adalimumab para tratamento de psoríase associada ao HIV.[8]

A utilização da dapsona (DDS ou diaminodifenilsulfona) para psoríase vem sendo sugerida esporadicamente na literatura há mais de 20 anos.[13,14] Temos usado na dose de 100 a 200mg/dia principalmente nos casos de psoríase invertida e gutata. Tivemos a ideia de usá-la para otimizar o tratamento de pacientes psoriásicos que já estavam em profilaxia com sulfametoxazol + Trimetoprim. Ensaiamos a dapsona como única droga tanto para o tratamento da psoríase como a profilaxia do *Pneumocystis jiroveci*, tendo ótimos resultados (Figura 16 e 17).

De acordo com o que foi exposto sugerimos um algoritmo terapêutico para psoríase associada ao HIV. (Tabela 1)

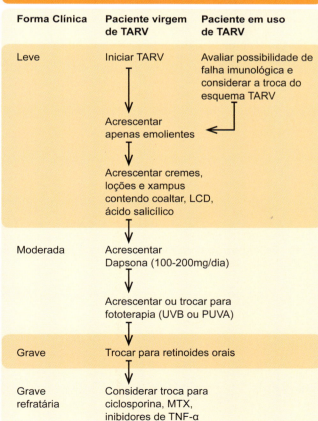

Tabela 1
Algoritmo terapêutico para tratamento da psoríase associada ao HIV

Forma Clínica	Paciente virgem de TARV	Paciente em uso de TARV
Leve	Iniciar TARV → Acrescentar apenas emolientes → Acrescentar cremes, loções e xampus contendo coaltar, LCD, ácido salicílico	Avaliar possibilidade de falha imunológica e considerar a troca do esquema TARV
Moderada	Acrescentar Dapsona (100-200mg/dia) → Acrescentar ou trocar para fototerapia (UVB ou PUVA)	
Grave	Trocar para retinoides orais	
Grave refratária	Considerar troca para ciclosporina, MTX, inibidores de TNF-α	

Modificado de Menon K e colaboradores[8]

O QUE VOCÊ PRECISA SABER DESTE CAPÍTULO

- A psoríase pode surgir em qualquer grau de imunodeficiência, mas manifesta-se com mais frequência quando a contagem de linfócitos CD4 atinge valores abaixo de 100 células/mm³.
- Presença de formas atípicas e graves; quadros extensos e eritrodermia; comprometimento

das flexuras; lesões do tipo rupioide; doença articular.

- O tratamento é difícil e desafiador.
- A terapia antiretroviral (TARV) é a escolha de primeira linha.
- Outras opções: dapsona, fototerapia, retinoides orais, ciclosporina, metotrexato e inibidores do TNF-alfa.

REFERENCIAS BIBLIOGRÁFICAS

1. Bartlett BL, Khambaty M, MendozaN, Tremaine AM, Gewirtzman A, Tyring SK. Dermatological management of human immunodeficiency virus. Skin Therapy Lett. 2007; 12:1-3.
2. Fernandes S, Pinto GM, Cardoso J. Particular clinical presentations of psoriasis in HIV patients. Int J STD AIDS. 2011 Nov; 22(11):653-4.
3. Bolognia JL, Jorizzo JL, Schaffer J. Dermatologia. 3 ed. Rio de Janeiro: Elsevier; 2015:1285.
4. Ramos-e-Silva M, Castro MCR. Fundamentos da Dermatologia. 2 ed. Rio de Janeiro: Atheneu; 2010: 1005-6.
5. Parker SR. The skin and HIV: no superficial matter. Top Antivir Med. 2014; 22(4):680-4.
6. Klein SA, Dobmeyer JM, Dobmeyer TS, Pape M, Ottmann OG, Helm EB, Hoelzer D, Rossol R. Demonstration of the Th1 to Th2 cytokine shift during the course of HIV-1 infection using cytoplasmic cytokine detection on single cell level by flow cytometry. AIDS. 1997 Jul; 11(9):1111-8.
7. Morar N, Willis-Owen SA, Maurer T, Bunker CB. HIV-associated psoriasis: pathogenesis, clinical features, and management. Lancet Infect Dis. 2010 Jul; 10(7):470-8.
8. Menon K, Van Voorhees AS, Bebo BF Jr, Gladman DD, Hsu S, Kalb RE, Lebwohl MG, Strober BE; National Psoriasis Foundation. Psoriasis in patients with HIV infection: from the medical board of the National Psoriasis Foundation. J Am Acad Dermatol. 2010 Feb; 62(2):291-9.
9. Duvic M, Crane MM, Conant M, Mahoney SE, Reveille JD, Lehrman SN. Zidovudine improves psoriasis in human immunodeficiency virus-positive males. Arch Dermatol. 1994 Apr; 130(4):447-51.
10. www.bvsms.saude.gov.br/bvs/publicacoes/manual_adesao_tratamento_HIV. Acessado em 18 de junho de 2012. Recomendações para terapia anti-retroviral em adultos e adolescentes infectados pelo HIV2007/2008.
11. Beani JC, Jeanmougin M. Narrow-band UVB therapy in psoriasis vulgaris: good practice guideline and recommendations of the French Society of Photodermatology. Ann Dermatol Venereol. 2010 Jan; 137(1):21-31.
12. Mikhail M, Weinberg JM, Smith BL. Successful treatment with etanercept of von Zumbusch pustular psoriasis in a patient with human immunodeficiency virus. Arch Dermatol. 2008 Apr; 144(4):453-6.
13. Halverstam CP, Lebwohl M. Nonstandard and off-label therapies for psoriasis. Clin Dermatol. 2008 Sep-Oct; 26(5):546-53.
14. Carneiro SCS, Miranda MJS, Azulay MM, Assis TL, Azulay, RD. Estudo duplo-cego de placebo x dapsona em pacientes com psoríase e/ou artrite psoriásica. F MÉD (BR). 1994; 109(4):133-6.

CAPÍTULO 9

QUALIDADE DE VIDA NA PSORÍASE E ARTRITE PSORIÁSICA

CAPÍTULO 9

Qualidade de vida na psoríase e artrite psoriásica

João Paulo Niemeyer-Corbellini
Marcia Rozenthal

INTRODUÇÃO

A Organização Mundial da Saúde (OMS) definiu qualidade de vida (QV) como "a percepção do indivíduo da sua posição na vida, no contexto dos sistemas culturais e de valores em que ele vive e em relação com os seus objetivos, expectativas, normas e referências".[1] A QV é um termo multidimensional e determinada não apenas pela saúde, mas por múltiplos aspectos não médicos, como a situação sócio-econômica e nível de independência, estado civil e carreira profissional, personalidade e estado psicológico, relações sociais e com o meio ambiente, felicidade, ambição, crenças, expectativas e experiência religiosa.[2]

A partir desta ampla definição de QV é que surge, na medicina, o conceito de qualidade de vida relacionada à saúde (QVRS). Embora os termos QV e QVRS sejam, às vezes, utilizados como sinônimos na literatura médica, este último restringe-se às dimensões específicas e diretamente relacionadas à saúde, englobando os domínios da saúde física, social e psicológica.[3]

O tema QV tem sido levantado por filósofos por toda a história. No século 4 a.C., Sócrates declarou que o mais importante não é a vida, mas a sua qualidade.[4] Desde 1948, quando a OMS definiu saúde como sendo não apenas a ausência de doença e enfermidade, mas também a presença de um bem-estar físico, mental e social, os aspectos relacionados à QV tem se tornado cada vez mais relevantes na assistência e pesquisa em saúde.

As primeiras publicações clínicas incorporando o termo QV apareceram nos anos 60 do século passado e a partir daí houve um aumento do interesse em QV.[4]

USOS DAS MEDIDAS DE QUALIDADE DE VIDA

Os estudos em QV tem sido utilizados nas áreas de economia em saúde, pesquisa clínica, avaliação de práticas clínicas e auditoria de serviços de saúde.

ECONOMIA EM SAÚDE

Permite estudar o impacto das ações médicas e a sua relação com a aplicação dos recursos. Uma vez que os recursos dos serviços de saúde são finitos, eles serão empregados onde a intervenção médica se mostrar mais efetiva. Torna-se importante medir o impacto da psoríase na QV, em comparação com as demais doenças dermatológicas e sistêmicas, a fim de demonstrar a importância da alocação destes recursos para o estudo e tratamento da doença.

PESQUISA CLÍNICA

A avaliação do impacto da psoríase na QV dos pacientes tem sido cada vez mais utilizada, juntamente com medidas de gravidade clínica tradicionais, como medida de resultado nos ensaios clínicos. Os métodos para medir a extensão e gravidade da psoríase nos estudos clínicos são baseados apenas em sinais e sintomas, entretanto, uma melhora nestes escores objetivos pode não ser acompanhada de uma melhora na QV.[3]

AVALIAÇÃO DE PRÁTICAS CLÍNICAS

Permite confirmar que as percepções dos médicos e dos pacientes nem sempre são as mesmas e, portanto, o processo de tomada de decisão deve levar em consideração, sempre que possível, as perspectivas, valores e preferências do paciente. Doenças consideradas benignas pelo médico podem ter um efeito negativo importante na vida do paciente e vice-versa.[2] As medidas de QV podem também ser úteis na tomada de decisão em relação a tratamentos caros e com potencial de efeitos colaterais graves[3,5] e podem fornecer comparações entre diferentes doenças cutâneas e a relativa efetividade do tratamento.[6,7]

A auditoria de serviços de saúde permite, dentre outras coisas, que se avalie a qualidade do serviço a partir da satisfação e melhora na QV dos pacientes tratados.

QUALIDADE DE VIDA

A QV tem evoluído como um sistema de avaliação a partir do qual os complexos efeitos de uma intervenção ou tratamento de saúde podem ser avaliados e comparados,[8] permitindo que os pacientes abordem, além dos aspectos físicos, as questões psicológicas e sociais relativas à sua doença contribuindo para uma melhor qualidade no atendimento médico.[5]

As doenças de pele sempre causaram um efeito adverso na vida dos pacientes, no entanto só nos últimos 20 anos é que esse efeito passou a ser medido de forma consistente através de estudos de QV.[3] Há um grande interesse na avaliação da QV em afecções dermatológicas e em particular na psoríase, uma vez que estas doenças costumam ter um grande impacto nas relações sociais, no estado psicológico e nas atividades diárias.[2] Uma vez que as expectativas com relação a saúde e a habilidade de lidar com as limitações e incapacidades podem afetar a percepção de saúde e satisfação de um indivíduo, duas pessoas com o mesmo estado clínico de saúde podem ter diferentes impactos na QV.[9] Por estes motivos, a QV é incluída como uma medida de resultado em ensaios clínicos, junto com medidas objetivas de resposta clínica.[10]

O consenso entre o paciente e o médico da morbidade das doenças dermatológicas é também um elemento chave no manejo de doenças crônicas. Os pacientes costumam superestimar o impacto de doenças relativamente benignas e subestimar o de doenças malignas ou mais agressivas,[11] enquanto os dermatologistas costumam superestimar o impacto de doenças como o câncer de pele e as doenças do colágeno e subestimar o impacto das infecções bacterianas e de doenças pouco sintomáticas.[12] Neste contexto, e no caso específico da psoríase, o dermatologista pode não perceber o impacto total da doença na vida do paciente quando é esta perspectiva do paciente com relação ao impacto da doença na sua vida diária que precisa ser avaliado. É para o entendimento exato de como a psoríase e as demais doenças afetam a vida do paciente, incluindo os aspectos físicos, psicológicos e sociais, que os instrumentos de QV se propõem e são criados.

QUALIDADE DE VIDA NA PSORÍASE

O impacto da psoríase na QV dos pacientes é na maioria das vezes ignorado, não só pelas políticas de saúde pública e companhias de seguro de saúde, mas por médicos e o público em geral. O impacto psicossocial e ocupacional, no entanto, é comparável, se não maior, ao de outras doenças crônicas potencialmente fatais.[13] Pacientes com psoríase grave associada a diabetes, asma ou bronquite prefeririam ter a doença de base à doença cutânea.[14] (Figura 1)

Na psoríase, a QV engloba as queixas físicas (prurido, dor, insônia, dificuldade de locomoção), efeitos psicológicos (ansiedade, depressão, baixa auto-estima), aspectos sociais e ocupacionais (constrangimento ao frequentar atividades sociais, tempo perdido no trabalho, baixa produtividade) e o impacto do tratamento na doença (tempo demandado, custo, efeitos colaterais).[15]

O grau de comprometimento da QV depende de vários fatores, incluindo as características sócio-demográficas do paciente como a idade, gênero, ocupação, cultura e personalidade[16] e características da doença como a história natural, localização, extensão e duração da doença antes do diagnóstico e a presença de comorbidades.[17]

O prurido, aspecto das lesões, descamação e eritema assim como a localização em áreas expostas como face e mãos são características clínicas associadas com um efeito negativo na QV.[14,18] Pacientes com psoríase palmoplantar podem ter um maior impacto na QV do pacientes com outras formas de psoríase.[19] Entretanto, medidas de QV podem ser mais eficazes em identificar os pacientes com psoríase grave do que a área de superfície corporal acometida.[20]

Pacientes com psoríase apresentam escores de fadiga mais elevados do que a população geral, independentemente da presença de artrite, com melhora após o tratamento específico.[21] A presença de artrite psoriásica é acompanhada por um maior comprometimento funcional e maior impacto na QV do que o de pacientes sem acometimento articular.[22,23] Avaliações da QV em pacientes pediátricos com psoríase mostram um grande impacto em comparação a controles sadios e um impacto comparável ao de outras doenças crônicas, como diabetes, artrite, asma e doenças psiquiátricas.[24]

Há uma forte correlação entre percepção da gravidade dos sintomas pelo paciente e um efeito negativo na QV. Embora esta percepção seja semelhante em ambos os sexos, pacientes do sexo feminino com psoríase apresentam maior impacto na auto-estima, desconforto e comprometimento da QV.[25]

Os pacientes com psoríase tem efeitos adversos no funcionamento psicossocial com ansiedade, depressão e ideação suicida, frustrações, embaraço social, afastamento de atividades sociais. Soma-se os sentimentos de rejeição e estigmatização que estes pacientes sofrem em ambientes de trabalho e áreas públicas como piscina, academia, salões de beleza, resultantes, dentre outros motivos, da falta de entendimento e ignorância da população sobre a doença.[26] Estas experiências de estigmatização são ainda maiores do que o observado em outras doenças dermatológicas e mediam a associação entre a gravidade da doença e o maior impacto na QV.[27] A doença afeta a vida sexual destes indivíduos, com declínio importante na atividade sexual.[28] Os pacientes, principalmente os jovens, respondem evitando as situações que causam desconforto, aumentando cada vez mais a exclusão social.[18] De fato, estudos mostram que 3 em cada 4 pacientes evitam atividades esportivas ou de piscina por causa da doença, um terço são inibidos em suas relações sexuais e em 25% a doença influenciou a escolha da carreira profissional.[29] Do ponto de vista ocupacional, o impacto se reflete na menor produtividade no trabalho, seja por faltas ou por comprometer a execução de suas tarefas habituais.[26] Do ponto de vista financeiro, a psoríase representa custos diretos para o paciente e para todo o sistema de saúde público e privado e custos indiretos por conta do tempo de trabalho perdido, dificuldades de emprego e até mesmo incapacidade laborativa nos casos mais graves.[18]

Com relação ao tratamento, muitos pacientes demonstram insatisfação com os resultados das diferentes terapias utilizadas e a incapacidade dos medicamentos em controlar os sintomas e a própria doença. O tratamento tópico é caro, pouco eficaz e consome muito tempo para ser aplicado. Além de ter um efeito negativo na QV, estas falhas terapêuticas fazem com que os pacientes acabem procurando a automedicação com o uso de medicações ineficazes ou até mesmo que pioram o quadro.[28] Embora esperado que pacientes que relatam um maior impacto na QV tenham uma maior adesão ao tratamento, Zaghloul e Goodfield demonstraram uma relação inversa entre o prejuízo na QV e a adesão ao tratamento, refletindo um comprometimento geral do paciente e uma menor confiança, resultado das experiências prévias, no sucesso do mesmo.[30]

Torna-se, portanto, de extrema importância avaliar a QV dos pacientes com psoríase para direcionar a escolha do tratamento. Diversos medicamentos e opções terapêuticas, com efeitos colaterais potenciais de curto e longo prazo, estão disponíveis e o dermatologista, precisa optar entre o tratamento tópico e o sistêmico. Para fazer a escolha pela terapia sistêmica, precisa pesar se o benefício supera os riscos, e é na análise deste risco-benefício, que a avaliação da QV ajuda a decidir se o impacto da doença justifica uma terapia mais agressiva. Enquanto a gravidade da doença é medida pelo uso do Índice de Área e Gravidade na Psoríase (PASI – *Psoriasis Area and Severity Index*), o impacto na QV não é adequadamente estimado sem o auxílio dos instrumentos de medição de QV.

Para dificultar, o PASI, algumas vezes, se correlaciona pouco com a avaliação da QV,[8] sendo a gravidade da doença relatada pelo paciente um preditor mais significativo do impacto na QV.[31] Uma vez que diferentes padrões de psoríase podem apresentar PASI similares, pacientes com lesões em áreas expostas terão um maior impacto na QV do que pacientes com lesões na região sacra e couro cabeludo.[17] Entretanto, embora o PASI possa não ser um bom preditor do escore de QV, reduções nos seus valores de base com o tratamento específico são acompanhadas de uma melhora nos índices de QV. Esta correlação positiva é ainda mais evidente quando a melhora do PASI é acima de 75%.[32] Embora o objetivo de redução do PASI em ensaios clínicos seja tradicionalmente de 75%, novos estudos tem considerado reduções de 50%, associadas a melhora nas medidas de QV, como um importante critério de

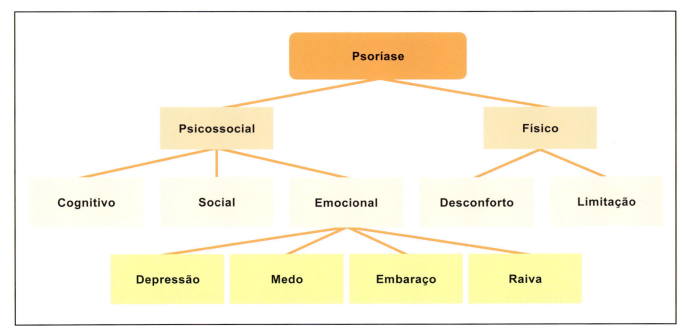

Figura 1 – Efeitos da psoríase na vida de relação

melhora.[33,34] Além disso, a melhora da QV com terapias onerosas, conforme demonstrada em pacientes tratados com biológicos, como alefacept e infliximabe[23,34] ou com ciclosporina,[35,36] servem de base para justificar o financiamento por entidades públicas e privadas.

FERRAMENTAS DE MEDIÇÃO DE QUALIDADE DE VIDA

Com a importância dada atualmente à satisfação e ao conforto dos pacientes e com o desenvolvimento recente de instrumentos válidos e reproduzíveis que permitem comparações intra e interpessoais, os médicos tem-se mostrado cada vez mais interessados nas ferramentas de avaliação de QV.[2] Essas ferramentas podem fornecer dados que os métodos clínicos tradicionais são incapazes de fornecer, avaliando como os pacientes são afetados pela psoríase.[5] O próprio paciente preenche um questionário apropriado que engloba as diferentes dimensões ou domínios relacionados à QV.

A avaliação global com apenas uma pergunta tal qual "Como você classificaria sua QV numa escala de 1 a 10?", embora útil, é uma medida muito vaga para ser interpretada mais precisamente.

A variação entre os questionários de QV refere-se ao grau em que eles enfatizam dimensões objetivas comparadas com as subjetivas, a extensão em que os vários domínios são avaliados e o formato das questões.[9]

Diversos tipos de questionários tem sido desenvolvidos para avaliar a QV dos pacientes, incluindo questões sobre saúde física e mental assim como aspectos relacionados aos seus familiares, amigos e sua vida social. Esses questionários podem ser genéricos, específicos para dermatologia ou específicos para uma determinada doença, e fornecem uma base científica e sistemática para avaliar o impacto da doença na qualidade de vida do paciente.

Os instrumentos de medição de QV, embora subjetivos, são mais hábeis em identificar e quantificar o impacto das doenças e estudos mostram que a auto-avaliação da QV pelo paciente pode ser consideravelmente diferente daquela feita pelo médico.[16]

Apesar de as medidas de QV serem utilizadas em pesquisa clínica, ainda não se sabe como interpretar os escores de forma adequada. Para que os escores sejam úteis, além de ser necessário conhecer a mudança mínima no valor dele que é de importância para o paciente, é preciso saber interpretar o significado absoluto do escore.[7] O primeiro aspecto pode ser avaliado pelo conceito de diferença mínima importante (DMI) que se refere à menor diferença em um escore considerada significativa ou importante.

Na prática clínica, pode ser visto como o limite a partir do qual o médico recomendaria um tratamento para o seu paciente. Essa melhor capacidade de interpretação dos escores de QV permite uma melhor avaliação da gravidade das doenças.[7]

CARACTERÍSTICAS DOS QUESTIONÁRIOS DE QUALIDADE DE VIDA

Diferentemente das ferramentas de medição clínica e laboratorial, onde a sensibilidade e a especificidade são avaliadas em relação a medidas de referência, não há citações de base para os estudos de QV.[2]

A partir da discussão com pacientes, grupos de pacientes, revisão da literatura, outros instrumentos de QV e discussão com outros profissionais, o investigador cria uma lista de itens que causam prejuízo naquela população de estudo para desenvolver uma nova ferramenta. Deste ponto, o investigador seleciona os itens mais importantes para o questionário final,[37] elabora uma série de perguntas baseadas nestes itens e as agrupa em diferentes dimensões ou domínios, como por exemplo, físico, psicológico, social, funcionamento cognitivo e bem-estar geral.[8] Uma dimensão refere-se à área do comportamento ou experiência que se está tentando medir, por exemplo, quando se inclui a mobilidade e o cuidado com a saúde em um domínio chamado físico.[38] O índice é determinado a partir de cálculos e/ou médias ponderadas destas perguntas.[2] A formulação das perguntas, as formas de administração e a escolha da população alvo podem todos afetar a qualidade da ferramenta.

Além disso, as propriedades psicométricas das ferramentas de medição precisam ser consideradas. As propriedades mais utilizadas para avaliar os questionários de QV são a confiabilidade, validade e resposta à mudança (sensibilidade):[39]

CONFIABILIDADE

É o grau em que o instrumento é livre de erro aleatório. Quanto mais confiável, maior a capacidade em produzir os mesmos resultados quando utilizado sob as mesmas condições. É avaliada através das confiabilidades teste-reteste e consistência interna.

A confiabilidade teste-reteste é o grau em que a ferramenta produz os mesmos escores, ao longo do tempo, entre indivíduos que não apresentaram nenhuma mudança nos domínios avaliados, sendo expressa pelo coeficiente de correlação intraclasse.[39]

A consistência interna avalia a correlação entre os diferentes itens do questionário. O instrumento é considerado consistente quando há alta correlação, expressa pelo coeficiente alfa de Cronbach.[39]

VALIDADE

É o grau em que o instrumento mede o que ele pretende medir. É avaliado se as questões do questionário são aplicáveis à doença estudada (validade de conteúdo) e se os domínios avaliados pela ferramenta são capazes de avaliar os domínios correspondentes afetados pela doença (validade de construção). Quando questionários genéricos são aplicados em pacientes com psoríase, por exemplo, eles tem uma menor validade de conteúdo do que questionários específicos, pois contém itens não aplicáveis a pacientes com a doença.[39]

RESPOSTA À MUDANÇA (SENSIBILIDADE)

É a capacidade de detectar mudanças que ocorrem no fenômeno estudado ao longo do tempo. Pode ser avaliada, por exemplo, pela detecção de pequenas mudanças no escore de QV após uma intervenção terapêutica. Questionários específicos para dermatologia e específicos para psoríase são mais sensíveis em detectar pequenas mudanças do que questionários genéricos.[39]

Além disso, a ferramenta precisa, para ser utilizada em outra língua, passar pelo processo de validação transcultural. Este é um processo de adaptação de uma ferramenta, mais amplo do que a simples tradução da língua e que inclui a tradução, tradução reversa, análise crítica das diferenças em relação ao questionário original e validação completa do novo questionário naquela língua.[2]

Os questionários precisam ser capazes de medir a QV independente da gravidade da doença, ser aplicável em diferentes ambientes clínicos ou hospitalares (ambulatório e enfermaria) e ser fácil e rápido de ser preenchido.[15] Podem ser aplicados por telefone, via postal, diretamente pelo investigador ou auto-administrados.[38]

Embora um grande número de instrumentos para medir a QV esteja disponível, nenhum deles preenche todos os critérios para ser considerado um instrumento ideal.[40] Cada instrumento, seja genérico

ou específico, tem suas virtudes e fraquezas e, portanto, não existe um único instrumento adequado para todas as situações.[41]

QUESTIONÁRIOS GENÉRICOS

Medem a QV fora de um contexto clínico, baseando-se em aspectos gerais de saúde e doença. Permitem a comparação da psoríase com diferentes doenças dermatológicas e sistêmicas. Como são desenvolvidos para ser utilizados em qualquer doença, são amplos, complexos e requerem tempo para ser completados, com muitas questões não específicas de dermatologia ou psoríase. Portanto, podem não ser adequados para comparações diretas entre pacientes com psoríase e pouco sensíveis para detectar mudanças nestes pacientes após intervenções terapêuticas.[42] (Tabela 1)

SHORT-FORM 36-ITEM HEALTH SURVEY (SF-36)

Considerado o instrumento referência por muitos pesquisadores, tem sido utilizado, inclusive em diferentes doenças cutâneas e na psoríase. Composto por 36 questões, avalia de forma ampla 8 dimensões (funcionamento físico, funcionamento social, limitações por problemas físicos, limitações por problemas emocionais, saúde mental, energia e vitalidade, dor corporal e percepção geral da saúde) e seu escore varia de 0 (pior estado de saúde) a 100 (melhor estado de saúde). Já foi utilizado em conjunto com o DLQI, CDLQI, Skindex e o PDI e comparado diretamente com o PASI mostrando correlação significativa.[17] Um estudo comparando a psoríase com outras doenças crônicas mostrou que o impacto na QV é similar, e que portanto a psoríase não é apenas um problema cosmético.[13] O SF-36 complementa a avaliação da QV por instrumentos específicos para dermatologia e específicos para psoríase adicionando informações na análise do impacto global da doença.[43] (ver Capítulo 5)

SICKNESS IMPACT PROFILE (SIP)

Avalia o impacto da doença através de 7 domínios principais (físico, psicossocial, sono e repouso, alimentação, trabalho, tarefas domésticas e recreação e passatempos), com o escore total variando entre 0 (menor impacto) e 100 (maior impacto).[44] Já foi utilizado em diversas doenças com mais de 2 mil publicações.[45] Na psoríase foi demonstrada correlação com o PDI, entretanto não demonstrou correlação com o PASI.[45] É composto por 136 questões, o que o torna extremamente longo para uso de rotina.

Tabela 1 Questionários genéricos	
SF-36	*Short-Form 36-Item Health Survey*
SIP	*Sickness Impact Profile*
CHQ	*General Health Questionnaire 28 Item*
NHP	*Nottingham Health Profile*
HAQ	*Health Assessment Questionnaire*

QUALIDADE DE VIDA NA PSORÍASE E ARTRITE PSORIÁSICA

GENERAL HEALTH QUESTIONNAIRE (GHQ)

Disponível em versões com 60, 30, 28 e 12 questões, identifica o impacto psiquiátrico da psoríase na QV. As versões de 12 (GHQ-12) e 28 questões (GHQ-28) são as mais utilizadas para doenças cutâneas, sendo esta última composta por 4 sub-escalas (sintomas somáticos, ansiedade e insônia, disfunção social e depressão grave). Já foi comparado com outras medidas de QV como PASI, DLQI, Skindex, PDI, PLSI e DQoLS.[45] A versão de 28 questões do GHQ em pacientes com psoríase demonstrou que a doença afeta a saúde mental devido ao impacto na vida diária do paciente e os escores se correlacionaram com os escores do PDI e da avaliação de gravidade do próprio paciente.[15]

NOTTINGHAM HEALTH PROFILE (NHP)

Desenvolvido na década de 70, contém uma parte com 38 itens abordando 6 domínios relacionados a problemas de saúde tais como mobilidade física e dor e uma segunda parte com 7 itens relativos aos aspectos da vida diária afetados pelo estado de saúde. Os itens avaliam problemas graves de saúde, sendo menos adequado para pacientes com doenças de pouca gravidade. Já foi utilizado conjuntamente com o DLQI e o seu escore varia de 0 a 100.[39]

HEALTH ASSESSMENT QUESTIONNAIRE (HAQ)

Desenvolvido na área da reumatologia, é utilizado na dermatologia para avaliação da artrite psoriásica, já tendo sido validado e demonstrada a correlação com a atividade da doença.[22] É um instrumento que avalia função física, sendo mais utilizado o seu formato curto (*Short* HAQ), dividido em 2 sub-escalas: uma representando um índice de incapacidades para realizar diferentes atividades diárias (HAQ *Disability Index* - HAQ-DI) com 8 categorias e outra com 2 itens que avaliam desconforto e dor. Valores mais elevados do escore indicam um maior comprometimento na QV.[46] (ver Capítulo 5)

QUESTIONÁRIOS ESPECÍFICOS PARA DERMATOLOGIA

Embora os efeitos na QV medidos por instrumentos genéricos possam ser consideráveis e ajudar na decisão da alocação de recursos, eles podem subestimar a importância da doença cutânea do ponto de vista do paciente e, assim, o uso de instrumentos

---

Tabela 2
Questionários específicos para dermatologia

DLQI	*Dermatology Life Quality Index*
DQoLS	*Dermatology Quality of Life Scales*
DSQL	*Dermatology Specific Quality of Life*
Skindex	
CDLQI	*Children's Dermatology Life Quality Index*
FDLQI	*Family Dermatology Life Quality Index*

---

específicos para dermatologia permite a avaliação de aspectos singulares deste grupo de doenças.

São úteis para comparar a QV entre a psoríase e as demais doenças dermatológicas, sendo mais sensíveis do que os questionários genéricos e podendo ser utilizados conjuntamente com estes últimos e questionários específicos para psoríase.[8] (Tabela 2)

DERMATOLOGY LIFE QUALITY INDEX (DLQI)

Desenvolvido por Finlay e Kahn, em 1994, foi o primeiro questionário de QV específico para dermatologia.[6] Construído para ser simples e de fácil aplicação de rotina, já foi utilizado em mais de 272 estudos, em 32 países, estando disponível em 55 línguas. Demonstra validade, confiabilidade e resposta à mudança.[47] O questionário avalia os eventos relativos à última semana, o que permite que estes sejam facilmente lembrados pelos pacientes e que seja utilizado para estudos comparativos.[6] O DLQI consiste em 10 questões que abordam 6 diferentes domínios (sintomas, atividades diárias, lazer, trabalho ou escola, relações pessoais e tratamento) e o seu escore varia entre 0 (menor impacto na QV) e 30 (maior impacto na QV). É recomendado para avaliar a QV tanto em situações clínicas como de pesquisa, já tendo sido comparado a outros instrumentos como SF-36, SIP, GHQ-28, NHP, PDI e PQoL.[45] Uma limitação é na avaliação do impacto emocional, situação em que deve ser utilizado ou associado a outro instrumento de medição de QV.[39] (ver Capítulo 5)

DERMATOLOGY QUALITY OF LIFE SCALES (DQOLS)

Complementa o DLQI com maior ênfase nos aspectos psicossociais. Com 41 itens, divididos em 4 sub-escalas psicossociais (constrangimento, aflição, irritabilidade, angústia) e 4 sub-escalas de atividades (diária, verão, social, sexual), apresenta boa confia-

Tabela 3
Questionários específicos para psoríase

PDI	*Psoriasis Disability Index*
PLSI	*Psoriasis Life Stress Inventory*
PSORIQoL	*Psoriasis Index of Quality of Life*
SPI	*Salford Psoriasis Index*
PQoL-12	*Psoriasis Quality of Life 12 Items*
QualiPso	*QualiPso Questionnaire*
PFI	*Psoriasis Family Index*

bilidade de consistência interna e teste-reteste. Já foi utilizado em diversas doenças dermatológicas e comparativamente a outras de medidas de QV como o SF-36, NHP, DLQI.[45] Na psoríase, os estudos clínicos tem demonstrado melhora da QV com a terapia com biológicos.[34]

DERMATOLOGY SPECIFIC QUALITY OF LIFE (DSQL)

É um questionário com 52 itens utilizado para quantificar os efeitos das doenças dermatológicas no bem-estar psicológico dos pacientes.[45] Destes 52 itens, 43 são específicos para dermatologia, divididos em 5 dimensões que refletem a frequência de limitações da doença de pele, e outros 9 itens são do SF-36.[48]

SKINDEX

É um instrumento útil para medir a QV em pacientes com diferentes doenças cutâneas, composto na sua estrutura inicial por 61 itens divididos em 8 dimensões (efeitos cognitivos, efeitos sociais, depressão, medo, constrangimento, irritação, desconforto físico e limitações físicas).[49] É um questionário longo e com perguntas relativas às últimas 4 semanas, porém com validade e confiabilidade excelentes. Posteriormente, foi reduzido para 29 itens, dando origem ao Skindex-29[50] e encurtado mais uma vez para 16 itens, o Skindex-16.[51] Tem sido utilizado em paralelo com medidas de gravidade clínica, como o PASI, e questionários de QV, como o GHQ-12, DLQI, PDI e PLSI.[45]

CHILDREN'S DERMATOLOGY LIFE QUALITY INDEX (CDLQI)

Desenvolvido em 1995 baseado no impacto das dermatoses na QV das crianças. Tem estrutura e escore similares ao do DLQI e é recomendado para ser utilizado por crianças acima de 7 anos.[52] Posteriormente, em 2003, uma versão ilustrada do CDLQI foi criada, mais rápida e fácil de ser preenchida e preferida por pais e crianças.[53]

FAMILY DERMATOLOGY LIFE QUALITY INDEX (FDLQI)

Criado para medir o impacto secundário das doenças de pele nos familiares, uma vez que este impacto pode estender-se para o resto da família, não sendo limitado ao paciente.[54] Os membros familiares tem um papel importante no cuidado destes pacientes e, portanto, dados do impacto familial são componentes importantes da medida do acometimento total da doença.[55]

QUESTIONÁRIOS ESPECÍFICOS PARA PSORÍASE

Os instrumentos específicos para psoríase são os mais sensíveis para avaliar o impacto desta doença, sendo capazes detectar pequenas mudanças que os questionários específicos para dermatologia ou os questionários genéricos são incapazes de detectar, mas que são importantes do ponto de vista clínico e terapêutico. São também mais eficazes em determinar quais aspectos da psoríase são mais importantes para o paciente. (Tabela 3)

PSORIASIS DISABILITY INDEX (PDI)

Desenvolvido por Finlay e Kelly em 1987,[56] foi um dos primeiros instrumentos a avaliar a QV na psoríase e é o mais utilizado. Consiste de 15 questões relativas às últimas 4 semanas, divididas em 5 dimensões (atividades diárias, trabalho ou escola, relações pessoais, lazer e tratamento). O escore varia de 15 a 105, com maiores escores significando um maior impacto na QV. Tem sido utilizado em inúmeros estudos clínicos com boa medida do impacto da psoríase na QV e comparativamente a outros instrumentos como SF-36, GHQ-12, SIP, PLSI, SPI e medidas de gravidade clínica como o PASI.[45] Assim como o DLQI, o PDI não aborda de forma adequada o impacto emocional da psoríase.[39] O PDI demonstra uma maior sensibilidade em pacientes com psoríase moderada a grave quando comparado com os quadros de psoríase leve.[57]

PSORIASIS LIFE STRESS INVENTORY (PLSI)

É uma medida com 15 itens que avalia o impacto social da psoríase na QV dos pacientes, com questões relativas ao último mês. Perguntas tais como "você usa roupas para cobrir áreas com psoríase?" são utilizadas fornecendo um escore entre 0 e 45, com valores mais altos indicando um maior impacto.

Tem sido aplicado em conjunto com o SF-36, DLQI, Skindex-29 e PDI e mostrado correlação com o PASI. Apresenta boa consistência interna e é utilizado também para avaliar pacientes com artrite psoriásica.[45,58] Comparado com o PDI, o PLSI avalia melhor a QV em pacientes com psoríase leve a moderada.[39]

PSORIASIS INDEX OF QUALITY OF LIFE (PSORIQOL)

Consiste de 25 itens com o objetivo de avaliar o impacto da incapacidade física nos problemas psicológicos e sociais da psoríase. O escore varia de 0 a 25 com valores mais altos indicando um maior impacto psicossocial. O instrumento tem alta confiabilidade teste-reteste e consistência interna.[59]

SALFORD PSORIASIS INDEX (SPI)

É composto por 3 medidas com escores individuais num sistema comparado à classificação TNM utilizado no estadiamento de neoplasias malignas. Uma medida converte o PASI em um escore de 0 a 10, uma segunda medida avalia o impacto psicossocial na vida diária e a terceira medida reflete aspectos passados da doença do paciente, como terapias sistêmicas prévias, hospitalizações e episódios de eritrodermia. Apresenta alta confiabilidade, sendo considerado um instrumento com uma abordagem holística da doença ao avaliar a gravidade clínica, o impacto psicossocial e o histórico pessoal da doença.[60]

KOO-MENTER PSORIASIS INSTRUMENT (KPMI)

É um instrumento para auxiliar a difícil decisão de quando trocar a terapia tópica pela sistêmica na psoríase. Uma parte, para ser preenchida pelo paciente, é composta por um instrumento específico, o Psoriasis Quality of Life 12 Items (PQoL-12), um local para a indicação das regiões do corpo acometidas e perguntas a respeito da presença de sintomas de dor articular ou história de artrite psoriásica. O PQoL-12 é um instrumento válido e confiável, e consiste em 12 itens com escore entre 0 (menor impacto) e 120 (maior impacto). A segunda parte, preenchida pelo médico, engloba o escore do PQoL-12, a área de superfície corporal acometida e perguntas específicas que vão auxiliar o médico na decisão de iniciar a terapia sistêmica.[61] O instrumento recebe o apoio da National Psoriasis Foundation e tem sido utilizado, nos Estados Unidos, para justificar o tratamento da psoríase com diferentes terapias sistêmicas frente às companhias de seguro de saúde e demais entidades responsáveis.

QUALIPSO QUESTIONNAIRE (QUALIPSO)

Foi desenvolvido mais recentemente e consiste de 56 itens divididos em 4 dimensões. O estudo inicial demonstrou boa confiabilidade e validade, necessitando de mais estudos para confirmar estes parâmetros.[62]

PSORIASIS FAMILY INDEX (PFI)

Assim como no caso do FDLQI, o PFI avalia o impacto da psoríase nos familiares do paciente, podendo auxiliar na relação com a equipe de saúde e decisões de tratamento.[63]

Além destes questionários específicos para psoríase, existem instrumentos para avaliar áreas específicas dos pacientes com a doença. É o caso do Scalpdex, desenvolvido a partir do Skindex para avaliar o acometimento do couro cabeludo, tendo o seu uso na psoríase do couro cabeludo se mostrado confiável, válido e mais sensível do que o Skindex[64] e do Nail Psoriasis Quality of Life (NPQ10) criado para avaliar o impacto da psoríase ungueal, tendo demonstrado boa confiabilidade e validade.[65]

QUESTIONÁRIO ESPECÍFICO PARA ARTRITE PSORIÁSICA

PSORIATIC ARTHRITIS QUALITY OF LIFE (PSAQOL)

Embora a artrite psoriásica tenha sido avaliada por instrumentos genéricos e específicos, como o HAQ, SF-36 e PLSI, o PsAQoL foi desenvolvido especificamente para a avaliação da QV dos pacientes com doença articular. É um instrumento com 20 itens e escore total variando de 0 (menor impacto) a 20 (maior impacto). Mostrou-se de preenchimento fácil e rápido, com boa confiabilidade teste-reteste e consistência interna,[66] boa correlação com instrumentos genéricos, mas pouca correlação com o PASI.[67]

OUTRAS FERRAMENTAS ÚTEIS

FUNCTIONAL ASSESSMENT OF CHRONIC ILLNESS THERAPY - FATIGUE (FACIT-F)

É um instrumento com 13 questões para avaliar como a fadiga afetou as atividades do paciente nos últimos 7 dias, com escore que varia entre 0 e 52, onde valores mais altos indicam menos fadiga. O questionário já demonstrou a resposta à mudança,[21] confiabilidade e validade em pacientes com artrite psoriásica.[68]

FATIGUE SEVERITY SCALE (FSS)

É uma escala composta por 9 itens sobre a extensão na qual a fadiga influencia a motivação, exercício, funcionamento físico, trabalho e as vidas social e familial. Tem sido mais utilizada no seu formato modificado (*modified Fatigue Severity Scale* (mFSS) com o escore variando de 0 a 10, onde valores mais altos significam maior gravidade da fadiga.[69]

HOSPITAL ANXIETY AND DEPRESSION SCALE (HADS)

Publicada por Zigmond e Snaith em 1983, é um instrumento confiável para a triagem de casos de ansiedade e depressão em pacientes atendidos em serviços médicos em geral. A escala consiste em 7 itens referentes à ansiedade e 7 itens referentes à depressão, gerando duas subescalas, HAD-Ansiedade (HAD-A) e HAD-Depressão (HAD-D). O escore para cada sub-escala varia de 0 a 21 com escores de 0 a 7 considerados como não casos, 8 a 10 como casos duvidosos e acima de 11 como casos. É curta, podendo ser rapidamente preenchida e solicita-se ao paciente que responda em relação à última semana.[70]

MEDIDAS DE UTILIDADE

São medidas hipotéticas que avaliam as preferências dos pacientes, bastante utilizadas com fins políticos para avaliar o impacto da doença e cada vez mais incluídas em estudos clínicos.[45] São perguntas desenvolvidas para avaliar a importância que o paciente dá à sua doença, e pode ser expressa em termos financeiros hipotéticos (a "vontade de pagar", ou seja, o quanto gastaria, em termos absolutos ou relativo à sua renda, para obter a cura), em termos de tempo ("quanto tempo você gastaria por dia para cuidar da psoríase se isso deixasse sua pele sem lesão?", "quantos anos você encurtaria da sua vida para viver sem a sua doença?") e em comparações com outras doenças ("qual doença crônica você preferiria ter ao invés da psoríase?"). Valores financeiros e de tempo elevados sugerem um grande impacto na QV.

ESCOLHA DO QUESTIONÁRIO DE QUALIDADE DE VIDA

A escolha do questionário envolve diversas variáveis. Se o objetivo é a comparação entre a psoríase e doenças sistêmicas, um questionário genérico é o mais apropriado. Para comparar a psoríase com outras doenças cutâneas, um questionário específico para dermatologia permitirá uma comparação mais sensível do que instrumentos genéricos. Para detectar pequenas diferenças entre pacientes de psoríase ou medir aspectos específicos da doença, um questionário específico para psoríase é a melhor opção.[1] Muitas vezes um questionário específico para psoríase é utilizado juntamente com um questionário específico de dermatologia ou genérico para uma avaliação global da QV. Em estudos prospectivos, a resposta à mudança e o contexto de tempo são importantes, situação em que questionários relativos às últimas quatro semanas não devem ser re-administrados antes deste tempo. Questionários longos não são os mais indicados em ambulatórios muito cheios e para estudos por envio de carta, mas permitem uma avaliação mais detalhada em situações onde um grande número de pesquisadores está disponível. Se o idioma é diferente, é importante que o questionário tenha sido submetido à validação transcultural, e caso os aspectos culturais sejam diversos, é fundamental que o instrumento seja testado e validado antes do uso de rotina.

O QUE VOCÊ PRECISA SABER DESTE CAPÍTULO

- Qualidade de vida é um conceito amplo que engloba os domínios físicos, psicológicos e sociais
- A psoríase tem um grande impacto em todos os domínios da qualidade de vida dos pacientes
- A qualidade de vida pode ser avaliada através de questionários genéricos, específicos para dermatologia ou específicos para psoríase
- A escolha do questionário depende do que se deseja estudar ou avaliar

GLOSSÁRIO

- ❑ CDLQI – Children's Dermatology Life Quality Index
- ❑ DLQI – Dermatology Life Quality Index
- ❑ DMI – Diferença mínima importante
- ❑ DQoLS – Dermatology Quality of Life Scales
- ❑ DSQL – Dermatology Specific Quality of Life
- ❑ FACIT-F – Functional Assessment of Chronic Illness Therapy - Fatigue
- ❑ FDLQI – Family Dermatology Life Quality Index
- ❑ FSS – Fatigue Severity Scale
- ❑ GHQ – General Health Questionnaire
- ❑ HADS – Hospital Anxiety and Depression Scale
- ❑ HAQ – Health Assessment Questionnaire
- ❑ KPMI – Koo-Menter Psoriasis Instrument
- ❑ NHP – Nottingham Health Profile

- ❑ NPQ10 – Nail Psoriasis Quality of Life
- ❑ OMS – Organização Mundial da Saúde
- ❑ PASI – Psoriasis Area and Severity Index
- ❑ PDI – Psoriasis Disability Index
- ❑ PFI – Psoriasis Family Index
- ❑ PLSI – Psoriasis Life Stress Inventory
- ❑ PQoL-12 – Psoriasis Quality of Life 12 Items
- ❑ PsAQoL – Psoriatic Arthritis Quality of Life
- ❑ PSORIQoL – Psoriasis Index of Quality of Life
- ❑ QualiPso – QualiPso Questionnaire
- ❑ QV – Qualidade de vida
- ❑ QVRS – Qualidade de vida relacionada à saúde
- ❑ SF-36 – Short-Form 36-Item Health Survey
- ❑ SIP – Sickness Impact Profile
- ❑ SPI – Salford Psoriasis Index

REFERENCIAS BIBLIOGRÁFICAS

1. Both H, Essink-Bot ML, Busschbach J, Nijsten T. Critical review of generic and dermatology-specific health-related quality of life instruments. J Invest Dermatol. 2007; 127(12):2726-39.
2. Halioua B, Beumont MG, Lunel F. Quality of life in dermatology. Int J Dermatol. 2000; 39(11):801-6.
3. Finlay AY. Quality of life measurement in dermatology: a practical guide. Br J Dermatol. 1997; 136(3):305-14.
4. McKenna SP, Doward LC. The needs-based approach to quality of life assessment. Value Health. 2004; 7(Suppl 1):S1-S3.
5. Lewis V, Finlay AY. 10 years experience of the Dermatology Life Quality Index (DLQI). J Investig Dermatol Symp Proc. 2004; 9(2):169-80.
6. Finlay AY, Khan GK. Dermatology Life Quality Index (DLQI) – a simple practical measure for routine clinical use. Clin Exp Dermatol. 1994; 19(3):210-6.
7. Finlay AY. Quality of life indices. Indian J Dermatol Venereol Leprol. 2004; 70(3):143-8.
8. de Arruda LH, De Moraes AP. The impact of psoriasis on quality of life. Br J Dermatol. 2001; 144(Suppl)58:33-6.
9. Testa MA, Simonson DC. Assessment of quality-of-life outcomes. N Engl J Med. 1996; 334(13):835-40.
10. Faust HB, Mirowski GW, Chuang TY, Lewis CW, Gonin R, Melfi C, et al. Outcomes research: an overview. J Am Acad Dermatol. 1997; 36(6 Pt 1):999-1006.
11. Jemec GB, Wulf HC. Patient-physician consensus on quality of life in dermatology. Clin Exp Dermatol. 1996; 21(3):177-9.
12. Sampogna F, Picardi A, Melchi CF, Pasquini P, Abeni D. The impact of skin diseases on patients: comparing dermatologists' opinions with research data collected on their patients. Br J Dermatol. 2003; 148(5):989-95.
13. Rapp SR, Feldman SR, Exum ML, Fleischer AB, Jr., Reboussin DM. Psoriasis causes as much disability as other major medical diseases. J Am Acad Dermatol. 1999; 41(3 Pt 1):401-7.
14. Finlay AY, Coles EC. The effect of severe psoriasis on the quality of life of 369 patients. Br J Dermatol. 1995; 132(2):236-44.
15. Heller MM, Wong JW, Nguyen TV, Lee ES, Bhutani T, Menter A, et al. Quality-of-life instruments: evaluation of the impact of psoriasis on patients. Dermatol Clin. 2012; 30(2):281-91.
16. Jayaprakasam A, Darvay A, Osborne G, McGibbon D. Comparison of assessments of severity and quality of life in cutaneous disease. Clin Exp Dermatol. 2002; 27(4):306-8.
17. Heydendael VM, de Borgie CA, Spuls PI, Bossuyt PM, Bos JD, de Rie MA. The burden of psoriasis is not determined by disease severity only. J Investig Dermatol Symp Proc. 2004; 9(2):131-5.
18. Mukhtar R, Choi J, Koo JY. Quality-of-life issues in psoriasis. Dermatol Clin. 2004; 22(4):389-95.
19. Pettey AA, Balkrishnan R, Rapp SR, Fleischer AB, Feldman SR. Patients with palmoplantar psoriasis have more physical disability and discomfort than patients with other forms of psoriasis: implications for clinical practice. J Am Acad Dermatol. 2003; 49(2):271-5.
20. Krueger GG, Feldman SR, Camisa C, Duvic M, Elder JT, Gottlieb AB, et al. Two considerations for patients with psoriasis and their clinicians: what defines mild, moderate, and severe psoriasis? What constitutes a clinically significant improvement when treating psoriasis? J Am Acad Dermatol. 2000; 43(2 Pt 1):281-5.
21. Tyring S, Gottlieb A, Papp K, Gordon K, Leonardi C, Wang A, et al. Etanercept and clinical outcomes, fatigue, and depression in psoriasis: double-blind placebo-controlled randomised phase III trial. Lancet. 2006; 367(9504):29-35.
22. Rosen CF, Mussani F, Chandran V, Eder L, Thavaneswaran A, Gladman DD. Patients with psoriatic arthritis have worse quality of life than those with psoriasis alone. Rheumatology (Oxford). 2012; 51(3):571-6.
23. Feldman SR, Gottlieb AB, Bala M, Wu Y, Eisenberg D, Guzzo C, et al. Infliximab improves health-related quality of life in the presence of comorbidities among patients with moderate-to-severe psoriasis. Br J Dermatol. 2008; 159(3):704-10.
24. Varni JW, Globe DR, Gandra SR, Harrison DJ, Hooper M, Baumgartner S. Health-related quality of life of pediatric patients with moderate to severe plaque psoriasis: comparisons to four common chronic diseases. Eur J Pediatr. 2012; 171(3):485-92.
25. Böhm D, Stock GS, Bangemann K, Snitjer I, Werfel T, Weyergraf A, et al. Perceived relationships between severity of psoriasis symptoms, gender, stigmatization and quality of life. J Eur Acad Dermatol Venereol. 2013 Feb; 27(2):220-6.
26. Hong J, Koo B, Koo J. The psychosocial and occupational impact of chronic skin disease. Dermatol Ther. 2008; 21(1):54-9.
27. Vardy D, Besser A, Amir M, Gesthalter B, Biton A, Buskila D. Experiences of stigmatization play a role in mediating the impact of disease severity on quality of life in psoriasis patients. Br J Dermatol. 2002; 147(4):736-42.
28. Krueger G, Koo J, Lebwohl M, Menter A, Stern RS, Rolstad T. The impact of psoriasis on quality of life: results of a 1998 National Psoriasis Foundation patient-membership survey. Arch Dermatol. 2001; 137(3):280-4.
29. Weiss SC, Kimball AB, Liewehr DJ, Blauvelt A, Turner ML, Emanuel EJ. Quantifying the harmful effect of psoriasis on health-related quality of life. J Am Acad Dermatol. 2002; 47(4):512-8.
30. Zaghloul SS, Goodfield MJ. Objective assessment of compliance with psoriasis treatment. Arch Dermatol. 2004; 140(4):408-14.
31. Zachariae R, Zachariae H, Blomqvist K, Davidsson S, Molin L, Mork C, et al. Quality of life in 6497 Nordic patients with psoriasis. Br J Dermatol. 2002; 146(6):1006-16.

32. Reich K, Griffiths CE. The relationship between quality of life and skin clearance in moderate-to-severe psoriasis: lessons learnt from clinical trials with infliximab. Arch Dermatol Res. 2008; 300(10):537-44.

33. Carlin CS, Feldman SR, Krueger JG, Menter A, Krueger GG. A 50% reduction in the Psoriasis Area and Severity Index (PASI 50) is a clinically significant endpoint in the assessment of psoriasis. J Am Acad Dermatol. 2004; 50(6):859-66.

34. Feldman SR, Menter A, Koo JY. Improved health-related quality of life following a randomized controlled trial of alefacept treatment in patients with chronic plaque psoriasis. Br J Dermatol. 2004; 150(2):317-26.

35. Touw CR, Hakkaart-Van Roijen L, Verboom P, Paul C, Rutten FF, Finlay AY. Quality of life and clinical outcome in psoriasis patients using intermittent cyclosporin. Br J Dermatol. 2001; 144(5):967-72.

36. Salek MS, Finlay AY, Lewis JJ, Sumner MI. Quality of life improvement in treatment of psoriasis with intermittent short course cyclosporin (Neoral). Qual Life Res. 2004; 13(1):91-5.

37. Juniper EF, Guyatt GH, Streiner DL, King DR. Clinical impact versus factor analysis for quality of life questionnaire construction. J Clin Epidemiol. 1997; 50(3):233-8.

38. Guyatt GH, Feeny DH, Patrick DL. Measuring health-related quality of life. Ann Intern Med. 1993; 118(8):622-9.

39. Kini SP, DeLong LK. Overview of health status quality-of-life measures. Dermatol Clin. 2012; 30(2):209-21.

40. Bronsard V, Paul C, Prey S, Puzenat E, Gourraud PA, Aractingi S, et al. What are the best outcome measures for assessing quality of life in plaque type psoriasis? A systematic review of the literature. J Eur Acad Dermatol Venereol. 2010; 24(Suppl 2):17-22.

41. Guyatt GH, Veldhuyzen Van Zanten SJ, Feeny DH, Patrick DL. Measuring quality of life in clinical trials: a taxonomy and review. CMAJ 1989;140(12):1441-8.

42. Finlay AY. Quality of life assessments in dermatology. Semin Cutan Med Surg. 1998; 17(4):291-6.

43. Sampogna F, Tabolli S, Soderfeldt B, Axtelius B, Aparo U, Abeni D. Measuring quality of life of patients with different clinical types of psoriasis using the SF-36. Br J Dermatol. 2006; 154(5):844-9.

44. Bergner M, Bobbitt RA, Pollard WE, Martin DP, Gilson BS. The sickness impact profile: validation of a health status measure. Med Care. 1976; 14(1):57-67.

45. Lewis VJ, Finlay AY. A critical review of Quality-of-Life Scales for psoriasis. Dermatol Clin. 2005; 23(4):707-16.

46. Bruce B, Fries JF. The Stanford Health Assessment Questionnaire: a review of its history, issues, progress, and documentation. J Rheumatol. 2003; 30(1):167-78.

47. Basra MK, Fenech R, Gatt RM, Salek MS, Finlay AY. The Dermatology Life Quality Index 1994-2007: a comprehensive review of validation data and clinical results. Br J Dermatol. 2008; 159(5):997-1035.

48. Anderson RT, Rajagopalan R. Development and validation of a quality of life instrument for cutaneous diseases. J Am Acad Dermatol. 1997; 37(1):41-50.

49. Chren MM, Lasek RJ, Quinn LM, Mostow EN, Zyzanski SJ. Skindex, a quality-of-life measure for patients with skin disease: reliability, validity, and responsiveness. J Invest Dermatol. 1996; 107(5):707-13.

50. Chren MM, Lasek RJ, Flocke SA, Zyzanski SJ. Improved discriminative and evaluative capability of a refined version of Skindex, a quality-of-life instrument for patients with skin diseases. Arch Dermatol. 1997; 133(11):1433-40.

51. Chren MM, Lasek RJ, Sahay AP, Sands LP. Measurement properties of Skindex-16: a brief quality-of-life measure for patients with skin diseases. J Cutan Med Surg. 2001; 5(2):105-10.

52. Lewis-Jones MS, Finlay AY. The Children's Dermatology Life Quality Index (CDLQI): initial validation and practical use. Br J Dermatol. 1995; 132(6):942-9.

53. Holme SA, Man I, Sharpe JL, Dykes PJ, Lewis-Jones MS, Finlay AY. The Children's Dermatology Life Quality Index: validation of the cartoon version. Br J Dermatol. 2003; 148(2):285-90.

54. Warschburger P, Buchholz HT, Petermann F. Psychological adjustment in parents of young children with atopic dermatitis: which factors predict parental quality of life? Br J Dermatol. 2004; 150(2):304-11.

55. Basra MK, Sue-Ho R, Finlay AY. The Family Dermatology Life Quality Index: measuring the secondary impact of skin disease. Br J Dermatol. 2007; 156(3):528-38.

56. Finlay AY, Kelly SE. Psoriasis--an index of disability. Clin Exp Dermatol. 1987; 12(1):8-11.

57. Nijsten T, Whalley D, Gelfand J, Margolis D, McKenna SP, Stern RS. The psychometric properties of the psoriasis disability index in United States patients. J Invest Dermatol. 2005; 125(4):665-72.

58. Gupta MA, Gupta AK. The Psoriasis Life Stress Inventory: a preliminary index of psoriasis-related stress. Acta Derm Venereol. 1995; 75(3):240-3.

59. McKenna SP, Cook SA, Whalley D, Doward LC, Richards HL, Griffiths CE, et al. Development of the PSORIQoL, a psoriasis-specific measure of quality of life designed for use in clinical practice and trials. Br J Dermatol. 2003; 149(2):323-31.

60. Kirby B, Fortune DG, Bhushan M, Chalmers RJ, Griffiths CE. The Salford Psoriasis Index: an holistic measure of psoriasis severity. Br J Dermatol. 2000; 142(4):728-32.

61. Feldman SR, Koo JY, Menter A, Bagel J. Decision points for the initiation of systemic treatment for psoriasis. J Am Acad Dermatol. 2005; 53(1):101-7.

62. Quintard B, Constant A, Bouyssou-Gauthier ML, Paul C, Truchetet F, Thomas P, et al. Validation of a specific health-related quality of life instrument in a large cohort of patients with psoriasis: the QualiPso Questionnaire. Acta Derm Venereol. 2011; 91(6):660-5.

63. Eghlileb AM, Basra MK, Finlay AY. The psoriasis family index: preliminary results of validation of a quality of life instrument for family members of patients with psoriasis. Dermatology. 2009; 219(1):63-70.

64. Chen SC, Yeung J, Chren MM. Scalpdex: a quality-of-life instrument for scalp dermatitis. Arch Dermatol. 2002; 138(6):803-7.

65. Ortonne JP, Baran R, Corvest M, Schmitt C, Voisard JJ, Taieb C. Development and validation of nail psoriasis quality of life scale (NPQ10). J Eur Acad Dermatol Venereol. 2010; 24(1):22-7.

66. McKenna SP, Doward LC, Whalley D, Tennant A, Emery P, Veale DJ. Development of the PsAQoL: a quality of life instrument specific to psoriatic arthritis. Ann Rheum Dis. 2004; 63(2):162-9.

67. Brodszky V, Pentek M, Balint PV, Geher P, Hajdu O, Hodinka L, et al. Comparison of the Psoriatic Arthritis Quality of Life (PsAQoL) questionnaire, the functional status (HAQ) and utility (EQ-5D) measures in psoriatic arthritis: results from a cross-sectional survey. Scand J Rheumatol. 2010; 39(4):303-9.

68. Chandran V, Bhella S, Schentag C, Gladman DD. Functional assessment of chronic illness therapy-fatigue scale is valid in patients with psoriatic arthritis. Ann Rheum Dis. 2007; 66(7):936-9.

69. Husted JA, Tom BD, Farewell VT, Gladman DD. Longitudinal analysis of fatigue in psoriatic arthritis. J Rheumatol. 2010; 37(9):1878-84.

70. Zigmond AS, Snaith RP. The hospital anxiety and depression scale. Acta Psychiatr Scand. 1983; 67(6):361-70.

CAPÍTULO 10

TRATAMENTO

CAPÍTULO 10.1

TÓPICOS

CAPÍTULO 10.1.1

EMOLIENTES E CERATOLÍTICOS

Regina Casz Schechtman
Adriana Gutstein da Fonseca Amorim

INTRODUÇÃO

Os hidratantes são formulações complexas cuja função primordial é mimetizar o papel dos lipídios epidérmicos da barreira cutânea para manter nela o conteúdo de água entre 10 e 30%. A água é essencial para manter a plasticidade e integridade da barreira cutânea. A escolha correta de um hidratante pode ajudar no tratamento de uma doença, enquanto produtos mal formulados podem fazer o oposto.[1]

Os hidratantes são compostos de agentes emolientes e umectantes e alguns destes também têm função ceratolítica. Muitas vezes na prática médica o termo emoliente é usado como sinônimo de hidratante e de lubrificante. "Emoliente" é o material que amacia a pele, e "hidratante" sugere a adição de água a pele.[2] (Tabela 1)

Em 1946, Burch e Winsor estudaram a perda de água do estrato córneo por evaporação para o meio ambiente.[3] Em 1950, Blank demonstrou que o estrato córneo era a principal barreira contra a perda de água e que este poderia perder ou receber água do meio ambiente dependendo da umidade ambiental. O conteúdo de água deve ser maior que 10% no estrato córneo e a redução deste conteúdo leva a descamação anormal dos corneócitos modificando a elasticidade e brilho da pele, podendo gerar fissuras e descamação.[4]

A barreira epidérmica depende de quatro fatores para manter a sua integridade:

- Corneócitos: constituem a barreira física;
- Lipídios do estrato córneo: colesterol, ácidos graxos livres e ceramidas. Destes lipídios, os maiores e mais importantes são as ceramidas que contêm ácidos graxos de cadeia longa e ácido linoleico;
- Fator hidratante natural: conhecido como NMF (*natural moiturizing factor*) é uma fração hidrossolúvel de umectante dos corneócitos, importante na capacidade de armazenar água no estrato córneo e de aumentar sua elasticidade. É responsável por 15 a 20% do peso do estrato córneo, sendo composto de aminoácidos, ácido pirrolidona carboxílico, lactato, ureia, sódio,

Tabela 1
Classificação dos hidratantes quanto a seus mecanismos de ação

Grupo	Exemplos
Oclusivos	Petrolato* Óleo mineral* Parafina Escalenos Silicones (dimeticona, ciclometicona) Óleos minerais: soja, semente de uva, semente de girassol Propilenoglicol** Gorduras vegetais e animais: lanolina*, manteiga de cacau Cera de abelha
Umectantes	Glicerina Sorbitol Hialuronato de sódio Ureia (especialmente a 3%) Propilenoglicol** Alfa hidroxiácidos e açúcares, PCA de sódio (umectante quando usado em concentrações maiores que 2%)
Emolientes	Colesterol Escalenos Ácidos graxos
Ceratolíticos	Ureia Ácido salicílico Ácido láctico
Miscelânea	Ácido hialurônico Aveia coloidal Manteiga de karité Pantenol Nicotinamida Substâncias botânicas

* Propriedades oclusivas e emolientes
** Propriedades oclusivas e umectantes

cálcio, magnésio, fosfatos, cloretos, amônia, ácido úrico, glicosamina e creatina.

- Processo de descamação.[5]

O tratamento com hidratantes envolve cinco funções igualmente importantes:

1. Reparo da barreira cutânea;

2. Retenção ou aumento do conteúdo de água;

3. Redução da perda hídrica transepidérmica;

4. Restauração da habilidade da barreira lipídica em atrair, manter e redistribuir água; e

5. Manter a integridade e aparência da pele. Os hidratantes executam estas funções atuando como umectantes, emolientes e oclusivos.[6] Alguns médicos e pacientes negligenciam a importância dos hidratantes e não os consideram "tratamento ativo", tornando a adesão ao seu uso um grande desafio. Por isso, consideramos de grande importância, o entendimento de seus mecanismos de ação e de suas características essenciais.

CARACTERÍSTICAS DOS HIDRATANTES

SISTEMAS DE ENTREGA OU VEÍCULOS

Para se obter um produto estável e cosmeticamente atraente é necessário que o pH seja adequado, em geral entre 3 e 8, que o sistema de entrega não seja oleoso ou pegajoso e que seja inodoro ou com odor agradável. Os sistemas de entrega dos ingredientes dos hidratantes podem ser:

- Cremes: são os mais utilizados. Na sua forma mais simples são uma emulsão de duas fases contendo líquidos imiscíveis: óleo em água. O componente oleoso varia de 15 a 30%, e quanto maior seu conteúdo, mais oleoso é o hidratante.
- Pomadas ou unguentos: tem um sistema de fase única quando as preparações hidrofílicas são miscíveis em água, em contraste com as pomadas hidrofóbicas, não miscíveis em água.
- Pastas: são pomadas com a adição de grande quantidade de sólidos dispersos.
- Géis: são líquidos hidrofílicos ou hidrofóbicos que se transformam pela introdução de agentes gelificantes ou hidrocoloides, com baixo teor de fase oleosa.
- Líquidos: podem ser soluções, suspensões ou emulsões.
- Óleos de banho: são aderentes a pele durante o contato com a mesma.
- Loções: geralmente são emulsões com baixa viscosidade e menor conteúdo de óleos do que os cremes.

- Veículos *oil free*: composto de emolientes como silicones fluidos, álcoois graxos de cadeia ramificada e esteres com propriedades sensoriais como suavidade, toque seco e sedoso, bom espalhamento, sem efeito oleoso.
- Séruns: vem da palavra "soro". São líquidos com uma única fase (aquosa, oleosa, silicone) contendo os ingredientes ativos.

A todos estes sistemas ou veículos podem ser acrescentados outros ingredientes como fragrâncias, preservativos (ex.: fenoxietanol e parabenos para evitar a contaminação de microorganismos), emulsificantes e outros excipientes como antioxidantes (tocoferol), quelantes (ex.: EDTA para remover íons das soluções), etc.[2]

INGREDIENTES ATIVOS E FUNÇÕES

No nosso meio conhecemos quatro ingredientes ativos que compõem os hidratantes: agentes oclusivos, agentes umectantes, agentes ceratolíticos e o grupo miscelânea.

Conforme mencionado anteriormente, os hidratantes possuem ingredientes oclusivos e umectantes. Alguns destes têm função ceratolítica e outros são denominados emolientes.

Agentes oclusivos

Cobrem o estrato córneo bloqueando a perda de água transepidérmica da pele para a atmosfera. Em geral, são substâncias oleosas. Quando são constituídos principalmente de óleos e lipídios são denominados "emolientes". Os agentes oclusivos estão associados aos umectantes e funcionam juntos no aumento da hidratação epidérmica.[7] Exemplos: petrolato (considerado o mais efetivo dos oclusivos), óleo mineral, parafina, escalenos, silicones (dimeticona), óleo de soja, óleos de sementes de uva e de girassol, propileno glicol, lanolina e cera de abelha. Destes, a lanolina, o óleo mineral e o petrolato são exemplos de ingredientes oclusivos que também conferem um efeito emoliente.[7]

Agentes umectantes

Capacidade de atrair água para o estrato córneo através de duas fontes: da atmosfera (quando a umidade atmosférica é maior que 80%) e das camadas profundas da epiderme e derme. Quando a umidade atmosférica é baixa, eles promovem absorção de água da epiderme profunda e derme, acentuando a xerose. Por esta razão, eles funcionam melhor quando associados aos agentes oclusivos. Muitos umectantes também têm propriedades emolientes.[6] Os umectantes naturais da derme incluem glicosaminoglicans como o ácido hialurônico. Hidratantes apenas com umectantes podem na verdade aumentar a perda de água transepidérmica quando aplicados na pele com barreira cutânea deficiente. Exemplos: glicerina (o mais efetivo dos umectantes), sorbitol, hialuronato de sódio, ureia (especialmente a 3%), propilenoglicol (também tem função oclusiva), alfa hidroxiácidos e açúcares, sendo que a ureia e os alfa hidroxiácidos têm função ceratolítica também.[7] PCA de sódio: é um umectante usado em concentrações maiores que 2%.

Agentes emolientes

Preenchem os espaços focais entre os corneócitos descamados, dando um aspecto mais suave à pele. Exemplos: colesterol, escalenos e ácidos graxos.[8] Os emolientes são geralmente bem tolerados e induzem a formação de um filme oclusivo que limita a evaporação de água das camadas mais profundas da pele e permite que o estrato córneo se reidrate por conta própria. A aplicação regular de emolientes melhora o conforto, reduz a descamação, fissura e prurido em pacientes com psoríase em placas ou no couro cabeludo. Os emolientes podem aumentar a penetração de corticoides pelas camadas da pele. Além disso, alguns emolientes óleo-em-água, aumentam também a penetração de UVA e UVB quando usados durante a fototerapia, aumentando sua eficácia, embora emolientes mais espessos com petrolatum podem ter o efeito oposto. Alguns efeitos colaterais descritos incluem: dermatite de contato alérgica, alergia a fragrância ou a outros constituintes, prurido, acne cosmética e desordens pigmentares.[9]

Agentes ceratolíticos

Atuam na normalização da esfoliação cutânea, no aumento da plasticidade e na redução da formação de escamas secas na superfície da pele. Promovem a degradação de desmossomas permitindo a descamação e afinamento do estrato córneo, tornando-o mais compacto e flexível.[7] Exemplos: alfa hidroxiácidos (ácido glicólico, ácido láctico- seu L-isômero é o principal estímulo a produção de ceramidas, resultando numa barreira lipídica mais eficaz),[1] poli hidroxiácidos, beta hidroxiácidos (ácido salicílico em concentrações de 2 a 10%)[8] e a ureia (função hidratante e ceratolítica).[7]

Miscelânea

Ácido hialurônico (tem função umectante),[7] aveia coloidal (hidratante e anti-inflamatória),[6] manteiga de karité (emoliente e anti-inflamatória),[6] pantenol (vitamina B5 com função umectante na concentração de 5%),[1] nicotinamida (vitamina com

função esfoliante na concentração de 4%),[1] substâncias botânicas (aloé, alantoína, bioflavonoides, ubiquinol e ácido úrico).[2]

O grau de hidratação da pele pode ser medido através do aspecto visual da pele ou através de parâmetros de quantificação da perda de água transepidérmica, conteúdo de água do estrato córneo, permeabilidade a substâncias exógenas, conteúdo e composição lipídica e morfologia.[8]

EFEITOS ADVERSOS DOS HIDRATANTES

As reações adversas podem ser:
- Subjetivas ou sensoriais: são as mais comuns como por exemplo ardência e pinicação e costumam surgir imediatamente após a aplicação do produto. Podem ocorrer devido ao propileno glicol, ácido láctico, ureia, PCA, preservativos com acido benzoico e ácido sórbico e fragrâncias. Glicerol parece ser bem tolerado;[2]
- Dermatite de contato alérgica;
- Urticária de contato;
- Dermatite de contato irritativa;
- Indução de toxicidade quando utilizado em grandes áreas corporais (ácido salicílico);
- Acne cosmética;
- Desordens pigmentares.

UTILIZAÇÃO DOS EMOLIENTES E CERATOLÍTICOS NA PSORÍASE

A aparência saudável da pele é essencial para a autoestima e qualidade de vida. Alterações agudas ou crônicas na função da barreira epidérmica podem levar a hiperplasia epidérmica e inflamação pelo aumento de produção de citocinas.

Na psoríase ocorrem alterações na diferenciação celular, na permeabilidade epidérmica, na composição de ceramidas no estrato córneo, além da ausência virtual do fator hidratante natural. Os pacientes com eritrodermia e placas ativas de psoríase, tem uma perda de água transepidérmica elevada e aumento do número de corpos lamelares, enquanto pacientes com psoríase crônica em placa têm menor grau de perda hídrica transepidérmica e um número normal de corpos lamelares com abundante material lamelar extracelular. Estas alterações levam a xerose cutânea que clinicamente pode resultar em eritema, perda de brilho e de turgor, aspereza, placas esbranquiçadas, descamação e fissuras, além da sensação de ardência, pinicação, dor e prurido. A aplicação do hidratante gera alterações táteis e visuais na aparência da pele.[2]

FUNÇÃO DOS HIDRATANTES NA PSORÍASE

Os hidratantes têm as seguintes funções:

- Aumentam a distensibilidade da pele lesada e perilesional;
- Corrigem a descamação;
- Efeitos supressivos no espessamento epidérmico;
- Induzem diferenciação celular;
- Atividade anti-inflamatória;
- Proporcionam alívio transitório à irritação;
- Protegem a pele contra danos subsequentes reduzindo o surgimento do fenômeno de Köebner;
- Efeito poupador de esteroides;
- Aumentam a eficácia dos corticoides tópicos (especialmente os hidratantes ceratolíticos como a ureia);
- Reduzem as reagudizações.[9]

TRATAMENTO

A maior indicação dos hidratantes é a terapêutica adjuvante da psoríase limitada em placa ou com envolvimento de menos de 20% da superfície corporal. Também é utilizada como manutenção e suporte nas fases de remissão.[10] Os emolientes são agentes seguros podendo ser usados em crianças, gestantes e nutrizes.

Os produtos utilizados nos cuidados da pele com psoríase devem limpar, suavizar e protegê-la. Uma vez que a inflamação tenha sido controlada, a terapia básica para psoríase deve incluir o uso regular de hidratantes e emolientes, limpeza cuidadosa da pele, identificação e cuidados para evitar gatilhos do fenômeno de Köebner e infecções bacterianas, que podem reativar psoríase, particularmente em crianças.[11]

O agente de escolha depende do sítio anatômico afetado, da preferência do paciente, custo e efeitos colaterais e/ou histórico de alergias. As pomadas podem ser utilizadas nas placas, os cremes nas áreas intertriginosas, e as loções no couro cabeludo.[13] Os mais utilizados são:

Emolientes

São agentes oclusivos que normalizam a hiperproliferação, diferenciação e apoptose celular. Eles produzem um filme oclusivo que limita a evaporação de água da pele permitindo que o estrato córneo se auto hidrate.[12] A maioria dos emolientes é rica em lipídeos e devem ser combinados a óleos de banho. Tornam a pele mais suave e aliviam o prurido.

O mais efetivo é o petrolato. Devem ser utilizados nas fases intermediárias, crônicas ou na remissão da psoríase. Os pacientes devem ser encorajados a tomar um banho morno diariamente, podendo-se adicionar óleos de banho (exceto em idosos pelo risco de queda) seguido da aplicação de um emoliente em creme ou pomada (aderem melhor que as loções, sendo portanto mais eficientes). É benéfica uma segunda ou terceira aplicação ao longo do dia. É um tratamento de baixo custo e sem efeitos colaterais descritos, mas o fato de serem oleosos e grudentos pode impedir a adesão ao tratamento.[11]

Ceratolíticos

Reduzem a descamação e hiperceratose promovendo a descamação do estrato córneo. Utilizados nas formas de psoríase em placa espessa e descamativa. Os mais utilizados são o ácido salicílico (é o mais efetivo), a ureia e o ácido láctico.[12]

Ácido salicílico

É utilizado na porcentagem de 2 a 10%, pode ser formulado em petrolato branco puro, sendo algumas vezes utilizado em combinação com os corticoides.[12] Sua absorção na placa psoriásica é mais rápida e duradoura do que na pele saudável. O maior problema é a intoxicação aguda ou crônica, caracterizada por queimação mucosa, cefaleia, acidose metabólica, tinido, náuseas e vômitos, ocorrendo quando utilizado em áreas extensas, maiores que 20% da superfície corporal, e em crianças, mesmo quando utilizado em áreas menores. O calcipotriol é inativado pela natureza ácida do salicílico, não devendo ser usados ao mesmo tempo.

Ureia

Exerce efeito proteolítico, ceratolítico, hidratante, higroscópico, aumenta a penetração de outros agentes tópicos, afina a epiderme, reduz a espessura da placa psoriásica e tem efeito anti pruriginoso. Quando utilizada a 5%, proporciona bom efeito hidratante. Acima de 10% têm propriedades ceratolíticas.

Alfa hidroxiácidos e poli hidroxiácidos

Atuam na indução do *turnover* do estrato córneo e na regulação da descamação. O L-isômero do ácido láctico também é capaz de aumentar a produção de ceramidas pelos ceratinócitos.[13] O ácido glicólico e o ácido láctico, são usados em *peelings* químicos para esfoliar a pele espessada e em condições hiperceratósicas. Entretanto, seu uso no tratamento da psoríase tem sido mais utilizado recentemente e por isso seu uso não está descrito em *guidelines* relevantes de psoríase.[14,15] O uso de ácido glicólico a 10% combinado com cortiçosteroides tópicos, leva a uma redução da duração do tratamento e a um aumento da taxa de cura.[16]

CONCLUSÕES

Os hidratantes são opções terapêuticas de primeira linha na psoríase leve pois aliviam as manifestações clínicas, ajudam a restaurar a barreira cutânea e reidratam o estrato córneo. Eles aumentarem a eficácia dos corticosteroides tópicos prevenindo exacerbação de doença além de terem efeito poupador de esteroides. Nas formas moderadas ou graves, são adjuvantes terapêuticos e nas fases de remissão de doença são usados como tratamento de manutenção e suporte.[9]

O QUE VOCÊ PRECISA SABER DESTE CAPÍTULO

- Os hidratantes tem como função primordial mimetizar o papel dos lipídios epidérmicos da barreira cutânea para manter nela o conteúdo de água entre 10 e 30%. O emoliente mais eficaz é o de petrolato.

- Os ceratolíticos atuam na normalização da esfoliação cutânea, no aumento da plasticidade e na redução da formação de escamas secas na superfície da pele. Os mais utilizados contém ureia, acido salicílico e acido láctico.

- Também promovem a degradação de desmossomas permitindo a descamação e afinamento do estrato córneo, tornando-o mais compacto e flexível. Aumentam a eficácia dos corticoides tópicos e reduzem as reagudizações.

REFERÊNCIAS BIBLIOGRÁFICAS

1. Schwartz J, Friedman AJ. Exogenous factors in skin barrier repair. J Drugs Dermatol. 2016; 15(11):1289-94.
2. Lee T, Friedman A. Skin barrier health: regulation and repair of the stratum corneum and the role of over-the-counter skin care. J Drugs Dermatol. 2016; 15(9):1047-51.
3. Burch GE, Winsor T. Diffusion of water through dead plantar, palmar and torsal human skin and nails. Arch Dermatol & Syph. 1946 Jan; 53:39-41.
4. Blank IH. Factors which influence the water content of stratum corneum. J Invest Dermatol. 1952; 18:433.
5. Lodén M. Role of topical emollients and moisturizers in the treatment of dry skin barrier disorders. Am J Clin Dermatol. 2003; 4(11):771-88.
6. Kraft JN, Lynde CW. Moisturizers: what they are and a practical approach to product selection. Skin Therapy Lett. 2005 Jun; 10(5):1-8.
7. Baumann L. Cosmetic dermatology principles and practice. 2 ed. New York: McGraw Hill; 2009:273-8.
8. Lynde C. Moisturizers for the treatment of inflammatory skin conditions. J Drugs Dermatol. 2008 Nov; 7(11):1038-43.
9. Jacobi A, Mayer A, Augustin M. Keratolytics and emollients and their role in the therapy of psoriasis: a systematic review. Dermatol Ther (Heidelb). 2015 Mar; 5(1):1-18.
10. Murphy G, Reich K. In touch with psoriasis: topical treatments and current guidelines. JEADV. 2011; 25(Suppl 4):3-8.
11. Gelmetti C. Therapeutic moisturizers as adjuvant therapy for psoriasis patients. Am J Clin Dermatol. 2009; 10(Suppl 1):7-12.
12. Fluhr JW, Cavalotti C, Berardesca E. Emollients, moisturizers, and keratolytic agents in psoriasis. Clin Dermatol. 2008 Jul-Aug; 26(4):380-6.
13. Witman PM. Topical therapies for localized psoriasis. Mayo Clin Proc. 2001; 76:943-9.
14. Menter A, Korman NJ, Elmets CA, et al. Guidelines of care for the management of psoriasis and psoriatic arthritis: section 4. Guidelines of care for the management and treatment of psoriasis with traditional systemic agents. J Am Acad Dermatol. 2009; 61:451-85.
15. Augustin M, Holland B, Dartsch D, Langenbruch A, Radtke MA. Adherence in the treatment of psoriasis: a systematic review. Dermatology. 2011; 222:363-74.
16. Kostarelos K, Teknetzis A, Lefaki I, Ioannides D, Minas A. Double-blind clinical study reveals synergistic action between alpha-hydroxy acid and betamethasone lotions towards topical treatment of scalp psoriasis. J Eur Acad Dermatol Venereol. 2000; 14:5-9.

CAPÍTULO 10.1.2
ALCATRÃO DA HULHA / LCD / ANTRALINA — DITRANOL

Daniela Alves Pereira Antelo

INTRODUÇÃO

O coaltar (alcatrão da hulha) e a antralina (ditranol) são medicamentos de primeira linha para o tratamento tópico da psoríase. São substâncias utilizadas na medicina há muito tempo e, portanto, os seus efeitos são bem conhecidos. Os ensaios clínicos realizados com o coaltar e antralina são de nível de evidência A e B, respectivamente.[1]

- Nível de evidência A: eficácia da medicação constatada em pelo menos um estudo prospectivo, duplo-cego, randomizado e controlado.
- Nível de evidência B: ensaio clínico prospectivo com pelo menos 20 indivíduos).

COALTAR

O coaltar (alcatrão da hulha, alcatrão mineral) é utilizado no tratamento das doenças cutâneas há aproximadamente 2 mil anos. O médico grego Pedanius Dioscorides (20 a.C.) utilizava preparações de coaltar, na forma de asfalto, para tratar dermatoses.

Em 1925, Goeckerman introduziu o uso do coaltar e da luz UV para o tratamento da psoríase, com resultados benéficos e duradouros.[2]

FARMACOLOGIA

A hulha é o carvão mineral mais abundante na terra, rico em carbono e que é utilizado nas usinas termoelétricas e nos fornos siderúrgicos. Ela passa por um processo de aquecimento (destilação seca), do qual resultam três frações de diferentes estados físicos (sólido, líquido e gasoso). A forma sólida é o carvão de coque, usado na usina siderúrgica.

A fração líquida corresponde ao alcatrão da hulha (coaltar bruto), de aspecto viscoso, cor escura e com odor característico (lembra naftalina). De uma tonelada de hulha, podem ser obtidos em torno de 30 a 50kg de alcatrão. O alcatrão de hulha é constituído por uma mistura complexa de milhares de componentes orgânicos, que incluem hidrocarbonetos poliaromáticos, fenois e bases nitrogenadas. A destilação fracionada (em diferentes temperaturas) do alcatrão da hulha produz subprodutos de diferentes cores, consistência e composição orgânica. Um extrato alcoólico de coaltar, emulsificado com polissorbato 80, é um derivado de coaltar com cosmética mais aceitável, chamado *liquor carbonis detergens* (LCD).[3,4]

Além dos produtos derivados da destilação do carvão (alcatrão de hulha), podemos citar no tratamento tópico da psoríase, os produtos derivados da destilação da madeira (como o óleo de Cade) e os produtos derivados da destilação de fósseis marinhos e pedras naturais (como o óleo sulfonado Ictiol).

MECANISMO DE AÇÃO

O mecanismo de ação do alcatrão da hulha não é bem conhecido. Devido à sua inerente complexidade química, ele não é padronizado do ponto de vista farmacológico e o composto com ação terapêutica específica permanece desconhecido.

O alcatrão da hulha gera um efeito antiproliferativo na epiderme. Lavker e cols. demonstraram um afinamento progressivo da epiderme que denominaram "efeito atrofogênico" com o seu uso.[5] O alcatrão, aparentemente, exerce seu efeito na supressão da síntese do DNA, com consequente redução na atividade mitótica da camada basal epidérmica.[6,7] A ação do coaltar parece ser de inibição dos ceratinócitos hiperproliferativos das placas de psoríase e não daqueles da pele sadia.[8] A combinação alcatrão da hulha (coaltar) e luz ultravioleta, é mais eficaz (efeito sinérgico) do que a aplicação de cada um, demonstraram um afinamento progressivo da epiderme que denominaram "efeito atrofogênico" com o seu uso.[7] Esta sinergia se deve aos efeitos fototóxicos e fotodinâmicos dos benzopireno, antraceno, fluoranteno e pireno.[8]

USO CLÍNICO

A combinação de coaltar com radiação ultravioleta B é conhecida como método de Goeckerman que é eficaz e segura, utilizada há muitos anos.[8] O protocolo original consistiu na aplicação tópica diária do coaltar (coaltar cru de 1 a 5% em pomada) durante 24 horas, seguida de remoção da maior parte do produto com óleo de oliva. Os pacientes, hospitalizados, eram, em seguida, expostos à radiação (lâmpadas de quartzo) até o bronzeamento progressivo.[2] Diversas instituições adaptaram seu uso para o paciente não hospitalizado e realizaram modificações no regime original. Está indicada para a psoríase moderada a grave, em regime ambulatorial (3x/semana).[9] Pode ser utilizada em situações em que há contraindicação para medicamentos de uso sistêmico.[10] O coaltar (solução alcoólica de coaltar) é usada na concentração de 1 a 5%, mas nas lesões recalcitrantes, pode chegar a 12%. Pode ser preparada em diferentes veículos e deve permanecer na pele o maior tempo possível e o paciente é submetido à radiação ultravioleta B, em doses crescentes, em dias alternados (ou diariamente), sem remoção da pomada. Alguns protocolos modificados sugerem a aplicação do coaltar por 2 horas, seguida de sua remoção com óleo mineral ou vaselina antes da aplicação da radiação.[9]

O método de Goeckerman reduz os níveis das citocinas IL-10, IL-12 e TNF-α e das moléculas de adesão ICAM-1, p-selectina e e-selectina, concomitante à melhora clínica.[11,12]

Um estudo realizado em 2011 observou que, em comparação com a terapia convencional (fototerapia com UVB de banda estreita e uso combinado de medicamentos tópicos/sistêmicos), o método de Goeckerman modificado tinha eficácia clínica similar, com menor custo e o benefício adicional de melhorar a qualidade de vida e a condição psicológica dos pacientes com psoríase moderada e grave. Este método de Goeckerman modificado consistiu na aplicação de uma mistura de alcatrões vegetais e minerais (Polytar®, do laboratório Stiefel) diluída em vaselina, em diferentes concentrações, e aplicada em todo o corpo, com oclusão por 5 horas. A mistura era removida da pele e a fototerapia com UVB de banda estreita era aplicada em 5 dias por semana.[10]

A solução alcoólica de coaltar a 20% e o LCD podem ser formulados, de acordo com a área a ser tratada, em cremes, pomadas, pastas e veículos hidroalcoólicos, em concentrações que variam de 2 a 20% (Tabela 1).[13] Com frequência, ele é associado ao ácido salicílico. Para a psoríase do couro cabeludo, pode ser formulado em xampus.

Embora o FDA (*Food and Drug Administration*) tenha liberado o uso do coaltar nos EUA, alguns estados mantiveram o alerta do seu potencial carcinogênico. Num consenso sobre o tratamento de psoríase, recomendou-se evitar o uso do coaltar em pacientes de cabelos claros, pelo risco de pigmenta-

---

Tabela 1
Sugestões de fórmulas com coaltar (solução alcoólica a 20%) e derivados[13]

PSORÍASE EM PLACAS

1. Para aplicar à noite, nas lesões

2%	Óleo de cade
3%	Coaltar
60g	Vaselina qsp

2. Para aplicar à noite, nas lesões e se expor ao sol ou lâmpada de ultravioleta, pela manhã

5%	Coaltar
60g	Creme base hidratante qsp

3. Para aplicar à noite, nas lesões e se expor ao sol ou lâmpada de ultravioleta, pela manhã

5-8%	LCD
2%	Ácido salicílico
60g	Creme hidratante

4. Para aplicar à noite, nas lesões

5-10%	LCD
1-2%	Alantoína
60g	Creme lanette ou vaselina ou diadermina

PSORÍASE UNGUEAL

5. Para aplicar nas unhas, com ou sem oclusão, 1x ao dia

5-10%	LCD
2-3%	Ácido salicílico
1-2%	Alantoína
60ml	Veículo hidroalcoólico

PSORÍASE DO COURO CABELUDO

6. Para aplicar 1x ao dia, no couro cabeludo

6-12%	Coaltar
2-3%	Ácido salicílico
1-2%	Alantoína
60g	Gel ou veículo hidroalcoólico

7. Para lavar os cabelos diariamente ou em dias alternados

0,5%	Alantoína
5%	LCD
120ml	Xampu

PSORÍASE PALMOPLANTAR

8. Para aplicar 1 a 2x ao dia, nas palmas das mãos e plantas dos pés

6-12%	LCD
3-5%	Ácido salicílico
1-2%	Alantoína
60g	Creme hidratante ou vaselina ou diadermina

Considerar o uso do coaltar em xampus, combinado com ácido salicílico e na forma derivada LCD combinada ou não com corticoide[14]

ção e a remoção do coaltar antes da exposição à radiação, para reduzir os efeitos colaterais[14].

Novas formulações em espuma (ou *mousse*) levam a menor alteração pigmentar e apresentam melhor cosmética.[14]

EFEITOS ADVERSOS

Carcinogênese

A segurança do coaltar tem sido debatida há décadas. Os seus agentes potencialmente carcinogênicos são o benzapireno e antraceno. Há relatos de câncer de em camundongos expostos às preparações com coaltar. Entretanto, ensaios clínicos realizados com um grande número de pacientes com uso crônico de coaltar demonstrou que a incidência de câncer da pele nestes pacientes não era maior do que na população em geral.[15-17] Em contraste, relatos anedotais identificaram maior chance de câncer da pele em pacientes que utilizaram coaltar.[18] Há que se considerar possível efeito sinérgico na indução da carcinogênese ao se utilizar o coaltar combinado com a radiação ultravioleta B. Estudos recentes demonstraram efeito genotóxico induzido pelo método de Goeckerman evidenciado pelo aumento da expressão da proteína p53 (indicando lesão do DNA), alterações cromossomiais e indução de apoptose nos linfócitos periféricos dos pacientes com psoríase.[19-23]

A associação entre carcinoma epidermoide escrotal e exposição ao coaltar é conhecida. Entretanto, com o uso de roupas protetoras, melhora da higiene e menor exposição desta área, esta associação tem, praticamente, importância histórica.[24]

Considerações cosméticas e adesão ao tratamento

A baixa adesão ao tratamento deve ser considerada devido à dificuldade de utilização de um medicamento com odor e aparência desagradáveis, com capacidade de manchar as roupas. Desta forma, seu derivado LCD tem maior aceitação pelos pacientes, embora seja terapeuticamente inferior ao coaltar bruto.

Fototoxicidade

A fototoxicidade é um efeito adverso do coaltar, mas, ao mesmo tempo, é o responsável, em parte, pelo efeito terapêutico do método de Goeckerman.

Os agentes fotossensibilizantes do coaltar são: antraceno, fluoranteno, fenantreno, benzapireno e acridina. O alcatrão vegetal não é fotossensibilizante como o coaltar e é cosmeticamente mais aceitável.[3]

Dermatite de contato

Podem ocorrer reações fotoalérgicas e fototóxicas com o uso do coaltar. A dermatite fototóxica pode resultar em poiquilodermia.[25]

Outros

Prurido, foliculite, comedões, erupções acneiformes e ceratoacatomas.[26]

ANTRALINA-DITRANOL

A antralina (ditranol) foi sintetizada há 80 anos e está indicada para o tratamento da psoríase em placas, localizada e resistente a outras terapias. Ela foi muito utilizada no passado, especialmente na Europa, mas seu uso atual é restrito.

FARMACOLOGIA

O produto natural da antralina, a crisarobina, é obtido de uma árvore sul-americana chamada araroba, presente no Brasil e na Índia.

A antralina é utilizada nas concentrações de 0,1 a 1%. Apresenta nível de segurança C na gestação e não deve ser, portanto, prescritas para mulheres grávidas ou em amamentação.

MECANISMO DE AÇÃO

A antralina inibe a atividade pró-inflamatória e induz geração de radicais de oxigênio livres.[27,28] Estes radicais induzem irritação, mas, após repetidas exposições, há desenvolvimento de tolerância. A antralina apresenta efeito inibitório sobre as células de Langerhans.[29]

USO CLÍNICO

A antralina pode ser empregada em baixas concentrações (0,1 a 0,5%) ou em altas concentrações (1-3%) em aplicações de 15 a 30 minutos.

A antralina pode ser combinada com o uso de UVB de banda estreita, com bons resultados.[30,31] A combinação da antralina com a radiação UVB constitui o método de Ingram, publicado em 1953.[32,33] À semelhança do método de Goeckerman, diversos protocolos modificados (uso de concentrações baixas de antralina associado à exposição à UVB de banda estreita e uso de emolientes ou mesmo corticoides locais) foram empregados para reduzir os seus efeitos colaterais.[8,34]

Devido ao seu potencial irritativo, uma alternativa ao uso contínuo da medicação, é a "terapia de curto contato", com aplicação de doses crescentes da antralina.[13,35] (Tabela 2)

Dado o seu potencial irritativo, não deve ser utilizada na psoríase pustulosa aguda e na eritrodérmica, nem nas lesões da face e das dobras.[8] Novas formulações da antralina estão sendo desenvolvidas para tentar reduzir a irritação e seus efeitos colaterais.[36]

EFEITOS ADVERSOS

São efeitos colaterais da antralina: dermatite de contato por irritação e escurecimento das roupas, pele, cabelos e unhas. Embora a medicação seja eficaz no clareamento das lesões, pelo potencial irritativo, manchar roupas e induzir hiperpigmentação perilesional, o seu uso é restrito.[37] O uso de trietanolamina reduz a irritação da antralina. As manchas causadas pela antralina podem ser removidas com sabonetes com pH ácido contendo ácido salicílico (ex: Sastid®, Salisoap®, Dermotivin®). Os sabonetes com pH básico, como alguns sabonetes com ação hidratante (ex: Dove®) acentuam as manchas.

O QUE VOCÊ PRECISA SABER DESTE CAPÍTULO

- O coaltar (alcatrão da hulha) e a antralina (ditranol) são medicamentos de primeira linha para o tratamento tópico da psoríase.
- A combinação de coaltar com radiação ultravioleta B, conhecida como método de Goeckerman, é eficaz e segura.
- A antralina foi sintetizada há 80 anos e está indicada para o tratamento da psoríase em placas, localizada e resistente a outras terapias.

Tabela 2
Antralina: Terapêutica de curto contato[14,35]

- Deve-se a aplicação iniciar com baixa concentração de antralina (0,1- 0,25%)

- A antralina deve permanecer na área por 10-20 minutos, diariamente

- O tempo de contato deve ser aumentado semanalmente até 1 hora

Com a evolução do tratamento, a depender da resposta clínica, a concentração pode ser aumentada de forma progressiva.

REFERÊNCIAS BIBLIOGRÁFICAS

1. Barden AD, Kirby B. Psoriasis and related disorders. In: Griffiths C, Barker J, Bleiker T, Chalmers R, Creamer D eds. Rook's Textbook of Dermatology. 9 ed. Boston: Wiley-Blackwell; 2016: 1103-303.
2. Goeckerman WH. Treatment of psoriasis. Northwest Med. 1925; 24:229.
3. Engin B, Aşkın Öm, Tüzün Y. Palmoplantar psoriasis. Clin Dermatol. 2017; 35(1):19-27.
4. Kanzler MH, Gorsulowsky DC. Efficacy of topical 5% liquor carbonis detergens vs. its emollient base in the treatment of psoriasis. Br J Dermatol. 1993; 129(3):310-4.
5. Lavker RM, Grove GL, Kligman AM. The atrophogenic effect of crude coal tar on human epidermis. Br J Dermatol. 1981; 105(1):77-82.
6. Lowe NJ, Breeding JH, Wortzman MS. New coal tar extract and coal tar shampoos. Evaluation by epidermal cell DNA synthesis suppression assay. Arch Dermatol. 1982; 118(7):487-9.
7. Stoughton RB, DeQuoy P, Walter JF. Crude coal tar plus near ultraviolet light suppresses DNA synthesis in epidermis. Arch Dermatol. 1978; 114(1):43-5.
8. Prodanovich S, Kirsner RS, Taylor JR. Treatment of patients hospitalized for psoriasis. Dermatol Clin. 2000; 18(3):425-35, viii.
9. Le Vine MJ, White HA, Parrish JA. Components of the Goeckerman regimen. J Invest Dermatol. 1979; 73(2):170-3.

10. Chern E1, Yau D, Ho JC, Wu WM, Wang CY, Chang HW, Cheng YW. Positive effect of modified Goeckerman regimen on quality of life and psychosocial distress in moderate and severe psoriasis. Acta Derm Venereol. 2011 Jun; 91(4):447-51.

11. Borska L, Andrys C, Krejsek J, Hamakova K, Kremlacek J, Ettler K, Fiala Z. Serum levels of the pro-inflammatory cytokine interleukin-12 and the anti-inflammatory cytokine interleukin-10 in patients with psoriasis treated by the Goeckerman regimen. Int J Dermatol. 2008 Aug; 47(8):800-5.

12. Borska L, Fiala Z, Krejsek J, Andrys C, Vokurkova D, Hamakova K, Kremlacek J, Ettler K. Immunologic changes in TNF-alpha, sE-selectin, sP-selectin, sICAM-1, and IL-8 in pediatric patients treated for psoriasis with the Goeckerman regimen. Pediatr Dermatol. 2007 Nov-Dec; 24(6):607-12.

13. DERMATUS. Psoríase. In: Formulário Médico. 2010: 56-7.

14. Zeichner JA, Lebwohl MG, Menter A, Bagel J, Del Rosso JQ, Elewski BE, et al. Optimizing topical therapies for treating psoriasis: a consensus conference. Cutis. 2010 Sep;86(3 Suppl):5-31; quiz 32.

15. Pittelkow MR, Perry HO, Muller SA, Maughan WZ, O'Brien PC. Skin cancer in patients with psoriasis treated with coal tar. A 25-year follow-up study. Arch Dermatol. 1981 Aug; 117(8):465-8.

16. Jones SK, Mackie RM, Hole DJ, Gillis CR. Further evidence of the safety of tar in the management of psoriasis. Br J Dermatol. 1985 Jul; 113(1):97-101.

17. Maughan WZ, Muller SA, Perry HO, Pittelkow MR, O'Brien PC. Incidence of skin cancers in patients with atopic dermatitis treated with ocal tar. A 25-year follow--up study. J Am Acad Dermatol. 1980 Dec; 3(6):612-5.

18. Rook AJ, Gresham GA, Davis RA. Squamous epithelioma possibly induced by the therapeutic application of tar. Br J Cancer. 1956; 10(1):17-23.

19. Borska L, Andrys C, Krejsek J, et al. Genotoxic hazard and cellular stress in pediatric patients treated for psoriasis with the Goeckerman regimen. Pediatr Dermatol. 2009 Jan-Feb; 26(1):23-7.

20. Borska L, Andrys C, Krejsek J, et al. Plasma levels of p53 protein and chromosomal aberrations in patients with psoriasis treated with the Goeckerman regimen. Clin Exp Dermatol. 2009 Dec; 34(8):e881-3.

21. Borska L, Andrys C, Krejsek J, et al. Genotoxic and apoptotic effects of Goeckerman therapy for psoriasis. Int J Dermatol. 2010 Mar; 49(3):289-94.

22. Borska L, Smejkalova J, Cerna M, et al. Urinary mutagenicity and genotoxic risk in children with psoriasis after therapeutic exposure to polycyclic aromatic hydrocarbons and ultraviolet radiation.Mutat Res. 2010 Feb;696(2):144-7.

23. Fiala Z, Borska L, Pastorkova A, et al. Genotoxic effect of Goeckerman regimen of psoriasis. Arch Dermatol Res. 2006 Oct;298(5):243-51.

24. Lowe FC. Squamous cell carcinoma of the scrotum. J Urol. 1983; 130(3):423-7.

25. Goncalo S, Sousa I, Moreno A. Contact dermatitis to coal tar. Contact Dermatitis. 1984; 10(1):57-8.

26. Rietschel RL, Fowler JF. Fisher's contact dermatitis. 4 ed. Baltimore: Williams and Wilkins 1995:153.

27. Schmidt KN1, Podda M, Packer L, Baeuerle PA. Antipsoriatic drug anthralin activates transcription factor NF-kappa B in murine keratinocytes. J Immunol. 1996 Jun; 156(11):4514-9.

28. Kemeny L, Ruzicka T, Braun-Falco O. Dithranol: a review of the mechanism of action in the treatment of psoriasis vulgaris. Skin Pharmacol. 1990; 3(1):1-20.

29. Morhenn VB, Orenberg EK, Kaplan J, Pfendt E, Terrell C, Engleman EG. Inhibition of a Langerhans cell-mediated immune response by treatment modalities useful in psoriasis. J Invest Dermatol. 1983 Jul; 81(1):23-7.

30. Dutz JP, Lui H. A comparative study of calcipotriol and anthralin for chronic plaque psoriasis in a day care treatment center. Int J Dermatol. 1998; 37(1):51-3.

31. Carrozza P, Häusermann P, Nestle FO, Burg G, Böni R. Clinical efficacy of narrow-band UVB (311 nm) combined with dithranol in psoriasis. An open pilot study. Dermatology. 2000; 200(1):35-9.

32. Ingram JT. The approach to psoriasis. Br Med J. 1953; 2(4836):591-4.

33. Comaish S. Ingram method of treating psoriasis. Arch Dermatol. 1965; 92(1):56-8.

34. Youn JI, Kim BK, Suh DH. The effectiveness of modified ingram therapy compared with severity of psoriasis. J Dermatol. 1998; 25(2):112-7.

35. Forman SB. Miscellaneous topical agents. In: Wolverton SE. Comprehensive dermatologic drug therapy. Philadelphia: Saunders Elsevier. 2007: 782.

36. Raza K, Negi P, Takyar S, Shukla A, Amarji B, Katare OP. Novel dithranol phospholipid microemulsion for topical application: development, characterization and percutaneous absorption studies. J Microencapsul. 2011; 28(3):190-9.

37. Takahashi MDF. Psoríase. In: Ramos-e-Silva M, Castro MCR. Fundamentos de Dermatologia. Rio de Janeiro: Atheneu; 2010: 339-56.

CAPÍTULO 10.1.3
ANÁLOGOS DA VITAMINA D

Gladys Aires Martins

INTRODUÇÃO

Os benefícios da utilização de vitamina D3 em psoríase foram relatados pela primeira vez em 1985, quando um portador de psoríase apresentou melhora das lesões após a administração de 1-α hidroxivitamina D3 para tratamento de osteoporose.[1]

Calcipotriol foi o primeiro análogo sintético da vitamina D usado em psoríase. Posteriormente, foram sintetizados calcitriol, tacalcitol, maxacalcitol, tisocalcitato, paracalcitol e becocalcidio.[2] No Brasil, está disponível o calcipotriol (Daivonex® pomada 50µg/g).

Embora haja relatos de uso de calcipotriol em outras entidades como esclerodermia, vitiligo e alopecia, a indicação formal dos análogos da vitamina D é para psoríase em placas e ungueal.

MECANISMO DE AÇÃO

Os análogos sintéticos da vitamina D se ligam aos receptores de vitamina D e essa interação influencia a expressão de muitos gens responsivos à vitamina D. Os mecanismos de ação da vitamina D sobre a pele incluem:
- estimulação à diferenciação dos ceratinócitos
- inibição da proliferação de ceratinócitos
- modificação da resposta imune

Um estudo demonstrou que o calcitriol também diminui a expressão da molécula de adesão intercelular ICAM-1 no infiltrado de ceratinócitos e células T[3].

O início de ação costuma ocorrer após 6 a 8 semanas e sua eficácia é comparável à da antralina com a vantagem de ser inodora e incolor, não provocando impregnação ou manchas na pele em torno e nas roupas. Comparativamente com os corticosteroides, é tão eficaz quanto os corticosteroides de média e alta potência, mas é menos eficaz que os super-potentes, como o clobetasol, com a vantagem de não ser atrofogênica, não induzir rebote nem taquifilaxia.[4-6]

MODO DE USAR

A pomada de calcipotriol deve ser usada 2 vezes ao dia. A aplicação em flexuras e na face deve ser evitada pelo risco maior de irritação e fotossensibilidade.

Foi demonstrado em estudos multicêntricos que a combinação de corticosteroide no período da manhã com o análogo da vitamina D à noite, por 4 a 8 semanas, seguida de um período de manutenção em monoterapia com o calcipotriol (terapia sequencial) é mais eficaz e segura que a utilização isolada de um ou outro produto.[7] (Figuras 1 e 2)

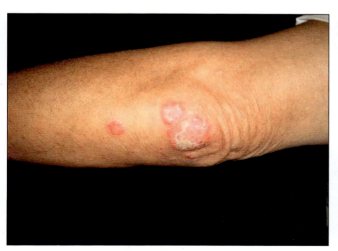

Figura 1A – Tratamento com esquema equencial: semana zero

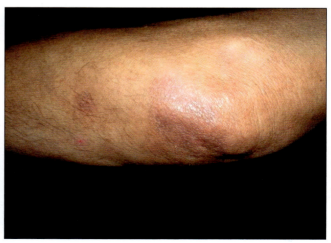

Figura 1B – Tratamento com esquema equencial: semana oito

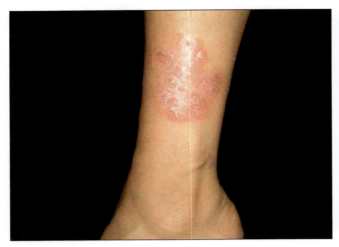

Figura 2A – Tratamento com esquema sequencial: semana zero

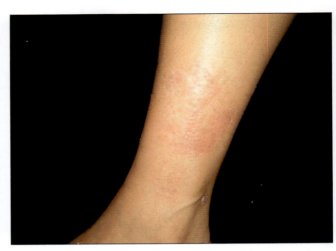

Figura 2B – Tratamento com esquema sequencial: semana oito

A associação dipropionato de betametasona 0,5mg/g e calcipotriol (Daivobet®), em uma mesma formulação em pomada, tem mostrado ser segura e bem tolerada quando utilizada 1 vez ao dia e mantida por até 52 semanas, de acordo com a necessidade. Uma grande vantagem dessa preparação é que a aplicação 1 vez ao dia permite melhor adesão do paciente ao tratamento.[8-11]

EFEITOS COLATERAIS

Os análogos sintéticos da vitamina D são geralmente bem tolerados. No entanto, pode ocorrer dermatite de contato irritativa sobretudo quando aplicados em áreas como a face e nas dobras. A irritação ocorre em cerca de 20% dos pacientes tratados com calcipotriol; os pacientes podem apresentar prurido, ardência, queimação, aumento do eritema e foliculite. Na formulação associada com corticosteroides a irritação é menor.

Os riscos de alteração do metabolismo fosfocálcico parecem ser excepcionais com os derivados da vitamina D por via tópica, se são respeitadas as normas de utilização aconselhadas (Tabelas 1 e 2).

Doses acima do recomendado para adultos, particularmente aqueles com psoríase eritrodérmica, correm o risco de desencadearem hipercalcemia; 200 a 300g/semana de calcipotriol com certeza aumentarão os níveis de cálcio sérico e urinário e diminuirão os níveis de hormônio da paratireoide.

CONTRAINDICAÇÕES

Praticamente, não há contraindicação às aplicações de calcipotriol. No entanto, em pacientes com metabolismo do cálcio alterado que utilizem a medicação na dose máxima por períodos prolongados, é prudente monitorar a calcemia e a calciúria.[2]

Na gravidez os análogos da vitamina D são classificados na Categoria C.

Não há dados sobre a excreção no leite materno.

TRATAMENTO COMBINADO

É recomendada a combinação dos análogos da vitamina D com outras modalidades de tratamento: acitretina, ciclosporina, metotrexato, tazaroteno, coaltar, antralina e corticosteroides tópicos.[12]

O tratamento combinado de calcipotriol ou calcitriol com fototerapia UVB ou puvaterapia tem demonstrado benefícios adicionais aos pacientes,

---

Tabela 1
Normas de utilização dos análogos sintéticos da vitamina D

- Calcipotriol: não aplicar em mais de 40% da superfície corporal, nem sob oclusão, não ultrapassando 100g/semana
- A dose máxima semanal de calcipotriol para crianças de 6 a 12 anos é 50g e 75g para crianças acima de 12 anos
- Calcitriol: não aplicar em mais de 35% da superfície corporal e não utilizar mais de 1 tubo de 30g/dia

---

Tabela 2
Normas para Daivobet®

- Dose máxima diária não deve exceder 15g
- Área tratada não deve exceder 30% da superfície corporal
- Dose máxima semanal não deve exceder 100g

constatando-se que há redução nas doses de ultravioleta, o que implica em menor risco carcinogênico a longo prazo. Devido à possibilidade de a irradiação UVA inativar a medicação tópica, o calcipotriol deve ser aplicado após as sessões de fototerapia.[13]

O QUE VOCÊ PRECISA SABER DESTE CAPÍTULO

- Os análogos sintéticos a vitamina D constituem medicação de primeira linha (nível de evidência A) no tratamento tópico da psoríase.

- A maior vantagem da utilização desses agentes em doenças crônicas é a ausência dos efeitos colaterais indesejáveis induzidos pelo abuso da corticoterapia tópica.

- O início de ação é mais lento e podem desencadear irritação, prurido e queimação em até 20% dos pacientes.

- O uso combinado a corticosteroide de alta potência – propionato de betametasona – em formulação única, permite maior adesão ao tratamento e manteve a eficácia em estudo de mais de 1 ano de duração.

REFERÊNCIAS BIBLIOGRÁFICAS

1. Marimoto S, Kumahara Y. A patient with psoriasis cured by 1-α hydroxyvitamin D3. Med J Osaka Univ. 1985; 35:51-4.
2. Barden AD, Kirby B. Psoriasis and related disorders. In: Griffiths C, Barker J, Bleiker T, Chalmers R, Creamer D eds. Rook's Textbook of Dermatology. 9 ed. Boston: Wiley-Blackwell; 2016: 1103-303.
3. Lu I, Gilleadeau P, McLane JA, Heftler N, Kamber M, Gottlieb S, Krueger JG, Gottlieb AB. Modulation of epidermal differentiation, tissue inflammation, and T-lymphocyte infiltration in psoriatic plaques by topical calcitriol. J Cutan Pathol. 1996; 23:419-30.
4. Croney S. Management of patients with psoriasis. Br J Nurs. 2017 Mar; 26(5):260-2.
5. Einecke D. Topical psoriasis therapy becomes more tolerable. MMW Fortschr Med. 2016;158(2):71.
6. Van de Kerkhof PCM. Textbook of psoriasis. 2 Ed. Oxford: Blackwell; 2003:127-47.
7. Lahfa M, Morowietz U, Koening M, Simon JC. Calcitriol ointment and clobetasol proprionate cream: a new regimen for the treatment of plaque psoriasis. Eur J Dermatol. 2003; 13:261-5.
8. Claréus BC, Houwing R, Sindrup JH, Wigchert S. The DESIRE study – psoriasis patients' satisfaction with topical treatment using a fixed combination of calcipotriol and bethamethasone dipropionate in daily clinical practice. Eur J Dermatol. 2009; 19(6):581-5.
9. Kragballe K, Austad J, Barnes L, et al. A 52-week randomized safety study of a calcipotriol/bethametasone dipropionate two-compound product in the treatment of psoriasis vulgaris. Br J Dermatol. 2006; 154:1155-60.
10. Lamba S, Lebwohl M. Combination therapy with vitamin D analogues. Br J Dermatol. 2001; 144(Suppl58):27-32.
11. Papp KA, Guenther L, Boyden B, et al. Early onset of action and efficacy of a combination of calcipotriene and bethametasone dipropionate in the treatment of psoriasis. J Am Acad Dermatol. 2003; 48:48-54.
12. Ashcroft DM, Li Wan Po A, Williams HC, Griffiths CE. Combination regimens of topical calcipotriene in chronic plaque psoriasis: systematic review of efficacy and tolerability. Arch Dermatol. 2000; 136:1536-43.
13. Lebwohl M, Hecker D, Martinez J, Sapadin A, Patel B. Interactions between calcipotriene and ultraviolet light. J Am Acad Dermatol. 1997; 37:93-5.

CAPÍTULO 10.1.4

INIBIDORES DA CALCINEURINA

Márcio Santos Rutowitsch
Christiane Gomes Belinho Cruz
Cláudia Camargo

INTRODUÇÃO

A psoríase é uma doença inflamatória crônica que tem na sua patogênese a ativação de linfócitos T a partir do reconhecimento de antígenos apresentados pelas células apresentadoras de antígenos e resultando na produção de citocinas inflamatórias. Após a ligação entre os receptores de células T e os antígenos ocorre um aumento no influxo de cálcio intracelular que se liga a calmodulina e este complexo de calmodulina-cálcio ativará a calcineurina. A calcineurina é uma fosfatase que atua desfosforilando a subunidade citoplasmática do fator nuclear de ativação de células T (NFAT). Após este processo, NFAT penetra no núcleo do linfócito T e forma um complexo que atuará na transcrição dos genes de diversas citocinas possibilitando sua consequente produção. Assim, os inibidores da calcineurina que são a ciclosporina, o tacrolimo e o pimecrolimo, atuam bloqueando a calcineurina e consequentemente a produção de citocinas como interleucina 2 (IL-2), interferon gama (INF–γ), fator de necrose tumoral (TNF) e outras que atuam na resposta inflamatória.[1] A ciclosporina foi aprovada pelo FDA para psoríase em placas recalcitrante moderada a grave na dose oral de 2,5-5 mg/Kg/dia.

Muitos estudos com uso de ciclosporina tópica em várias concentrações (0,1-10%), em diferentes veículos, falharam em oferecer boa resposta clínica em diversas desordens inflamatórias incluindo psoríase.[2,3] Isso tem sido atribuído a pouca absorção tópica resultante das propriedades físico-químicas da droga, como baixa solubilidade em água, alto peso molecular e alto teor lipofílico.

Tem sido relatado aumento da absorção com a fórmula em lipogel que carreia a molécula através do estrato córneo.[2,3]

TACROLIMO E PIMECROLIMO

Os inibidores da calcineurina são o tacrolimo e o pimecrolimo e foram desenvolvidos inicialmente como medicações imunossupresoras para uso em pacientes transplantados para evitar a rejeição. Mais tarde, observou-se que em formulação tópica as substâncias conseguiam penetrar em áreas lesionadas da pele e a partir daí foram avaliadas novas indicações.[1]

O tacrolimo é um antibiótico macrolídeo derivado da bactéria *Streptomyces tsukubaemis* que pela ligação com uma imunofilina que é a proteína de ligação FK506 cria um complexo que inibe a calcineurina bloqueando a transdução do linfócito T e a transcrição de interleucinas. Além disso, promove uma diminuição na ativação dos mastócitos e também no número absoluto e na capacidade de estimulação das células dendríticas.[1,4]

O pimecrolimo é uma molécula produzida pelo *Streptomyces hygrosocpicus* que possuem estrutura similar ao tacrolimo e interage com a mesma proteína ligadora para inibir a ação da calcineurina.[1]

APRESENTAÇÃO E INDICAÇÕES

O tacrolimo possui uma apresentação em pomada à 0,03% e 0,1% e o pimecrolimo na forma de creme à 1% devendo ser utilizado duas vezes ao dia e são aprovados para uso na dermatite atópica em crianças maiores de 2 anos e nos adultos. O tacrolimo também possui apresentação em cápsulas de 0,5mg, 1mg e 5mg para uso oral em pacientes transplantados.[1,4]

Por apresentarem menos efeitos colaterais que os corticoides tópicos e análogos da vitamina D os inibidores tópicos da calcineurina podem ser indica-

10

TRATAMENTO

dos nos quadros de psoríase localizada na face, nas áreas de dobras e na região genital.[5]

Em um estudo duplo-cego, randomizado, realizado com 167 pacientes para comparar tacrolimo com placebo observou-se uma resposta com melhora total ou quase total das lesões na face e área de dobras após o uso por 8 semanas em 65% dos paciente que usaram tacrolimo.[5,6] Em um estudo duplo-cego com uso de pimecrolimo a 1% em áreas de dobras evidenciou uma melhora das lesões em 71% dos pacientes que usaram pimecrolimo quando comparado ao placebo.[6,7] Outros estudos duplo-cego comparando o tacrolimo e veículo, pimecrolimo e veículo, além de estudos abertos, evidenciaram resposta em quadros de psoríase na face e flexural.[6]

Rodriguez-Austin e cols. usaram-na a 0,03% para o tratamento da psoríase ocular (blefarite e ceratite) e obtiveram resposta terapêutica satisfatória e melhora da qualidade de vida por período de 6 meses a 2 anos.[8]

de Simone e cols. aplicaram a pomada a 0,1% na psoríase ungueal e obtiveram melhora do NAPSI (Nail Psoriasis Scority Index) após 12 semanas.[9]

A via oral tem sido estudada em pacientes com psoríase em placas grave refratária com diminuição do PASI e sem eventos adversos significativos. No entanto, são necessários mais estudos para definir o papel dessa via na psoríase.[10]

Um estudo duplo-cego comparando pimecrolimo 1% com calcipotriol 0,005% e betametosana 0,1%, o inibidor da calcineurina mostrou-se menos eficaz com uma melhora no PASI de 39,7% contra a 62,4% do calcipotriol e 86,4% da betametasona.[11,12]

Em estudo duplo-cego randomizado com 50 pacientes com psoríase na face e área de dobras a resposta ao tacrolimo foi superior a do calcitriol.[13]

OUTRAS INDICAÇÕES

São indicados e aprovados para o tratamento da dermatite atópica em pacientes maiores de 2 anos de idade. Alguns estudos evidenciaram melhora das lesões no tratamento do eczema de contato pelo níquel e em quadros de dermatite crônica das mãos.[14]

CONTRAINDICAÇÕES

Os inibidores tópicos da calcineurina não devem ser utilizados em pacientes com imunodeficiências ou infecções em atividade. Nas gestantes é considerado categoria C e a relação de riscos e benefícios deve ser avaliada.[7] Durante a amamentação o tacrolimo e pimecrolimo devem ser evitados pois estão presentes no leite materno e por serem imunossupressores podem causar alteração na imunidade nos lactantes.[1]

Devido a alguns estudos com fotocarcinogênese em animais que demonstraram uma diminuição do tempo para formação de tumores cutâneos recomenda-se que os pacientes que fazem uso desta medicação diminuam a exposição solar e não se submetam à fototerapia.

EFEITOS COLATERAIS

Os efeitos mais comuns são as reações nos locais de aplicação como: queimação, irritação, prurido e eritema que tem curta duração e tendem a desaparecer com uso contínuo da medicação em torno de uma e duas semanas. Ademais, evitar a aplicação imediata após o banho parece minimizar as reações.[1]

Os efeitos colaterais comuns com uso oral do tacrolimo como nefrotoxicidade e hipertensão não foram evidenciados com uso tópico.[4]

O QUE VOCÊ PRECISA SABER DESTE CAPÍTULO

- Os inibidores da calcineurina são o tacrolimo e pimecrolimo que foram desenvolvidos como medicações imunossupressoras para uso em pacientes transplantados para evitar a rejeição.
- Formulações tópicas da ciclosporina tem sido estudadas e propostas e a em lipogel apresenta maior poder de penetração.
- O tacrolimo tem apresentação em pomada à 0,03% e 0,1% e o pimecrolimo na forma de creme à 1%.
- São indicados para uso nas dermatites atópica e seborreica e em lesões localizadas de psoríase em crianças maiores de 2 anos e nos adultos.

REFERÊNCIAS BIBLIOGRÁFICAS

1. Kalavala M, Dohil MA. Calcineurin inhibitors in pediatric atopic dermatitis: a review of current evidence. Am J Clin Dermatol. 2011 Feb; 12(1):15-24.
2. Kumar R, Dogra S, Amarji B, et al. Efficacy of novel topical lysosomal formulation of cyclosporine in mild to moderate stable plaque psoriasis: a randomized clinical trial. JAMA. 2016 Jul; 152(7);807-15.
3. Musa SH, Basri M, Fard Masoumi HR, Shamsudin N, Salim N. Enhancement of physicochemical properties of nanocollloidal carrier loaded with cyclosporine for topical treatment of psoriasis: in vitro diffusion and in vivo hydrating action. Int J Nanomedicina, 2017 Mar; 2427-41.
4. Frankle HC, Qureshi AA. Comparative effectiviness of topical calcineurin inhibitors in adult Patientes with atopic dermatitis. Am J Clin Dermatol. 2012; 13(2):113-23.
5. Lebwohl M, Freeman AK, Chapman MS, et al. Tacrolimus ointment is effective for facial and intertriginous psoriais. J Am Acad Dermatol. 2004; 51(5):723-30.
6. Menter A, Korman NJ, Elmets CA, et al. Guidelines of care for the management of psoriasis and psoriatic arthritis. Section 3. Guidelines of care for the management and treatment os psoriais with topical therapies. J Am Acad Dermatol. 2009 Apr; 60(4):643-59.
7. Gribetz C, Ling M, Lebwohl M, Pariser D, Draelos Z, et al. Pimecrolimus cream 1% in the treatment of inertriginous psoriasis: a double-blind, randomizes study. J Am Acad Dermatol. 2004; 51:731-8.
8. Rodriguez-Austin P, Antonin-Garcia D, Ruano Del Salado M, Hita-Anton C. Topical tacrolimus 0,03% for the treatment of ocular psoriasis. Arch Soc Esp Oftalmol. 2016 Oct; 91(10):505-7.
9. de Simone C, Majorino A, Tassone F, DÁgostino M, Caldarola G.. Tacrolimus 0,1% ointment in nail psoriasis: a randomized controlled open-label study. J Eur Acad Dermatol Venereol. 2013 Aug; 27(8):1003-6.
10. Mittal A, Dogra S, Narang T, Sharma A. Pilot study to evaluate the efficacy and safety of oral tacrolimus in adult patients with refractory severe plaque psoriasis. J Cutan Med Surg. 2016 May; 20(3):228-32.
11. Kreuter A, Sommer A, Hyun J, et al. 1% pimecrolimus, 0,05% calcipotriol, and 0,1% betamethasona in the treatment of intertriginous psoriasis: a double-blind, randomized and controlled study. Acrh Dermatol. 2006; 142:1138-43.
12. Wollina U. The role of topical calcineurin inhibitors fos skin diseases other than atopic dermatitis. Am J Clin Dermatol. 2007; 8(3):157-73.
13. Liao YH, Chiu HC, Tseng YS, Tsai TF. Comparison of cutaneous tolerance and efficacy of calcitriol 3 microg g(-1) ointment and tacrolimus 0.3 mg g(-1) ointment in chronic plaque psoriasis involving facial or genito-femoral areas: a double-blind, randomized controlled trial. Br J Dermatol. 2007 Nov; 157(5):1005-12.
14. Luger T, Paul C. Potential new indications of topical calcineurin inhibitors. Dermatology. 2007; 215(Suppl 1):45-54.

CAPÍTULO 10.1.5
RETINOIDES

Nurimar C. Fernandes

INTRODUÇÃO

Tazaroteno é o primeiro de uma nova geração de retinoides acetilênicos desenvolvido para o tratamento da psoríase. Aparentemente tem ação moduladora sobre os três maiores fatores patogênicos na psoríase: hiperproliferação e diferenciação anormal dos ceratinócitos; infiltração inflamatória dérmica e epidérmica.[1-3]

O mecanismo de ação exato na psoríase é ainda desconhecido. A melhora do quadro está ligada à restauração da morfologia normal da pele, à redução dos marcadores de inflamação ICAM1 e HLA-DR, à diminuição dos marcadores da hiperplasia epidérmica e da diferenciação anormal, tais como o aumento das transglutaminases dos queratinócitos, da involucrina e da queratina-16.

CONTRAINDICAÇÕES

Tazaroteno não é recomendado para grávidas e lactantes; não é usado com frequência em crianças.[4]

INDICAÇÕES

Tratamento da psoríase em placa estável que não exceda 10% do total de superfície corporal.

Após aplicação tópica é rapidamente metabolizado na pele em ácido tazarotênico, livre e ativo (metabólito primário).

Qualquer absorção sistêmica do tazaroteno é convertida em forma de ácido livre hidrofílico via metabolismo da esterase. Há provavelmente pouca reversão metabólica ácido tazarotênico --> tazaroteno. O ácido tazarotênico é convertido na pele e no organismo em metabólitos da sulfona e sulfóxido inativo.[1]

O tazaroteno 0,1 ou 0,05% gel (recomenda-se iniciar com 0,05% a fim de avaliar a resposta cutânea e a tolerância) é aplicado uma vez ao dia à noite em fina camada por 12 semanas. Os ensaios clínicos demonstram que é bem tolerado. Os eventos adversos descritos são leve ou moderado eritema, prurido, queimação e picada (em menos de um paciente por dez tratados. Não deve ser aplicado na face, couro cabeludo, dobras (axilas, virilhas) ou sob oclusão. A exposição solar deve ser evitada durante o tratamento. Efeitos terapêuticos sustentados foram observados por até 12 semanas após a interrupção do tratamento. A droga mostrou-se efetiva na redução da elevação da placa em até 65% dos casos. Há um estudo comparativo de eficácia entre o tratamento tópico convencional com o coaltar e o tazaroteno na psoríase em placa. Os autores verificaram que os efeitos colaterais, ainda que brandos, foram mais frequentes com o tazaroteno, embora com maior aceitação cosmética. Considerando a eficácia clínica comparável, a cronicidade da psoríase e o custo do tazaroteno, concluem que o coaltar é ainda um tratamento efetivo para doença em placa estável.[5] A revisão sistemática dos tratamentos tópicos para psoríase em placas não permitem concluir sobre a superioridade do tazroteno.[6,7]

O QUE VOCÊ PRECISA SABER DESTE CAPÍTULO

- O tazaroteno é o primeiro retinoide tópico receptor seletivo aprovado para o tratamento da psoríase em placa.
- Seu modo de ação e eficácia são considerados similares aos outros medicamentos antipsoriásicos.

10

TRATAMENTO

REFERÊNCIAS BIBLIOGRÁFICAS

1. Weindl G, Roeder A, Schäfer-Korting M, Schaller M, Korting HC. Receptor-selective retinoids for psoriasis: focus on tazarotene. Am J Clin Dermatol. 2006; 7(2):85-97.
2. Weinstein GD. Tazarotene gel: efficacy and safety in plaque psoriasis. J Am Acad Dermatol. 1997; 37(2 Pt 3):S33-8.
3. Weinstein GD, Krueger GG, Lowe NJ, Duvic M, Friedman DJ, Jegasothy BV, et al. Tazarotene gel, a new retinoid, for topical therapy of psoriasis: vehicle-controlled study of safety, efficacy, and duration of therapeutic effect. J Am Acad Dermatol. 1997; 37(1):85-92.
4. Ceović R, Pasić A, Lipozencić J, Murat-Susić S, Skerlev M, Husar K, et al. Treatment of childhood psoriasis. Acta Dermatovenerol Croat. 2006; 14(4):261-4.
5. Kumar U, Kaur I, Droga D, De D, Kumar B. Tropical tazarotene vs. coal tar in stable plaque psoriasis. Clin Exp Dermatol. 2010; 35(5):482-6.
6. Mason AR, Mason J, Cork M, Dooley G, Hancock A. Topical treatments for chronic plaque psoriasis. Cochrane Database Syst Rev. 2013; 28(3):CD005028.
7. Sun J, Dou W, Zhao Y, Hu J. A comparison of the effects of topical treatment of calcipotriol, camptothecin, clobetasol and tazarotene on an imiquimod-induced psoriasis-like mouse model. Immunopharmacol Immunotoxicol. 2014 Feb; 36(1):17-24.

CAPÍTULO 10.1.6

CORTICOIDES

Alexandre C. Gripp
Aline L. Bressan
Elisa Fontenelle

INTRODUÇÃO

Este capítulo tem como objetivo esclarecer a atual posição do corticoide tópico na psoríase, abrangendo suas indicações, modo de ação, posologia e efeitos adversos. Também serão abordadas as novas tendências na sua formulação.

O termo corticosteroides (ou corticoides) se refere aos glicocorticoides e aos mineralocorticoides, mas usualmente é utilizado como sinônimo de glicocorticoide. De forma popular, o corticoide é chamado de cortisona.

Os objetivos do tratamento da psoríase são resposta inicial e controle rápidos, redução das placas de lesões e da percentagem da superfície corporal acometida, para atingir remissão a longo prazo e minimizar os eventos adversos.

O tratamento tópico da psoríase leve inclui corticoide tópico, calcipotrieno, tazaroteno, derivados do alcatrão da hulha (coaltar), antralina, ceratolíticos e imunomoduladores. Pode ser efetivo usando regimes rotacionais, com combinações ou sequenciais em pacientes com doença mais grave.[1]

O corticoide representa a classe de drogas anti-inflamatórias mais frequentemente usada. É o esteio do tratamento tópico das doenças cutâneas inflamatórias, como a psoríase. Muitos pacientes, com doença limitada, iniciam o tratamento com corticoide tópico. Entretanto, restrições pelos eventos adversos, limitam seu uso prolongado. Sendo assim, é prudente considerar abordagens sobre como usar este agente em monoterapia ou em combinação com outros tratamentos para o manejo a longo prazo da psoríase.[2]

Em meados de 1940, foi descoberto um método de produção de progesterona a partir do estigmasterol, um esteroide presente em algumas espécies de inhame mexicano. A concentração da progesterona aumenta durante a gravidez e, neste período, há redução dos sintomas da artrite reumatoide. Em parte, ela é produzida pelo córtex adrenal. Então deduziram que a progesterona era um precursor que poderia ser modificado, talvez por ação de enzimas bacterianas, em cortisona. Durey Peterson, um químico da Upjohn Co., fez o estudo com o fungo rhizopus e, de fato, conseguiu a adição de um radical OH ao C11. Então, reduzindo o radical OH em =H deu-se origem à cortisona semissintética. O produto foi disponibilizado em 1952.[3]

O acetato de hidrocortisona, o primeiro corticoide tópico desenvolvido para o tratamento das doenças inflamatórias cutâneas, foi introduzido em 1952 e revolucionou a dermatologia. Logo após, fluorohidrocortisona e prednisona (1955), triamcinolona (1958) e fluorometolona (1959) entraram no mercado. Todas estas formulações possuem a estrutura de quatro anéis do colesterol e muitos outros corticosteroides foram desenvolvidos a partir da modificação da cadeia lateral do análogo do colesterol.[4]

CORTICOIDES

O corticoide tópico ideal deve permear o estrato córneo, alcançando uma concentração adequada na epiderme, sem atravessar a derme para atingir a circulação sistêmica.[5] Por este motivo estão disponíveis corticoides tópicos nas mais diversas potências e em vários veículos, para que cada um possa ter maior eficácia, com o menor efeito colateral. É bem aceito pelos pacientes, de baixo custo, seguro quando usado de forma correta, e com resultados superiores aos derivados da vitamina D, como o calcipotrieno.

INDICAÇÕES

- Psoríase
- Dermatite atópica
- Dermatite seborreica
- Liquen simples crônico
- Eczema numular
- Outras doenças inflamatórias cutâneas

Na psoríase, pode ser usado em qualquer área corporal, desde que se leve em consideração a gravidade da doença, o veículo usado, a potência do corticoide, a localização a ser tratada, a duração do tratamento, a preferência e idade do paciente. Lembrando que o uso de agentes tópicos como monoterapia em doenças extensas ou limitadas, mas recalcitrantes, não é usualmente recomendado.[6] No artigo de Del Rosso e Friedlander, de 2005, é citado o uso do corticoide tópico, como monoterapia, em psoríase que afete menos de 20% da superfície corporal,[4] mas isto difere de nossa prática, na qual, a partir de 10% de acometimento, tem-se indicação de terapia sistêmica.

MECANISMO DE AÇÃO

Por ser lipofílico, atravessa a membrana celular e se liga a receptores citoplasmáticos de glicocorticoides. Após modificação, o complexo receptor-corticoide entra no núcleo, onde interage com o DNA para alterar a produção de RNAm, induzida localmente pela RNA-polimerase. Este RNAm se move no citoplasma, onde se liga a ribossomos e age como um modelo para a síntese proteica. Os efeitos biológicos resultantes podem ser resumidos como anti-inflamatórios, imunossupressores, antimitóticos, vasoconstritores, metabólicos e tóxicos.[7]

Os efeitos anti-inflamatórios e imunossupressores incluem mudanças na circulação/migração dos leucócitos (neutrofilia, linfopenia, monocitopenia) e alterações em funções celulares específicas (inibição da síntese de linfocinas, função monocitária). Também inibe as manifestações tardias da inflamação: proliferação de capilares, fibroblastos, o depósito de colágeno e cicatrização. Clinicamente, há redução do eritema e edema locais.

Existe um consenso que o efeito anti-inflamatório do corticoide é, principalmente, mediado via repressão da transcrição gênica. Genes que codificam proteínas anti-inflamatórias são induzidas pelo receptor de glicocorticoide (RG) via interação DNA-RG. Por outro lado, a maior parte dos genes pró-inflamatórios são regulados por fatores de transcrição e por células T através do fator nuclear das células T ativadas. Nestes casos, o RG interage como um monômero com as subunidades do respectivo fator de transcrição, inibindo sua atividade e reprimindo a expressão das proteínas pró-inflamatórias. Portanto, a identificação de novos ligantes ao RG seletivos, que geram uma conformação que dá preferência à interação com proteínas ao invés do DNA, parece ser atrativo. Estes agonistas parciais podem ter os mesmos efeitos anti-inflamatórios, mas induzindo menos efeitos colaterais.[7]

Os glicocorticoides têm ação antimitótica em vários tecidos e células, através da inibição não específica do ciclo celular. Acredita-se que parte do efeito deste medicamento na psoríase seja devido à esta função. Também é responsável por alguns efeitos colaterais, como atrofia e hipopigmentação.

Já a propriedade vasoconstritora parece estar relacionada à inibição de vasodilatadores naturais, como histamina, bradicinina e prostaglandinas, à ação sobre a noradrenalina ou diretamente sobre as células endoteliais. Esta característica contribui para seu efeito anti-inflamatório[5] e categoriza os corticoides segundo a potência. Do ponto de vista clínico, reduz o eritema e o edema.

POSOLOGIA

A posologia do corticoide tópico não é fixa, pois depende de vários fatores, como: potência do fármaco, local da lesão, veículo, presença de outros medicamentos na formulação. Sendo assim, o tratamento deve ser adaptado às necessidades individuais do paciente. Isto varia, também, em função da espessura, dos graus de eritema e escamação, assim como as preferências do paciente.[6] É importante unir às expectativas do paciente com as considerações terapêuticas.

Potência

A escala de potência dos corticoides tópicos é baseada na sua habilidade de produzir vasoconstrição de acordo com o sistema de classificação de Stoughton-Cornell (Tabela 1).[8] Sabe-se que quanto maior a concentração do fármaco, maior é a sua potência. A aplicação do fármaco com potência adequada na lesão psoriásica resulta em rápida melhora ou clareamento total.[4] Corticoide de baixa potência deve ser usado, por curto período, na face, áreas intertriginosas, escroto, áreas com pele fina e em crianças. Já os de média ou alta potências podem ser usados em outras áreas em adultos, como terapia inicial. Dada a probabilidade de absorção sistêmica devem-se usar preparações de fraca ou moderada potência quando a área atingida é extensa.

Aplicação do fármaco

Avaliar a quantidade, frequência, duração, presença ou não de oclusão.

Um método usado para controlar a quantidade de fármaco aplicado é o *"finger tip unit"* – FTU (Tabela 2). Uma FTU é a quantidade de pomada, creme ou gel que sai de um tubo com orifício de 5mm e se aplica na falange distal do dedo indicador de um adulto e que corresponde, aproximadamente, a 0,5g. Esta quantidade é suficiente para uma superfície cutânea de 300 cm^2.[9]

Vários estudos referem que em relação aos corticoides muito potentes, potentes ou modera-

Tabela 1
Classificação de potência dos corticoides tópicos[8]

Potência muito alta

Propionato de clobetasol	0,05%
Valerato de diflucortolona	0,3%
Halcinonida	0,1%
Desoximetasona	

Potência alta

Dipropionato de betametasona	0,05%
Valerato de betametasona	0,1%
Acetonido de triamcinolona	
Butirato de hidrocortisona	
Desonida	0,1%

Potência média

Furoato de mometasona	0,1%
Propionato de fluticasona	0,05%
Acetonido de triamcinolona	0,1%
Aceponato de metilprednisolona	0,1%
Butirato de clobetasona	
Desonida	0,05%

Potência baixa

Acetato de hidrocortisona	1%
Dexametasona	0,1 a 0,2%

damente potentes, as diferenças nos resultados do tratamento com uma ou duas aplicações diárias são mínimas ou mesmo inexistentes.[9]

A duração do uso está intimamente relacionada ao local e às características da lesão, além da potência do fármaco. Os corticoides potentes podem ser usados por 2-4 semanas, pois períodos maiores estão associados a efeitos adversos cutâneos e sistêmicos. Já os de média potência podem ser aplicados por 4 semanas e os baixa potência por até 3 meses. Quando são usados para tratar psoríase, os corticoides tópicos devem ter sua frequência de uso reduzida gradualmente, assim que a melhora clínica for alcançada. Em nossa prática, reduzimos a potência do corticoide usado, para depois substituí-lo por um poupador de corticoide, como o pimecrolimus ou tacrolimus.

O uso da oclusão com um filme impermeável ou meia (por indicação médica) ou com roupas (inadvertidamente pelo paciente), constitui o método mais efetivo para aumentar a penetração (até 10 vezes). A oclusão intencional também mantém o medicamento sobre a dermatose (evita o contato com a roupa) e evita a coçadura direta. Este procedimento apresenta vários problemas como: desconforto, calor, dificuldade de execução, miliária, infecções bacterianas ou fúngicas.[5]

Veículo

A escolha do veículo pode alterar não só o uso, mas também a penetração da medicação e a eficácia. Os tipos de veículos são diversos e incluem creme, solução, óleo, pomada, gel, *foam* (espuma), xampu e *spray*. Veículos diferentes são indicados para diferentes áreas corporais.[10-14]

Drogas combinadas

A combinação de outras drogas com corticoides tem sido cada vez mais usada no tratamento da psoríase, pois une mecanismos de ação diferentes para alcançar eficácia sinérgica, com menor efeito colateral, agindo com poupador de corticoide.

O calcipotrieno, análogo da vitamina D3, tem início de ação lento, é menos efetivo que o corticoide classe 1 sozinho, e tem ação irritativa, mas, quando associado ao corticoide, este efeito fica minimizado.[4] O tratamento a longo prazo (por até 52 semanas), usando uma dose combinada fixa de calcipotriol/calcipotrieno e dipropionato de betametasona parece ser efetivo e bem tolerado, sem perda da resposta inicial. O uso contínuo da combinação, quando comparado ao alternado ou entre a combinação e o calcipotriol sozinho, não notou aumento

Tabela 2
Número de FTU de acordo com a idade e a localização corporal[9]

	3-12 meses	1-2 anos	3-5 anos	6-10 anos	Adultos
Cabeça e pescoço	1	1½	1½	2	2½
Membro superior	1	1½	2	2½	4
Membro inferior	1½	2	3	4½	8
Tronco	1	2	3	3½	7

do efeito colateral relacionado ao corticoide, reforçando a segurança da combinação na aplicação por até 1 ano.[15,16]

O tazaroteno, derivado retinoide, tem eficácia sustentada quando usado sozinho, mas a irritação que causa, diminui sua indicação. Quando combinado ao corticoide, tem sua eficácia aumentada e toxicidade reduzida, enquanto minimiza a atrofia induzida pelo corticoide.[2]

Outras drogas usadas são os inibidores da calcineurina (pimecrolimo e tacrolimo). Um estudo randomizado[17] comparou o uso concomitante do tacrolimo e corticoide com o uso destas drogas separadamente, na dermatite atópica, e encontrou melhora significativa na escoriação, no eritema, na liquenificação e no prurido. Na psoríase, um estudo duplo cego coordenado por Lebwohl e cols., com 167 pacientes, notou que o tacrolimus 0,1% em pomada é superior na face e áreas intertriginosas em relação ao placebo, com melhora clínica sendo notada após oito dias. Ortonne e cols., em um estudo randomizado com 124 pacientes, também relataram que o tacrolimus 0,3% em gel e o creme 0,5% são tão efetivos e seguros quanto o calcipotriol 0,05% pomada após 12 semanas. Múltiplos estudos têm demonstrado o tacrolimus sendo eficaz e bem tolerado na psoríase, principalmente na facial, invertida e genital. Uma vez que os corticoides devem ser usados com cautela nessas áreas, o uso dos inibidores da calcineurina parecem ser uma alternativa benéfica, pois não estão associados a atrofia cutânea. No entanto mais estudos são necessários para determinar se o pimecrolimus é uma opção terapêutica melhor do que as já consagradas.[18]

Outras associações com corticoides, geralmente manipuladas, podem ser feitas, por exemplo, com ácido salicílico, para aumentar a penetração e com lactato de amônio a 12%, que aumenta a hidratação, reduz a atrofia e não altera a eficácia do corticoide.[2]

CONTRAINDICAÇÕES

São contraindicações da corticoterapia tópica:

- Dermatoses infecciosas devido ao seu efeito imunossupressor;
- Dermatoses ulceradas devido ao seu efeito anti-proliferativo, atrasando a cicatrização;
- Dermatoses faciais com componente vasomotor ou folicular;
- Dermatite de contato alérgica ao corticoide.

Deve-se ter atenção quanto ao seu uso em pacientes com história de diabetes, hipertensão arterial sistêmica, insuficiência hepática, glaucoma ou com PPD (teste tuberculínico) positivo.[4]

Na gravidez é considerado pelo FDA (*Food and Drug Administration*), uma droga categoria C, ou seja, os corticoides são medicamentos que só devem ser administrados se o benefício esperado para a mãe justificar o risco potencial para o feto. Não é teratogênico, mas atravessa a barreira placentária e pode ser excretado no leite materno.[19] Um estudo de coorte com 84.133 gestantes, detectou uma associação significativa entre a restrição do crescimento fetal e a exposição materna aos corticoides potentes e muito potentes, mas não o detectou com os corticoides de potência moderada ou baixa. Não houve associação entre uso de corticoide, de qualquer potência, com fenda orofacial, prematuridade e aborto.[20]

As crianças possuem elevada relação superfície corporal/peso, o que aumenta o risco de absorção sistêmica e, além disso, apresentam metabolização mais lenta. Os prematuros são os com maior potencial de risco, pois ainda se soma a espessura mais fina da camada córnea. Existem casos descritos na literatura de crises adsonianas, com hipotensão grave, após uso de corticoterapia tópica e de síndrome de Cushing, por supressão adrenal crônica, levando a retardo do crescimento.[21] Por estes motivos, corticoides de baixa potência são os mais frequentemente indicados em crianças.

EFEITOS COLATERAIS

Os corticoide tópicos são associados com vários efeitos colaterais que podem limitar seu uso. Estes incluem desde reações cutâneas localizadas no sítio de aplicação até efeitos adversos pela absorção sistêmica (Tabela 3).[4,22] A dermatite de contato alérgica ao corticoide foi inicialmente descrita em 1950. Sua prevalência varia entre as regiões e parece estar associada a disponibilidade dos corticoides e as práticas de prescrição, podendo atingir 5%. A forma mais comum é a de hipersensibilidade retardada. Alguns grupos de pacientes parecem estar sob maior risco: uso de múltiplas drogas a base de corticoides, por longos períodos para o tratamento de eczema, úlceras de pernas, dermatites (de estase, perianal, de face e actínica crônica) e eczema de mãos e pés. A dermatite de contato pode se manifestar como rash urticariforme local, eczema crônico ou até mesmo agravando a doença inicialmente tratada.[23]

Apesar de os corticoides serem o tratamento tópico mais utilizado na psoríase, os agentes mais potentes só têm seu uso aprovado em curto prazo (2-4 semanas). Entretanto, muitas vezes este período é ultrapassado na prática clínica, o que gera a necessidade de monitoramento cuidadoso do paciente para que possíveis efeitos colaterais sejam detectados precocemente e revertidos. O uso prolongado do corticoide pode ter sua segurança aumentada através da adoção das seguintes estratégias:

- Regimes de tratamento que minimizam efeitos adversos, como pulsoterapia ou uso nos fins-de-semana;
- Terapia combinada com outros agentes tópicos;
- Terapia sequencial;
- Escalonamento de potência;
- Seguir as recomendações da bula;
- Usar com precaução em áreas vulneráveis;
- Usar com precaução em crianças.

Uma das áreas vulneráveis é a região periorbitária. Glaucoma e catarata são complicações conhecidas dos corticoides sistêmicos. Existe evidência de dano à visão quando corticoides potentes são inapropriadamente usados por longos períodos nessa área. Do contrário, ainda não existem evidências relacionando complicações oculares com os corticoides de baixa potência na face ou de alta potência em áreas distantes aos olhos.[24]

Dentre os efeitos cutâneos locais e dermatológicos, o único considerado irreversível é a estria. Existem estudos para tentar melhorar o aspecto dessas cicatrizes atróficas dérmicas, que causam imenso estresse psicossocial. Alves e cols., em 2015, publicaram um trabalho que mostrou bom resultado usando laser fracionado não ablativo de erbium em 4 pacientes. Os demais efeitos cutâneos são revertidos com a suspensão do tratamento.[25]

Efeitos adversos sistêmicos, apesar de raros, podem ocorrer quando a aplicação tópica é absorvida pela pele e entra na circulação sistêmica. Os maiores riscos ocorrem quando agentes de alta potência são usados de forma contínua, a longo prazo, em áreas extensas.

Todo corticoide tópico possui a habilidade de suprimir a glândula adrenal. O grau de supressão depende da potência, do tempo de uso e da quantidade aplicada. Os fatores que alteram a penetração do corticoide também alteram a tendência à supressão, como pele inflamada e uso de oclusão. Os efeitos sistêmicos de maior importância são a supressão do eixo hipotálamo-hipófise-adrenal, retardo no crescimento, formação de catarata e desenvolvimento de glaucoma. Apesar da supressão do eixo ser discreta e transitória quando ocorre, raros casos de síndrome de Cushing têm sido descritos.[4] Necrose avascular da cabeça do fêmur raramente tem sido associada ao tratamento tópico.

A taquifilaxia é descrita após tratamento a longo prazo com corticosteroides, apesar de ainda não se saber exatamente em que extensão isto ocorre. Um estudo clínico de 12 semanas não demonstrou taquifilaxia, apesar de mais de 50% dos dermatologistas terem respondido que notaram taquifilaxia na semana 8. A percepção disseminada que a taquifilaxia ocorre como resultado da terapia tópica prolongada pode refletir uma perda de adesão ao tratamento, variação normal da gravidade da doença não relacionada à terapia ou, o fato de que, apesar dos corticoides reduzirem a psoríase, eles não conseguem eliminá-la por completo.[4]

INTERAÇÕES MEDICAMENTOSAS

Não há relatos de interações medicamentosas com os corticoides tópicos.

Tabela 3
Efeitos adversos associados à terapia tópica com corticoide[5]

Locais
- Atrofia
- Estria
- Ulceração
- Ectasia vascular
- Púrpura
- Cicatrizes estreladas
- Feridas que não cicatrizam

Infecções / infestações
- Tinea incógnita
- Escabiose incógnita

Oftalmológicos
- Hipertensão ocular
- Glaucoma
- Catarata

Farmacológicos
- Dependência ao corticoide
- Rebote
- Taquifilaxia

Dermatológicos
- Acne por corticoide
- Rosácea por corticoide
- Dermatite de contato alérgica
- Dermatite perioral
- Hipopigmentação
- Hipertricose
- Mascarar doenças cutâneas subjacentes

Generalizados
- Ganho de peso
- Síndrome de Cushing
- Desequilíbrio hidroeletrolítico
- Hipertensão arterial sistêmica
- Diabetes mellitus
- Aldosteronismo pseudoprimário
- Retardo do crescimento

O QUE VOCÊ PRECISA SABER DESTE CAPÍTULO

- Corticoides tópicos podem ser úteis na psoríase.
- São seguros se usados com potência e duração adequadas.
- O veículo do fármaco deve ser escolhido dependendo da área a ser tratada.
- Cuidado maior em crianças, pelo maior risco de absorção sistêmica.
- Consultas regulares são necessárias para troca de terapêutica e detecção de efeitos colaterais precocemente.

REFERÊNCIAS BIBLIOGRÁFICAS

1. Sukarovska BG, Libozencic J, Vrzogic P. Topical corticosteroids and corticosteroid sparing therapy in psoriasis management. Acta Med Croatica. 2007 Sep; 61(4):375-81.
2. Horn EJ, Domm S, Katz HI, Lebwohl M, Mrowietz U, Kragballe K. Topical corticosteroids in psoriasis: strategies for improving safety. JEADV 2010; 24:119-24.
3. Benedek TG. History of the development of corticosteroid therapy. Clin Exp Rheumatol. 2011; 29(68):S5-S12.
4. Del Rosso J, Friedlander SF. Corticosteroids: options in the era of steroid-sparing therapy. J Am Acad Dermatol. 2005; 53:S50-8.
5. Anigbogu AN, Maibach H. Topical corticosteroid therapy. In: Milikan LE. Drug therapy in dermatology. Informa Healthcare. 2000; 1:1-29.
6. Menter A1, Korman NJ, Elmets CA, et al. Guidelines of care for the management of psoriasis and psoriatic arthritis. Section 3. Guidelines of care for the management and treatment of psoriasis with topical therapies. J Am Acad Dermatol. 2009 Apr; 60(4):643-59.
7. Schäcke H, Döcke W, Asadullah K. Mechanisms involved in the side effects of glucocorticoids. Pharmacology & Therapeutics 2002; 96:23-43.
8. Martins GA, Chaul A. Tratamento tópico da psoríase. Consenso Brasileiro de psoríase 2009: 41-8.
9. Costa AD, Machado S, Selores M. Corticoides tópicos. Considerações sobre a sua aplicação na patologia cutânea. Rev Port Clin Geral. 2005; 21:367-73.
10. Feldman SR, Yentzer BA. Topical clobetasol propionate in the treatment of psoriasis. A review of newer formulations. Am J Clin Dermatol. 2009; 10(6):397-406.
11. Decroix J, Pres H, Tsankov N, et al. Clobetasol propionate lotion in the treatment of moderate to severe plaque-type psoriasis. Cutis. 2004; 74:201-6.
12. Kurian A, Barankin B. Current effective topical therapies in the management of psoriasis. Skin Therapy letter. com. http://www.skintherapyletter.com/2011/16.1/2.html. Consulta em 26/02/12.
13. Arruda LHF, Campbell GAM, Takahashi MDF. Psoríase. Educação Médica Continuada. An bras Dermatol. 2001; 76(2):41-167.
14. De Berker DAR, Lawrence CM. A simplified protocol of steroid injection for psoriatic nail dystrophy. Br J Dermatol. 1998; 138:90-5.
15. Kragballe K, Austad J, Barnes L, et al. Efficacy results of a 52-week, randomized, double-blind, safety study of a calcipotriol/betamethasone dipropionate two-compound product (Daivobet/Dovobet/Taclonex) in the treatment of psoriasis vulgaris. Dermatology. 2006; 213:319-26.
16. Kragballe K, Austad J, Barnes L, et al. A 52-week, randomized safety study of a calcipotriol/betamethasone dipropionate two-compound product (Daivobet/Dovobet/Taclonex) in the treatment of psoriasis vulgaris. Br J Dermatol. 2006; 154:1155-60.
17. Torok HM, Maas-Irslinger R, Slayton RM. Clocortolone pivalate cream 0,1% used concomitantly with tacrolimus ointment 0,1% in atopic dermatitis. Cutis. 2003; 72:161-6.
18. Wong E, Kurian A. Off-label uses of topical calcineurin inhibitors. Skin Therapy Lett. 2016 Jan;21(1):8-10.
19. Gurgel A, Sodré CT, Addor F, Oliveira Filho J, Antonio JR, Criado PR. Corticoterapia tópica: conhecendo detalhes. Programa de educação médica continuada. Libbs; 2005.
20. Chi CC1, Kirtschig G, Aberer W, et al. Evidence-based (S3) guideline on topical corticosteroids in pregnancy. Br J Dermatol. 2011 Nov; 165(5):943-52.
21. Tempark T, Phatarakljnlrund V, Chatproedpral S, Watcharasindhu S, Supornsilchal V, Wananukul S. Exogenous Cushing´s syndrome due to topical corticosteroid application: case report and review literature. Endocrine. 2010 Dec; 38(3):328-34.
22. Bruner CR, Feldman SR, Ventrapragada M, Fleischer AB. A systematic review of adverse effects associated with topical treatments for psoriasis. Dermatol Online J. 2003; 9:2.
23. Sahu U, Handa S, De D. Contact sensitivity to topical corticosteroids in India. Indian J Dermatol Venereol Leprol. 2016; 82:184-6.
24. Daniel BS, Orchard D. Ocular side-effects of topical corticosteroids: what a dermatologist needs to know. Australas J Dermatol. 2015 Aug; 56(3):164-9.
25. Alves RO, Boin MF, Crocco EI. Striae after topical corticosteroid: Treatment with nonablative fractional laser 1540nm. J Cosmet Laser Ther. 2015 Jun; 17(93):143-7.

CAPÍTULO 10.2

FOTOTERAPIA / FOTOQUIMIOTERAPIA

CAPÍTULO 10.2.1
Sol, UVB, PUVA tópica, PUVA sistêmica

Luna Azulay-Abulafia

INTRODUÇÃO

Desde o início do século XX a fototerapia é usada no tratamento da psoríase. Entretanto, um grande desenvolvimento ocorreu, a partir de 1925, quando Goeckerman, na Clínica Mayo, introduziu a combinação de coaltar tópico seguida pela aplicação de radiação ultravioleta (UV).[1] Em 1974 foi introduzida a combinação de um psoraleno oral, o 8 metoxipsoraleno (8-MOP) associado à aplicação de ultravioleta A (UVA), recebendo essa forma de tratamento o acrônimo PUVA, empregada pela primeira vez no departamento de dermatologia da Universidade de Harvard, em Boston. A partir de 1984, com o desenvolvimento da lâmpada de ultravioleta B (UVB) na faixa de 311nm, houve o desenvolvimento da modalidade de fototerapia usando o chamado ultravioleta de faixa ou banda estreita ou *narrow band* UVB. As fontes de ultravioleta mais empregadas são lâmpadas fluorescentes que emitem os diferentes comprimentos de onda: UVA (320-400nm) e UVB (280-320nm). Em países ensolarados ou em condições climáticas especiais, o uso da luz solar como fonte de ultravioleta também é empregada. Essa é a helioterapia ou climatoterapia, reconhecida em alguns lugares do mundo, como no mar Morto. Apesar das restrições pela falta de rigor, no Brasil o acesso à helioterapia é possível, na maior parte do ano, sendo essa uma fonte de tratamento para psoríase, já que combina UVA e UVB em diferentes proporções. Alguns dermatologistas usam o psoraleno em combinação com o sol (PUVA-sol).

Habitualmente designa-se fototerapia ao tratamento com UVB e fotoquimioterapia quando é acrescentado o psoralênico.

FOTOTERAPIA

MECANISMO DE AÇÃO

A radiação UVB não necessita da adição de fotossensibilizantes porque ela é absorvida por cromóforos endógenos, sendo o DNA nuclear o mais importante.

A partir da absorção da radiação UVB formam-se dímeros de pirimidina, alterando o ciclo celular, levando a uma diminuição da síntese de DNA nas células da placa de psoríase, sendo essa uma parte da explicação do seu efeito terapêutico. O efeito direto da fototerapia com ultravioleta B de banda estreita (NB UVB) é principalmente restrito à epiderme e à parte superior da derme papilar e reduz o número de células de Langerhans epidérmicas (LC) e células dendríticas dérmicas (DCs), suprime as vias de sinalização Th1 e Th17 e normaliza a expressão de numerosos genes associados à proliferação e diferenciação epidérmica. Essa modificação na expressão de citocinas, a diminuição do ciclo celular e a imunossupressão, auxiliam no tratamento da psoríase.[1-4]

MODALIDADES E ESQUEMAS DE FOTOTERAPIA

Antes de iniciar o tratamento com UVB é importante avaliar a sensibilidade do paciente, realizando a avaliação da chamada Dose Eritematosa Mínima (DEM), que mostra a menor dose em que ocorre eritema na área de teste, medida 24 horas após a exposição à fonte escolhida, variando de acordo com o fototipo.

As doses administradas para a fototerapia com NB UVB são medidas em milijoules por centímetro quadrado (mJ/cm^2).

Para os pacientes fototipo I, II e III realiza-se a DEM com $165mj/cm^2$, $270mj/cm^2$, $325mj/cm^2$ e $430mj/cm^2$.

Para os pacientes fototipos V e VI pode-se chegar a doses até $630mJ/cm^2$, variando esses valores nos distintos centros de fototerapia.

Em geral usa-se como área de teste a região glútea (área não exposta ao sol) ou o dorso, desde que sejam áreas livres de lesão de psoríase. A primeira dose de fototerapia pode variar entre 60 e

70% da DEM.[1] Entretanto, para alguns, a realização da DEM é dispensável, iniciando o tratamento com doses que variam de acordo com o fototipo.[5]

O aumento da dose em cada sessão pode ser de 10-20%, mantendo eritema minimamente perceptível. Recomenda-se, em geral, o intervalo de 24 horas entre cada aplicação, porque este é o tempo necessário para o pico de eritema. Caso haja eritema sintomático, não realizar a sessão seguinte, aguarda-se para prosseguir, sugerindo-se então a diminuição da dose, com relação à última empregada.

A modalidade de UVB mais empregada no momento é o UVB de faixa estreita, indicado no tratamento da psoríase. O UVB de faixa larga tem sido pouco usado. É importante a aplicação de óleos sobre as placas de psoríase, antes da fototerapia, já que dessa forma aumenta a penetração dos raios UVB, aumentando a eficácia do método.

O UVB de faixa estreita pode ser dispensado ou pelas lâmpadas fluorescentes em cabine ou localizado, mas também pelo laser (*excimer laser*) ou pela *excimer lamp* mais recentemente.

Nos pacientes portadores de psoríase em placa, não muito espessa, essa modalidade de tratamento traz grande benefício, com 20 a 30 sessões, em geral distribuídas duas vezes por semana. Mulheres grávidas podem ser tratadas com fototerapia NB-UVB. Também os pacientes com psoríase e HIV positivos, podem ser submetidos à NB-UVB, cuidando-se de identificar no arsenal terapêutico empregado pelo paciente, algum medicamento fotossensibilizante.[1]

Após a resolução das lesões pode-se optar por realizar esquema de manutenção ou interromper o tratamento, para evitar dose acumulada elevada, com os efeitos deletérios previstos. Naqueles casos em que o paciente não tem lesões na face e couro cabeludo, cobrimos o rosto, alem da necessária proteção ocular.

O uso de terapêutica combinada com medicamentos usualmente empregados para o tratamento da psoríase, incrementa o desempenho do método.

Essa combinação pode ser feita com agentes tópicos ou sistêmicos.

COMBINAÇÃO DA FOTOTERAPIA NB-UVB E AGENTES TÓPICOS

- com calcitriol: essa combinação permitiu a redução na dose de UVB em estudo randomizado de 104 pacientes tratados durante 8 semanas. Os pacientes são orientados para usarem o calcitriol somente à noite, nos dias de fototerapia.[6]
- com calcipotriol: a aplicação diária, duas vezes ao dia, entretanto no dia da fototerapia a aplicação é apenas noturna.[7]

- com corticosteroide tópico: nas lesões persistentes o corticosteroide pode ser empregado em áreas pequenas de forma isolada ou em associação com ácido salicílico.

COMBINAÇÃO DA FOTOTERAPIA NB-UVB COM AGENTES SISTÊMICOS

- com acitretina: essa modalidade é conhecida como Re- NB-UVB. O retinoide sistêmico diminui a espessura da placa, devendo ser iniciado com anterioridade à fototerapia.[2,8] Deve ser respeitada a restrição para gravidez caso seja usada a acitretina.
- com metotrexato: apesar da possibilidade de fotosensibilidade provocada pelo metotrexato, em algumas ocasiões em que o paciente apresenta psoríase grave, pode estar indicada a fototerapia associada, tomando-se o cuidado de verificar os eventos adversos de fototoxicidade.[9] Especialmente no caso de pacientes com artrite, já que a fototerapia não atua sobre as articulações.
- com ciclosporina: já foi empregada essa combinação de forma sequencial.[10] Raramente, pode ser usados ambos os tratamentos ao mesmo tempo, porem essa modalidade de associação deve ser usada em raras ocasiões, já que aumenta a chance de carcinogênese.[11]

EVENTOS ADVERSOS DA FOTOTERAPIA

A ocorrência de eritema sintomático ou não, é o evento adverso agudo mais frequente. É semelhante a queimadura solar, portanto as sessões de fototerapia devem ser administradas com atenção para evitar a administração de doses não programadas. Esse evento pode ocorrer naqueles casos em que o paciente use roupas mais curtas do que as habituais, cobrindo menos as áreas não expostas durante a fototerapia como por exemplo, partes do glúteo, raiz das coxas ou mamas. O emprego de corticosteroide tópico e eventualmente sistêmico pode ser necessário.

Recomenda-se ao paciente que não faça exposição solar até 24 horas após a sessão de fototerapia, para que não haja um efeito somatório no eritema.

Prurido e xerose também podem ocorrer, devendo ser tratados com emolientes, trazendo alívio para ambos.

O efeito adverso a longo prazo é o fotoenvelhecimento e a fotocarcinogênese.[5] Entretanto, considerando-se que a nossa população é de fototipo mais elevado do que europeus ou norte-americanos, raramente esse fato foi observado, cuidando-se de não ultrapassar o número de sessões preconizadas (300 a 350). A possibilidade de câncer cutâneo não melanoma ou mesmo do melanoma, longo tempo após o fim do tratamento, deve constar na orientação dos pacientes que são submetidos à fototerapia.

FOTOQUIMIOTERAPIA COM PSORALENOS (PUVA)

Essa modalidade de tratamento representou um grande avanço no tratamento da psoríase. O psoraleno mais empregado é o 8-MOP, entretanto o 5-MOP também é empregado. No Brasil o 8-MOP está disponível comercialmente em cápsulas, sendo necessária a formulação magistral para o seu uso em creme ou loção.

FOTOQUIMIOTERAPIA

MECANISMOS DE AÇÃO

Os psoralenos sofrem ativação pelo UVA e sua ação se limita ao nível alcançado por essa radiação, ou seja, epiderme, derme papilar e plexo vascular. Esses psoralenos interagem com o DNA nuclear, sendo incorporados no próprio DNA (ainda em ausência do UVA). Após a fotoestimulação ocorre a formação de adutos com bases pirimidínicas do DNA conduzindo a uma detenção no ciclo celular que culmina com a normalização do processo de ceratinização. Também a fotosensibilização com psoralenos leva a uma alteração na expressão de receptores de citocinas bem como na sua secreção.[1,2] Deprime a infiltração por diversas subpopulações de linfócitos levando à apoptose dessas células.[2]

A PUVA penetra mais que a NB-UVB, atua na epiderme e na derme regulando várias citocinas pró--inflamatórias como IL-2, IL-6, IL-8, IL-10, TNF-alfa, INF-gama, IL-12p40 e IL-23p19 e as vias de sinalização Th1 e Th17. A apoptose das células T auxiliares Th1 e Th17 leva à diminuição das citocinas associadas Th1 e Th17 e a própria apoptose é considerada uma forma de imunossupressão.[2,12]

Assim, PUVA tem ação antiproliferativa e moduladora da resposta imune, cabendo, portanto, perfeitamente como terapêutica na psoríase, atingindo parte dos mecanismos patogênicos da doença.[2,12]

MODALIDADES E ESQUEMAS DE FOTO-QUIMIOTERAPIA

Os primeiros estudos foram feitos com aplicação tópica de 8-MOP, entretanto, essa modalidade revelou-se de difícil execução alem da hiperpigmentação inestética resultante. Essa fotoquimioterapia tópica ainda é usada para o tratamento da psoríase palmoplantar. Existem diferenças entre a abordagem européia e a norte-americana com relação à forma de conduzir o tratamento. A nossa prática é mais próxima daquela empregada nos Estados Unidos.

Fotoquimioterapia sistêmica

O paciente toma uma dose fixa do psoraleno antes da sessão com exposição a UVA, em intervalo estabelecido (uma a duas horas de acordo com o psoraleno usado). No caso de ser usado o 8-MOP a dose é de 0,6 a 0,8mg/kg de 8-MOP; caso os efeitos gastrointestinais sejam intensos então a opção recai sobre o 5-MOP, na dose de 1,2mg/kg, este não sendo disponível comercialmente no Brasil. A proteção ocular deve ser preconizada, assim que o paciente ingere o medicamento, até 12 horas depois.

Em geral inicia-se o tratamento de acordo com o fototipo, sendo a dose de radiação UVA é medida em J/cm^2. Fototipo I deve ter dose inicial de $1,5J/cm^2$, aumentando $0,5J/cm^2$ a cada sessão. Até o fototipo VI que inicia o tratamento com $6,5J/cm^2$ aumentando $1J/cm^2$ a cada sessão. Quanto mais alto o fototipo, mais alta será a dose final empregada.

Para o fototipo I a dose máxima proposta é de $5J/cm^2$ por sessão, para o fototipo II, $8J/cm^2$, para o fototipo III, $12J/cm^2$, para o fototipo IV, $14J/cm^2$, para o V a dose máxima é de $16J/cm^2$ e para o fototipo mais elevado, o VI, a dose máxima é de $20J/cm^2$. A partir dessas doses, o valor será repetido até o clareamento das lesões.[13] O tratamento de manutenção só está indicado caso a recaída seja rápida, do contrario, PUVA sistêmico é uma das modalidades de tratamento para psoríase que leva a remissão prolongada.

Existem contraindicações maiores e contraindicações relativas para a realização de PUVA sistêmico, bem como rotina a ser seguida, partindo da anamnese que inclui outras doenças coexistentes e medicações em uso; exame clínico e laboratorial (hemograma completo, bioquímica, provas de função hepática, exame oftalmológico). Alguns autores incluem o FAN (fator antinuclear), nos exames prévios, estando este indicado quando houver alguma doença autoimune pessoal ou na família. Representam contraindicação absoluta doenças com fotosensibilidade, melanoma maligno prévio. Contraindicações relativas são: idade inferior a 10 anos, câncer cutâneo não melanoma presente ou prévio, terapia imunossupressiva concomitante, ciclosporina e gestação.

Fotoquimioterapia tópica

O 8-MOP pode ser administrado em creme ou solução variando na concentração de 0,01 a 0,1%, aplicada a fórmula meia hora antes da sessão com

UVA. Outro psoralênico, o trissoralen, foi usado também na fotoquimioterapia tópica, entretanto não está disponível no mercado. Para a realização de PUVA tópico, o paciente deverá estar no próprio local onde realizará a sessão, para que não haja exposição ao sol involuntária e para que não haja a inativação do psoraleno. Após a sessão a área deverá ser lavada cuidadosamente.[14]

Em casos do vários medicamentos simultâneos para outras doenças ou comorbidades que contra indiquem o uso de 8-MOP oral, a realização de *bath* PUVA, na concentração de 0,5 a 5,0mg por litro de água no banho. O cálculo também pode ser feito empregando 20ml de 8-MOP a 0,5% em álcool 96° para 100 litros de água.[11] O paciente fica em banho de imersão por 20 minutos, a seguir seca-se ligeiramente e entra na cabine de UVA. (Figura 1)

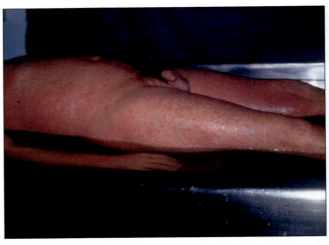

Figura 1 – Tratamento em banheira com oxsoraleno (acervo do Serviço de Dermatologia do HUCFF/UFRJ)

COMBINAÇÃO DA FOTOQUIMIOTERAPIA

Com agentes tópicos

À semelhança de tratamento com NB-UVB, podem ser associados o calcitriol, calcipotriol e corticoide tópicos, para aumentar a eficácia do método. Todos os medicamentos tópicos devem respeitar as quantidades previstas para cada um deles. Particularmente corticosteroides tópicos devem ser usados em pequenas áreas.

Com agentes sistêmicos

- A combinação mais frequente é a de PUVA sistêmica e retinoides,[15] vale dizer, atualmente, a acitretina. Poder ser empregada na dose de 0,5 a 1mg/kg/dia. Essa associação é assim chamada de Re PUVA. A acitretina é iniciada alguns dias antes da fotoquimioterapia para reduzir a espessura das placas. Com essa associação é possível reduzir o número de exposições ao UVA. No caso de associar o retinoide durante a fotoquimioterapia, o número de Joules/cm² deverá ser diminuído.[15] Outro efeito interessante da acitretina estaria na quimioprofilaxia da carcinogênese cutânea pela fototerapia.
- PUVA e metotrexato vão ter seus efeitos benéficos somados. O metotrexato vai atuar na artrite, caso exista. Mesmo na psoríase cutânea, o metorexato inciado algumas semanas antes da fotoquimioterapia aumenta a eficácia da fotoquimioterapia. O metotrexato deve ser administrado nos fins de semana. O paciente deverá ser acompanhado e avaliado precocemente, pela possibilidade de fotosensibilidade. Os exames laboratoriais para o acompanhamento de paciente com metotrexato são os usuais.[15]
- Ciclosporina e PUVA não é uma combinação sugerida, entretanto ficaria reservada para casos realmente excepcionais, já que aumentaria o potencial carcinogênico da fotoquimioterapia.[14]

EVENTOS ADVERSOS COM A FOTOQUIMIOTERAPIA

A fototoxicidade aguda pode ocorrer por dose elevada de UVA, por uso de novas medicações fotosensibilizantes por parte do paciente, sem informar ao dermatologista encarregado do seu tratamento. Tanto o eritema quanto o bronzeamento provocado pela fotoquimioterapia são mais persistentes do que com o UVB.[1] A sensação de tontura e as náuseas são comuns. Para diminuir os sintomas gastrointestinais é sugerida a ingestão do 8-MOP com o alimento, de preferência o mesmo, já que sua absorção apresenta grande variação mesmo intraindividual. Podem surgir melanoses tanto na pele quanto nos lábios, sendo sempre orientada a proteção dos mesmos. A superfície cutânea pode se apresentar xerótica necessitando hidratação intensa. O prurido na fotoquimioterapia pode estar relacionado com esse ressecamento da pele. Deve haver orientação quanto à proteção ocular antes, durante e após a sessão com PUVA.[13] O envelhecimento cutâneo e a carcinogênese estão relacionados com a dose acumulada de UVA/número de sessões (mais do que 250).[13] É importante que o paciente tome conhecimento dos eventos adversos a longo prazo para estar atento a possíveis manifestações do fotodano.

CONCLUSÕES

A fototerapia e a fotoquimioterapia são métodos eficazes no tratamento da psoríase. Entretanto, o maior obstáculo para a sua realização está na dificuldade do deslocamento do paciente nas grandes cidades, o que no futuro será minimizado pelo desenvolvimento de equipamentos para uso domiciliar. A maior taxa de abandono no tratamento, em geral, se deve não à falta de eficácia do método mas sim ao tempo consumido para a sua realização e eventualmente ao seu custo.

O QUE VOCÊ PRECISA SABER DESTE CAPÍTULO

- Designa-se fototerapia ao tratamento com UVB e fotoquimioterapia quando é acrescentado um psoralênico.
- A radiação UVB não necessita da adição de fotosensibilizantes porque ela é absorvida por cromóforos endógenos, sendo o DNA nuclear o mais importante.
- Antes de iniciar o tratamento com UVB, avaliar a sensibilidade do paciente, realizando a chamada Dose Eritematosa Mínima (DEM), que mostra a menor dose em que ocorre eritema na área de teste, medida 24 horas após a exposição.
- A fotoquimioterapia representou um grande avanço no tratamento da psoríase. O psoraleno mais empregado é o 8-MOP. No Brasil o 8-MOP está disponível comercialmente em cápsulas, sendo necessária a formulação magistral de creme e loção.

REFERÊNCIAS BIBLIOGRÁFICAS

1. Hönigsman H, Tanew A, Ruzicka T, Morison WL. Photo(chemo)therapy for psoriasis. In: Krutmann J, Hönigsman H, Elmets CA, Bergstresser PR. Dermatological phototherapy and photodiagnostic methods. New York: Springer; 2001:71-91.
2. Batycka-Baran A, Besgen P, Wolf R, Szepietowski JC, Prinz JC. The effect of phototherapy on systemic inflammatory process in patients with plaque psoriasis. J Photochem Photobiol B. 2016; 161:396-401.
3. Johnson-Huang LM, Suárez-Fariñas M, Sullivan-Whalen M, Gilleaudeau P, Krueger JG, Lowes MA. Effective narrow-band UVB radiation therapy suppresses the IL-23/IL-17 axis in normalized psoriasis plaques. J Investig Dermatol. 2010; 130:2654-63.
4. Yin L, Hu Y, Xu J, Guo J, Tu J, Yin Z. Ultraviolet B inhibits IL-17 A/TNF-alfa stimulated activation of human dermal fibroblasts by decreasing the expression of IL-17RA and IL-17RC on fibroblasts. Front Immunol. 2017; 8:91.
5. Morison WL. UVB phototherapy. In: Morison WL. Phototherapy and photochemotherapy of skin disease. 3 ed. Boca Raton: Taylor & Francis; 2005:123-38.
6. Lamba S, Lebwohl M. Combination therapy with vitamin D analogues. Br J Dermatol. 2001; 144(Suppl 58):27-32.
7. Rogers C. Calcipotriol ointment in combination with UVB therapy for psoriasis treatment. Dermatol Nurs. 2006; 18:258-61.
8. Lengen W, Lensing W, Letzel H. Efficiency of acitretin incombination with UV-B in the treatment of severe psoriasis. Arch Dermatol. 1990; 482-6.
9. Asawanonda P, Nateetongrungsak Y. Methotrexate plus narrowband UVB phototherapy versus narrowband UVB phototherapy alone in the treatment of plaque-type psoriasis: a randomized, placebo-controlled study. J Am Acad Dermatol. 2006; 54:1013-8.
10. Calzavara-Pinton P, Leone G, Venturini M, Sala R, Colombo D, La Parola IL, et al. A comparative non randomized study of narrow-band (NB) (312+/- 2 nm) UVB phototherapy versus sequential therapy with oral administration of low-dose Cyclosporin A and NB-UVB phototherapy in patients with severe psoriasis vulgaris. Eur J Dermatol. 2005;15:470-3.
11. Duarte I, Buense R, Kobata C. Fototerapia. An Bras Dermatol. 2006; 81:74-82.
12. Ravić-Nikolić A, Radosavljević G, Jovanović I, Zdravković N. Systemic photochemotherapy decreases the expression of IFN-γ, IL-12p40 and IL-23p19 in psoriatic plaques. Eur J Dermatol. 2011; 21:53-7.
13. Morison WL. Oral PUVA therapy. In: Morison WL, editor. Phototherapy and photochemotherapy of skin disease. 3 ed. Boca Raton: Taylor & Francis; 2005: 65-110.
14. Duarte I, Bedrikow RB, Kobata C. Fototerapia na psoríase. In: Sociedade Brasileira de Dermatologia. Consenso brasileiro de psoríase e guias de tratamento. Rio de Janeiro: Sociedade Brasileira de Dermatologia; 2006:53-60.
15. Zanolli M. Phototherapy treatment of psoriasis today. J Am Acad Dermatol. 2003; 49(Suppl):S78-86.

CAPÍTULO 10.2.2

FOTOFÉRESE EXTRACORPÓREA

Gustavo Costa Verardino
Maria Isabel Couto

INTRODUÇÃO

A fotoférese extracorpórea é um tipo de terapia celular utilizada em pacientes portadores de doenças imunológicas e autoimunes, mediadas por células T, incluindo esclerodermia, linfoma de células T cutâneo / síndrome de Sézary e doença enxerto-contra-hospedeiro, com eficácia e segurança.

MECANISMOS DE AÇÃO

A fotoférese extracorpórea é empregada com o intuito de induzir tolerância, em transplantes de órgãos sólidos.[1] Com este procedimento, leucócitos do sangue periférico (contendo cerca de 50% de linfócitos) são coletados por leucoaférese continua, combinada com soro contendo o fármaco fotoativo 8-metoxipsoraleno (8-MOP) ingerido pelo paciente, duas horas antes do procedimento. Esses leucócitos são então expostos à radiação ultravioleta A e reinfundidos no paciente.[2]

O tratamento de leucócitos com 8-MOP e UVA leva à apoptose das células T em 48 horas.[3,4] Em contraste, macrófagos sanguíneos periféricos parecem comparativamente mais resistentes aos efeitos apoptóticos do 8-MOP e UVA. Estudos com citometria de fluxo revelam que as moléculas acessórias CD86 e moléculas de adesão CD36 são rapidamente estimuladas na superfície do macrófago após o término da FEC. Estes achados corroboram a observação de que macrófagos tratados com FEC exibem um aumento na habilidade de fagocitar células T apoptóticas. Portanto, pode-se sugerir que a fagocitose, o processamento e a apresentação de antígenos de células T apoptóticas (oriundos de clones de células T patogênicas) pelos macrófagos e células dendríticas, explicariam a indução da imunidade anticlonotípica pela FEC,[3] conferindo ação prolongada ao tratamento.[2]

Considerando a relevância da resposta imune mediada por linfócitos na psoríase, a fotoférese extracorpórea já foi utilizada no tratamento de pacientes refratários às terapias convencionais, produzindo efeitos imunomoduladores semelhantes aos da ci-closporina A. Os poucos estudos existentes mostraram benefícios terapêuticos que são potencializados com uso combinado com o metotrexato. A maior vantagem quando comparada às medicações sistêmicas é a segurança, uma vez que os efeitos adversos são apenas os relacionados ao 8-MOP.[5,6]

O QUE VOCÊ PRECISA SABER DESTE CAPÍTULO

- A fotoférese extracorpórea é um tipo de terapia celular empregada em doenças imunológicas mediadas por células T e para indução de tolerância em transplantes de órgãos sólidos.
- Os leucócitos do sangue periférico são coletados por leucoaférese continua, combinada com soro contendo o fármaco fotoativo 8-MOP e expostos à radiação ultravioleta A e então reinfundidos no paciente.

REFERÊNCIAS BIBLIOGRÁFICAS

1. Sanford KW, Balogun RA. Extracorporeal photopheresis: clinical use so far. J Clin Apheresis. 2012; 27:126-31.
2. Silva MM, Bouzas LFS. Fotoférese extracorpórea. Rev Bras Hematol Hemoter. 2008; 30(2):153-61.
3. Enomoto DN, Schellekens PT, Yong SL, et al. Extracorporeal photochemotherapy (photopheresis) induces apoptosis in lymphocytes: a possible mechanism of action of PUVA therapy. Photochem Photobiol. 1997; 65(1):177-80.
4. Albert ML, Sauter B, Bhardwaj N. Dendritic cells acquire antigen from apoptotic cells and induce classl-restricted CTLs. Nature. 1998; 392(6671):86-9.
5. Vonderheid EC, Bigler RD, Rogers TJ, Kadin ME, Griffin TD. Effect of extracorporeal photopheresis on selected immunologic parameters in psoriasis vulgaris. Yale J Biol Med. 1989; 62:653-64.
6. Molochkov VA, Kil'diushevskii AV, Molochkov AV, Karzanov OV, Iakubovskaia ES, Fedulkina VA. Clinical and immunological aspects of extracorporeal photochemotherapy for psoriasis and psoriatic arthritis. Ter Arkh. 2012; 84(10):69-74.

CAPÍTULO 10.3

SISTÊMICOS

CAPÍTULO 10.3.1
RETINOIDES

Heitor de Sá Gonçalves

INTRODUÇÃO

Retinoides são compostos análogos da vitamina A, estrutural e funcionalmente, que atuam regulando a transcrição de genes através dos seus receptores nucleares, interferindo, assim, no sistema imune, no desenvolvimento embrionário, na diferenciação e proliferação celular.

A primeira descrição da importância dos retinoides na histologia e fisiologia da pele deu-se no início do século XX, por Wolbach, o qual evidenciou a presença de hiperceratose epidérmica com diferenciação anômala da mucosa e lesões pré-neoplásicas, em animais com deficiência de vitamina A.[1] Em seguida, Von Stuettgen e Bollag administraram retinoides tópicos e sistêmicos objetivando o tratamento de disceratoses. A partir desta iniciativa pioneira, desenvolveram-se vários projetos objetivando a síntese de retinoides, buscando, assim, maior eficácia terapêutica e menores incidência e intensidade de efeitos adversos.

O desenvolvimento dos retinoides aromáticos, etretinato e acitretina, considerados retinoides de segunda geração, deu-se em 1972, através do programa de pesquisa desenvolvido por Bollag, constituindo-se em importante ferramenta para o tratamento sistêmico da psoríase e outras disceratoses.[2]

Do ponto de vista da farmacodinâmica, a compreensão do mecanismo de ação dos retinoides foi impulsionada com a descoberta dos receptores nucleares dos mesmos, o que possibilitou a evidência de seus efeitos fisiológicos na transcrição do DNA pela sua ligação a duas famílias de receptores nucleares: RAR (receptores de ácido retinoicos) e RXR (receptores de retinoides X).[3]

Em 1997, devido a sua vantagem farmacocinética de eliminação mais rápida que o etretinato, a acitretina foi aprovada pelo FDA como substituto do etretinato (não é mais comercializado), com as mesmas indicações terapêuticas.[4]

FARMACOLOGIA

Atualmente existem três gerações de retinoides sintéticos: os retinoides monoaromáticos de primeira geração (tretinoína e isotretinoína), os retinoides monoaromáticos de segunda geração (etretinato e acitretina) e os retinoides poliaromáticos de terceira geração (adapaleno, bexaroteno e tazaroteno).

A acitretina, por representar o único retinoide sistêmico aprovado e comercializado para o tratamento da psoríase, em substituição ao etretinato, será o fármaco de maior abordagem neste capítulo.

A absorção dos retinoides sistêmicos, após a ingestão oral, ocorre na mucosa intestinal. A biodistribuição, por suas propriedades lipofílicas, é potencializada quando administrados junto com alimentos gordurosos.[4] A acitretina, por se ligar às albuminas plasmáticas, possui meia-vida plasmática bem menor (2 dias X 80-120 dias) e velocidade de eliminação bem maior (50 vezes mais rápido) que o etretinato, o qual se liga fortemente a lipoproteínas. O metabolismo ocorre no fígado, envolvendo oxidação e encurtamento de cadeia, com formação de metabólicos polares e inativos, sendo a acitretina metabolizada para 13-cisacitretina.[5] A acitretina pode ser reesterificada para etretinato quando ingerida junto com álcool, o que levou à contracepção compulsória até três anos após a suspensão do medicamento, como era para o etretinato. De qualquer forma, as mulheres em idade fértil devem evitar totalmente a ingestão de bebidas alcoólicas até dois meses após a suspensão do tratamento.[6,7] A eliminação dá-se por via biliar e renal em proporções semelhantes.[5]

No que se refere ao mecanismo de ação, os retinoides atuam na transcrição do DNA, por sua ligação aos receptores nucleares dos genes (RAR e RXR), atuando direta e indiretamente. Sua ação direta dá-se pela ligação aos elementos de resposta hormonal ao retinoide (RARE), na região promotora do gene alvo cuja transcrição é ativada. Acredita-se que este mecanismo responda pelos efeitos da diferenciação celular. Já a ação indireta, dá-se através de uma *downregulation* dos genes que não apresentam RARE na sua região promotora, antagonizando vários fatores de transcrição ao competir com proteínas coativadoras dos genes, sendo este mecanismo responsável pelos efeitos antiproliferativos e anti-inflamatórios dos retinoides. No entanto, devido a existência de múltiplos tipos e distribuições de receptores nucleares, elementos de resposta hormonal e proteínas reguladoras, o mecanismo de ação dos retinoides dá-se por inúmeras vias, resultando em ativação ou inibição de uma grande quantidade de genes. Desta forma, considerando o efeito farmacológico dos retinoides em várias entidades dermatológicas, o conceito dos receptores nucleares ainda não explica seu mecanismo de ação.[8]

Os efeitos farmacológicos e terapêuticos dos retinoides ocorrem em função da regulação de varias funções biológicas atribuídas aos mesmos, tais como: indução de apoptose celular; efeito anticeratótico, reduzindo a velocidade de renovação celular; efeito imunomodulador, não ocasionando imunossupressão; efeito anti-inflamatório, inibindo a quimiotaxia de neutrófilos, produção de leucotrienos e incorporação do ácido araquidônico aos lipídios dos ceratinócicos; ações na proliferação, diferenciação e coesão celular; efeitos antiacneico e antiseborreico; efeitos na matriz extracelular, e na prevenção e controle de neoplasias.[9,10]

INDICAÇÕES TERAPÊUTICAS

Os retinoides sistêmicos apresentam as seguintes indicações terapêuticas aprovadas pelo FDA:
- Psoríase (acitretina): psoríase pustulosa (localizada e von Zumbusch); psoríase eritrodérmica; psoríase grave e recalcitrante
- Acne (isotretinoina): acne nódulo-cística; acne recalcitrante com tendência a formar cicatriz cicatrizes
- Linfoma cutâneo de célula T (bexaroteno): resistente pelo menos a uma terapia sistêmica

Ainda não aprovadas pelo FDA, são indicações terapêuticas dos retinoides as seguintes entidades:
- Rosácea e desordens relacionadas à acne: hidrossadenite supurativa; foliculite pustulosa eosinófilica associada a AIDS; pioderma facial (rosácea fulminante); acne com edema facial sólido; celulite dissecante do couro cabeludo
- Desordens da ceratinização: várias formas de ictiose; doença de Darier; pitiríase rubra piliar; ceratodermia; síndrome de Papillon-Lefevre
- Quimioprofilaxia de processos neoplásicos: xeroderma pigmentoso; síndrome do carcinoma basocelular nevoide; câncer cutâneo em pacientes transplantados de órgão sólido

- Tratamento de processos neoplásicos: condições epiteliais pré-cancerosas; carcinoma basocelular; carcinoma espinocelular avançado; ceratoacantoma; sarcoma de Kaposi; heperplasia sebácea; síndrome de Muir-Torre; leucoplasia; histiocitose de células de Langerhans
- Miscelâneas: atrofodermia vermiculada; uleritema ofriógene; papilomatose confluente e reticulada de Gourgerot e Carteaud; acroceratose pananeoplásnica de Basex; mucinose folicular; lúpus eritematoso; sarcoidose; granuloma anular; líquen plano; líquen escleroso; dermatose pustulosa subcórnea

RETINOIDES SISTÊMICOS (ACITRETINA) NA PSORÍASE

Na psoríase, a acitretina é atualmente o único retinoide sistêmico aprovado e comercializado. No Brasil, encontra-se disponível na relação de medicamentos de alto custo fornecida pelo Ministério da Saúde, encontrando-se em cápsulas de 10 e 25mg.

Os melhores resultados da acitretina na psoríase são encontrados nas formas pustulosa localizada e generalizada, bem como na forma eritrodérmica,[11,12] nas quais é considerada o fármaco de primeira linha terapêutica, onde as lesões remitem mais rapidamente com acitretina em monoterapia do que a maioria das outras terapias.[13] (Figura 1)

POSOLOGIA E MANEJO TERAPÊUTICO

Normalmente utiliza-se a acitretina na dose de 0,25 a 0,6mg/kg/dia, aumentando-se a dose conforme a resposta terapêutica e efeitos adversos. As melhores respostas ocorrem do terceiro ao sexto mês do tratamento. Embora o aumento da dose relacione-se com melhor resposta terapêutica, o mesmo também acompanha-se de maior incidência de efeitos adversos. Vale ressaltar que uma das principais razões da interrupção do tratamento é a piora inicial, com surgimento de novas lesões e aumento da extensão e da inflamação das lesões pré-existentes, poucos dias após o início até o final do segundo mês do mesmo, com doses mais elevadas, de 0,5 a 1mg/kg/dia.[13-15] Tal piora pode ser evitada com o uso do esquema terapêutico de baixa dose inicial e aumento progressivo da mesma, não necessitando, no entanto, suspender o tratamento, uma vez que a piora apresenta remissão em poucas semanas.[16]

Na psoríase em placa, a remissão total das lesões ocorre em cerca de 30% dos casos. Já a diminuição do PASI, que ocorre em 60 a 70% (no PASI 50) e em 30 a 40% (no PASI 75), depende da dose e duração do tratamento. Em resumo, 50% dos casos apresentam melhora significativa, com placas tor-

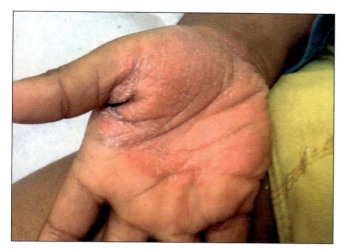 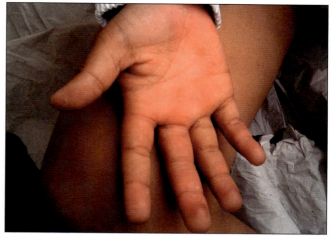

Figura 1 – Resposta terapêutica da psoríase palmar à acitretina; A: lesão inicial; B: 8 semanas após o início da acitretina com diminuição no eritema e infiltração da lesão. (acervo do Prof. Dr. Artur Antônio Duarte)

nando-se mais finas, menos escamosas e eritematosas, enquanto 20% dos casos são considerados falhas terapêuticas.[17,18] (Figura 2)

A remissão completa das lesões de psoríase com o uso da acitretina requer a estratégia da associação da mesma a outras modalidades terapêuticas, cujas respostas são avaliadas na Tabela 1.

A acitretina é o único fármaco para tratamento sistêmico da psoríase cuja dose se ajusta mais em função da tolerância clínica do que da eficácia terapêutica. A estratégia da dose inicial baixa com aumento progressivo resulta em menor incidência e gravidade dos efeitos adversos, com maior aderência dos pacientes ao tratamento.

Antes de introduzir a acitretina, faz-se necessário, além da avaliação clínica, a solicitação dos seguintes exames complementares: hemograma completo com plaquetas; transaminases, fosfatase alcalina e bilirrubinas; colesterol total, HDL, LDL e triglicérides; glicemia; ureia e creatinina; beta-HCG em mulheres na idade fértil; radiologia do estado ósseo, dependendo do caso apresentar intercorrência clínica indicativa de osteopenia e radiologia da idade óssea e mensuração do crescimento em crianças e adolescentes.

Na manutenção do tratamento, os exames complementares devem ser repetidos na seguinte periodicidade: hemograma completo, glicemia, ureia e creatinina uma vez por ano; transaminases, fosfatase alcalina, bilirrubinas, colesterol total, HDL, LDL e triglicérides, a cada 15 dias nos primeiros três meses e, depois, a cada três meses. A beta-HCG, em mulheres na idade fértil, deve ser solicitada mensalmente até pelo menos dois anos após a suspensão do fármaco. A avaliação da idade óssea em crianças e adolescentes e de osteopenia em pacientes acima dos 40 anos é feita por exames de imagem anuais.

O uso da acitretina na infância justifica-se nos casos que não respondem ao tratamento tópico e à fototerapia, sendo indispensável, no entanto, o monitoramento da toxicidade óssea, na periodicidade definida acima.

Já em mulheres na idade fértil, o uso da acitretina tem sua indicação em casos que necessitem indispensavelmente da mesma, em virtude da sua teratogenia. Para tanto, além da periodicidade da realização do beta-HCG preconizada acima, as mulheres devem assinar termo de consentimento e serem orientadas a usar método contraceptivo até três

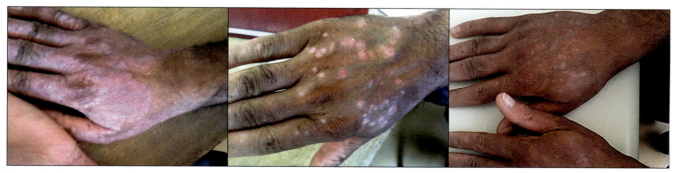

Figura 2 – Resposta terapêutica da psoríase em placa em dorso de mãos à acitretina; A: lesão inicial; B: 12 semanas de tratamento com acitretina na dose de 1mg/kg/dia; C: 18 semanas de tratamento com acitretina na dose de 1mg/kg/dia. (acervo do Prof. Dr. Artur Antônio Duarte)

anos após a suspensão do fármaco. Tanto mulheres quanto homens em uso de acitretina não devem doar sangue durante o tratamento e após um ano da suspensão.

CONTRAINDICAÇÕES

São contraindicações da acitretina, a gestação, mulheres que pretendem engravidar um mês antes, durante ou até 3 anos após a suspensão do fármaco; que não tolerem ou não desejem usar anticoncepcionais; em amamentação; ou que apresentem reações de hipersensibilidade a componentes presentes na cápsula da acitretina (parabenos).[13,26]

As contraindicações relativas são: leucopernia; insuficiências hepática ou renal; crianças; ideação suicida; hipercolesterolemia moderada a grave; hipertrigliceridemia, pseudotumor cerebral.[13,26]

INTERAÇÕES MEDICAMENTOSAS

O uso da acitretina deve ser evitado ou usado com cautela, quando associado aos seguintes fármacos/agentes químicos, devido aos efeitos resultantes da interação medicamentosa, conforme a Tabela 2.[7,19,20,27]

EFEITOS ADVERSOS

Os efeitos adversos da acitretina apresentam-se com incidência e gravidade relacionadas à dose do fármaco e à susceptibilidade de cada paciente. Desta forma, tais efeitos podem ser controlados com a redução da dose ou mesmo a suspensão do fármaco.[28]

São classificados em agudos e crônicos, podendo ser mucocutâneos, sistêmicos e laboratoriais, conforme descritos a seguir:[16,29,30,31]

Efeitos Adversos Agudos

- Mucocutâneo: xerose com prurido; queilite; ressecamento de muscosas da boca, olhos e nariz, podendo levar a epistaxe; fragilidade cutânea; descamação palmoplantar; fotossensibilidade; blefaroconjuntivite e ulcera da córnea; sensação de colante em palmas e plantas; tecido granulomatoso e lesão tipo granuloma piogênico; eflúvio telógeno e rarefação capilar; fragilidade ungueal com amolecimento, paroníquia e onicólise; infecção por *Staphylococus aureus*
- Sistêmico: mialgia; artalgia; anorexia, náusea, diarreia e dor abdominal; cefaleia; fadiga, irritabilidade ou depressão; redução da visão noturna; fotofobia e ceratite; hepatite medicamentosa; pancreatite; gota
- Laboratorial: elevação de TGO, TGP, fosfatase alcalina, LDH, e bilirrubinas hepáticas; elevação de colesterol total, LDL, VLDL e triglicérides com diminuição do HDL; trombocitose e trombocitopenia; elevação de CPK; hipercalcemia

Efeito adversos crônicos

- Mucocutâneo: alopecia e ressecamento de olhos
- Sistêmico: calcificação do ligamento espinhal anterior e posterior; calcificação do tendão e

Tabela 1	
Associações terapêuticas da acitretina na psoríase	
Associação: acitretina +	**Efeito terapêutico da associação**
Tópicos: corticosteroides, calcipotriol, antralina	A associação de um destes agentes com acitretina resulta em melhor resposta que a acitretina isolada, bem como permite uma menor dose da mesma[19,20]
PUVA (re-PUVA) e UVB (banda larga e banda estreita) Ambos os esquemas com a acitretina iniciada 14 dias antes da fototerapia	Tais associações resultam numa aceleração da remissão das lesões em comparação com a acitretina isolada, bem como uma redução na dose da acitretina e da radiação acumulada[21,22]
Metotrexato	Tal associação resulta em melhor resposta nos casos de difícil controle com a acitretina isolada, embora apresente maior risco de hepatotoxicidade, do que ambos os fármacos isoladamente[19]
Biológicos	Embora ainda pouco relatada na literatura, tal associação pode ser promissora, uma vez que não eleva a imunossupressão acarretada pelos biológicos isoladamente[23,24,25]
Ciclosporina	Tal associação, útil em formas graves e resistentes à acitretina isoladamente por acarretar um maior risco de toxicidade da ciclosporina, se faz de forma sequencial: na primeira fase, inicia-se com a ciclosporina; na segunda fase, introduz-se a acitretina, e retira-se, lentamente, a ciclosporina; na terceira fase, mantem-se somente a acitretina[19]

Tabela 2
Interações medicamentosas da acitretina

Associação: Acitretina +	Efeitos da interação medicamentosa
Álcool	Aumento da conversão da acitretina em etretinato aumento da toxicidade hepática
Metrotexato	Aumento da toxicidade hepática
Derivados da vitamina A	Hipervitaminose A
Tetraciclina, minociclina e doxiciclina	Hipertensão intracraniana
Inibidores da enzima CYP3A4 (azois e macrolídios)	Aumento dos níveis plasmáticos e da toxicidade da acitretina
Indutores da CYP3A4 (rifampicina, fenitoina, carbamazepina)	Diminuição dos níveis plasmáticos, da eficácia terapêutica e da toxicidade da acitretina
Competidores da CYP3A4 (ciclosporina)	Aumento dos níveis plasmáticos e da toxicidade da ciclosporina e acitretina
Anovulatórios à base de progesterona	Redução da eficácia do anovulatório

ligamento extraespinhal; osteoporose, mais comum em ossos longos; fechamento prematuro das epífises; espessamento do periósteo; miopatia

Considerando a frequência e a gravidade dos efeitos adversos citados, merecem vigilância contínua e controle, as alterações mucocutâneas; a hiperlipidemia, nos indivíduos com obesidade, diabetes, hiperlipidemia familial, alcoolismo, tabagismo e uso de medicamentos como betabloqueadores e diuréticos tiazídicos;[32,33] hepatite e elevação de enzimas hepáticas, as quais, embora raras, apresentam maior risco nos indivíduos alcoólatras, diabéticos, obesos e em uso de medicamentos hepatotóxicos;[31] alterações esqueléticas, as quais, embora sejam atribuídas mais ao uso da isotretinoína que da acitretina, merecem monitoramento, principalmente, os casos com história pessoal ou familial de osteoporose, idade avançada e em uso de medicamentos desmineralizantes.[34,35]

TERATOGENIA

Sendo classificada como categoria X pelo *Food and Drugs Administration* (FDA), com alto risco para o feto independente do benefício, a acitretina está contraindicada em gestantes e mulheres que pretendem engravidar durante o tratamento. Atualmente,

ainda não se tem nenhuma dose mínima segura durante a gestação. Na mulher, o período crítico de malformações pelo uso de retinoides inicia-se no 15º dia após a fecundação e persiste até o final do primeiro trimestre. Embora, não haja relato de malformação causada por retinoides, quando o usuário dos mesmos tenha sido o parceiro masculino, recomenda-se que o homem que esteja tentando ter filhos evite o uso dos retinoides.[36]

Os efeitos provocados pelo uso dos retinoides na gravidez decorrem de alterações na diferenciação inicial e na migração das células da crista neural, resultando na chamada "embriopatia retinoide" a qual, caracteriza-se pelas seguintes alterações:[36-38]

Craniofaciais

Fenda palatina; assimetria da face; micrognatia; atresia do canal auditivo; microftalmia; microcefalia; anomalias das glândulas parótidas e tímica.

Cardiovasculares

Interrupção do arco aórtico; hipoplasia da aorta; transposição dos grandes vasos; tetralogia de Fallot; comunicação do tronco arterial; defeito do septo ventricular supracristal; artéria subclávia retro-esofageana direita.

Sistema nervoso central

Retardo mental; dificuldade na integração motor-visual; hidrocefalia; agenesia cortical; hipoplasia cerebelar.

Outras

Atresia vaginal; estreitamento do canal anal; alterações esqueléticas em membros superiores e inferiores.

RELAÇÃO RISCO – BENEFÍCIO DA PRESCRIÇÃO DA ACITRETINA

A prescrição da acitretina no tratamento da psoríase, por envolver fatores relacionados ao paciente, à toxicidade do fármaco e a outros fármacos em disponibilidade, merecem reflexões acerca de vários aspectos que envolvam os riscos e os benefícios da terapêutica, tais como:[39]

- Faixa etária do paciente
- Presença de outras patologias associadas à psoríase
- Sexo do paciente
- Uso simultâneo de outros fármacos com toxicidades semelhantes à acitretina
- Relação dose / resposta terapêutica do paciente

- Duração da terapêutica com a acitretina
- Gravidade da psoríase
- Disponibilidade de tratamentos alternativos à acitretina

Agradecimentos

Aos dermatologistas que fazem o ambulatório de psoríase no centro de Dermatologia Dona Libânia: Dra. Aracì Pontes, Dra Clarisse Diógenes, Dra. Maggy Poti, Dr. Paulo Gonçalves; Dr. Renê Diógenes. Ao Prof. Dr. Artur Antônio Duarte, pela cessão de fotos.

O QUE VOCÊ PRECISA SABER DESTE CAPÍTULO

- Os retinoides são compostos análogos da vitamina A.
- Existem três gerações de retinoides sintéticos: os retinoides de primeira geração (tretinoína e isotretinoína), os de segunda geração (etretinato e acitretina) e os retinoides de terceira geração (adapaleno, bexaroteno e tazaroteno).
- Os melhores resultados da acitretina na psoríase são encontrados nas formas pustulosa localizada e generalizada e eritrodérmica.
- A dose é 0,25 a 0,6mg/kg/dia, que é aumentada conforme a resposta terapêutica, que ocorre do terceiro ao sexto mês, e os efeitos adversos.
- A dose se ajusta mais em função da tolerância clínica do que da eficácia terapêutica.
- A estratégia da dose inicial baixa com aumento progressivo resulta em menor incidência e gravidade dos efeitos adversos, com maior aderência dos pacientes ao tratamento.
- Antes de introduzir a acitretina, faz-se necessário, além da avaliação clínica a solicitação dos seguintes exames complementares: hemograma completo com plaquetas; transaminases, fosfatase alcalina e bilirrubinas; colesterol total, HDL, LDL e triglicérides; glicemia; ureia e creatinina; beta-HCG em mulheres na idade fértil; radiologia do estado ósseo, dependendo do caso apresentar intercorrência clínica indicativa de osteopenia e radiologia da idade óssea e mensuração do crescimento em crianças e adolescentes.
- São contraindicações da acitretina, a gestação, mulheres que pretendem engravidar um mês antes, durante ou até 3 anos após a suspensão do fármaco; que não tolerem ou não desejem usar anticoncepcionais; em amamentação; ou que apresentem reações de hipersensibilidade a componentes presentes na cápsula da acitretina (parabenos).

REFERÊNCIAS BIBLIOGRÁFICAS

1. Wolbach SB, Howe PR. Tissue changes following deprivation of fat-soluble A vitamin. J Exp Med. 1925; 42:753-78.
2. Bollag W, Geiger JM. The development of retinoids in dermatology. In: Cunliffe WJ, Miller AJ. Retinoid Therapy. Lancaster: MPT Press; 1983:1-7.
3. Giguere V, Ong, ES, Segui P, et al. Identification of a receptor for the morphogenretinoic acid. Nature. 1987; 330:624-9.
4. Wiegand UW, Chou RC. Pharmacokinects of acitretin and etretinate. J am Acad Dermatol. 1998; 39:25-33.
5. Bouvy ML, Sturkenboom MC, Cornel MC, et al. Acitretin (Neotigason). A review of pharmacokinetics and teratogenicity and hypothesis on metabolic. Pharm Weekbl Sci. 1992 Apr; 14(2):33-7.
6. Bebbis P. (Acitretine) Ann Dermatol Venereol. 2001; 128(6-7):737-47.
7. Baran R. Etretinate therapy. Arch Dermatol. 1984 Aug; 120(8):993.
8. Lohnes D, Dierich A, Ghyselinck N, et al. Retinoid receptors and binding proteins. J Cell Sci Suppl. 1992; 16:69-76.
9. Carretero G, Ribera M, Belinchon I, Carrascosa JM, Puig L, Ferrandiz C, et al. Guidelines for the use of acitretin in psoriasis. Psoriasis Group of the Spanish Academy of Dermatology and Venereology. Actas Dermosifiliogr. 2013; 104(7):598-616.
10. Dogra S, Yadav S. Acitretin in psoriasis: an evolving scenario. Int J Dermatol. 2014; 53(5):525-38.
11. Arechald A, Saurat JH. Management of psoriasis the position of the retinoid drugs. Bio drugs. 2000; 13:327-33.
12. Goldfarb MT, Ellis CN, Gupta AK, et al. Acitretin improves psoriasis in a dose-dependent fashion. J Am Acad Dermatol. 1988; 18:655-62.
13. Chiricozzi A, Panduri S, Dini V, Tonini A, Gualtieri B, Romanelli M. Optimizing acitretin use in patients with plaque psoriasis. Dermatol Ther. 2017;30(2).
14. Lee CS, Koo J. A Review of acitretin, a systemic retinoid for the treatment of psoriasis. Expert Opin Pharmacother. 2005 Aug; 6(10):1725-34.
15. Borghi A, Corazza M, Bertoldi AM, Caroppo F, Virgili A. Low-dose acitretin in treatment of plaque-type psoriasis: descriptive study of efficacy and safety. Acta Derm Venereol. 2015 Mar; 95(3):332-6.
16. Berbis P. Acitretine. Ann Dermatol Venerol. 2001 Jun-Jul; 128 (6-7):737-45.
17. Lowe NL. When systemic retinoids fail to work in psoriasis. In: Saurat JH. Retinoids: 10 years on. Basel: Karger; 1991:341-9.
18. Geiger JM, Czarnetzki BM. Acitretin (Ro 10-1670, etretin): overall evaluation of clinicai studies. Dermatologica. 1988; 176:182-90.
19. Shalom G, Zisman D, Harman-Boehm I, Biterman H, Greenberg-Dotan S, Polishchuk I, et al. Factors associated with drug survival of methotrexate and acitretin in patients with psoriasis. Acta Derm Venereol. 2015; 95(8):973-7.
20. Rim JH, Park JY, Choe YB, et al. The efficacy of calcipotriol + combination therapy of psoriasis: comparison with acitretina monotherapy. Am J Clin Dermatol. 2003; 4(7):507-10.
21. Saurat JH, Geiger JM, Amblard P, et al. Randomized double-blind multicenter study comparing acitretin-PUVA, etretinate-PUVA and placebo-PUVA in the treatment of severe psoriasis. Dermatologica. 1988; 177:218-24.

22. Lebwohl M. Acitretin in combination with UVB ar PUVA. J Am Acad Dermatol. 1999; 41:22-4.
23. Cather JC, Menter A. Combing traditional agents and biologics for the treatment of psoriasis. Semin Cutan Med Surg. 2005 Mar; 24(1):37-45.
24. Smith ER. Riddle C, Menter MA, et al. Combining systemic retinoids with biologic agent for moderate to severe psoriasis. Int J Dermatol. 2008 May; 47(5):514-8.
25. Gisond P, Del Giglio M, Cotena C, et al. Combining etanercept and acitretina in the therapy of chronic plaque psoriasis: a 24-week, randomized, controlled, investigator-blinded pilot trial. Br J Dermatol. 2008 Jun; 158 (6):1345-9.
26. Menter A, Korman NJ, Elments CA, et al. Guidelines of care for the management of psoriasis and psoriatic arthritis: section 4. Guidelines of care for the management and treatment of psoriasis with traditional systemic agents. Journal of the Academy of Dermatology. 2009 Sep; 61(3): 451-85.
27. Gollinick HP, Dummer U. Retinoids. Clin Dermatol. 1997 Sep-Out; 15 (5):799-810.
28. Geiger JM. Efficacy of acitretina in severe psoriasis. Skin Therapy Lett. 2003 Apr-May; 8(4):1-3,7.
29. Vestergaard P, Rejnmark L, Mosekilde L. High-dose treatment with vitamin A analogues and risk of fractures. Arch Dermatol. 2010; 478-82.
30. Halverstam CP, Zeichner J, Lebwohl M. Lack of significant skeletal changes after long-term, low-dose retinoid thera¬py: case report and review of the literature. J Cutan Med Surg. 2006 Nov-Dec; 10(6):291-9.
31. Katz HI, Waalen J, Leach EE. Acitretin in psoriasis: an overview of adverse effects. J Am Acad Derrnatol. 1999 Sep; 41 (3 Pt 2):7-12.
32. Vahluist C, Selinus I, Vessby B. Serum lipid changes during acitretina (etretin) treatment of psosriais and palmoplantar pustulosis. Acta Derm Venereol. 1998; 68(4):300-5.
33. Shalita AR. Lipid and teraogenic effects of retinoids. Journal of the American Academy of Dermatology. 1988 Jul; 19(1 Pt 2):197-8.
34. DiGiovanna JJ, Sollitto RB, Abangan DL, et al. Osteoporosis is a toxic effect of long-term etreti¬nate therapy. Arch Dermatol. 1995 Nov; 131(11):1263-7.
35. McMullen EA, McCarron P, Irvine AD, et al. Association between long-term acitretin therapy and osteoporosis: no evidence of increased risk. Clin Exp Dermatol. 2003 May; 28(3):307-9.
36. Heckel S, Favre R, Weber P, et al. Teratogenic of retinoids. A case and new review of the literature. J. Gynecol Obster Biol Reprod (Paris). 1993; 22(1): 43-7.
37. Lammer EJ, Chen DT, Hoar RM, et al. Retinoic acid embryopathy. N Engl J Med. 1985 Oct; 313(14):837-41.
38. de Die-Smulders CE, Stukenboom MC, Veraart J, et al. Severe limb defects and craniofacial anomalies in a fetus conceived during acitretin trerapy. Teratol. 1993 May-Jun; 15(3):193-202.
39. Orfanos CE, Ehlert R, Gollnick H. The retinoids – a review of their clinical pharmacology and therapeutic use. Drugs. 1987 Oct; 34(4):459-503.

CAPÍTULO 10.3.2

METOTREXATO

Geraldo Magela Magalhães
Sueli Carneiro

INTRODUÇÃO

O metotrexato, ácido 4-amino-10metilfólico, análogo do ácido fólico,[1] é usado em dermatologia para o controle dos casos de psoríase em placas, de moderada a grave. Também tem lugar de destaque nos pacientes com doença pustulosa ou eritrodérmica. Ademais, pode ser usado no tratamento de doenças neoplásicas (em diferentes de doses) e outras doenças inflamatórias como a artrite reumatoide. Há que se fazer uma avaliação clínica e laboratorial cuidadosa do paciente que irá receber o metotrexato. Desta forma, diminui-se o risco de potenciais efeitos colaterias e obtém-se uma eficácia terapêutica adequada.

O antifolato (metotrexato) foi sintetizado na década de 40, sendo testado, inicialmente, no tratamento da leucemia aguda em crianças. A droga foi aprovada pelo FDA, para uso oncológico, em 1953.[2] Em 1951, Gubner descobriu os efeitos do metotrexato na melhora da lesões cutâneas de psoríase.[3] Seu uso clínico remonta a década de 50, tendo sido aprovado pelo FDA no tratamento da psoríase grave, recalcitrante e incapacitante em 1972.[4]

INDICAÇÕES

O metotrexato é indicado para os casos de psoríase moderada a grave (Tabela 1). Outras indicações são: síndrome de Sèzary; pitiríase rubra pilar; pitiríase liquenoide e varioliforme aguda; doença de Reiter; dermatoses bolhosas (pênfigos vulgar e foliáceo, penfigoide bolhoso, porfiria cutânea e epidermólise bolhosa adquirida); colagenoses (lúpus eritematoso, dermatomiosite e esclerodermia), vasculites e dermatoses neutrofílicas (poliarterite nodosa, doença de Kawasaki, vasculite leucocitoclásica, doença de Behçet e pioderma gangrenoso); dermatite atópica. Indicações menos frequentes são: sarcoidose, papulose linfomatoide, micose fungoide, ceratoacantoma; doença de Crohn cutânea; urticária idiopática crônica; síndrome disidrosiforme.[5]

MECANISMO DE AÇÃO

O metotrexato inibe, por competição, a enzima diidrofolato redutase e outras enzimas dependentes do folato. A referida enzima converte o diidrofolato em tetraidrofolato (ácido fólico reduzido). Este último é um cofator da síntese de timidilato e dos nucleotídeos de purina, que, em consequência, fica inibida. A deficiência de timidilato e dos nucleotídeos de purina resulta na diminuição da síntese de DNA e RNA. Também age na inibição, parcialmente reversível, da timidilato sintetase, envolvida na proliferação celular. Ademais, a droga age sobre o metabolismo da adenosina, gerando seu acúmulo. A adenosina é um potente mediador anti-inflamatório.[6]

Acredita-se que o efeito antiproliferativo e imunomodulador do metotrexato seja resultante da inibição da síntese de ácidos nucléicos nos ceratinócitos e células T ativadas,[1] da via Th17 e células T reguladoras,[7] e da angiogênese.[8] Estudos *in vitro* demonstraram que os ceratinócitos se mostram mil vezes mais resistentes aos efeitos citotóxicos do metotrexato que as células linfoides, o que confirma sua propriedade imunossupressora.[6]

Tabela 1
Indicações do metotrexato para psoríase moderada a grave
Psoríase eritrodérmica
Psoríase artropática moderada a grave
Psoríase pustulosa
Psoríase em placas que não responde à fototerapia e retinoides
Psoríase ungueal extensa
Psoríase com grande interferência no trabalho ou no comportamento social

A concentração sérica máxima da droga é atingida em 1 a 2h após ingestão oral, não sendo influenciada pela alimentação. Sua biodisponibilidade varia de 25 a 70%. Após uso parenteral (intramuscular), a concentração sérica máxima é atingida em 30 a 60 minutos.[1] Cerca de metade do metotrexato plasmático encontra-se ligado à proteína. A principal via de eliminação é renal, sendo que a excreção biliar ocorre em grau menor.[6] Tem penetração deficiente na barreira hematoencefálica.

POSOLOGIA

O metotrexato é administrado, por via oral ou parenteral (intramuscular ou subcutâneo), uma vez por semana, no tratamento da psoríase. No uso oral, a administração pode ser em dose única semanal ou divididas em 3 doses a cada 12 horas. O uso fracionado em 3 doses foi sugerido para reduzir a toxicidade e efeitos colaterias,[9] porém não há evidência clara de que este regime seja melhor tolerado.[1] Acredita-se que os resultados clínicos sejam os mesmos. A dose semanal recomendada varia de 7,5 a 20mg (os comprimidos são de 2,5mg) (Figura 1 e 2). O uso parenteral (intramuscular ou subcutâneo) está indicado em pacientes que não toleram a administração oral como, por exemplo, pacientes eritrodérmicos (há redução da absorção gastrointestinal) ou naqueles com dificuldade de aderir ao tratamento[10] ou ainda quando se usa doses maiores que 20mg. Encontra-se disponível em solução injetável de 2ml contendo 50mg da droga (25mg/ml). Deve-se ter atenção especial na prescrição, pois o uso inadequado pelo paciente (por exemplo, uso diário ao invés de semanal) pode aumentar os efeitos adversos. Além disso, o metotrexato pode, em pacientes idosos e com função renal prejudicada, se acumular no organismo. A resposta terapêutica pode demorar semanas para ser atingida.[1,11,12]

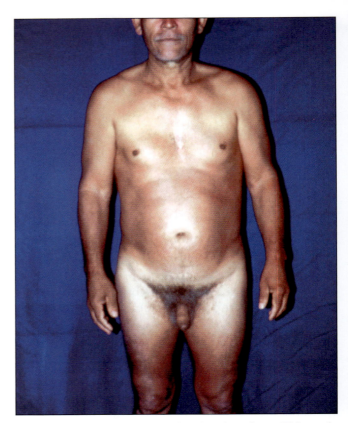

Figura 1 – Regressão das lesões de pele e da artrite periférica após uso de MTX na dose de 17,5mg /semana por 16 semanas (acervo do Serviço de Dermatologia do HUCFF/UFRJ)

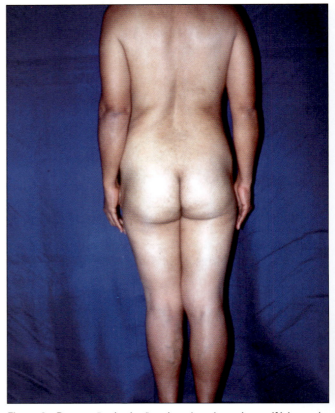

Figura 2 – Regressão das lesões de pele e da artrite periférica após uso de MTX na dose de 17,5mg /semana por 16 semanas (acervo do Serviço de Dermatologia do HUCFF/UFRJ)

Tabela 2
Orientações para o uso de metotrexato[1,4]

Dose inicial = 5 a 10mg/semana; em idosos 2,5mg/semana
Aumento semanal de 2,5 a 5,0mg depedo da resposta e do controle laboratorial (hemograma, contagem de plaquetas e prova de função hepática)
Dose média terapêutica = 10 a 25mg
Dose máxima sugerida = 30mg
Dose em crianças = 0,25mg a 0,75mg/kg/semana
Após o controle da doença, redução de 2,5mg a cada 2-4 semanas, mantendo-se a menor dose eficaz

Otero e cols. avaliando a persistência do tratamento com metotrexato encontraram que esta é de aproximadamente 15%.[13]

Com o objetivo de obter os efeitos terapêuticos do MTX sem os seus inúmeros efeitos adversos, novas formulações tem sido propostas, em veículos para uso tópico.

Parece que o uso de novos transportadores coloidais com maior permeabilidade e diminuição da disponibilidade sistêmica é útil para reduzir os efeitos tóxicos do medicamento.[14]

Dalataubad e cols. trataram 4 pacientes com psoríase ungueal com injeções de metotrexato (0,1 ml de uma solução de 25mg/ml) no leito ungueal a cada três semanas e observaram queda significativa no NAPSI na 15ª semana. Os efeitos adversos foram pigmentação no local da injeção e hemorragia do leito ungueal.[15]

No caso de doenças neoplásicas, a dose recomendada é maior, variando de 20 a 40mg/m² até 100-12.000mg/m² superfície corporal e neste caso, associada a reposição de ácido fólico.[10] (Tabela 2)

A maioria dos autores recomenda a suplementação de ácido fólico em todos os pacientes na dose diária de 1 a 5mg, exceto no dia do uso do metotrexato. Outros orientam o uso somente em caso de desenvolvimento de efeitos adversos gastrointestinais e mielotoxicidade. Alguns estudos mostram redução dos efeitos colaterais hematológicos, gastrointestinais e hepáticos com a suplementação de doses baixas de ácido fólico, sem diminuição da eficácia.[4] Os autores sugerem 5mg uma vez por semana, 12 a 36 horas após a dose do metotrexato.

A avaliação pré-tratamento engloba, história e exame físico detalhados e exames laboratoriais. A Tabela 3 mostra o controle laboratorial sugerido para avaliação pré-tratamento e seguimento do paciente em uso de metotrexato. No pré-tratamento, alterações da função hepática e renal podem ser identificadas pela dosagem das transaminases, da ureia e da creatinina. As sorologias para sífilis, HIV, hepatites B e C devem ser solicitadas, assim como a radiografia do tórax em AP e PE e o teste do PPD. O teste de gravidez deve ser realizado em mulheres com potencial de engravidar. Os pacientes obesos, diabéticos mal controlados ou com história de alcoolismo ou doença hepática prévia devem fazer ultrassonografia abdominal total, elastografia hepática e/ou biopsia hepática.

Tabela 3
Metotrexato e controle laboratorial[1,5,10,16]

Exame laboratorial	Pré-tratamento	Após 1 semana	Quinzenalmente, por 2 meses ou após aumento da dose	A cada 2 ou 3 meses
Hemograma α	x	x	x	x
Enzimas hepáticas β	x		x	x
Ureia e creatinina	x		x	x
Urina rotina	x		x	x
Proteínas totais e frações μ	x		x	x
Glicemia	x		x	x
Clearance da creatinina γ e proteinúria de 24 horas	x			
Teste de gravidez	x			
Sorologias para lues, hepatites, HIV e HTLV-1	x			
Cálcio sérico	x			
Radiografia de tórax	x			
PPD	x			
PIIINP £, se disponível ou elastografia hepática	x		A cada 3 meses	

α leucopenia (< 3.500/uL), neutropenia (< 1.000/uL), plaquetopenia (<100.000/uL) diminuir a dose ou descontinuar a medicação;
β enzimas hepáticas aumentadas duas vezes o valor normal, diminuir a dose ou descontinuar a medicação;
μ em casos selecionados (pacientes com suspeita de hipoalbuminemia e uso de medicamentos com alta ligação à albumina);
γ se *clearance* ≥ 50mL/min, usar dose ideal; *clearance* entre 10 e 50mL/min, usar 50% da dose; se *clearance* <10mL/min, evitar o uso;
£ peptídeo N-terminal do pró-colágeno tipo III

Tabela 4
Contraindicações para o uso de metotrexato[4,10,16]

Absolutas	Gravidez Lactação Cirrose hepática Anemia grave, leucopenia ou trombocitopenia Insuficiência renal Consumo excessivo de álcool Úlceras péptidas ativas Redução significante da função pulmonar
Relativas	Anormalidades da função renal (*clearance* de creatinina < 50mL/min) Anormalidades da função hepática Idade avançada Colite ulcerativa Hepatites ativas ou recorrentes Gastrite Infeções ativas, como tuberculose ou HIV Vacinação recente com vacinas de agentes vivos Uso concomitante de medicamentos hepatotóxicos, como por exemplo, sulfametoxazol-trimetropim Uso concomitante de medicamentos imunossupressores Obesidade Diabete mellitus Malignidade prévia Insuficiência cardíaca congestiva Pacientes não confiáveis Desejo de uma gravidez em curto espaço de tempo

CONTRAINDICAÇÕES

O metotrexato é teratogênico e abortivo, considerado uma droga de categoria X pelo FDA.[4] Pode produzir anormalidades cardíacas, esqueléticas e do sistema nervoso central. Na lactação, a contraindicação é pelo risco de imunossupressão e retardo do crescimento no lactente.[10] Alguns estudos também sugerem que o metotrexato possa produzir oligospermia reversível. Portanto, os pacientes com planos de concepção, tanto homens quanto mulheres, devem descontinuar o uso da medicação, pelo menos, três meses antes da concepção.[4,10,16]

As contraindicações absolutas e relativas estão listadas na Tabela 4.

EFEITOS COLATERAIS

A Tabela 5 resume os principais efeitos colaterais relacionados ao uso do metotrexato. A pancitopenia se desenvolve precocemente enquanto a fibrose hepática e cirrose, em anos. Os efeitos pulmonares são raros, porém graves e, devem ser sempre lembrados nos pacientes que apresentam tosse de início agudo e dispnéia.[4]

A administração de ácido fólico (1 a 5mg por semana) pode reduzir os efeitos colaterais hematológicos, gastrointestinais e hepáticos.[4] Redução da dose, fracionamento da mesma, uso da via IM ou SC e uso de drogas antieméticas podem reduzir efeitos colaterais subjetivos e gastrointestinais.[10]

Tabela 5
Efeitos colaterais do uso de metotrexato[1,4,10,16]

Frequentes	Náuseas, vômitos, dor abdominal, fadiga, dor de cabeça, mal-estar, alopecia, elevação de transaminases, leucopenia, úlceras gastrointestinais
Pouco comuns	Tontura, perda do libido e prejuízo da memória, febre, anorexia, fotossensibilidade, trombocitopenia
Raros	Pancitopenia, urticária, angioedema e vasculite, pneumonites e fibrose pulmonar, nefrotoxicidade, fibrose e cirrose hepáticas, necrose de psoríase em placas e nodulose cutânea reversível avançada, infecções (pneumonia por *Pneumocystis jiroveci*, criptococose, histoplasmose disseminada, herpes zoster disseminado), osteopatia (dor, osteoporose, fraturas por compressão), arritmias cardíacas ventriculares, redução do limiar para convulsão

Com relação à toxicidade hematológica, alguns fatores de risco são citados: idade avançada, função renal reduzida, ausência de reposição de folato, interações medicamentosas, erros no uso da medicação, consumo excessivo de álcool e hipoalbuminemia.[4,16] Acredita-se que a mielossupressão seja rara em pacientes adequadamente monitorados, sem fatores de risco.

Uma consideração especial deve ser feita em relação ao risco de toxicidade hepática. Acredita-se que o risco de fibrose hepática ou cirrose é pequeno se o paciente é avaliado e acompanhado adequadamente. Alguns fatores aumentam o risco de hepatotoxicidade: ingestão prévia ou atual excessiva de álcool, alterações hepáticas enzimáticas persistentes, histórico de doença hepática (incluindo hepatites virais B e C), risco familial de doença hepática, diabete *mellitus*, obesidade, histórico de exposição a drogas ou substâncias químicas hepatotóxicas e hiperlipidemia.[1,16]

Recentemente, sugeriu-se dividir os pacientes em dois grupos: aqueles com fatores de risco para toxicidade hepática e aqueles sem fatores de risco.[16] No segundo grupo, o acompanhamento seria feito através da dosagem de enzimas hepáticas a cada 1 ou três meses sendo indicada a biopsia hepática nos casos com elevação da AST/TGO em 5 de 9 medidas no período de 12 meses. Outra indicação para a biopsia seria a redução de albumina abaixo do valor normal, em pacientes com estado nutricional adequado. Além disso, os mesmos autores orientam que as biopsias hepáticas deveriam ser feitas após 3,5 a 4,0g de dose acumulada de metotrexato nos pacientes sem fatores de risco para hepatotoxicidade. No grupo de pacientes com fatores de risco para hepatotoxicidade, os mesmos autores consideram a possibilidade do uso de outra medicação ou a realização de elastografia hepática ou biopsia hepática somente 2 a 6 meses após o inicio da droga. Ademais, reforçam que nestes pacientes a elastografia hepática ou biopsia hepática deve ser realizada a cada 1,0 a 1,5g de dose acumulada.[11,16]

A Tabela 6 mostra a classificação dos achados histopatológicos nas biopsias hepáticas. No grau I, a recomendação é continuar o tratamento, no grau II, continuar e repetir a elastografia hepática ou a biopsia com 1,5g de dose acumulada, no grau IIIA, repetir a elastografia ou a biopsia em 6 meses e nos graus IIIB e IV, suspender o uso da droga.[10,17]

Atualmente, alguns centros europeus tem adotado para seguimento do risco de fibrose hepática a dosagem sérica do peptídeo N-terminal do pró-colágeno tipo III (PIIINP).[10,18] A recomendação é que quando possível, ele seja dosado antes do início do

Tabela 6
Classificação dos achados histopatológicos nas biopsias de fígado[17]

Graduação	Achados histopatológicos
I	Fígado essencialmente normal
II	Infiltração gordurosa moderada a grave, variabilidade nuclear, expansão do espaço porta, inflamação do espaço porta e necrose
IIIA	Fibrose moderada, septo fibrótico que se estende para dentro dos lóbulos
IIIB	Fibrose moderada a grave
IV	Cirrose

tratamento e, a seguir, a cada 3 meses (Tabela 3). Os pacientes com dosagens normais de PIIINP tem baixo risco de dano hepático e a biopsia hepática deve ficar restrita ao pequeno grupo que apresenta aumentos repetidos do referido marcador.[1,18] A interpretação de valores individuais do PIIINP não é fácil e determinados fatores podem ser responsáveis pelo aumento do mesmo, como fumo e artrite. De acordo com o protocolo de Manchester, as indicações para considerar biopsia hepática são elevação pré-tratamento do PIIINP acima de 8,0 μg L-1, aumento do PIIINP acima do valor normal (1,7 a 4,2 μg L-1) em pelo menos três amostras no período de 12 meses ou elevação do PIIINP acima de 8,0 μg L-1 em dois exames consecutivos. A suspensão do metotrexato é indicada após elevação do PIIINP acima de 10,0 μg L-1 em pelo menos 3 amostras no período de 12 meses.[19-22] A elastografia hepática transitória com fibroscan tem substituído a biopsia hepática na maioria dos casos e tem sido preconizada para avaliação das alterações esteatósicas e fibróticas.[11] No futuro, a cintilografia dinâmica do fígado poderá representar uma boa opção para o diagnóstico de fibrose hepática.[1] Também têm sido estudados a elastografia por ressonância magnética[23] e outros marcadores de fibrose hepática.[24]

Algumas doenças como hepatites, reativação de tuberculose pulmonar e surgimento de linfomas (principalmente tipo B associado ao vírus Epstein Barr) têm sido relatadas em pacientes recebendo metotrexato. Isto é um alerta para que os médicos mantenham-se atentos para o risco de infecção.[4]

Tabela 7
Interações medicamentosas[1,4,10,16]

Interagem com a proteina plasmática ligadora
Barbitúricos, cotrimoxazol, fenitoína, probenicida, anti-inflamatórios não hormonais, sulfonamidas

Diminuem a eliminação renal do metotrexato
Colchicina, ciclosporina A, anti-inflamatórios não hormonais, penicilina, probenicida, salicilatos, sulfonamidas

Aumentam a hepatotoxicidade
Etanol, retinoides, tetraciclinas, leflunomida, azatioprina, estatinas, minociclina

Aumentam o risco de toxicidade de medula óssea e gastrointestinal
Cloranfenicol, cotrimoxazol, agentes citostáticos, etanol, anti-inflamatórios não hormonais, pirimetamina, sulfonamidas

INTERAÇÕES MEDICAMENTOSAS

As principais interações medicamentosas estão listadas Tabela 7.

O metotrexato se liga à albumina sérica. Alguns medicamentos podem dimininuir essa ligação, levando ao aumento do nível sérico do MTX: salicilatos, sulfonamidas, difenilidantoína, antibióticos como penicilina, minociclina, cloranfenicol e trimetropim. Os medicamentos que diminuem a eliminação renal do metotrexato (Tabela 5) também aumentam o seu nível sérico.[4] O dipiridamol e a probenicida aumentam o acúmulo intracelular do metotrexato, enquando o trimetropin, sulfonamidas e dapsona inibem a via metabolica do folato e consequentemente aumentam o risco de pancitopenia.[10]

TERAPIA COMBINADA

O metotrexato pode ser combinado com a fototerapia UVB e PUVA, mas a fototoxicidade e o aumento do risco de aparecimento do câncer de pele deve ser considerado.[25-27] A combinação com ciclosporina é possível, mas há aumento da imunossupressão que não deve ser menosprezado. Os retinoides devem ser evitados pelo risco de hepatotoxicidade.[1,27] Dados observacionais mostram que o uso concomitante de metotrexato com as drogas inibidoras do anti-TNF aumentam a taxa de persistência e retenção das mesmas.[27,28]

O QUE VOCÊ PRECISA SABER DESTE CAPÍTULO

- O metotrexato (MTX) inibe a enzima diidrofolato redutase.
- É indicado para psoríase moderada a grave que não responde a outras terapias.
- A dose varia de 7,5 a 15mg por semana, podendo chegar em situações especiais a 25mg semanais.
- Os pacientes devem ser avaliados clinicamente de forma rigorosa para fatores de risco de toxicidade hepática.
- A elastografia transitória com fibroscan é o exame mais utilizado, no momento, para avaliação da alterações hepáticas decorrentes do tratamento ou das comorbidades do paciente.
- A biopsia hepática está indicada em situações especiais, após o exame de elastografia hepática.
- Não deve ser usado na gravidez e na amamentação. Os pacientes com planos de concepção, tanto homens quanto mulheres, devem descontinuar o uso da medicação, pelo menos, três meses antes da concepção.
- Tem sido usado com eficiência e segurança, em crianças, em uma variedade de doenças reumatológicas e dermatológicas.

REFERÊNCIAS BIBLIOGRÁFICAS

1. Pathirana D, Ormerod A, Saiag P, et al. European S3-guidelines on the systemic treatment of psoriasis vulgaris. J Eur Acad Dermatol Venereol. 2009; 23(S): 21-70.
2. Marques AS. Metotrexato na psoríase. In: Sociedade Brasileira de Dermatologia. Consenso brasileiro de psoríase e guias de tratamento; 2008:61-6.
3. Gubner R. Effect of "aminopterin" on epithelial tissues. Arch Dermatol Syphilol. 1951; 64:688-99.
4. Menter A, Korman CNJ, Elmets CA, et al. Guidelines of care for the management of psoriasis and psoriatic arthritis. J Am Acad Dermatol. 2009; 61:451-85.
5. Bressan AL, Souto RS, Fontenelle E, Gripp AC. Imunossupressores na Dermatologia. An Bras Dermatol. 2010; 85(1):9-22.
6. Kerkhof PCM, Schalkwijk J. Psoriasis. In: Bolognia JL, Jorizzo JL, Rapini RP. Dermatology. London: Mosby Elsevier; 2008:115-35.
7. Guggino G, Giardina A, Ferrante A, et al. The in vitro addition of methotrexate and/or methylprednisolone determines peripheral reduction in Th17 and expansion of conventional Treg and of IL-10 producing Th17 lymphocytes in patients with early rheumatoid arthritis. Rheumatol Int. 2015; 35(1):171-5.
8. Shaker OG, Khairallah M, Rasheed HM, et al. Antiangiogenic effect of methotrexate and PUVA on psoriasis. Cell Biochem Biophys. 2013; 67(2):735-42.

9. Weinstein GD, Frost P. Methotrexate for psoriasis. A new therapeutic schedule. Arch Dermatol. 1971;103:33–8.
10. Nunley RJ, Wolverton S, Darst M. Systemic drugs. In: Bolognia JL, Jorizzo JL, Rapini RP. Dermatology. London: Mosby Elsevier; 2008:2005-20.
11. Montaudié H, Sbidian E, Paul C, et al. Methotrexate in psoriasis: a systematic review of treatment modalities, incidence, risk factors and monitoring of liver toxicity. J Eur Acad Dermatol Venereol. 2011; 25(Suppl 2):12-8.
12. Mazaud C, Fardet L. Relative risk of and determinants for adverse events of methotrexate prescribed at a low dose: a systematic review and meta-analysis of randomized, placebo-controlled trials. Br J Dermatol. 2017 Feb 9. doi: 10.1111/bjd.15377. [Epub ahead of print]
13. Otero ME, van den Reek JM, Seyger MM, van de Kerkhof PC, Kievit W, de Jong EM. Determinants for drug survival of methotrexate in patients with psoriasis, split according to different reasons for discontinuation: results of the prospective MTX-CAPTURE. Br J Dermatol. 2017 Jan 12. doi: 10.1111/bjd.15305. [Epub ahead of print]
14. Rajitha P, Biswas R, Sabitha M, Jayakumar R. Methotrexate in the treatment of psoriasis and rheumatoid arthritis: Mechanistic insights, current issues and novel delivery approaches. Curr Pharm Des. 2017 May 31. doi: 10.2174/1381612823666170601105439. [Epub ahead of print]
15. Daulatabad D, Grover C, Singal A.Role of nail bed methotrexate injections in isolated nail psoriasis: conventional drug via an unconventional route. Clin Exp Dermatol. 2017 Apr 10. doi: 10.1111/ced.13087. [Epub ahead of print]
16. Kalb RE, Strober B, Weinstein G, Lebwohl M. Methotrexate and psoriasis: 2009 National Psoriasis Foundation consensus conference. J Am Acad Dermatol. 2009; 60:824-37.
17. Roenigk H, Auerbach R, Maibach HI, et al. Metotrexato in psoriasis: revised guidelines. J Am Acad Dermatol. 1988; 19:145-56.
18. van den Reek JM, Menting SP, Janssen WW, et al. PIIINP measurements for the detection of liver fibrosis in methotrexate treated psoriasis patients: Daily practice use and clinical implications. Br J Dermatol. 2017 Jan 23. doi: 10.1111/bjd.15313. [Epub ahead of print]
19. Driessen RJB, Van de Kerkhof PCM, de Jong EMGJ. Daily practice assessment of liver injury in patients with psoriasis on methotrexate. Br J Dermatol. 2010; 162:208-34.
20. Chalmers RJ, Kirby B, Smith A, et al. Replacement of routine liver biopsy by procollagen III aminopeptide for monitoring patients with psoriasis receiving long-term methotrexate: a multicentre audit and health economic analysis. Br J Dermatol. 2005; 152:444-50.
21. Maurice PD, Maddox AJ, Green CA, et al. Monitoring patients on methotrexate: hepatic fibrosis not seen in patients with normal serum assays of aminoterminal peptide of type III procollagen. Br J Dermatol. 2005; 152:451-8.
22. Zachariae H, Heickendorff L, Sogaard H. The value of amino-terminal propeptide of type III procollagen in routine screening for methotrexate-induced liver fibrosis: a 10-year follow-up. Br J Dermatol. 2001; 144:100-3.
23. Sagir A, Erhardt A, Schmitt M, Haussinger D. Transient elastography is unreliable for detection of cirrhosis in patients with acute liver damage. Hepatology. 2008; 47:592-5.
24. Guha IN, Parkes J, Roderick P, et al. Noninvasive markers of fibrosis in nonalcoholic fatty liver disease: validating the European liver fibrosis panel and exploring simple markers. Hepatology. 2008; 47:455-60.
25. Morison WL, Momtaz K, Parrish JA, et al. Combined methotrexate-PUVA therapy in the treatment of psoriasis. J Am Acad Dermatol. 1982; 6:46-51.
26. Paul BS, Momtaz K, Stern RS, et al. Combined methotrexate – ultraviolet B therapy in the treatment of psoriasis. J Am Acad Dermatol. 1982; 7:758-62.
27. Jensen P, Skov L, Zachariae C. Systemic combination treatment for psoriasis: a review. Acta Derm Venereol. 2010; 90:341-9.
28. Marchesoni A, Lubrano E, Cauli A, Ricci M, Manara M. Psoriatic disease: update on traditional disease-modifying antirheumatic drugs. J Rheumatol Suppl. 2015; 93:61-4.

CAPÍTULO 10.3.3
CICLOSPORINA

Eduardo Henrique Jorge Lago
Sueli Carneiro

INTRODUÇÃO

Muitos avanços têm ocorrido quanto ao tratamento da psoríase, valorizando-se cada vez mais substâncias que tenham efeito direto sobre os linfócitos T, sobre as citocinas por eles produzidas ou liberadas, ou sobre as células apresentadoras de antígeno.

A ciclosporina é droga imunossupressora que inibe linfócitos T, além de ter ação em outras células e citocinas, mostrando-se bastante efetiva no tratamento da psoríase.

CICLOSPORINA

A ciclosporina é um potente agente imunossupressor efetivo no tratamento da psoríase e da artrite psoriásica em adultos e em crianças.[1-3] Trata-se de um polipeptídio cíclico, composto por 11 aminoácidos e derivado dos fungos *Cylindrocarpon lucidum* e *Tolypocladium inflatum*.[4] (Figura 1)

A primeira citação de resolução de lesões de psoríase com ciclosporina foi feita em 1979, por Mueller & Herrmann, quando a medicação foi utilizada em quatro pacientes com diagnóstico de artrite reumatoide.[5]

A ciclosporina foi a primeira droga imunossupressora a atuar seletivamente sobre as células T. Forma um complexo com a ciclofilina e inibe a atividade da calcineurina fosfatase, uma serina-threonina phosphatase, calcio/calmodulina-dependente. Como resultado, a fosfatase calcineurina não é capaz de fosforilar o fator de transcrição nuclear de ativação de células T (NFAT). O NFAT requer fosforilação antes do transporte para o núcleo para a transcrição dos genes que codificam interleucina-2 (IL-2), uma citocina que é necessária para ativação plena da célula T. Consequentemente, a ciclosporina esgota os linfócitos e macrófagos da epiderme e da derme (Figura 2).[6] Com a redução da produção de IL-2 ocorre um declínio não só nas células CD4+ como também das CD8+ (Tabela 1).[6,7]

Finzi e cols., em 1989, trataram pacientes com psoríase durante 4 semanas com ciclosporina e encontraram diminuição significativa de linfócitos T na

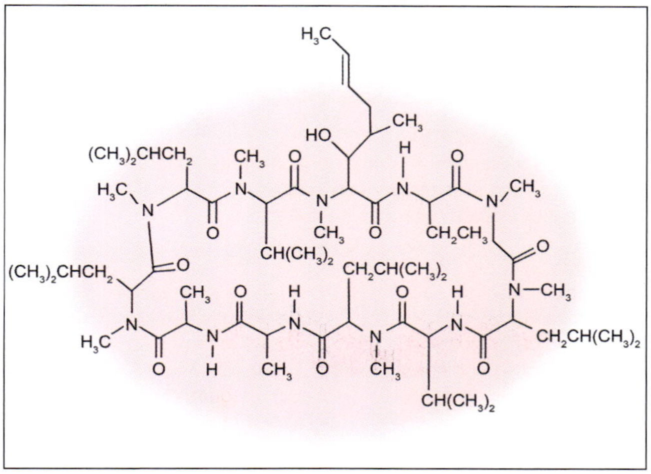

Figura 1 – Formula estrutural da ciclosporina: C62H111N11O12 Mol

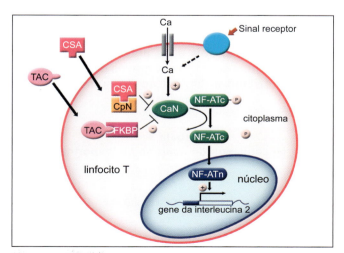

Figura 2 – Mecanismos de ação (CSA = ciclosporina; TAC = tacrolimus; FKBP = proteína de ligação; CpN = ciclofilina; CaN = calcineurina; NF-ATc = fator nuclear de ativação das células T (citoplasma); NF-ATn = fator nuclear de ativação das células T (núcleo); Ca = cálcio; P = fósforo)

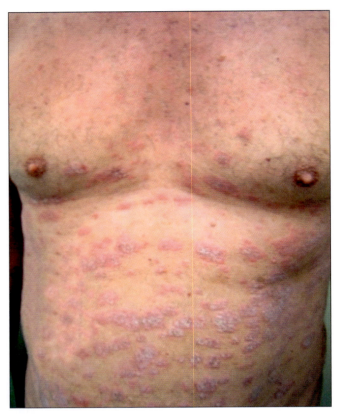

Figura 3 – Psoríase generalizada, com placas eritemato-escamosas na região anterior do tórax e abdômen

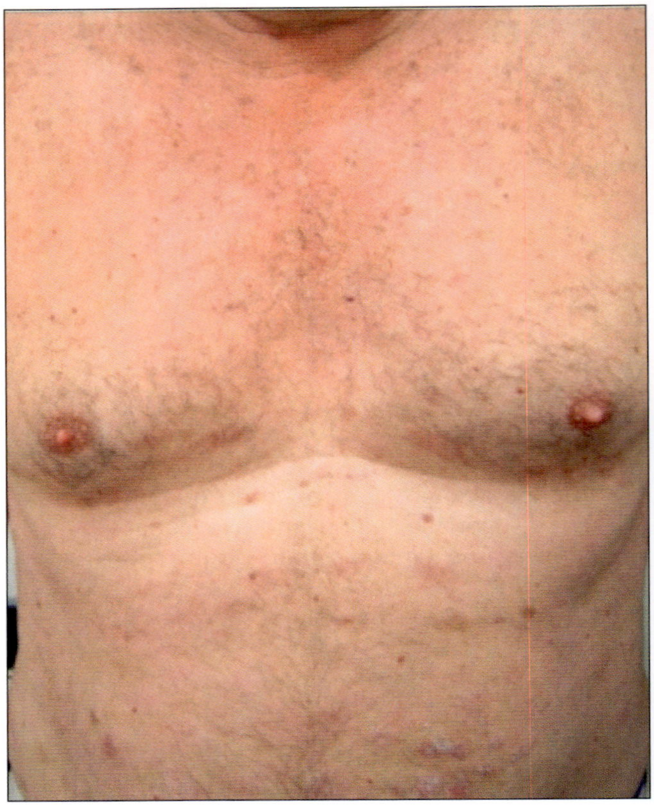

Figura 4 – Paciente da Figura 2 após tratamento de 8 semanas, apresentando grande melhora clínica

epiderme e na derme, com redução maior de células T auxiliares do que de células T supressoras.[8] Os autores demonstraram que as células de Langerhans intraepidérmicas CD1+ e DR+ voltaram à normalidade com aumento do número das primeiras e diminuindo da quantidade das últimas. A expressão antigênica também se normalizou. O padrão dessas células está invertido na maioria dos pacientes com psoríase, que apresenta maior quantidade de células HLA-DR+ do que CD1+. A ciclosporina não tem efeito direto na proliferação de ceratinócitos.[9]

Baker e cols, dois anos antes, em 1987, estudando pacientes com formas graves de psoríase, relataram substancial diminuição do número total de células T CD4+ e CD8+ de forma indireta devido à inibição da produção de IL-2 ou por efeito direto da ciclosporina no recrutamento de células efetoras (ou ambos) após 12 semanas de tratamento. O efeito sobre as células dendríticas da epiderme parece ser seletivo, diminuindo células dendríticas DR+6-, mas não reduzindo as células DR+6+. As células DR+6- podem ser células de Langerhans imaturas, recrutadas como parte do processo imunológico que ocorre na psoríase.[10]

Tabela 1
Mecanismos de ação da ciclosporina

↓ IL-2, IL-17

↓ Receptores de IL-2, IL-17 e NF-kappaB

↓ céls T CD4+ e T CD8+

Outros:
inibição da liberação de histamina pelos mastócitos,
inibição de moléculas de adesão,
efeito inibitório nas céls de Langerhans e dendríticas

Tabela 2
Indicações da ciclosporina

Aprovadas pelo FDA
Psoríase (recalcitrante grave, incapacitante, extensa, refratária a outras terapias sistêmicas)
Dermatite atópica (crianças e adultos)

Outras
Liquen plano — Granuloma anular
Pênfigo vulgar — Doença de Behçet
Penfigoide bolhoso — Lupus eritematoso
Epidermólise bolhosa adquirida — Esclerodermia
Pioderma gangrenoso — Dermatomiosite
Alopecia Areata — Urticária crônica
Hidradenite supurativa — Púrpura pigmentar crônica
Fotodermatoses
Doença enxerto versus hospedeiro

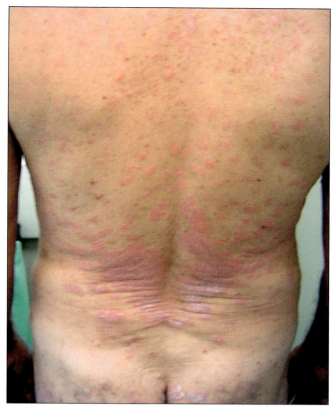

Figura 5 – Psoríase generalizada, com placas simétricas, eritemato-escamosas no dorso, anti-braços e região glútea

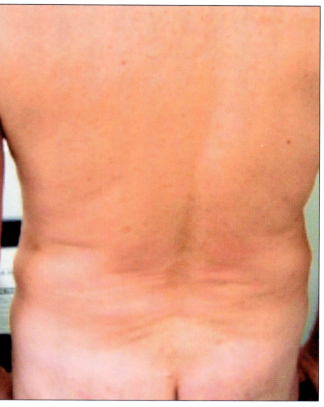

Figura 6 – Mesmo paciente da Figura 4, com redução da extensão e da gravidade das lesões, após 8 semanas de tratamento

A biodisponibilidade da ciclosporina é aproximadamente 30%. A ciclosporina é bem distribuída logo após sua absorção, como resultado de sua lipoafinidade. É metabolizada pelo citocromo P-450 III-A no fígado. Foram identificados 25 metabólitos, porém com atividade biológica e toxicidade menores em relação ao composto principal. Este último e seus metabólitos são excretados pela bile, e apenas 6% deles são eliminados pela urina. A meia-vida do composto principal é de aproximadamente oito horas.[11]

A ciclosporina, embora seja extremamente efetiva em todas as formas de psoríase, assim como em várias outras doenças (Tabela 2), é muito pouco utilizada pelos dermatologistas devido às contraindicações (Tabela 3), aos efeitos adversos (Tabela 4) e a falta de experiência com a substância.[12] Os efeitos adversos são proporcionais à dose administrada, devendo-se sempre utilizar a menor dose possível. O mais importante deles é a nefrotoxicidade.[13]

O paciente em uso de ciclosporina deve ser monitorado quinzenalmente até estabilização clínica e laboratorial e, em seguida, uma vez por mês. Antes de iniciar a terapia é necessário aferir a pressão arterial; obter duas medidas da creatinina sérica, desde que a diferença entre elas seja de até 10%, caso contrário novas medidas precisam ser obtidas até que se consiga uma média estável; dosar coles-

Tabela 3
Contraindicações da ciclosporina

Absolutas
Disfunção renal grave
HAS descontrolada
Neoplasias (linfoma cutâneo de células T)

Relativas
Idade < 18 anos, > 64 anos
HAS controlada
Uso de drogas que interagem
Infecção ativa ou imunodeficiência
Fototerapia, metotrexato e outros imunodepressores
Gravidez (categoria C) e lactação

Tabela 4
Efeitos adversos da ciclosporina

Disfunção renal
Hipertensão
Tremores, cefaléia, parestesias
Hipertricose, hiperplasia gengival
Náuseas, desconforto abdominal, diarreia
Mialgia, artralgia
Hipercalemia, hiperuricemia (gota), hipomagnesemia,
Hiperlipidemia
↑ Risco de CEC e linfomas (duração e doses maiores)

Tabela 5
Interações medicamentosas

↑ Níveis séricos da ciclosporina
- Diltiazem
- Macrolídeos, quinolonas e cefalosporinas
- Azólicos
- Amiodarona
- Inibidores de proteases
- Cimetidina
- Fluoxetina e sertralina
- Corticoide
- Diuréticos
- Alopurinol

↓ Níveis séricos da ciclosporina
- Rifampicina
- Carbamazepina
- Fenobarbital
- Fenitoína
- Ácido valproico
- Griseofulvina
- Efavirenz
- Bexaroteno

Potencializam a toxicidade renal
- Aminoglicosídeos
- TMP / SMZ
- Vancomicina
- Anfotericina B
- AINES

Outras interações
- Diminui excreção de digoxina, lovastatina e prednisolona
- Aumento do risco de hipercalemia quando associada a IECA e diuréticos poupadores de potássio

terol, triglicerídeos, eletrólitos, ureia, magnésio, enzimas hepáticas e ácido úrico. A cada consulta, devem ser avaliados a pressão arterial e os resultados dos exames laboratoriais. Se a creatinina sérica apresentar aumento de 30%, a dose do medicamento deve ser reduzida.[13]

As reações adversas principais são disfunção renal, hipertensão arterial, hirsutismo, tremor, hiperplasia gengival, dor musculoesquelética, parestesia, anemia hemolítica microangiopática, trombocitopenia, cefaléia, cãibras nas pernas, vertigens, dor abdominal, diarreia, dispepsia, hipercalemia, hipomagnesemia, hiperuricemia, hipoglicemia, bilirrubinemia, leucopenia, hiperlipidemia.[13] (Tabela 4)

A European League Against Rheumatism (EULAR) baseada na revisão sistemática da literatura e nos dados obtidos após vários registros de exposição inadvertida durante a gravidez, estabeleceu critérios de compatibilidade das drogas antirreumáticas durante a gravidez e a lactação. O nível de concordância entre os *experts* foi estabelecido pelo questionário Delphi. Compatibilidade com gravidez e lactação foi encontrada para antimaláricos, sulfasalazina, azatioprina, ciclosporina, tacrolimus, colchicina, imunuglobulina endovenosa e glicocorticoides.[14]

A ciclosporina é observada no leite materno, no entanto não é detectável no sangue do lactante.[15]

A ciclosporina é metabolizada pelo sistema do citocromo P-450 III-A, e as drogas que inibem ou induzem esse sistema podem afetar os seus níveis séricos e potencializar a disfunção renal.[7]

As drogas que diminuem a concentração sérica da ciclosporina são: nafcilina, rifampicina, carbamazepina, fenobarbital, fenitoína, octreotide, ticlopidine, orlistate; e as que a aumentam são: alopurinol, amiodarona, bromocriptina, colchicina, metoclopramide, danazol, eritromicina, claritromicina, fluconazol, itraconazol, cetoconazol, metilprednisolona (altas doses), diltiazem, nicardipina e verapamil. As drogas que podem exacerbar a disfunção renal são: gentamicina, tobramicina, vancomicina, trimetoprim com sulfametoxazol, azapropazone, diclofenaco, colchicina, naproxene, sulindac, cimetidina, ranitidina, anfotericina B, cetoconazol, melfalan, tacrolimus.[7] (Tabela 5)

Estudo sobre a segurança do uso da ciclosporina em baixas doses, por longo período, mostrou que os efeitos tóxicos aumentam com a idade do paciente, com a preexistência de hipertensão e com níveis séricos elevados de creatinina.[1] A ciclosporina não deve ser utilizada como monoterapia de longa duração.[1]

Alguns autores sugeriram que o uso de forma intermitente garantiria segurança relativa até mesmo em tratamento de longa duração.[16] O uso de ciclosporina na psoríase por períodos curtos é efetivo nas formas de moderada a grave de psoríase.[1,16] A ciclosporina na dose de 3mg/kg/dia mantem em supressão, de forma segura 58% dos pacientes por um período de seis meses após a regressão das lesões.[17]

A ciclosporina oftálmica é uma emulsão a 0,05% que se constitui numa opção para o tratamento da conjuntivite e da psoríase palpebral e é usada na dose de uma gota duas vezes ao dia.[18]

A experiência dos autores com ciclosporina mostra que a droga é eficaz e segura no tratamento da psoríase quando utilizada em baixas doses (3mg/kg), observando-se redução significativa do PASI e do número dos dendrócitos dérmicos e melhora no padrão de expressão das citoceratinas 10 e 14 após oito semanas de tratamento. Nesse estudo com 30 pacientes com psoríase houve melhora de outros parâmetros clínicos (Figuras 3 a 6). A artrite, presente em 12 pacientes antes do tratamento, desapareceu em sete pacientes e melhorou em cinco, enquanto o prurido melhorou ou desapareceu nos pacientes que o manifestavam. A ausência de queixas clínicas e de alterações significativas nos exames laboratoriais no período do tratamento, oito semanas, 3mg/

Tabela 6
Ciclosporina e psoríase

Efetiva em todas as formas de psoríase

Rápido início de ação

Esquemas de uso
  Moderada a grave:
    início 2,5 – 3 mg/Kg/dia, ÷ 2 doses
    ↑0,5 a 1,0 mg/kg/dia a cada 2 semanas
  Grave:
    5mg/Kg/dia, ÷ 2 doses
    ↓0,5 a 1,0 mg/Kg/dia a cada semana, até dose mínima efetiva

Em obesos: dose pelo peso ideal

Suspender se não houver resposta em 6 semanas

Tabela 7
Avaliação inicial

Anamnese (uso de medicações, infecções ativas)
Exame físico e dermatológico
2 aferições de PA
2 dosagens de creatinina sérica (≠ até 10%)
Colesterol, triglicerídeos
Eletrólitos (potássio, magnésio, etc.)
Ureia
Função hepática
Ácido úrico

kg/dia, demonstrou a relativa segurança no uso da medicação.[19]

Rotina para o uso da ciclosporina da psoríase no ambulatório de Dermatologia do Hospital Universitário Clementino Fraga Filho

Devem ser tratados com ciclosporina, os pacientes com psoríase generalizada, de intensidade variando de moderada a grave, refratários a outros tratamentos, com idade igual ou superior a 18 anos. (Tabela 6)

Não podem ser tratados com a ciclosporina aqueles que apresentem doença renal, hipertensão arterial mal controlada, infecções graves, malignidade interna, imunodeficiência, gota, doença hepática, e uso de drogas nefrotóxicas concomitantes.

Antes de iniciar a terapia é necessário aferir a pressão arterial; obter-se duas medidas da creatinina sérica, desde que a diferença entre elas seja de até 10%, caso contrário novas medidas precisam ser obtidas até que se consiga uma média estável; dosar colesterol, triglicerídeos, eletrólitos, ureia, magnésio, enzimas de função hepática e ácido úrico. A cada consulta deve ser aferida a pressão arterial e avaliados os exames laboratoriais. Se a creatinina sérica apresentar aumento de 30%, a dose do medicamento deve ser reduzida. (Tabelas 6 e 7)

O paciente deve ser monitorado quinzenalmente até estabilização clínica e laboratorial e, em seguida, mensalmente. (Tabela 8)

Deve-se evitar o uso de medicamentos que possam alterar a concentração sérica da ciclosporina. (Tabela 5)

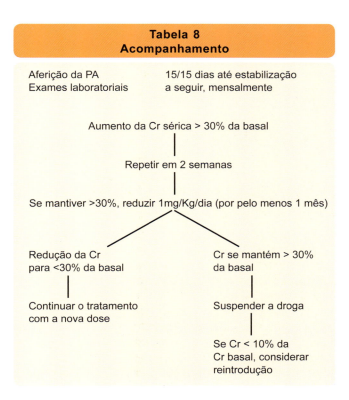

Tabela 8
Acompanhamento

Aferição da PA / Exames laboratoriais — 15/15 dias até estabilização a seguir, mensalmente

Aumento da Cr sérica > 30% da basal
↓
Repetir em 2 semanas
↓
Se mantiver >30%, reduzir 1mg/Kg/dia (por pelo menos 1 mês)

Redução da Cr para <30% da basal → Continuar o tratamento com a nova dose

Cr se mantém > 30% da basal → Suspender a droga
Se Cr < 10% da Cr basal, considerar reintrodução

O QUE VOCÊ PRECISA SABER DESTE CAPÍTULO

- A ciclosporina é um potente agente imunossupressor efetivo no tratamento da psoríase. É um polipeptídio cíclico, composto por 11 aminoácidos, derivado do fungo *Cylindrocarpon lucidum* e *Tolypocladium inflatum*.
- Induz imunossupressão por inibir a primeira fase da ativação das células T.
- Liga-se a uma imunofilina denominada ciclofilina, formando um complexo que inibe a enzima calcineurina.
- Os efeitos adversos são proporcionais à dose administrada, devendo-se sempre utilizar a menor dose possível.
- O mais importante deles é a nefrotoxicidade.
- O paciente deve ser monitorado quinzenalmente até estabilização clínica e laboratorial e, em seguida, uma vez por mês.

REFERÊNCIAS BIBLIOGRÁFICAS

1. Colombo MD, Cassano N, Bellia G, Vena GA. Cyclosporine regimens in plaque psoriasis: an overview with special emphasis on dose, duration, and old and new treatment approaches. ScientificWorldJournal. 2013 Jul; 2013:805705.
2. Soriano A, Pipitone N, Salvarani C. Cyclosporine in psoriatic arthropathy. Clin Exp Rheumatol. 2015; 33(5 Suppl 93):S101-3.
3. Dogra S, Mahajan R Narang T, Handa S. Systemic cyclosporine treatment in severe childhood psoriasis: A retrospective chart review . J Dermatolog Treat. 2017 Feb; 28(1):18-20.
4. Soleymani T, Vassantachart JM, Wu JJ. Comparison of guidelines for the use of cyclosporine for psoriasis: a critical appraisal and comprehensive review. J Drugs Dermatol. 2016; 15(3):293-301.
5. Mueller W, Herrmann B. Cyclosporine A for psoriasis. N Engl J Med. 1979; 301:555.
6. Marchese ML, Eimer L, Stringa O. Ciclosporina y su uso en dermatología. Arch Argent Dermatol. 2014; 64 (3):89-97.
7. Ryan C, Amor KT, Menter A. The use of cyclosporine in dermatology. J Am Acad Dermatol. 2010 Dec; 63(6):949-72.
8. Finzi AF, Mozzanica N, Cattaneo A, et al. Effectiveness of cyclosporine treatment in severe psoriasis: A clinica and immunologic study. J Am Acad Dermatol. 1989; 21:91-7.
9. Kelly GE, Sheil AGR, Wass J, et al. Effects of ultraviolet radiation and immunosuppresive therapy on mouse epidermal cell kinetics. Brit J Dermatol. 1986; 114:187.
10. Baker BS, Griffiths CEM, Lambert S, et al. The effects os cyclosporin A on T lymphocyte and dendritic cell sub-populationa in psoriasis. Br J Dermatol. 1987; 116:503-10.
11. Koo JYM, Lee CS, Maloney JE. Cyclosporine and related drugs. In: Wolverton SE. Comprehensive Dermatologic Drug Therapy. Indianapolis: Saunders; 2001:205-29.
12. Lebwohl M, Ali S. Treatment of psoriasis. Part 2. Systemic therapies. J Am Acad Dermatol. 2001; 45:649-61.
13. Lebwohl M, Ellis C, Gottlieb A, et al. Cyclosporine consensus conference: With emphasis on the treatment of psoriasis. J Am Acad Dermatol. 1998; 39:464-75.
14. Götestam Skorpen C, Hoeltzenbein M, Tincani A, et al. The EULAR points to consider for use of antirheumatic drugs before pregnancy, and during pregnancy and lactation. Ann Rheum Dis. 2016; 75(5):795-810.
15. Mazzuoccolo LD, Andrada R, Pellerano G, Neglia V, Abeldaño A. Levels of cyclosporine in breast milk and passage into the circulation of the infant of a mother with psoriasis. Int J Dermatol. 2014; 53(3):355-6.
16. Ho VCY, Griffiths CEM, Berth-Jones J. Intermittent short courses of cyclosporine microemulsion for the long-term management of psoriasis: A 2-year cohort study. J Am Acad Dermatol. 2001; 44:643-51.
17. Shupack J, Abel E, Bauer E, et al. Cyclosporine as maintenance therapy in patients with severe psoriasis. J Am Acad Dermatol. 1997; 36:423-32.
18. Habeshian KA, Levitt JO. Ophthalmic cyclosporine for the treatment of psoriatic conjunctivitis. J Am Acad Dermatol. 2014; 71(2):e43-4.
19. Lago E, Carneiro S, Cuzzi T, Magalhães G, Cássia F, Pessanha F, Ramos-e-Silva M. Clinical and immunohistochemical assessment of the effect of cyclosporin in keratinocytes and dermal dendrocytes in psoriasis. J Cutan Pathol. 2007; 34(1):15-21.

CAPÍTULO 10.3.4

BIOLÓGICOS

Cláudia Camargo

INTRODUÇÃO

Os biológicos ou imunobiológicos (IB) são uma opção para tratamento da psoríase e artrite psoriásica já comprovados por diversos estudos e na prática clínica. Tem demonstrado bons resultados a curto e médio prazos além de perfil de segurança adequado.

Podem ser associados a medicamentos tópicos bem como à terapia sistêmica convencional.

Pela grande importância dos IB no tratamento atual da psoríase, serão discutidos, a seguir, seus mecanismos de ação, indicações, principais eventos adversos, monitoramento, situações especiais como tuberculose, hepatites e gravidez, além das perspectivas futuras.

Relatos da aprovação do primeiro IB para psoríase em placas constam de 2003 quando o alefacepte, que interfere com a função das células T, teve seu uso liberado nos Estados Unidos pelo FDA (*Food and Drug Administration*).[1]

No mesmo ano, o efalizumabe, com mecanismo de ação semelhante ao alefacepte, teve sua liberação aprovada. Em seguida houve aprovação dos bloqueadores de fator de necrose tumoral alfa (TNF-α) – etanercepte (proteína de fusão) em 2003, infliximabe (anticorpo quimérico) em 2006 e adalimumabe (anticorpo humanizado) em 2008, tanto pelo FDA quanto pelo *European Medicines Agency* (EMEA).[2,3]

Por conta de efeitos adversos observados pelo uso efalizumabe, o mesmo foi descontinuado em 2009.[2]

O ustequinumabe (anticorpo monoclonal com alta afinidade e especificidade à subunidade proteína p40 das interleucinas IL-12 e IL-23) foi disponibilizado em 2009,[2] e também o golimumabe, sendo este com indicação exclusiva para artrite psoriásica.[4] Já em 2013, o anti TNF certolizumabe pegol também obteve sua aprovação.[5]

Em 2014, entrou em uso nos EUA o inibidor de fosfodiesterase 4 (apremilaste), o primeiro DMARD sintético de pequenas moléculas, alvo específico, para administração oral.[6]

O primeiro anticorpo contra IL-17 (secuquinumabe) para tratamento de psoríase e artrite psoriásica obteve sua aprovação em 2015, seguido pelo ixequinumabe e brodalumabe em 2016, ano em que se abriram novos horizontes para o tratamento das doenças imune-inflamatórias com a aprovação do primeiro biossimilar pelo FDA (Remsima).[7,8]

Em 2017, surge o guselkumabe, anticorpo monoclonal dirigido contra a subunidade p19 da IL-23. Muitos estudos continuam em andamento para autorização de novos medicamentos para o tratamento da doença.[9]

CLASSIFICAÇÃO

Os medicamentos biológicos são proteínas produzidas *in vitro* através de DNA recombinante. São desenvolvidas para mimetizar ou inibir as ações de proteínas que já existem no organismo. O agente biológico mais conhecido pelos médicos é a insulina, já usada há três décadas. Os agentes biológicos usados na dermatologia apresentam tamanho molecular relativamente grande sendo, por isso, administrados por via parenteral (subcutânea, intramuscular ou intravenosa).[10] O apremilaste é administrado por via oral. Não é um biológico, mas foi incluído neste capítulo por fazer parte dos novos e promissores tratamentos das doenças imune-inflamatórias, das quais a doença psoriásica faz parte.[6]

O tratamento com IB é baseado no conhecimento da imunopatogenia da psoríase, com identificação dos alvos terapêuticos. Existem quatro estratégias principais:[5-7]

ESTRATÉGIA I OU DIMINUIÇÃO DO NÚMERO DE CÉLULA T EFETORA

Pode alterar o numero de células T patogênicas na periferia, na pele ou em ambas. A medicação pode se ligar a um receptor na superfície da célula T, induzindo apoptose na célula alvo. O alefacepte é uma proteína de fusão de LFA-3 humano com a porção Fc de IgG1 humana que se liga ao CD2 de superfície de linfócito T, fazendo células acessórias induzirem apoptose.

ESTRATÉGIA II OU INIBIÇÃO DA INTERAÇÃO CÉLULA-CÉLULA

O bloqueio das interações específicas célula a célula pode inibir a ativação das células T ou sua migração para pele. O efalizumabe é um anticorpo (AB) monoclonal humanizado que se liga ao antígeno-1 associado à função dos leucócitos (LFA-1) das células T humanas, bloqueando a interação com ICAM, podendo bloquear tanto a ativação quanto a migração dos linfócitos T.

ESTRATÉGIA III OU DESVIO NO SISTEMA IMUNE

Ocorre quando são dadas doses fisiológicas ou ainda maiores de proteínas de ocorrência natural para alterar o perfil das citocinas produzidas pelas células T. Com relação à psoríase, o tratamento com citocinas do perfil linfócito T helper 2 (Th2) pode inibir a proliferação de células do tipo Th1 e suas citocinas.

ESTRATÉGIA IV OU INATIVAÇÃO DE CITOCINAS

Pode ser feita através de AB monoclonais ou de receptores já existentes (proteínas de fusão) que atuarão nas citocinas que já foram produzidas. Etanercepte, infliximabe, adalimumabe, certolizumabe e golimumabe são agentes que bloqueiam a ação dos TNF-α que é uma citocina que exerce papel relevante na imunopatogênese da psoríase.

Para que os agentes IB interajam com o seu alvo e exerçam sua função, com poucos efeitos adversos, eles devem possuir as seguintes características: ligar-se especificamente ao alvo de forma eficiente e duradoura sem interagir com outras proteínas e sem induzir resposta imune contra si própria.

Ausência de interações medicamentosas representam outro expressivo diferencial dessa nova classe de drogas.

NOMENCLATURA

A nomenclatura dos IB se baseia na utilização de sufixos que identificam sua natureza (Tabela 1).

Os AB monoclonais podem ser quiméricos, humanizados ou humanos. Os primeiros são obtidos combinando a parte variável de uma imunoglobulina provinda de rato com a parte constante (Fc) de ori-

gem humana. Os humanizados são gerados através da substituição de aminoácidos por sequências de AB monoclonais murinos na fração variável. Por últimos os humanos que são feitos por engenharia genética de onde se obtém sequencias específicas de AB humanos em cobaias.

As proteínas da fusão são o resultado da porção Fc de uma IgG humana com o domínio extracelular de um receptor de superfície com atividade imune. Essa molécula, assim constituída, se liga a receptores celulares, bloqueando a ligação da molécula verdadeira participante da resposta normal ou se liga a citocinas como o TNF-α circulante ou linfotoxina alfa e TNF de membrana celular.

Um fator importante a ser lembrado e que será discutido mais adiante é que quanto mais longe da similaridade com humano e mais próximo com o murino, maior a chance de imunogenicidade.[7] (Figura 1)

PRINCIPAIS IB USADOS NA PSORÍASE E NA ARTRITE PSORIÁSICA

Um resumo das principais drogas aprovadas pelo FDA e atualmente disponíveis para tratamento da psoríase e/ou artrite psoriásica. Suas características, doses, principais efeitos adversos e algumas particularidades estão resumidas na Tabela 2.

INDICAÇÕES

Para o tratamento da psoríase, as indicações estão bem delineadas em vários consensos. Não havendo, portanto, variações significativas entre o Consenso Brasileiro e de outros países:[7]

- Psoríase cutânea moderada a grave na qual não há resposta ou existe contraindicação a fototerapia (pelo menos 20 sessões) / metotrexato em

Tabela 1
Nomenclatura dos biológicos

Nomenclatura	Sufixos
ab	Antibody
abe	Anticorpo (AB)
mabe	AB monoclonal
ximabe	AB monoclonal quimérico
zumabe	AB monoclonal humanizado
umabe	AB monoclonal humano
cepte	Proteína de fusão

dose efetiva de 0,4mg/kg/semana (pelo menos 8 semanas) / acitretina 1mg/kg/dia (pelo menos 12 semanas). A ciclosporina é uma opção de resgate e deverá ser usada depois de esgotadas as terapias convencionais anteriores antes da migração para os IB.
- Na presença de sinais inequívocos de acometimento articular associado às lesões cutâneas também podem ser utilizadas como opção terapêutica.
- Contraindicação às terapias sistêmicas clássicas.

Para artrite psoriásica as recomendações da EULAR (*European League Against Rheumatism*) são as seguintes:[8]
- Quadro ativo e falha de resposta a pelo menos um agente modificador de doença.
- Presença de entesite ou dactilite ativa sem resposta a anti-inflamatórios não esteroidais (AINEs) ou injeção de corticosteroides.
- Quadro axial ativo e resposta insuficiente aos AINEs.
- Casos excepcionais de doença muito ativa em doentes sem tratamento prévio.

QUANDO INICIAR E COMO ACOMPANHAR

HISTÓRIA CLÍNICA E EXAME FÍSICO

Devem ser obtidas algumas informações do paciente como: história pregressa de tumores malignos principalmente linfomas, história de infecção crônica (tuberculose, hepatites virais, HIV, etc.), presença de insuficiência cardíaca (NYHA III e IV), outras doenças autoimunes (exemplo: lúpus eritematoso), circulação persistente/frequente em zonas endêmicas de doenças infectocontagiosas, convivência íntima/familial com pessoas em tratamento de tuberculose, história pessoal/familial de distúrbios neurológicos desmielinizantes.

VACINAS

Idealmente atualizar o quadro vacinal conforme a recomendação das secretarias de saúde pelo menos 30 dias antes do início dos IB.

Na vigência do uso de IB, apenas as vacinas inativadas estão autorizadas.

EXAMES LABORATORIAIS

Há uma rotina de exames que deverá ser solicitada há todos os candidatos a início ou usuários de IB. Casos específicos individuais com sintomatologia própria serão resolvidos pela médico assistente.[9] (Tabela 3)

SITUAÇÕES ESPECIAIS

TUBERCULOSE

Num país como o Brasil se faz mandatória a investigação de tuberculose presente ou passada. Em primeiro lugar, deve-se questionar sobre antecedentes pessoais e familiares da doença. A seguir, a realização do teste de intradermorreação com PPD que, se positivo, igual ou superior a 5mm, indica a profila-

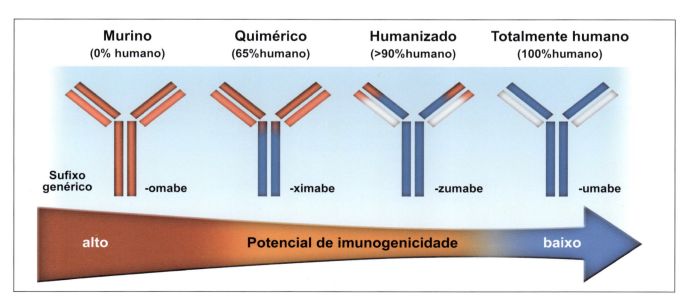

Figura 1 – Representação esquemática dos principais IB anti-TNF

Tabela 2
Principais medicamentos imunobiológicos (IB)[1,6,7]

	Estratégia	Indicação	Aplicação	Exames adicionais	Adversos	Observações
Alefacepte	I	Psoríase em placas moderada a grave	IV ou IM 1as 12 sem 7,5mg/sem IV ou 15mg/sem IM	CD4 e linfócitos	Reação local, eritrodermia, prurido e enxaqueca	Não aprovado no Brasil
Efalizumabe	II	Psoríase em placas moderada a grave	SC 1ª sem 0,7mg/kg Restante 1mg/kg/sem	Plaquetas	Vômitos, mialgia e infecção	Suspenso em 2009 por LMP
Adalimumabe	IV	Psoríase em placas moderada a grave e artrite psoriásica	SC Indução: Sem 0 80mg Sem 1 40mg Manutenção 40mg 14/14 dias	FAN	Reação local, infecção de via aérea e ITU	Muito usado em combinação com MTX
Etanercepte	IV	Psoríase em placas moderada a grave a partir de 8 anos e artrite psoriásica	SC Indução: 50mg 2x/sem por 12 sem Manutenção: 25mg 3x/sem Criança 0,8mg/kg/sem	–	Reação local, prurido, dor e edema	Associado ao MTX ou fototerapia (PUVA)
Ustequinumabe	IV	Psoríase em placas moderada a grave e artrite psoriásica	Intra-hospitalar SC 45mg nas sem 0 e 4 Manutenção: 45mg 12/12 sem	–	Reação local, nasofaringite e cefaleia	Associado ao MTX ou fototerapia (PUVA)
Infliximabe	IV	Psoríase em placas moderada a grave e artrite psoriásica	Intra-hospitalar IV 5mg/kg 2-3 horas 0,2,6 sem Manutenção: 8/8 sem	FAN e anti-DNA	Na infusão: febre ou calafrios, prurido e reações cardiopulmonares Tardio: infecções e mialgia	Associado ao MTX
Apremilaste	Pequenas moléculas - alvo específico	Psoríase em placas moderada a grave e artrite psoriásica	VO Titular 10mg/dia até atingir 30mg 12/12h (dose plena) no 6º dia	–	Diarreia, náuseas e infecção de vias aéreas superiores	Pode ser administrado com MTX. Reduzir dose em caso de insuficiência renal grave
Certolizumabe pegol	IV	Artrite psoriásica	SC Indução: 400mg nas semanas 0,2,4 Após, 200mg a cada 2 sem	PTTa pode alterar sem repercussão clínica	Nasofaringite, cefaleia e prurido	Deve-se administrar com MTX
Golimumabe	IV	Artrite psoriásica	SC 50mg 4/4 sem	Leucograma	Infecções e reação no local de aplicação	Não é necessário administrar com MTX
Secuquinumabe	IV	Psoríase em placas moderada a grave e artrite psoriásica	SC Indução: 150-300mg nas semanas 0,1,2,3 e 4 Após: dose mensal	–	Nasofaringite	Pode ser associado ao MTX

xia de pelo menos 30 dias antes de se iniciar o biológico para o *M. tuberculosis*. A radiografia do torax é indicada, independente da feitura ou não, da positividade ou não do PPD. Os testes que se baseiam na detecção de IFN-alfa (quantiferon-TB-gold, T-SPOT.TB) poderiam ter um desempenho superior ao teste utilizando o PPD, já que apresentam maior especificidade, melhor correlação com medidas indiretas de exposição ao *M. tuberculosis*, menor reação cruzada com a vacina de BCG e com microbactérias ambientais, mas isto não se confirmou e hoje são considerados não muito superiores ao PPD. Também não está totalmente disponível e tem custo muito elevado. O seu uso tem grande indicação nos paciente eritrodérmicos onde o teste com PPD pode não ser possível de ser realizado pela indisponibilidade de área cutânea livre para aplicação e leitura.

Pacientes com evidências de tuberculose ativa ou com tuberculose anterior tratada de maneira inadequada devem receber tratamento contra a tuberculose (esquema RIPE) antes da terapia anti-TNF.

A monitorização após o início do tratamento com IB, nos pacientes com PPD previamente negativo e imagem radiológica negativa, deve ser feita com acompanhamento clínico periódico e repetição dos exames na suspeita de infecção. Nos pacientes que tem PPD positivo previamente não se justifica a repetição do mesmo em nenhum momento assim como o quantiferon. Eles devem ter controle clínico rigoroso quanto a possíveis infecções.[9]

HEPATITES VIRAIS CRÔNICAS

Os pacientes com hepatite B, ativa ou latente, não devem ser submetidos a tratamento com IB, pois os imunossupressores são riscos iminentes de reativação da infeção; enquanto os pacientes com hepatite C, com carga viral indetectável ou baixa carga viral, podem ser tratados desde que façam um rigoroso controle para detecção precoce de carcinoma hepatocelular.

GRAVIDEZ, LACTAÇÃO E IMUNOBIOLÓGICOS

De acordo com as recomendações dos fabricantes, todos os agentes biológicos devem ser interrompidos por períodos variáveis de tempo, dependendo da meia-vida de eliminação e duração do efeito biológico antes da concepção. Contracepção segura deve feita. O etanercepte deve ser interrompido pelo menos três semanas antes da concepção. Os intervalos para infliximabe, adalimumabe e ustequinumabe são de pelo menos seis meses, cinco meses, e 15 semanas, respectivamente.[10] A razão para estas orientações é a falta de estudos controlados

Tabela 3 Exames laboratoriais		
Exames	Pré	Cada 6 meses
Hemograma completo	X	X
Enzimas hepáticas	X	X
Função renal	X	X
EAS	X	X
Beta-HCG	X	X
PPD e RX tórax	X	
Sorologias hepatites B, C e HIV	X	

de produtos biológicos em mulheres grávidas. No entanto, a experiência pós-comercialização trouxe resultados em grande parte tranquilizadores a partir do acompanhamento de concepções não planejadas em pacientes com doença inflamatória intestinal e artrite reumatoide expostas aos IB. Todos os quatro biológicos citados, aprovados para o tratamento da psoríase, são classificadas como categoria gravidez FDA B, o que significa que não há risco em estudos em animais; No entanto, não existem estudos adequados e controlados em mulheres que receberam agentes biológicos durante a gravidez.[11,12]

Apesar de alguns casos isolados de malformações congênitas em crianças expostas a agentes biológicos durante a gravidez, os dados mostram que as principais malformações congênitas ocorrem em taxas que são mais baixas que a taxa estimada para a população, que é cerca de 3%.[13,14] Não há padrão específico ou consistente de malformações ligadas à exposição a agentes biológicos relatados até agora.[15-17] Dados acumulados podem ser reconfortantes e a interrupção da gravidez não tem sido necessária para as mulheres que, inadvertidamente, ficaram grávidas durante o uso de IBs. Uma exposição a agentes biológicos durante o primeiro trimestre não parece influenciar o aumento do risco de defeitos congênitos ou outros desfechos desfavoráveis da gravidez.

Infliximabe, adalimumabe, e ustequinumabe são anticorpos monoclonais IgG1, ao passo que o etanercepte é uma proteína de fusão. É bem conhecido que os anticorpos IgG maternos são grandes proteínas hidrófilas de mais do que 100kDa e não podem atravessar a placenta por difusão simples, mas sim transportados de forma ativa através de receptores de Fc no trofoblasto. Estes receptores não têm sido observados antes da 14ª semana de gestação; no entanto, o transporte ativo de imunoglobulinas IgG começa durante o segundo trimestre e aumenta durante o terceiro trimestre, levando a níveis mais elevados de IgG fetal, em comparação com aqueles em circulação materna. A meia-vida de imunoglobulinas em um lactente é maior do que em adultos.[18-20] Infliximabe, adalimumabe, e ustequinumabe são transportados ativamente através da placenta, da mesma forma como anticorpos naturais maternos que atingem níveis elevados no sangue no recém-nascido a partir do segundo e terceiro trimestres. Ambos infliximabe e adalimumabe foram encontrados em recém-nascidos em concentrações muito mais altas do que no sangue periférico de suas mães, e eles permanecem detectáveis 2-7 meses após o nascimento. A concentração média de infliximabe medido no sangue do cordão no momento do parto foi de 160% do soro materno, enquanto a concentração média de adalimumabe no sangue do cordão foi 153% do detectado no soro materno. Num estudo animal em macacos cynomolgus, ustequinumabe foi detectado em soro fetal, bem como no soro de crianças, até 120 dias pós-parto. Etanercepte, por outro lado, mostra menor transporte transplacentário que as imunoglobulinas IgG. A concentração de etanercepte no sangue do cordão umbilical após o tratamento no segundo e terceiro trimestre foi de 4 a 7% menor do que no sangue materno.

Existe uma preocupação de que o uso de agentes biológicos que atravessam ativamente a placenta durante a gravidez possam provocar imunossupressão num recém-nascido e aumentar o risco de infecção. Portanto, infliximabe, adalimumabe e ustequinumabe, que são anticorpos IgG, devem ser interrompidos assim que a gravidez é diagnosticada ou, no caso de doença de controle de difícil, pelo menos, antes da 30ª semana ou de preferência entre as semanas 20 e 22. Isso limitaria a exposição à droga de um bebê intrauterino e pós-natal e, de igual modo, o risco de infecção.

A administração de vacinas vivas em um recém-nascido que foi exposto ao medicamento biológico durante o segundo e terceiro trimestre final deve ser adiada até 6 a 7 meses de idade ou até que o agente biológico não seja detectável na circulação infantil. Vacinações de rotina com as vacinas não-vivas parecem ser seguras e as respostas parecem ser apropriadas.

A amamentação durante o tratamento com os biológicos não é recomendada, embora os níveis das drogas detectáveis no leite materno sejam significativamente mais baixos do que aqueles em circulação materna. Dois a três dias após a infusão de infliximabe, a concentração foi de 1/200 no leite em relação ao plasma materno. Seis dias após a injeção de adalimumabe, o nível de droga detectado no leite foi de 1/100. O etanercepte foi detectado no leite em concentrações muito pequenas. A absorção de um medicamento biológico a partir de leite é provavelmente mínima por causa da degradação proteica no sistema digestivo do bebê. Portanto medicamentos biológicos poderiam ser compatíveis durante a amamentação.

Existem poucos dados sobre os homens expostos a drogas biológicas no momento da concepção. Até agora não há relatos específicos sobre resultados adversos da gravidez.

NOVAS DROGAS

Avanços na compreensão da fisiopatologia da psoríase tem levado ao desenvolvimento de novas

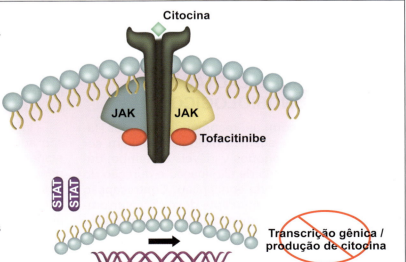

Figura 2 – Mecanismo de ação do tofacitinibe (modificado de Hsu L & Armstrong AW, 2014)

Tabela 4
Inibidores da família Janus-Kinase (JAK)

Nome	Observações
Tofacitinibe	Inibidor de JAK1, JAK3. Via oral
Ruxolitinibe	Inibidor de JAK1, JAK2. Via tópica

estratégias terapêuticas e o surgimento de novos agentes especialmente para os casos graves ou não respondedores.

Por exemplo, os anti-TNF são importantes opções terapêuticas para psoríase mas nos pacientes em que a resposta é pouca ou não há, outros tratamento são requeridos. Essas opções devem ter bom perfil de segurança com ação no sistema imune.

INIBIDORES DA FAMÍLIA JANUS-KINASE (JAK)[21]

As JAK são tirosino-quinases envolvidas na cascata de sinalização da psoríase em seu processo inflamatório. Possui quatro membros: JAK1, JAK2, JAK3 e TYK2.

A JAK1 esta associada aos receptores de IFN, de IL-6 e IL-10 e os que contém cadeias γ. JAK2 é **primariamente** envolvida com os receptores hematopoiéticos bem como IL-12 e IL-23. Quando dimerizado com JAK1, JAK3 age nos receptores contendo as cadeias γ que incluem IL-2, IL-4, IL-7, IL-9, IL-15 e IL-21 que são cruciais para função linfocitária. TYK2 é associado com os receptores de IFN, IL-12 e IL-23 em conjunção com JAK2. (Figura 2)

Algumas das drogas representantes dessa classe estão descritas na Tabela 4.

INIBIDORES DE IL-17[22]

Considerando que a IL-17 tem papel crucial na patogênese da psoríase, sua inibição tem emergido como um alvo crítico. Estudos para o bimekinumabe estão em andamento. Apesar de já terem sido aprovados três biológicos dessa classe, ele age inibindo a ação do IL-17A e IL-17F na pele e articulações. Não se conhece bem sua ação na entesite e dactilite. Falta ainda avaliação quanto à segurança e mais dados sobre a eficácia. (Figura 3)

INIBIDOR DE TNF E IL-17 AO MESMO TEMPO[28]

ABT-122 DVD-Ig (dois domínios variáveis) inibiria tanto o TNF quanto a IL-17. Já mostrou eficácia *in vitro* para inibir a produção de GM-CSF pelas células mononucleares do sangue periférico e a produção de CXCR4 pelos linfócitos. A maior preocupação é quanto ao risco de infecções que poderia ser intensificado pela inibição das duas vias. Não há estudos suficientes que comprovem ou afastem essa relação.

INIBIDOR DE IL-22[29]

O fezaquinumabe é um anticorpo humanizado monoclonal contra IL-22. Sua expressão ativa STAT3, que media a acantose, característica histopatológica das lesões psoriásicas. Essa citocina, que é detectada em níveis muito baixos em pessoas saudáveis, está muito aumentada nas placas de psoríase, e os níveis sanguíneos elevados poderiam se correlacionar com a gravidade da doença. Os estudos já estão em andamento.

BIOSSIMILARES

O tratamento com IB para psoríase e artrite psoriásica revolucionou o controle da doença em suas formas moderadas a graves em todo o mundo. Todavia, o custo elevado tem restringido a disponibilidade do tratamento.

O biossimilar é uma alternativa com menor custo e que, portanto, deverá atingir um número maior de pacientes com indicação de terapia biológica.

É um produto biologicamente ativo, similar a droga de referência já registrada pelas agências reguladoras de medicamentos. Só podem ser produzidos

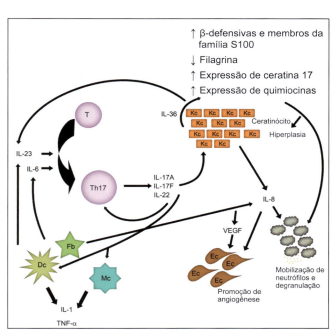

Figura 3 – Via de sinalização do linfócito T *helper* 17 (modificado de Coimbra e cols., 2014)

depois que a patente dos medicamentos "referência" expira. Tanto o biossimilar quanto o produto original deve que ter a mesma eficácia e segurança, a mesma dose, via de administração e indicação.

São produzidos por biotecnologia e por serem moléculas de proteínas não são exatamente iguais às originais, sendo portanto fundamental os estudos de bioequivalência e imunogenicidade.

O primeiro biossimilar aprovado tanto pelo FDA quanto EMA e ANVISA foi o remsima, um similar ao infliximabe com um custo 20-30% menor que o referência. Novos medicamentos estão sendo estudados e outros ainda serão, aguardando o término do período de concessão exclusiva.[8,30]

CONCLUSÃO

É inegável a transformação que os IB trouxeram e ainda vão trazer para o tratamento da psoríase. É uma doença que até o momento não tem cura e, por isso, como toda doença crônica, pesquisas seguem em busca de melhores tratamentos, com efeitos colaterais menos graves, posologias mais adequadas, maior tolerabilidade e com melhora nos escores de gravidade de doença.

Apesar de ressaltar que os IB têm se mostrado benéficos e muito promissores, não se pode esquecer de seguir linhas racionais de terapia e não pular etapas. Há a possibilidade de, por conta disso, acabar se perdendo outras grandes opções já consagradas. Por outro lado, deixar de usá-los dentro de suas indicações já não é mais possível.

O QUE VOCÊ PRECISA SABER DESTE CAPÍTULO

- Os biológicos ou imunobiológicos (IB) são uma opção para tratamento da psoríase e artrite psoriásica já comprovados por diversos estudos e na prática clínica mostrando bons resultados a curto e médio prazos além de perfil de segurança adequado.
- Podem ser associados a medicamentos tópicos e à terapia sistêmica convencional.
- Os medicamentos biológicos são proteínas produzidas *in vitro* através de DNA recombinante. São desenvolvidas para mimetizar ou inibir as ações de proteínas que já existem no organismo.
- O uso dos IB está baseado no conhecimento das etapas do processo imunológico da psoríase e na identificação dos alvos terapêuticos, e visa o controle da doença em todas as suas manifestações.

- Há quatro estratégias principais de ação dos IB no sistema imune do indivíduo; pode agir diminuindo o número de celular T efetoras; inibindo a interação celula-celula; desviando o sistema imune e inativando citocinas. Cada fármaco apresenta uma estratégia predominante.
- Diversas drogas com importância histórica ou atual para uso na psoriase e artrite psoriasica foram liberadas pelo FDA, EMA e ANVISA e muitas outras ainda o serão, pois os estudos sobre a imunopatogenia da doença tem progredido continuadamente.
- Os biossimilares são uma boa alternativa com menor custo e que deverá atender um número maior de pacientes com indicação de terapia biológica.

REFERÊNCIAS BIBLIOGRÁFICAS

1. Dunn LK, Feldman SR. Alefacept treatment for chronic plaque psoriasis. Skin Therapy Lett. 2010 Apr; 15(4): 1-3.
2. Torres T, Velho GC, Sanches M, Selores M. Psoríase na era dos biológicos. Acta Med Port. 2010; 23(3):493-8.
3. Boehncke W-H. Efalizumab in the treatment of psoriasis. Biologics : Targets & therapy 2007; 1(3):301-9.
4. Kavanaugh A, McInnes IB, Mease P, et al. Clinical efficacy, radiographic and safety findings through 5 years of subcutaneous golimumab treatment in patients with active psoriatic arthritis: results from a long-term extension of a randomised, placebocontrolled trial (the GO-REVEAL study). Ann Rheum Dis. 2014;73(9):1689-94.
5. Cimzia (certolizumab pegol): prescribing information. Silver Spring (MA): Food and Drug Administration. 2016. Available from: http://www.accessdata.fda.gov/drugsatfda_docs/label/2017/ 125160s270lbl.pdf
6. Papp K, Reich K, Leonardi CL, Kircik L, Chimenti S, Langley RG, et al. Apremilast, an oral phosphodiesterase 4 (PDE4) inhibitor, in patients with moderate to severe plaque psoriasis: results of a phase III, randomized, controlled trial (efficacy and safety trial evaluating the effects of apremilast in psoriasis [ESTEEM] 1). J Am Acad Dermatol. 2015; 73:37-49.
7. Consenso Brasileiro de Psoríase: guias de avaliação e tratamento. 2 ed. Rio de Janeiro; 2012.
8. Mazur M, Olek-Hrab K, Karczewski J, Teresiak-Mikołajczak E, Adamski Z. Biosimilars in dermatology. Postepy Dermatol Alergol. 2015 Oct; 32(5):384-7.
9. Nakamura M, Lee K, Jeon C, Sekhon S, Afifi L, Yan D, Lee K, Bhutani T. Guselkumab for the treatment os Psoriasis: A review of phase III trials. Dermatol Ther (Heidelb). 2017 Jun 21. doi: 10.1007/s13555-017-0187-0. [Epub ahead of print]
10. Azulay-Abulafia L, Cursi IB. Terapia imunobiológica. In: Azulay RD, Azulay DR, Azulay-Abulafia L. Dermatologia. 6 ed. 2013:1014-17.
11. Mehlis SL, Gordon KB. The immunology of psoriasis and biologic immunotherapy. J Am Acad Dermatol. 2003 Aug; 49(2 Suppl):S44-50.
12. Arruda L, Ypiranga S, Martins GA. Educação Medica Continuada. Tratamento sistêmico da psoríase – parte II: imunomoduladores biológicos. An Bras Dermatol. 2004; 79(4):393-408.

13. Abulafia LA, Gripp A, Cursi IB, Felix PAO. Imunobiológicos. In: Maia CAM, Takahashi MDF, Romiti R. Coordenadores. Consenso Brasileiro de Psoríase. 2 ed. 2012.

14. Gossec L, Smolen JS, Gaujoux-Viala C, Ash Z, et al. European League Against Rheumatism recommendations for the management of psoriatic arthritis with pharmacological therapies. Ann Rheum Dis. 2012; 71(1):4-12.

15. Carvalho AVE, Romiti R, Souza CS, Paschoal RS, Milman LM, Meneghello LP. Comorbidades da psoríase: complicações e benefícios do tratamento imunobiológico. An Bras Dermatol. 2016; 91(6):781-9.

16. European Medicines Agency. Available from: http://www.ema.europa.eu/ema/

17. Bae YS, Van Voorhees AS, Hsu S, Korman NJ, Lebwohl MG, Young M, et al. Review of treatment options for psoriasis in pregnant or lactating women: from the Medical Board of the National Psoriasis Foundation. J Am Acad Dermatol. 2012; 67:459-77.

18. Babalola O, Strober BE. Management of psoriasis in pregnancy. Dermatol Ther. 2013; 26:285-92.

19. Carter JD, Valeriano J, Vasey FB. Tumor necrosis factor alpha inhibition and VATER association: a causal relationship. J Rheumatol. 2006; 33:1014-7.

20. Centers for Disease Control and Prevention. Update on overall prevalence of major birth defects – Atlanta, Georgia, 1978-2005. MMWR Morb Mortal Wkly Rep. 2008; 57:1-5.

21. Verstappen SM, King Y, Watson KD, Symmons DP, Hyrich KL. Anti-TNF therapies and pregnancy: outcome of 130 pregnancies in the British Society for Rheumatology Biologics Register. Ann Rheum Dis. 2011; 70:823-6.

22. Marchioni RM, Lichtenstein GR. Tumor necrosis factor-alpha inhibitor therapy and fetal risk: a systematic literature review. World J Gastroenterol. 2013; 19:2591-602.

23. Gisbert JP, Chaparro M. Safety of anti-TNF agents during pregnancy and breastfeeding in women with inflammatory bowel disease. Am J Gastroenterol. 2013; 108:1426-38.

24. Simister NE. Placental transport of immunoglobulin G. Vaccine. 2003; 21:3365-9.

25. Palmeira P, Quinello C, Silveira-Lessa AL, Zago CA, Carneiro-Sampaio M. IgG placental transfer in healthy and pathological pregnancies. Clin Dev Immunol. 2012; 2012:985646.

26. Kane SV, Acquah LA. Placental transport of immunoglobulins: a clinical review for gastroenterologists who prescribe therapeutic monoclonal antibodies to women during conception and pregnancy. Am J Gastroenterol. 2009; 104:228-33.

27. Hsu L, Armstrong AW. JAK inhibitors: treatment efficacy and safety profile in patients with psoriasis. J Immunol Res. 2014; 2014:283617.

28. Lubrano E, Perrotta FM. The role of IL-17 in the treatment of psoriatic arthritis. Expert Rev Clin Immunol. 2017 May 16:1-7. doi: 10.1080/1744666X.2017.1327354.

29. Coimbra S, Figueiredo A, Santos-Silva A. Brodalumab: an evidence-based review of its potential in the treatment of moderate-to-severe psoriasis. Core Evid. 2014 Jul; 9:8997.

30. de la Cruz C, de Carvalho AV, Dorantes GL, et al. Biosimilars in psoriasis: Clinical practice and regulatory perspectives in Latin America. J Dermatol. 2017 Jan;44(1):3-12.

CAPÍTULO 10.3.5

PERSPECTIVAS FUTURAS

Maria Denise Takahashi

INTRODUÇÃO

Os imunobiológicos realmente revolucionaram o tratamento da psoríase.[1] Num futuro próximo estarão disponíveis imunobiológicos ainda mais eficazes podendo tornar ultrapassada a meta de eficácia do PASI 75.[2] Estudos comparativos entre um e outro biológico já estão disponíveis.[3-9] Dados de segurança a longo prazo, dos novos imunobiológicos, ainda mais eficazes, poderão ser avaliados. Também se espera o desenvolvimento de estudos controlados mostrando o benefício de possíveis associações dos imunobiológicos com as medicações tradicionais para psoríase. Em paralelo, pequenas moléculas, com ação na psoríase, especialmente na psoríase artropática, estão em desenvolvimento.[2]

PERSPECTIVAS FUTURAS NO TRATAMENTO DA PSORÍASE

As pesquisas clínicas continuam em ritmo acelerado na tentativa de se obter drogas que proporcionem maior eficácia a longo prazo, maior segurança, e maior intervalo entre as doses da medicação. No FDA, em registro ativo, é grande o número de novas drogas com potencial de atividade na doença.

A partir do conhecimento da importância da interleucinas 17 e 23 na lesão de psoríase[2] já vêm sendo empregados tanto anticorpos anti IL-17 A (secukinumabe e ixequizumabe) como anticorpos anti receptores das IL-17 (brodalumabe).

Anticorpos tanto humanos como humanizados anti IL-23 (tildraquizumabe, guselcumabe, rizanquizumabe) estão sendo empregados em vários estudos clínicos.[2]

O secuquinumabe (Cosentyx™), aprovado no Brasil em dezembro de 2015 mostrou alta eficácia no tratamento da psoríase[10] e, em estudos clínicos prolongados, superioridade na obtenção do PASI 90 e PASI 100, quando comparado ao etanercepte e ao ustequinumabe.[4,5]

Outro anti IL-17A, o ixequizumabe (Taltz™) está em vias de aprovação no país. Em estudo compara-tivo com o etanercepte e o ustequinumabe mostrou eficácia superior promovendo PASI 90 em mais de 70% dos pacientes tratados.[5,6,11]

O brodalumabe, um anti receptor das IL-17, bem como os imunobiológicos anti IL-23 se encontram em estudos de fase III.

Tanto os anti IL-17 como os anti IL-23 proporcionam PASI 90 em grande parte dos doentes tratados, atuando também na artrite psoriásica.

Os dados de segurança a longo prazo dessas medicações ainda está por ser determinado. O número de pacientes, até agora (julho de 2017), com quatro anos de tratamento é ainda muito pequeno.

A constatação da eficácia dessas medicações proporciona um maior conhecimento na fisiopatogenia da lesão de psoríase, sendo proposto atualmente um eixo neutrófilo-queratinócito no desencadeamento ou manutenção da lesão.

Novos anti-TNFα ativos na psoríase logo estarão disponíveis para uso. O certolizumabe pegol (Cimzia™) vem sendo usado no tratamento de artrite. Na psoríase, em estudo de fase II, administrado a cada duas semanas, proporcionou PASI 75 em 82,8 e 74,6% dos pacientes, nas doses de 400mg e 200mg respectivamente.[12]

Paralelamente, pequenas moléculas que possam atuar na ativação da célula T, vêm sendo estudadas.

O apremilaste atua na fosfodiesterase 4 (PDE-4) interferindo na liberação de mediadores inflamatórios. Teria ação no TNFα, IL-2 e em leucotrienos. Atua na artrite psoriásica e foi aprovado para essa indicação pelo FDA em março de 2014.[2] Mesmo que menos eficaz no quadro cutâneo da psoríase, proporcionando mais frequentemente apenas o PASI 50, poderia ser indicado nos casos de psoríase artropática em que a medicação oral seria mais indicada.[2,13]

O AN-2728, outro inibidor da PDE-4, em estudo clínico de fase IIb, foi empregado em uso tópico, com bons resultados.[14]

Estudos mais recentes revelaram uma segunda via de ativação da célula T mediada por uma proteinoquinase C (PKC). A janus kinase (JAK), em especial, é responsável por mediar o sinal de transdução de uma variedade de citoquinas implicadas na patogênese da psoríase, incluindo IL-12, IL-23 e IFN-γ. Um inibidor da JAK 3, o tofacitinibe, proporcionou PASI 75 em 67% dos pacientes, com a dose de 15mg duas vezes ao dia.[2] No Brasil, já foi aprovado para o tratamento de artrite.

INCB018424, uma pequena molécula inibidora da JAK com atividade preferencial para JAK 1 e 2 está sendo desenvolvida para tratamento tópico da psoríase com bons resultados.[15]

A possibilidade do uso oral e, principalmente do uso tópico dessas medicações, não possíveis no tratamento com os imunobiológicos, justificariam o investimento nos ensaios clínicos das mesmas.

O QUE VOCÊ PRECISA SABER DESTE CAPÍTULO

- Os imunobiológicos revolucionaram o tratamento da psoríase e num futuro próximo estarão disponíveis terapias cada vez mais eficazes.
- A partir do conhecimento da importância da interleucinas 17 e 23 na lesão de psoríase, tem sido empregados anticorpos anti IL-17 A; anti receptores das IL- 17 e anti IL-23
- Novos anti-TNFα ativos na psoríase logo estarão disponíveis para uso, ao mesmo tempo que pequenas moléculas que atuam na ativação da célula T, estão sendo estudadas.

REFERÊNCIAS BIBLIOGRÁFICAS

1. Menter A. The status of biologic therapies in the treatment of moderate to severe psoriasis. Cutis. 2009 Oct; 84(4 Suppl):14-24.
2. Leonardi CL, Gordon KB. New and emerging therapies in psoriasis. Semin Cutan Med Surg. 2014 Mar; 33(2 Suppl 2):S37-41.
3. Griffiths CE, Strober BE, van de Kerkhof P, et al; ACCEPT Study Group. Comparison of ustekinumab and etanercept for moderate-to-severe psoriasis. N Engl J Med. 2010 Jan 14; 362(2):118-28.
4. Langley RG, Elewski BE, Lebwohl M, Reich K, Griffiths CEM, Papp K. Secukinumab in plaque psoriasis - Results of two phase 3 trials. N Engl J Med. 2014;371:326-38.
5. Blauvelt A, Reich K, Tsai TF, et al. Secukinumab is superior to ustekinumab in clearing skin of subjects with moderate-to-severe plaque psoriasis up to 1 year: Results from the CLEAR study. J Am Acad Dermatol. 2017 Jan; 76(1):60-69.e9.
6. Griffiths CE, Reich K, Lebwohl M, et al; UNCOVER-2 and UNCOVER-3 investigators. Comparison of ixekizumab with etanercept or placebo in moderate-to-severe psoriasis (UNCOVER-2 and UNCOVER-3): results from two phase 3 randomised trials. Lancet. 2015 Aug; 386(9993):541-51.
7. Reich K, Pinter A, Lacour JP, et al; IXORA-S investigators. Comparison of ixekizumab with ustekinumab in moderate-to-severe psoriasis: 24-week results from IXORA-S, a Phase 3 study. Br J Dermatol. 2017 May 19. doi: 10.1111/bjd.15666. [Epub ahead of print]
8. Lebwohl M, Strober B, Menter A, et al. Phase 3 studies comparing brodalumab with ustekinumab in psoriasis. N Engl J Med. 2015 Oct; 373(14):1318-28.
9. Gordon KB, Duffin KC, Bissonnette R, et al. A phase 2 trial of guselkumab versus adalimumab for plaque psoriasis. N Engl J Med. 2015 Jul; 373(2):136-44.
10. Langley RG, Elewski BE, Lebwohl M, Reich K, Griffiths CEM, Papp K. Secukinumab in plaque psoriasis - Results of two phase 3 trials. N Engl J Med 2014;371:326-38.
11. Gordon KB, Leonardi CL, Lebwohl M, et al. A 52-week, open-label study of the efficacy and safety of ixekizumab, an anti-interleukin-17A monoclonal antibody, in patients with chronic plaque psoriasis. J Am Acad Dermatol. 2014 Dec; 71(6):1176-82.
12. Reich K, Ortonne JP, Gottlieb AB, Terpstra IJ, Coteur G, Tasset C, Mease P. Successful treatment of moderate to severe plaque psoriasis with the PEGylated Fab' certolizumab pegol: results of a phase II randomized, placebo-controlled trial with a re-treatment extension. Br J Dermatol. 2012 Jul; 167(1):180-90.
13. Gottlieb AB, Strober B, Krueger JG, et al. An open-label, single-arm pilot study in patients with severe plaque-type psoriasis treated with an oral anti-inflammatory agent, apremilast. Curr Med Res Opin. 2008 May; 24(5):1529-38.
14. Nazarian R, Weinberg JM. AN-2728, a PDE4 inhibitor for the potential topical treatment of psoriasis and atopic dermatitis. Curr Opin Investig Drugs. 2009 Nov; 10(11):1236-42.
15. Punwani N, Williams W, Scherle P, Shi J, Newton R, Burn R, et al. Efficacy and safety of topical INCB018424, a selective Janus kinase 1 & 2 (JAK1&2) inhibitor in psoriasis. Incyte Corporation, Wilmington DE; Department of Dermatology, Tufts Medical Center, Boston, MA. J Am Acad Dermatol. 2009; 60(3 Suppl 1):AB176.

CAPÍTULO 10.3.6

COMPLICAÇÕES E BENEFÍCIOS DO TRATAMENTO

André Vicente Esteves de Carvalho
Ricardo Romiti

INTRODUÇÃO

O conceito de psoríase como doença sistêmica direcionou a atenção de toda uma comunidade científica interessada nesta patologia a investigar até que ponto as intervenções terapêuticas podem ou não influenciar a evolução das comorbidades mais prevalentes nos pacientes psoriásicos. Até o momento não existe uma resposta adequada perante tal indagação. No entanto, uma série de estudos, protocolos e registros de doentes têm se dedicado ao assunto.

Neste capítulo, discutiremos as evidências que procuram delinear a influência dos tratamentos imunobiológicos e dos tratamentos sistêmicos convencionais sobre as diferentes comorbidades relacionadas à psoríase.

IMUNOBIOLÓGICOS

Os medicamentos imunobiológicos disponíveis no Brasil, até este momento, para o tratamento da psoríase são o infliximabe, o adalimumabe, o etanercepte e o ustequinumabe. Os três primeiros são medicamentos que bloqueiam a ação do fator de necrose tumoral alfa (TNF-α), enquanto o ustequinumabe é um medicamento que bloqueia a subunidade p40 dos receptores das interleucinas 12 e 23 (anti--IL-12/23 ou anti-subunidade p40), inibindo a ação das mesmas.

Mesmo diferindo no mecanismo de ação, o resultado do uso dos imunobiológicos é a diminuição da carga inflamatória observadas em doenças como psoríase, artrite psoriásica, espondilite anquilosante entre outras doenças inflamatórias imunomediadas. Por sua vez, esta carga inflamatória vem sendo implicada como a principal fonte das comorbidades encontradas nestas doenças. Consequentemente, é valido pensar que, se os imunobiológicos diminuem a carga inflamatória responsável pelas comorbidades, seu uso precoce poderia inibir o aparecimento ou agravamento das mesmas.

Entretanto, e de forma complementar, os imunobiológicos, como qualquer outra medicação, possuem efeitos colaterais que podem interferir nestas mesmas comorbidades.

As comorbidades relacionadas à psoríase que vem sendo estudadas são diversas quando pesquisa-se os termos *"psoriasis AND comorbidities"*, uma lista extensa de doenças é encontrada e incluem desde disfunção erétil até asma brônquica. A análise mais criteriosa das informações disponíveis pode reduzir a uma lista mais concisa de comorbidades, de fato relacionadas com psoríase e doenças inflamatórias imunomediadas:

- Síndrome metabólica e seus componentes: obesidade central, dislipidemia aterogênica, hipertensão arterial sistêmica e alteração da tolerância à glicose
- Risco cardiovascular
- Esteatohepatite não alcoólica

ALTERAÇÃO NA TOLERÂNCIA À GLICOSE / DIABETE MELITO

INFLIXIMABE

Não existem estudos randomizados, controlados por placebo ou até mesmo séries de casos que avaliem a relação entre o uso de infliximabe e melhora ou piora na tolerância à glicose em pacientes com psoríase.[1]

Em modelos animais, existe evidência de que a administração de infliximabe pode retardar o aparecimento de intolerância à glicose e a síndrome metabólica por consequência, durante a indução de obesidade em ratos. Os animais tratados apresentavam marcada diminuição dos níveis glicêmicos em jejum e queda constante nos níveis glicêmicos durante teste de tolerância à glicose.[2]

Alguns estudos não controlados (série de casos) em pacientes com artrite reumatoide e espondilite anquilosante mostram um benefício potencial do infliximabe em aumentar a sensibilidade à insulina.[3-5]

Na doença de Chron, ao ser analisada uma série de casos, parece haver melhora nos índices glicêmicos de pacientes tratados com infliximabe durante a fase de manutenção do tratamento por um ano ou mais.[6]

Wascher e cols., por outro lado, em um estudo randomizado controlado por placebo, compararam o efeito da infusão de infliximabe, durante 32 semanas, sobre a tolerância à glicose em homens obesos, de outra forma saudáveis e concluíram que não há influência da medicação sobre os níveis glicêmicos ou sobre a sensibilidade à insulina. Nota-se, entretanto, que o estudo randomizou somente nove pacientes, cinco no grupo que recebeu infliximabe e quatro no grupo que recebeu placebo, o que é uma amostra pouco representativa da população em estudo.[7]

Por fim, existem relatos de pacientes com artrite reumatoide que apresentaram alterações abruptas e sintomáticas nos níveis glicêmicos (hipo e hiperglicemia) após uso de medicamentos que bloqueiam TNF-alfa.[8,9]

ETANERCEPTE

Dois estudos analisaram a influência do tratamento com etanercepte sobre a resistência à insulina em pacientes com psoríase. Em estudo randomizado controlado por placebo, Martinez-Abundis e cols. estudaram o efeito da infusão de 50mg de etanercepte semanais ou placebo em 12 pacientes com psoríase após duas semanas de tratamento e não observaram alteração na secreção de insulina ou na sensibilidade à insulina. Argumentos contra o estudo podem ser levantados, na medida em que a amostra é modesta (somente seis pacientes em cada grupo) e o tempo de acompanhamento é muito curto (apenas duas semanas).[10] Marra e cols. avaliaram, em uma série de casos, nove pacientes com psoríase que usaram 50mg semanais de etanercepte por 24 semanas e observaram a manutenção do estado euglicêmico dos pacientes com menores níveis de insulina plasmática, denotando aumento na sensibilidade à insulina.

Bonilla e cols. relataram caso de paciente com diabete melito tipo 2 que apresentou hipoglicemia grave após inicio da terapia com etanercepte e retorno aos níveis usuais após sua interrupção.[11]

ADALIMUMABE

Assim como no caso do infliximabe, não existem estudos desenhados especificamente para analisar a relação entre uso de adalimumabe e alteração na sensibilidade à insulina ou nos níveis glicêmicos em pacientes com psoríase.[1]

Em pacientes com artrite reumatoide, estudo de nove casos revelou que apesar de haver ocorrido diminuição na carga inflamatória, não houve alteração na resistência à insulina.[12] Ainda há descrito o caso de paciente com artrite reumatoide e diabete melito controlada que, após três semanas do inicio da terapia com etanercepte na dose de 50mg semanais, passou a apresentar diabete instável, com dois episódios de hipoglicemia grave, separados por no mínimo dois dias. A interrupção do tratamento trouxe estabilidade ao tratamento da diabete melito e a introdução de um novo anti TNF-alfa (infliximabe) não ocasionou o mesmo problema.[9]

USTEQUINUMABE

Em estudo randomizado, controlado por placebo, para avaliação da eficácia do medicamento até 24 semanas de uso, não foi observado qualquer alteração nos níveis da glicemia de jejum.[13] Papp e cols., em estudo randomizado, controlado por placebo, duplo cego, denominado PHOENIX 2, avaliaram a eficácia da medicação até 52 semanas e, de maneira similar, não notaram alteração na glicemia de jejum.[14] Cabe ressaltar, que o critério de inclusão destes estudos não é completamente detalhado e pode ter havido viés de seleção, diminuindo a chance de pacientes com glicemia alterada terem sido arrolados para participar do estudo.

Ainda carecemos de estudo controlados, randomizados desenhados para pacientes psoriásicos que possuam força estatística suficiente, evidenciada por uma amostra representativa, para podermos determinar o real efeito dos imunobiológicos sobre os níveis glicêmicos, resistência periférica à insulina e sobre o desenvolvimento de diabete melito em paciente psoriásicos previamente sem comorbidades. Entretanto, o fato de que diversos casos tenham sido relatados mostrando hipoglicemia após uso de imunobiológicos, parece mostrar um papel regulador destes compostos sobre o sistema endócrino ainda a ser esclarecido.

OBESIDADE CENTRAL

INFLIXIMABE

É bastante conhecida a potencialidade dos anti-TNF's para causar aumento ponderal. Estudo envolvendo infliximabe mostrou considerável aumento no peso e no Índice de Massa Corporal (IMC) dos pacientes, sendo que o risco relativo de desenvolver aumento do peso de cinco quilos seria 4,3 àquele observado nos pacientes controle, que usaram metotrexato.[15] Em outro estudo, foi observado aumento ponderal e de IMC até a quadragésima sexta semana de tratamento com infliximabe, alcançando um platô até a septuagésima oitava semana, a partir da qual o peso ganho diminuiu gradativamente, sem, no entanto, redução do IMC.[16]

Resultados similares foram observados em pacientes com artrite psoriásica, o aumento de peso foi insignificante em pacientes com artrite reumatoide.[1]

ETANERCEPTE

Estudos revelaram aumento de peso e de IMC com uso de etanercept, assim como já relatado com infliximabe. Ganho ponderal médio de 1,5kg e aumento de IMC de $0,5Kg/M^2$ na vigésima quarta semana em coorte retrospectiva,[15] assim como crescente ganho de peso até a semana 48 foram observados, principalmente em pacientes magros.[16]

Resultados similares também foram observados em pacientes com artrite psoriásica. Em pacientes com artrite reumatoide, o aumento foi pouco significativo e baseado inteiramente em massa magra.[1]

ADALIMUMABE

O mesmo estudo de Saraceno e cols., que avaliou uso de infliximabe e ganho ponderal, também avaliou o uso de adalimumabe e ganho de peso, chegando a números similares. O ganho médio de peso na vigésima quarta semana foi de 2,23kg, sendo mantido até a septuagésima oitava semana, quando houve perda gradual de peso.[16]

Não são encontrados estudos que associem pacientes com artrite psoriásica e artrite reumatoide e ganho de peso sob uso de adalimumabe.[1]

USTEQUINUMABE

Não existe relatos de aumento de peso ou de IMC e uso de ustequinumabe em pacientes psoriásicos, artrite reumatoide ou artrite psoriásica.

A media de peso dos pacientes psoriásicos tende a ser maior do que a dos pacientes com artrite reumatoide. Isto deve-se ao fato de ser bem conhecida a caquexia reumática, ao contrario da psoríase, na qual os pacientes tem maior ganho ponderal após o desenvolvimento das lesões.[17]

Sendo assim, nos pacientes com artrite reumatoide, mesmo que possuam outros componentes da síndrome metabólica, como resistência aumentada à insulina, o risco de um possível ganho ponderal com uso de biológicos é contrabalanceado pela prévia caquexia induzida pelo TNF.[18,19]

Já nos pacientes com psoríase, uma grande proporção já é admitida ao tratamento com anti-TNF com IMC elevado, não havendo uma compensação pois o TNF não induz nestes doentes uma "caquexia psoriásica". Desta forma, o ganho ponderal advindo do uso dos anti-TNFs deve ser bem avaliado e pode, até mesmo, ser deletério, pois leva ao aumento do risco cardiovascular. Se este ganho ponderal é contrabalanceado pela diminuição na carga inflamatória também observada no tratamento com anti-TNFs ainda não se sabe e estudo de coorte devem ser realizados para podermos comprovar tal afirmação.[17]

DISLIPIDEMIA ATEROGÊNICA

INFLIXIMABE

Poucos estudos avaliaram as alterações dos lipídios séricos após uso de infliximabe em pacientes psoriásicos. Em estudo de coorte retrospectivo, Gisondi e colaboradores não encontraram alterações tanto no colesterol total, quanto nos triglicerídeos após vinte e quatro semanas de uso de infliximabe.[15] Saraceno e cols., em um estudo de caso controle retrospectivo, no qual compararam os lipídios sanguíneos de pacientes em uso de infliximabe frente a um grupo controle que estava em uso de metotrexato e efalizumabe, não observaram alterações significantes nos níveis de colesterol total, e de suas frações, e nos triglicerídeos por um período de quarenta e oito semanas.[16]

Os estudos em pacientes com artrite psoriásica são conflitantes. Enquanto alguns mostram uma modulação pró-aterogênica do infliximabe sobre os lipídios plasmáticos, outros mostram uma deterioração na qualidade do perfil lipídico, com aumento dos triglicerídeos e LDL colesterol.[1]

Nos pacientes com artrite reumatoide, entretanto, estudo mostram uma modificação antiaterogênica dos lipídios sanguíneos a curto prazo e uma modulação em direção à um perfil aterogênico a longo prazo.[20,21] Grande parte dos estudos que avaliaram pacientes por até um ano mostram um aumento nos níveis de HDL colesterol e de colesterol total.[21] Após uma ano, existe a tendência dos níveis de HDL colesterol e colesterol total voltarem aos níveis basais ou até abaixo deste, com manutenção ou elevação dos níveis de LDL colesterol, colesterol total e triglicerídeos.[20] Um estudo, entretanto, mostrou aumento de adiponectina, com atividade anti-inflamatória, e modulação do perfil lipídio para um modelo antiaterogênico após um ano de tratamento com infliximabe.[22]

Van Halm e cols., em estudo sobre a ação do infliximabe em pacientes com espondilite anquilosante, referem uma deterioração do perfil lipídico durante o uso do infliximabe somente quando não existe controle da carga inflamatória, evidenciada pela atividade da doença.[23]

ETANERCEPTE

Parece não haver influência deletéria da medicação sobre os níveis de colesterol total e suas frações e triglicerídeos em pacientes com psoríase, segundo os estudos realizados, embora nenhum destes tenha sido desenhado especificamente para a observação deste evento, mas sim para determinar aumento do IMC e do índice de tolerância à insulina em pacientes psoriásicos.[15,16,24]

Em pacientes com artrite psoriásica, também não há indício de que exista uma alteração dos níveis sanguíneos dos lipídios a longo prazo.[16]

Assim como na psoríase, existe pouca evidência sobre a influência do etanercepte sobre os lipídios sanguíneos em paciente com artrite reumatoide. Estudo com mais de 24 semanas mostrou aumento de colesterol total, às custas de HDL colesterol anti-aterogênico, sem aumento de LDL ou triglicerídeos.[25] Estudos com menos de 24 semanas não corroboram este achado, não encontrando alteração lipídica nestes pacientes.[26]

Uma coorte observacional, em 2010, com 292 pacientes com artrite reumatoide, determinou que o uso da medicação por um ano garantiria uma diminuição da relação entra as moléculas ApoB (encontrada na superfície das moléculas LDL e VLDL-colesterol) e Apo-A1(encontrada na superfície da molécula de HDL-colesterol. Além disso, o estudo demonstrou que, quanto maior a carga inflamatória, medida pela atividade da doença, maior a relação ApoB/Apo-A1 portanto, menor a chance de modificar o perfil lipídico para um tipo anti-aterogênico.[27]

ADALIMUMABE

Um único estudo, que avalia os níveis de lipídios sanguíneos por até 48 semanas, não mostrou alterações significativas mesmo com aumento no IMC e peso total observado nos pacientes psoriásicos estudados.[16]

Nos pacientes com artrite reumatoide, os resultados são contraditórios. Estudo que avaliou pacientes em uso de adalimumabe por 14 dias somente, comparados com grupo controle, mostrou significativo aumento no HDL colesterol.[20] Com quatorze semanas, entretanto, Soubrier e cols. não observaram alterações no perfil lipídico.[26]

Apesar de um caso descrito de aumento expressivo nos índices lipídicos,[28] parece não haver alteração de lipídios plasmáticos durante o uso de adalimumabe nos pacientes com artrite psoriásica.[16]

USTEQUINUMABE

Não existem estudos que relacionem especificamente o uso de ustequinumabe com alterações li-
pídicas. Entretanto, durante os estudos de eficácia a longo prazo da medicação, não foram relatadas alterações consistentes.[14]

É ainda incerto o papel dos medicamentos biológicos na modulação dos lipídios plasmáticos em pacientes psoriásicos e suas consequências sobre as comorbidades, mais especificamente sobre o risco cardíaco. Entretanto, é provável que existam diferenças entre as medicações e mesmo no efeito de mesmas medicações sobre pacientes diferentes, evidenciando a predisposição individual e a diferença de resposta entre pacientes durante o uso de imunobiológicos. Além disso, como refere Pollono e cols., em revisão sistemática sobre o tema, talvez seja mais importante o efeito dos imunobiológicos sobre a carga inflamatória e suas consequências sobre as comorbidades, do que o perfil lipídico em si.[29] O que é demonstrado também pelas evidências de que o perfil lipídico dos pacientes respondem à diminuição da carga inflamatória, medida pela atividade da doença.[27]

ESTEATOHEPATITE NÃO-ALCOÓLICA (EHNA)

A esteatohepatite não-alcoólica é a insidiosa infiltração gordurosa do fígado e, atualmente, é reconhecida como consequência da obesidade, associada a síndrome metabólica e a principal causa de provas de função hepáticas alteradas nos países desenvolvidos.[30] Em pacientes psoriásicos, a EHNA afeta 47% dos pacientes com psoríase em placas crônica e 27% da população não-psoriásica controle, pareada por gênero, idade e IMC e é mais acentuada quanto mais grave for a psoríase e maior for o tempo de doença. O fígado asteatótico produz citocinas pró-inflamatórias e pró-aterogênicas, como proteína C reativa (PCR) e interleucina-6 (IL-6) e diminui a produção de adiponectina, que, ao contrário da leptina, possui atividade anti-inflamatória. Isto aumenta as chance de doença grave pelo aumento da carga inflamatória e eleva o risco cardiovascular dos pacientes psoriásicos.[30]

Não existem estudos controlados que avaliem o impacto do tratamento com qualquer um dos imunobiológicos sobre EHNA.

Estudo em modelo animal murino não-psoriásico, alimentado com dieta com alto teor de gordura, mostrou a possibilidade do infliximabe reverter a asteatose criada por dieta inadequada.[31] Outro estudo em modelo animal, com ratos deficientes em colina e com hepatite induzida por metionina, o infliximabe (como protótipo de medicação anti-TNF-alfa) reduziu a infiltração de gordura e fibrose hepáticas.[32] Relato de caso de paciente com artrite reumatoide usando adalimumabe refere a diminuição da asteatose e das provas de função hepática.[33]

Não é possível afirmar que os imunobiológicos possam alterar o curso da EHNA devido à falta de estudos especificamente desenhados para este fim. As evidências em modelos animais e teórica permitem, pelo menos, sugerir que é possível uma ação destas medicações sobre a infiltração de gordura e a inflamação no fígado de indivíduos com psoríase. Entretanto, se isto é causado pela ação direta da medicação ou se é causada pelo controle da inflamação sistêmica, medida pela diminuição dos níveis séricos de citocinas pró-inflamatórias (IL-6 e PCR) ainda não é possível saber.

RISCO CARDIOVASCULAR

É sabido que pacientes com psoríase tem maior risco de doença cardiovascular, principalmente aqueles com doença grave em idade precoce.[34] É provável que os eventos inflamatórios que são perpetuados na circulação sanguínea pela doença psoriásica, influenciem no aparecimento de lesões do endotélio vascular e no desenvolvimento de aterosclerose. Desta situação teórica surge também a hipótese de que, ao diminuirmos a carga inflamatória, diminuiríamos o risco do aparecimento de doenças cardiovasculares.[35]

Por outro lado, é bem conhecido o alerta do FDA (*Food and Drug Admnistration*) dos Estados Unidos quanto ao uso de imunobiológicos em pacientes com insuficiência cardíaca grave, levando à consideração de que estas medicações possam causar maior dano cardiovascular do que potenciais benefícios.[36]

Nos estudos de eficácia e segurança de imunobiológicos, quando analisada a ocorrência de efeitos adversos cardiovasculares, normalmente se inclui eventos cardiovasculares graves, do inglês MACE (*major adverse cardiovascular events*), tais como infarto agudo do miocárdio, acidentes vasculares cerebrais e morte por doença cardiovascular (seja qual for). Outra potencial causa de problemas ao analisarmos os efeitos das terapias antipsoriásicas sobre as comorbidades é a relação dos imunobiológicos anti IL12/23 com possíveis eventos cardiovasculares graves, levando à interrupção dos estudos com o briakinumabe e à considerável preocupação na prescrição do ustequinumabe.[37]

Até este momento, existem apenas estudos que avaliam a relação entre uso de imunobiológicos e incidência de MACE em pacientes com psoríase cutânea.[37,38] Não existem estudos especificamente desenhados para avaliar a influência do imunobiológico sobre o risco cardiovascular conferido pela psoríase.

Um agrupamento de dados coletados de quatro estudos de fase II e III anteriores (PHOENIX I e II, ACCEPT e Krueger e cols. NEJM 2007) realizados com ustequinumabe, teve como objetivo determinar a eficácia e segurança da medicação.[38] O estudo, no modelo de uma meta-análise, mostrou que existe um aumento no numero absoluto de MACE no grupo tratado em comparação ao grupo placebo mas que esta diferença, corrigida e comparada com dados da população pareada por idade sexo e gênero, não se mostrou significativa, determinado por um número de MACE nos pacientes em uso de ustequinumabe de 0,44 pacientes/ano. Apesar de não ser o objetivo primário do estudo, também foi concluído que não houve benefício no uso do ustequinumabe sobre a incidência de eventos cardiovasculares graves.[38]

Em meta-análise de 2011, Ryan e cols. procuraram avaliar a associação entre terapia biológica para psoríase cutânea e eventos cardiovasculares. Foram selecionados 22 ensaios clínicos, randomizados, duplo-cego, controlados por placebo e com objetivo especifico de avaliar, entre outras coisas, o desenvolvimento de MACE. O número total de pacientes que forma avaliados na meta-análise foi de 10.183. Novamente, apesar de 11 pacientes apresentarem MACE no grupo tratado comparado a um paciente no grupo controle, os dados corrigidos não mostraram significância estatística. É interessante notar que quando divididos os biológicos entre anti-TNF e anti-IL12/23, um paciente apresentou MACE no grupo dos pacientes recebendo anti-TNF comparado a um paciente no grupo placebo, enquanto 10 pacientes apresentaram MACE no grupo recebendo anti-IL12/23 e nenhum no grupo placebo comparado.[37]

Portanto, parece haver um risco aumentado, mas de pouca ou nenhuma significância estatística, principalmente às custas das medicações anti-IL12/23. Os baixos números absolutos de MACE em pacientes em uso de anti-TNF pode ser também explicado pela reconhecida contraindicação do uso dos mesmos em pacientes com insuficiência cardíaca congestiva grave, o que previne a sua prescrição em paciente de maior risco cardiovascular.

Em meta-análise de 2011, abrangendo 20 publicações anteriores, Westlake e cols. sumarizam os potenciais efeitos dos anti-TNFs, não somente sobre MACE (incluindo insuficiência cardíaca), mas também sobre o risco de desenvolvimento de doença cardiovascular de novo, inerente em pacientes com artrite reumatoide. Os autores observam que não existe maior incidência de insuficiência cardíaca, seja de aparecimento recente, seja de agravamento de insuficiência cardíaca prévia. Também não observaram aumento no número de MACE nestes pacientes, seja absoluto ou corrigido. De fato, os resultados agrupados mostraram um potencial efeito cardioprotetor dos anti-TNFs, mas não tão eficaz quanto àquele observado com o uso de metotrexato. Esta diferença se torna mais evidente quando se analisa os dados dos pacientes que usam anti-TNFs como monoterapia comparados com os daqueles que usam a combinação de anti-TNF e metotrexato.[39]

As limitações dos estudos que avaliam risco cardiovascular e imunobiológicos são evidentes e listadas na meta-análise anterior. Em estudos clínicos, os pacientes com doença cardiovascular pré-existente são excluídos. Desta forma, não é possível se analisar se existe influência sobre doenças pré existentes. Além disso, são extensivamente avaliados do ponto de vista cardiovascular, o que talvez não seja possível na clínica dermatológica diária, principalmente em países subdesenvolvidos e em desenvolvimento, devido aos altos custos. Esta afirmação é corroborada por meta-análise que avaliou os estudos clínicos de eficácia e segurança do ustequinumabe, que mostrou um grande número de pacientes com psoríase não diagnosticados e tratados do ponto de vista cardiovascular em comparação com o grupo placebo, o que pode ter contribuído para os números mais altos de MACE no grupo tratado. Isto mostra o risco de compararmos populações diferentes, não pareadas para o real risco cardiovascular.[40]

Outro fator limitador dos estudos é um possível viés de seleção. Isto se dá na medida em que pacientes com psoríase mais grave, com PASI (*Psoriasis Area and Severity Index*), BSA (*Body Surface Area*) ou PGA (*Physician's Global Assessment*) elevados, nos quais se sabe que o risco de doença cardiovascular é maior, são escolhidos para os ensaios clínicos. Este fato é ainda mais importante pois é influenciado também por um viés de aferição, seja no escore da gravidade observado pelos médicos, seja pelo DLQI (*Dermatology Life Quality Index*) observado pelos pacientes. Nas meta-análises, diferentes estudos utilizam maneiras diferentes para aferir a gravidade da psoríase e nem sempre estes métodos são comparáveis. No caso do DLQI, o viés é ainda mais grave pois é dependente da avaliação do paciente sobre sua imagem corporal, o que nem sempre reflete PASI elevado e um maior grau de inflamação sistêmica. Assim, corre-se o risco de subtratarmos pacientes de PASI elevado ou de sobrevalorizarmos o DLQI como método de escolha para tratamento com biológicos.

Concluindo, existe um racional teórico consistente que impele ao uso de medicações que diminuam a carga inflamatória causada pela doença psoriásica e atenuem o risco cardiovascular. Mas, até esta data, não há dados consolidados, principalmente referentes ao uso de imunobiológicos para psoríase cutânea, que autorizem o uso destas medicações com o único intuito de diminuir o risco cardiovascular dos pacientes. Na verdade, naqueles pacientes que toleram, o uso associado de metotrexato tem maior chance de causar proteção ao sistema cardiovascular do que o imunobiológico isolado.

Além disso, é importante lembrar que as outras variáveis incluídas nos critérios de Framingham para risco cardiovascular podem ter maior impacto sobre a expectativa de vida dos pacientes do que a doença psoriásica isoladamente.

TRATAMENTOS SISTÊMICOS CLÁSSICOS

METOTREXATO

O metotrexato (MTX) é um análogo do ácido fólico, inibidor da enzima dihidrofolato redutase e de várias outras enzimas folato-dependentes. O ácido fólico está envolvido na transferência de átomos de carbono necessários à síntese de purina e timidina e é, consequentemente, essencial à síntese de ácido nucléico.[41]

Representa o tratamento sistêmico mais tradicional no manejo da psoríase, sendo utilizado há mais de 50 anos. É um inibidor da enzima dihidrofolato redutase e antagonista do ácido fólico. Empregado em casos moderados a graves de psoríase vulgar e em casos de psoríase artropática, eritrodérmica e pustulosa generalizada. No caso da psoríase em placas generalizada, tende a ser a primeira opção terapêutica sistêmica nos casos de pacientes que não respondem, não têm acesso ou apresentam contraindicação à fototerapia. É também altamente eficaz na artrite psoriásica.[42] Apesar de apresentar uma série de efeitos colaterais e contraindicações, a sua alta eficácia, posologia prática e baixo custo favorecem a sua indicação.

O risco de hepatotoxicidade é uma realidade com o uso de MTX, porém dados recentes indicam que o risco de fibrose hepática e cirrose é menor do que o presumido no passado. Os efeitos adversos hepáticos são, principalmente, decorrentes do uso crônico da droga e facilitados por agravos hepáticos concomitantes, etilismo, hepatite viral e terapêutica combinada com retinoides. Há um aumento na incidência de obesidade e diabetes *mellitus* tipo 2 entre os doentes com psoríase grave; essas condições predispõem a esteatohepatite não-alcoólica e aumentam o risco de fibrose hepática devido ao MTX.[41,42]

A dosagem do peptídeo aminoterminal do procolágeno III, marcador sorológico de fibrose, tem-se mostrado promissora como marcador de lesão hepática. Quando disponível, deve ser realizado a cada três meses e, quando persistentemente elevado (por mais de 12 meses), indicaria uma biopsia hepática.

Os efeitos adversos principais, no curto prazo, são os efeitos hematológicos, particularmente, a pancitopenia consequente da mielossupressão, que é a causa mais importante de óbito associado ao MTX. Essa é passível de ocorrer nas primeiras semanas de uso ou a qualquer tempo de terapêutica. O risco de mielossupressão está aumentado nos pacientes idosos, doentes com alterações hematológicas e nefropatas.[42]

No que diz respeito ao sistema cardiovascular, o MTX apresenta duas propriedades de efeito antagônico sobre as doenças vasculares e que podem determinar significantes implicações, principalmente a longo prazo.[43]

O uso prolongado da droga pode determinar hiperhomocisteinemia que, associada com níveis basais elevados de homocisteína sérica, aumenta o risco de doenças isquêmicas cardiovasculares. No entanto, o MTX possui uma série de efeitos anti-inflamatórios sistêmicos que podem minimizar o risco de doenças cardiovasculares. Alguns estudos observacionais demonstraram que a droga está associada com menor risco cardiovascular em doentes com psoríase e artrite reumatoide.[44,45]

Recente revisão sistemática e meta-análise da literatura publicada em 2011 por autores de Harvard avaliou as evidências da associação do MTX com doenças cardiovasculares. De 694 publicações referentes ao assunto, dez estudos observacionais avaliando o uso do MTX em pacientes com artrite reumatoide, psoríase e poliartrite preencheram os critérios de inclusão neste trabalho. Concluiu-se que a droga representa um risco 21% menor para o desenvolvimento de doenças cardiovasculares e um risco 18% menor para o desenvolvimento de infarto do miocárdio. Os autores sugerem que o MTX está associado a menor risco de doença cardiovascular em pacientes com inflamações crônicas e que o tratamento direto desta inflamação pode reduzir o risco cardiovascular.[46]

ACITRETINA

A acitretina é um derivado da vitamina A (retinol) e representa um retinoide sintético de segunda geração, agindo sobre o crescimento e a diferenciação celular epidérmica. Está indicada na psoríase pustulosa generalizada, onde atua rapidamente, sendo também utilizada em casos de psoríase em placas generalizadas e na psoríase eritrodérmica. Não apresenta eficácia na artrite psoriásica.[47,48]

As alterações laboratoriais mais importantes são elevação das enzimas hepáticas, hipertrigliceridemia e hipercolesterolemia, que tendem a reverter com a diminuição da dose. A avaliação inicial deve incluir hemograma completo, dosagem de enzimas hepáticas, função renal, colesterol total e triglicerideos, glicemia, ureia, creatinina e, análise de urina, devendo ser repetida periodicamente.[49,50]

A acitretina é uma droga pouco estudada e escassos são os estudos controlados que avaliam com exatidão o perfil risco-benefício da medicação em pacientes com psoríase. No entanto, a conhecida associação da medicação com o desencadeamento e exacerbação das dislipidemias faz com que esta droga deva ser usada com cautela na vigência de síndrome metabólica e de doenças cardiovasculares nos pacientes com psoríase.

CICLOSPORINA

A ciclosporina é um peptídeo derivado de fungos que atua inibindo os linfócitos TCD4 ativados, impedindo a liberação de IL-2. Utilizada como medicação imunossupressora nos transplantes de órgãos, tem sido utilizada para o tratamento da psoríase a partir da década 70. A melhora do quadro costuma ser precoce, ocorrendo já nas primeiras semanas de tratamento. É uma das medicações mais eficientes para a psoríase eritrodérmica, sendo indicada para uso intermitente. É também preconizada para o tratamento das formas rapidamente progressivas de psoríase em placas generalizada e para os casos de rebote após a retirada de corticosteroides sistêmicos. Apresenta eficácia comprovada na psoríase pustulosa generalizada e na psoríase artropática.[51,52]

Os efeitos adversos incluem nefrotoxicidade, hipertensão, náusea, sensações parestésicas, hiperplasia gengival, hipertricose e aumento do risco de neoplasias. Requer monitorização renal, hematológica e hepática a cada duas a quatro semanas. Controles pressóricos devem ser realizados semanalmente.

Os efeitos renais são dose-dependentes e regridem espontaneamente com a suspensão da medicação. Até 30% dos pacientes desenvolvem hipertensão arterial que deve ser controlada com o uso de bloqueadores de canal de cálcio. Sintomas gripais ocorrem em até 10% dos casos. As alterações laboratoriais que podem ser observadas incluem hipercalemia e aumento ácido úrico, hipomagnesemia, elevação de triglicérides e do colesterol. As contraindicações ao uso de ciclosporina são anormalidades na função renal, hipertensão arterial sistêmica não controlada, malignidades e lactação.[52]

Os efeitos adversos citados anteriormente fazem com que a droga deva ser utilizada com cautela quando da presença de síndrome metabólica e doença cardiovascular no paciente psoriásico. Estudo italiano de 2012 (registro Psocare) avaliou a associação de alterações metabólicas em doentes com psoríase após as primeiras 16 semanas de tratamento sistêmico clássico e imunobiológico. No que se refere ao uso de ciclosporina, os autores evidenciaram risco relativo elevado para o desenvolvimento de hipertensão arterial sistêmica (*odds ratio* 3,31), diabetes (*odds ratio* 2,88) bem como risco elevado para hipercolesteronemia (*odds ratio* 1,51).[53]

CONCLUSÃO

A análise das evidências na literatura revela pouco sobre um papel definitivo dos imunobiológicos bem como dos tratamentos sistêmicos clássicos sobre a síndrome metabólica em pacientes com psoríase e artrite psoriásica, pois elas ainda são escassas.

Entretanto, se extrapolarmos os dados achados em estudos com pacientes que tem artrite reumatoide, nota-se uma tendência de melhora a longo prazo nos índices glicêmicos e na sensibilidade à insulina nos pacientes tratados com imunobiológicos, o que melhoraria o desfecho clínico dos pacientes. Por outro lado, a análise dos dados gerados nos mesmos pacientes com artrite reumatoide mostra pouco efeito ou até piora do perfil lipídico, com a possível exceção no caso do etanercepte, ainda pendente de confirmação. Sendo assim, um possível efeito benéfico do imunobiológico sobre a glicemia pode eventualmente contrabalançar um efeito deletério, ou até mesmo a falta de efeito, sobre os lipídios plasmáticos.

Os efeitos anti-inflamatórios sistêmicos do metotrexato, por sua vez, parecem estar associados a menor risco de doença cardiovascular em pacientes com inflamações crônicas. Há indícios de que o tratamento com essa droga possa reduzir o risco cardiovascular em pacientes com psoríase e com outras doenças inflamatórias sistêmicas.

Chama a atenção a importância da carga inflamatória sobre o desfecho clínico dos pacientes, não só sobre a atividade da doença, mas também sobre as comorbidades. Neste sentido, os tratamentos sistêmicos, sejam eles imunobiológicos ou clássicos, podem ter papel fundamental, ao controlar a carga inflamatória nos pacientes psoriásicos, diminuindo a chance de comorbidades, mais especificamente da síndrome metabólica.

O QUE VOCÊ PRECISA SABER DESTE CAPÍTULO

- Os medicamentos imunobiológicos disponíveis no Brasil, até este momento, para o tratamento da psoríase são o infliximabe, o adalimumabe, o etanercepte e o ustequinumabe.
- Mesmo diferindo no mecanismo de ação, o resultado do uso dos imunobiológicos é a diminuição da carga inflamatória observada em doenças como psoríase, artrite psoriásica, espondilite anquilosante, entre outras doenças inflamatórias imunomediadas.
- Os tratamentos sistêmicos clássicos são a acitretina, o metotrexato e a ciclosporina.

- A análise das evidências na literatura revela pouco sobre um papel definitivo dos imunobiológicos bem como dos tratamentos sistêmicos clássicos sobre a síndrome metabólica em pacientes com psoríase e artrite psoriásica, pois elas ainda são escassas.

REFERENCIAS BIBLIOGRÁFICAS

1. Channual J, Wu JJ, Dann FJ. Effects of tumor necrosis factor-alpha blockade on metabolic syndrome components in psoriasis and psoriatic arthritis and additional lessons learned from rheumatoid arthritis. Dermatol Ther. 2009; 22(1):61-73.
2. Araujo EP, De Souza CT, Ueno M, Cintra DE, Bertolo MB, Carvalheira JB, et al. Infliximab restores glucose homeostasis in an animal model of diet-induced obesity and diabetes. Endocrinology. 2007 Dec; 148(12):5991-7.
3. Gonzalez-Gay MA, De Matias JM, Gonzalez-Juanatey C, Garcia-Porrua C, Sanchez-Andrade A, Martín J, et al. Anti-tumor necrosis factor-alpha blockade improves insulin resistance in patients with rheumatoid arthritis. Clin. Exp. Rheumatol. 2006; 24(1):83-6.
4. Kiortsis DN, Mavridis AK, Vasakos S, Nikas SN, Drosos AA. Effects of infliximab treatment on insulin resistance in patients with rheumatoid arthritis and ankylosing spondylitis. Ann Rheum Dis. 2005 May; 64(5):765-6.
5. Tam L-S, Tomlinson B, Chu TT, Li TK, Li EK. Impact of TNF inhibition on insulin resistance and lipids levels in patients with rheumatoid arthritis. Clin Rheumatol. 2007 Jan; 26(9):1495-8.
6. Parmentier-Decrucq E, Duhamel A, Ernst O, Fermont C, Louvet A, Vernier-Massouille G, et al. Effects of infliximab therapy on abdominal fat and metabolic profile in patients with Crohn's disease. Inflamm Bowel Dis. 2009 Oct; 15(10):1476-84.
7. Wascher TC, Lindeman JHN, Sourij H, Kooistra T, Pacini G, Roden M. Chronic TNF-□ neutralization does not improve insulin resistance or endothelial function in "healthy" men with metabolic syndrome. Mol Med. 2011 Feb; 17(3-4):189-93.
8. Vena GA, Vestita M, Cassano N. Can early treatment with biologicals modify the natural history of comorbidities? Dermatol Ther. 2010 Feb; 23(2):181-93.
9. Boulton JG, Bourne JT. Unstable diabetes in a patient receiving anti-TNF for rheumatoid arthritis. Rheumatology. 2007 Jan; 46(1):178-9.
10. Martínez-Abundis E, Reynoso-von Drateln C, Hernández-Salazar E, González-Ortiz M. Effect of etanercept on insulin secretion and insulin sensitivity in a randomized trial with psoriatic patients at risk for developing type 2 diabetes mellitus. Arch Dermatol Res. 2007 Aug; 299(9):461-5.
11. Bonilla E, Lee YY, Phillips PE, Perl A. Hypoglycaemia after initiation of treatment with etanercept in a patient with type 2 diabetes mellitus. Ann Rheum Dis. 2007 Dec; 66(12):1688.
12. Rosenvinge A, Krogh-Madsen R, Baslund B, Pedersen BK. Insulin resistance in patients with rheumatoid arthritis: effect of anti-TNF alpha therapy. Scand J Rehabil Med. 2007 Feb; 36(2):91-6.
13. Tsai T-F, Ho J-C, Song M, Szapary P, Guzzo C, Shen Y-K, et al. Efficacy and safety of ustekinumab for the treatment of moderate-to-severe psoriasis: A phase III, randomized, placebo-controlled trial in Taiwanese and Korean patients (PEARL). J Dermatol Sci. 2011 Sep; 63(3):154-63.

14. Papp KA, Langley RG, Lebwohl M, Krueger GG, Szapary P, Yeilding N, et al. Efficacy and safety of ustekinumab, a human interleukin-12/23 monoclonal antibody, in patients with psoriasis: 52-week results from a randomised, double-blind, placebo-controlled trial (PHOENIX 2). Lancet. 2008 May; 371(9625):1675-84.

15. Gisondi P, Cotena C, Tessari G, Girolomoni G. Anti-tumour necrosis factor-alpha therapy increases body weight in patients with chronic plaque psoriasis: a retrospective cohort study. J Eur Acad Dermatol Venereol. 2008 Mar; 22(3):341-4.

16. Saraceno R, Schipani C, Mazzotta A, Esposito M, Di Renzo L, De Lorenzo A, et al. Effect of anti-tumor necrosis factor-alpha therapies on body mass index in patients with psoriasis. Pharmacol Res. 2008 Apr; 57(4):290-5.

17. Puig L. Obesity and psoriasis: body weight and body mass index influence the response to biological treatment. J Eur Acad Dermatol Venereol. 2011 Apr; 25(9):1007-11.

18. Summers GD, Deighton CM, Rennie MJ, Booth AH. Rheumatoid cachexia: a clinical perspective. Rheumatology. 2008 Apr; 47(8):1124-31.

19. Engvall I-L, Tengstrand B, Brismar K, Hafström I. Infliximab therapy increases body fat mass in early rheumatoid arthritis independently of changes in disease activity and levels of leptin and adiponectin: a randomised study over 21 months. Arthritis Res Ther BioMed Central 2010 Oct; 12(5):R197.

20. Popa C, van den Hoogen FHJ, Radstake TRDJ, Netea MG, Eijsbouts AE, Heijer MD, et al. Modulation of lipoprotein plasma concentrations during long-term anti-TNF therapy in patients with active rheumatoid arthritis. Ann Rheum Dis. 2007 Nov; 66(11):1503-7.

21. Peters MJL, Vis M, van Halm VP, Wolbink GJ, Voskuyl AE, Lems WF, et al. Changes in lipid profile during infliximab and corticosteroid treatment in rheumatoid arthritis. Ann Rheum Dis. 2007 Feb; 66(7):958-61.

22. Nishida K, Okada Y, Nawata M, Saito K, Tanaka Y. Induction of hyperadiponectinemia following long-term treatment of patients with rheumatoid arthritis with infliximab (IFX), an anti-TNF-alpha antibody. Endocr J 2008 Mar; 55(1):213-6.

23. van Halm VP, van Denderen JC, Peters MJL, Twisk JWR, van der Paardt M, van der Horst-Bruinsma IE, et al. Increased disease activity is associated with a deteriorated lipid profile in patients with ankylosing spondylitis. Ann Rheum Dis. 2006 Nov; 65(11):1473-7.

24. Marra M, Campanati A, Testa R, Sirolla C, Bonfigli AR, Franceschi C, et al. Effect of etanercept on insulin sensitivity in nine patients with psoriasis. Int J Immunopathol Pharmacol. 2007 Sep; 20(4):731-6.

25. Seriolo B, Paolino S, Ferrone C, Cutolo M. Effects of etanercept or infliximab treatment on lipid profile and insulin resistance in patients with refractory rheumatoid arthritis. Clin Rheumatol. 2007 Oct; 26(10):1799-800.

26. Soubrier M, Jouanel P, Mathieu S, Poujol D, Claus D, Dubost JJ, et al. Effects of anti-tumor necrosis factor therapy on lipid profile in patients with rheumatoid arthritis. Joint Bone Spine. 2008 Jan; 75(1):22-4.

27. Jamnitski A, Visman IM, Peters MJL, Dijkmans BAC, Voskuyl AE, Nurmohamed MT. Beneficial effect of 1-year etanercept treatment on the lipid profile in responding patients with rheumatoid arthritis: the ETRA study. Ann Rheum Dis. 2010 Oct; 69(11):1929-33.

28. Stinco G, Piccirillo F, Patrone P. Hypertriglyceridaemia during treatment with adalimumab in psoriatic arthritis. Br J Dermatol. 2007 Dec; 157(6):1273-4.

29. Pollono EN, Lopez-Olivo MA, Lopez JAM, Suarez-Almazor ME. A systematic review of the effect of TNF-α antagonists on lipid profiles in patients with rheumatoid arthritis. Clin Rheumatol. 2010 Apr; 29(9):947-55.

30. Gisondi P, Ferrazzi A, Girolomoni G. Metabolic comorbidities and psoriasis. Acta Dermatovenerol Croat. 2010 Dec; 18(4):297-304.

31. Barbuio R, Milanski M, Bertolo MB, Saad MJ, Velloso LA. Infliximab reverses steatosis and improves insulin signal transduction in liver of rats fed a high-fat diet. J Endocrinol. 2007 Sep; 194(3):539-50.

32. Koca SS, Bahcecioglu IH, Poyrazoglu OK, Ozercan IH, Sahin K, Ustundag B. The treatment with antibody of TNF-alpha reduces the inflammation, necrosis and fibrosis in the non-alcoholic steatohepatitis induced by methionine- and choline-deficient diet. Inflammation. 2008 Apr; 31(2):91-8.

33. Schramm C, Schneider A, Marx A, Lohse AW. Adalimumab could suppress the activity of non alcoholic steatohepatitis (NASH). Z Gastroenterol. 2008 Dec; 46(12):1369-71.

34. Neimann AL, Shin DB, Wang X, Margolis DJ, Troxel AB, Gelfand JM. Prevalence of cardiovascular risk factors in patients with psoriasis. J Am Acad Dermatol. 2006 Nov; 55(5):829-35.

35. Popa C, Netea MG, van Riel PLCM, van der Meer JWM, Stalenhoef AFH. The role of TNF- in chronic inflammatory conditions, intermediary metabolism, and cardiovascular risk. J Lipid Res. 2007 Jan; 48(4):751-62.

36. Listing J, Strangfeld A, Kekow J, Schneider M, Kapelle A, Wassenberg S, et al. Does tumor necrosis factor α inhibition promote or prevent heart failure in patients with rheumatoid arthritis? Arthritis Rheum. 2008; 58(3):667-77.

37. Ryan C, Leonardi CL, Krueger JG, Kimball AB, Strober BE, Gordon KB, et al. Association between biologic therapies for chronic plaque psoriasis and cardiovascular events: a meta-analysis of randomized controlled trials. JAMA. 2011 Aug; 306(8):864-71.

38. Reich K, Langley RG, Lebwohl M, Szapary P, Guzzo C, Yeilding N, et al. Cardiovascular safety of ustekinumab in patients with moderate to severe psoriasis: results of integrated analyses of data from phase II and III clinical studies. Br J Dermatol. 2011 Apr; 164(4):862-72.

39. Westlake SL, Colebatch AN, Baird J, Curzen N, Kiely P, Quinn M, et al. Tumour necrosis factor antagonists and the risk of cardiovascular disease in patients with rheumatoid arthritis: a systematic literature review. Rheumatology. 2011 Feb; 50(3):518-31.

40. Kimball AB, Szapary P, Mrowietz U, Reich K, Langley RG, You Y, et al. Underdiagnosis and undertreatment of cardiovascular risk factors in patients with moderate to severe psoriasis. J Am Acad Dermatol. 2012 Jul; 67(1):76-85.

41. Romiti R. Tratamento Sistêmico Clássico. In: Novos conceitos em psoríase. Romiti R. Rio de Janeiro: Elsevier; 2009; (XI.D):163-7.

42. Kalb RE, Strober B, Weinstein G and Lebwohl M. Methotrexate and psoriasis: 2009 National Psoriasis Foundation Consensus Conference. J Am Acad Dermatol 2009; 60:824-37.

43. Chen YJ1, Chang YT, Shen JL, Chen TT, Wang CB, Chen CM, Wu CY. Association between systemic antipsoriatic drugs and cardiovascular risk in patients with psoriasis with or without psoriatic arthritis: a nationwide cohort study. Arthritis Rheum. 2012 Jun; 64(6):1879-87.

44. Prodanovich S, Ma F, Taylor JR, Pezon C, Fasihi T, Kirsner RS. Methotrexate reduces incidence of vascular diseases in veterans with psoriasis or rheumatoid arthritis. J Am Acad Dermatol. 2005; 52(2):262-7.

45. Landewe RB, van den Borne BE, Breedveld FC, Dijkmans BA. Methotrexate effects in patients with rheumatoid arthritis with cardiovascular comorbidity. Lancet 2000; 355(9215):1616-7.

46. Micha R, Imamura F, Wyler von Ballmoos M, Solomon DH, Hernán MA, Ridker PM, Mozaffarian D. Systematic review and meta-analysis of methotrexate use and risk of cardiovascular disease. Am J Cardiol 2011 Nov; 108(9):1362-70.

47. Menter A, Korman NJ, Elmets CA, Feldman SR, Gelfand JM, Gordon KB, et al. Guidelines of care for the management of psoriasis and psoriatic arthritis: section 4. Guidelines of care for the management and treatment of psoriasis with traditional systemic agents. J Am Acad Dermatol. 2009 Sep; 61(3):451-85.

48. Pang ML, Murase JE, Koo J. An updated review of acitretin--a systemic retinoid for the treatment of psoriasis. Expert Opin Drug Metab Toxicol. 2008 Jul; 4(7):953-64.

49. van de Kerkhof PC. Update on retinoid therapy of psoriasis in: an update on the use of retinoids in dermatology. Dermatol Ther. 2006 Sep-Oct; 19(5):252-63.

50. Pearce DJ, Klinger S, Ziel KK, Murad EJ, Rowell R, Feldman SR. Low-dose acitretin is associated with fewer adverse events than high-dose acitretin in the treatment of psoriasis. Arch Dermatol. 2006 Aug; 142(8):1000-4.

51. Griffiths CE, Dubertret L, Ellis CN, Finlay AY, Finzi AF, Ho VC, et al. Ciclosporin in psoriasis clinical practice: an international consensus statement. Br J Dermatol. 2004 May; 150(Suppl 67):11-23.

52. Lebwohl M, Ellis C, Gottlieb A, Koo J, Krueger G, Linden K, Shupack J, Weinstein G. Cyclosporine consensus conference: with emphasis on the treatment of psoriasis. J Am Acad Dermatol. 1998 Sep; 39(3):464-75.

53. Gisondi P1, Cazzaniga S, Chimenti S, Giannetti A, Maccarone M, Picardo M, et al. Metabolic abnormalities associated with initiation of systemic treatment for psoriasis: evidence from the Italian Psocare Registry. J Eur Acad Dermatol Venereol. 2013 Jan; 27(1):e30-41.

CAPÍTULO 10.3.7

OUTROS TRATAMENTOS SISTÊMICOS

Jackson Machado-Pinto
Michelle dos Santos Diniz

INTRODUÇÃO

Nos últimos anos houve grandes avanços no tratamento sistêmico da psoríase moderada a grave a partir do maior entendimento da sua fisiopatologia e do desenvolvimento dos medicamentos biológicos como o infliximabe, etanercepte, adalimumabe, secuquinumabe e o ustequinumabe que, junto com as terapias tradicionais, metotrexato, acitretina, ciclosporina e fototerapia são capazes de promover a melhora das lesões na grande maioria dos pacientes.

Entretanto, existem algumas situações nas quais os pacientes são resistentes a todos os tratamentos ou então, mais frequentemente, apresentam contraindicações ou efeitos adversos às terapias disponíveis, necessitando de uma abordagem não usual. Além disso, existem pacientes com doenças associadas nos quais a abordagem terapêutica deve considerar não só a psoríase, mas também as demais moléstias, buscando um tratamento único para ambas as doenças.[1]

Diversos estudos já tentaram avaliar a eficácia de outras drogas na psoríase. Dentre as medicações não usuais que já demonstram apresentar algum efeito no tratamento da psoríase, podemos citar a dapsona, pentoxifilina, sulfassalazina, colchicina, talidomida, micofenolato mofetil, alopurinol, isotretinoína, azatioprina, hidroxiureia, entre outros.

TALIDOMIDA

A talidomida foi sintetizada em 1954, na Alemanha, e, inicialmente, utilizada como um sedativo potente e seguro. Devido à sua propriedade antiemética, começou a ser usada por gestantes. A partir da década de 1960, surgiram casos de malformações congênitas graves como a focomelia e, em meados de 1961, foi retirada do mercado.[2]

INDICAÇÕES

Atualmente a talidomida é aprovada pelo FDA apenas para eritema nodoso hansênico. Porém, existem diversas outras situações nas quais essa droga se mostrou eficaz, através de estudos controlados e randomizados ou séries de casos como aftose recorrente associada ao HIV, prurido nodular de Hyde, escabiose nodular, prurigo actínico, lúpus eritematoso, doença de Behçet, histiocitose de células de Langerhans, sarcoidose cutânea, eritema multiforme, doença enxerto versus hospedeiro, prurido urêmico, melanoma, líquen plano e sarcoma de Kaposi.[2]

MECANISMOS DE AÇÃO

A talidomida apresenta diversos mecanismos de ação. O seu efeito sedativo ocorre devido à ativação do centro do sono no cérebro. A ação imunomoduladora se deve principalmente à degradação do RNAm do fator de necrose tumoral alfa (TNF-α), inibição da quimitotaxia de neutrófilos e das interleucinas 6 e 12, além do bloqueio dos fatores de crescimento endotelial vascular e do fator de crescimento de fibroblasto. Essas citocinas participam da patogênese da psoríase e o seu bloqueio justificaria o uso da talidomida no tratamento dessa doença.[2,3]

Um estudo piloto com sete pacientes adultos com psoríase vulgar utilizou talidomida na dose de 75 a 150mg/dia. Após oito semanas de seguimento, dois pacientes apresentaram uma excelente resposta (PASI >90%), três uma boa resposta (PASI 60-89%), um paciente não apresentou resposta e um apresentou piora do quadro clínico. Os efeitos adversos observados nesse estudo foram a elevação de enzimas hepáticas, disfunção erétil e edema de membros inferiores revertido com diurético.[3]

A talidomida se mostrou útil em um caso de acrodermatite contínua de Hallopeau em criança após falha de outros tratamentos.[4]

Apesar da possível utilidade da talidomida no tratamento da psoríase, existem relatos de exacerbação da psoríase quando é usada no tratamento de outras condições dermatológicas como a doença de Behçet e no eritema multiforme.[5,6]

In vitro, a talidomida se mostrou capaz de converter a resposta Th1 para Th2. Entretanto, *in vivo* há controvérsias sobre o seu efeito no sistema imune. Estudos recentes sugerem que a ação da talidomida nas citocinas pode ser bidirecional, ou seja, pode aumentar ou reduzir a sua produção.[3] Esse duplo efeito no TNF-α ocorre devido à co-estimulação dos linfócitos T CD4 e CD8. Os fatores que determinam a resposta imune predominante ainda não são conhecidos. Nos casos de necrólise epidérmica tóxica, já foi demonstrado que o aumento do TNF-α pela talidomida foi associado a uma maior mortalidade. Esse aumento também foi observado nos casos de tratamentos de úlceras aftosas em pacientes HIV positivos.[6]

POSOLOGIA

A dose da talidomida utilizada no tratamento das diversas doenças varia de 50 a 400mg/dia. Na psoríase, foram testadas doses de 75 a 150mg/dia, mas não existe um consenso de qual seria o melhor esquema posológico.[2,3]

CONTRAINDICAÇÕES

A talidomida não deve ser utilizada durante a gestação (categoria X). Mulheres em idade fértil devem realizar teste de gravidez 15 dias antes de iniciar a medicação e usar métodos contraceptivos seguros.[2]

EFEITOS COLATERAIS

Os principais efeitos adversos incluem a teratogenicidade e a neuropatia periférica que pode ser irreversível. Outros efeitos colaterais frequentes são constipação, fadiga, sedação, erupção cutânea, ganho de peso, cefaleia e tremor. A hepatotoxicidade é um efeito adverso raro assim como redução da libido, disfunção erétil e fenômenos tromboembólicos.[2,3]

INTERAÇÕES MEDICAMENTOSAS

A talidomida aumenta o efeito do álcool, barbitúricos, clorpromazina e reserpina. Aumenta os níveis plasmáticos de acetominofeno. Antagoniza a acetilcolina, histamina, prostaglandinas e serotonina *in vitro*. Drogas que causam sedação, neuropatia e redução dos efeitos dos anticoncepcionais orais devem ser usadas com cautela.[2]

COLCHICINA

A colchicina é extraída de uma planta a *Colchicum autumale* e de outras espécies *Colchicum spp*. Suas propriedades medicinais foram descritas por Dioscorides, no século I AC. Em 1763, Baron Anton Von Storck utilizou a droga no tratamento da gota e acredita-se que a droga tenha sido introduzida nos Estados Unidos por Benjamim Franklin que era portador de gota.[7,8]

INDICAÇÕES

As indicações absolutas da colchicina incluem crise de gota e febre familial do mediterrâneo. Não existe nenhuma indicação formal aprovada pelo FDA para o uso da colchicina na dermatologia, apesar de ser uma droga frequentemente utilizada nas dermatoses neutrofílicas.[8]

A colchicina já demonstrou efeito positivo em muitas doenças dermatológicas como psoríase, pustulose palmoplantar, amiloidose, estomatite aftosa, doença de Behçet, calcinose cútis, dermatose bolhosa crônica, condiloma acuminado, dermatite herpetiforme, epidermólise bolhosa adquirida, fibromatose, queloide, vasculite leucocitoclástica, doença IGA linear, pioderma gangrenoso, poicondrite recidivante, esclerodermia, síndrome de Sweet, urticária e vasculite.[7]

MECANISMOS DE AÇÃO

A colchicina interfere com a formação dos microtúbulos nas células nervosas, células ciliadas, leucócitos e espermatozoides. Ela forma complexos de alta afinidade com a tubulina inibindo a sua polimerização. Dessa forma, há comprometimento da formação e alongamento dos microtúbulos com consequente comprometimento da função quimiotática e fagocítica dos linfócitos e polimorfonucleares. É capaz também de inibir a degranulação dos lisossomos e de bloquear a mitose celular e inibir a síntese de DNA. A colchicina suprime a resposta imune mediada por células através da inibição da secreção de imunoglobulinas, produção de interleucina-1, liberação de histamina e expressão do HLA-DR7.

A psoríase foi uma das primeiras doenças cutâneas tratadas com colchicina, mas os estudos sobre a sua eficácia são conflitantes.[1] Alguns trabalhos já demonstraram melhora de mais de 50% das lesões em metade dos pacientes tratados com doses baixas de conchicina (0,02mg/kg).[7,8] Doses baixas de colchicina também podem ser usadas na manutenção de pacientes que apresentaram remissão com outros tratamentos e com menos efeitos colaterais que as demais medicações tradicionalmente usadas.[8]

Séries de casos também observaram melhora da pustulose palmoplantar, entendida como uma variante de psoríase por alguns autores, com o uso da colchicina (1 a 2mg/dia) por 2 a 8 semanas.[9] Acredita-se que a colchicina possa inibir a quimiotaxia de leucócitos, o que comprometeria a formação da pústula justificando o seu maior benefício nas formas pustulosas da psoríase.[8] Zachariae e cols. relataram que três de quatro pacientes com psoríase pustulosa generalizada tratados com colchicina (0,5mg / 2 a 3 vezes ao dia) apresentaram remissão completa e rápida (até duas semanas) dos sintomas.[10]

A colchicina também já demonstrou ter bons resultados no tratamento da artrite psoriásica. Doses de 1,5mg/dia parecem ter efeito no tratamento da artrite.[11]

POSOLOGIA

A dose da colchicina varia de acordo com a tolerabilidade e sintomas gastrointestinais. Na maioria dos trabalhos as doses variaram de 0,5 a 1,5mg/dia em 1 a 2 tomadas.[1,7]

Antes de iniciar o tratamento e durante o acompanhamento deve-se solicitar hemograma, ureia, creatinina e teste de gravidez nas mulheres.[1]

CONTRAINDICAÇÕES

O uso dessa medicação na gravidez não é definido, devendo ser evitada sua prescrição para gestantes.

EFEITOS COLATERAIS

Os principais efeitos adversos incluem toxicidade gastrointestinal (náusea, vômito, dor abdominal) que ocorre em até 80% dos pacientes que recebem doses acima de 1mg/dia. A intolerância gastrointestinal pode ser um alerta para a toxicidade e ocorre algumas horas após a administração da droga. O uso parenteral (não é disponível no Brasil) diminui esses efeitos adversos.[7]

Complicações raras incluem miopatia proximal e polineuropatia que são frequentemente reversíveis com a suspensão da droga. Azoospermia, infertilidade, pancitopenia e insuficiência renal[7] são mais raras ainda.

Efeitos adversos cutâneos não são frequentes, mas podem ocorrer reações alérgicas, urticária, alopecia e porfiria cutânea tarda.[7]

INTERAÇÕES MEDICAMENTOSAS

A colchicina pode aumentar os efeitos depressores da radioterapia e dos medicamentos que produzem discrasias sanguíneas sobre a medula óssea. O uso simultâneo com fenilbutazona pode aumentar o risco de leucopenia ou trombocitopenia, bem como de ulceração gastrintestinal. A vitamina B12 pode ter sua absorção alterada.

DAPSONA

As sulfonas foram inicialmente sintetizadas em 1908 na Alemanha, mas os estudos *in vivo* só tiveram início em 1937. O primeiro estudo clínico do uso de um derivado da dapsona na hanseníase ocorreu em 1941 e, em 1945, começou a ser usada no tratamento dessa doença por via parenteral. O uso da dapsona oral na hanseníase ocorreu a partir de 1949 no Brasil, Nigéria e Guiana Francesa. Em 1950 mostrou-se eficaz na dermatite herpetiforme e em 1956 na dermatose pustulosa subcórnea.[12]

INDICAÇÕES

Como agente antibiótico, a dapsona é usada no tratamento da hanseníase e tem sido usada com sucesso no tratamento do actinomicetoma, na profilaxia e tratamento da pneumonia por *Pneumocystis jiroveci* e na malária.[12] Como droga anti-inflamatória, é aprovada para o tratamento da dermatite herpetiforme. Entretanto, existem diversas outras doenças dermatológicas nas quais ela já demonstrou ser eficaz como doença de Behçet, urticária vasculite, síndrome de Sweet, dermatose pustulosa subcórnea, pioderma gangrenoso, penfigoide bolhoso, penfigoide cicatricial.[12,13]

Não existem estudos controlados sobre a eficácia da dapsona no tratamento da psoríase. Existem apenas relatos de casos do uso dessa medicação principalmente na psoríase pustulosa. O primeiro relato de sucesso da dapsona no tratamento da psoríase foi feito em 1973, por MacMillan e Champion, quando descreveram uma boa resposta em paciente com psoríase pustulosa generalizada resistente a outros tratamentos.[14] A partir daí, foram publicados outros casos de sucesso terapêutico em crianças com psoríase pustulosa.[15,16] Um estudo demonstrou excelente resposta em 19 de 26 crianças tratadas com dapsona (1mg/kg) e reposta moderada em cinco crianças.[17]

MECANISMO DE AÇÃO

A dapsona é uma sulfona com atividade bactericida e bacteriostática contra o *Mycobacterium leprae*. Como antibiótico, a dapsona age inibindo a síntese do ácido dihidrofólico através da competição com o para-aminobenzoato pelo sítio ativo da dihidropteroato sintetase. A dapsona inibe microorganismos que são dependentes da síntese do ácido fólico endógeno.[12]

A dapsona apresenta ação anti-inflamatória sendo efetiva nas dermatoses com acúmulo de neutrófilos. Ela inibe a quimiotaxia de neutrófilos e a aderência dos mesmos mediada pela β 2 integrina *in vitro*.[1,12,13] Além de interferir na função neutrofílica, a dapsona bloqueia o processo inflamatório mediado pela prostaglandina e pelo leucotrieno; inibe a mieloperoxidase nos neutrófilos e eosinófilos evitando a lesão tecidual por radicais livres.[1]

POSOLOGIA

A dose varia de acordo com a indicação. No caso da psoríase pode-se iniciar com 50mg/dia e aumentar de acordo com a tolerabilidade até 100mg/dia. Em crianças a dose recomendada é de 1mg/Kg/dia.[1,13]

No início do tratamento deve-se solicitar hemograma, dosagem de glicose 6-fosfato desidrogenase e função hepática. No acompanhamento do tratamento com essa medicação deve-se solicitar hemograma e enzimas hepáticas todas as semanas do primeiro mês, mensalmente nos próximos seis meses a partir daí, duas vezes por ano.[1,13]

CONTRAINDICAÇÕES

Trata-se de uma droga categoria C na gravidez.[12] É considerada segura durante a gestação tanto para a mãe quanto para o feto. Algumas complicações neonatais já descritas incluem doença hemolítica, hiperbilirrubinemia e metemoglobinemia neonatal. A dapsona pode cruzar a placenta e é encontrada no leite materno.[12]

Nos pacientes com deficiência de glicose 6-fosfato desidrogenase deve ser usada com cautela devido ao elevado risco de hemólise.[12]

EFEITOS COLATERAIS

A metemoglobinemia é o efeito colateral mais comum e geralmente é leve e bem tolerada, mas pode se tornar intensa com doses acima de 200mg/dia. A hemólise com a formação dos corpúsculos Heinz ocorre em algum grau com o tratamento da dapsona. O seu mecanismo exato não é conhecido, mas parece estar relacionado com a formação de radicais livres. Pacientes mais idosos e em uso de doses mais elevadas apresentam esse efeito de modo mais pronunciado.[12]

Pacientes com deficiência de glicose 6-fosfato desidrogenase são mais susceptíveis à hemólise e menos à metemoglobinemia. Pessoas com a deficiência dessa enzima são duas vezes mais sensíveis à anemia hemolítica induzida pela dapsona.[12]

Outros efeitos colaterais frequentes são quadro gripal, febre, palidez, púrpura, icterícia, anemia, fadiga, náusea, vômitos, mialgia, calafrios, *rash*, dor abdominal e cefaléia. Efeitos adversos mais raramente encontrados e mais graves incluem a agranulocitose, anemia aplástica, eritema multiforme, necrólise epidérmica tóxica e síndrome de Stevens-Johnson.[1,13]

INTERAÇÕES MEDICAMENTOSAS

As drogas que aumentam os níveis da dapsona são trimetoprim, probenecide, antagonistas do ácido fólico. As drogas indutoras do citocromo P-450 como glicocortioides e anticonvulsivantes podem aumentar a hidroxilação da dapsona para hidroxilamina e aumentar a sua toxicidade. As drogas que podem diminuir os níveis da dapsona são a rifampicina, didanosina e os antiácidos. Macrolídeos e antifúngicos azólicos inibem o citocromo P-450 podendo diminuir seu efeito e toxicidade.[12,13]

A associação da dapsona com as sulfonamidas, hidroxiureia, aspirina, primaquina, ibuprofeno e cloroquina pode aumentar a chance de hemólise e a associação com rituximabe, zidovudina e imunossupressores pode causar supressão da medula óssea.[12,13]

SULFASSALAZINA

INDICAÇÕES

A sulfassalazina é utilizada no tratamento da doença de Crohn, colite ulcerativa e artrite reumatoide.[1] Um grande estudo com 619 pacientes com artrite psoriásica, espondilite anquilosante e artrite reativa demonstrou que essa droga pode ter algum benefício no tratamento da artrite psoriásica periférica (2g/dia) mas com pouco efeito na doença axial.[18] Atualmente está incluída no grupo de drogas reumáticas modificadoras da doença, sendo utilizada no tratamento da artrite psoriásica periférica.[19-21] Não é liberada pelo FDA para o uso na psoríase vulgar sem artrite.[22]

Alguns autores já tentaram demonstrar o efeito dessa droga na psoríase vulgar, mas de forma geral, os estudos são pequenos e não avaliam resposta a longo prazo. Um estudo controlado randomizado, duplo-cego, demonstrou uma melhora moderada a significativa das lesões em 82% dos pacientes tratados (19 de 23 pacientes) com sulfassalazina 3g/dia por oito semanas. Demonstrou também uma tendência a maiores taxas de resposta quando a droga foi mantida por mais quatro semanas.[23] Um trabalho recente, por outro lado, não demonstrou resultados tão promissores. Ele comparou o uso da sulfassalazina (2g/dia por oito semanas) com pentoxifilina e metotrexato, em pacientes com psoríase vulgar, e demonstrou uma melhora moderada em 37,5% e leve em 12,5% dos pacientes tratados. Vale ressaltar que apenas seis pacientes de oito incluídos nesse grupo completaram o estudo. Já foi relatado também um caso de melhora da psoríase ungueal em paciente com psoríase cutânea, artrite psoriásica sem reposta prévia à acitretina.[24]

MECANISMO DE AÇÃO

O mecanismo de ação não é completamente conhecido mas o seu efeito anti-inflamatório parece estar relacionado à inibição da dihidrofolato redutase e inibição da absorção do folato,[1] o que pode ser responsável efeito anti-proliferativo nos ceratinócitos.[19] Acredita-se também que a porção antibiótica sulfapiridina possa alterar a flora intestinal e que essa droga seja capaz de causar uma imunomodulação através da diminuição da produção de imunoglobulinas, comprometimento do estímulo linfocitário e inibição da ligação do TNF ao seu receptor celular.[11] Esse efeito anti-TNF justifica os possíveis benefícios no tratamento da psoríase e artrite psoriásica.[19] Já foi relatada também inibição da interleucina-1 β e IL-6.[19]

POSOLOGIA

A sulfassalazina deve ser iniciada com doses baixas de 0,5g, três vezes ao dia, aumentadas progressivamente com a tolerabilidade de 1,0g, três vezes ao dia e depois para 1,0g, quatro vezes ao dia. A resposta terapêutica é esperada após quatro a seis semanas de uso.[1]

Antes de iniciar o tratamento deve-se solicitar hemograma, função hepática, exame de urina rotina e teste de gravidez em mulheres. Esses exames devem ser repetidos a cada duas semanas por três meses, depois, uma vez por mês por mais três meses e, a seguir, trimestralmente.[1]

CONTRAINDICAÇÕES

A sulfassalazina está contraindicada nos pacientes com obstrução intestinal e urinária; com porfiria ou naqueles que tenham hipersensibilidade às sulfonamidas e salicilatos.[22]

É uma droga categoria B para gestantes e é excretada no leite materno. No recém-nascido pode competir pelos sítios de ligação da bilirrubina nas proteínas plasmáticas podendo causar kernicterus. Não existem dados referentes ao seu uso da população pediátrica.[22]

EFEITOS COLATERAIS

Os efeitos adversos são frequentes e se devem às elevadas concentrações de sulfapiridina e baixa acetilação da droga. Os mais comuns são intolerância gastrointestinal (náusea, epigastralgia, vômitos, diarreia), astenia, cefaleia, artralgia, febre e infertilidade masculina reversível devido à oligoespermia. Manifestações mais sérias incluem leucopenia e agranulocitose. Erupções cutâneas podem ocorrer.[1,22]

INTERAÇÕES MEDICAMENTOSAS

A sulfassalazina reduz a absorção do ácido fólico e da digoxina.[22]

PENTOXIFILINA

A pentoxifilina é um derivado de metilxantina derivada da teobromina aprovada em 1972 para o tratamento da claudicação intermitente. Posteriormente surgiram diversos trabalhos sobre as modificações fisiológicas geradas por essa droga e novas aplicações foram sendo testadas.[25]

INDICAÇÕES

A pentoxifilina pode ser utilizada em um grande número de doenças dermatológicas. Entretanto, faltam estudos controlados que demonstrem o seu real benefício nessas doenças. Já foi utilizada no tratamento do granuloma actínico, estomatite aftosa, úlceras arteriais e venosas, doença de Behçet, calcifilaxia, úlceras diabéticas, granuloma anular, vasculite leucocitoclástica, necrobiose lipoídica, sarcoidose, esclerodermia, doença de Schamberg, dentre outras.[13]

MECANISMO DE AÇÃO

A pentoxifilina inibe a fosfodiasterase e aumenta o AMP cíclico plaquetário reduzindo a agregação plaquetária além de estimular a fibrinólise e diminuir os níveis plasmáticos de fibrinogênio pelo aumento da fibrinólise.[26] Ela diminui a viscosidade sanguínea e aumenta a flexibilidade dos eritrócitos.[13] *In vitro*, já foi demonstrado efeito anti-proliferativo dos ceratinócitos.[27] Os seus efeitos anti-inflamatórios se devem à alteração da função dos neutrófilos (redução da migração, da liberação dos radicais livres e da aderência leucocitária), inibição da ativação de linfócitos T e B e redução da produção de algumas citocinas, entre elas o TNF-α.[26] Essa redução do TNF-α justificaria o seu uso na psoríase uma vez que essa é a principal citocina envolvida na sua patogênese.[19]

A partir desse princípio, surgiram, na década de 90, os primeiros trabalhos sobre o uso da pentoxifilina na psoríase. Omulecki e cols., em 1996, publicaram um trabalho sobre o uso comparativo da pentoxifilina (400mg, três vezes ao dia por quatro semanas) em relação ao placebo na psoríase vulgar. Os 22 pacientes tratados com pentoxifilina apresentaram uma redução no PASI estatisticamente superior ao placebo (nove pacientes).[28] Um outro estudo aberto com 22 pacientes com psoríase vulgar e artropática tratados por dois meses com pentoxifilina (1,2g/dia) observou uma resposta terapêutica ótima e boa (PASI >50%) em 60% dos doentes. Três pacientes tiveram resposta regular e cinco nenhuma resposta.[26]

Entretanto, o maior estudo já realizado comparando a pentoxifilina ao placebo (n = 60 pacientes) não demonstrou diferença entre os dois grupos após oito semanas de tratamento (1,2g/dia),[27] assim como o estudo mais recentemente publicado no qual apenas 12,5% de oito pacientes apresentaram uma resposta moderada após oito semanas de tratamento.[19] Esse último trabalho avaliou também o uso concomitante de sulfassalazina e pentoxifilina e nesse caso observou uma resposta muito boa (PASI 70-90%) em 22,2% dos pacientes sem, no entanto, ter aumento nos efeitos adversos.[19]

POSOLOGIA

A dose recomendada da pentoxifilina é de 400 a 800mg, três vezes ao dia.

CONTRAINDICAÇÕES

Está contraindicada nos casos de intolerância ou hipersensibilidade às metilxantinas; hemorragia cerebral recente, uso concomitante de anticoagulantes ou antiagregantes plaquetários. A pentoxifilina é categoria C na gestação.[13]

EFEITOS COLATERAIS

Os efeitos adversos são dose-dependentes e os mais frequentes são náuseas, vômitos, dispepsia, vertigem e cefaléia. Geralmente são reversíveis com a suspensão da droga.[13,26] Efeitos mais sérios como arritmias, hipotensão, angina e leucopenia são raros.[13]

INTERAÇÕES MEDICAMENTOSAS

A pentoxifilina pode elevar os níveis séricos da teofilina.[13]

OUTROS TRATAMENTOS

Vários outros medicamentos tiveram a sua eficácia observada na psoríase.

O micofenolato mofetil, droga imunossupressora usada na profilaxia da rejeição de transplantes, apresenta bons resultados no tratamento de doenças auto-imunes cutâneas, como o pênfigo vulgar e o penfigoide bolhoso.[29] A sua eficácia na psoríase cutânea é controversa e parece ser particularmente útil nos casos de co-infecção pelo vírus da hepatite C devido às suas propriedades antivirais.[1] Os pacientes devem ser monitorizados devido ao risco de imunossupressão com o consequente surgimento de infecções e malignidades.[29]

O alopurinol pode suprimir a produção de TNF-α e diminuir a expressão de moléculas de adesão celular o que justificaria um potencial efeito na psoríase. Entretanto, um pequeno estudo duplo-cego não conseguiu demonstrar a sua eficácia.[30]

Apesar da acitretina ser o retinoide de escolha para o tratamento da psoríase, a isotretinoína é uma boa opção em mulheres em idade fértil. A associação da isotretinoína com a fototerapia (PUVA) mostrou tão eficaz quanto o etretinato associado à fototerapia.[31] A isotretinoína também já apresentou bons resultados no tratamento da psoríase pustulosa. Nesses casos as doses utilizadas foram um pouco mais altas que as utilizadas no tratamento da acne (1,5 a 2 mg/kg/dia) e as recorrências frequentes com a suspensão da droga.[32]

A hidroxiureia é um agente antimetabólico utilizado principalmente no tratamento de doenças hematológicas e parece ter um efeito anti-proliferativo nos ceratinócitos basais da epiderme.[1] Em um estudo com 31 pacientes com psoríase tratados com hidroxiureia (1-1,5g/dia), 55% (17 pacientes) apresentaram redução de mais de 70% no PASI após um período mínimo de oito semanas. Os principais efeitos adversos incluem leucopenia, anemia, trombocitopenia e mais raramente pancitopenia. Os efeitos adversos cutâneos mais observados são melanoníquia, alopecia, xerose e úlceras orais.[33]

A azatioprina é um análago das purinas e tem efeito imunossupresor. Seus efeitos biológicos incluem a inibição de mitoses, supressão da formação de anticorpos e da resposta mediada por linfócito T.[1] Alguns estudos já demonstraram a sua eficácia na psoríase e parece ser uma droga particularmente útil nos casos psoríase associada ao penfigoide bolhoso.[34] A azatioprina pode apresentar efeitos adversos como a pancitopenia, além de toxicidade hepática e intolerância gastrointestinal, devendo ser reservada para os casos graves de psoríase.[1]

O tacrolimus e pimecrolimus são drogas inibidoras da calcineurina resultando na menor ativação dos linfócitos T.[1] Na sua forma tópica já são utilizados na psoríase localizada na face e nas dobras.[35] Entretanto, a sua forma oral é reservada para a profilaxia de rejeição de transplante de órgãos. Alguns estudos já demonstraram que ambas as drogas são capazes de reduzir o PASI de forma significativa.[36,37] A principal limitação do uso na psoríase é que tem efeitos adversos como a hipertensão, nefrotoxicidade e neurotoxicidade.[1]

O agente quimioterápico paclitaxel usado no tratamento de neoplasias de mama e ovário devido aos seus efeitos anti-inflamatórios, anti-angiogênicos e anti-proliferativos já demonstrou que é capaz de reduzir o PASI nos pacientes com psoríase e câncer tratados com esse agente.[38] Entretanto, mais estudos são necessários para que essa droga possa ser utilizada no tratamento da psoríase de forma isolada.

Alguns estudos têm demonstrado que altas doses de Vitamina D poderiam ter efeito no controle de doenças autoimunes como psoríase e vitiligo. A vitamina D promove células T regulatórias (T reg) que inibem uma variedade de respostas imunes inadequadas tanto inatas quanto adaptativas. Série de nove casos com suplementação de altas doses de vitamina D3 (35000UI/dia) associada a uma dieta com baixo cálcio por seis meses demonstrou melhora de menos de 75% nos pacientes, mostrando-se inferior aos outros tratamentos disponíveis. Deve-se ter cuidado também uma vez que a hipervitaminose D está associada a um aumento nos receptores de vitamina D resultando em maior absorção de cálcio e hipercalcemia.[39]

O QUE VOCÊ PRECISA SABER DESTE CAPÍTULO

- Pacientes com contraindicações ou efeitos adversos aos tratamentos convencionais podem ser candidatos ao uso de medicações não usuais para a psoríase.
- A talidomida pode estar associada à piora da psoríase quando usada para tratar outras doenças; não existem evidências concretas sobre o seu benefício no tratamento da psoríase.
- A colchicina mostrou melhores resultados nas formas pustulosas de psoríase.
- Relatos de casos já demonstraram que a dapsona pode ser uma opção terapêutica nos casos de psoríase pustulosa inclusive em crianças.
- A sulfassalazina isoladamente não parece ter efeito na psoríase cutânea, devendo ser reservada para os casos de artrite psoriásica periférica.
- A pentoxifilina isoladamente não parece ser útil no tratamento da psoríase.
- A associação da pentoxifilina com sulfassalazina pode ser uma alternativa terapêutica com resultados um pouco melhores, com baixa taxa de efeitos adversos.

REFERÊNCIAS BIBLIOGRÁFICAS

1. Halverstam CP, Lebwohl M. Nonstandart and off-label therapies for psoriasis. Clin Dermatol. 2008; 26(5): 546-53.
2. Wu JJ, Huang DB, Pang KR, Hsu S, Tyring SK. Thalidomide: dermatological indications, mechanism of action and side effects. Br J Dermatol. 2005; 153(2):254-73.
3. Li L, Su F, Jin H. Thalidomide in the treatment of psoriasis vulgaris: a pilot study. J Dermatol. 2011; 38(12):1180-2.
4. Kiszewski AE, De Villa D, Scheibel I, Ricachnevsky N. An infant with acrodermatitis continua of Hallopeau: successful treatment with thalidomide and UVB therapy. Pediatr Dermatol. 2009; 26(1):105-6.
5. Dobson CM, Parslew RA. Exacerbation of psoriasis by thalidomide in Behçet's syndrome Br J Dermatol. 2003; 149(2):432-3.
6. Varma K, Finlay AY. Exacerbation of psoriasis by thalidomide in a patient with erythema multiforme Br J Dermatol. 2006; 154(4):789-90.
7. Sullivan TP, King LE Jr, Boyd AS. Colchicine in dermatology. J Am Acad Dermatol. 1998; 39(6):993-9.
8. Bibas R, Gaspar NK, Ramos-e-Silva M. Colchicine for dermatologic diseases. J Drugs Dermatol. 2005; 4(2):196-204.
9. Adişen E, Gürer MA. Therapeutic options for palmoplantar pustulosis. Clin Exp Dermatol. 2010;35(3):219-22.
10. Zachariae H, Kragballe K, Herlin T. Colchicine in generalized pustular psoriasis: clinical response and antibody-dependent cytotoxicity by monocytes and neutrophils. Arch Dermatol Res. 1982; 274(3-4):327-33.
11. Jackson CG. Immunomodulating drugs in the management os pasoriasis arthritis. Am J Clin Dermatol. 2011; 2(6):367-75.
12. Zhu YI, Stiller MJ. Dapsone and sulfones in dermatology: overview and update. J Am Acad Dermatol. 2001; 45(3):420-34.
13. Kerdel FA, Romanelli P, Trent JT. Dermatologic therapeutics: a pocket guide. Miami: McGraw-Hill; 2005:104-5.
14. MacMillan AL, Champion RH. Generalized pustular psoriasis treated with dapsone. Br J Dermatol. 1973; 88 (2): 183-5.
15. Chaves YN, Cardoso DN, Jorge PF, Follador I, Oliveira Mde F. Childhood pustular psoriasis: case report. An Bras Dermatol. 2010; 85(6):899-902.
16. Yu HJ, Park JW, Park JM, Hwang DK, Park YW. A case of childhood generalized pustular psoriasis treated with dapsone. J Dermatol. 2001; 28(6):316-9.
17. Juanqin G, Zhiqiang C, Zijia H. Evaluation of the effectiveness of childhood generalized pustular psoriasis treatment in 30 cases. Pediatr Dermatol. 1998; 15(2):144-6.
18. Clegg DO, Reda DJ, Abdellatif M. Comparison of sulfasalazine and placebo for the treatment of axial and peripheral articular manifestations of the seronegative spondylarthropathies: a Department of Veterans Affairs cooperative study. Arthritis Rheum. 1999; 42(11):2325-9.

19. el-Mofty M, el-Darouti M, Rasheed H, Bassiouny DA, Abdel-Halim M, Zaki NS, et al. Sulfasalazine and pentoxifylline in psoriasis: a possible safe alternative. J Dermatolog Treat. 2011; 22(1):31-7.

20. Passeron T, Goupille P, Boulinguez S. Recommendations on the management of psoriatic arthritis. Ann Dermatol Venereol. 2011;138(6 Suppl 1):H10-2.

21. Cantini F, Niccoli L, Nannini C, Kaloudi O, Bertoni M, Cassarà E. Psoriatic arthritis: a systematic review. Int J Rheum Dis. 2010; 13(4):300-17.

22. Menter A, Korman NJ, Elmets CA, Feldman SR, Gelfand JM, Gordon KB, et al. Guidelines of care for the management of psoriasis and psoriatic arthritis: section 4. Guidelines of care for the management and treatment of psoriasis with traditional systemic agents. J Am Acad Dermatol. 2009; 61(3):451-85.

23. Gupta AK, Ellis CN, Siegel MT, et al. Sulfasalazine improves psoriasis. A double-blind analysis. Arch Dermatol. 1990; 126(4):487-93.

24. Gerster JC, Hohl D. Nail lesions in psoriatic arthritis: recovery with sulfasalazine treatment. Ann Rheum Dis. 2002; 61(3):277.

25. Samlaska MCP, Winfield EA.Pentoxifylline. J Am Acad Dermatol. 1994; 30(4):603-21.

26. Rigoni ACM, Carneiro SCS. Estudo aberto com pentoxifilina em pacientes com psoríase. An Bras Dermatol. 2001; 76(1): 39-49.

27. Magalhães GM, Carneiro SCS, Peisino do Amaral K, Freire CF, Machado-Pinto J, Cuzzi T. Psoriasis and pentoxifylline: a clinical, histopathologic, and immunohistochemical evaluation. Skinmed. 2006; 5(6):278-84.

28. Omulecki A, Broniarczyk-Dyła G, Zak-Prelich M, Choczaj-Kukuła A. Is pentoxifylline effective in the treatment of psoriasis? J Am Acad Dermatol. 1996; 34(4):714-5.

29. Orvis AK, Wesson AK, Breza TS, Church AA, Mitchell CL, Watkins SW. Mycophenolate mofetil in dermatology. J Am Acad Dermatol. 2009; 60(2):183-99.

30. Tsai TF, Yeh TY. Allopurinol in dermatology. Am J Clin Dermatol. 2010; 11(4):226-32.

31. Honigsmann H, Wolff K. Isotretretinoin-PUVA for psoriasis. Lancet. 1983; 321(8318):236.

32. Sofen HL, Lowe NJ. Tretament of generalized pustular psoriasis with isotretinoin. Lancet. 1984; 323(8368):40.

33. Kumar B, Sarawast A, Kaur I. Rediscoverin hydroxyurea: its role in recalcitrant psoriasis. Int J Dermatol. 2001; 40(8):530-4.

34. Primka EJ, Camisa C. Psoriasis and bullous pemphigoid treated with azathioprine.J Am Acad Dermatol. 1998; 39(1):121-3.

35. Martins GA, Chaul A. Tratamento tópico da psoríase. In: Sociedade Brasileira de Dermatologia. Consenso Brasileiro de Psoríase 2009. Rio de Janeiro: Sociedade Brasileira de Dermatologia; 2009:41-8.

36. The European FK 506 Multicentre Psoriasis Study Group. Systemic tacrolimus (FK506) is effective for the treatment of psoriasis in a double blind, placebo controlled-study. Arch Dermatol. 1996; 132(4):419-23.

37. Gottlieb AB, Griffiths CEM, Ho VC, et al. Oral pimecrolimus in the treatment of moderate to severe chronic plaque psoriasis: a double-blind multicentre, randomized, dose-finding trial. Br J Dermatol. 2005; 152 (6):1219-27.

38. Ehrlich A, Booher S, Becerra Y, et al. Micellar paclitaxel improves severe psoriasis in a prospective phase II pilot study. J Am Acad Dermatol. 2004; 50(4):533-40.

39. Finamor DC, Sinigaglia-Coimbra R, Neves LC, Gutierrez M, Silva JJ, Torres LD, et al. A pilot study assessing the effect of prolonged administration of high daily doses of vitamin D on the clinical course of vitiligo and psoriasis. Dermatoendocrinol. 2013; 5(1):222-34.

CAPÍTULO 10.4

TRATAMENTO DE LOCALIZAÇÕES ESPECIAIS

Paula Frassinetti Bessa Rebello
Silmara Navarro Pennini
Arles Martins Brotas

INTRODUÇÃO

Couro cabeludo, genitália, unhas e regiões palmoplantares são localizações especiais de lesões de psoríase por serem mais resistentes a terapêutica, bem como por apresentarem maior impacto negativo na qualidade de vida.[1,2] Particularmente o couro cabeludo e unhas são regiões que exigem veículos específicos e formas de aplicações diferenciadas; somando-se a genitália, em que efeitos colaterais dos medicamentos tópicos podem ser de mais fácil surgimento. Em tais locais, a psoríase torna-se de difícil controle também por serem áreas de frequentes traumatismos, seja pelo ato de pentear-se, de manusear objetos e pela prática sexual, favorecendo o fenômeno de Köebner. O efeito psicológico de lesões nessas regiões leva à necessidade de um tratamento efetivo e rápido, o que muitas vezes não é obtido, pelas próprias características locais de absorção e dificuldades de apresentações farmacêuticas apropriadas disponíveis, tornando frustrante o controle da doença. Por outro lado, quando em um contexto de doença grave, com índices de gravidade elevados, o tratamento de lesões nesses sítios se iguala às dificuldades do tratamento comum às manifestações clássicas da psoríase com o uso de drogas sistêmicas, bem como aos benefícios do descobrimento de novas drogas, como os biológicos.

Serão descritos os tratamentos da psoríase em localizações especiais, com ênfase aos agentes tópicos, que prosseguem como principal opção terapêutica. As Tabelas 1, 2 e 3 resumem as opções terapêuticas de uso tópico para cada localização, respectivamente.

TRATAMENTO TÓPICO

PSORÍASE DO COURO CABELUDO

Estima-se que 50 a 80% dos pacientes com psoríase tenham alguma lesão em couro cabeludo, que pode ser de forma isolada ou associada a outras localizações corporais.[3] O tratamento do couro cabeludo permanece desafiador, não somente pela dificuldade de acesso local aos medicamentos, mas pela frequente insatisfação com os efeitos adversos dos mesmos, como odor, descoloração de cabelos, pele e roupas, ardor local e oleosidade excessiva do veículo. No intuito de aumentar a adesão dos pacientes, deve-se dar preferência, sempre que possível, para as formulações mais apropriadas ao local, como os xampus, soluções, loções, géis e espumas.[3-7] No Brasil, muitas vezes a terapêutica é realizada através de fórmulas magistrais, pela inexistência de produtos comerciais com tais veículos apropriados ao couro cabeludo.

Ceratolíticos

As lesões do couro cabeludo costumam ser muito ceratósicas e descamativas, deixando escamas espessas que, somadas aos cabelos, dificultam ainda mais a penetração de medicamentos. Os ceratolíticos têm papel fundamental na remoção das escamas e consequente facilitação na atuação dos antipsoriásicos.

O ácido salicílico tem ação ceratolítica em concentrações superiores a 2%. A concentração e o veículo a serem utilizados devem variar de acordo com a intensidade da descamação. Em torno de 2 a 3% na forma de xampu ou solução são utilizados para os casos mais leves, podendo chegar à concentração de até 10% para os casos mais graves, com escamas espessas aderidas ao couro cabeludo e cabelos. Um exemplo é a aplicação de ácido salicílico 10% em óleo mineral durante a noite, coberto com touca plástica, sendo retirado pela manhã com xampu de ácido salicílico ou de coaltar.[1,2]

O ácido salicílico é utilizado em associação aos corticosteroides em diversos veículos e ao coaltar, mais frequentemente, na forma de xampu.[1,2]

A ureia é simultaneamente ceratolítica e hidratante. Assim como o ácido salicílico, sua concentração deve ser ajustada de acordo com o caso, podendo ser aplicada no couro cabeludo durante a noite, em creme, na concentração de até 20% na presença de escamas espessas.

Corticosteroides tópicos

Os corticosteroides (CE) tópicos são indicados por sua ação anti-inflamatória e anti-proliferativa (ver Capítulo 10.1.6). Os mais utilizados são o propionato de clobetasol 0,05%, o dipropionato de betametasona 0,05% e valerato de betametasona 0,1%.[2,3,7,8]

Embora disponíveis em diversos veículos, os mais apropriados para o couro cabeludo são gel, solução e, mais recentemente, em xampu, spray e espuma, com alta eficácia, tolerabilidade e maior adesão ao tratamento, sendo que as duas últimas apresentações ainda não são comercializadas no Brasil, podendo ser formuladas.[4,9,10]

A ocorrência de efeitos adversos dos corticosteroides tópicos como atrofia cutânea é considerada baixa no couro cabeludo, possivelmente pela ausência de trabalhos com longos períodos de uso nessa localização.[2,3] Outra possibilidade é que a abundância de estruturas anexiais e densa vascularização do couro cabeludo levam a maior resistência à atrofia.[7] Contudo, de forma geral, os corticosteroides de potência muito alta aplicados duas vezes por dia são considerados seguros e recomendados por um período de duas a quatro semanas, tempo adequado para obtenção de resposta terapêutica na psoríase.[1]

Esquema de terapia semanal ou terapia em pulsos ou terapia intermitente de corticosteroides de alta potência é uma alternativa que, além de permitir o uso prolongado do medicamento, sem efeitos adversos ou taquifilaxia, aumenta a adesão do paciente a veículos oleosos, inconvenientes para o couro cabeludo. Katz e cols., por exemplo, demonstraram o uso de pomada de dipropionato de betametasona 0,05% em três aplicações semanais consecutivas de 12 horas, por seis meses, com boa tolerância e bons resultados terapêuticos em comparação ao placebo.[11] Vários autores citam adequada manutenção do tratamento com corticosteroides aplicados apenas nos finais de semana.[1,12]

A associação de medicamentos no controle da psoríase pode maximizar a eficácia do tratamento, bem como reduzir os efeitos adversos próprios de cada droga.

Análogos da vitamina D - calcitriol / calcipotriol / tacalcitol

A atividade antipsoriásica dos análogos da vitamina D ocorre, em geral, após oito semanas de tratamento, muito maior que o tempo dos corticosteroides que é de duas a quatro semanas, no entanto, estudos demonstraram eficácia terapêutica a longo prazo, sem taquifilaxia e com maior período de remissão.[13-15]

Os principais efeitos adversos dos análogos da vitamina D são irritação local, ardor e prurido, principalmente nas áreas de transição do couro cabeludo com a face. Esses efeitos tendem a melhorar com o tempo de uso, mas também podem ser atenuados com a redução da frequência de uso, de duas

	Tabela 1	
	Tratamento tópico da psoríase no couro cabeludo	
Medicamento	**Formulação e Posologia**	**Observação**
Ceratolíticos	Casos leves: Ácido salicílico 2 ou 3% xampu ou solução Casos graves: Ácido salicílico 10% em óleo mineral (pernoite) Ureia 20% creme (pernoite)	Geralmente em associação com outro medicamento
Corticosteroides	Propionato de clobetasol 0,05% xampu – curto contato Dipropionato de betametasona 0,05% loção capilar – 1 vez ao dia, 2 ou 3 vezes por semana	Remissão em 4 semanas
Análogos Vitamina D (Calcipotriol)	Calcipotriol 0,005%, 2 vezes ao dia	Remissão em 8 semanas
Antralina	0,1 a 0,5% por 12 a 24 horas ou 1 a 3% por 15 a 30 minutos	Em lesões crônicas, não inflamatórias
Coaltar	Solução alcoólica ou LCD xampu, loção ou gel	Efeito isolado ou em associação com ácido salicílico
Inibidores da calcineurina	Tacrolimo 0,03 ou 0,1% pomada Pimecrolimo 1% creme	Utilizados como segunda opção
Retinoides tópicos	Tazaroteno 0,05 e 0,1% gel, 1 vez ao dia	Quando menos de 20% da área corporal acometida

Tabela 2
Tratamento tópico da psoríase ungueal de acordo com o tipo de lesão

Localização / Tipo de lesão	1ª Opção terapêutica	Terapêutica tópica alternativa
MATRIZ UNGUEAL: depressões cupuliformes (pitting), leuconíquia, traquioníquia, linhas de Beau, lúnula vermelha	Clobetasol 8% esmalte	Tazaroteno 0,1% gel ou creme (pitting) 5FU 1% solução ou creme (pitting) * Infiltração intralesional de corticosteroide (se poucas unhas)
LEITO UNGUEAL: hiperceratose subungueal, onicólise, "manchas de óleo" e hemorragia em estilhaço	Calcipotriol 0,05% pomada	Ureia 40% (hiperceratose subungueal grave) Tazaroteno 0,1% gel ou creme (hiperceratose subungueal, onicólise e manchas de óleo) Antralina 0,4 a 2% pomada (hiperceratose subungueal e onicólise)

* Resultados controversos

para uma vez por dia, ou com associação de corticosteroides em esquemas sequenciais ou combinados.[2,3,7,16,17] Essas associações também reduzem a ocorrência dos efeitos adversos dos corticosteroides.[3,18-20] Esse resultado foi demonstrado no couro cabeludo com uma pomada de dipropionato de betametasona 0,05% com calcipotriol 0,005%.[20]

O uso sequencial com calcipotriol nos dias de semana e clobetasol nos finais de semana, por seis meses, mostrou ser mais eficaz, com maior período de remissão da psoríase do que o calcipotriol isolado.[21] O esquema sequencial teria uma fase inicial de calcipotriol (duas vezes ao dia) e corticosteroide de potencia muito alta (uma a duas vezes ao dia) por 2-4 semanas dependendo do tempo de melhora, seguido por uma fase de transição com calcipotriol (duas vezes ao dia) nos dias de semana e o mesmo corticosteroide (duas vezes ao dia) apenas nos finais de semana por 1 a 6 meses e um período de manutenção apenas com calcipotriol até completo desaparecimento das lesões.[21]

Antralina (ditranol)

A antralina, agente citostático, tem sido usada há décadas no tratamento da psoríase, inclusive nas lesões do couro cabeludo, com boa eficácia e prolongados períodos de remissão.[2,18,22] Sob formulações magistrais, é um produto de baixo custo, porém de cosmética pouco aceita por promover tingimento da pele, cabelos e roupas.

Formulações para o couro cabeludo são feitas mais frequentemente em creme e associadas ao ácido salicílico ou ácido ascórbico 1 a 2% para evitar oxidação do produto.[22]

Em concentrações baixas (0,1 a 0,5%) a antralina pode ser aplicada uma vez por dia e retirada após um período de 12 a 24 horas. Concentrações maiores (1 a 3%) são reservadas para aplicações de curto contato, de 15 a 30 minutos. A resposta terapêutica pode ser observada após quatro semanas de uso, tendo sido demonstrada melhora clínica significativa na décima segunda semana.[18,23]

Tabela 3
Principais opções terapêuticas tópicas para psoríase localizada na região genital

Medicamento	Terapia Inicial	Manutenção
CE potência alta	Uma vez ao dia, por 2 a 4 semanas	Calcipotriol ou tacrolimo / pimecrolimo
CE potência moderada	Uma vez ao dia, por 2 a 4 semanas	CE potência baixa, 2-3 vezes por semana
CE potência baixa	Uma vez ao dia, associado ao calcipotriol 0,005 ou LCD 1 a 5%	Associação dos dois acima
Análogos vit. D (calcipotriol)	Uma vez ao dia, em monoterapia ou associado aos CE	
Inibidores da calcineurina (tacrolimo/ pimecrolimo)	Duas vezes ao dia	
LCD	1 a 5% em creme associado a calêndula ou extrato de camomila	

CE = Corticosteroide

Não deve ser usada em lesões inflamatórias agudas, visto que irritação e eritema locais geralmente ocorrem inclusive perilesional.

Coaltar (alcatrão da hulha ou carvão)

Embora o coaltar venha sendo usado no tratamento da psoríase por mais de cem anos, seu mecanismo de ação ainda não é bem compreendido e, mesmo na falta de evidências científicas para seu uso, ele tem se mostrado efetivo na prática médica, inclusive para o tratamento da psoríase do couro cabeludo.[5]

No Brasil o coaltar encontra-se disponível comercialmente apenas na forma de xampu de 0,85% e 5%, podendo ser manipulado sob a forma de solução alcoólica ou LCD (*liquor carbonis detergens*) em concentrações de 2 a 15% em creme, pomada, gel e veículos hidroalcoólicos e xampus.[6]

Usado de maneira isolada, o coaltar apresenta eficácia moderada no controle da psoríase, no entanto quando usado associado ao ácido salicílico, corticosteroides ou aos raios UVB (método de Goeckerman) tem sua ação potencializada, com resultados animadores (ver Capítulo 10.1.2). Particularmente usado quando prurido é o sintoma principal e na terapia de manutenção por estender o período de remissão.[2,6,18,22]

Com odor não muito agradável, pode manchar a pele e a roupa, causar irritação local e, com maior frequência, causar foliculite.

Inibidores da calcineurina tópicos - tacrolimo e pimecrolimo

Imunomoduladores tópicos, o tacrolimo 0,03% ou 0,1% pomada e o pimecrolimo 1% creme têm uso limitado na psoríase do couro cabeludo, não devendo ser usados como primeira opção.[22,24,25]

Retinoides tópicos - tazaroteno

Os retinoides agem na modulação da diferenciação e proliferação celular e tem sido usados na forma oral, especificamente a acitretina, para o tratamento da psoríase grave. O primeiro retinoide tópico que mostrou resultado no tratamento da psoríase foi o tazaroteno, retinoide de terceira geração. Tem aprovação em vários países, para o tratamento da psoríase com menos de 20% de área corporal comprometida, porém ainda não se encontra disponível no Brasil.

Usado nas concentrações de 0,05% e 0,1%, em gel, o que facilita a aplicação no couro cabeludo, deve ser aplicado apenas uma vez ao dia.

Com frequência o tazaroteno produz eritema, descamação, prurido e queimação local, o que pode ser minimizado com a associação de corticosteroides de potencia muito alta ou alta. São proscritos na gravidez, portanto, mulheres em idade fértil devem ser orientadas quanto aos seus riscos e é aconselhado documentar ausência de gravidez no inicio do tratamento.[26]

PSORÍASE UNGUEAL

Não obstante os avanços no tratamento da psoríase na pele, ainda não existe um tratamento padrão eficaz para a psoríase nas unhas, o que reflete em resultados desapontadores, muitas vezes. Estes resultados ocorrem em parte pela própria característica da doença, mas, sobretudo pela estrutura da unha, que dificulta a penetrabilidade da medicação utilizada.[27,28] Soma-se a isso a falta de ensaios clínicos mais consistentes que respondam a lacuna terapêutica nesta localização.

Independente da terapêutica utilizada é importante enfatizar a necessidade dos cuidados gerais e permanentes com as unhas, como: evitar traumatismos constantes, mantê-las sempre secas, limpas e bem aparadas. A persistência no tratamento é de fundamental importância, pois devido ao lento crescimento das unhas (mãos 0,1mm/dia; pés 0,04mm/dia), o resultado terapêutico só poderá ser mensurado após meses de uso.[1,2,28,29] Os medicamentos tópicos devem ser usados por, pelo menos, seis meses, visto ser este o período no qual a placa ungueal cresce da matriz ao hiponíquio.[30]

Para a aplicação do medicamento de forma que haja melhor concentração no local de acometimento da psoríase, é importante distinguir, pelas características clínicas, a estrutura do aparelho ungueal acometida. Lesão na matriz, traduzida por *pitting* ou depressões cupuliformes, leuconiquia, manchas avermelhadas na lúnula e *crumbling* ou esfarelamento, requer aplicação na dobra proximal, sobre a região da matriz, enquanto lesão no leito com onicólise, manchas de óleo ou manchas salmão, discromias, hemorragias em estilhaço e hiperqueratose do leito ungueal requer o corte da lâmina o máximo possível para atingir o leito diretamente.

A natureza do veículo utilizado na composição da terapêutica tópica é importante devido à baixa permeabilidade da placa ungueal. Para aumentar a eficácia terapêutica, utiliza-se oclusão local do medicamento, seja por fita adesiva ou luva.[28] Medicamentos em esmalte formam uma película na superfície da placa ungueal, fazendo com que a droga seja liberada de forma gradual e consiga ter melhor penetração.[31]

Ceratolíticos

Ureia 40% promove avulsão química das unhas e está indicada apenas nos casos muito graves de hipceratose subungueal das unhas dos pés. Para este fim, deve ser usada sob oclusão e após três a quatro dias realizar curetagem local delicada. A remoção ungueal facilita o uso posterior de medicações locais. Procedimento cirúrgico de remoção ungueal deve ser evitado.[32]

Corticosteroides

Existem vários esquemas terapêuticos com corticosteroides tópicos propostos na psoríase ungueal, no entanto, pela baixa capacidade de absorção do aparelho ungueal, dá-se preferência para os de potência muito alta (propionato de clobetasol 0,05% em pomada, creme ou gel) ou de potencia alta (dipropionato de betametasona 0,05% em pomada ou creme e valerato de betametasona 0,1% em pomada), uma ou duas vezes ao dia.[33,34]

O propionato de clobetasol pode ser usado na concentração de 8% em esmalte.[33,34]

Calcipotriol

O calcipotriol age inibindo a diferenciação dos ceratinócitos (ver Capítulo 10.1.3), apresentando melhores resultados nas lesões do leito ungueal, como hiperceratose subungueal e onicólise.

O efeito colateral mais relatado é irritação local da pele, no entanto esta costuma ser autolimitada, ou pode ser minimizada com o uso simultâneo de corticosteroides.[35]

O calcipotriol em pomada é tão efetivo quanto à combinação do dipropionato de betametasona associado ao ácido salicílico no tratamento da psoríase da unha, com predominância de hiperceratose subungueal, aplicado duas vezes ao dia por um período de três a cinco meses.[36]

O calcipotriol mostra-se particularmente efetivo na onicólise, descoloração e hiperceratose subungueal, após cinco meses de uso contínuo.[37]

Em nosso meio, o calcipotriol está disponível em pomada, de forma isolada ou associado à betametasona.

Tazaroteno

Na psoríase ungueal, o tazaroteno 0,1% em gel ou creme aplicado uma vez ao dia, sob oclusão ou não por um período de 12 a 24 semanas, pode promover redução da onicólise, depressões cupuliformes, hiperceratose subungueal e manchas de óleo, com boa tolerância local.[38,39]

Antralina (ditranol)

O uso de ditranol (0,4 a 2%) em pomada, aplicado uma vez ao dia como terapia de curto contato (30

minutos), foi descrito por Yamamoto, com melhora da onicólise e hiperceratose subungueal, em cinco meses. A pigmentação da unha, como efeito adverso, foi reversível.[40]

Em outro artigo, não foi encontrada diferença estatística entre o uso do calcipotriol em pomada e o ditranol creme em curto-contato. O calcipotriol mostrou ser mais prático ao paciente, podendo ser preferencialmente utilizado. Em pacientes refratários ao calcipotriol e outras medicações, o ditranol deve ser usado como alternativa terapêutica eficaz.[41]

Disponível em formulações magistrais.

Coaltar

Pode ser usado como solução alcoólica ou LCD em veículo hidroalcoólico de 8 a 15% em associação com ácido salicílico. A cor amarelada da unha desaparece quando da suspensão da terapêutica.[1,2]

5-fluorouracil

O 5-fluorouracil (5-FU) pode ser formulado na concentração de 1% em propilenoglicol ou em solução ou, ainda, em creme com ureia 20%. É indicado para os casos de depressões cupuliformes, onicodistrofia e hiperceratose, onde existem escassos estudos com resultados variáveis.[28,42] Deve ser evitado em onicólise, pois pode haver piora da mesma, bem como despigmentação, edema e dor.[43]

PSORÍASE PALMOPLANTAR (PPP)

Ácido salicílico

Agente ceratolítico utilizado como adjuvante de outros agentes tópicos. Sua concentração é variável e depende basicamente de dois fatores: espessura da camada córnea e presença de fissuras. Deve-se usar concentração elevada (até 10%) nas ceratodermias exuberantes e baixas (até 3%) quando há fissuras. O uso prévio nas fissuras de óxido de zinco ou ácidos graxos essenciais (AGE), reduz a chance de irritação pelo ácido salicílico. Combinações com corticosteroides potentes são frequentemente usados. O ácido salicílico não deve ser usado em combinação com calcipotriol, pois inativa a molécula, nem deve ser combinado com ultravioleta B (UVB) uma vez que bloqueia a penetração deste. Deve-se ter cuidado para uso noturno sob oclusão, pelo risco de queda e fraturas, principalmente nos pacientes idosos.[1,2]

Alcatrão da hulha

Em muitos países, alcatrão da hulha é ainda o esteio da terapia para a psoríase palmoplantar devido a seu baixo custo e fácil disponibilidade. Sua forma bruta (1-5%) pode ser associada com óxido de amido, vaselina e zinco. O coaltar tem baixa aderência, principalmente na classe social mais elevada, por manchar a roupa, pela cosmética e pelo odor. Tentativas têm sido feitas para melhorar a droga com preparações lipossomais ou em espuma. Este veículo espalha-se facilmente, seca rapidamente, com odor mínimo. Sua formulação em solução (LCD – *liquid carbonis detergens*), apesar de menos potente, apresenta cosmética bem aceitável. A maior duração de utilização, a oclusão e a fotoexposição (método Goeckerman) aumentam a eficácia. O ácido salicílico 3-10% é frequentemente adicionado como adjuvante. Combinado com um creme corticosteroide sob oclusão, verificou-se útil para a psoríase palmoplantar. Esquema de retirada do corticoide pode feito de maneira semelhante à combinação corticoide/calcipotriol.

Corticosteroides tópicos de alta potência

É o tratamento mais usado na psoríase palmoplantar por períodos de até 6-8 semanas. A combinação de um corticosteroide potente e um análogo de vitamina D tem menos efeitos secundários do que qualquer dos agentes isolados. O tratamento sequencial (corticoide tópico inicialmente seguida pelo análogo da vitamina D para uso em longo prazo) alcança melhora rápida nas lesões, garantindo segurança.

Análogos da vitamina D

De forma isolada, apresenta ação apenas moderada. Deve ser associado ao corticoide para se obter resultado adequado.[1,2]

Tazaroteno

Este retinoide tem apresentado resposta satisfatória na PPP. Bijal e cols. avaliaram 30 pacientes comparando-o com propionato de clobetasol 0,05 creme. Metade dos pacientes do grupo tazaroteno 0,1% tiveram resposta completa em 12 semanas. As duas intervenções tiveram resultados estatisticamente semelhantes. Irritação pelo uso do retinoide foi frequente, mas não impediu a continuidade do tratamento.[2,35]

Antralina

Tratamento de segunda linha, reservado aos pacientes que não respondem a outras intervenções tópicas. Ditranol em pomada 1% é aplicado durante 1-2 horas sobre as placas e, em seguida, removido por um pano.[2] Durante a noite, uma combinação de ácido salicílico e esteroide pode ser feita sob oclusão.[2]

Hidrocoloide e hidrogel

A camada hidrocoloide é constituída por um polímero solúvel, água, um agente de retenção de água e adesivo. Estudos em que esteroides tópicos têm sido utilizados sob oclusão confirmaram a eficácia deste tratamento. Problemas com hidrocoloide incluem irritação, sudorese excessiva e fenômeno de Köebner, além do custo e dificuldade de uso.[2,29]

PSORÍASE DE LOCALIZAÇÃO GENITAL

Características próprias da região genital levam a maior absorção de medicamentos tópicos e a maior predisposição aos efeitos adversos dos mesmos, o que torna o tratamento dessa região um desafio.[27,44] A literatura atual ainda é limitada para fornecer evidências da eficácia e segurança das opções terapêuticas na psoríase genital.

Antralina e tazaroteno devem ser evitados na área genital.[1,44]

Corticosteroides

A psoríase de localização genital responde bem e de forma rápida aos corticosteroides tópicos. Há controvérsias, contudo, com relação à potência dos mesmos, pois não existem evidências sobre o assunto. Enquanto alguns autores indicam os de potência baixa por ser uma área de maior absorção a medicamentos tópicos, portanto mais propensa a efeitos adversos, outros advogam que estes não têm potência suficiente para induzir remissão da doença.[1,44]

De qualquer forma, os corticosteroides tópicos seguem como prioritários na fase inicial do tratamento da psoríase localizada na região genital, sendo que os de potência alta devem ser utilizados por curtos períodos de tempo (2-4 semanas). Por outro lado, os de potência baixa devem ser usados associados aos análogos da vitamina D ou coaltar para potencializar seu efeito, tanto na fase inicial com na manutenção do tratamento da doença.[1,44]

Análogos da vitamina D (calcipotriol)

São opções terapêuticas não-esteroidais que podem ser prescritas em monoterapia ou em associação com corticosteroides. Podem causar irritação local; efeito este que pode ser minimizado com a associação com os corticosteroides. Indicados para períodos prolongados de tratamento.[1,45]

Inibidores da calcineurina (tacrolimo, pimecrolimo)

Tacrolimo 0,1% pomada e pimecrolimo 1% creme, usados duas vezes ao dia por oito semanas, tem sido descritos como medicações eficazes e bem toleradas em pacientes com psoríase genital ou invertida. Os efeitos adversos mais comuns são sensação de queimação, leve prurido e reativação de infecções virais.[44-48]

Coaltar

O uso do coaltar na região genital é controverso devido ao potencial de irritação local, contudo o *liquor carbonis detergens* (LCD) 1 a 5% em creme pode ser indicado em monoterapia ou como terapia de manutenção combinada ou alternada a corticosteroide de baixa potência.[44,49] A associação com corticosteroide, bem como o veiculo creme são importantes para reduzir a ocorrência de efeitos adversos locais, uma vez que géis podem ser muito irritantes e pomadas podem causar foliculite.[27,44]

Miscelânea

Infecções bacterianas ou fúngicas devem ser tratadas simultaneamente, para eliminar a possibilidade de efeito de Köebner, pelo prurido ou irritação locais.[27]

TRATAMENTO SISTÊMICO

Drogas de uso sistêmico como acitretina, ciclosporina e metotrexato estão consagradas e bem estabelecidas pela sua grande eficácia na psoríase, na denominada terapia sistêmica convencional. No entanto, devido à ocorrência de reações adversas significantes e toxicidade, essas medicações são reservadas para os casos de psoríase considerados moderados a graves, refratários ao tratamento tópico e a fototerapia.[50,51] Por esse motivo, não são encontradas evidências sobre o uso dessas drogas especificamente em psoríase localizada em regiões especiais como couro cabeludo, unhas, regiões palmoplantares e genitais, mas sim quando estas localizações acompanham um envolvimento cutâneo significante. Dentre essas localizações, a unha é a que possui maior numero de publicações com bons resultados frente à terapia sistêmica convencional, conforme detalhado abaixo.

Fototerapia

A eficácia da fototerapia na psoríase em placas está bem definida pela ação anti-inflamatória e imunossupressora dos raios ultravioleta nas células da epiderme. No entanto, com relação à psoríase em localizações especiais é de indicação limitada.

Lesões de psoríase no couro cabeludo são beneficiadas com o uso de fototerapia quando em um contexto de doença grave, ou nos casos moderados, com lesões mais localizadas, não responsivas a terapêutica tópica.

As técnicas mais utilizadas nas lesões localizadas no couro cabeludo são PUVA tópico (psoraleno tópico e luz UVA) e UVB de banda estreita (311-312nm). Atualmente tem se utilizado muito UVB de banda estreita por não necessitar de fotossensibilizador, apresentar aplicação segura, com boa resposta terapêutica e tempo de remissão.[3] As diversas técnicas de aplicação de fototerapia na psoríase encontram-se detalhadas no Capítulo 10.2.

O *excime laser* (308nm) também apresenta bons resultados em lesões do couro cabeludo nos trabalhos publicados.[52,53]

Na região palmoplantar a PUVAterapia sistêmica, apresenta resultados melhores que o PUVA local.

Um estudo comparou a eficácia e a segurança de fototerapia local UVB de banda estreita versus psoraleno local e ultravioleta A (PUVA) em 25 pacientes sem resposta às terapias convencionais. Notou-se resposta significativamente melhor com PUVA em comparação com o NB-UVB.[54] Uma revisão pelo Cochrane, em 2006, sobre intervenções para PPP concluiu que não há tratamento ideal para PPP.[55]

Embora existam algumas publicações com resultados promissores de seu uso na psoríase ungueal, faltam estudos com bom tamanho amostral e tempo de seguimento.

Na região genital, a fototerapia deve ser evitada pela possibilidade de desenvolvimento de lesões malignas.[27,44]

Acitretina

Os retinoides, inclusive acitretina, possuem efeitos adversos dose-dependente, inclusive no aparelho ungueal. Altas doses podem provocar piora, com fragilidade ungueal, onicólise, paroníquia e granuloma piogênico. Para evitar esses efeitos, deve-se empregar, sempre que possível, doses baixas, de 0,2 a 0,3mg/kg/dia no tratamento da psoríase ungueal. Contudo, a acitretina é eficaz nos casos de hiperceratose subungueal excessiva, uma vez que um de seus efeitos é o afinamento da unha. Com o uso da acitretina na psoríase ungueal geralmente se obtém melhora de 40 a 50% do NAPSI no mês 6-12.[56,57]

A acitretina na dose de 10-25mg/dia em combinação a PUVA (REPUVA), é boa alternativa nos casos de psoríase palmoplantar com importante acometimento ungueal.

Disponível comercialmente em comprimidos de 10 e 25mg (ver Capítulo 10.3.1).

Metotrexato (MTX)

Metrotrexato tem sido apontado como uma boa opção terapêutica nas lesões da matriz ungueal de pacientes de psoríase com envolvimento das unhas, na dose de 15mg por semana por longo período, na acrodermatite de Hallopeau e síndrome das vinte unhas, em doses mais baixas (5mg semanais).[57,58]

Disponível comercialmente sob a forma de comprimidos de 2,5mg e solução injetável de 50mg/2ml e 500mg/20ml (ver Capítulo 10.3.2).

Ciclosporina

Do arsenal terapêutico clássico utilizado na psoríase, a ciclosporina é considerada a droga mais efetiva para lesões ungueais, com resultados comparáveis aos imunobiológicos principalmente nas lesões do leito ungueal, embora também tenha algum efeito nas lesões da matriz.[58-60]

Como os efeitos colaterais da ciclosporina são limitadores de seu uso, doses baixas e associação com tópicos têm sido usados como alternativa. Na psoríase ungueal, obteve-se bons resultados com uma dose inicial de 3mg/kg/dia reduzida, após melhora, para 1,5mg/kg/dia.[59]

Entretanto, a associação da ciclosporina sistêmica, na dose de 3,5mg/kg/dia, com o calcipotriol tópico aplicado duas vezes por dia, após três meses de tratamento apresentou melhores resultados do que o uso da ciclosporina de forma isolada.[61]

Está indicada em adultos, não-imunocomprometidos com forma grave, incapacitante, ou recalcitrante de psoríase palmoplantar. Dois terços dos pacientes respondem com doses baixas (1-2mg/kg/dia) do medicamento, reduzindo as chances de nefrotoxicidade e hipertensão.

Imunobiológicos

Mais recentemente os imunobiológicos ou biológicos como infliximabe, alefacept, efalizumabe, etanercept, ustequinumabe, adalimumabe, secuquinumabe, ixekizumabe, golimumabe e certolizumabe pegol passaram a ser incorporados ao arsenal terapêutico da psoríase com excelentes resultados, mas também com riscos elevados e indicações específicas, além do alto custo.

A psoríase localizada em regiões como couro cabeludo, unhas, regiões palmoplantares e genitais, a semelhança das diversas formas de psoríase, são beneficiadas com medicamentos sistêmicos, mas tem sua indicação quando em um contexto de doença moderada a grave. Reserva-se o uso de imunobiológicos para os casos de contraindicações, intolerância ou refratários a terapia sistêmica convencional.[62]

A reposta terapêutica da psoríase em localizações especiais aos biológicos, em geral é apresentada em estudos com baixo nível de evidência, ou em trabalhos em que os índices de gravidade inicial especifico dessas localizações, como NAPSI e PSSI (ver Capítulo 5) são baixos, não permitindo um resultado significativo.[62] Ensaios clínicos sobre biológicos na psoríase em placa tem oportunizado a avaliação da resposta de lesões em áreas especiais concomitantes, principalmente no couro cabeludo e unhas.

Destacam-se dois grandes ensaios clínicos realizados com efalizumabe na psoríase do couro cabeludo, palmoplantar e ungueal com boa resposta terapêutica, inclusive resultados melhores na região do couro cabeludo do que nas unhas.[62,63]

Uma revisão de literatura sobre a eficácia dos biológicos no tratamento da psoríase ungueal, apontou para o infliximabe como o mais efetivo.[64] Contudo, todos os biológicos usados em psoríase parecem ter excelentes resultados nas unhas com resposta lenta, em geral notada após 12 semanas de tratamento e progressiva, podendo haver clareamento total em até um ano.[65]

Mais dados sobre o uso de produtos biológicos na psoríase palmoplantar são necessários por causa de relatórios de indução paradoxal de psoríase pustulosa palmoplantar e psoríase em placas em um número significativo de pacientes tratados tanto para psoríase como outras doenças.[66] No período entre 1990 e 2007, 127 casos foram identificados por Ko e cols.: 70 estavam em uso de infliximabe (55,1%), 35 de etanercept (27,6%), e 22 de adalimumabe (17,3%). O tempo do início do tratamento para aparecimento das lesões foi em média de 10,5 meses. Psoríase pustulosa palmoplantar foi observada em 40,5% dos casos e psoríase em placa em 33,1% dos pacientes. A modificação para um agente anti-TNF e a suspensão da terapia anti-TNF levou à resolução em 15,4% e 64,3% dos casos, respectivamente.[67]

Esquemas terapêuticos com essas drogas, indicações, dosagens, efeitos adversos, contraindicações e seguimento são detalhados no Capítulo 10.3.

OUTRAS OPÇÕES DE TRATAMENTO

Há relatos na literatura sobre melhora clínica com a cessação do tabagismo,[22] amigdalectomia,[23] terapia fotodinâmica[24], luz monocromática,[25] e radioterapia.[26]

O QUE VOCÊ PRECISA SABER DESTE CAPÍTULO

- Lesões de psoríase localizadas no couro cabeludo, genitália, unhas e regiões palmoplantares são de difícil tratamento.
- A adequação do veículo à área a ser tratada é fundamental para obter maior adesão ao tratamento.

- Alternativas para uso de corticosteroides em longo prazo, minimizando ocorrência de efeitos adversos e taquifilaxia são a terapia intermitente e a associação de medicamentos.
- Fototerapia tem indicação limitada na psoríase em localizações especiais.
- Terapia sistêmica convencional com acitretina, metotrexato e ciclosporina são reservadas para casos considerados moderados a graves, não responsivos aos tópicos e recalcitrantes.
- Lesões de psoríase em couro cabeludo, genitália, unhas e regiões palmoplantares podem ser beneficiadas com biológicos quando presentes em doença grave, porém cada localização responde de forma desigual a cada biológico.

REFERÊNCIAS BIBLIOGRÁFICAS

1. Wozel G. Psoriasis treatment in difficult locations: scalp, nails, and intertriginous areas. Clin Dermatol. 2008 Sep-Oct; 26(5):448-59.
2. Handa S. Newer trends in the management of psoriasis at difficult to treat locations: Scalp, palmoplantar disease and nails. Indian J Dermatol Venereol Leprol. 2010;76:634-44.
3. Sola-Ortigosa J, Sanchez-Regana M, Umbert-Millet P. Psoriasis del cuero cabelludo. Actas Dermosifillogr. 2009; 100:53.
4. Tan J, Thomas R, Wang B, et al. CalePso Study Team. Short-contact clobetasol propionate shampoo 0.05% improves quality of life in patients with scalp psoriasis. Cutis. 2009 Mar; 83(3):157-64.
5. Zeichner JA. Use of topical Coal Tar Foam for the treatment of psoriasis in difficult-to-treat areas. J Clin Aesthet Dermatol. 2010 Sep; 3(9):37-40.
6. Paghdal KV, Schwartz RA.Topical tar: Back to the future. J Am Acad Dermatol. 2009; 61(2):294-302.
7. Chan CS, Van Voorhees AS, Lebwohl MG, et al. Treatment of severe scalp psoriasis: From the medical board of the national psoriasis foundation. J Am Acad Dermatol. 2009;60(6):962-971.
8. Ortonne JP, Chimenti S, Luger T, Puig L, Reid F, Trueb RM. Scalp psoriasis: European consensus on grading and treatment algorithm. J Eur Acad Dermatol Venereol. 2009 Dec; 23(12):1435-44.
9. Kurian A, Barankin B. Current Effective topical therapies in the management of psoriasis. www.skintherapyletter.com/2011/16.1/2.html em 25/02/2012.
10. Reygagne P, Mrowietz U, Decroix J, et al. Clobetasol propionate shampoo 0.05% and calcipotriol solution 0.005%: a randomized comparison of efficacy and safety in subjects with scalp psoriasis. J Dermatolog Treat. 2005 Feb; 16(1):31-6.
11. Katz Hil, Prawer SE, Medansky RS, Krueger GG, et al. Intermittent corticoesteroid maintenace treatment of psoriasis: a double-bind multicenter trial of augmented betamethasone dipropionate ointment in a pulse dose treatment regimen. Dermatologica. 1991; 183:269-74.
12. Lebwohl M, Ting PT, Koo JYM. Psoriasis treatment: traditional therapy. Ann Rheum Dis. 2005; 64(Suppl II):83-6.
13. Ramsay CA, Berth-Jones J, Brundin G, et al. Long-term of topical calcipotriol in chronic plaque psoriasis. Dermatology. 1994; 189:260-4.
14. Carrascosa JM, Vanaclocha F, Borrego L, et al. Update of the topical treatment of psoriasis. Actas Dermosifiliogr. 2009 Apr; 100(3):190-200.
15. Camarasa JM, Ortonne JP, Dubertret L. Calcitriol shows greater persistence of treatment effect than betamethasone dipropionate in topical psoriasis therapy. J Dermatolog Treat. 2003 Jan; 14(1):8-13.
16. Tremezaygues L, Reichrath J. Vitamin D analogs in the treatment of psoriasis: Where are we standing and where will we be going? Dermatoendocrinol. 2011; 3(3):180-6.
17. Puig L, Ribera M, Hernanz J.M, et al. Tratamiento de la psoriasis del cuero cabelludo. Revision de la evidencia y Consenso Delphi Del Grupo de Psoriasis de La Academia Espanola de Dermatologiía y Venereologia. Actas Dermosifiliogr. 2010; 101(10):827-46.
18. Romiti R, Maragno L, Arnone M, Takahashi MDF. Psoríase na infância e na adolescência. An Bras Dermatol. 2009; 84(1):9-22.
19. Murphy G, Reich K. In touch with psoriasis: topical treatments and current guidelines. JEADV 2011; 25(Suppl. 4):3-8.
20. Jemec GB, Ganslandt C, Ortonne JP, et al. A new scalp formulation of calcipotriene plus betamethasone compared with its active ingredients and the vehicle in the treatment of scalp psoriasis: a randomized, double-blind, controlled trial. J Am Acad Dermatol. 2008 Sep; 59(3):455-63.
21. Koo JYM. New Developments in Topical Sequential Therapy for Psoriasis. Skin Therapy Letter. 2005; 10(9):1-4.
22. Martins GA, Chaul A. Tratamento tópico da psoríase. In: Sociedade Brasileira de Dermatologia. Consenso Brasileiro de Psoríase 2009. Rio de Janeiro: SBD; 2009:41-8.
23. Sminkels OQ, Prins M, Veeniiuis RT, et al. Effectiveness and side effects of UVB-phototherapy, dithranol inpatient therapy and a care instruction programme of short contact dithranol in moderate to severe psoriasis. Eur J Dermatol. 2004 May-Jun; 14(3):159-65.
24. Scheinfeld N. The use of topical tacrolimus and pimecrolimus to treat psoriasis: a review. Dermatol Online J. 2004 Jul;10(1):3.
25. Canpolat F, Cemil BC, Tatlican S, Eskioglu F, Oktay M, Alper M. Pimecrolimus 1% cream is effective in the treatment of psoriasis in an infant. Eur J Dermatol. 2009 Mar-Apr; 19(2):168-9.
26. Lordui HC, Montaño MAE, Rodriguez LG, et al. Terapia Tópica. Retinoides. In: Mantilla JGC, Ardila CG, Gomez LC. Guias de manejo de psoriasis. Consenso colombiano.Colombia: Asociacion Colombiana de Dermatologia y Cirugia Dermatologica, ASOCOLDERMA; 2008: 40.
27. Farber EM, Nall L. Nail psoriasis. Cutis. 1992 Sep; 50(3):174-8.
28. Jiaravuthisan MM, Sasseville D, Vender RB, Murphy F, Muhn CY. Psoriasis of the nail: anatomy, pathology, clinical presentation, and a review of the literature on therapy. J Am Acad Dermatol. 2007 Jul; 57(1):1-27.
29. Arruda L. Tratamento de areas especiais. In: Sociedade Brasileira de Dermatologia. Consenso Brasileiro de Psoríase 2009. Rio de Janeiro: SBD; 2009:49-54.
30. Sarıcaoglu H, Oz A, Turan H. Nail psoriasis successfully treated with intralesional methotrexate: case report. Dermatology. 2011 Feb; 222(1):5-7.
31. Murdan S. Drug delivery to the nail following topical application. Int J Pharm. 2002 Apr 2;236(1-2):1-26. Review. Erratum in: Int J Pharm. 2010 Jun; 392(1-2):314.
32. de Berker D. Management of nail psoriasis. Clin Exp Dermatol. 2000; 25:357-62.
33. Baran R, Tosti A. Topical treatment of nail psoriasis with a new corticoid-containing nail lacquer formulation. J Dermatol Treat. 1999; 10(3):201-4.
34. Sánchez Regaña M, Martín G, Umbert P, Llambí F. Treatment of nail psoriasis with 8% clobetasol nail lacquer: positive experience in 10 patients. JEADV. 2005; 19:573-7.

35. Scott LJ, Dunn CJ, Goa KL. Calcipotriol ointment. A review of its use in the management of psoriasis. Am J Clin Dermatol. 2001; 2(2):95-120.

36. Tosti A, Piraccini BM, Cameli N, et al. Calcipotriol ointment in nail psoriasis: a controlled double-blind comparison with betamethasone dipropionate and salicylic acid. Br J Dermatol. 1998 Oct; 139(4):655-9.

37. Zakeri M, Valikhani M, Mortazavi H, Barzegari M. Topical calcipotriol therapy in nail psoriasis: a study of 24 cases. Dermatol Online J. 2005 Dec; 11(3):5.

38. Scher RK, Stiller M, Zhu YI. Tazarotene 0.1% gel in the treatment of fingernail psoriasis: a double-blind, randomized, vehicle-controlled study. Cutis. 2001 Nov; 68(5):355-8.

39. Rigopoulos D, Gregoriou S, Katsambas A. Treatment of psoriatic nails with tazarotene cream 0,1% vs clobetasol propionate 0,05% cream: a double-blind study. Acta Derm Venereol. 2007; 167-8.

40. Yamamoto T, Katayama I, Nishioka K. Topical anthralin therapy for refractory nail psoriasis. J Dermatol. 1988; 25:231-3.

41. de Korte J, van der Valk PG, Sprangers MA, et al. A comparison of twice-daily calcipotriol ointment with once-daily short-contact dithranol cream therapy: quality-of-life outcomes of a randomized controlled trial of supervised treatment of psoriasis in a day-care setting. Br J Dermatol. 2008 Feb; 158(2):375-81.

42. Fritz K. Successful local treatment of nail psoriasis with 5-fluorouracil. Z Hautkr. 1989 Dec 15; 64(12):1083-8.

43. de Jong EM, Menke HE, van Praag MC, van De Kerkhof PC. Dystrophic psoriatic fingernails treated with 1% 5-fluorouracil in a nail penetration-enhancing vehicle: a double-blind study. Dermatology. 1999; 199(4):313-8.

44. Meeuwis KAP, de Hullu JA, Massuger LFAG, van de Kerkhof PCM and van Rossum MM. Genital Psoriasis: A Systematic Literature Review on this Hidden Skin Disease. Acta Derm Venereol. 2011; 91:5-11.

45. Liao YH, Chiu HC, Tseng YS, Tsai TF. Comparison of cutaneous tolerance and efficacy of calcitriol 3 microg g(-1) ointment and tacrolimus 0.3 mg g(-1) ointment in chronic plaque psoriasis involving facial or genitofemoral areas: a double-blind, randomized controlled trial. Br J Dermatol. 2007 Nov; 157(5):1005-12.

46. Bissonnette R, Nigen S, Bolduc C. Efficacy and tolerability of topical tacrolimus ointment for the treatment of male genital psoriasis. J Cutan Med Surg. 2008 Sep-Oct; 12(5):230-4.

47. Martín Ezquerra G, Sánchez Regaña M, Herrera Acosta E, Umbert Millet P. Topical tacrolimus for the treatment of psoriasis on the face, genitalia, intertriginous areas and corporal plaques. J Drugs Dermatol. 2006 Apr; 5(4):334-6.

48. Gribetz C, Ling M, Lebwohl M, et al. Pimecrolimus cream 1% in the treatment of intertriginous psoriasis: a double-blind, randomized study. J Am Acad Dermatol. 2004 Nov; 51(5):731-8.

49. Mroczkowski TF. Common nonvenereal genital lesions. Med Clin North Am 1990; 74:1507-28.

50. Van de Kerkhof PC, Murphy GM, Austad J, Ljungberg A, Cambazard F, Duvold LB. Psoriasis of the face and flexures. J Dermatolog Treat. 2007; 18(6):351-60.

51. Van de Kerkhof PCM. Therapeutic strategies: rotational therapy and combinations. Clin Exp Dermatol 2001 Jun;26(4):356-61.

52. Morison WL, Atkinson DF, Werthman L. Effective treatment of scalp psoriasis using the excimer (308 nm) laser. Photodermatol photoimmunol photomed. 2006 Aug; 22(4):181-3.

53. Gattu S, Rashid RM, Wu JJ. 308-nm excimer laser in psoriasis vulgaris, scalp psoriasis and palmoplantar psoriasis. J Eur Acad Dermatol Venereol. 2009 Jan; 23(1):36-41.

54. Sánchez-Regaña M, Umbert P. Aspectos diagnósticos y terapéuticos de la psoriasis ungueal. Actas Dermosifiliogr. 2008; 99:34-43.

55. de Berker DA, Lawrence CM. A simplified protocol of steroid injection for psoriatic nail dystrophy. Br J Dermatol. 1998 Jan; 138(1):90-5.

56. Tosti A, Ricotti C, Romanelli P, Cameli N, Piraccini BM. Evaluation of the efficacy of acitretin therapy for nail psoriasis. Arch Dermatol. 2009 Mar; 145(3):269-71.

57. Duhard-Brohan E. Psoriasis ungueal. Ann Dermatol Venereol. 1999; 126:445-9.

58. Gümüşel M, Özdemir M, Mevlitoğlu I, Bodur S. Evaluation of the efficacy of methotrexate and cyclosporine therapies on psoriatic nails: a one-blind, randomized study. J Eur Acad Dermatol Venereol. 2011 Sep; 25(9):1080-4.

59. Syuto T, Abe M, Ishibuchi H, Ishikawa O. Successful treatment of psoriatic nails with low-dose cyclosporine administration. Eur J Dermatol. 2007 May-Jun; 17(3):248-9.

60. Karanikolas GN, Koukli EM, Katsalira A, Arida A, Petrou D, Komminou E, et al. Adalimumab or cyclosporine as monotherapy and in combination in severe psoriátic arthritis: results from a prospective 12-month non-randomized unblinded clinical trial. J Rheumatol. 2011; 38(11):2466-74.

61. Feliciani C, Zampetti A, Forleo P, et al. Nail psoriasis: combined therapy with systemic cyclosporin and topical calcipotriol. J Cutan Med Surg. 2004 Mar-Apr; 8(2):122-5.

62. Takahashi MD, Chouela EN, Dorantes GL, et al. Efalizumab in the treatment of scalp, palmoplantar and nail psoriasis: results of a 24-week latin american study. Arch Drug Inf. 2010 Mar; 3(1):1-8.

63. Katsambas A, Peris K, Vena G, et al. Assessing the impacto f Efalizumab on nail, scalp and palmoplantar psoriasis ando n quality of life: results from a multicentre, open-label, phase IIIb/IV trial. Arch Drug Inf. 2009 Dec; 2(4):66-70.

64. Noiles K, Vender R. Nail psoriasis and biologics. J Cutan Med Surg. 2009 Jan-Feb; 13(1):1-5.

65. Pasch M. Nail psoriasis: A review of treatment. Options Drugs. 2016; 76:675-705.

66. Gómez Vázquez M, Navarra Amayuelas R. Marked improvement in nail psoriasis during treatment with etanercept. Dermatol Ther. 2011 Sep; 24(5):498-500.

67. Ko JM, Gottlieb AB, Kerbleski JF. Induction and exacerbation of psoriasis with TNF-blockade therapy: a review and analysis of 127 cases. J Dermatolog Treat. 2009; 20(2):100-8.

CAPÍTULO 10.5

FAIXAS ETÁRIAS E SITUAÇÕES FISIOLÓGICAS ESPECIAIS

CAPÍTULO 10.5.1

TRATAMENTO DA PSORÍASE NA GESTAÇÃO

Leninha Valério do Nascimento
Felipe Maurício Soeiro Sampaio

INTRODUÇÃO

A psoríase durante o período gestacional apresenta algumas particularidades e o tratamento costuma ser desafiador e por vezes limitado.

Apesar da psoríase ocorrer em ambos os sexos, sua prevalência no período gestacional ainda é desconhecida.[1] Os efeitos da doença nas gestantes costumam ser imprevisíveis. Em média 55% dos casos de psoríase apresentam melhora clínica durante o período gestacional quando comparado com 21% em que não ocorre modificação e 23% que evoluem com piora.[2] Relatos de agravamento no período pós--parto já foram descritos.[3]

É importante lembrar que a psoríase por si só não costuma induzir abortos, não tem indicação de parto cesário e não afeta a fertilidade.[4] Entretanto, sabe-se que o processo inflamatório existente na complexa fisiopatogênese da doença, com aumento da concentração de citocinas pró-inflamatórias, como interleucina 6 (IL-6), proteína C reativa e fator de necrose tumoral alfa (TNF-α), tanto no sangue da mãe como no cordão umbilical, pode estar relacionado à ocorrência de prematuridade e de baixo peso neonatal.[4]

O tratamento da psoríase na gravidez não deve ser apenas medicamentoso. O acompanhamento psicológico e as orientações dadas tanto à paciente como a seus familiares são de suma importância para o melhor conhecimento e convívio com a doença. O impacto social que ela provoca é tão significativo que pode induzir a depressão, consumo maior de álcool, ganho de peso e tabagismo.[3] que são prejudiciais a mãe e ao concepto. A inclusão de uma visão holística, com modificação do estilo de vida, controle do peso, dos valores pressóricos e glicêmicos, durante a gestação e o desenvolvimento neonatal não deve ser esquecida.

Durante a gravidez, o manejo das medicações costuma proporcionar ao médico certas preocupações e por vezes dúvidas. Atualmente, os trabalhos destinados a estudar os efeitos, doses e reações adversas de cada medicamento são realizados em diversas etapas. Por questões éticas, as gestantes são excluídas dessas pesquisas. O conhecimento dos efeitos colaterais das medicações usadas no tratamento da psoríase e suas consequências no período gestacional, em sua maior parte, decorrem da exposição inadvertida de mulheres que não sabiam estar grávidas.

Em termos de segurança, o sistema de classificação de medicações para uso no período gestacional, continua sendo o do *Food and Drug Administration* (FDA).

As medicações disponíveis para o tratamento da psoríase no período gestacional são divididas conforme seu modo de administração em tópicas e sistêmicas.

TRATAMENTO TÓPICO

Segundo o *Nation Psoriasis Foundation*, a primeira linha de tratamento da psoríase no período gestacional e no aleitamento são os cremes e emolientes.[1]

CORTICOSTEROIDES TÓPICOS

São de categoria C pelo FDA.[1] Apesar de ser uma substância usada com frequência pelo dermatologista, pouco se conhece a respeito de seus efeitos no feto quando prescritos na gestação.[5] Preconizados como de segunda linha no tratamento tópico da psoríase na gestante, recomenda-se usar os de média potência, em pequena quantidade por período curto.[1,5] Os estudos sugerem que o uso tópico de corticosteroides de alta e altíssima potência durante a gravidez possam estar relacionados com insuficiência placentária e baixo peso neonatal.[6-8] De um modo geral, os corticosteroides tópicos apresentam um risco menor quando comparado ao de uso oral.[5]

ANTRALINA

Classificada como categoria C pelo FDA.[1] Não se tem estudos do seu uso no período gestacional e não é recomendado.[1,6]

IMUNOMODULADORES

O uso tópico do tacrolimus é classificado como categoria C pelo FDA.[1] Não existem relatos de malformação do concepto quando prescrito para uso tópico, apresentando baixa absorção sistêmica quando comparado aos corticosteroides tópicos.[1,6] Administrado por via oral pode levar a hipercalcemia neonatal, baixo peso e prematuridade.[4] Apesar de não estar aprovado para o tratamento da psoríase, tem sido usado para lesões nas áreas intertriginosas e na face.[6]

COALTAR

O coaltar em animais mostrou ser teratogênico e mutagênico devido a absorção sistêmica de hidrocarbonetos aromáticos policíclicos, porém necessita de comprovação em seres humanos.[6] Em um estudo retrospectivo com 17 crianças de mães que usaram coaltar durante a gestação, uma delas nasceu com anomalia congênita letal (trissomia 13).[6] Caso necessário, deve-se usar apenas no terceiro trimestre da gestação.[1]

CALCIPOTRIOL

Derivado da vitamina D, o calcipotriol não apresenta evidencias de teratogenicidade. É recomendado usar uma dose total de no máximo 100g/semana para evitar alterações do metabolismo do cálcio, podendo associá-lo aos corticosteroides tópicos.[6] Pelo fato de ser classificado como categoria C pelo FDA e por não possuir estudos na literatura pesquisada, não é recomendado seu uso no período gestacional.[1]

ÁCIDO SALICÍLICO

É um anti-inflamatório não hormonal, inibidor da prostaglandina sintetase, com ação ceratolítica em concentrações que variam de 2 a 6% no tratamento da psoríase. Após aplicação tópica pode ser absorvido sistemicamente em torno de 9 a 25%, dependendo da duração do contato e do veículo usado. Não deve ser utilizado em altas concentrações, em áreas extensas e sob oclusão nas gestantes devido ao risco de maior absorção sistêmica e relato de malformações fetais, quando os níveis séricos ultrapassam 200μg/ml.[1] O efeitos conhecidos do ácido salicílico nos seres humanos é do seu uso oral e não tópico.

FOTOTERAPIA

O ultravioleta B (UVB) é uma das melhores opções para tratamento na gestante. O UVB de banda estreita (311-312nm), por sua segurança e boa resposta terapêutica, pode ser usado como monoterapia ou associado a outras medicações, como os corticosteroides tópicos para o tratamento da psoríase pustulosa generalizada na gravidez.[1] Não é relacionado a aumento de risco fetal ou prematuridade.[1]

A utilização de psoraleno com ultravioleta A (PUVA) não é recomendado durante a gravidez. É considerado de categoria C pelo FDA, com provável efeito mutagênico e teratogênico.[1] Existem relatos de pacientes que desenvolveram catarata, carcinogênese cutânea e leucemia mieloide aguda. O PUVA com psoraleno tópico em pequenas áreas parece ser seguro e não se demonstrou grande absorção sistêmica.[9]

Devemos ter o cuidado em avaliar e conversar com as pacientes, uma vez que, a fototerapia pode exacerbar o melasma.[1]

TAZAROTENO

É um retinoide acetilênico sintético aprovado para o tratamento da psoríase e acne. Rapidamente é convertido a ácido tazarotênico, seu metabólito ativo. Está classificado como categoria X pelo FDA, como potencial indutor de teratogenicidade.[1]

TRATAMENTO SISTÊMICO

METOTREXATO

Considerado de categoria X pelo FDA devido ao potencial teratogênico, mutagênico e abortivo.[1,6,10] Relacionado ao retardo mental, fontanelas largas, dentre outros.[9] A mulher só poderá engravidar após um ciclo menstrual completo depois da suspensão da medicação e o homem que estiver em uso da droga terá dificuldade para engravidar sua parceira até três meses da suspensão da mesma.[10]

RETINOIDES

É contraindicado devido a teratogenicidade (categoria X pelo FDA).[1,6,10] Dependendo do retinoide utilizado, a mulher só poderá engravidar três anos após a suspensão do medicamento. Métodos contraceptivos devem ser iniciados um mês antes do tratamento. Podem provocar alterações craniofaciais, cardíacas e do sistema nervoso central.[1,9] Está relacionado com o fechamento prematuro das epífeses, retardo no crescimento e hiperostose.[6]

Os retinoides tópicos também devem ser evitados pelo risco de absorção e efeitos sistêmicos semelhantes aos usados por via oral.

CORTICOSTEROIDES SISTÊMICOS

Os corticosteroides sistêmicos são classificados como categoria C pelo FDA.[1] Estão associados a baixo peso neonatal, restrição no crescimento intrauterino e anormalidades fetais.[1,5,6] Deve-se evitar seu uso no primeiro trimestre da gestação.[1] Quando for necessário, deve-se dar preferencia para a prednisona pelo fato de atravessar pouco a barreira placentária.[6] Altas doses devem ser evitadas para não influenciar o eixo hipotálamo-hipófise-adrenal tanto da mãe como do feto.[5,6]

CICLOSPORINA

É um imunossupressor seletivo com potente ação inibidora nos linfócitos T e considerado classe C pelo FDA.[1] É utilizada com frequência no controle da psoríase moderada a grave, não apresentou anormalidades congenitas, imunodepressão e comprometimento neurológico em filhos de mães que usaram a medicação durante a gestação.[6] Parece que o risco de prematuridade e baixo peso, relatados em alguns casos, é semelhante a gestantes não psoriásicas.[1] Pode ser usada com cautela, avaliando-se os riscos e benefícios para cada caso. A ciclosporina é uma das indicações para o tratamento da psoríase pustulosa grave, sendo prescrita na dose de 3-5mg/kg/dia. Nos casos de insuficiência hepática a indicação deve ser criteriosa, uma vez que, a ciclosporina tem metabolização hepática, via citocromo P450 e é excretada pela bile e fezes. Apenas 6% da dose total é excretada pela via urinária e leite materno, devendo ser evitado durante o aleitamento.[11]

MICOFENOLATO MOFETIL

É contraindicado para o período gestacional. Interfere na síntese de DNA e RNA, já tendo sido descritos casos de malformação neonatal. O uso deve ser cauteloso e destinado a casos muito especiais.[6]

IMUNOBIOLÓGICOS

Os inibidores do fator de necrose tumoral (TNF) são considerados categoria B pelo FDA.[1] A prescrição destas substâncias é relativamente recente para o tratamento da psoríase e o conhecimento adquirido de seus efeitos na gestante é oriundo de casos retrospectivos, de mulheres que estavam em uso de um anti-TNF e que não sabiam estar grávidas.[6,12] Não se tem conhecimento sobre teratogenicidade, mas sabe-se que ultrapassam a barreira transplacentária.

A recomendação para o uso de infliximabe na gestação ainda apresenta algumas divergências. Por ultrapassar a barreira placentária, o segundo trimestre é o de escolha para seu uso.[6] Relatos de anti-TNF em gestantes, com doenças reumatológicas e gastrointestinais, sugerem que tanto o infliximab como o etanercepte podem ser prescritos no primeiro trimestre da gestação e com ausência de defeitos no concepto e prematuridade.[12]

Dois estudos que utilizaram o etanercept no primeiro trimestre da gravidez relataram um caso de trissomia do cromossomo 18 e um de malformação (VATER = defeito nas vértebras, atresia anal, fístula traqueo-esfágica com atresia de esôfago e displasia radial).[13] Apesar do etarnecepte ter sido identificado em baixas doses no cordão umbilical, ainda não se obteve comprovação da sua relação com malformação fetal ou prematuridade.[1]

O uso de adalimumab é relativamente seguro no período gestacional. Efeitos adversos na gestante e no concepto não foram comprovados, apesar de existirem casos de mulheres que usaram adalimumab no início do período gestacinal e que tiveram filhos com baixo peso neonatal.[1,12]

O uso de efalizumab, anticorpo monoclonal ant-CD11a, considerado como classe C pelo FDA, é indicado e aprovado para o tratamento da psoríase em placa moderada a grave desde 2004 pela *European Medicine Evaluation Agency*.[14] Um estudo retrospectivo com mais de 100 pacientes sugere que esta medicação não representa um problema para a fertilidade masculina e que a mesma não demonstrou alterações congênitas em filhos de mulheres que usaram a medicação até o conhecimento da gestação.[14]

Ustequinumabe, anticorpo monoclonal humano, ainda não tem recomendação de uso na gestação.[1,10]

Independente da medicação prescrita, o médico deve ter em mente que a própria psoríase é um fator complicador para a gravidez, elevando o risco de aborto e prematuridade.[15] A avaliação dos riscos e benefícios do tratamento devem ser sempre considerados, objetivando a saúde da mãe e do concepto.

O QUE VOCÊ PRECISA SABER DESTE CAPÍTULO

- O tratamento tópico é a primeira escolha para o controle da psoríase no período gestacional.
- O uso de emolientes deve ser priorizado devido aos baixos riscos de efeitos adversos.
- Corticósteroides tópicos de baixa a média potencia devem ser prescritos como segunda linha, em áreas menores, sem oclusão e em pequenas

quantidades e a fototerapia com UVB de banda estreita são indicados como segunda linha no tratamento da psoríase na mulher grávida.

- Apesar de não aprovado para o tratamento da psoríase, o tacrolimus vem sendo utilizado nas áreas intertriginosas e face, apesar de seu uso oral está relacionado a prematuridade e baixo peso.

- Corticosteroides sistêmicos e ciclosporina podem ser prescritos em casos selecionados.

- Não é recomendado a prescrição de ácido salicílico no período gestacional tanto por via oral como tópico, pelo risco de absorção sistêmica. Não são recomendados o ácido salicilico, antralina, coaltar, calcipotriol, metotrexato e os retinoides.

- Não é recomendado uso de antralina e calcipotriol devido a falta de estudos significativos relacionados aos efeitos na gestante e no concepto.

- Relatos de aborto espontâneo e alterações congênitas relacionados ao coaltar faz com que o mesmo não seja recomendado durante a gestação.

- Fototerapia com UVB de banda estreita é indicado como segunda linha no tratamento da psoríase na mulher grávida.

- Apesar dos anti-TNF serem de categoria B pelo FDA, ainda pouco se sabe sobre seus efeitos no período gestacional.

- Corticosteroides sistêmicos devem ser evitados na gestação, pelo risco de baixo peso neonatal, restrição do crescimento uterino e anormalidades fetais. Indicado para os casos de psoríase pustulosa na gravidez.

- Ciclosporina está associada a prematuridade e ao baixo peso neonatal, contudo não parece ser teratogênica e é prescrita em casos selecionados, com sucesso.

- Metotrexato é abortivo, teratogenico e mutagenico, não sendo recomendado.

- Retinoides são teratogenicos e devem ser evitados no tratamento da psoríase em mulheres grávidas.

REFERÊNCIAS BIBLIOGRÁFICAS

1. Bae YS, Van Voorhees AS, Hsu S, Korman NJ, Lebwohl MG, Young M, et al. Review of treatment options for psoriasis in pregnant or lactating women: from the Medical Board of the National Psoriasis Foundation. J Am Acad Dermatol. 2012 Sep; 67(3):459-77.

2. Griffths CE. Management of psoriasis in pregnancy: time to deliver? Br J Dermatol 2010 Aug; 163(2):235.

3. Bandoli G, Johnson DL, Jones KL at al. Potentially modifiable risk factors for adverse pregnancy outcomes in women with psoriasis. Br J Dermatol. 2010 Aug; 163(2):334-9.

4. Lima XT, Janakiraman V, Hughes MD, Kimball AB. The impact of psoriasis on pregnancy outcomes. J Invest Dermatol. 2012 Jan; 132(1):85-91.

5. Chi CC, Kirtschig G, Aberer W, et al. Evidence-based (S3) guideline on topical corticosteroids in pregnancy. Br J Dermatol. 2011 Nov; 165(5):943-52.

6. Kurizky PS, Ferreira Cde C, Nogueira LS, Mota LM. Treatment of psoriasis and psoriatic arthritis during pregnancy and breastfeeding. An Bras Dermatol. 2015 May-Jun; 90(3):367-75.

7. Chi CC, Kirtschig G, Aberer W, et al. Updated evidence-based (S2e) European Dermatology Forum guideline on topical corticosteroids in pregnancy. J Eur Acad Dermatol Venereol. 2017 May; 31(5):761-773.

8. Chi CC, Mayon-White RT, Wojnarowska FT. Safety of topical corticosteroids in pregnancy: a population--based cohort study. J Invest Dermatol. 2011 Apr; 131(4):884-91.

9. Landau JL, Moody MN, Kazakevich N, Goldberg LH. Psoriasis and the pregnant woman: what are the key considerations? Skin Therapy Lett. 2011 Oct; 16(9):1-3.

10. Hsu S, Papp KA, Lebwohl MG, et al. Consensus guidelines for the management of plaque psoriasis. Arch Dermatol. 2012 Jan; 148(1):95-102.

11. Hazarika D. Generalized pustular psoriasis of pregnancy successfully treated with cyclosporine. Indian J Dermatol Venereol Leprol. 2009 Nov-Dec; 75(6):638.

12. Dessinioti C, Stefanaki I, Stratigos AJ, et al. Pregnancy during adalimumab use for psoriasis. J Eur Acad Dermatol Venereol. 2011 Jun; 25(6):738-9.

13. Arruda LHF, Lima HC, Bazan ACB, Moura LH, Azulay-Abuláfia L. In: Costa A, Alves G, Azulay L. Dermatologia e Gravidez. Rio de Janeiro: Elsevier; 2009:313-23.

14. Costanzo A, Peris K, Talamonti M, et al. Long-term treatment of plaque psoriasis with efalizumab: an Italian experience. Br J Dermatol. 2007 Apr; 156 (Suppl 2):17-23.

15. Cohen-Barak E, Nachum Z, Rozenman D, Ziv M. Pregnancy outcomes in women with moderate-to--severe psoriasis. J Eur Acad Dermatol Venereol. 2011Sep; 25(9):1041-7.

CAPÍTULO 10.5.2

TRATAMENTO DA PSORÍASE NA LACTAÇÃO, NO IDOSO, NA INFÂNCIA E ADOLESCÊNCIA

Leninha Valério do Nascimento
Felipe Maurício Soeiro Sampaio
Silmara da Costa Pereira Cestari

INTRODUÇÃO

Nas situações fisiológicas especiais, como lactação, idade avançada, infância e adolescência, o tratamento da psoríase requer um monitoramento ajustado a cada caso.

TRATAMENTO DA PSORÍASE NA LACTAÇÃO

O aleitamento materno durante o uso de medicações sistêmicas para o tratamento da psoríase deve ser evitado. Os estudos referentes aos efeitos de cada medicação possuem como base a concentração encontrada no leite materno e no sangue do lactente. A escolha do UVB de banda estreita é uma boa opção, mas com o inconveniente para a mãe que ficará exposta.[1]

- Corticosteroides sistêmicos: categoria C pelo FDA. A concentração de prednisona encontrada no leite materno não foi significativa para risco no lactente. Alguns autores recomendam administração da medicação quatro horas antes do aleitamento, uma vez que, a meia-vida do cortisol seria de 2,5 a 3,5 horas.
- Tacrolimus: categoria C pelo FDA. Foram encontrados níveis da medicação no leite materno semelhante ao nível sérico materno.
- Ciclosporina: categoria C pelo FDA.
- TNF-alfa: etanercepte e infliximabe são considerados categoria B pelo FDA. A concentração no leite materno foi menor do que a encontrada no sangue da mãe.
- Acitretina e metotrexato: categoria X pelo FDA apesar dos níveis encontrados no leite materno serem menores que o sérico materno.

TRATAMENTO DA PSORÍASE NO IDOSO

O tratamento da psoríase no idoso não é diferente da do adulto, lembrar nesta faixa etária a presença de doenças associadas como diabetes melitus hipertensão arterial sistêmica, insuficiência renal, dislipidemia e uso de várias medicações. (Figura 1)

Quanto mais tardio o seu aparecimento, menor a história familial e menor o PASI. A forma em placas é a mais prevalente e as formas graves vão se amenizando com a evolução da doença. Não há diferença estatística quanto ao acometimento ungueal.[2]

TRATAMENTO DA PSORÍASE NA INFÂNCIA E ADOLESCÊNCIA

A psoríase na infância e adolescência possui a vantagem de responder, na maioria dos casos, apenas ao tratamento tópico.[1] É de consenso o uso de emolientes, análogos da vitamina D, corticosteroides tópicos e ácido salicílico, nas formas de psoríase de leve a moderada, antes do uso de medicações por via sistêmica. Nos casos resistentes ou não responsivos a terapia tópica, a fototerapia costuma ser a primeira escolha. A psicoterapia também é de suma importância nessa faixa etária, dando suporte aos pacientes e seus familiares, pelo impacto emocional, físico, psicológico e social que esta doença provoca na vida cotidiana dos pacientes.[3]

A prevalência da psoríase na infância é em torno de 1%, enquanto sua incidência apresenta-se em média de 40,8: 100 mil casos. Aproximadamente um terço dos casos de psoríase se inicia antes dos 20 anos.[4]

Esta faixa etária costuma apresentar envolvimento genético, com participação do HLA-Cw6 e fatores de risco como trauma (fenômeno de Köbner) e infecções pré-existentes.[5]

O objetivo do tratamento da psoríase na infância é melhorar a parte física e psíquica do paciente, minimizar os efeitos da doença e limitar os efeitos adversos de cada medicação dentro do rodízio terapêutico.

TRATAMENTO TÓPICO

HIDRATANTES/EMOLIENTES

Os hidratantes atuam na normalização da barreira epidérmica, tornando-a menos vulnerável aos traumas e reduzindo a incidência do fenômeno de Köebner.[5] Devem ser utilizados em todos os casos. São fundamentais para o controle da pele seca, diminuem a formação de escamas e o prurido e, sobretudo, aumentam a flexibilidade da pele evitando a formação de fissuras que são dolorosas e fonte de infecções.[6,7] Formulações com ureia geralmente são indicados para crianças acima de três anos de idade, com concentrações variando de 5 a 20%.[8] Lactato de amônio, vaselina, óleos minerais e ceramidas também são opções dentro deste grupo.

ÁCIDO SALICÍLICO

Esta substância pode ser usada nas formulações em pomada, creme ou xampu, com concentração em média de 3 a 6%.[8] Age como ceratolítico, indicado para psoríase de pequenas placas em pacientes acima dos 6 anos de idade.[5] Costuma ser evitado em idade pré-escolar pelo risco de salicilismo.[4] Os níveis séricos de cálcio são influenciados quando é administrado acima de $45g/m^2$.[4]

COALTAR

Prescrito na psoríase devido ação antiproliferativa, atua diminuindo o prurido. Pode ser manipulado nas concentrações de 0,5-3,0% ou na forma de solução alcoólica ou LCD (*liquor carbonis detergens*) de 2 a 15%, na forma de cremes, loções, pomadas, géis e xampus. É considerado seguro e eficaz no tratamento da psoríase em placas nas crianças, inclusive quando em combinação com corticosteroides tópicos, ácido salicílico e fototerapia.[5] Os veículos hidroalcoólicos são indicados para a psoríase do couro cabeludo e ungueal. O potencial carcinogênico é discutível, não tendo sido evidenciado aumento da incidência de neoplasias.[8] Tem odor forte e mancha as roupas, principal fator limitante do seu uso na atualidade.

ANTRALINA OU DITRANOL

É um potente agente anti-inflamatório e antiproliferativo. Devido ao efeito irritativo local, manchar as roupas e a pele perilesional, às vezes, com formação de bolhas e erosões, não é rotineiramente usado. É indicado para a psoríase localizada, mas deve-se evitar as áreas intertriginosas e as mucosas. É administrada em concentrações de 0,1 a 2% em vaselina, por um período curto e retirada após quinze a trinta minutos com água e sabão.[1,5] Deve ser aplicada à noite, iniciando-se com concentração mais baixa e aumentando gradualmente até chegar à maior potência necessária. Considerada segura nas crianças, apresenta resposta lenta e gradual.[8]

CORTICOSTEROIDES TÓPICOS

Tem propriedades anti-inflamatórias, antiproliferativas, imunossupressoras, vasoconstritoras e antipruriginosas. Podem ser administrados em monoterapia ou combinados com calcipotriol e tazaroteno, este não disponível no Brasil.[3] São Indicados para pequenas áreas e por períodos curtos, evitando-se assim o rebote após a suspensão.[1] Cuidado extra deve ser tomado nas áreas intertriginosas.[1,5] Pacientes com lesões ungueais podem usar os de alta potência oclusivos ou intralesionais.[8]

ANÁLOGOS DA VITAMINA D[4]

O calcipotriol é uma substância anti-inflamatória não esteroidal, inibidora da proliferação epidérmica e indutora da diferenciação dos ceratinócitos. Tem boa aceitação na prática médica diária para o tratamento da psoríase em placas. É uma alternativa ao uso dos corticosteroides tópicos e são usados como mono ou politerapia. A dose máxima recomendada dos dois aos cinco anos de idade é de 25 gramas por semana. Em crianças, não se deve ultrapassar 50g semanais e nem 40% da superfície corporal nas idades entre os seis a doze anos e 75g quando acima dos doze anos.[1,5] É indicado nas formas em placa, como monoterapia, associado a corticosteroides tópicos ou à helioterapia. Dois estudos abertos[9,10] e um estudo aleatório controlado[11] mostraram que o calcipotriol tópico é efetivo para tratar psoríase na infância com uma melhora clínica de 60,5%. Irritação local e circundante à lesão foi o evento adverso mais frequente relatado e ocorreu em cerca de 20% dos casos. É a droga de uso tópico com o maior numero de estudos controlados para tratamento de psoríase em crianças abaixo de 12 anos.[9-15]

A aplicação de calcipotriol deve ser realizada após exposição ao ultravioleta, devido sua propriedade de degradação fotolítica e não deve ser usado em conjunto com o ácido salicílico, por este o inativar.[1]

IMUNOMODELADORES - INIBIDORES DA CALCINEURINA

O tacrolimo tópico a 0,03% e 0,1% pomada e o pimecrolimo a 1% creme são imunomoduladores não esteroidais que ao bloquearem a enzima calcineurina, inibem a produção de interleucina 2 (IL-2) e consequentemente a ativação e proliferação dos linfócitos T envolvidos no processo fisiopatológico da psoríase.[5] São mais usados na face, pescoço, genitais e regiões intertriginosas devido aos menores efeitos adversos, quando comparado ao corticosteroide tópico e os derivados da vitamina A.[8] O tacrolimo é aprovado para uso em crianças acima de dois anos de idade, enquanto o pimecrolimo nos pacientes acima de três meses.[8]

FOTOTERAPIA

É um dos principais tratamentos da psoríase na infância e adolescência pela sua atividade anti-inflamatória, antiproliferativa e imunossupressora. Pode ser usada isoladamente ou associada a medicações tópicas e/ou sistêmicas. É contraindicada nos casos de melanoma e fotossensibilidade e é indicado para os casos de psoríase em placa e gutata, de média a grave e quando ocorrer falha da monoterapia.[5] O uso de emolientes antes, aumenta a eficácia da fototerapia.[5] Não deve ser utilizada na psoríase pustulosa ou eritrodérmica, devido ao risco de piora do quadro.[16]

O método de Göeckerman, que usa o coaltar e exposições solares subsequentes apresenta excelentes resultados.[3] O uso de psoraleno com UVA (PUVA) não é aprovado para uso em crianças abaixo dos 12 anos de idade.[4,17] Adolescentes podem se beneficiar do uso de 8-metoxipsoraleno tópico ou oral, administrado duas horas antes da exposição ao ultravioleta. Orientar o uso de óculos escuros e a proteção da pele durante 24 horas quando do emprego por via oral. A fototerapia com UVB de banda estreita é sugerida como tratamento de eleição para a psoríase em placas grave em crianças e adolescentes.[8]

A determinação da dose eritematosa mínima realizada em adultos, nem sempre é confiável ou facilmente realizada em crianças. A dose poderá ser ajustada conforme o fototipo do paciente. A dose inicial de UVB em pele fototipo I e II é de 0,03J/cm^2 e III e IV, de 0,05J/cm^2.[1] A fototerapia domiciliar não é recomendada em crianças. O tratamento com UV em crianças deve ser administrado em ambiente apropriado com supervisão constante de profissional treinado.

O laser tipo excimer com comprimento de onda de 308nm está em estudo, parecendo ser um método eficaz e seguro.[8]

DERIVADOS DA VITAMINA A

O tazaroteno ainda não está disponível no Brasil, e não há dados sobre a eficácia e segurança em crianças. Há referência ao tratamento de paciente com psoríase ungueal com a formulação em gel a 0,05% aplicado uma vez ao dia por oito semanas, com melhora da ceratose subungueal.[3]

PSORÍASE COM LOCALIZAÇÕES ESPECIAIS

PSORÍASE DO COURO CABELUDO

Solução de corticosteroide tópico ou calcipotriol associado com xampu de alcatrão ou cetoconazol são efetivos. O *líquor carbonis detergens* pode ser utilizado na infância em lesões espessas ou tipo pitiríase amiantácea do couro cabeludo. Substâncias ceratolíticas leves são eficazes para o tratamento das lesões do couro cabeludo, em alguns casos. Ceratolíticos contendo ácido salicílico devem ser utilizados com cautela, especialmente se for utilizado em uma grande quantidade para tratar áreas extensas.[5,8]

PSORÍASE DA ÁREA DAS FRALDAS

Em geral tem pouca resposta ao tratamento convencional, que consiste em evitar a dermatite da área da fralda, o trauma por fricção e a efetiva erradicação da candida albicans. Pode ser utlizado cremes de barreira com óxido de zinco, cetoconazol 1% ou clotrimazol 1%, associados a corticosteroides das classes VII e VI (hidrocortisona e desonida).[6,7]

PSORÍASE LINEAR OU NEVOIDE

Responde pouco ao tratamento com corticosteroides e calcipotriol.

TERAPIA SISTÊMICA

Só deve ser utilizado no tratamento da psoríase na infância em condições especiais. É necessário em uma minoria de pacientes, naqueles com psoríase extensa resistente aos tratamentos tópicos, formas eritrodérmicas, psoríase pustulosa e artrite psoriásica. Deve ser avaliada a gravidade da doença e o risco / benefício da utilização de drogas com potenciais efeitos colaterais sérios a médio e longo prazo. Deve-se também levar em consideração, que esses pacientes receberão múltiplos tratamentos durante a vida e que os efeitos a longo prazo de algumas drogas não são totalmente conhecidos.[17]

ANTIBIÓTICOS

O uso de antibióticos na psoríase é controverso na literatura. Tem indicação para os casos de infecção bacteriana associada ao aparecimento ou exacerbação da doença. A psoríase gutata aguda associada com infecção estreptocócica pode ser tratada com antibióticoterapia sistêmica e, possivelmente, com amidalectomia. Essa conduta ainda é controversa. Não há evidências de que a antibioticoterapia altere a evolução natural da psoríase em gotas. Os mais indicados são penicilina, eritromicina e amoxacilina com ácido clavulânico.[1,3,8,17,18]

METOTREXATO

É um antimetabólito e antagonista do ácido fólico com estrutura química similar, propriedades imunomoduladora e anti-inflamatória, apresentando boa eficácia e conveniência de dose semanal. Usado pelos reumatologistas nos casos de doenças inflamatórias crônicas. Em crianças é recomendado a dose de 0,2 a 0,4 mg/kg/semana, com duração média de seis a dez semanas, até a dose total semanal de 12,5-15mg sendo metabolizado pelo fígado e eliminado pelo rim. A absorção diminui com a ingesta de leite, mas não há necessidade do uso em jejum.[18]

Segundo o consenso do *Working Groups Pediatric Rheumatology Germany and Austria*, a dose recomendada seria de 10-15mg/m^2 de área corpórea, seja por via oral, subcutânea ou intramuscular, semanal. Pode ser associado ao ácido fólico por via oral (1-5mg/semana). Apresenta rápido início de ação.[1] Está indicado para os casos de psoríase grave, os resistentes e a forma pustulosa. É considerado um método eficaz, barato e relativamente seguro. A toxicidade hepática, hematológica e renal são os efeitos adversos e as avaliações devem ser feitas sempre. A intolerância gástrica é o sinal mais frequente. As vacinas de vírus vivos ou atenuados não devem ser administradas durante o tratamento.[8]

ACITRETINA

Considerado um retinoide aromático, com propriedade anti-inflamatória, mais indicado para psoríase pustulosa **generalizada**, placas **disseminadas** e eritrodérmica.[1,18] Pode ser utilizada também na psoríase ungueal grave, onde se mostra efetiva em 50% dos casos. A dose recomendada é 0,5 a 1,0mg/Kg/dia. A dose diária não deve exceder 1mg/Kg/dia e a dose mínima efetiva deve ser alcançada o mais breve possível. A eficácia da acitretina, em geral, aparece na terceira ou quarta semana de tratamento, porém na eritrodermia pode demorar três a quatro meses.[19] Quando administrado em crianças, inclusive nos neonatos,[20] deve-se ter atenção ao risco de retardo de crescimento por fechamento prematuro das epífises ósseas, calcificações de tendões e ligamentos. O controle radiográfico das articulações deve ser feito anualmente.[18] Alguns autores sugerem iniciar com dose de 0,25mg/kg/dia.[5,8]

CICLOSPORINA

Atua inibindo a função das células T–CD4 ativadas e da IL-2. Indicada nos casos de psoríase na infância, como psoríase eritrodérmica, artropática, pustulosa generalizada e casos rapidamente progressivos e refratários ao tratamento convencional.[5,21] A maioria dos estudos sobre a ciclosporina é oriunda da utilização em pacientes com dermatite atópica e transplantados.[1] Pode ser usada na dose de 2-5mg/kg/dia, por três a quatro meses e retirada gradualmente, podendo ocorrer recidivas, tendo o cuidado com nefrotoxicidade e hipertensão arterial sistêmica, e aumento do risco de neoplasias. A vacinação com vírus vivo ou atenuado deve ser evitada durante o tratamento e até 12 meses após a sua descontinuação.[8]

DAPSONA

Uso da dapsona, de 50 a 100mg por dia nos casos de psoríase pustulosa foi descrito como uma alternativa eficaz.[22]

ÉSTER DE ÁCIDO FUMÁRICO

Alguns autores relatam ser uma escolha eficaz na psoríase em adultos, com grande aceitação na Alemanha. Apresenta como principais efeitos adversos o desconforto gástrico, *flush*, linfopenia, eosinofilia, proteinúria e ação no metabolismo ósseo. O uso na psoríase infantil não é aprovado pelo FDA.[1,8,23]

ANTI-HISTAMÍNICOS

Para o controle do prurido os anti-histamínicos H1 sedantes podem ser prescritos. São seguros na infância e adolescência. Existem nas formulações em xarope e comprimido. O cloridrato de hidroxizina 2mg/ml, por exemplo, pode ser usado na dose de 0,7mg/kg até de seis em seis horas.

IMUNOBIOLÓGICOS

O conhecimento e estudos realizados em crianças são oriundos principalmente da reumatologia, nos casos da doença de Crohn e da artrite idiopática juvenil.

O etanercepte está demonstrando ser eficaz e seguro no tratamento de crianças e adolescentes com psoríase moderada, grave, resistente e na artrite psoriásica.[4,5] Pode ser usado na dose de 0,4mg/kg, subcutâneo, duas vezes por semana.[22,24,25]

Existe a hipótese do uso dos antagonistas do fator de necrose tumoral alfa (TNF-alfa) aumentarem a chance de desenvolvimento de malignidades e infecções oportunísticas.[24,25]

O infliximabe é geralmente usado em crianças com doença de Crohn refratária, acima de seis anos de idade, na dose de 5-10mg/kg/intravenoso. O adalimumabe é utilizado na artrite idiopática juvenil, em crianças acima de quatro anos de idade, na dose de 40mg, subcutâneo, duas semanas.[1]

O QUE VOCÊ PRECISA SABER DESTE CAPÍTULO

- O uso de medicamentos sistêmicos deve ser evitado na lactação.

- Nos idosos, as comorbidades devem ser levadas em consideração quando da escolha do tratamento sistêmico.

- Na infância e na adolescência, os tratamentos tópicos devem ser os escolhidos e os sistêmicos podem ser utilizados, considerando-se as peculiaridades da faixa etária e a extensão e gravidade da doença.

REFERÊNCIAS BIBLIOGRÁFICAS

1. Sticherling M, Augustin M, Boehncke WH, et al. Therapy of psoriasis in childhood and adolescence - a German expert consensus. J Dtsch Dermatol Ges. 2011.Oct; 9(10):815-23.
2. Kwon HH1, Kwon IH, Youn JI. Clinical study of psoriasis occurring over the age of 60 years: is elderly-onset psoriasis a distinct subtype? Int J Dermatol. 2012 Jan; 51(1):53-8.
3. Dogra S, Kaur I. Childhood psoriasis. Indian J Dermatol Venereol Leprol. 2010 Jul-Aug; 76(4):357-65.
4. Vogel SA, Yentzer B, Davis SA, Feldman SR, Cordoro KM. Trends in pediatric psoriasis outpatient health care delivery in the United States. Arch Dermatol. 2012 Jan; 148(1):66-71.
5. Dhar S, Banerjee R, Agrawal N, Chatterjee S, Malakar R. Psoriasis in children: an insight. Indian J Dermatol. 2011 May; 56(3):262-5.
6. Liu M, Li X, Chen XY, Xue F, Zheng J. Topical application of a linoleic acid-ceramide containing moisturizer exhibit therapeutic and preventive benefits for psoriasis vulgaris: a randomized controlled trial. Dermatol Ther. 2015 Nov-Dec; 28(6):373-82.
7. Mahé E. Childhood psoriasis. Eur J Dermatol. 2016 Dec; 26(6):537-48.

8. Cestari T, Dantas LDP, Prati C. Psoríase na infância. In: Romiti R. Compêndio de psoríase. 1ed. Rio de Janeiro: Elsevier; 2010:91-107.
9. Darley CR, Cunliffe WJ, Green CM, et al. Safety and efficacy of calcipotriol ointment (Dovonex) in treating children with psoriasis vulgaris. Br J Dermatol. 1996; 135(3):390-3.
10. Fabrizi G, Vultaggio P. Calcipotriol and psoriasis in children. Dermatol Treat. 1997; 8:221-3.
11. Oranje AP, Marcoux D, Svensson A, et al. Topical calcipotriol in childhood psoriasis. J Am Acad Dermatol. 1997; 36:203-8.
12. Segaert S, Duvold LB. Calcipotriol cream: a review of its use in the management of psoriasis. J Dermatolog Treat. 2006;17(6):327-37.
13. Nast A. An open label prospective randomized trial to compare the efficacy of coal tar-salicylic acid ointment versus calcipotriol/betamethasone dipropionate ointment in the treatment of limited chronic plaque psoriasis. Indian J Dermatol. 2015 Mar-Apr; 60(2):198.
14. Berth-Jones J, Chu AC, Dodd W, et al. A multicentre, parallelgroup comparison of calcipotriol ointment and short-contact dithranol therapy in chronic plaque psoriasis. Br J Dermatol. 1992; 127:266-71.
15. Cunliffe WJ, Berth-Jones J, Claudy A, et al. Comparative study of calcipotriol (MC 903) ointment and betamethasone 17-valerate ointment in patients with psoriasis vulgaris. J Am Acad Dermatol. 1992; 26:736-43.
16. Atherton DJ, Cohen BL, Knobler E, et al. Phototherapy for children. Pediatr Dermatol. 1996; 13:415-26.
17. Oliveira ST, Maragno L, Arnone M, Fonseca Takahashi MD, Romiti R. Generalized pustular psoriasis in childhood. Pediatr Dermatol. 2010 Jul-Aug; 27(4):349-54.
18. Romiti R, Maragno L, Arnone M, Takahashi MDF. Psoríase na infância. An Bras Dermatol. 2009; 84(1):9-22.
19. Lacour M, Mehta-Nikhar B, Atherton DJ, et al. An appraisal of acitretin therapy in children with inherited disorders of keratinisation. Br J Dermatol. 1996; 134:1023-9.
20. Tay YK, Morelli JG, Weston WL. Experience with UVB phototherapy in children. Pediatr Dermatol. 1996; 13:406-9.
21. Altomare G, Ayala F, Bardazzi F, Bellia G, Chimenti S, Colombo D, et al. Consensus on the use of cyclosporine in dermatological practice. Italian Consensus Conference. G Ital Dermatol Venereol. 2014; 149(5): 607-25.
22. Chaves YN, Cardoso DN, Jorge PF, Follador I, Oliveira M de F. Childhood pustular psoriasis: case report. An Bras Dermatol. 2010 Dec; 85(6):899-902.
23. Gerdes S, Domm S, Mrowietz U. Long-term treatment with fumaric acid esters in an 11-year-old male child with psoriasis. Dermatol. 2011; 222:198-200.
24. Sanclemente G, Murphy R, Contreras J, García H, Bonfill Cosp X. Anti-TNF agents for pediatric psoriasis. Cochrane Database Syst Rev. 2015;(11):CD010017.
25. Tragiannidis A, Kyriakidis I, Zündorf I, Groll AH. Invasive fungal infections in pediatric patients treated with tumor necrosis alpha (TNF-α) inhibitors. Mycoses. 2017 Apr; 60(4):222-9.

CAPÍTULO 10.6

NOVOS TRATAMENTOS

Ana Paula Cercal Fucci da Costa

INTRODUÇÃO

Os lasers surgiram recentemente como novas opções terapêuticas na psoríase, embora sejam investigados desde a década de 1980.[1,2]

Algumas dietas tem sido propostas com o objetivo de diminuir os surtos da doença ou a intensidade do comprometimento cutâneo.

A modificação dos hábitos de vida tem sido considerada um adjuvante importante no tratamento da psoríase.

LASER

A primeira descrição do uso do *pulsed dye laser* (PDL) na psoríase[2] foi em 1992 e, em 1997, foi descrito o *excimer laser* para essa indicação.[3-5]

A palavra laser é um acrônimo que significa *Light Amplification by Stimulated Emission of Radiation*, cuja tradução seria a amplificação da luz por emissão estimulada de radiação. Para se obter uma luz laser, átomos e moléculas são estimulados eletricamente a saírem do seu estado natural (estado de repouso) para o ativado (estado excitado). Elétrons quando excitados tendem a retornar ao seu estado natural de repouso, liberando fótons (luz) como forma de perder a energia adquirida. Colocados em uma cavidade (cavidade óptica), são estimulados para produzir mais fótons que, colidindo entre si, estimulam o processo.[6,7]

Colocando-se espelhos refletores nas extremidades da cavidade óptica, onde um deles é apenas parcialmente refletor, a luz se movimenta ao longo do eixo, estimulando a produção de mais fótons e amplificando o processo. Através do espelho parcialmente refletor há a liberação de uma pequena fração da luz produzida, um feixe de luz laser. Os átomos ou moléculas estimulados chamam-se meio ativo, podendo ser um gás (ex: argônio, CO2), um líquido, um sólido (cristal – rubi ou alexandrite), um elemento ativo e um cristal (Nd-YAG) ou um semicondutor (diodo).[6]

A luz do laser possui propriedades únicas que contribuem para a sua atividade terapêutica. Através de ondas coerentes (com mesma frequência e direção, mantendo relação fase constante entre si), colimadas (paralelas entre si) e monocromáticas (com comprimento de onda único) obtém-se o efeito terapêutico pela ação dessa luz num alvo – o cromóforo (ex: hemoglobina, melanina, tinta de tatuagem). De acordo com o resultado clínico que se deseja obter, escolhe-se o comprimento de onda ideal. Exemplificando: o comprimento de onda de 585-nm tem afinidade pela hemoglobina, seu cromóforo, sendo eficiente no tratamento de lesões vasculares (Figura 1). Pelo princípio da fototermólise seletiva, descrita por Anderson e Parrish em 1983, o cromóforo absorve a maior parte da energia liberada, sem significativo dano térmico às estruturas vizinhas. Escolhe-se o laser de acordo com o alvo que se deseja tratar.[6-8]

MECANISMO DE AÇÃO

A fototerapia, um recurso já consagrado para o manejo da doença (ver Capítulo 10.2), utiliza ondas no espectro de radiação UVA e UVB (Figura 2), porém apresenta a grande desvantagem de atingir extensas áreas do tegumento, independente de estarem sãs ou acometidas pela doença.[4,5,9,10] Em 1981 Parrish e Jaenicke[11] demonstraram que o espectro de radiação com efeito terapêutico na psoríase varia de 300 a 313-nm e sugeriram que a radiação monocromática poderia ter melhor efeito terapêutico do que as exposições ao largo espectro de radiação UV (RUV). Na epiderme, a RUV tem ação sobre os ceratinócitos, interferindo na liberação de fatores imunossupressores e anti-inflamatórios, além de induzir apoptose de linfócitos T dérmicos e epidérmicos. Possui ainda efeito antiproliferativo.[4,12]

Em 1997 houve a primeira descrição do uso do 308-nm *excimer laser* na psoríase, quando foi comparado com a fototerapia tradicional, UVB *nar-*

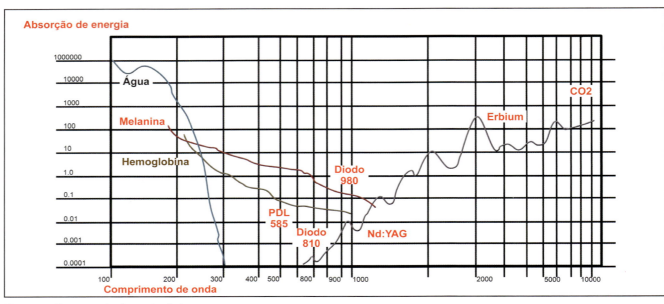

Figura 1 – Espectro de absorção da luz

row-band, mostrando-se mais seguro e eficaz, pois necessitou de uma dose cumulativa menor e de um menor número de sessões.[3-5] Os efeitos colaterais, especialmente a carcinogênese, das diferentes terapias utilizando a RUV aumentam em paralelo com a dose acumulada ao longo da vida.[3]

O termo *excimer* se refere a "*excited dimer*" (dímero ativado) e o XeCl *excimer laser*, utiliza a combinação de um gás inerte (xenon) e um gás reativo (cloro) que, sob estimulação elétrica, produz energia no comprimento de onda 308-nm.[13,14] Essa energia é entregue através de uma ponteira cujo diâmetro varia de 14 a 30mm, permitindo dessa forma o tratamento apenas das áreas acometidas pela doença, poupando-se as áreas sãs.[4,14] Pode-se também utilizar fluências (quantidade total de energia por unidade de área) mais altas,[4] uma vez que lesões psoriásicas toleram doses maiores de RUV do que a pele saudável.[5,10,13] Com relação à fototerapia tradicional, o *excimer laser* parece induzir maior apoptose de células T, independente da fluência, além de penetrar a pele mais profundamente, induzindo uma

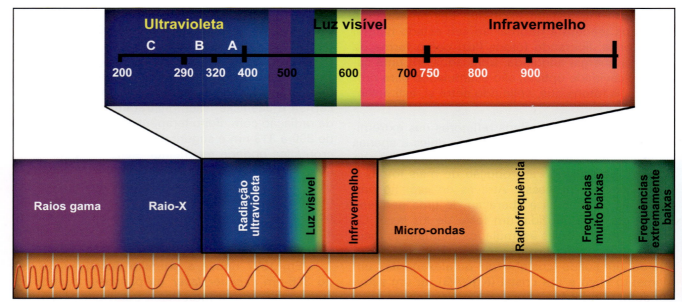

Figura 2 – Espectro Eletromagnético

resposta mais rápida.[1,13] Descrevem-se índices de remissão variando de 69 a 85% após uma média de 6 a 13 sessões, duas vezes por semana.[1,3] A duração da remissão pode ser mais longa do que em outras formas de tratamento, podendo chegar a dois anos.[1]

O *pulsed dye laser*, método de escolha na dermatologia para o tratamento das lesões vasculares cutâneas,[8] foi descrito pela primeira vez na psoríase em 1992.[2] Os comprimentos de onda de 585-nm e 595-nm são os mais usados para propósitos terapêuticos.[8] Baseando-se no princípio da fototermólise seletiva utiliza a hemoglobina como cromóforo atuando nos vasos dérmicos, uma vez que a angiogênese e o aumento da vascularização são achados importantes na patogênese da doença.[2,8,15,16] A hipótese de que a ablação seletiva desses vasos pode levar a remissão da placa de psoríase encontra suporte em estudos imuno-histoquímicos.[1] Para o PDL descreve-se índices de resposta variando de 57 a 82%, tendo atuação mais limitada em fototipos mais altos.[1] Em geral o tratamento ocorre em intervalos mensais e a remissão pode chegar a 15 meses.[1,8]

INDICAÇÕES

Diversos relatos da literatura demonstram eficácia do *excimer laser* na psoríase localizada, em placas, do couro cabeludo e palmoplantar, principalmente nos casos resistentes à terapia convencional.[1,4,5,13,14] Para o tratamento do couro cabeludo orienta-se a remoção das escamas antes do início, solicitando ao paciente a utilização de agentes ceratolíticos na noite que antecede a sessão de laser, facilitando a penetração da luz.[17]

Revisão dos protocolos de uso do *excimer laser* na psoríase demonstrou que a dose eritematosa mínima (DEM) é o parâmetro mais utilizado para determinar a dose inicial do tratamento, porém a espessura da placa também pode ser utilizada. A DEM é definida como a menor dose de luz, medida em energia por unidade de área (J/cm^2), capaz de produzir uma mácula levemente eritematosa.[5] Doses mais altas (>3 DEMs) podem requerer menos sessões e apresentar respostas mais rápidas,[4,5] porém relacionam-se também a efeitos adversos mais intensos. Futuros estudos ainda são necessários para avaliar melhor o perfil de segurança das diferentes fluências, de forma a se atingir um consenso sobre o protocolo ideal no uso do *excimer laser* na psoríase localizada.[5] Dong J e cols.[18] sugerem que o tratamento combinado do *excimer laser* com uma pomada contendo corticosteroide (flumetasona) e ácido salicílico melhoraria a eficácia e permitiria uma redução na dose total do laser, diminuindo os efeitos indesejados. Estudos propõem que o *excimer laser* seja considerado uma opção terapêutica em casos de falência na resposta aos biológicos ou fototerapia convencional, além de ser considerada uma opção de tratamento padrão ou adjuvante na psoríase.[19,20]

O PDL também estaria indicado nas formas localizadas e recalcitrantes,[1,16,21] mesmo naqueles pacientes resistentes ao *excimer laser*.[1] Devido ao seu mecanismo de ação pode ser utilizado mesmo naqueles indivíduos com risco aumentado de desenvolvimento de neoplasias cutâneas malignas por dano actínico.[21] Existem relatos de seu uso na psoríase ungueal com bons resultados.[16,22,23] Segundo Wiznia é o laser mais bem estabelecido para tratamento da psoríase ungueal.[24] Na psoríase localizada, estudos sugerem que sua eficácia possa ser aumentada quando associado ao uso do ácido salicílico em concentrações de 10 a 20%, de acordo com a espessura da placa, duas vezes ao dia, pelos sete dias que antecedem a sessão.[2] Melhores resultados também podem ser obtidos aumentando-se o número de sessões, reduzindo o intervalo entre elas, aumentando-se a fluência e duração do pulso, utilizando-se óleo mineral para a realização do tratamento e associando-se ao calcipotriol tópico.[21]

Durante o tratamento com PDL, o resfriamento da pele reduz substancialmente a dor, protege os melanócitos epidérmicos e previne a ativação de células T via difusão pericapilar do calor após o tratamento, o que promoveria a persistência das lesões clínicas.[21]

Pacientes com conhecida fotossensibilidade ou usando medicações que possam causá-la, grávidas, aqueles com acometimento muito extenso, em geral acima de 20% da área corporal, e indivíduos que fizeram uso de retinoides sistêmicos há menos de seis meses não estão indicados para o uso dos lasers.[1]

EFEITOS ADVERSOS

Os efeitos adversos mais descritos com o uso dos lasers são a formação de bolhas, crostas, hiperpigmentação, eritema, prurido e sensação de queimação.[1,4,17] Para o PDL, descreve-se ainda púrpura e, raramente, hipopigmentação e cicatrizes.[8,21] Tais efeitos adversos são também observados no tratamento ungueal, incluindo dor.[25] Para a sensação de desconforto referida por cerca de 74% dos pacientes relatados por Leeuw J e cols., o resfriamento da pele durante o tratamento é uma medida eficaz. Pode-se também administrar acetaminofen ou creme anestésico antes da sessão.[15,16]

Alguns autores consideram a carcinogênese a maior preocupação na fototerapia, mesmo quando se utiliza o laser, diminuindo a área exposta a RUV.[4] Sendo as queimaduras com formação de bolhas um conhecido fator de risco para o desenvolvimento do melanoma, questiona-se a aceitação da ocorrência desses eventos adversos na fototerapia.[5,10]

OUTROS TRATAMENTOS

EXCIMER LAMPS

Utilizando ainda o princípio da fototerapia, recentemente foram introduzidas para o tratamento da psoríase as lâmpadas com comprimentos de onda dentro do espectro terapêutico ideal, as chamadas *excimer lamps*. Fornecendo uma luz monocromática, com comprimentos de onda de 307 ou 308-nm, obedecem às mesmas indicações e contraindicações do laser. Parecem ser comparáveis ao *excimer laser* em eficácia; entretanto, têm menor custo.[9,10,26]

DIETA

Estudos demonstram que a dieta alimentar pode desempenhar um papel na etiologia e patogênese da psoríase, uma doença essencialmente inflamatória. Períodos de jejum, dietas vegetarianas e hipocalóricas, ou mesmo livres de glúten, têm sido relacionados à melhora dos sintomas em alguns estudos.[27-29] Essas recomendações teriam como objetivo não a substituição do tratamento convencional, mas uma integração a ele, resultando em melhoria na resposta clínica, com nível de evidência IB.[30-32]

Dietas vegetarianas e hipocalóricas modificam o metabolismo dos ácidos graxos poli-insaturados e influenciam o perfil eicosanoide, tendo um efeito positivo na supressão do processo inflamatório. O grupo eicosanoide inclui prostaglandinas (PG), tromboxanes (TX) e leucotrienos (LT), que agem como reguladores metabólicos do sistema imune e cardiovascular. Ácidos graxos poli-insaturados como EPA (ácido eicosapentaenoico) e DHA (ácido docosahexaenoico), ômega 3, derivados do óleo de peixe, o ácido aracdônico (AA), ômega 6, derivado da carne vermelha, são requeridos na formação dos eicosanoides. Entretanto, aqueles derivados do AA, PGE2 e LTB4, exacerbam processos inflamatórios, enquanto aqueles vindos do EPA, PGE3 e LTB5, possuem propriedades anti-inflamatórias. Um nível elevado de AA tem sido implicado na psoríase e seu metabólito LTB4 é um conhecido mediador inflamatório nessa doença.[33] O jejum exerceria seu efeito provavelmente pela diminuição da oferta do AA. Existem evidências para a orientação de dieta e uso de óleo de peixe na psoríase.[27-29] Vários estudos sugerem que ácidos graxos ômega 3 podem ser benéficos como monoterapia ou em combinação com outros regimes terapêuticos, em doses variando de 0,45 a 13,5g de EPA e até 9,0g de DHA diariamente, de seis semanas a seis meses. Vitamina D por via oral se mostra promissora, porém apenas em estudos não controlados.[33]

Ainda, estudos demonstram que a obesidade e a psoríase possuem uma fisiopatologia comum, compartilhando citocinas que levam ao estado de inflamação sistêmica (síndrome metabólica). Isso seria responsável pelo aumentado risco de infarto agudo do miocárdio entre pacientes, relativamente jovens, com quadro de psoríase grave. Perda de peso é obrigatória nos pacientes obesos com psoríase,[34,35] sendo uma útil terapia adjuvante para a psoríase e artrite psoriásica.[30] A cirurgia de bypass gástrico tem se mostrado benéfica em pacientes submetidos a esse tratamento cirúrgico por outras indicações clínicas, secundariamente melhorando a psoriase.[30]

Alguns pacientes com psoríase demonstram elevada sensibilidade ao glúten. Estudos mostraram uma associação entre psoríase e doença celíaca (DC),[36] com melhora das lesões cutâneas após três a seis meses de dieta livre de glúten, sem outros tratamentos associados.[37] Os efeitos positivos foram observados não apenas nos pacientes com aumentado número de linfócitos no epitélio duodenal à biopsia, mas também naqueles com epitélio normal.[37] Pacientes com anticorpos antigliadina positivos e lesões psoriásicas crônicas se beneficiaram de uma dieta sem glúten,[34] com reaparecimento das lesões após retorno à dieta normal.[36] Portanto, orienta-se que nos pacientes portadores de sintomas como diarreia, flatulência, fadiga e história de anemia ferropriva, seja realizada pesquisa de anticorpos para doença celíaca. Se positiva, recomenda-se aos pacientes que experimentem uma dieta livre de glúten por pelo menos três meses.[27,31,38]

ACUPUNTURA

A acupuntura, importante componente da medicina tradicional chinesa, tem sido amplamente utilizada em estudos clínicos na psoríase. Estudo recente demonstra uma redução do eritema, da descamação e do espessamento cutâneo em alguns pacientes. Existem mais de 17 estudos randomizados e controlados utilizando a acupuntura para o tratamento da psoríase, porém falta uma revisão sistemática sobre o tema.[39]

OUTROS

O stress oxidativo e a resultante produção de radicais livres também são citados como contribuintes no processo inflamatório da psoríase. Oferta suficiente de antioxidantes como vitaminas C e E, beta-caroteno e selênio, pode ser um coadjuvante útil no controle da doença,[27,34] porém somente o óleo de peixe possui evidência científica. Suplementos de outras vitaminas carecem de maiores estudos.[33]

Outras orientações incluiriam evitar o consumo de álcool e fumo, diminuição do nível de stress e aumento dos exercícios físicos, o que diminuiria fatores predisponentes e simultaneamente trataria comorbidades.[28,29,32,34,40]

O QUE VOCÊ PRECISA SABER DESTE CAPÍTULO

- O 308-nm *excimer laser* e o PDL tem se mostrado úteis no tratamento da psoríase localizada, oferecendo como vantagem, em relação à fototerapia tradicional, o fato de tratar apenas as áreas acometidas.

- As *excimer lamps* fornecem luz monocromática e têm as mesmas indicações e contraindicações do laser.

- Perda de peso é mandatória para os pacientes obesos ou com sobrepeso, tendo em vista a associação da psoríase com doenças cardiovasculares, além da relação direta entre a gravidade das lesões e o aumento do índice de massa corporal.

- Outras recomendações incluem: suplementação oral de ômega 3; procura por sintomas de doença celíaca e, na presença deles, pesquisa de anticorpos. Se positivos, instituir dieta livre de glúten.

- Outras orientações: cessação do fumo e do uso de álcool; acompanhamento psicológico; acupuntura.

REFERÊNCIAS BIBLIOGRÁFICAS

1. Taibjee SM, Cheung S-T, Laube S, Lanigan SW. Controlled study of excimer and pulsed dye lasers in the treatment of psoriasis. Br J Dermatol. 2005; 153: 960-6.
2. Ilknur T, Akarsu S, Aktan S, Ozkan S. Comparison of the Effects of Pulsed Dye Laser, Pulsed Dye Laser + Salicilic Acid, and Clobetasole Propionate + Salicilic Acid on Psoriatic Plaques. Dermatol Surg 2006; 32: 49-55.
3. Bónis B, Kemény L, Dobozy A, Bor Z, Szabó G, Ignácz F. 308-nm UVB excimer laser for psoriasis. Lancet. 1997; 350(9090):1522.
4. Gattu S, Rashid RM, Wu JJ. 308-nm excimer laser in psoriasis vulgar, scalp psoriais and palmoplantar psoriais. J Eur Acad Dermatol Venereol. 2009 Jan; 23(1): 36-41.
5. Mudigonda T, Dabade TS, Feldman SR. A Review of Protocols for 308-nm Excimer Laser Phototherapy in Psoriasis. J Drugs Dermatol. 2012; 11(1):92-7.
6. Borelli SS, Crocco EI. Introdução ao Laser. In: Ramos-e-Silva M, Castro MCR. Fundamentos de Dermatologia. 1 ed. Rio de Janeiro: Atheneu, 2009:2209-15.
7. Alster TS, Lupton JR. Lasers in Dermatology. An Overview of Types and Indications. Am J Clin Dermatol. 2001; 2(5):291-303.
8. Karsai S, Roos S, Hammes S, Raulin C. Pulsed Dye laser: what's new in non-vascular lesions? Review. J Eur Acad Dermatol Venereol. 2007 Aug; 21(7): 877-90.
9. Wollina U, Koch A, Scheibe A, Seme B, Streit I, Schmidt WD. Target 307-nm UVB-excimer light vs. Topical dithranol in psoriasis. J Eur Acad Dermatol Venereol. 2012; 26:122-3.
10. Kollner K, Wimmershoff MB, Hintz C, Landthaler M, U Hohenleutner. Comparison of the 308-nm excimer laser and a 308-nm excimer lamp with 311-nm narrowband ultraviolet B in the treatment of psoriasis. Br J Dermatol. 2005; 152:750-4.
11. Parrish JA, Jaenicke KF. Action spectrum for phototherapy of psoriasis. J Invest Dermatol. 1981; 76:359-62.
12. Duarte IAG, Amorim JR, Biasi TB. Fototerapia. In: Ramos-e-Silva M, Castro MCR. Fundamentos de Dermatologia. 1 ed. Rio de Janeiro: Atheneu; 2009:2217-25.
13. Goldberg DJ, Chwalek J, Hussain M. 308-nm Excimer laser treatment of palmoplantar psoriasis. J Cosmetic and Laser Therapy. 2011; 13:47-9.
14. He YL, Zhang XY, Dong J, Xu JZ, Wang J. Clinical efficacy of a 308-nm excimer laser for treatment of psoriasis vulgaris. Photodermatol Photoimmunol Photomed. 2007; 23:238-41.
15. Noborio R, Kurokawa M, Kobayashi K, Morita A. Evaluation of the clinical and immunohistological efficacy of the 585-nm pulsed dye laser in the treatment of psoriasis. J Eur Acad Dermatol Venereol. 2009; 23:420-4.
16. Oram Y, Karincaoglu Y, Koyuncu E, Kaharaman F. Pulsed dye laser in the treatment of nail psoriasis. Dermatol Surg. 2010; 36:377-81.
17. Morison WL, Atkinson DF, Werthman L. Effective treatment of scalp psoriasis using the excimer (308 nm) laser. Photodermatol Photoimmunol Photomed. 2006; 22:181-3.
18. Dong J, He Y, Zhang X, Wang Y, Tian Y, Wang J. Clinical efficacy of flumetasone/salicylic acid ointment combined with 308-nm excimer laser for treatment of psoriasis vulgaris. Photodermatol Photoimmunol Photomed. 2012; 28:133-6.
19. Malakouti M, Brown GE, Sorenson E, Leon A, Koo J, Levin EC. Successful use of the excimer laser for generalized psoriasis in an ustekinumab non-responder. Dermatol Online J. 2014 Dec; 16;21(3).
20. Park KK, Swan J, Koo J. Effective treatment of etanercept and phototherapy-resistant psoriasis using the excimer laser. Dermatol Online J. 2012 Mar 15;18(3):2.
21. Leeuw J, Lingen RG, Both H, Tank B, Nijsten T, Neumann M. A Comparative study on the efficacy of treatment with 585 nm pulsed dye laser and ultraviolet B-TL01 in plaque type psoriasis. Dermatol Surg. 2009 Jan; 35:80-91.
22. Fernández-Guarino M, Harto A, Sánchez-Ronco M, Garcia-Morales I, Jaén P. Pulsed dye laser vs. Photodynamic therapy in the treatment of refractory nail psoriasis: a comparative pilot study. J Eur Acad Dermatol Venereol. 2009; 23: 891-5.
23. Treewittayapoom C, Singvahanont P, Chanprapaph K, Haneke E. The effect of different pulse durations in the treatment of nail psoriasis with 595-nm pulsed dye laser: A randomized, double-blind, intrapatient left-to-right study. J Am Acad Dermatol. 2012 May; 66(5):807-12.
24. Wiznia LE, Quatrano NA, Mu EW, Rieder EA. A Clinical Review of Laser and Light Therapy for Nail Psoriasis and Onychomycosis. Dermatol Surg. 2017 Feb; 43(2):161-72.

25. Maranda EL, Nguyen AH, Lim VM, Hafeez F, Jimenez JJ. Laser and light therapies for the treatment of nail psoriasis. J Eur Acad Dermatol Venereol. 2016 Aug; 30(8):1278-84.

26. Han L, Somani AK, Huang Q, et al. Evaluation of 308-nm monochromatic excimer light in the treatment of psoriasis vulgaris and palmoplantar psoriasis. Photodermatol Photoimmunol Photomed. 2008; 24:231-6.

27. Wolters M. Diet and psoriasis: experimental data and clinical evidence. Review. Br J Dermatol. 2005; 153(4):706-14.

28. Traub M, Marshall K. Psoriasis – Pathophysiology, Conventional, and Alternative Approaches to Treatment. Alternative Medicine Review. 2007; 12(4): 319-30.

29. Festugato M. Estudo piloto sobre alimentos que devem ser evitados nos portadores de psoríase. An Bras Dermatol. 2011; 86(6):1103-8.

30. Debbaneh M, Millsop JW, Bhatia BK, Koo J, Liao W. Diet and psoriasis, part I: Impact of weight loss interventions. J Am Acad Dermatol. 2014 Jul; 71(1):133-40.

31. Afifi L, Danesh MJ, Lee KM, et al. Dietary Behaviors in Psoriasis: Patient-Reported Outcomes from a U.S. National Survey. Dermatol Ther (Heidelb). 2017 Jun; 7(2):227-42.

32. Treloar V. Integrative dermatology for psoriasis: facts and controversies. Clin Dermatol. 2010 Jan-Feb; 28(1): 93-9.

33. Millsop JW, Bhatia BK, Debbaneh M, Koo J, Liao W. Diet and psoriasis, part III: role of nutritional supplements. J Am Acad Dermatol. 2014 Sep; 71(3):561-9.

34. Kaimal S, Thappa DM. Diet in dermatology: Revisited. Review. Indian J Dermatol Venereol Leprol 2010; 76: 103-15.

35. Gelfand JM, Abuabara K. Diet and weight loss as a treatment for psoriasis? Arch Dermatol. 2010 May; 146(5):544-6.

36. Damasiewicz-Bodzek A, Wielkoszynski T. Serologic markers of celiac disease in psoriatic patients. J Eur Acad Dermatol Venereol. 2008 Sep; 22(9):1055-61.

37. Abenavoli L, Leggio L, Gasbarrini G, Addolorato G. Celiac disease and skin: Psoriasis association. World J Gastroenterol. 2007 Apr 14; 13(14):2138-9.

38. Bhatia BK, Millsop JW, Debbaneh M, Koo J, Linos E, Liao W. Diet and psoriasis, part II: celiac disease and role of a gluten-free diet. J Am Acad Dermatol. 2014 Aug; 71(2):350-8.

39. Wang L, Yang H, Li N, Wang W, Bai Y. Acupuncture for psoriasis: protocol for a systematic review. BMJ Open. 2015 Jun 5; 5(6):e007526.

40. Chen Y, Xin T, Cheng AS. Evaluating the effectiveness of psychological and/or educational interventions in psoriasis: a narrative review. J Dermatol. 2014 Sep; 41(9):775-8.

CAPÍTULO 11

CIRURGIA DERMATOLÓGICA

CAPÍTULO 11

CIRURGIA DERMATOLÓGICA

Flávio Barbosa Luz
Tadeu de Rezende Vergueiro

INTRODUÇÃO

A cirurgia dermatológica é uma importante aliada da clínica dermatológica. Desta maneira, tem papel determinante frente a um paciente com psoríase, podendo atuar nos campos diagnóstico e terapêutico.

A CIRURGIA DERMATOLÓGICA COMO INSTRUMENTO DE INVESTIGAÇÃO

Com uma cureta, Brocq (1856-1928) consagrou um método semiológico. Todavia, diante de uma provável doença crônica, da extensão e gravidade de um quadro cutâneo e da necessidade de exclusão de diagnósticos diferenciais, torna-se imprescindível o diagnóstico histopatológico.

Um dos objetivos deste capítulo é explicar, de forma clara e objetiva, técnicas de biopsia cutânea utilizadas para o diagnóstico de doenças inflamatórias, tais como a psoríase.

PRECAUÇÕES PRÉ-PROCEDIMENTO

A biopsia cutânea pode ser realizada com risco mínimo mesmo em pacientes críticos. Entretanto, em prol da segurança do procedimento, um inquérito deve ser realizado, visando identificar distúrbios de coagulação e alergias. Medicamentos, tais como o ácido acetilssalicílico e a warfarina, não devem ser suspensos, mas exigem cuidadosa hemostasia durante e após o procedimento.

SELEÇÃO DO LOCAL

A biopsia cutânea deve ser efetuada em lesões ativas, não traumatizadas, não tão recentes e nem antigas.

Deve-se evitar, quando possível, áreas cosméticas importantes e áreas com maior probabilidade de formação de cicatrizes hipertróficas (região esternal, por exemplo).

BIOPSIA INCISIONAL COM BISTURI

Marcação

Delineamento da pele a ser biopsiada com marcador cirúrgico, respeitando as linhas de relaxamento e tensão da pele (LRTP). As LRTP podem ser determinadas, com o paciente em posição anatômica, comprimindo **suavemente** a pele relaxada entre o polegar e o indicador (Figura 1). Incisões respeitando as LRTP fecham mais rápido e apresentam melhor resultado cosmético. A biopsia deve ter um aspecto fusiforme (no passado referido como elíptico, mas a aparência bicôncava é mais apropriada como fusiforme) com proporção entre comprimento e largura de 3:1. Esta técnica produz um ângulo de 30 graus ou menos em cada vértice (Figura 2). A configuração fusiforme previne a formação de deformidades cutâneas estáticas ("orelhas de cachorro"), facilitando o fechamento da ferida.

Preparo do paciente

O paciente deve estar sentado ou deitado confortavelmente e com a lesão cutânea exposta. Neste momento, os sinais vitais devem ser aferidos.

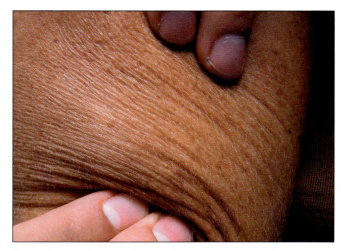

Figura 1 – Técnica correta para determinação das linhas de força da pele

Antissepsia

Antissépticos comuns, tais como álcool etílico 70%, compostos iodados e clorexidina, podem ser utilizados para o preparo da área da biopsia.

Anestesia

O anestésico local mais utilizado é a lidocaína. Diante de sua ação vasodilatadora, pequena quantidade de epinefrina pode ser adicionada para causar vasoconstricção, diminuindo o sangramento e prolongando a anestesia. O início da ação vasoconstritora da adrenalina é mais tardia em relação à indução anestésica. Este subsequente "período de espera" pode ser otimizado, preparando o material de biopsia ou prestando orientações ao paciente.

Para as lesões de psoríase, o anestésico pode ser injetado **diretamente** na lesão, primeiro na derme depois no tecido subcutâneo. Cerca de 3 a 5ml de solução anestésica com lidocaína a 0,5% com ou sem epinefrina (em geral, na diluição 1:200.000 a 1:400.000) são suficientes para o procedimento. Para maior conforto do paciente, utilizar agulha delicada (26G ou 30G). Antes da infiltração, após a introdução da agulha, tracionar o êmbolo da seringa ("aspirar") a fim de evitar injeção intravascular.

Preparo do material de biopsia

Após a marcação e anestesia, a biopsia pode ser iniciada.

O material necessário para a realização de biopsia cutânea está listado na Tabela 1.

Tabela 1 Material necessário para biopsia incisional com bisturi
Campo cirúrgico regular e fenestrado
Gaze estéril
Luvas estéreis
Máscara e gorro cirúrgicos
Cabo de bisturi nº 3
Lâmina 15, 11 ou 15c
Gancho de Joseph ou Pinça de Adson com dente
Tesoura de Íris
Porta agulha de Mayo-Hegar
Fio de sutura de náilon monofilamentar 4-0, 5-0 ou 6-0
Frasco com formol a 10% tamponado

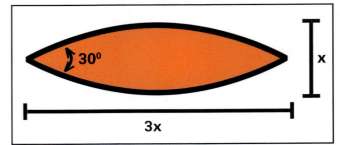

Figura 2 – Modelo esquemático de incisão fusiforme

Coleta do material

Segurar o bisturi como um lápis (com o dedo indicador apoiado sobre a parte posterior da lâmina), iniciando a incisão num dos vértices da marcação e com a lâmina perpendicular à pele, em movimento de perfuração. Com a progressão da incisão, inclinar a lâmina de forma a usar mais o seu ventre, elevando-a **novamente** para a posição perpendicular quando chegar ao outro vértice. Durante a incisão, a lâmina deve estar angulada de forma a criar um bisel discreto (Figura 3). Repetir o processo na outra borda da marcação, porém com bisel de maneira oposta. O bisel criado facilita a eversão das bordas da ferida durante o seu fechamento. Uma segunda passagem com a lâmina em ambos os lados pode ser necessária, inserindo a lâmina mais profundamente, de forma a contemplar o tecido subcutâneo.

Após a incisão fusiforme (Figura 4), o material deve ser cuidadosamente elevado com uma pinça ou gancho, devendo ser removido no plano subcutâneo com a própria lâmina de bisturi ou tesoura.

Sangramentos subcutâneos podem ser controlados com eletrocoagulação. Em caso de lesão de pequenas artérias, pode haver necessidade de pinça hemostática (mosquito) ou ligadura com fio de sutura absorvível.

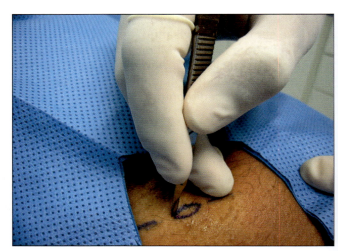

Figura 3 – Biopsia: a incisão

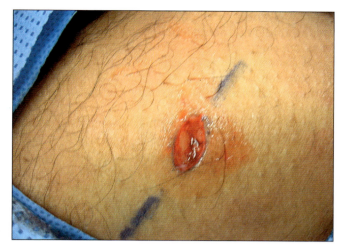

Figura 4 – Biopsia incisional: o fuso realizado

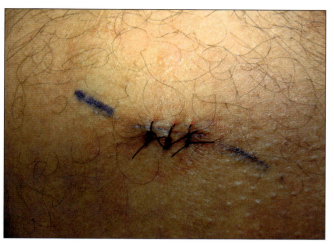

Figura 6 – Biopsia incisional: suturado

Uma vez removida, a ilha de pele deve ser imediatamente colocada em frasco com formol a 10% tamponado para avaliação histológica.

Fechamento da ferida

Os tecidos laterais são delicadamente elevados com um gancho (gancho de Joseph ou gancho descartável confeccionado a partir da eversão da ponta de uma agulha 22G estéril). As bordas não devem ser levantadas com uma pinça Adson devido ao risco de necrose do tecido.

A sutura cutânea indicada é a simples interrompida.

As bordas da ferida devem ser levemente evertidas durante o fechamento para melhorar o aspecto da cicatriz final. (Figuras 5 e 6)

Em geral, um fio de náilon monofilamentar 3-0, 4-0 ou 5-0 pode ser utilizado para o corpo e couro cabeludo e 5-0 ou 6-0 para face.

Biopsias em áreas de pele com maior tensão podem necessitar de síntese interna com fio absorvível.

Curativo

Limpeza do local com solução salina. Em geral, realiza-se curativo tradicional, aplicando vaselina sólida ou antibiótico tópico, gaze e micropore. Em feridas mais sangrantes, é aconselhável a realização de curativo compressivo.

Remoção das suturas

O intervalo de tempo necessário para remoção das suturas vai depender do local da biopsia (Tabela 2) e da presença ou não de complicações pós-procedimento.

Tabela 2 Intervalo de tempo médio para remoção de suturas	
Pálpebra	3 a 5 dias
Face	5 a 7 dias
Couro cabeludo	7 a 10 dias
Região cervical	7 a 10 dias
Abdômen	7 a 15 dias
Membros superiores	7 a 15 dias
Região deltoide	12 a 20 dias
Tórax	12 a 20 dias
Dorso	12 a 20 dias
Membros inferiores	12 a 20 dias
Pés	15 a 30 dias

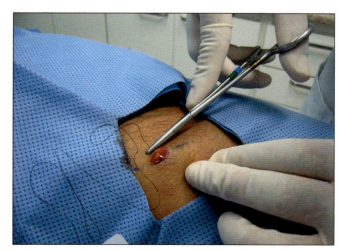

Figura 5 – Biopsia incisional: a sutura

BIOPSIA INCISIONAL COM PUNCH

Preparo do paciente

Conforme citado anteriormente na biopsia incisional com bisturi.

Antissepsia

Como descrito previamente na biopsia incisional com bisturi.

Anestesia

Conforme citado anteriormente na biopsia incisional com bisturi.

Preparo do material de biopsia

O material necessário para a realização de biópsia cutânea por punch está listado na Tabela 3.

Coleta do material

Biopsia por punch é uma técnica simples e com baixa incidência de complicações.

Antes de iniciar o procedimento, com o polegar e o indicador da mão não-dominante, deve-se esticar a pele local perpendicularmente às linhas de relaxamento e tensão da pele (LRTP). Desse modo, após a biopsia e com a pele relaxada, a ferida resultante adquire um formato elíptico (com o maior eixo paralelo às LRTP) em vez de circular, facilitando seu fechamento.

Tabela 3
Material necessário para biopsia incisional por punch
Campo cirúrgico regular e fenestrado
Gaze estéril
Luvas estéreis
Máscara e gorro cirúrgicos
Punches de 3, 4 ou 5 mm
Gancho ou Agulha delicada (26G ou 30G) para elevar o cilindro de tecido (a agulha da anestesia pode ser utilizada)
Tesoura de Íris
Porta agulha de Mayo-Hegar
Fio de sutura de náilon monofilamentar 4-0, 5-0 ou 6-0
Frasco com formol tamponado a 10%

Com a pele esticada, deve-se posicionar o punch **perpendicularmente** à pele, imprimir uma pressão constante para baixo e promover movimento de rotação. A lâmina deve atravessar a pele e alcançar a gordura subcutânea, momento em que se verifica diminuição da resistência à aplicação do instrumento. Deve-se evitar movimento de "vai-e-vem" e retirada precoce do punch, o que pode implicar numa amostra de pele irregular e em tiras.

Ao alcançar o plano subcutâneo, remove-se o punch. Em seguida, com os dedos, aplica-se pressão na pele ao redor da biopsia para sobrelevação da amostra cilíndrica de pele e gordura. Este cilindro deve ser elevado cuidadosamente com gancho ou ponta de uma agulha delicada (26G ou 30G) com a mão não dominante. A utilização de pinça pode provocar esmagamento do material, dificultando sua análise histológica. Com a mão dominante, cortar o cilindro no plano subcutâneo com uma tesoura de Íris.

Fechamento da ferida

Biopsia por punch pode ser cicatrizada por segunda intenção, porém punches maiores que 3mm podem ocasionar cicatrizes inestéticas, devendo ser fechados com sutura simples interrompida. Em geral, uma ou duas suturas são suficientes. Fio de náilon monofilamentar 3-0, 4-0 ou 5-0 pode ser utilizado para o corpo e couro cabeludo e 5-0 ou 6-0 para face.

Curativo

Conforme citado previamente na biopsia incisional com bisturi.

Remoção das suturas

Idêntico ao anteriormente descrito na biopsia incisional com bisturi.

BIOPSIA UNGUEAL

As lesões ungueais psoriásicas podem preceder as lesões cutâneas e ser, durante anos, a única manifestação da doença. O exame corporal completo em busca de outras lesões suspeitas deve sempre ser realizado, sendo a biopsia ungueal um procedimento investigativo alternativo, na ausência de lesões cutâneas biopsiáveis, ou em situações especiais.

Conhecendo a anatomia da unha, a biopsia ungueal torna-se procedimento seguro e de fácil execução.

O leito ungueal é onde se provê mais alterações histopatológicas para o diagnóstico de psoríase. Portanto, na suspeita de psoríase, as biopsias ungueais devem preferentemente contemplar o leito ungueal.

A biopsia do leito ungueal pode ser realizada por meio de bisturi ou punch.

A anestesia pode ser troncular ou local. A utilização do garrote é opcional, não sendo imprescindível para a realização de biopsia do leito ungueal. Optando por garrotear o dígito, não esqueça de removê-lo ao fim do procedimento afim de evitar a necrose do mesmo.

No leito, após remoção parcial ou total da lâmina ungueal, a biopsia por bisturi deve ser fusiforme e com orientação longitudinal. Para melhor efeito estético, a largura do fuso não deve ultrapassar 3mm. Em seguida, dissecção com pequena tesoura curva, iniciada a partir da polpa digital. O fechamento deve ser feito por meio de sutura delicada, aplicando pouca tensão e utilizando fio 5-0 ou menor.

Outra opção é a técnica do duplo punch. Com um punch de 4mm remove-se a lâmina. Por conseguinte, através do orifício criado, introduz-se um punch de 3mm para a coleta de tecido do leito ungueal.

A lâmina ungueal também pode fornecer indícios para o patologista. Em caso de dúvida entre onicomicose e psoríase, a simples retirada de fragmentos da lâmina ungueal (*clipping* ungueal) pode esclarecer o diagnóstico.

A CIRURGIA DERMATOLÓGICA COMO INSTRUMENTO TERAPÊUTICO

CRIOTERAPIA

O efeito terapêutico do frio em tecidos humanos é descrito desde a antiguidade (2.500 aC). Em 1950, Allington tornou-se pioneiro no uso clínico do nitrogênio líquido. Desde então, a crioterapia vem se mostrando eficaz no tratamento de lesões cutâneas benignas, pré-malignas e malignas. São vantagens sua praticidade e baixo índice de complicações.

São descritos os seguintes efeitos do frio:
- lesão direta das membranas celulares, organelas intracelulares e citoesqueletos pelo congelamento intracelular;
- diferenças osmóticas provocadas pelo congelamento extracelular, levando à ruptura das membranas celulares;
- estase vascular, sobretudo de capilares, conduzindo a isquemia e necrose tecidual; e
- fase imunológica de destruição, onde as células lesadas pelo frio entram em processo de apoptose.

Entretanto, os efeitos criobiológicos supracitados não são preponderantes no tratamento de lesões psoriásicas. O resfriamento da pele sem a intenção de causar destruição tecidual direta é denominado de crioterapia. Na psoríase, postula-se que ela possa estimular células T citotóxicas e células *natural killer*, tornando-se uma modalidade de imunoterapia.

Precauções pré-procedimento

A crioterapia está contraindicada nos indivíduos portadores de urticária ao frio, criofibrinogenemia e crioglobulinemia.

Deve haver maior cautela no tratamento de indivíduos com pele mais pigmentada (fototipos V e VI de Fitzpatrick) diante do risco de hiperpigmentação transitória e hipopigmentação permanente.

Preparo do paciente

Conforme citado anteriormente na biopsia incisional com bisturi.

Antissepsia

Dispensável.

Anestesia

Usualmente dispensável, mas, dependendo do desejo ou faixa etária do paciente, pode ser administrado anestésico tópico (a base de lidocaína 4% ou lidocaína 2,5% + prilocaína 2,5%) ou injetável (como já descrito na biopsia incisional com bisturi).

Preparo do material

O material necessário para a realização de crioterapia está listado na Tabela 4.

Técnica crioterápica

Para psoríase, utiliza-se spray aberto, pulverizando a lesão por curto período (cerca de cinco segundos) a uma distância de 1 a 2cm (Figura 7). Realiza-se apenas um ciclo de congelamento-descongelamento. Como técnicas direcionais de spray, podem ser utilizadas a técnica em pincel, em espiral ou rotatória. Placas psoriásicas com maior grau de hiperceratose podem ser tratadas por mais tempo (cerca de 10 a 15 segundos).

Tabela 4 Material necessário para crioterapia
Conteiner especialmente desenvolvido para armazenamento de nitrogênio líquido
Equipamento de spray de nitrogênio líquido manual
Pontas com diâmetro de abertura de 1 mm a 0,375 mm

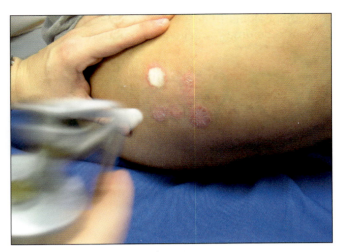

Figura 7 – Crioterapia da psoríase

Curativo

Dispensável.

DERMABRASÃO

A dermabrasão é outra opção para tratamento de placas de psoríase hipertróficas e refratárias à terapia convencional. Acredita-se que o fenômeno de Köebner reverso esteja implicado e que ocorra, em parte, devido à destruição da vasculatura da derme papilar.

A dermabrasão é um processo mecânico de remoção das camadas superficiais da pele (abrasão, esfoliação ou *resurfacing*), criando-se uma ferida que cicatriza por segunda intenção. Pode ser realizado manualmente com lixa estéril ou através de um dermabrasor, aparelho composto por um motor de alta rotação que impulsiona uma ponta abrasiva estéril (lixa ou escova).

Precauções pré-procedimento

Para pacientes com história de cicatriz hipertrófica ou queloide, um teste com abrasão de uma pequena área é recomendado antes da realização de todo o procedimento.

Re-epitelização atrasada e cicatriz hipertrófica têm sido relatadas em pacientes submetidos à dermabrasão durante ou logo após o tratamento com retinoide. Portanto, qualquer procedimento cirúrgico encontra-se contraindicado por pelo menos seis meses após uso de retinoide sistêmico.

Distúrbios da coagulação e imunossupressão também podem causar atrasos na cicatrização e maior risco de infecção no pós-operatório, sendo aconselhável antibioticoprofilaxia.

Profilaxia antiviral deve ser instituída em indivíduos com história de herpes simples na área a ser tratada.

Indivíduos com fototipos III e IV de Fitzpatrick são mais suscetíveis a desenvolver hiperpigmentação transitória e hipopigmentação permanente.

Dermabrasão resulta em aerossolização de sangue, tecidos e, potencialmente, partículas virais. Em prol do operador e assistentes, torna-se prudente uma pesquisa de sorologia para HIV e hepatites B e C pós-consentimento do paciente. Em caso de sorologia positiva, dermabrasão não é recomendada, devendo-se buscar outros procedimentos alternativos.

A dermabrasão está contraindicada em pacientes com história de fenômeno de Köebner.

Preparo do paciente

Conforme citado anteriormente na biopsia incisional com bisturi.

Antissepsia

Como descrito previamente na biopsia incisional com bisturi.

Anestesia

No tratamento de pequenas áreas, a anestesia local é preferível. A crioanestesia é uma técnica pouco utilizada em nosso meio.

Para áreas mais extensas, torna-se vantajosa a realização de anestesia tumescente associada à sedação. A técnica consiste em injetar grandes quantidades de solução anestésica no plano subcutâneo. A formulação anestésica padrão é a solução de Klein (1.000ml de soro fisiológico gelado a 0,9% + 25ml de lidocaína a 2% sem vasoconstrictor + 1ml de adrenalina 1:1000 + 10ml de bicarbonato de sódio a 10%). A dose máxima recomendada de lidocaína é de 35mg/kg.

Preparo do material

O material necessário para a realização de dermabrasão está listado na Tabela 5.

Abrasão

A dermabrasão é uma técnica mais acurada, necessitando de um período adequado de treinamento supervisionado.

A lixa adiamantizada promove uma esfoliação mais superficial, ao passo que a escova de aço abrasa mais rápido e profundamente, necessitando de

Tabela 5
Material necessário para dermabrasão
Campo cirúrgico regular e fenestrado
Gaze e compressa estéreis
Luvas estéreis
Capote, máscara, óculos e gorro cirúrgicos
Dermabrasor com ponta pouco abrasiva ou lixa d'água

maior zelo durante o manuseio. A rotação no sentido anti-horário (mesmo sentido de irradiação das cerdas da escova de aço) promove abrasão menos profunda do que a no sentido horário. A escova de aço não deve ser utilizada para o tratamento de lesões de psoríase.

A pele a ser abrasada deve permanecer sempre esticada com a mão não-dominante do operador e auxílio de um assistente.

O operador segura firmemente o corpo do motor manual (com o polegar para cima, projetado próximo ao local de acoplagem da ponta abrasiva, e os demais dedos cerrados), imprime pressão constante da ponta abrasiva sobre a pele e realiza cursos de "vai-e-vem" ou movimentos circulares, iniciando o procedimento pela periferia da lesão. O maior eixo do corpo do motor deve estar paralelo à superfície da pele.

Orvalhos sanguíneos indicam que a dermabrasão alcançou a derme papilar. Focos de sangramentos maiores apontam para o nível da derme reticular.

Para o tratamento da psoríase, a dermabrasão deve ser extremamente superficial, sendo interrompida logo no início do orvalho sanguíneo.

Fechamento da ferida

A ferida formada pela dermabrasão é submetida à cicatrização por segunda intenção.

Curativo

Hidrogel fornece duas vantagens sobre os demais curativos: reduz o desconforto do paciente no pós-operatório (efeito refrescante) e encurta o tempo de re-epitelização em até 40%. Requer curativo secundário com gaze e fita adesiva. O hidrogel deve ser trocado diariamente por três a cinco dias. Após, adotam-se cuidados com a ferida aberta (por exemplo, lavagem diária com antisséptico seguida de vaselina) até a re-epitelização completa da ferida.

O QUE VOCÊ PRECISA SABER DESTE CAPÍTULO

- A biopsia cutânea deve ser efetuada em lesões ativas, não traumatizadas, não tão recentes e nem antigas.
- Deve-se evitar, quando possível, áreas cosméticas e áreas com maior probabilidade de formação de cicatrizes hipertróficas.
- O anestésico local mais utilizado é a lidocaína. Pequena quantidade de epinefrina pode ser adicionada para causar vasoconstrição, diminuindo o sangramento e prolongando a anestesia.
- A biopsia pode ser feita com punch igual ou maior que 3mm ou com bisturi.
- A biopsia ungueal é procedimento seguro e de fácil execução. O leito ungueal provê as maiores alterações histopatológicas para o diagnóstico de psoríase.

REFERENCIAS BIBLIOGRÁFICAS

1. Abramovits W, Losornio M, Marais G, Perlmutter A. Cutaneous cryosurgery. Dermatol Nurs. 2006 Oct; 18(5):456-9.
2. Achar S. Principles of skin biopsies for the family physician. Am Fam Physician. 1996 Dec; 54(8):2411-8.
3. AlGhamdi KM, AlEnazi MM. Versatile punch surgery. J Cutan Med Surg. 2011 Mar-Apr; 15(2):87-96.
4. Alguire PC, Mathes BM. Skin biopsy techniques for the internist. J Gen Intern Med. 1998 Jan; 13(1):46-54.
5. Alves R, Viana I, Vale E, Bordalo O. Biopsia cutânea: onde, quando e como? Med Cutan Iber Lat Am. 2011; 39(1):3-12
6. Arca MJ, Biermann JS, Johnson TM, Chang AE. Biopsy techniques for skin, soft-tissue, and bone neoplasms. Surg Oncol Clin N Am. 1995 Jan; 4(1):157-74.
7. Baker BS, Powles AV, Savage CR, McFadden JP, Valdimarsson H, Fry L. Intralesional cyclosporin in psoriasis: effects on T lymphocyte and dendritic cell subpopulations. Br J Dermatol. 1989 Feb; 120(2):207-13.
8. Baker SR. Retalhos locais em reconstrução facial. 2 ed. Rio de Janeiro: Di Livros; 2009.
9. Berker DA, Lawrence CM. A simplified protocol of steroid injection for psoriatic nail dystrophy. Br J Dermatol. 1998 Jan; 138(1):90-5.
10. Bjerring P, Zachariae H, Søgaard H. The flashlamp--pumped dye laser and dermabrasion in psoriasis: further studies on the reversed Köbner phenomenon. Acta Derm Venereol. 1997 Jan; 77(1):59-61.
11. Burns MK, Ellis CN, Eisen D, Duell E, Griffiths CE, Annesley TM, Hamilton TA, Birnbaum JE, Voorhees JJ. Intralesional cyclosporine for psoriasis. Relationship of dose, tissue levels, and efficacy. Arch Dermatol. 1992 Jun; 128(6):786-90.
12. Campbell RM, Harmon CB. Dermabrasion in our practice. J Drugs Dermatol. 2008 Feb; 7(2):124-8.

CIRURGIA DERMATOLÓGICA

13. Eyre RW, Krueger GG. Response to injury of skin involved and uninvolved with psoriasis, and its relation to disease activity: Köebner and 'reverse' Köebner reactions. Br J Dermatol. 1982 Feb; 106(2):153-9.
14. Fewkes JL. Skin biopsy: the four types and how best to perform them. Prim Care Cancer 1993; 13:35-9.
15. Gage AA, Baust JM, Baust JG. Experimental cryosurgery investigations in vivo. Cryobiology. 2009 Dec; 59(3):229-43.
16. Gattu S, Busse K, Bhutani T, Chiang C, Nguyen T, Becker E, Koo JY. Psoriasis responds to intralesional injections of alefacept and may predict systemic response to intramuscular alefacept: Interim results of a single-arm, open-label study. J Dermatolog Treat. 2012 Apr; 23(2):103-8.
17. Gold MH, Roenigk HH Jr. Surgical treatment of psoriasis: a review including a case report of dermabrasion of hypertrophic psoriatic plaques. J Dermatol Surg Oncol. 1987 Dec; 13(12):1326-31.
18. Gold MH. Dermabrasion in dermatology. Am J Clin Dermatol. 2003; 4(7):467-71.
19. Grammer-West NY, Corvette DM, Giandoni MB, Fitzpatrick JE. Clinical Pearl: Nail plate biopsy for the diagnosis of psoriatic nails. J Am Acad Dermatol. 1998; 38(2):260-2.
20. Griffiths CE. Systemic and local administration of cyclosporine in the treatment of psoriasis. J Am Acad Dermatol. 1990 Dec; 23(6 Pt 2):1242-6; discussion 1246-7.
21. Ho VC, Griffiths CE, Ellis CN, Gupta AK, McCuaig CC, Nickoloff BJ, Cooper KD, Hamilton TA, Voorhees JJ. Intralesional cyclosporine in the treatment of psoriasis. A clinical, immunologic, and pharmacokinetic study. J Am Acad Dermatol. 1990 Jan; 22(1):94-100.
22. Kuflik EG. Cryosurgery updated. J Am Acad Dermatol. 1994 Dec; 31(6):925-44; quiz 944-6.
23. Lei Y, Nie Y, Zhang JM, Liao DY, Li HY, Man MQ. Effect of superficial hypothermic cryotherapy with liquid nitrogen on alopecia areata. Arch Dermatol. 1991 Dec; 127(12):1851-2.
24. Lowe NJ, Nychay S, Orenberg EK, Korey A. Intradermal fluorouracil and epinephrine injectable gel for treatment of psoriatic plaques. Arch Dermatol. 1995 Nov; 131(11):1340-1.
25. Magalhães GM, Succi ICB, Sousa MAJ. Subsídios para o estudo histopatológico das lesões ungueais. An bras Dermatol. 2003; 78(1):49-61.
26. Neto JF, Tchornobay AM. Como o clipping pode auxiliar o dermatologista. An Bras Dermatol. 2009; 84(2):173-6.

27. Pariser RJ. Skin biopsy: lesion selection and optimal technique. Modern Med. 1989; 57:82-90.
28. Pearlman DL, Youngberg B, Engelhard C. Weekly psoriasis therapy using intralesional fluorouracil. J Am Acad Dermatol. 1987 Jul; 17(1):78-82.
29. Pickett H. Shave and punch biopsy for skin lesions. Am Fam Physician. 2011 Nov; 84(9):995-1002.
30. Rich P. Nail Biopsy: indications and methods. J Dermatol Surg Oncol. 1992; 18:673-682.
31. Richards RN. Update on intralesional steroid: focus on dermatoses. J Cutan Med Surg. 2010 Jan-Feb; 14(1):19-23.
32. Robinson JK, Hanke CW, Sengelmann RD, Siegel DM. Surgery of the skin. Procedural Dermatology. 1ª ed. Philadelphia: Elsevier; 2005.
33. Roenigk RK, Ratz JL, Roenigk Jr. HH. Roenigk's Dermatologic Surgery. Current techniques in procedural dermatology. 3 ed. New York: Informa Healthcare; 2007.
34. Saricaoglu H, Oz A, Turan H. Nail psoriasis successfully treated with intralesional methotrexate: case report. Dermatology. 2011 Feb; 222(1):5-7.
35. Scher RK. Punch biopsies of nails: a simple, valuable procedure. J Dermatol Surg Oncol. 1978; 4(7):528-530.
36. Scoggins RB. Cryotherapy of psoriasis. Arch Dermatol. 1987 Apr; 123(4):427-8.
37. Shamsadini S, Varesvazirian M, Shamsadini A. Cryotherapy as a treatment for psoriasis. Dermatol Online J. 2005 Aug; 11(2):21.
38. Souza MCF, Corredor JG, Duque H, Mendonça IRM, Azulay RD. O valor da biopsia da unha para diagnóstico histopatológico da psoríase e do líquen plano ungueal. Dermatológica. 1995:29-31.
39. Stone OJ. The elongated dermal papillae of psoriasis. Dermatome shaving, cautery, laser, pressure, tape, cryotherapy. Int J Dermatol. 1990 Apr; 29(3):187-9.
40. Wang H, Olivero W, Wang D, Lanzino G. Cold as a therapeutic agent. Acta Neurochir (Wien). 2006 May; 148(5):565-70; discussion 569-70.
41. Wetmore SJ. Cryosurgery for common skin lesions. Treatment in family physicians' offices. Can Fam Physician. 1999 April; 45:964-74.
42. Yiu W, Basco MT, Aruny JE, Cheng SWK, Sumpio BE. Cryosurgery: A review. Int J Angiol. 2007; 16(1):1-6.
43. Zouboulis CC. Cryosurgery in dermatology. Eur J Dermatol. 1998 Oct-Nov; 8(7):466-74.
44. Zuber TJ. Fusiform excision. Am Fam Physician. 2003 Apr; 67(7):1539-44, 1547-8, 1550.
45. Zuber TJ. Punch biopsy of the skin. Am Fam Physician. 2002 Mar; 65(6):1155-8, 1161-2, 1164.

CAPÍTULO 12

ASPECTOS ESTÉTICOS

CAPÍTULO 12.1

HIGIDEZ DA PELE

Ana Luisa Bittencourt Sampaio
Valdinês Bezerra Alves

INTRODUÇÃO

A pele do paciente com psoríase exige alguns cuidados específicos. A realização de procedimentos estéticos deve ser avaliada em relação ao risco e benefício.

O risco principal é a reprodução de lesões de psoríase nos locais de trauma inespecífico (fenômeno isomórfico de Köebner).[1]

HIDRATAÇÃO

A hidratação da pele melhora a função de barreira e torna a epiderme mais resistente à ocorrência do fenômeno de Köebner.[1]

A hidratação da pele (ver Capítulo 10.1) deve ser sempre com produtos não irritantes, que diminuam o desconforto causado pela placa. O desconforto varia em cada indivíduo, desde leve prurido até sensação de pinicado e ardência ou queimação. Além das características gerais do hidratante, a aceitação pessoal da substância utilizada é relevante, pois cada indivíduo tem uma sensibilidade cutânea individualizada e características cutâneas diferentes. Por exemplo, peles sensíveis necessitam de produtos específicos para este tipo de pele. Os homens toleram pouco os cremes, preferindo os óleos (ainda que saibamos que são menos hidratantes) ou as águas termais. Pacientes com seboríase também são intolerantes como produtos muito gordurosos. Os pacientes eritrodérmicos e aqueles com lesões instáveis, inflamatórias, eritema intenso e fissuras, toleram bem o uso de substâncias oclusivas como o petrolato (vaselina sólida, diadermina, etc.) ou outras igualmente untuosas, em grande quantidade, várias vezes ao dia.[2]

Lesões crônicas e com escamas espessas respondem a emolientes associados a ceratolíticos.[2,3]

ALGUMAS CONSIDERAÇÕES EM RELAÇÃO À HIDRATAÇÃO

- Independente do tratamento sistêmico o paciente deve ter prescrição de hidratantes e emolientes.
- Evitar uso de vaselina salicilada em região de dobras ou imediatamente antes da sessão de fototerapia (PUVA).[3]
- Evitar atritar a pele no momento da aplicação do creme.
- Hidratar igualmente as unhas com imersão em óleo (amêndoas doce, mineral, vegetal) amornado.

FOTOPROTEÇÃO

Pacientes de tez muito clara, não toleram o sol diretamente na pele e podem utilizar filtro com fator de proteção pequeno nos momentos de exposição terapêutica aos raios ultravioleta. Os pacientes que não tem psoríase na face devem usar o protetor de forma regular. Pacientes que trabalham ou precisam permanecer por muito tempo em ambientes externos também devem se proteger com filtros solares. Este cuidado deve ser observado também para os pacientes que fazem tratamento com PUVA, pela maior sensibilidade ao sol causada pelo psoraleno (assim como se preconiza o uso de óculos escuros com proteção contra os raios ultravioleta).[4]

MAQUIAGEM/CAMUFLAGEM

O uso de maquiagem deve ser estimulado para que o paciente, que já apresenta doença cutânea estigmatizante que reduz sua autoestima, se sinta melhor. Uma questão importante é a forma como se retira a maquiagem. O demaquilante deve ser composto por substancia suave, não irritante (de preferência não alcoólica), sem abrasão ou esfoliação.

ASPECTOS ESTÉTICOS

Pacientes com psoríase, principalmente na face, no colo ou em áreas que chamem muito a atenção podem se beneficiar de camuflagem quando precisam ir a festas e casamentos.

TOXINA BOTULÍNICA

Não existem dados na literatura científica sobre o desenvolvimento de lesões de psoríase em pacientes que fizeram uso de toxina botulínica para fins estéticos. Porém já foi descrita erupção psoriasiforme relacionada à injeção de toxina botulínica tipo A intramuscular (músculo retomedial) para tratamento de dismotilidade ocular.[5]

Pelo contrário, há indícios de melhora de lesões de psoríase invertida com o uso da substancia para tratamento de hiperhidrose na área.[6-8]

PREENCHEDORES

Não existem dados na literatura sobre eventos adversos após uso de preenchedores em pacientes com psoríase. Como a inflamação causada pela doença localiza-se na epiderme e derme superficial, devem ser evitados preenchimentos que sejam injetados nesta camada da pele e em áreas com lesão em atividade.

TATUAGEM

Já é bem descrito o desenvolvimento de placas psoríase sobre a pele com tatuagem. Isto ocorre devido ao fenômeno de Köebner.[9,10] Assim sendo, os pacientes com diagnóstico de psoríase devem ser orientados a não realizar tatuagem, sob o risco de desenvolvimento de lesão no local.

PEELINGS / LASERS

Não há dados na literatura sobre segurança e desenvolvimento de lesões (fenômeno de köebner) de psoríase após realização de *peelings* químicos ou *lasers*. Devem ser sempre analisados os benefícios do procedimento e o paciente deve ser instruído sobre o risco.

MESOTERAPIA / ACUPUNTURA

Existem relatos de desenvolvimento de lesões de psoríase (fenômeno de Köebner) em paciente psoriásico por agulha de acupuntura e também por mesoterapia.[11,12]

O QUE VOCÊ PRECISA SABER DESTE CAPÍTULO

- A pele do paciente com psoríase exige cuidados especiais.
- A hidratação é mandatória e deve ser feita com produtos não irritantes, de forma delicada, várias vezes ao dia.
- A fotoproteção deve ser prescrita com cremes com FPS baixo para os pacientes com tez muito clara, nos momentos de exposição terapêutica aos raios ultravioleta.
- Os procedimentos estéticos devem ser avaliados em relação ao risco e benefício, principalmente reprodução das lesões nos locais de trauma inespecífico.

REFERÊNCIAS BIBLIOGRÁFICAS

1. Camargo CM, Brotas AM, Ramos-e-Silva M, Carneiro S. Isomorphic phenomenon of Koebner: facts and controversies. Clin Dermatol. 2013 Nov-Dec; 31(6):741-9.
2. Van Onselen J. An overview of psoriasis and the role of emollient therapy. Br J Community Nurs. 2013; 18(4):174-9.
3. Jacobi A, Mayer A, Augustin M. Keratolytics and emollients and their role in the therapy of psoriasis: a systematic review. Dermatol Ther (Heidelb). 2015 Mar; 5(1):1-18.
4. Paltiel O, Adler B, Herschko K, Tsukrov B, David M. Are patients with psoriasis susceptible to the classic risk factors for actinic keratoses? Arch Dermatol. 2004 Jul; 140(7):805-10.
5. Bowden JB, Rapini RP. Psoriasiform eruption from intramuscular botulinum A toxin. Cutis. 1992 Dec; 50(6):415-6.
6. Zanchi M, Favot F, Bizzarini M, Piai M, Donini M, Sedona P. Botulinum toxin type-A for the treatment of inverse Psoriasis. J Eur Acad Dermatol Venereol. 2008 Apr; 22(4):431-6.
7. Schlessinger J, Gilbert E, Cohen JL, Kaufman J. New uses of abobotulinumtoxina in aesthetics. Aesthet Surg J. 2017 May; 37(Suppl 1):S45-S58.
8. Saber M, Brassard D, Benohanian A. Inverse Psoriasis and hyperhidrosis of the axillae responding to botulinum toxin type A. Arch Dermatol. 2011 May; 147(5):629-30.
9. Jacob CI. Tattoo-associated dermatoses: a case report and review of the literature. Dermatol Surg. 2002 Oct; 28(10):962-5.
10. Smith SF, Feldman SR. Tattoo sites and Psoriasis. J Drugs Dermatol. 2011Oct; 10(10):1199-200.
11. Zhu LL, Hong Y, Zhang L, Huo W, Zhang L, Chen HD, Gao XH. Needle acupuncture-induced Köebner phenomenon in a psoriatic patient. J Altern Complement Med. 2011 Dec; 17(12):1097-8.
12. Rosina P, Chieregato C, Miccolis D, D'Onghia FS. Psoriasis and side-effects of mesotherapy. Int J Dermatol. 2001 Sep; 40(9):581-3.

CAPÍTULO 12.2

COSMECÊUTICOS

Adilson Costa
Carla de Oliveira Parra Duarte
Caroline Silva Pereira
Lissa Sabino de Matos
Thaísa Saddi Tannous

INTRODUÇÃO

Os cosmecêuticos representam uma classe de produtos em franca expansão do ponto de vista mercadológico. Nos EUA, crê-se que um terço dos dermatologistas prescrevem cosmecêuticos em suas práticas clínicas; esse profissionais foram responsáveis por movimentar um mercado de U$775 milhões em 2008, 13% maior que em 2007; para 2012, espera-se um crescimento de 17%.

Em 1984, Dr. Albert M. Kligman usou, pela primeira vez, o termo cosmecêutico, embora não seja reconhecido pela imensa maioria das autoridades internacionais. Não raro, encontramos, como sinonímia ao termo, as palavras dermacêuticos, ativos cosméticos, cosméticos funcionais e dermocosméticos; no Japão, são regulamentados e recebem o nome de "quase drogas".

Cosmecêutico é um produto de uso tópico que acarreta mudanças estruturais e/ou funcionais na superfície viva à qual foi aplicado, sem capacidade terapêutica, característica dos fármacos, tampouco sem ser inerte (ornamental), exclusividade dos cosméticos.

Neste capítulo, abordaremos algumas substâncias cosmecêuticas que já foram descritas como úteis na abordagem da psoríase, ajudando o dermatologista na sua prática clínica diária.

HIDRATANTES

Os hidratantes são substancias levemente oleosas aplicadas por fricção na superfície cutânea, responsáveis por repor a oleosidade natural da pele, cobrir pequenas fissuras e proporcionar uma superfície suave. Neste sentido, agem de diferentes formas, inibindo a perda transepidermica de água (TEWL), atraindo água para as camadas mais superficiais da pele e formando uma barreira íntegra de proteção.

Algumas substâncias complementam a função dos hidratantes, por possuírem ação emoliente, queratolítica, anti-inflamatoria e reparadora.[1]

A maioria dos hidratantes são compostos basicamente por água (65-85%), funcionando como um solvente para outros ingredientes hidrofílicos. A água evapora durante e logo após a aplicação, deixando os componentes lipídicos que ajudarão na restauração da hidratação da pele. Os emolientes contêm mais óleo e menos água que cremes e loções.[2]

Na psoríase, o uso de hidratantes, emolientes e ceratolíticos constitui importante parte do tratamento tópico.[2,3] O objetivo consiste na redução da inflamação, descamação, prurido e queimação. Neste sentido, complementam a terapia medicamentosa, sendo considerados uma terapia adjuvante, contribuindo para a normalização da hiperproliferação, diferenciação e apoptose.[3] Reduzem a xerose cutânea e consequentemente diminuem o prurido, acalmando o extrato córneo e aliviando as manifestações clínicas. Realizam também a proteção da pele, reparando a função de barreira e diminuindo o efeito dos pequenos traumas (fenômeno de Köebner).

Sendo a hidratação corporal, o primeiro passo em direção à melhoria clínica da xerose cutânea, um estudo clínico avaliou a eficácia de um hidratante comercial já disponível no mercado brasileiro, em voluntários portadores de condições de saúde que podem cursar com variados graus de xerose. Com 30 dias de uso do hidratante houve alívio médio de 40,38% dos sinais e 37,08% dos sintomas de xerose.[4]

Os emolientes são agentes designados para suavizar o estrato córneo e torná-lo mais flexível por aumentar sua hidratação e reduzir as fissuras superficais.[3] São muito usados na psoríase e outras condições cutâneas que levam à xerose. Podem corrigir a

12

ASPECTOS ESTÉTICOS

descamação, apresentar efeito imunossupressor, atividade anti-inflamatória e alívio temporário para a irritação da pele.[2] Exemplos de emolientes são o óleo mineral, lanolina, ácidos graxos, colesterol, esqualeno e lipídeos estruturais.[1]

Um estudo aberto avaliou os efeitos dos emolientes em pacientes com dermatoses que apresentavam, aspereza, rugosidade, descamação e rachaduras da pele. Os resultados mostraram que os emolientes protegem a pele contra maiores agressões, minimizando os riscos de complicações, permitindo uma reepitelização precoce. Os emolientes de água e óleo auxiliam no tratamento da psoríase, diminuindo o uso de corticosteroides, pois possibilitam uma maior ação tópica do medicamento.[2] Um estudo realizado com 96 pacientes que apresentavam placas crônicas de psoríase demonstrou eficácia da adição de emoliente de água e óleo ao uso de corticoide. A aplicação uma vez ao dia de dipripionato de betametasona mais emoliente mostrou ser significativamente mais efetiva do que a aplicação isolada de dipropionato uma vez ao dia (p=0,05).[5]

ÁCIDO SALICÍLICO

O ácido salicílico é **amplamente** utilizado como um agente ceratolítico no tratamento de dermatoses como a psoríase. As concentrações usadas variam de 0,5 a 60%. Foi proposto como mecanismo de ação alterações na ligação intracelular, descamação e hidratação dos corneócitos. O ácido salicílico mostrou-se efetivo em placas finas ou escamosas,[6] sendo considerado um dos agentes ceratolíticos mais efetivos. A capacidade de penetração do ácido não é dependente apenas das concentrações apresentadas nas fórmulas, mas também dos diferentes veículos utilizados.[7] A absorção mostrou-se diferente entre as placas psoriásicas e a pele normal, sendo maior nas placas psoriásicas. Outro fator que influencia a absorção é a inflamação da pele, sendo maior em áreas inflamadas.[8]

O ácido salicílico pode ser usado como monoterapia em casos leves e localizados, mas costuma ser mais utilizado em associação com corticosteroides, permitindo uma maior penetração destes.[6]

As concentrações usadas para o tratamento adjuvante da psoríase variam de 2 a 10%. O maior risco do tratamento tópico da psoríase com o ácido salicílico é a intoxicação, com sintomas como queimação da mucosa oral, cefaléia frontal, alterações do sistema nervoso central, acidose metabólica, tinnitus, náuseas, vômitos e alterações gástricas.[9,10] Casos fatais já foram descritos.[11,12] Concentrações maiores que 10% aplicadas em grandes áreas, especialmente em crianças, não são recomendadas. A aplicação não deve ultrapassar 20% da superfície corporal (20%).[13]

ALFA HIDROXIÁCIDO

O alfa hidroxiácido é um ácido orgânico presente em substâncias naturais (frutas, vinho, leite). Exerce benefícios específicos na estrutura e função da pele. Penetra na epiderme induzindo o aumento do *turnover* da camada córnea, modula a proliferação dos ceratinócitos e aumenta a coesão entre os mesmos. É uma opção terapêutica para condições que levam a hiperceratose, como na psoríase.[14] Seu uso tópico em peles xeróticas restaura a camada córnea da epiderme para um estado semelhante ao normal.[15]

Foi descrito efeito sinérgico entre o alfa hidroxiácido e loção de betametasona no tratamento tópico da psoríase do couro cabeludo. Efeitos colaterais tópicos ou sistêmicos não foram observados.[16]

Um estudo controlado em 12 pacientes com psoríase comparou o uso da loção de ácido glicólico a 15% versus creme de valeriato de betametasona a 0,05%, demonstrando diminuição significativa dos valores de TEWL no grupo do ácido glicólico. A betametasona não exerceu efeito significativo. O grau de vermelhidão apresentou melhora expressiva com ambas substâncias. Os valores do *laser dopller* diminuíram **significativamente** durante o estudo com decréscimo menor no grupo do corticoide. Os resultados confirmaram uma redução na hiperceratose e eritema em ambos tratamentos. O estudo mostra que o alfa hidroxiácido é usado não só no controle da hiperceratose mas também na modulação da proliferação do ceratinócito.[17]

UREIA

O efeito hidratante da ureia em peles secas e com descamação é amplamente estudado e aceito.[18,19] Exerce ação proteolítica, ceratolítica, hidratante, higroscópica, antipruriginosa e afina a epiderme. Melhora a penetração de glicocorticoides, quando usada de forma adjuvante a este.[20]

Um estudo comparou o uso de ureia a 10% com ureia a 5% em emulsões de óleo em água e água em óleo, não demonstrando diferença na hidratação, concluindo que ureia a 5% é suficiente para um bom efeito hidratante. Outro estudo sugeriu que a síntese de lipídio pode aumentar com aplicação tópica de ureia em altas concentrações.[21]

A combinação de ditranol e ureia é amplamente usada em psoríase para melhorar a eficácia, diminuindo a concentração necessária de ditranol e encurtando o tempo de contato. Alcança melhor hidratação da camada córnea e diminui a proliferação dos ceratinócitos.[3]

Um maior efeito ceratolítico foi observado com a adição de ureia a 10% aos compostos contendo ácido salicílico.[22]

Um estudo mostrou que 10 pacientes com psoríase tratados com pomada de ureia a 10% obtiveram aumento da hidratação da pele, uma pequena diminuição no valor do TEWL, redução da espessura da epiderme (-29%), e diminuição da proliferação (-51%).[23]

PIRITIONATO DE ZINCO

O piritionato de zinco foi sintetizado por cientistas, pela primeira vez, em 1930. Devido a suas propriedades antifúngicas e bacteriostáticas e sua ação de combate ao prurido e à descamação, tem sido utilizado no tratamento de diferentes afecções dermatológicas crônicas, tais como a caspa, a dermatite seborreica e a psoríase.[24]

Alguns autores especulam que seu mecanismo de ação decorra da regulação da proliferação celular. Esta poderia ser obtida através de fatores distintos: modulação dos fatores de transcrição do DNA que envolvem os domínios de ligação *finger zinc*; necessidade de ligação a íons metálicos que muitas enzimas possuem para serem ativadas; indução do aumento do nível de zinco nas células alvo (células epidérmicas ou linfocitárias)[25,26] uma vez que os níveis de zinco encontram-se diminuídos na epiderme de pacientes portadores de psoríase.[27]

Os benefícios do piritionato de zinco no tratamento tópico da psoríase foram demonstrados por Rowlands e cols., em 2000.[29] Nesse estudo os autores se propuseram a descrever as alterações histológicas induzidas pela aplicação tópica dessa substância. Para isso utilizaram produto tópico contendo 0,25% de piritionato de zinco aplicado duas vezes ao dia durante duas semanas. Ao final do estudo, observou-se que o produto foi capaz de resolver completamente as características da psoríase do tecido analisado. Além disso, observaram a presença de células apoptóticas na derme e epiderme após 48 horas de aplicação do tópico.

Dessa maneira, esse estudo, além de corroborar com a hipótese de que o piritionato de zinco é eficaz no tratamento tópico da psoríase, demonstrou que um outro possível mecanismos de ação da substância seria o bloqueio das citocinas e fatores de crescimento, o desaparecimento de neutrófilos e indução da apoptose.[28]

ÓLEO DE PEIXE

O óleo de peixe pode ser utilizado, de maneira adjuvante, no tratamento das lesões de psoríase. Embora também tenha indicação via oral, nesse capítulo destacaremos apenas sua utilização tópica.

Seu mecanismo de ação não é bem definido, mas acredita-se que o óleo de peixe seja capaz de diminuir a produção de TNF-alfa e, consequentemente, reduzir a inflamação.[29]

Em 1992, Escobar e cols.[30] conduziram estudo clínico controlado e cego que verificou a melhora dos aspectos das lesões de psoríase após aplicação tópica de óleo de peixe e parafina líquida. Os voluntários foram divididos em dois grupos (óleo de peixe X parafina líquida) e utilizaram os produtos por meio de aplicação tópica seguida de curativo oclusivo por seis horas durante quatro semanas. Ao final do estudo ambos os grupos apresentaram melhora dos parâmetros eritema, prurido e descamação na espessura da placa de psoríase quando comparada aos parâmetros inicias. Destacou-se, no entanto, maior redução na espessura e na área de superfície das placas psoriásicas no grupo que utilizou óleo de peixe, demonstrando, dessa maneira, sua superioridade no tratamento da psoríase.

ÔMEGA-3

Em bioquímica, os eicosanoides são moléculas derivadas de ácidos graxos com 20 carbonos das famílias ômega-3 e ômega-6. Os eicosanoides mais relevantes deriva do ácido araquidônico através da via metabólica da cascata do ácido araquidônico. Eles exercem um controle sobre diversos sistemas do organismo humano, especialmente na inflamação, imunidade e como mensageiros do sistema nervoso central. A homeostase do organismo que depende dos eicosanoides estão entre as mais complexas do corpo humano.[31]

Os ácidos graxos ômega-3, sendo os principais, o ácido alfa-linolênico, o ácido eicosapentaenoico e o ácido docosahexanoico, são ácidos carboxílicos poliinsaturados, em que a dupla ligação está no terceiro carbono a partir da extremidade oposta à carboxila. Muitos deles são chamados de "essenciais", porque não podem ser sintetizados pelo organismo e devem ser consumidos sob a forma de gorduras, ou seja, ácidos graxos poliinsaturados.[31]

Os eicosanoides ômega-3 têm a função de anti-inflamatórios. A quantidade desses ácidos graxos na dieta de uma pessoa afeta as funções controladas pelos eicosanoides no organismo, podendo afetar o sistema cardiovascular, a quantidade de triglicérides, a pressão arterial e várias doenças. Drogas anti-inflamatórias, como o ácido acetilsalicílico e outros anti-inflamatórios não-esteroides agem diminuindo a síntese de eicosanoides.[31] Isto quando falamos em ingestão oral destas substâncias, mas **atualmente** o ômega-3 em uso tópico, tem ação em processos inflamatórios de doenças dermatológicas, como a psoríase.[30,32]

Existem quatro famílias de eicosanoides: as prostaglandinas, as prostaciclinas, os tromboxanos e os leucotrienos. Essas substâncias são derivadas de um ácido graxo ômega-3 ou ômega-6. As diferentes atividades explicam os efeitos benéficos dos ômega-3 e ômega-6 para a saúde.[31]

O ácido araquidônico e seus metabólitos, o leucotrieno B4 e 12, são encontrados em quantidades aumentadas em lesões de psoríase. O leucotrieno B4 ativa neutrófilos, estimulando a quimiotaxia, a adesão e liberação de enzimas lisossomais, além da proliferação aumentada de ceratinócitos epidérmicos e formação de microabscessos na pele exposta a essa substância.[32,33]

O óleo de peixe contém grandes quantidades de ômega-3 (ácidos graxos poliinsaturados), que são análogos dos metabólitos do ácido araquidônico e oxidados de maneira semelhante.[30,32]

Em um estudo duplo-cego, multicêntrico, placebo-controlado para testar a eficácia, segurança e tolerabilidade da terapia tópica com ômega-3 altamente purificado empregado em duas concentrações diferentes, a 1 e 10%, em lesões de psoríase semelhantes no tamanho e no mesmo local, sendo avaliadas por oito semanas, com melhora das lesões em todos os grupos de pacientes, em relação a eritema, enduração e descamação, mas outros estudos devem ser avaliados.[32]

Ácido Eicosapentaenoico (EPA)

O ácido eicosapentaenoico (EPA ou também ácido icosapentaenoico) é um ácido graxo da família dos ômega-3. O EPA e seus metabolitos atuam no organismo principalmente em virtude de sua associação com o ácido araquidônico.[31]

O ácido eicosapentaenoico é um ácido graxo insaturado e possui algumas funções como: precursor da prostaglandina-3 (um agregador plaquetário), do tromboxano-3 e do leucotrieno-5, todos eicosanoides.[31]

O óleo de peixe contém eicosapentaenoico e docosahexaenoico, que são ácidos gordurosos metabolizados nas vias semelhantes ao ácido araquidônico, mas estes originam metabólitos menos ativos, com exceção das prostaciclinas.[32,34]

Recentemente, há um interesse na eficácia de óleo de peixe tópico em algumas doenças inflamatórias, como a psoríase.[34]

Em um estudo piloto duplo-cego, comparando EPA 10% com um placebo, os pacientes aplicaram o produto ativo ou o placebo duas vezes ao dia por sete semanas em lesões selecionadas semelhantes no tamanho e gravidade da psoríase, como infiltração, eritema e descamação. As diferenças entre os tratamentos foram estatisticamente significativos de acordo com o Mann-Whitney U-test. Outros estudos estão sendo avaliados com o intuito do tratamento tópico do EPA para a psoríase.[34]

O QUE VOCÊ PRECISA SABER DESTE CAPÍTULO

- Os hidratantes fazem parte ativa do tratamento da psoríase.
- O ácido salicílico é o agente ceratolítico mais amplamente utilizado na psoríase.
- A ureia tem ação proteolítica, ceratolítica, hidratante e antipruriginosa.
- Os alfhidroxiácidos modulam a proliferação dos certinócitos e pode ser usado na psoríase do couro cabeludo.
- O peritionato de zinco controla o prurido e a descamação.
- Óleo de peixe e ômega-3 podem funcionar com coadjuvantes no tratamento das lesões de psoríase.

REFERÊNCIAS BIBLIOGRÁFICAS

1. Draelos ZD. Modern moisturizer myths, misconceptions, and truths. Cutis. 2013 Jun; 91(6):308-14.
2. Liu X, German GK. The effects of barrier disruption and moisturization on the dynamic drying mechanics of human stratum corneum. J Mech Behav Biomed Mater. 2015; 49:80-9.
3. Fluhr JW, Cavallotti C, Berardesca E. Emollients, moistuizers, and keratolytic agents in psoriasis. Clin Dermatol. 2008; 26:380-6.
4. Costa A, Pires MC, Gonçalves HS, Gontijo B, Bechelli L. Estudo clínico observacional de eficácia e segurança do uso de extratos de Imperata cylindrica e de Triticum vulgare ceramidas vitamina A, C, E e F silanol (Epidrat®Ultra) em voluntários com xerose cutânea seundária a condições dermatológicas específicas - Estudo Eudermia. RBM. 2009; sv: 249-53.
5. Watsky KL, Freije L, Leneveu MC, Wenck HA, Leffell DJ. Water-in-oil emollients as steroid-sparing adjunctive therapy in the treatment of psoriasis. Cutis. 1992 Nov; 50(5):383-6.
6. Witman PM. Topical therapies for localized psoriasis. Mayo Clin Proc. 2001; 76:943-9.
7. Moncorps C. Untersuchungen über die Pharmakologie und Pharmakodynamik von Salben und salbeninkorporierten I.I Medikamenten, Mitteilung: Über die Resorption und Pharmakodynamik der salbeninkorporiereten Salizylsäure. Arch Exp Pathol Pharmacol. 1929;141.
8. Arnold W, Trinnes F, Schroeder I. Skin resorption of salicylic acid in psoriasis patients and persons with healthy skin. Beitr Gerichtl Med. 1979; 37:325-8.
9. Diem E, Fritsch P. Salicylate poisoning by percutaneous resorption. Hautarzt. 1973; 24:552-5.
10. Chapman BJ, Proudfoot AT. Adult Salicylate poisoning: deaths and outcome in patients with high plasma salicylate concentrations. Q J Med 1989; 72:699-707.
11. Vonweiss JF, Lever WF. Percutaneous Salicylic Acid intoxication in psoriasis. Arch Dermatol. 1964; 90:614-9.
12. Taylor JR, Halprin KM. Percutaneous absorption of salicylic acid. Arch Dermatol. 1975; 111:740-3.
13. Lebwohl M. The role of salicylic acid in the treatment of psoriasis. Int J Dermatol. 1999; 38:16-24.

14. Hardening CR, Watkinson A, Rawlings AV, Scott IR. Dry skin, moisturization and corneodesmolysis. Int J Cosmet Sci. 2000; 22:21-52.
15. Green BA, Yu RJ, Van Scott EJ. Clinical and cosmeceutical uses of hydroxyacids. Clin Dematol. 2009; 27:495-501.
16. Kostarelos K, teknetzis A, Lefaki I, et al. Double blind clinical study reveals synergistic action between alpha--hydroxy acid and betamethasone lotions towards topical treatment of scalp psoriasis. J Eur Acad Dermatol Venereol. 2000; 14:5-9.
17. Berardesca E, Piero Vignoli G, Distante E, et al. Effects of glycolic acid on psoriasis. Clin Exp Dermatol. 1998; 23:190-1.
18. Loden M. Urea-containing moisturizers influence barrier properties of normal skin. Arch Dermatol Res. 1996; 288:103-7.
19. Bettinger J, Gloor M, Gehring W, Wolf W. Influence of emulsions with and without urea an water-binding capacity of the stratum corneum. J Soc Cosmet Chem. 1995:46.
20. Muller KH, Pflugshaupt C. Urea in dermatology I. Hautarzt. 1989; 40 (Suppl 9):1-12.
21. Fluhr JW, Vrzak G, Gloor M. Hydratisierende und die Steroidpenetration verbessernder Effekt von Harnstoff und Glycerin in Abhänigkeit von der verwendeten Grundlage. Z Hautkr. 1998;73.
22. Gabard B, Bieli E. Salicylic acid and urea - possible modification of the keratolytic effect of salicylic acid by urea. Hautarzt. 1989; 40(Suppl 9):71-3.
23. Hagemann I, Proksch E. Topical treatment by urea reduces epidermal hyperproliferation and induces differentiation in psoriasis. Acta Derm Venereol. 1996; 76:353-6.
24. Chimenti S. Psoriasis. SEE Firenze, 2005:54-5.
25. Final Monograph for dandruff, seborrheic dermatitis, and psoriasis over-the-counter drug products. Federal register. Washington, D.C.:U.S. Department of Health and Human Services, U.S. Food and Drug Administration: 56 FR 63554, Dec. 1991.
26. Crutchfield CE, Lewis EJ, Zelickson BD. The effective use of topical zinc pyrithione in the treatment of psoriasis: a report of three cases. J Geriatr Dermatol. 1997; 5:21-4.
27. Michaelsson G, Ljunghall L. Patientes with dermatitis herpentiformis, acne, psoriasis and darier's disease have low epidermal zinc concentration. Acta Derm Venereol (Stockh). 1990; 70:304-8.
28. Rowlands CG, Danby FW. Histopathology of psoriasis treated with zinc pyrithione. Am J Dermatopathol. 2000; 22(3):272-6.
29. Grimble RF, Howell WM, O´Reilly G, et al. The ability of fish oil to suppress tumor necrosis factor alpha production by peripheral blood mononuclear cells in healthy men is associated with polymorphism ingenes that influence tumor necrosis factor alpha production. AM J Clin Nutr. 202; 76:454-9.
30. Escobar SO, Achenbach R, Iannantuono R, Torem V. Topical fish oil in psoriasis – a controlled and blind study. Clin Exp Dermatol. 1992; 17:159-62.
31. Devlin TM. Manual de bioquímica com correlações clínicas. 6 ed. São. Paulo: Edgard Blucher; 2007.
32. Henneicke-von Zepelin HH, Mrowietz U, Faber L, Bruck-Borchers K, Schober C, Huber J, et al. Highly purified omega-3-polyunsaturated fatty acids for topical treatment of psoriasis. Results of a double-blind, placebo-controlled multicentre study. Br J Dermatol. 1993; 129:713-7.
33. Kragballe K, Voorhees P, Darley CR, Goetzl EJ. Leukotriene B5 derived from eicosapentaenoic acid does not stimulate DNA synthesis of cultured human keratinocytes but inhibits the stimulation induced by leukotriene B4. J Invest Dermatol.1985; 84:379.
34. Dewsbury CE, Graham P, Darley CR. Topical eicosapentaenoic acid (EPA) in the treatment of psoriasis. Br J Dermatol. 1989; 120:581.

CAPÍTULO 12.3

CABELOS

Maria Cristina Ribeiro de Castro

INTRODUÇÃO

O couro cabeludo é uma região frequentemente acometida pela psoríase (ver Capítulo 4.2.1 – Localizações especiais / Face e couro cabeludo), mas quando acometido, por ser uma parte do corpo muito "aparente", traz constrangimento social e estresse emocional para o indivíduo.

O fato de existirem lesões de psoríase no couro cabeludo não impede que o paciente se submeta aos mais diversos tipos de tratamentos estéticos. Além disso, é importante lembrar que a psoríase é uma doença inflamatória de curso crônico e que os pacientes têm, na sua grande maioria, baixa autoestima e a impossibilidade de usufruir dos tratamentos estéticos para os cabelos poderá acarretar um estresse psicológico ainda maior e consequente piora da qualidade de vida.

É importante que o dermatologista tenha uma boa relação médico-paciente e use o bom senso para proibir com rigor o que realmente é prejudicial, mas permitir e orientar os procedimentos que não acarretam danos.[1-3]

LIMPEZA DO COURO CABELUDO

Boa higienização do cabelo e couro cabeludo é fundamental. A psoríase apresenta crostas e escamas e aglomeração destas entre os fios. As escamas retêm grande quantidade de sebo. Os pacientes, de um modo geral, tentam arrancá-las no banho. Assim, devem ser orientados a proceder de modo cuidadoso, para não arrancar as placas, evitando as pequenas feridas que dão aspecto e odor "desagradável", aumentam a possibilidade de infecções, dificultam a resposta terapêutica e pioram o quadro como um todo.

O ideal é iniciar a limpeza com um xampu adequado (ver Capítulo 10.4 - Tratamento de localizações especiais). No caso das crostas estarem muito espessas, o xampu deve ser aplicado sobre as mesmas cerca de 30 minutos antes da lavagem. Durante o banho é preciso massagear com suavidade. Depois o couro cabeludo deve ser seco com delicadeza com a toalha para retirada do excesso de água, **principalmente** atrás das orelhas. Esta região apresenta uma maior tendência à umidade, o que também aumenta a chance de infecções.

SECADOR DE CABELOS

O secador pode ser utilizado, de preferência, na temperatura fria; no máximo, um pouco morno, e deve ser mantido a cerca de 30 centímetros de distância da cabeça. Nunca deve ser utilizado na temperatura máxima, pois pode provocar queimaduras e irritações nas placas, piorando o quadro.

Além disso, deve-se evitar o uso de rolos e frisadores, "escovas" no cabeleireiro ou em casa, pois puxam o cabelo, ressecam o couro cabeludo, levando a irritações e podendo provocar fenômeno de Köebner.

ESCOVAS E PENTES

A escova de cabelo deverá ter cerdas naturais, ao invés de plástico, metal ou madeira. Estas são macias e não "machucam" o couro cabeludo. O paciente deve ser orientado a não escovar e/ou pentear em demasia, pois isso pode retardar a cicatrização, além de não atuar como acelerador de "saída" das escamas. É comum os pacientes coçarem a cabeça com pentes ou escovas.

CORTES DE CABELO E PENTEADOS

Devem ser evitados todos os tipos de cortes e penteados que obriguem o paciente a utilizar géis, secadores, ou escovações frequentes, como cabelos "espetados". Todas estas práticas podem agravar o quadro.

O uso de fitas, lenços e bonés não é recomendado. O couro cabeludo e as orelhas devem permanecer expostos ao ar e à luz. Um corte de cabelo curto deve ser o indicado, se houver muitas placas, pois permite melhor limpeza, maior arejamento da área e penetração dos raios solares. No caso de os cabelos serem longos, deve-se orientar o paciente a jamais prender os cabelos molhados e a tentar mantê-los soltos a maior parte do tempo.

TINTURA, ALISAMENTO, TRATAMENTOS (HIDRATAÇÃO, "SELAMENTO", RESTAURAÇÃO)

O tingimento e/ou alisamento é contraindicado no caso de placas extensas e feridas no couro cabeludo. Orienta-se ao paciente a adiar até a melhora do quadro ou até a cicatrização.

De um modo geral deve guiar os pacientes a optarem por produtos a base de água ou tonalizantes. Os produtos químicos mais agressivos irritam muito o couro cabeludo.

As hidratações e outros tratamentos seguem as mesmas regras. O ideal é que haja uma conversa franca com o profissional que cuida dos cabelos do paciente e que sejam esclarecidas quais as substâncias que serão utilizadas e possíveis substituições por produtos suaves.[4]

ALONGAMENTO DOS CABELOS

O alongamento é um método no qual se usam diversas técnicas (colagem, trançamento, colocação de tela, entre outros) para obtenção de aumento do comprimento ou do volume.

De um modo geral devem ser evitados por diversos motivos:

- Independente do tipo de fio (natural ou sintético) e da técnica utilizadas, o couro cabeludo ficará "abafado", demorará a secar, aumentando a umidade e dificultando a penetração dos raios UV.
- Haverá dificuldade para a higienização e limpeza do couro cabeludo, dependendo da técnica de alongamento.
- O alongamento "estraga" os fios de cabelo o que faz com que o paciente se submeta a diversos tratamentos para hidratação e recuperação.
- Dependendo da técnica, utiliza-se solvente extremamente agressivo para sua retirada.[5]

O QUE VOCÊ PRECISA SABER DESTE CAPÍTULO

- A limpeza do couro cabeludo deve ser feita de forma delicada.
- O secador de cabelo deve ser usado na temperatura fria ou, no máximo, morna.
- As escovas de cabelo devem ter cerdas naturais.
- O paciente deve ser orientado a não coçar o couro cabeludo e não atritar o pente na cabeça ao pentear os cabelos.
- Alisamentos e afins devem ser evitados ou mesmo contraindicados quando houver placas extensas ou feridas no couro cabeludo.

REFERÊNCIAS BIBLIOGRÁFICAS

1. Palijan TZ, Kovacević D, Koić E, Ruzić K, Dervinja F. The impact of psoriasis on the quality of life and psychological characteristics of persons suffering from psoriasis. Coll Antropol. 2011; 35(Suppl 2):81-5.
2. Van Voorhees AS, Fried R. Depression and quality of life in psoriasis. Postgrad Med. 2009; 121(4):154-61.
3. Ortonne J, Chimenti S, Luger T, Puig L, Reid F, Trüeb RM.Scalp psoriasis: European consensus on grading and treatment algorithm. J Eur Acad Dermatol Venereol. 2009; 23(12):1435-44.
4. Psoríase do couro cabeludo. Leo Farmacêuticos. http://www.psorinfo.com/Psoríase-do-couro-cabeludo.aspx?ID=1109. Último acesso: 25/06/2012.
5. Mdemulher. Editora Abril. http://mdemulher.abril.com.br/cabelos/reportagem/segredo-das-estrelas/tipos--mais-comuns-alongamento-cabelo-618505.shtml. Último acesso: 25/06/2012.

CAPÍTULO 12.4

UNHAS

Robertha Nakamura

INTRODUÇÃO

Psoríase ungueal ou onicopatia psoriásica decorre do processo imune e inflamatório crônico que acomete todas as estruturas do aparelho ungueal, matriz, leito e perioníquio e está associada a diferentes antígenos de histocompatibilidade. O desenvolvimento físico e estético das unhas e o bem estar psicossocial do indivíduo afetado provocam impacto a longo prazo na qualidade de vida do paciente.[1-3] Estes, apesar de uma vida normal do ponto de vista da saúde, ainda sofrem preconceitos. Muitos escondem suas unhas, são preteridos no trabalho e até em grupos sociais.

Como as demais formas de psoríase, a ungueal pode evoluir com períodos de acalmia e remissões espontâneas ou pós-tratamento. O tratamento muitas vezes é desapontador. Assim, as onicodistrofias podem se perpetuar por um longo período, causando constrangimento na maioria dos pacientes. A reconstituição de uma placa ungueal saudável demanda um tempo prolongado, a doença tem particularidades individuais. Portanto a estratégia terapêutica é individualizada e os pacientes devem ser orientados quanto às diferentes fases do tratamento, permitindo ao dermatologista a identificação dos aspectos que devem receber maior atenção, em função da recuperação estética e funcional do aparelho ungueal.

As estratégias terapêuticas estão subordinadas a:

- medida da qualidade de vida do paciente psoríase ungueal (NPQ10);
- intensidade das alterações do aparato ungueal (acompanhamento fotográfico, índex de gravidade da unha psoriásica (NAPSIs);
- presença de artrite psoriásica e onicomicose, bem como de possíveis fatores desencadeantes, como o trauma.

EPIDEMIOLOGIA

É comum o envolvimento do aparelho ungueal na psoríase (10 a 78% dos casos). A artrite psoriásica (AP) é doença inflamatória crônica e progressiva que afeta 10-30% dos pacientes com psoríase. O acometimento ungueal ocorre em mais de 80% dos pacientes com AP. [1,2,4] Ocorre com menos frequência nas crianças, variando de 2 a 10%. É incomum o seu achado isolado, menos de 10% dos casos, mas pode preceder a doença cutânea por vários anos.[1,2,4,5]

As unhas das mãos são mais afetadas do que as unhas dos pés, mas, na maioria das vezes, ambas as mãos e pés são afetados. A associação entre a duração das lesões de pele e o acometimento ungueal é referida na literatura. A intensidade do comprometimento ungueal está **diretamente** relacionada a gravidade da doença na pele.[5-7] O trauma repetido, **em especial** o trauma ocupacional, pode precipitar alterações ungueais em pacientes já afetados por psoríase (fenômeno de Köebner).[8]

QUALIDADE DE VIDA

Em estudo recente, foi apresentada uma escala direcionada ao impacto do acometimento ungueal da psoríase denominada NPQ10 (*Nail Psoriasis Quality of Life*). Tem 10 questões específicas e é orientada para a incapacidade funcional diária e mede o impacto na qualidade de vida ao longo do tempo em um mesmo paciente (antes e após o tratamento). A pontuação total é obtida pela soma das pontuações para as 10 questões. Todos os itens têm o mesmo peso e as pontuações são convertidas em percentagens, com base no número de questões; quanto maior a pontuação, menor é a qualidade de vida. A escala tem a capacidade da discriminar a gravidade clínica (no caso de qualquer localização única ou dupla da doença). Qualquer que seja o local do acometimento

12

ASPECTOS ESTÉTICOS

ungueal, a pontuação final será entre 0 e 100. A escala foi comparada ao *Dermatology Life Quality Index* (DLQI), e à análise de variância demonstrou boa concordância entre as duas.[1] (Tabela 1)

CLÍNICA

A distrofia ungueal psoriásica típica inclui *pitting* ou pits, como manifestação de alteração inflamatória matricial, e a onicólise (localização distal, latero distal ou isolada "em ilha"), mancha em óleo, mancha salmão e estilhas hemorrágicas, como manifestações de alterações inflamatórias do leito ungueal.[6,9-12]

Outros achados incluem a traquioníquia, leuconíquia, sulco de Beau e *red spots*, e ceratose subungueal. Pode ocorrer paroníquia psoriásica na região periungueal e se apresentar de forma mais agressiva como a acropustulose.[4,6,9-13] (Tabela 2)

ÍNDEX DE GRAVIDADE DA PSORÍASE UNGUEAL

O NAPSI (*Nail Psoriasis Severity Index*) tem como objetivo avaliar o comprometimento ungueal e estabelecer um índice de gravidade. Com ele é possível acompanhar a resposta terapêutica. Este índice já foi descrito por vários autores e possui, diferente do PASI (*Psoriasis Area Severity Index*), formas distintas de interpretação. Por isto, é importante o entendimento de cada um dos NAPSIs existentes para melhor escolha do índice a ser adotado. Assim, cada vez que for empregado, para discussões acadêmicas ou estudos clínicos, deve-se identificar qual índice estará sendo usado.[14-17] (Tabela 3)

ASSOCIAÇÕES

Em muitos casos a má resposta ao tratamento piora a qualidade de vida do paciente. Este fato pode ocorrer devido à presença de doenças frequentemente associadas ao acometimento ungueal.

ARTROPATIA PSORIÁSICA (AP)

A relação entre psoríase ungueal e artrite da articulação interfalangeana distal (IFD) é bem reconhecida. Estudos de imagem demonstram a íntima associação da artrite com a entesite.[1,2,6,9,10,18]

Em 2006, a partir de um estudo multicêntrico do grupo de estudos da psoríase e artrite psoriásica foram estabelecidos os Critérios de Classificação da

Tabela 1			
Questionário de qualidade de vida específico do acometimento ungueal			
Localização de sua psoríase nas unhas	☐ Unhas das mãos	☐ Unhas dos pés	☐ Ambos
1. Você diria que a sua psoríase ungueal é principalmente:	☐ Muito dolorosa	☐ Não muito dolorosa	☐ Indolor
2. Devido a minha psoríase ungueal, tenho dificuldade de calçar sapatos:	☐ Sempre	☐ Às vezes	☐ Nunca
3. Devido a minha psoríase ungueal, eu não faço qualquer um dos trabalhos que geralmente fazia em casa:	☐ Sempre	☐ Às vezes	☐ Nunca
4. Devido a psoríase ungueal, eu me visto mais lentamente que o habitual:	☐ Sempre	☐ Às vezes	☐ Nunca
5. Devido a psoríase ungueal, tenho dificuldade em colocar minhas meias ou roupas justas:	☐ Sempre	☐ Às vezes	☐ Nunca
6. Devido a psoríase ungueal, tenho dificuldade em virar a chave da porta:	☐ Sempre	☐ Às vezes	☐ Nunca
7. Devido a psoríase ungueal, tenho dificuldade em dirigir meu carro:	☐ Sempre	☐ Às vezes	☐ Nunca
8. Devido a psoríase ungueal, alguém ajuda a me vestir:	☐ Sempre	☐ Às vezes	☐ Nunca
9. Devido a psoríase ungueal, evito fazer grandes trabalhos em torno da casa:	☐ Sempre	☐ Às vezes	☐ Nunca
10. Devido a psoríase ungueal, sou mais irritável do que o habitual, e mal-humorado com as pessoas:	☐ Sempre	☐ Às vezes	☐ Nunca

O questionário compreende uma questão preliminar que determina a localização da psoríase ungueal. A primeira questão está relacionada com a intensidade da dor da psoríase ungueal, os outros nove estão ligadas à incapacidade funcional causada pela psoríase ungueal na vida diária.

Cálculo da pontuação: cada resposta é graduada de 0 a 2: com a resposta "nunca" ou "indolor" pontuação 0, a resposta "às vezes" ou "não muito doloroso" pontuação 1, e a resposta "sempre" ou "muito dolorosa" pontuação 2. O item 2 é específico para acometimento das unhas dos pés, e o 6 específico para unhas das mãos. O item 7 requer que um paciente tenha um carro, a fim de ser capaz de responder. A falta destes dados são substituídos por 0 para estes itens.

Tabela 2
Região ungueal afetada x sinais físicos de alterações psoriásicas

Matriz proximal	Pitting ou pits: depressões puntiformes, múltiplas, variam em tamanho e forma, distribuição irregular, frequentemente superficiais. Surgem devido a não aderência das células paraceratóticas que se perdem na progressão da placa ungueal. São Mais de 20 pits em uma única unha e mais de 60 pits em uma única pessoa sugere psoríase ungueal
	Traquioníquia: considerada forma agressiva de pit ungueal produzindo alterações grosseiras da placa ungueal que se torna áspera e sem brilho
Matriz intermediária	Leuconíquia punctata ou placa ungueal branca e opaca
Matriz proximal ou intermediária	Sulcos de Beau
Matriz distal	*Red spots*: lúnula com manchas vermelhas
Leito ungueal	Onicólise: descolamento da placa em relação ao leito ungueal
	Cromoníquia: manchas ovais ou arredondadas de cor salmão e "em óleo", tamanho e duração variável. A cor amarelada resulta de uma combinação de ar na interface ungueal, acúmulo de escamas e glicoproteínas devido a intenso processo inflamatório
	Hiperceratose subungueal: proliferação significativa de células paraceratóticas e acúmulo de escamas resultando em uma massa densa. Há alteração da forma e da espessura da placa ungueal
	Estilhas hemorrágicas: proliferação de vasos dilatados e frágeis, característicos da doença ativa. O movimento fisiológico da placa ungueal ocasiona rompimento vascular ocorrendo extravasamento sanguíneo linear

Artrite Psoriásica (CASPAR) que incluem o acometimento ungueal.[19] (Tabela 4)

ONICOMICOSE

A prevalência de onicomicose varia de 13-27% dos pacientes com psoríase. As alterações ungueais são mais graves na presença de infecção fúngica, que intensifica a psoríase através do efeito de Köebner. A desintegração dos ceratinócitos torna o ambiente adequado para a dermatofitose onde o *T. rubrum* tem sido referido como o patógeno mais comumente encontrado. A prevalência da onicomicose causada por leveduras é referida em torno de 19-23%, onde a *C. albicans e C. krusei* são as mais identificadas. No entanto, há evidências crescentes de que a *C. parapsilosis C. guilliermondi* sejam ainda mais frequentes do que *C. albicans*.[20]

Tabela 3
Diferentes tipos de índices de gravidade da psoríase ungueal (NAPSI - Nail Psoriasis Severity Index)

Tipos de NAPSIs	Descrição e Interpretação
NAPSI - Rich e cols., todas as unhas[14]	Avalia todas as unhas das mãos, divididas em 4 quadrantes. Considera a presença dos sinais físicos. 0 a 4 pontos: alterações da matriz (pitting, leuconiquia, lúnula "red spots", superfície da placa fragmentada) e 0 a 4 pontos: alterações do leito (onicólise, estilhas hemorrágicas, ceratose subungueal, mancha óleo / salmão)
	0 ponto: ausência de qualquer alteração; 1 ponto: alteração em um quadrante; 2 pontos: dois quadrantes, 3 pontos: três quadrantes; 4 pontos: alterações presentes em todos os quadrantes[12,14]
NAPSI - Rich e cols., unha alvo[14]	Avalia a unha mais afetada (unha alvo), onde cada item é pontuado. Se todos os quadrantes estiverem afetados por todas as lesões de matriz e do leito, o valor máximo para a unha alvo é 32 pontos[12,14]
NAPSI - Baran[15]	Avalia todas as unhas em escala de 1 a 3. Pitting, sulco de Beau e onicomadese: acometimento da matriz proximal; leuconiquia: matriz intermediaria; ceratose subungueal, onicólise, mancha óleo / salmão: leito. Inclui alterações do hiponíquio e dobra proximal[12,15]
NAPSI modificado - Parrish e cols.[16]	Avalia todas as unhas e os sinais físicos vistos são qualificados como: leve, moderado e grave[12,16]
NAPSI modificado - Cassell e cols.[17]	Avaliação numérica de 0-14 para cada unha ou 0-140 caso todas as unhas dos quirodáctilos estejam incluídas no estudo, sem divisão em quadrantes. São pontuados onicólise e mancha de óleo, pitting e superfície da placa fragmentada. Hemorragias em estilhas, leuconíquia, pontos vermelhos na lúnula e hiperceratose subungueal são considerados como presentes ou ausentes[12,17]

Tabela 4
Critérios do grupo CASPAR (ClASsificação para Psoríase ARtropática)

Doença inflamatória articular estabelecida com pelo menos 3 pontos das seguintes características:	Pontuação 2: Psoríase atual
	Pontuação 1: • História de psoríase • História familial de psoríase • Dactilite (edema de um dígito) ou história de dactilite assistida por médico) • Evidência radiográfica justa-articular, formação de novo osso aparecendo como ossificação mal definida perto das margens articulares (exclui osteófitos) em radiografias da mão ou do pé • Negatividade do fator reumatoide • Onicodistrofia psoriásica *

Sensibilidade de 91,4% e especificidade de 98,7%. A aplicação destes novos critérios documenta tanto a incidência como os fatores preditivos para o desenvolvimento de artrite psoriásica.

* A onicodistrofia psoriásica manifestando-se como onicólise, pitting ou hiperceratose é fator significante para predizer o desenvolvimento de psoríase artropática.

ORIENTAÇÃO

Diante deste contexto, tratamento desapontador, perpetuação dos sinais físicos devido à regressão lenta e recuperação tardia tanto do aspecto estético quanto funcional, o médico deve orientar o paciente desde a primeira consulta, enfatizando que é essencial a sua participação no plano de tratamento e de prevenção das recidivas (Figuras 1 a 3). Apesar de tomarem tempo, as ações educativas promovem o autogerenciamento e aceitação da doença, e o conhecimento e prevenção dos fatores desencadeantes.

O QUE VOCÊ PRECISA SABER DESTE CAPÍTULO

- Psoríase ungueal ou onicopatia psoriásica decorre do processo imune e inflamatório crônico que acomete todas as estruturas do aparelho ungueal, matriz, leito e perioníquio.
- A psoríase ungueal pode evoluir com períodos de acalmia e remissões espontâneas ou pós-tratamento.

As estratégias terapêuticas estão subordinadas a:
- medida da qualidade de vida do paciente com psoríase ungueal (NPQ10).

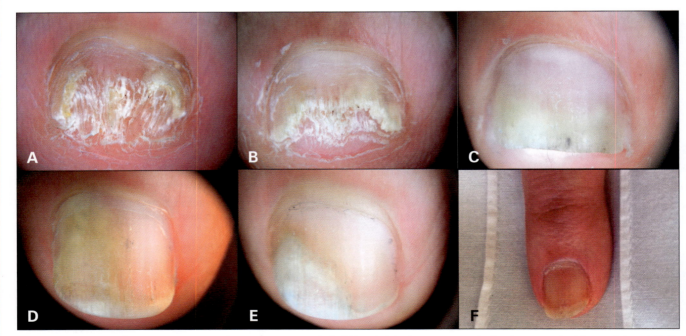

Figura 1 – Evolução clínica do tratamento da psoríase ungueal; A: Mês 1 início do tratamento (acitretina + corticoide + calcipotriol); B: Mês 3 pós tratamento (calcipotriol + acitretina); C: Mês 5 pós tratamento (calcipotriol + acitretina); D: Mês 8 pós tratamento (calcipotriol manutenção); E: Mês 7 pós tratamento (calcipotriol + ciclopirox olamina + ácido acético); F: Mês 12 pós tratamento (calcipotriol manutenção), melhora do aspecto estético

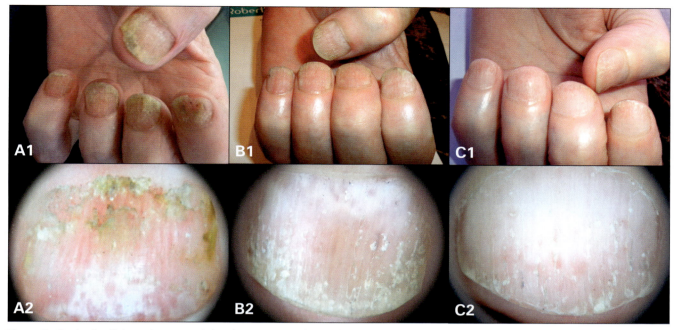

Figura 2 – Evolução clínica e dermatoscópica do tratamento da psoríase ungueal; A1-A2: Mês 1 início do tratamento (clobetasol esmalte 8% + calcipotriol); B1-B2: Mês 6 pós tratamento (clobetasol esmalte 2% + calcipotriol); C1-C2: Mês 12 pós tratamento (calcipotriol manutenção), melhora do aspecto estético

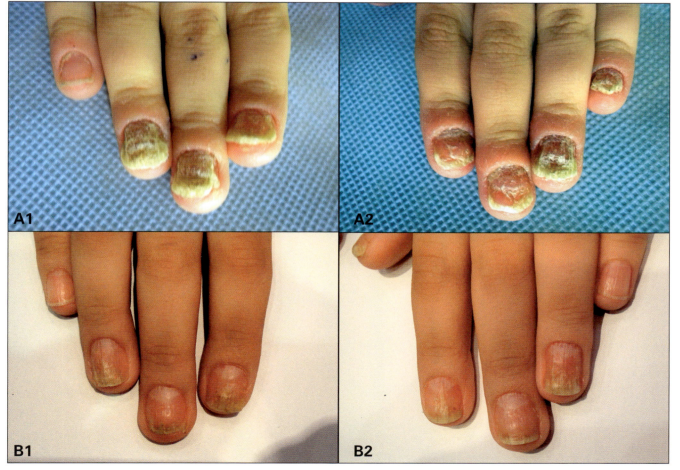

Figura 3 – Evolução clínica e estética do tratamento por 12 meses da psoríase ungueal em criança sexo feminino; A1-A2: Início do tratamento; B1-B2: Mês 12 pós tratamento

- intensidade das alterações do aparato ungueal (acompanhamento fotográfico, índex de gravidade da unha psoriásica (NAPSIs).
- a presença de artrite psoriásica e onicomicose, bem como de possíveis fatores desencadeantes, como o trauma.

REFERÊNCIAS BIBLIOGRÁFICAS

1. Ortonne JP, Baran R, Corvest M, Schmitt C, Voisard JJ, Taieb C. Development and validation of nail psoriasis quality of life scale (NPQ10). J Eur Acad Dermatol Venereol. 2010; 24:22-7.
2. Williamson L, Dalbeth N, Dockery L, Gee BC, Weatherall R, Wordsworth BP. Extended report: nail disease in psoriatic arthritis – clinically importante, potentially treatable and often overlooked. Rheumatology. 2004; 43(6)790-4.
3. Gudjonsson JE, Karason A, Runarsdottir EH, et al. Distinct clinical differences between HAL-Cw*0602 positive and negative psoriasis patients – an análisis of 1019 HLA-C and HLA-B- typed patients. J Invest Dermatol. 2006; 126:740-5.
4. Baran R, Dawber RPR, de Berker DAR, Haneke E, Tosti A. Baran and Dawber's Diseases of the nails and their management. 3 ed. Oxford: Blackwell; 2001:172-93.
5. Al-Mutairi N, Manchanda Y, Nour-Eldin O. Nail changes in childhood psoriasis: a study from Kuwait. Pediatr Dermatol. 2007; 24(1):7-10.
6. Kyriakou A, Patsatsi A, Sotiriadis D. Detailed analysis of specific nail psoriasis features and their correlations with clinical parameters - a cross-sectional study. Dermatology. 2011; 223:222-9.
7. de Jong EM, Seegers BA, Gulinck MK, Boezeman JB, Van de Kerkhof PC. Psoriasis of the nails associated with disability in a large number of patients: results of a recent interview with 1,728 patients. Dermatology. 1996; 193:300-3.
8. Tosti A, Bellavista S, Iorizzo M, Vincenzi C. Occupational trachyonychia due to psoriasis: report of a case successfully treated with oral acitretin. Contact Dermatitis. 2006; 54:123-4.
9. Velez NF, Wei-Passanese EX, Husni ME, Mody EA, Qureshi AA. Management of psoriasis and psoriatic arthritis in a combined dermatology and rheumatology clinic. Arch Dermatol Res. 2012; 304:7-13.
10. Jiaravuthisan MM, Sasseville D, Vender RB, Murphy F, Muhn CY. Psoriasis of the nail: Anatomy, pathology, clinical presentation, and a review of the literature on therapy. J Am Acad Dermatol. 2007; 57(1):1-27
11. Lupi O, Belo J, Cunha PR. Rotinas de diagnóstico e tratamento da Sociedade Brasileira de Dermatologia. Onicopatias inflamatórias: psoríase e líquen plano. 1 ed. Rio de Janeiro: Guanabara Koogan; 2010:357-63.
12. Baran R, Nakamura R. Doenças da unha: do diagnóstico ao tratamento. 1 ed. Rio de Janeiro: Elsevier; 2011:51-5.
13. Piraccini BM, Tosti A, Iorizzo M, Misciali C. Pustular psoriasis of the nails: treatment and long-term follow-up of 46 patients. Br J Dermatol. 2001; 144:1000-5.
14. Rich, P, Scher, R.K. Nail psoriasis severity index: a useful tool for evaluation of nail psoriasis. J Am Acad Dermatol. 2003; 49:206-12.
15. Baran RL. A nail psoriasis severity index. Br J Dermatol. 2004; 150:568-9.
16. Parrish CA, Sobera JO, Elewski BE. Modification of the nail psoriasis severity index. J Am Acad Dermatol. 2005; 53:745-6.
17. Cassell SE, Bieber JD, Rich P, Tutuncu ZN, Lee SJ, Kalunian KC, Wu CW, Kavanaugh A. The modified nail psoriasis severity index: validation of an instrument to assess psoriatic nail involvement in patients with psoriatic arthritis. J Rheumatol. 2007; 34:123-9.
18. Tan A L, Benjamin M, Toumi H, Grainger AJ, Tanner SF, Emery P, McGonagle D. The relationship between the extensor tendon enthesis and the nail in distal interphalangeal joint disease in psoriatic arthritis. Rheumatology. 2007; 46:253-6.
19. Taylor W, Gladman D, Helliwell P, Marchesoni A, Mease P, Mielants H; CASPAR Study Group. Classification criteria for psoriatic arthritis: development of new criteria from a large international study. Arthritis Rheum. 2006; 54(8):2665-73.
20. Kaçar N, Ergin S, Ergin C, Erdogan BS, Kaleli I. The prevalence, aetiological agents and therapy of onychomycosis in patients with psoriasis: a prospective controlled trial. Clin Exp Dermatol. 2006; 32:1-5.

CAPÍTULO 12.5

PEELINGS

Maria Paulina Villarejo Kede

INTRODUÇÃO

O *peeling,* seja ele químico ou físico, consiste na aplicação de um ou mais agentes esfoliantes na pele, resultando na destruição de partes da epiderme e/ou derme, seguida da regeneração dos tecidos epidérmicos e dérmicos. Essas técnicas de aplicação produzem uma lesão programada e controlada com coagulação vascular instantânea, resultando no rejuvenescimento da pele com redução ou desaparecimento das ceratoses e alterações actínicas, discromias, rugas e algumas cicatrizes superficiais.[1,2]

INDICAÇÕES

Existem várias indicações para os *peelings*, sendo a principal o fotoenvelhecimento.

CLASSIFICAÇÃO

A escolha do *peeling* depende do conhecimento da profundidade da lesão, para que se possa escolher um agente que não produza esfoliação desnecessariamente mais profunda do que a própria alteração a ser tratada.[1,3]

Os *peelings* promovem reações no organismo que são favoráveis e esperadas como a estimulação do crescimento epidérmico mediante a remoção do estrato córneo e da destruição de camadas específicas de pele lesada e a indução no tecido de uma reação inflamatória mais profunda que a necrose produzida pelo agente esfoliante, ativando mediadores da inflamação e induzindo a produção de colágeno novo e de substância fundamental na derme.[3,4]

Os *peelings* são classificados em quatro grupos de acordo com o nível de profundidade da necrose tecidual provocada pelo agente esfoliante:

- Muito superficial (esfoliação): afinam ou removem o estrato córneo e não criam lesão abaixo do estrato granuloso.
- Superficial (epidérmico): produzem necrose de parte ou de toda epiderme, em qualquer parte do estrato granuloso até a camada de células basais.
- Médio (derme papilar): produzem necrose da epiderme e de parte ou de toda a derme papilar.
- Profundo (derme reticular): produzem necrose da epiderme e da derme papilar que se estende até a derme reticular.

Essa classificação orienta a escolha do agente químico de acordo com a profundidade da lesão que se quer tratar, entretanto esta medida não é absoluta e diversos fatores podem mudar sua postura e característica tornando-se um agente de *peeling* mais ou menos profundo.[1-5] (Tabela 1)

FATORES QUE INFLUENCIAM A PROFUNDIDADE DOS PEELINGS[1-5]

A profundidade de uma descamação depende de muitas variáveis que podem estar relacionadas ao agente esfoliante, a integridade da epiderme, a espessura da pele, a localização anatômica além de outros fatores.

Com tantas variáveis relacionadas à profundidade do *peeling*, qualquer classificação dos agentes esfoliantes é apenas relativa.

Como os *peelings* mais profundos envolvem um risco maior de complicações e um período mais prolongado de recuperação, o objetivo é causar o mínimo de necrose possível, ao mesmo tempo em que se induz o máximo possível de neoformação tecidual. Esta teoria apoia os *peelings* repetidos superficiais e de média profundidade. Eles implicam baixo risco, mas criam benefícios cumulativos que excedem muito os resultados de uma única descamação leve.

CICATRIZAÇÃO[6]

A cicatrização das feridas é definida como a interação de uma série de eventos complexos que levam à recomposição superficial, à reconstituição e à recuperação proporcional da resistência elástica da pele lesada.

12

ASPECTOS ESTÉTICOS

417

Os estágios da cicatrização da lesão após os *peelings* são muito semelhantes aos da lesão da cirurgia convencional e compreendem:

- Coagulação e inflamação
- Reepitelização
- Formação de tecido de granulação
- Angiogênese
- Remodelação do colágeno

COMPLICAÇÕES[5]

O risco de complicações aumenta proporcionalmente à profundidade do *peeling*. Nos *peelings* superficiais, geralmente são de natureza pigmentar, nos de média profundidade, podem ocorrer cicatrizes e nos profundos, até reações sistêmicas.

Existem poucas contraindicações absolutas a todos os tipos de *peelings* porque a esfoliação superficial pode ser bem tolerada com pouco risco por quase todos os pacientes de todos os tipos de pele, independentemente do seu estado de saúde geral.

FENÔMENO DE KÖEBNER[7,8]

O fenômeno de Köebner (FK) é o aparecimento de lesões isomórficas, após trauma local, em sítios de pele não envolvidas pela doença cutânea. Essa resposta é com frequência relatada na literatura e comumente associada com a psoríase, mas tem sido descrita em outras enfermidades. Os traumas implicados no desencadeamento ou agravamento das lesões de psoríase podem ser de natureza física, química, elétrica, cirúrgica e inflamatória. O fenômeno de Köebner pode ser visto em até 76% dos pacientes com psoríase.

CONSIDERAÇÕES FINAIS

Apesar da escassez de literatura sobre o assunto mas baseado nos conhecimentos citados, o autor não recomenda *peelings* médios ou profundos em pacientes com psoríase e apoia a teoria de utilizar *peelings* superficias sequenciais para obter resultados similares ao dos *peelings* médios ou profundos com baixo risco de complicações.

O QUE VOCÊ PRECISA SABER DESTE CAPÍTULO

- O *peeling* produz uma lesão programada e controlada.
- O *peeling* rejuvenesce a pele.
- Os riscos aumentam proporcionalmente à profundidade do *peeling.*
- Recomenda-se apenas *peelings* superficiais em pacientes com psoríase.

REFERÊNCIAS BIBLIOGRÁFICAS

1. Brody HJ. Peeling químico e resurfacing. 2 ed. Rio de Janeiro: Reichmann & Affonso, 2000.
2. Lawrence N, Brody HJ, Alt TH. Peelings químicos. In: Coleman WP, Hanke CW, Alt TH, Asken S. Cirurgia cosmetica: principios e técnicas. Rio de Janeiro: Revinter, 2009:85-111.
3. Fischer TC, Perosino E, Poli F, Ver MS, Dreno B. Chemical peels in aesthetic dermatology: an update 2009. J Eur Acad Dermatol Venereol. 2010; 24(3):281-92.
4. Deprez F. Peelings químicos definição e classificação. In:__. Peeling quimico superficial, médio e profundo. Rio de Janeiro: Revinter; 2009:1-3.
5. Kede MPV. Peelings químicos. In: Dermatologia Estética. Rio de Janeiro: Atheneu; 2015: 589-622.
6. Fagundes FP, Lago EHJ, Lima BB, Carneiro SC. Cicatrização, cicatrizes e curativos. In: Ramos-e-Silva M, Castro MCR. Fundamentos de dermatologia. 2 ed. Rio de Janeiro: Atheneu; 2010:2087-112.
7. Kalayciyan A, Aydemir EH, kotogyan A. Experimental Köebner phenomenon in patients with psoriasis. Deramtology. 2001; 215:114-17.
8. Camargo C M, Brotas AM, Ramos-e-Silva M, Carneiro S. Isomorphic pheomenon of Koebner: facts and controversies. Clinic Dermatol. 2013; 31(6):741-9.

Tabela 1
Classificação dos *peelings* químicos

Muito superficiais
Ácido salicílico 30% – 1 ou mais camadas
Ácido glicólico 40 a 50% – 1 a 2 minutos
Solução de Jessner – 1 a 2 camadas
Resorcina 20 a 30% – 5 a 10 minutos
Ácido tricloroacético (TCA ou ATA) 10 a 25% – 1 camada
Tretinoína 3 a 5%

Superficiais
Ácido glicólico 40 a 70% – 2 a 20 minutos
Ácido tioglicólico 10 a 20% – 10 a 30 minutos
Ácido mandélico 30 a 50% – 2 a 20 minutos
Solução de Jessner – 4 a 10 camadas
Resorcina 40 a 50% – 30 a 60 minutos
Tretinoina 5 a 12%

Médios
Ácido tricloroacético (ATA) – 35 a 50%
Ácido glicólico 70% – 3 a 30 minutos
Ácido mandélico 50% – 5 a 30 minutos
Jessner + ATA 35%
CO2 + ATA 35%
Ácido glicólico + ATA 35%
Jessner + Ácido glicólico 40 a 70%
Ácido pirúvico

Profundos
Fenol 88% com oclusão
Beker e Gordon (fenol modificado a 45-50%)

CAPÍTULO 12.6

CAMUFLAGEM

Ediléia Bagatin
Karime Marques Hassun

O conceito de camuflagem desenvolveu-se durante a Segunda Guerra Mundial quando os cirurgiões plásticos buscaram preparações da cor da pele e duradouras para esconder as cicatrizes das queimaduras.[1]

A camuflagem precisa ser melhor conhecida pelos dermatologistas para que oriente os pacientes a tirarem o melhor proveito deste recurso, extremamente útil nas fases do tratamento onde as lesões residuais ainda são perceptíveis.[1,2]

O objetivo da camuflagem na psoríase é tornar o aspecto da pele o mais próximo do normal possível diminuindo o efeito desfigurante da doença e a repercussão negativa na qualidade de vida.

Os produtos usados para a maquiagem corretiva devem ter algumas características: ser a prova de água, não ter brilho e ser oferecido em vários tons para atender as diferentes cor de pele.[3]

Estão disponíveis, em nosso meio, várias opções de camuflagem. É conhecer os produtos, a melhor forma de empregá-los e as necessidades individuais de cada paciente, como tipo de atividade diária, exposição ao sol, vida ao ar livre, condições climáticas no trabalho, etc.[2]

Nos pacientes com psoríase considera-se predominantemente as lesões corporais residuais eritematosas, hipocrômicas e hipercrômicas que podem demorar muito tempo para desaparecer após o controle da doença ativa. Para adequada orientação é necessário avaliar a extensão da área a ser camuflada.

O preparo da pele para receber a maquiagem corretiva e para que esta tenha uma boa aderência inicia-se pela higiene no banho, com sabonetes líquidos suaves que promovam boa limpeza sem risco de irritação. A hidratação da pele é fundamental para que sua textura seja a mais homogênea possível e a maquiagem tenha um bom resultado. Os agentes corretivos são compostos de pigmentos, têm consistência de pasta e aspecto opaco. Devem ser aplicados com suaves "tapinhas" e não massageando ou esfregando a pele. Para que o corretivo tenha maior durabilidade é necessário a aplicação de um pó translúcido ou levemente colorido sobre o creme. Pode se utilizar um pincel grande ou batidas leves com esponja. Para que haja boa fixação e não manche as roupas, o paciente deve esperar alguns minutos para se vestir.[2,3]

Os corretivos tem custo alto e devem ser experimentados na pele antes da compra. Algumas vezes há necessidade de se misturar mais de uma cor para chegar ao exato tom da pele adjacente à lesão a ser tratada.[2,3] O ideal é fazer uma demonstração para que o paciente compreenda melhor as explicações e se sinta mais seguro para aplicar a camuflagem.[4]

Nas áreas ainda eritematosas pode ser muito útil o uso de um corretivo verde, antes da aplicação do corretivo da cor da pele, pois a cor verde contrabalança o vermelho tornando mais fácil e melhor a camuflagem. O corretivo verde pode ser encontrado em pasta ou bastão, deve ser aplicado antes e do mesmo modo que o colorido e antes do pó.

Existem referências na literatura do uso de cosméticos corretivos após cirurgia plástica desde 1988.[5] Em 1995, Rayner publicou técnicas cosméticas. Para o uso da terapia com camuflagem. Algumas vezes é necessária mais de uma técnica ao mesmo tempo para normalizar a aparência, como cremes opacos à prova de água, maquiagem tipo *pancake* e corretivos coloridos.[6]

A indicação mais frequente é para as lesões de vitiligo em que se considera a camuflagem como indispensável para diminuir a grande repercussão psicológica negativa da doença.

Vários estudos tem demonstrado a melhora na qualidade de vida de pacientes, inclusive em crianças, com vitiligo e outras dermatoses desfigurantes, após o uso regular da camuflagem.[1,4,7-9]

Além do vitiligo, destacam-se, acne, rosácea, mal formações vasculares, cicatrizes desfigurantes cirúrgicas ou traumáticas e estrias, entre outras.[9,10]

O QUE VOCÊ PRECISA SABER DESTE CAPÍTULO

- O objetivo da camuflagem na psoríase é tornar o aspecto da pele o mais próximo possível do normal.
- A camuflagem diminui o efeito desfigurante da doença e a repercussão negativa na qualidade de vida.
- Os produtos usados para a maquiagem corretiva devem ser a prova de água, não ter brilho, e oferecer vários tons para atender as diferentes cores de pele.
- A higienização adequada e a hidratação são indispensáveis para uma boa fixação da maquiagem corretiva.

REFERÊNCIAS BIBLIOGRÁFICAS

1. Kaliyadan F, Kumar A. Camouflage for patients with vitiligo. Indian J Dermatol Venereol. 2012; 78:8-17.
2. Levy LL, Emer JJ. Emotional benefit of cosmetic camouflage in the treatment of facial skin conditions: personal experience and review. Clin Cosmet Investig Dermatol. 2012; 5:173-82.
3. McMichael L. Skin camouflage. BMJ. 2012 Jan; 344:d7921
4. Padilla-España L, del Boz J, Ramírez-López MB, Fernández-Sánchez ME. Camouflage therapy workshop for pediatric dermatology patients: a review of 6 cases. Actas Dermosifiliogr. 2014 Jun; 105(5):510-4.
5. Roberts NC. Corrective cosmetics adjunctive to the fields of ophthalmology and plastic surgery. Ophthalmic Surg. 1988; 19:107-11.
6. Rayner VL. Camouflage therapy. Dermatol Clin. 1995; 13:467-72.
7. Tanioka M, Yamamoto Y, Kato M, Miyachi Y. Camouflage for patients with vitiligo vulgaris improved their quality of life. J Cosmet Dermatol. 2010; 9:72-5.
8. Ramien ML, Ondrejchak S, Gendron R, Hatami A, McCuaig CC, Powell J, Marcoux D. Quality of life in pediatric patients before and after cosmetic camouflage of visible skin conditions. J Am Acad Dermatol. 2014; 71(5):935-40.
9. Tedeschi A, Dall'Oglio F, Micali G, et al. Corrective camouflage in pediatric dermatology. Cutis. 2007; 79:110-2.
10. Cortés V, Graf S.Camouflage: makeup for the soul. Krankenpfl Soins Infirm. 2011; 104(10):18-9.

CAPÍTULO 13

PROGNÓSTICO

CAPÍTULO 13

PROGNÓSTICO

Lúcia Helena Fávaro de Arruda
Ana Carolina Belini Bazán Arruda
Cláudia Camargo

INTRODUÇÃO

O prognóstico de uma doença é a previsão dos estágios futuros, baseada nos dados que se tem sobre a mesma. O prognóstico de uma doença crônica é bem mais difícil, pois são inúmeras as variáveis responsáveis pela linearidade ou não da enfermidade.

A psoríase é doença crônica, recorrente, cujas características clínicas não são uniformes. A forma mais comum, em placas, pode apresentar lesões de vários tamanhos que por sua vez podem ser instáveis com períodos de exacerbação e acalmia, ou podem ser fixas na face extensora dos membros, pouco influenciadas pelo tratamento.

Outras formas de apresentação como psoríase invertida, pustulosa e eritrodérmica tem evolução e prognóstico muito incertos, dependentes da extensão e duração da doença.

A associação com comorbidades, uma ou mais, alteram sobremaneira a evolução e prognóstico da doença.[1-4]

Nos últimos anos muitos estudos foram conduzidos em pesquisas de biomarcadores, substâncias solúveis como as citocinas, quimiocinas, mediadores pró-angiogênicos, fatores de crescimento, proteínas antimicrobianas, neuropeptídeos e marcadores do estresse oxidativo, que para caracterizar biomarcadores, estar relacionados ao diagnóstico, patogênese, prognóstico e resposta terapêutica da doença.[1,2]

PROGNÓSTICO DA EVOLUÇÃO NATURAL DA DOENÇA

A psoríase é uma doença com manifestações cutâneas e articulares, que pode se associar a outras doenças inflamatórias como a doença de Crohn ou se acompanhar de doenças metabólicas como obesidade e diabetes mellitus e de doenças cardiocirculatórias.[1-4]

Os fatores hereditários, ambientais e constitucionais atuam no desencadeamento e evolução da doença.

A idade de início da doença tem importância no prognóstico, uma vez que a doença que se inicia abaixo dos 30 anos tem história familial mais marcada, evolução instável, com remissões e exacerbações, internações frequentes e prolongadas e maior necessidade de medicamentos sistêmicos.[5,6]

A história natural da doença proporciona uma janela de oportunidade potencial para o diagnóstico precoce da artrite psoriásica e o início de tratamento eficaz para evitar as consequências devastadoras da doença, como dano articular irreversível. No entanto a gravidade real da inflamação ainda é subestimada.[7]

Com a oportunidade de intervenções precoces e terapêuticas de longa duração é mandatório o reconhecimento dos sinais preditivos de artrite e de má evolução.[7]

Isto inclui a avaliação holistica do paciente, seus hábitos de vida e sua vida de relação. A detecção de doença subclínica também é relevante, pois influencia positivamente o prognóstico e evolução da doença.[8]

A psoríase crônica em placas evolui dentro de um espectro que pode variar de paciente para paciente até a eritrodermia ou pustulose generalizada na dependência de medicamentos como corticosteroides, anti-hipertensivos ou anti-inflamatórios; alterações endocrinológicas e metabólicas ou processos infecciosos como o de vias aéreas superiores.[1-4]

O prognóstico clínico desse modo varia de acordo com a evolução da doença. Seria melhor nas formas brandas e pior nas formas disseminadas, eritrodérmicas e pustulosas? O que interfere exatamente na evolução clínica da doença, modificando, portanto, o seu prognostico? O que determinaria a mudança de comportamento clínico em um paciente no decorrer do tempo? Porque alguns pacientes apresentam a doença em uma forma estável e outras em formas muito instáveis? O ideal seria poder prever desde a primeira manifestação clínica qual o comportamento clínico evolutivo que a psoríase teria naquele determinado indivíduo.

Nesse sentido muitas pesquisas têm-se desenvolvido à procura de marcadores evolutivos e prognósticos tentando correlacionar os níveis séricos das citocinas pró-inflamatórias com os parâmetros clínicos, como gravidade da doença e resposta ao tratamento.[9]

Charlotta Enerbäck[10] chamou a atenção para a presença de biomarcadores correlacionados à atividade da psoríase, como as citocinas pro-inflamatórias IL-12,[11-15] IL-17,[12] TNF-alfa,[16-20] INF-gama,[12,14,21-26] fatores de crescimento como o TGF-beta1,[27-29] proteínas antimicrobianas como calgranulina A e B,[30,31] betadefensina 2,[32] neuropeptideos como a prolactina,[33] entre outros. Enfatizou, entretanto, as diferenças encontradas nos resultados dos estudos e ressaltou que os biomarcadores úteis em monitorar a atividade da doença devem aumentar na doença ativa, se correlacionar com a atividade da doença e seguir a resposta ao tratamento. Chama atenção que muitos dos marcadores estudados para a atividade da doença não preencheram esses critérios e que novos trabalhos precisam ser desenvolvidos para estabelecer a correlação.

Com relação à predisposição genética, muitos estudos tem demonstrado a importância dos microRNAs (miRNAs), que são pequenas moléculas não proteicas de RNA, que podem se ligar a partes do mRNA inibindo a sua translação e causando uma aceleração do turnover, por exemplo. Em particular, mi-R-203, o primeiro miRNA com expressão no epitélio cutâneo, está superexpressado na psoríase. O MiR-146ª, outro miRNA, que se mostra também superexpressado na psoríase, está envolvido na regulação de respostas imunes inatas e na via do TNF-alfa enquanto o miR-125b, outro miRNA envolvido na via do TNF-alfa está desregulado na psoríase e eczema atópico. Como a inflamação da pele pode servir como estudo-modelo para outras doenças inflamatórias crônicas, está claro que miRNAs envolvidos na inflamação da pele aparecerão em outras doenças inflamatórias e auto-imunes e alguns deles poderão se tornar marcadores de doenças e alvos terapêuticos.[34-38]

Desse modo, os estudos futuros, provavelmente através de biomarcadores específicos, poderão caracterizar de modo mais preciso a evolução da doença nos diferentes indivíduos e no mesmo indivíduo no correr do tempo.

PROGNÓSTICO RELACIONADO ÀS COMORBIDADES E AOS ASPECTOS EMOCIONAIS

A psoríase implica uma serie de medidas adaptativas. Deste modo, os doentes enfrentam dificuldades nas relações de trabalho, familiares e sociais. Quando o quadro clínico é grave, o paciente não consegue manter o vínculo empregatício, o que causa vulnerabilidade social.[39]

Ainda existem reações de rejeição dos indivíduos que assumem não contratar profissional com psoríase ou artrite psoriásica para trabalhar em sua casa, ocupar uma posição de gerência ou ainda comer uma refeição preparada pelo mesmo. A intervenção da equipe multiprofissional de saúde, em parceria com as associações de doentes, contribui para a promoção da qualidade de vida, bem como para o fortalecimento da autoestima das pessoas com doença psoriásica.[40]

O médico deve colaborar para que o paciente tenha um equilíbrio das suas emoções, na medida em que a doença é agravada pela ansiedade e depressão e estes estados, por sua vez, pioram a evolução e prognóstico da doença.[41]

Os estudos comparativos e a informação das organizações de pacientes mostraram que o sofrimento físico e emocional é comparável aos da doença cardíaca, do câncer ou do diabetes.[42]

Pacientes com psoríase apresentam alto índice de ideação suicida, quadros depressivos graves e grande consumo de álcool. A doença pode ser percebida como estigmatizante pelo indivíduo que se sente envergonhado e rejeitado pelo outro.[43]

Os pacientes que vivem em comunidades apresentam maior adaptação à doença pelo maior acolhimento dos amigos, parentes e vizinhos, em contraste com aqueles que estão sujeitos às exigências sociais e laborais. Muitos outros pacientes com psoríase ficam isolados em seu pequeno núcleo familiar e não buscam auxílio médico.[44]

A presença de outras comorbidades, sem dúvida, altera o manejo clínico da doença. A psoríase e as comorbidades relacionadas dividem mecanismos inflamatórios comuns, sugerindo que terapias que tenham como alvo o estado inflamatório podem ser eficientes tanto para a primeira quanto para as segundas.[45] A redução dos mediadores inflamatórios e da inflamação pode ser efetiva no controle da psoríase, o que poderia por sua vez normalizar a disfunção metabólica e diminuir o risco cardiovascular. O tratamento efetivo das comorbidades pode também diminuir a atividade e gravidade da psoríase.[46] O manejo correto e precoce das comorbidades pode mudar o prognóstico da psoríase e das próprias comorbidades. De grande interesse são as pesquisas que correlacionam marcadores biológicos e predisposição à comorbidades.[46]

PROGNÓSTICO RELACIONADO AOS TRATAMENTOS

Os medicamentos interferem na evolução da psoríase de duas maneiras diversas, controlando e melhorando o prognóstico evolutivo da doença e suas comorbidades e, ao mesmo tempo, produzindo outros efeitos decorrentes de sua utilização por períodos prolongados.

O tratamento deve incluir não só a parte medicamentosa, como também uma consulta humanizada, entendendo e compreendendo as necessidades do indivíduo. Pacientes com limitações funcionais podem apresentar qualidade de vida superior àqueles com doença leve, confirmando que a doença apresenta muitas nuances psicológicas relacionadas às vivências individuais.[42] O paciente precisa de acolhimento e compreensão da equipe multiprofissional, para se sentir confiante e seguro, devendo participar das decisões terapêuticas.[47]

Desta forma, as condutas devem ser estabelecidas levando em consideração todos esses aspectos, de tal maneira que os pacientes sejam adequadamente tratados, mas os riscos da terapia não se sobreponham aos benefícios.[48]

O QUE VOCÊ PRECISA SABER DESTE CAPÍTULO

- A psoríase é uma doença inflamatória crônica que acomete a pele e articulações e apresenta evolução diferente em um mesmo paciente e em diferentes pacientes.

- O prognóstico da doença varia de acordo com a forma clínica da doença, idade de início e fatores desencadeantes.

- As comorbidades alteram o prognóstico da doença.

- As respostas ao tratamento variam de acordo com as susceptibilidades individuais.

- O tratamento interfere não apenas na evolução clínica da psoríase como também na saúde geral do doente e portanto no prognóstico evolutivo.

REFERENCIAS BIBLIOGRÁFICAS

1. Consenso Brasileiro de Psoríase. 2 ed. Rio de Janeiro: Sociedade Brasileira de Dermatologia; 2013.
2. Romiti R. Compendio de psoríase. Rio de Janeiro: Elsevier; 2010:201-6.
3. Naldi L, Gambini D. The clinical spectrum of psoriasis. Clin Dermatol. 2007; 25(6):510-8.
4. Benhadou F, Willaert F. Psoriasis: a chronic skin disease. Rev Med Brux. 2011; 32(4):224-9.
5. Relvas M, Torres T. Pediatric Psoriasis. Am J Clin Dermatol. 2017 May 24. doi: 10.1007/s40257-017-0294-9. [Epub ahead of print]
6. Christophers E. Psoriasis: epidemiology and clinical spectrum. Clin Exp Dermatol. 2001 Jun; 26(4):314-20.
7. Menter MA, Griffiths CE. Psoriasis: the future. Dermatol Clin. 2015; 33(1):161-6.
8. McHugh NJ. Early Psoriatic arthritis. Rheum Dis Clin North Am. 2015; 41(4):615-22.

9. Michalak-Stoma A, Pietrzak A, Szepietowski JC, Zalewska-Janowska A, Paszkowski T, Chodorowska G. Cytokine network in psoriasis revisited. Eur Cytokine Netw. 2011; 22(4):160-8.
10. Enerback C. Soluble biomarkers in psoriasis. Eur J Dermatol. 2011; 21(6): 844-50.
11. Shaker OG, MoustafaW, Essmat S, et al. The role of interleukin-12 in the pathogenesis of psoriasis. Clin Biochem. 2006; 39:119-25.
12. Arican O, Aral M, Sasmaz S, et al. Serum levels of TNF-alpha, IFNgamma,IL-6, IL-8, IL-12, IL-17, and IL-18 in patients with active psoriasis and correlation with disease severity. Mediators Inflamm. 2005; 5:273-9.
13. Litjens NH, van der Plas MJ, Ravensbergen B, et al. Psoriasis is not associated with IL-12p70/IL-12p40 production and IL12B promoter polymorphism. J Invest Dermatol. 2004; 122:923-6.
14. Jacob SE, Nassiri M, Kerdel FA, et al. Simultaneous measurement of multiple Th1 and Th2 serum cytokines in psoriasis and correlation with disease severity. Mediators Inflamm. 2003; 12:309-13.
15. Takahashi H, Tsuji H, Hashimoto Y, et al. Serum cytokines and growth factor levels in Japanese patients with psoriasis. Clin Exp Dermatol. 2010; 35:645-9.
16. Mussi A, Bonifati C, Carducci M, et al. Serum TNF-alpha levels correlate with disease severity and are reduced by effective therapy in plaque-type psoriasis. J Biol Regul Homeost Agents 1997; 11:115-8.
17. Bonifati C, Carducci M, Cordiali Fei P, et al. Correlated increases of tumour necrosis factor-alpha, interleukin-6 and granulocyte monocyte-colony stimulating factor levels in suction blister fluids and sera of psoriatic patients–relationships with disease severity. Clin Exp Dermatol. 1994; 19:383-7.
18. Chodorowska G. Plasma concentrations of IFN-gamma and TNF-alpha in psoriatic patients before and after local treatment with dithranol ointment. J Eur Acad Dermatol Venereol. 1998; 10:147-51.
19. Mizutani H, Ohmoto Y, Mizutani T, et al. Role of increased productionof monocytes TNF-alpha, IL-1beta and IL-6 in psoriasis: relation to focal infection, disease activity and responses to treatments. J Dermatol Sci. 1997; 14:145-53.
20. Bonifati C, Ameglio F, Carducci M, et al. Interleukin-1-beta, interleukin-6, and interferon-gamma in suction blister fluids of involved and uninolved skin and in sera of psoriatic patients. Acta Derm Venereol Suppl (Stockh). 1994; 186:23-4.
21. Takematsu H, Tagami H. Interleukin 2, soluble interleukin 2 receptor, and interferon-gamma in the suction blister fluids from psoriatic skin. Arch Dermatol Res. 1990; 282:149-52.
22. Schlaak JF, Buslau M, JochumW, et al. T cells involved in psoriasis vulgaris belong to the Th1 subset. J Invest Dermatol. 1994; 102:145-9.
23. Uyemura K, Yamamura M, Fivenson DF, et al. The cytokine network in lesional and lesion-free psoriatic skin is characterized by aT-helper type 1 cell-mediated response. J Invest Dermatol. 1993; 101:701-5.
24. De Boer OJ, van der Loos CM, Hamerlinck F, et al. Reappraisal of in situ immunophenotypic analysis of psoriasis skin: interaction of activated HLA-DR+ immunocompetent cells and endothelial cells is a major feature of psoriatic lesions. Arch Dermatol Res. 1994; 286:87-96.
25. Gomi T, Shiohara T, Munakata T, et al. Interleukin 1 alpha, tumor necrosis factor alpha, and interferon gamma in psoriasis. Arch Dermatol. 1991; 127:827-30.
26. El Barnawi NY, Giasuddin AS, Ziu MM, et al. Serum cytokinelevels in psoriasis vulgaris. Br J Biomed Sci. 2001; 58:40-4.

27. Zaher H, Shaker OG, EL-K MH, et al. Serum and tissue expression of transforming growth factor beta 1 in psoriasis. J Eur Acad Dermatol Venereol. 2009; 23:406-9.

28. Kallimanis PG, Xenos K, Markantonis SL, et al. Serum levels of transforming growth factor-beta1 in patients with mild psoriasis vulgarisand effect of treatment with biological drugs. Clin Exp Dermatol. 2009; 34: 582-6.

29. Flisiak I, Zaniewski P, Chodynicka B. Plasma TGF-beta1, TIMP-1, MMP-1 and IL-18 as a combined biomarker of psoriasis activity. Biomarkers. 2008; 13:549-56.

30. Benoit S, Toksoy A, Ahlmann M, et al. Elevated serum levels of calcium-binding S100 proteins A8 and A9 reflect disease activity and abnormal differentiation of keratinocytes in psoriasis. Br J Dermatol. 2006; 155:62-6.

31. Plavina T, Hincapie M, Waskhull E, et al. Increased plasma concentrations of cytoskeletal and Ca2+-binding proteins and their peptides in psoriasis patients. Clin Chem. 2008; 54:1805-14.

32. Jansen PA, Rodijk-Olthuis D, Hollox EJ, et al. Beta-defensin-2 protein is a serum biomarker for disease activity in psoriasis and reaches biologically relevant concentrations in lesional skin. PLoS One. 2009; 4: e4725.

33. Dilme-Carreras E, Martin-Ezquerra G, Sanchez-Regana M, et al. Serum prolactin levels in psoriasis and correlation with cutaneous disease activity. Clin Exp Dermatol. 2011; 36:29-32.

34. Ichihara A, Jinnin M, Oyama R, Yamane K, Fujisawa A, Sakai K, Masuguchi S, Fukushima S, Maruo K, Ihn H. Increased serum levels of miR-1266 in patients with psoriasis vulgaris. Eur J Dermatol. 2012 Jan-Feb; 22(1):68-71.

35. Sonkoly E, Ståhle M, Pivarcsi A. MicroRNAs: novel regulators in skin inflammation. Clin Exp Dermatol. 2008 May; 33(3):312-5.

36. Sonkoly E, Wei T, Janson PC, Sääf A, Lundeberg L, Tengvall-Linder M, Norstedt G, Alenius H, Homey B, Scheynius A, Ståhle M, Pivarcsi A. MicroRNAs: novel regulators involved in the pathogenesis of psoriasis? PLoS One. 2007 Jul; 2(7):e610.

37. Zibert JR, Løvendorf MB, Litman T, Olsen J, Kaczkowski B, Skov L. MicroRNAs and potential target interactions in psoriasis. J Dermatol Sci. 2010 Jun; 58(3):177-85.

38. Lerman G, Avivi C, Mardoukh C, Barzilai A, Tessone A, Gradus B, Pavlotsky F, Barshack I, Polak-Charcon S, Orenstein A, Hornstein E, Sidi Y, Avni D. MiRNA expression in psoriatic skin: reciprocal regulation of hsa--miR-99a and IGF-1R. PLoS One. 2011; 6(6):e20916.

39. Kouris A, Platsidaki E, Kouskoukis C, Christodoulou C. Psychological parameters of psoriasis. Psychiatriki. 2017; 28(1):54-9.

40. Solovan C, Marcu M, Chiticariu E. Life satisfaction and beliefs about self and the world in patients with psoriasis: a brief assessment. Eur J Dermatol. 2014 Mar-Apr; 24(2):242-7.

41. Chamoun A, Goudetsidis L, Poot F, Bourdeaud'hui F, Titeca G. Psoriasis and depression. Rev Med Brux. 2015; 36(1):23-8.

42. Edson-Heredia E, Zhu B, Guo J, Maeda-Chubachi T, Lebwohl M. Disease burden and quality of life in psoriasis patients with and without comorbid psoriatic arthritis: results from National Psoriasis Foundation panel surveys. Cutis. 2015; 95(3):173-8.

43. Nicholas MN, Gooderham M. Psoriasis, depression, and suicidality. Skin Therapy Lett. 2017; 22(3):1-4.

44. García-Sánchez L, Montiel-Jarquín ÁJ, Vázquez-Cruz E, May-Salazar A, Gutiérrez-Gabriel I, Loría-Castellanoso J. Quality of life in patients with psoriasis. Gac Med Mex. 2017; 153(2):185-9.

45. Mrowietz U,Elder JT, Barker J. The importance of disease associations and concomitante therapy for the long-term management of psoriasis patients. Arch Dermatol Res. 2006; 298:309-18.

46. Gulliver W. Long-term prognosis in patients with psoriasis. Br J Dermatol. 2008; 159 (Suppl 2):2-9.

47. Right care shared decision making programme. NHS England. https://www.england.nhs.uk/ourwork/pe/sdm/rightcare4. Acessado em Julho/2017

48. Boehncke WH, Menter A. Burden of disease: psoriasis and psoriatic arthritis. Am J Clin Dermatol. 2013; 14(5):377-88.

ÍNDICE REMISSIVO

ÍNDICE REMISSIVO

A

Ácido
- eicosapentaenoico, 406
- fumárico, 380
- hialurônico, 269
- láctico, 269, 272
- salicílico, 166, 272, 361, 365, 374, 375, 404

Ácidos graxos, 269, 365, 386, 404, 405
Acitretina, 310, 349, 367, 380
Acroceratose de Bazex, 105
Acrodermatite contínua de Hallopeau, 94, 107, 125, 147
Acupuntura, 386, 402
Adalimumabe, 334, 344, 345, 346
ADAM33, 62
Adolescentes e adultos jovens, 153
Agentes
- ceratolíticos, 166, 261, 264, 269, 271, 272
- emolientes, 166, 269, 271, 272, 378, 403
- oclusivos, 270
- umectantes, 270

Alcatrão da hulha, 166, 275, 364, 365, 367, 374
Álcool / Alcoolismo, 40, 184, 367
Alfa hidroxiácido, 272, 404, 269
Alopecia areata, 103, 123, 124, 125, 222, 224, 226, 326
Alterações
- histopatológicas, 109, 138
- metabólicas, 231

Análogos da vitamina D, 265, 281, 362, 366, 378
Anamnese, 183
Anel de Woronoff, 77
Anti-CD4, 3
Antibióticos, 379
Antralina / ditranol, 166, 275, 277, 363, 365, 366, 374, 378
Área das fraldas, 144, 379
Articulações, 131
Artrite
- axial, 31, 132, 134, 214
- periférica, 131
- psoriásica, 30, 131, 149, 226, 253, 260, 332
- reativa, 105, 107, 134, 222, 226, 356
- reumatoide, 31, 39, 40, 44, 58, 60, 61, 62, 102, 109, 131, 138, 149, 150, 163, 174, 175, 213, 226, 232, 291, 325, 335, 343, 344, 345, 346, 349, 356

Artropatia por cristais, 224
Aspectos estéticos, 399
Aveia coloidal, 269

B

Balanite ou vulvite de Zoon, 114, 226
Biológicos / imunobiológicos, 167, 331, 341, 343, 368, 375, 380
Biopsia, 83, 106, 113, 148, 205, 246, 321, 391, 394

C

Cabelos, 146, 407
Calcineurina, 164, 283, 362, 364, 376
Calcipotriol, 163, 279, 360, 363, 364, 372, 376, 377
Camuflagem, 399, 417
Candidíase, 81, 83, 93, 223
Carcinogênese, 275
Carcinoma escamoso, 114
CASPAR, 129, 130, 412
CDKAL1, 62
Células dendríticas, 47
Ceratodermia, 106, 150, 221, 226, 247, 310, 365
Ceratolíticos, 166, 261, 264, 269, 271, 272
Ciclosporina, 165, 323, 347, 366, 373, 378
Cirurgia dermatológica, 389
Citocinas, 45, 61, 330
Clínica, 71, 73, 79, 85, 91, 97, 105, 106, 109, 142, 151, 153, 157, 162, 177, 181, 187, 219, 242, 251, 331, 410
Clipping ungueal, 203
Coaltar, 166, 275, 364, 365, 367, 374
Colchicina, 352
Comorbidades, 32, 227, 231, 422
Complicações, 341, 416
Corticoides / corticosteroides, 165, 289, 360, 363, 364, 372
Cosmecêuticos, 401
Couro cabeludo, 97, 146, 192, 359, 377, 407
Crioterapia, 393

D

Dactilite, 134
Dapsona, 353, 378
Depressão, 32, 41, 87, 153, 174, 184, 233, 254, 258, 259, 261, 312, 373, 424
Derivados da vitamina A, 377
Dermabrasão, 394

Dermatite
- atópica, 90, 95, 99, 101, 144, 148, 150, 222, 225, 285, 286, 291, 294, 317, 326, 380
- de contato, 76, 78, 88, 90, 112, 275
- seborreica, 76, 78, 83, 90, 95, 99, 100, 101, 113, 114, 148, 150, 194, 195, 201, 221, 222, 291, 405

Dermatoscopia, 125, 191

Dermatose plantar juvenil, 107

Dermatofitose, 83, 106, 150, 222, 413

Disidrose, 107, 150

Dislipidemia, 32, 40, 183, 211, 231, 233, 349, 377

Diabetes mellitus, 32, 40, 51, 60, 62, 163, 167, 171, 174, 183, 210, 231, 254, 294, 313, 321, 341, 343, 344, 348, 377, 423

Diagnóstico
- clínico, 89, 147, 179, 230, 244
- dermatoscópico, 191
- laboratorial, 89, 179, 189, 207, 312, 319, 333
- histopatológico, 125, 219, 220
- por imagem, 211

Diagnóstico diferencial, 219
- acroceratose de Bazex, 105
- alopecia areata, 103, 123, 124, 125, 222, 224, 226, 326
- artrite psoriásica, 30, 131, 149, 224, 226, 253, 260, 332
- artrite reativa, 105, 107, 134, 222, 226, 356
- artrite reumatoide, 31, 39, 40, 44, 58, 60, 61, 62, 102, 109, 131, 138, 149, 150, 163, 174, 175, 213, 226, 232, 291, 325, 335, 343, 344, 345, 346, 349, 356
- artropatia por cristais, 224
- balanite ou vulvite de Zoon, 114, 226
- candidíase, 81, 83, 93, 223
- carcinoma escamoso, 114
- ceratodermia, 106, 150, 221, 226, 247, 310, 365
- dermatite atópica, 90, 95, 99, 101, 144, 148, 150, 222, 225, 285, 286, 291, 294, 317, 326, 380
- dermatite seborreica, 88, 93, 99, 112
- dermatite de contato, 76, 78, 88, 90, 112
- dermatite seborreica, 76, 78, 83, 90, 95, 99, 100, 101, 113, 114, 148, 150, 194, 195, 201, 221, 222, 291, 405
- dermatose plantar juvenil, 107
- dermatofitose, 83, 106, 150, 222, 413
- disidrose, 107, 150
- doença de Bowen, 114, 194
- doença de Darier, 83, 310
- doença de Hailey-Haile, 83
- doença de Paget extramamária, 78, 108, 114, 222
- eczema, 44, 102, 106, 113, 125, 145, 201, 221, 245, 246, 294, 424
  - de contato, 105, 107, 150, 246, 286
  - numular, 78, 221, 222, 291
- eritema anular centrífugo, 78
- eritema giratum repens, 78
- eritema migratório necrolítico (síndrome do glucago-noma), 114

- eritroceratodermias, 78
- eritrodermia esfoliativa, 87, 90, 225
- erupção por droga, 79
- espondilite anquilosante, 39, 44, 58, 63, 109, 132, 134, 135, 149, 179, 222, 226, 343, 345, 356
- farmacodermias, 90, 150, 191, 222, 225
- impetigo, 38, 40, 94, 164, 225
- infecção por dermatófito ou candida spp., 114
- intertrigo, 150, 159, 222, 246
- leishmaniose, 44, 246
- linfoma cutâneo de células T, 78, 79, 88, 90, 222, 310, 327
- líquen plano, 77, 78, 114, 124, 146, 150, 194, 225, 222, 226, 310, 353
- líquen simples, 78, 114, 202, 222
- lúpus, 40, 44, 60, 62, 222, 223, 310, 317, 333, 353
- micose fungoide, 78, 220, 222, 225, 317
- miliária pustulosa, 95, 293
- neoplasia, 62, 63, 114, 192, 221, 239, 260, 327, 349, 359, 378, 380, 395
- onicomicose, 123, 125, 150, 205, 222, 224, 226, 395, 413
- osteoartrite, 161, 222, 226
- papulose linfomatoide, 79, 317
- parapsoríase, 79, 150, 222, 225
- pênfigo, 90, 114, 148, 150, 222, 286, 317, 326, 358
- pitiríase, 78, 79, 90, 106, 144, 145, 146, 148, 149, 150, 202, 221, 222, 224, 225, 317, 379
- pseudotinea amiantacea, 99, 194
- pustulose exantemática, 94, 150
- pustulose palmoplantar, 41, 93, 95, 108, 222, 226, 354
- rosácea, 101, 295, 310, 410
- sarna crostosa, 246
- sarna norueguesa, 107, 222
- sífilis, 79, 114, 146, 222, 224, 225, 246, 319
- síndrome da pele escaldada estafilocócica, 95, 144
- síndrome de Reiter, 95, 107, 114, 246, 247, 317
- síndrome de Sézary, 90, 222 305
- tinea capitis, 99
- tinea corporis, 76, 78, 244
- tinea da mão e do pé, 106
- tinha acral, 107
- trauma, 38, 77, 94, 105, 109, 111, 113, 124, 132, 136, 143, 150, 154, 183, 221, 226, 361, 364, 377, 378, 379, 401, 403, 411, 418
- unhas, 123, 138, 149, 185, 205, 221, 226, 364, 411

Dieta, 386

Ditranol / antralina, 166, 275, 277, 363, 365, 366, 374, 378

Doença
- de Bowen, 114, 194
- de Darier, 83, 310
- de Hailey-Haile, 83
- de Paget extramamária, 78, 108, 114, 222

Drogas, 39

E

Eczema, 44, 102, 106, 113, 125, 145, 201, 221, 245, 246, 294, 424
- de contato, 105, 107, 150, 246, 286
- numular, 78, 221, 222, 291

Edema, 88
Efeitos adversos, 271, 277, 278, 295, 312, 327, 385
Emolientes, 166, 269, 271, 272, 378, 403
Entesite, 135
Envolvimento ungueal, 123, 138, 149, 185, 205, 221, 226, 364, 411
Epidemiologia, 29, 111, 117, 153, 155, 159, 243, 411
Eritema, 87, 99
- anular centrífugo, 78
- giratum repens, 78
- migratório necrolítico (síndrome do glucagonoma), 114

Eritroceratodermias, 78
Eritrodermia esfoliativa, 87, 90, 225
Erupção por droga, 79
Espondilite anquilosante, 39, 44, 58, 63, 109, 132, 134, 135, 149, 179, 222, 226, 343, 345, 356

Espondiloartrite, 134, 211, 243
Estágio crônico, 89
Esteatohepatite não-alcoólica, 343, 346
Estresse, 40, 183
Etanercepte, 344, 245, 346
Etiopatogenia, 35, 143, 243
EULAR, 134, 328, 333
Exame
- de imagem, 211
- de patologia clínica, 82, 90, 125
- físico, 183, 333
- laboratorial, 89, 179, 189, 207, 312, 319, 333

Excimer lamps, 386
Extremidades, palmas e plantas, 105

F

Face, 99, 145
Fadiga, 32, 261
Faixas etárias e situações fisiológicas especiais, 371
Farmacodermias, 90, 150, 191, 222, 225
Farmacologia, 275, 277, 309
Fatores
- agravantes, 37, 183
- ambientais, 37, 43, 120
- de risco, 37, 165, 232
- desencadeantes, 37, 183
- endócrinos, 40, 184

- etiológicos, 37
- genéticos, 37, 51, 120
- metabólicos, 40

Fenômeno de Köebner, 38, 77, 418
Forma
- ceratósica, 105
- pustulosa, 93, 107, 125, 146, 201, 222, 225, 317

Fotoférese extracorpórea, 305
Fotoproteção, 401
Fotoquimioterapia, 301
Fototerapia, 150, 166, 248, 299, 322, 334, 367, 374, 379, 383
Fototoxicidade, 277, 302, 322
Fumo / tabagismo, 41, 184, 233, 237

G

Gene, 37, 46, 51
Genética, 51
Genótipos, 51
Glicemia, 161, 211, 232, 311, 319, 328, 344, 349
GRAPPA, 134, 135
Gravidade, 106, 126, 135, 166, 171, 412
Gravidez / gestação, 93, 163, 335, 373
Grupo ASAS, 135
GWAS, 65

H

Hábitos de vida, 40, 183
Hepatite, 211, 319, 320, 335, 343, 346
Hidratação / hidratantes, 269, 378, 401, 403, 410
Hidrocoloide, 366
Hidrogel, 366, 397
Higidez, 401
Hipertermia, 88
Histopatologia, 82, 90, 125
História da psoríase, 7, 11
História familial, 32
HIV, 38, 157, 211, 243
HLA, 37, 43, 51, 78, 120
Hulha, 166, 275, 364, 365, 367, 374

I

Ideação suicida, 41, 87, 174, 233, 254, 312, 424
Idosos, 159, 377
Impetigo, 38, 40, 94, 164, 225
Imunobiológicos / biológicos, 167, 331, 341, 343, 368, 375, 380

Imunologia, 43
Imunomoduladores, 84
Índices / ferramentas / questionários
- ACR, 134
- BASDAI, 32, 135, 179
- BSA, 135, 171, 186
- CDLQI, 259
- DAPSA
- DAS
- DLQI, 175, 258
- DQOLS, 258
- DSQL, 259
- EULAR, 134, 328, 333
- EVA, 134
- FACIT, 134, 260
- FDLQI, 259
- FSS, 261
- GHQ, 258
- HADS, 261
- HAQ, 134, 175, 258
- HRQOL, 174
- KMPI, 179, 260
- LS-PGA, 174
- NAPSI, 126, 174, 412
- NHP, 258
- NPQ10, 260, 411, 416
- PtGA, 174
- PASI, 135, 171, 255, 341
- PDI, 177, 259
- PFI, 260
- PGA, 173
- PLSI, 259
- PsAJAI, 134
- PsAQoL, 134, 179, 260
- PsARC, 134, 179
- PSORIQoL, 260
- QualiPso, 260
- SAPASI, 173
- SF-36, 175, 257
- Skindex, 259
- SPI, 179, 260
Infância, 78, 143, 377
Infecção secundária, 88
Infecção por dermatófito ou candida spp., 114
Infecções, 38, 183, 211
Infliximabe, 331, 343, 344, 345, 368, 375
Inibidores de,
- calcineurina, 164, 283, 362, 364, 376
- dihidrofolato redutase, 348, 357
- IL-17, 337
- IL-22, 337
- Janus-Kinase (JAK), 62, 337, 342
- proliferação epidérmica, 378
- prostaglandina sintetase, 374
- TNF, 337
Interação medicamentosa, 295, 312, 321, 322, 354, 356, 357, 358
Interleucinas, 37, 44, 54, 189, 285, 325, 331, 341, 343, 346, 353, 354, 357, 373, 378
Intertrigo, 150, 159, 222, 246

J

Janus-Kinase (JAK), 62, 337, 342

K

KIR, 43, 53, 62

L

Lactação, 335, 377
Laser, 84, 383
Leak-syndrome, 189
Leishmaniose, 44, 246
Leito ungueal, 123, 196, 363, 394, 412
Lesões
- genitais, 111
- orais, 117
Leuconíquia, 124, 195, 226, 363, 412, 413
Linfócitos, 38, 44, 46, 47, 55, 60, 61, 62, 63, 64, 119, 138, 143, 163, 199, 210, 222, 224, 238, 243, 244, 246, 247, 277, 285, 301, 305, 325, 375, 379, 383, 386
Linfoma, 78, 79, 88, 90, 222, 225, 239, 310, 327
Líquen
- plano, 77, 78, 114, 124, 146, 150, 194, 225, 222, 226, 310, 353
- simples, 78, 114, 202, 222
Língua, 93, 117, 246
Locus, 40, 52, 55, 57, 60, 63, 64
Lúpus, 40, 44, 60, 62, 222, 223, 310, 317, 333, 353
Luz solar, 39, 166, 299

M

Malignidades, 239, 320
Mancha salmão, 106, 123, 174, 196, 364, 412
Maquiagem, 401, 419
Mastócito, 38, 109, 285, 326
Matriz ungueal, 123, 138, 149, 174, 185, 195, 206, 214, 226, 363, 367, 411
Mediadores inflamatórios, 61, 210, 424

Mesoterapia, 402
Metaloproteinases, 46, 138
Metotrexato, 167, 209, 211, 232, 239, 249, 302, 312, 317, 327, 348, 367, 374, 380
MHC, 47, 48, 51, 244
Micofenolato, 358, 375
Micose fungoide, 78, 220, 222, 225, 317
Microabscesso, 46, 113, 119, 150, 200, 201, 406
Miliária pustulosa, 95, 293
Mucosa
- genital, 111
- oral, 117

N

Neoplasia, 62, 63, 114, 192, 221, 239, 260, 327, 349, 359, 378, 380, 395
Nicotinamida, 271

O

Obesidade, 40, 211, 231, 233, 344
Óleo
- de peixe, 344, 386, 405
- mineral, 248, 270, 276, 361, 385, 404
Ômega-3, 386, 405
Onicodistrofia, 107, 138, 196, 365, 411, 414
Onicólise, 89, 123, 174, 185, 196, 205, 225, 226, 312, 363, 364, 365, 367, 412
Onicomicose, 123, 125, 150, 205, 222, 224, 226, 395, 413
Osteoartrite, 161, 222, 226

P

Pantenol, 271
Papulose linfomatoide, 79, 317
Parafina, 270, 415
Parapsoríase, 79, 150, 222, 225
PASI, 135, 171, 255, 341
Patogênese, 43, 51, 81, 111, 189, 243, 285, 337
Peeling, 272, 417
Pele negra, 155
Pênfigo, 90, 114, 148, 150, 222, 286, 317, 326, 358
Pentoxifilina, 357
Perda de função de barreira, 88
Perspectivas futuras, 331, 341
Petrolato, 270, 272, 401
Pimecrolimo, 285, 364, 366, 378
Piritionato de zinco, 405
Pitiríase, 78, 79, 90, 106, 144, 145, 146, 148, 149, 150, 202, 221, 222, 224, 225, 317, 379

Pitting, 123, 174, 185, 195, 206, 226, 364, 412
Preenchedores, 402
Prognóstico, 421
Propilenoglicol, 271, 365
Prurido, 31, 74, 89, 100, 107, 112, 147, 149, 159, 184, 189, 249, 254, 271, 282
Pseudotinea amiantacea, 99, 194
Psoríase
- artropática, 149, 161, 317, 414
- congênita, 144
- da face, 99, 145
- da gravidez, 93, 163, 335, 373
- da infância, 78, 143, 377
- da pele negra, 155
- das fraldas, 144, 379
- das mucosas
- genital, 111
- oral, 117
- das palmas e plantas, 105
- do adulto jovem, 153
- do couro cabeludo, 97, 146, 192, 359, 377, 407
- dos idosos, 159, 377
- em gotas, 75, 143, 146, 224
- em placas ou vulgar, 75, 78
- eritrodérmica, 87
- gutata, 38, 75, 146, 154, 183, 201, 243, 379
- história, 7, 11
- invertida, 81, 111, 146, 144, 185, 222, 243
- linear ou nevoide, 146, 379
- pustulosa, 93, 107, 125, 146, 201, 222, 225, 31
- pustulosa generalizada de von Zumbusch, 93, 125, 310
- ungueal, 123, 138, 149, 174, 185, 195, 205, 206, 221, 214, 226, 363, 364, 367, 411
PSORS, 51
Pústula de Kogoj, 46, 119, 200, 201
Pustulosa, 93, 107, 113, 125, 146, 149, 201, 222, 225, 317, 355, 368, 375, 380
Pustulose
- exantemática, 94, 150
- palmoplantar, 41, 93, 95, 108, 222, 226, 354
PUVA, 87, 95, 114, 151, 166, 239, 248, 282, 299, 312, 322, 334

Q

Qualidade de vida, 32, 87

R

Radiologia, 138, 213, 311
Reações imunológicas, 43, 143
Ressonância magnética, 135, 138, 186, 213

Retinoides, 95, 124, 167, 171, 190, 232, 248, 289, 294, 300, 302, 309, 322, 358, 364, 366, 374, 380, 396
Risco cardiovascular, 40, 161, 211, 231, 313, 343, 346, 347, 349, 386, 405, 424
Rosácea, 101, 295, 310, 410

S

Sarna crostosa, 246
Sarna norueguesa, 107, 222
Semiologia, 77
Sífilis, 79, 114, 146, 222, 224, 225, 246, 319
Silicone, 270
Sinal
   - da Auspitz, 78, 105, 113, 128, 149, 185, 200
   - da vela, 46, 78, 105, 149, 185
Síndrome
   - da pele escaldada estafilocócica, 95, 144
   - de reiter, 95, 107, 114, 246, 247, 317
   - de sézary, 90, 222 305
   - do extravazamento capilar (leak-syndrome), 189
   - metabólica, 29, 32, 40, 161, 210, 231, 343, 345, 346, 349, 350, 386
Sistema imunológico, 43, 61, 233
SNPs, 51
Sol, 299
Sorbitol, 271
STAT, 62
Suicídio, 41, 87, 174, 233, 254, 312, 424
Sulfassalazina, 356

T

Tabagismo / fumo, 41, 184, 233, 237
Tacrolimo, 114, 285, 294, 364, 366, 378
Talidomida, 353
Tatuagem, 383, 402
Tazaroteno, 102, 129, 281, 282, 289, 291, 294, 309, 364, 365, 366, 374, 378, 379
Terapia sistêmica, 114, 147, 150, 255, 260, 301, 310, 367, 379
Tinea capitis, 99
Tinea corporis, 76, 78, 244
Tinea da mão e do pé, 106
Tinha acral, 107
TNF-alfa, 37, 46, 301, 344, 346, 377, 381, 405, 424
TNFAIP3, 54, 61
TNIP1, 54, 61, 64
Tomografia, 138, 213
Toxina botulínica, 84, 402

Tratamento
   - adolescência, 377
   - couro cabeludo, 102
   - de localizações especiais, 361
   - face, 102
   - fotoforese extracorpórea, 305
   - genitália, 114
   - gestação / gravidez, 164, 373
   - HIV, 246
   - idoso, 159, 377
   - infância, 78, 149, 377
   - intralesional
   - lactação, 335, 377
   - leak-syndrome, 191
   - localizações especiais
   - novos tratamentos, 383
   - psoríase eritrodérmica, 90
   - psoríase invertida, 83
   - pustulosas, 95
   - pustulose palmoplantar, 109
   - sistêmicos, 84, 305
      - biológicos, 331
      - ciclosporina, 325
      - complicações e benefícios, 343
      - metotrexato, 317
      - outros, 353
      - perspectivas futuras, 331, 341
      - retinoides, 307
   - sol, UVB, PUVA tópica, PUVA sistêmica, 297
   - tópicos, 83, 267
      - alcatrão da hulha / LCD / antralina - ditranol, 275
      - análogos da vitamina D, 281
      - corticoides, 291
      - emolientes e ceratolíticos, 269
      - inibidores da calcineurina, 285
      - retinoides, 289
   - unhas, 129
Trauma, 38, 77, 94, 105, 109, 111, 113, 124, 132, 136, 143, 150, 154, 183, 221, 226, 361, 364, 377, 378, 379, 401, 403, 411, 418
Tuberculose, 136, 211, 321, 333, 335

U

Ultrassonografia, 138, 186, 214, 319
Umectantes, 270
Unhas, 123, 138, 149, 185, 205, 221, 226, 364, 411
Ureia, 269, 271, 272, 311, 319, 328, 329, 349, 355, 361, 364, 365
Ustequinumabe, 129, 331, 335, 341, 343, 344, 345, 348, 353, 368, 375
UVB, 87, 95, 129, 151, 166, 240, 248, 271, 276, 277, 282, 299, 312, 322, 364, 365, 367, 374, 377, 379, 383

V

VEGF, 46, 189, 191
VLDL, 231, 312, 346
Vias de sinalização, 61, 64, 299, 301

Z

Zinco, 102, 365, 379, 405